普通高等教育"十二五"国家级规划教材

职业卫生与职业医学

（第三版）

主 编　牛　侨　张勤丽

副主编　田　琳　吴永会　兰亚佳

编者（按姓氏笔画排序）

于素芳	山东大学	杨　磊	华中科技大学
王　生	北京大学	吴永会	哈尔滨医科大学
牛　侨	山西医科大学	吴逸明	郑州大学
牛丕业	首都医科大学	何丽华	北京大学
田　琳	首都医科大学	张永兴	厦门大学
兰亚佳	四川大学	张勤丽	山西医科大学
朱启星	安徽医科大学	陈　杰	中国医科大学
刘继文	新疆医科大学	陈卫红	华中科技大学
汤乃军	天津医科大学	周志俊	复旦大学
李　哲	山西医科大学	聂继盛	山西医科大学
肖　卫	苏州大学	夏昭林	复旦大学
杨　瑾	山西医科大学		

编写秘书　杨　瑾（兼）

中国协和医科大学出版社

图书在版编目（CIP）数据

职业卫生与职业医学／牛侨，张勤丽主编. —3 版. —北京：中国协和医科大学出版社，2015.8

普通高等教育"十二五"国家级规划教材

ISBN 978-7-5679-0377-7

Ⅰ. ①职… Ⅱ. ①牛… ②张… Ⅲ. ①劳动卫生-高等学校-教材 ②职业病-高等学校-教材 Ⅳ. ①R13

中国版本图书馆 CIP 数据核字（2015）第 142487 号

职业卫生与职业医学（第三版）

主　　编：牛　侨　张勤丽
责任编辑：许进力

出版发行：**中国协和医科大学出版社**
　　　　　（北京东单三条九号　邮编100730　电话65260378）
网　　址：www. pumcp. com
经　　销：新华书店总店北京发行所
印　　刷：北京佳艺恒彩印刷有限公司

开　　本：787×1092　　1/16 开
印　　张：37.25
字　　数：760 千字
版　　次：2015 年 9 月第 3 版　　2015 年 9 月第 1 次印刷
印　　数：1—2000
定　　价：95.00 元

ISBN 978-7-5679-0377-7

前　言

普通高等教育预防医学专业类教材《职业卫生与职业医学》由全国十余所大学二十余名教师编写，中国协和医科大学出版社出版。本教材连续被教育部批准为"普通高等教育'十五'国家级规划教材"、"普通高等教育'十一五'国家级规划教材"，并应用10年后，又一次被批准为"普通高等教育'十二五'国家级规划教材"。作为主编，我深感鼓舞和兴奋，这不仅是对本教材的肯定，也是对所有参编老师和工作人员付出巨大辛苦的肯定；感谢所有参编老师和工作人员，感谢出版社，尤其要感谢使用本教材的学生和老师们，是大家的共同努力促成了本书的编写、出版和应用。在第三版开始编写之时，我感觉到责任更加重大，压力倍增。上两版教材之所以能得到认可和较为广泛的应用，得益于教材符合我国职业卫生工作实际，既接地气，实用，又具有一定创新性。与传统教材相比，我们做了一些改革，这些改革也被证明是成功的。本教材已经形成了自己的基本框架和风格，且被学生接受和喜欢，所以本次改版我们仍然延续本教材的基本框架和风格。近几年我国的职业卫生工作发生了巨大的变化，新的《中华人民共和国职业病防治法》已经问世，与之相配套的一系列有关职业卫生工作的新法规、标准、条例、管理办法也已出台，职业卫生监督管理工作的主体也发生了变化。在新一版教材的编写中，我们根据近几年职业卫生与职业医学工作的变化，调整和更新相应的内容。

基于编写教材也是培养教师的考虑，本版调整了少量编写专家，少数老教师退出，在此我向为退出本版编写的老教师致以崇高的敬意，感谢他们为本教材做出的巨大贡献。本版加入了几位学术造诣深厚的中青年教师，我还高兴的邀请到张勤丽教授作为本版教材的共同主编，期望在以后的版本编写中能将重担交给中青年教师，相信他们能在自身成长的过程中将教材编写的更好。本书的各位编者在繁忙的教学和科研工作之余为本书的编写倾注了大量心血，在此我向他们表示衷心的感谢。由于本人的学术水平有限，编写时间仓促，各位编者的编写风格各异，本书难免存在不协调之处、问题甚至谬误，敬请读者批评指正并见谅。

本教材的编写得到了山西医科大学段志光校长、主管教学的郑建中副校长和教务处的关怀和支持，编写组织工作得到了共同主编张勤丽教授、副主编田琳、吴永会、兰亚佳教授以及各位编者倾力协助，编写秘书杨瑾副教授在稿件的组织、收集和整理过程中付出了辛勤的劳动。在此，我谨向他们及所有对本书的编写和出版提供帮助的人们表示诚挚的谢意。

牛　侨

目　　录

第一篇　职业有害因素与健康

第二篇　职业卫生服务与管理

第　一　篇

职业有害因素与健康

第一章　绪　论

职业卫生与职业医学（occupational health and occupational medicine）是预防医学的一个重要分支学科，同时又是临床医学的一部分，是预防医学和临床医学在控制职业有害因素，保护、促进职业人群健康，治疗疾病方面一个有机结合的学科，同时还涉及部分工程学和管理学、法学知识。该学科旨在研究工作条件对健康的影响和职业性病损的检查、诊断、治疗、康复，以及通过改善工作条件，创造安全、卫生、满意和高效、甚至舒适的工作环境，提高职业人群的职业生命质量（quality of working life）和劳动生产率。该学科的首要任务是识别、评价、预测和控制不良工作条件中存在的职业性有害因素，以防止其对职业人群健康的损害；其次，是对职业人群进行管理性的关怀（managed care），督促健康监护服务的实施；再者，进行健康监护服务，对职业性病损的受罹者进行早期检测、诊断和处理，促使其及早康复。

职业卫生与职业医学是在劳动卫生与职业病学的基础上发展起来的一门学科，是后者的扩展，将关注和研究的重心从工业生产中的有害因素、工人及由此而导致的职业病扩展为所有工作和职业、所有职业人群和职业因素所导致的心理、生理和病理的改变，无论是无症状的亚临床改变或出现明显临床表现。1994 年世界卫生组织（World Health Organization，WHO）合作中心北京宣言提出"人人享有职业卫生（occupational health for all）"，职业卫生是人类健康的组成部分，是人类享有的基本权利。2006 年 6 月公布的 WHO 工人健康宣言指出，职业卫生的目标是：促进和保持从事所有职业活动的人在身体上、精神上以及社会活动中最高度的幸福；预防由于不良工作条件而使劳动者失去健康；在工作中保护劳动者免受对健康有害因素的伤害；安排并维护其在生理和精神心理上都能够适应的环境中工作。国际劳工组织（International Labour Organization，ILO）保护劳动者健康的宗旨是为劳动者提供"有尊严的工作"（decent work）。20世纪下叶以来，医学模式发生了巨大的转变，人们逐步认识到，除职业性有害因素外，非职业因素，包括生活环境、社会、人际关系，心理、行为、经济水平、个人生活方式等，也对职业人群的健康和职业生命质量起重要作用。因此，广义的职业卫生和职业医学要考虑职业性因素和非职业性因素的联合作用，采取综合干预措施，保护和促进职业人群的"职业生命"。正因为如此，近年来有学者提出"职业生命科学"（working life science）的概念，拓宽了该学科的涵义。

职业卫生和职业医学学科历史悠久，古希腊著名医学家希波克拉底（Hippocrates）告诫他的学生，"注意观察环境，以了解病人所患疾病的根源"。中国宋朝（10世纪）孔平仲曾指出"采石人石末伤肺，肺焦多死"，明确了采石时产生的粉尘是采石人肺部疾病的原因，并最早描述硅沉着病（矽肺）症状。被誉为职业医学之父的意大利学者拉马滋尼（Bernadino Ramazzini，1663~1714年），于1700年出版了巨著《论手工业者的疾病》（De Morbis Artificam Diatriba），有史以来第一次系统论述职业性有害因素和疾病之间关系，并且指出，在询问工人病史时，必问"从事什么职业"。英国亨特（Donald Hunter，1889~1976年）在其所著的《职业病》（Disease of Occupation）一书中，突出强调医师了解"环境"和"群体"的重要性，他建议职业病医师在询问病史时，加问"同一工种其他工人是否有类似疾患"。杰出的内科专家吴执中教授是我国职业医学的先驱者和奠基人，刘世杰、顾学箕、陈炎磐、郭鼐等著名专家也对我国的职业卫生与职业医学事业做出了不可磨灭的贡献。顾学箕教授创造性地总结了职业病的5个特点，认为职业病是一种人为的疾病，对职业病采用三级预防手段进行防制提供了理论依据。

工作是人类生存和发展所必需，适宜的、愉快的工作与健康是相互促进的。不良的工作条件不仅能影响劳动者的生活质量，而且可危及健康、导致职业性病损，严重者甚至危及生命。工作条件由三方面组成：①生产工艺过程，是工作的最基本程序，随生产技术、机器设备、使用材料、工具或器具、工艺流程或工作程序变化而改变；②工作过程，涉及针对工艺流程的工作组织、器具和设备布局，作业者操作体位、行为和工作方式、劳动强度、智力和体力劳动比例、心理状况等；③工作环境，原先指作业场所环境，包括按工艺过程建立的室内作业环境和周围大气环境，以及户外作业的大自然环境，现在也包括可影响作业者心理状态、导致职业性紧张的"人际环境"。总之，工作条件指的是一个涉及"工艺"、"工作"、和"环境"的复合体系。职业卫生与职业医学的任务应从该复合体系的三方面同时入手，评价工作条件优劣，探究症结所在，研究干预对策，从而为创造工作与健康和谐统一的工作条件提供理论依据和具体技术措施。

第一节 职业有害因素和职业性病损

职业活动中存在各种职业有害因素（occupational hazards），在一定条件下，它们对健康产生不良影响，进而导致职业性病损。

一、职业有害因素及其来源

职业有害因素是指与职业生命有关的、并对职业人群健康产生直接或潜在不良影响的环境危害因素，包括生产工艺过程、工作过程和工作环境等方面的有害因素。

（一）生产工艺过程中的有害因素

1. 化学因素　①有毒物质：如铅、汞、苯、氯、一氧化碳、有机磷农药等；②生产性粉尘：如硅尘、煤尘、石棉尘、有机粉尘等。

2. 物理因素　①异常气象条件：如高温、高湿、低温；②异常气压：如高气压、低气压；③噪声、振动；④电离辐射：如 X 射线、γ 射线等；⑤非电离辐射：如可见光、紫外线、红外线、射频辐射、激光等。

3. 生物因素　皮毛工可能接触到的炭疽杆菌、甘蔗渣上的真菌、医务工作者所接触的生物传染性病原等。

（二）工作过程中的有害因素　工作组织和制度不合理，工作作息制度不合理等；精神（心理）性职业紧张；工作强度过大或生产定额不当，如安排的作业或任务与作业者生理状况或体力不相适应等；个别器官或系统过度紧张，如视力紧张、腰背肌肉紧张等；长时间处于不良体位或使用不合理的工具等。

（三）工作环境中的有害因素　自然环境中的因素，如炎热季节的太阳辐射，寒冷季节的低温，工作场所的微小气候；厂房建筑或布局不合理，如有毒工段与无毒工段安排在一个车间；工作过程不合理或管理不当所致环境污染。

在实际工作场所和过程中，多种职业有害因素往往同时存在，对作业者的健康产生联合作用。另外，职业人群中紧张的、不和谐的人际环境也会对作业者的健康产生损害，有学者把这个因素也归类于工作过程中的有害因素。

二、职业有害因素所致健康损害

在一定的作用条件下，职业有害因素可致轻微的健康影响到严重的损害，通称为职业性病损，严重者可造成工伤（occupational injuries, employment injuries）和职业性疾患（occupational disorders），甚至导致伤残或死亡。职业性疾患包括职业病和工作有关疾病两大类。

1. 职业病　健康人体对职业有害因素的作用有一定抵抗和代偿能力. 职业有害因素作用于人体的强度和时间未超出人体的代偿能力时，仅表现为亚临床的有害作用（adverse effect）；若人体不能代偿，导致功能性或器质性病理改变，出现相应临床症状，影响劳动能力，该类疾病统称职业病（occupational diseases）。《中华人民共和国职业病防治法》将职业病定义为："企业、事业单位和个体经济组织等用人单位的劳动者在职业活动中，因接触粉尘、放射性物质和其他有毒有害因素而引起的疾病"。也就是说，职业有害因素与职业病之间的关系是因果关系。

从广义上讲，职业病是指作业者在从事职业活动中，因接触职业有害因素而引起的所有疾病；但从法律角度出发，职业病有其特定的范围，仅指政府部门、立法机构或有相应判定权力的机构根据法律、生产力发展水平、经济状况、医疗水平等综合因素所规定的法定职业病。中国从 1957 年首次公布了 14 种国家法定职业病后，历经扩充和修改，2013 年国家卫生和计划生育委员会（卫生计生委）、国家安全生产监督管理总局、人力资源社会保障部和全国总工会颁布的职业病分类和目录，共有 10 类 132 种，并公布了相应的诊断和管理办法。办法规定，一经确诊为法定职业病，患者均应享受相应的职业病赔偿待遇。大部分发达国家立法规定，雇主或国家给予患职业病的作业者经济上的补偿，故也称为需赔偿的疾病（compensable diseases）。

2. 工作有关疾病　工作有关疾病是一类发生在职业人群中的多因素引起的疾病，它们在普通人群中也有一定的发病率。凡与职业因素有关，但又不是法定职业病，是一些由多因素所引起的疾病统称为工作有关疾病（work-related diseases）。具体来讲，工作有关疾病具有三层含义：①职业因素是该病发生和发展的诸多因素之一，但不是唯一的病因，一般也不是直接病因；②职业因素影响了健康，促使潜在的疾病显露或加重已有疾病的病情；③通过改善工作条件，可使所患疾病得到控制或缓解。常见的工作有关疾病有接触粉尘工人的慢性非特异性呼吸道炎症、矿工的消化性溃疡、脑力劳动者的精神性疾病等。

此外，某些作用轻微的职业有害因素，尚不至于引起功能性和实质性的病理性损害，可导致体表某些改变，如胼胝、皮肤色素增加等。这些改变尚在生理范围之内，故可视为机体的一种代偿或适应性变化，称为职业特征（occupational stigma）。

3. 职业伤害　又称工伤，是指作业者在工作过程中，由于各种原因，包括职业有害因素、操作技术原因、设备原因、管理原因和不可预测的偶然因素等所造成身体伤害、残疾甚至死亡。1921 年国际劳工大会通过的公约将工伤定义为"由于工作直接或间接引起的事故为工伤"。简言之，在工作过程中造成的身体伤害（以伤害为目的除外），即为工伤。

工伤和职业病有紧密的联系，所以不少国家逐步把职业病纳入到了"工伤"的范畴。例如，美国国家标准 ANSIZ16.1《记录与测定工作伤害经历的方法》中，将"工作伤害"定义为"任何由工作引起并在工作过程中发生的（人受到的）伤害或职业病，即由工作活动或工作环境导致的伤害或职业病"。中国国家标准 GB6441-86《企业职工伤亡事故分类》中将"伤亡事故"定义为"企业职工在劳动生产过程中，发生的人身伤害、急性中毒"。

三、职业性病损致病模式

职业有害因素是引发职业性病损的原因，但并不一定导致接触者产生职业性病损，还需一定的作用条件和接触者的特殊个体特征。只有当职业有害因素、一定的作用条件和易感的（适宜的）接触者个体特征三个环节共同存在，并相互作用，符合一般疾病的致病模式，才能造成职业性病损（图 1-1-1）。

作用条件包括①接触机会或频率：在劳动过程中经常接触某些职业有害因素，受危害的可能性就大。②接触方式：不同的职业有害因素由于理化性状不同，经不同途径进入人体，如呼吸道、皮肤或其他途径，经容易进入体内的途径接触受危害的可能性大。如游离 SiO_2 粉尘需经呼吸道进入人体才能导致肺尘埃沉着病（尘肺），但三硝基甲苯由于其较强的亲脂性主要经皮肤吸收；③接触时间：每天或一生中累计接触职业有害因素的总时间越长，

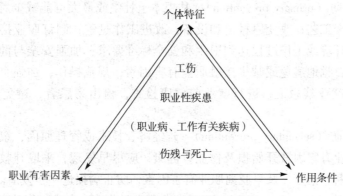

图 1-1-1　职业性病损的致病模式

越易受危害；④接触强度：指接触职业有害因素浓度或水平越高则越易受危害。后两个条件是决定机体接受危害剂量的主要因素，常用接触水平（exposure level）表示，与实际接受量有所区别。实际接受量是指进入机体的量，与接触水平呈正比。因此，改善作业条件，控制接触水平，降低进入机体的实际接受量，是预防职业性病损的根本措施；⑤管理和防护水平：严格的管理制度和防护措施，可有效降低职业有害因素的接触和危害，尤其可明显减少急性中毒事故和工伤事故的发生。

在同一作用条件下，不同个体发生职业性病损的机会和程度却不同，这与以下因素有关：①遗传因素（遗传易感性），如患有某些遗传性疾病或存在某种遗传缺陷（变异）而对某些有害因素敏感的人，容易受这些有害因素的作用；②年龄和性别差异，不同性别对某些职业有害因素敏感性不同，通常女性对某些职业有害因素更为敏感，尤其是在经期、妊娠期和哺乳期，妊娠期和哺乳期还涉及对胎儿和乳儿的影响；未成年和老年人更易受到职业有害因素的损害作用；③其他疾病，肝病影响对毒物的解毒能力，皮肤病降低皮肤防护能力；④文化水平，文化水平低者一般缺乏对职业有害因素的认识，自我防护和保健意识差；⑤营养不良，缺乏体育锻炼，可使机体抵抗力降低；⑥心理和行为因素，存在心理问题者，在长期紧张的职业生活中更易患某些疾病，或更易发生工伤事故；不良的行为习惯，如吸烟、酗酒、不遵守劳动纪律和操作规程等，均能增加职业有害因素的损害机会和程度，甚至酿成重大伤亡事故。这些因素统称个体危险因素（host risk factors），存在这些因素者对职业有害因素较易感，或较易发生职业伤害，故称易感者（vulnerable group）或高危人群（high risk group）。

充分认识和评价各种职业有害因素及其作用条件，以及个体特征，并针对三者之间的内在联系，采取措施，阻断因果链，才能预防职业性病损的发生。

四、职业性病损的三级预防原则

从上述职业性病损的致病模式可见，采取适当的预防措施，切断任一环节，职业性病损是完全可以预防的，应遵循预防医学的三级预防原则。

1. 第一级预防（primary prevention）　从根本上杜绝或最大可能减少对职业有害因素的接触。例如，改变工艺；改变原材料和设备；改进工作过程；制订职业接触限值和安全操作规程，使作业环境或工作过程达到卫生和安全标准要求；加强安全与健康教育，使作业者能有意识地、自觉地避免或减少接触职业有害因素，规范操作，加强个人防护；为人群中的易感者制订就业禁忌证，进行就业前健康检查，检出易感者，避免其接触职业有害因素。

2. 第二级预防（secondary prevention）　若经济、技术或管理原因，第一级预防未能完全达到要求，职业有害因素开始损及作业者健康，应尽早发现，采取补救措施。主要是早期检测，及时诊断、治疗，及早脱离职业有害因素，防止病损进一步发展。

3. 第三级预防（tertiary prevention）　对已发展成职业性疾患或工伤的患者，实施综合治疗，预防并发症，促进康复，延缓病程，延长生命，提高生命质量。

职业性病损和其他疾病一样，除与直接病因有关外，还受到相关潜在因素的影响。个体的健康状况、生活和行为方式、遗传特征等，都可作为相关潜在因素而影响职业性病损的发生。例如，高血脂增加机体对二硫化碳诱发心血管病损的易感性，吸烟极大地提高石棉接触诱发肺癌的危险性。因此，除三级预防原则外，学者们又提出了旨在控制相关潜在因素的"初始级预防"（primordial prevention），丰富和补充了综合预防措施，实质上就是第一级预防的扩充。

五、职业病的特点及诊断原则

职业病具有下列五个特点：①病因明确，病因即职业有害因素，发病需一定作用条件，在消除病因或阻断作用条件后，可消除发病；②所接触的病因大多数是可检测的，需达到一定的强度（浓度或剂量）才能致病，一般存在接触水平（剂量）—效应（反应）关系，降低和控制接触强度，可减少发病，但在某些职业性肿瘤（如接触石棉引起的胸膜间皮瘤）则不存在接触水平（剂量）—效应（反应）关系；③在接触同一因素的人群中常有一定的发病率，很少只出现个别病例；④如能得到早期诊断、处理，大多数职业病预后较好；但有些职业病（例如硅沉着病），迄今为止所有治疗方法均无明显效果，只能对症综合处理，减缓进程，故发现越晚，疗效越差；⑤除职业性传染病外，治疗个体无助于控制人群发病，必须有效"治疗"有害的工作环境。从病因学上来说，职业病是完全可以预防的，故必须强调"预防为主"，着重抓好第一级和第二级预防。

工伤的发生特点是，虽然随着接触机会的增多，工伤的发生概率增加，但并不是成比例的，也不存在"接触水平"问题，发生一般是个别的，与恶劣的工作条件、缺乏严格管理、心理和行为因素关系密切。通过改善工作环境，严格规范管理、操作和行为，心理辅导与治疗，加强防护措施，一般可以有效控制工伤的发生。

职业病可累及各器官、系统，涉及临床医学的各个专科，包括内科、外科、神经科、皮肤科、眼科、耳鼻喉科等。所以，需要牢固掌握和充分运用临床多学科的综合知识和技能，做到早期发现，及时诊断，有效治疗，积极康复，还需要掌握就业禁忌证、劳动能力鉴定等问题。职业病的诊断与鉴定工作应当遵循科学、公开、公平、及时、便民的原则，依据《中华人民共和国职业病防治法》、《职业病诊断与鉴定管理办法》和国家职业病诊断标准进行，并符合职业病诊断与鉴定的程序。

职业病诊断应当由省级卫生行政部门批准的、具备所要求条件的医疗卫生机构承担，在批准的职业病诊断范围内依法独立进行职业病诊断和报告，并对其做出的诊断结论承担责任。从事职业病诊断的医师必须具备相应条件，并取得省级卫生行政部门颁发的职业病诊断资格证书。职业病诊断时需要以下资料：①劳动者职业史和职业危害接触史（包括在岗时间、工种、岗位、接触的职业危害因素名称等）；②劳动者职业健康检查结果；③工作场所职业有害因素检测结果；④职业性放射性疾病诊断还需要个人剂量监测档案等资料；⑤与诊断有关的其他资料（应包括没有证据否定职业有害因素与患者临床表现之间的必然联系的相关资料）。职业病诊断机构应当按照《中华人民共和国职业病防治法（修订版）》、中华人民共和国卫生部令第91号《职业病诊断与鉴定管理办法》和国家职业病诊断标准，依据劳动者的职业史、职业病危害接触史和工作场所职业病危害因素情况、临床表现以及辅助检查结果等，进行综合分析，由三名及以上单数职业病诊断医师集体做出诊断结论。可以概括为："以确切的职业接触史为前提，以典型的临床表现为依据，以法定的职业病诊断标准为标尺，综合分析，集体诊断"。

第二节　现阶段职业卫生的特点和发展趋势

在全球经济一体化趋势和科学技术革新浪潮的推动下，我国作为世界经济的引擎，经济发展将以更快的步伐前进，同时必然会出现许多新的职业卫生问题。因此，有必要认真分析现阶段所面临职业卫生问题的特点，把握发展趋势，做出相应努力，探索和解决新问题，保护职业人群健康。当前，职业卫生的特点和发展趋势如下。

一、职业有害因素范围扩展和职业危害转嫁

我国是最大的发展中国家，家底薄，发展很不平衡，许多落后甚至非常落后的产业、生产工艺和产品还大量存在；同时，近三十年来我国以前所未有的速度发展，出现了一大批科技含量和生产水平都很先进，甚至在某些方面居国际领先水平的产业、生产工艺和产品；以前仅存在于城市的工业企业也遍布乡村，职业有害因素也进入乡村。所以，当前我国职业有害因素的特点是种类多、存在范围广，不仅有落后生产方式普遍存在的职业有害因素，还有高科技生产带来的新的职业有害因素；不仅在城镇有，在乡村也有。当前，威胁我国职业人群的主要有害因素仍以粉尘、化学毒物和某些物理因素（如噪声）为主，居前几位的职业病为肺尘埃沉着病、化学中毒、职业性皮肤病和噪声性听力损伤；其次为工效学问题，包括不良体位、局部紧张和劳动组织不合理造成的肌肉骨骼损伤（如腰背痛），以及不遵守操作规程、疏于安全防范所致职业伤害。尤其应该注意的是，近年来，矿山重大恶性事故频频发生，造成惨重人员伤亡和财产损失，化工生产急性泄漏导致大批人员急性中毒，导致职业卫生或职业安全突发事件。

在一些传统产业，如采煤业，由于综合机械化采煤工艺的广泛应用，工人的劳动强度大大降低，劳动强度过大和不良体位造成的人体功效学问题得到了缓解，工伤事故也明显降低；但由于采煤机切割速度加快，相应降尘措施没能及时跟上，作业面粉尘浓度大幅度上升，对煤矿工人的健康造成严重危害。由于极高的浓度和过长时间接触，一些传统毒物导致过去罕见的病症，例如1,2-二氯乙烷引起的急性中毒性脑病、三氯乙烯引起的严重过敏性皮肤损害。

办公室密闭，加上大量电子办公设备及装修材料产生的污染物，使室内空气质量（indoor air quality）恶劣，引起"不良大楼综合征"（sick building syndrome）等。

21世纪微电子工业和生物基因工程技术的发展在高新技术产业中占据显著地位，但是这些领域中新材料、新工艺、辐射和潜在的生物致病原对职业卫生和职业医学提出了新的挑战。例如，微电子工业曾被认为是"清洁生产"（cleaner production）的典范产业，而实际上是接触化学品最多的工业，包括醚、醇、酯、酮及苯系有机溶剂，金属化合物（如锑、锗、砷、硼、磷），以及氟化物（氟化氢）、硅化物（如三氯氢硅）等；此外，极低频磁场（extremely low-frequency magnetic fields）和射频辐射（radio frequency radiation）也是不容忽视的问题。迄今为止，虽尚未见到由于生物基因工程的应用导致重大职业危害事例的报道，但鉴于基因重组或突变而产生新的生物致病原的潜在危害，西方发达国家已制订比控制放射性核素污染更为严格的生物基因工程实验室安全卫生管理条例。基因工程产品对人类的安全性问题，亦将是毒理学评价的一个新课题。

为适应人民生活水平提高的需求，一些产业蓬勃发展，如珠宝首饰加工业和衣服干洗业，随之出现了以前非常罕见的珠宝加工工人的速发型矽肺，干洗工接触有机溶剂的职业卫生问题等。

全球经济一体化（globalization）是当今世界经济发展的主潮流，对有效利用各种资源、市场，推动各国经济发展，缩小包括职业卫生与安全在内的各个方面和领域的国际差距，起着重要作用。但是，在经济一体化过程中，不可避免地带来某些负面效应。其中，发达国家或地区将在本国或地区禁止使用的原材料、生产过程或产品转移到发展中国家或地区进行生产就是一个严重的问题，称为"危害转嫁"（hazard transfer）。一些国外或境外地区投资方，单纯追求经济利益，忽视职业卫生、安全和环境保护，甚至对有害因素采取"双重标准"，故意隐瞒所使用的有害物质，有意地向投资国和地区转嫁危害。这种倾向也发生于某些国内企业，表现为发达地区向欠发达地区、城市向农村转移危害。而某些地区的地方政府对引进项目不严格审查，或明知其危害性，仅为短期的经济利益，牺牲环境和人民健康。20世纪90年代以来，某省的"三资"企业频频发生有机溶剂急性中毒事故，仅因二氯乙烷、三氯乙烯，以及在发达国家早已"严格限制使用"的苯和正己烷，中毒致死人数就达数十人，有严重后遗症和皮肤损害的上百人，在该省和另两个制鞋工业非常发达的省，少数的工人因接触苯和正己烷而发生再生障碍性贫血和周围神经病变。

二、产业结构及就业状态变化、农民和农民工职业卫生问题

多年来，农民的职业卫生问题未能得到应有关注。农民的职业卫生问题，除了以前常

见的农药中毒、中暑以外，饲养牲畜所致的"布氏杆菌病"和饲养家禽所致"人患禽流感"等也应作为职业卫生问题考虑。随着我国经济的快速发展，第二产业和第三产业的比例逐步增加，很多农民离开家乡，由第一产业转到工业和服务业，被称为"农民工"。很多农民工工作在城市的各个行业里，甚至有些行业和岗位上已由农民工占了主导地位，例如建筑、煤炭、道路施工、水利施工等。由于他们流动性大，文化水平较低，往往缺乏正规培训，工业生产知识贫乏，尤其缺乏职业卫生和安全知识，自我防护能力差，因此在这个特殊人群中将会出现许多职业卫生问题，迫切需要解决。在市场经济条件下，用工制度大部分为聘用制、合同制，临时工、合同工大量出现，工作时间不定和工种、工作单位频繁变动，所接触的职业有害因素也随之频繁变动，其职业卫生的应有保障难以落实，这将给职业卫生与职业医学工作提出很多新问题和解决问题的迫切要求。众多中年职工由于不适应新的产业和技术需求而提前离开工作岗位，他们在职时曾长期接触的某些职业有害因素给他们的晚年生命带来某些潜在的危害，如即往长期接触矽尘者可能发生晚发型矽肺。对这个弱势群体的职业卫生问题，应给予足够关注。

另外，随着劳动者的寿命逐渐延长，工作寿命也相应增加。不少生产技术骨干在从原单位退休后另行择业，大部分是在缺乏技术力量而职业卫生条件相对差的乡镇或个体企业重新就业；但随着这些老年工人生理功能的衰退，不但会出现一些老年性疾病，对职业性有害因素的抵御能力也降低，容易罹患职业性病损。另外，中青年时期接触的职业环境因素，对老年人的晚年健康和生命质量起着损害作用。许多职业环境有害因素，在其低剂量或低强度接触时，对人体功能，特别是神经系统和心血管系统的影响，呈潜隐性和迟发性趋势，其有害效应随年龄增加而逐步显现出来，呈现"衰老作用"（aging effect）。例如，铝、铅与阿尔茨海默病（Alzheimer disease）的可能联系及一些恶性肿瘤均提示，环境中的有害因素可能与早衰、某些老年性退行性疾病、恶性肿瘤的发病率增高有关。

很多劳动密集型民营和"三资"企业雇用了许多女性职工。有些雇主过分追求利润，违反国家法令，雇佣未成年工的现象时有发生。鉴于女性和未成年人的生理特点，易受职业有害因素的危害，如不能对这些人群加以有效的保护，将会带来严重的职业卫生问题，甚至影响后代健康和人口素质。另外，由于就业困难，很多残疾人就业在生产环境相对差的企业，这个特殊群体的职业卫生问题也应受到关注。

三、职业紧张和心理障碍

随着生产自动化程度的日益提高，高新技术的广泛应用，生产效率的不断提高，现代工业重复、单调、紧张、快节奏、高脑力低体力逐渐成为主要生产方式。职业心理负荷（psychological workload）、脑力疲劳加重；就业的激烈竞争，对就业人员的素质和能力的要求越来越高，由此导致就业状态不稳定，角色更迭和人际冲突。所有这些使就业人员产生"职业性紧张"（occupational stress），引起不良的心理行为效应和精神紧张效应（strain），以至于诱发紧张有关疾患（stress-related disorders）、职业性紧张综合征，甚至"过劳死"，已成为职业卫生的突出问题。职业性紧张又可分为两种，不能适应新技术引起的称为技术性紧张（technological stress），不适应岗位或人际冲突引起的叫做职务紧张（job stress）。我国的职业紧张研究尚处于起步阶段，通过对"工作有关疾病"的研究、行为功能测定和症状自评量表分析发现，高度脑力负荷的科研人员、大学教师、医务人员、噪声环境作业人员、管理人员、商场营业员、"三资"企业员工的心理障碍因子，如强迫症、人际关系紧张、抑郁、焦虑、恐怖、偏执等得分明显增高。我国各种精神性问题和疾患的总患病率已从20世纪70年代中后期的0.32%~0.73%上升到现今的近10%。所以，职业紧张已成为我国职业卫生和职业医学领域不容忽视的问题。

四、职业卫生突发事件

职业卫生突发事件是指在特定条件下，职业有害因素在短时间内高强度（浓度）地作用于职业人群而导致的群体性严重健康损害甚至死亡事件。常见的有设备泄漏和爆炸导致的群体急性化学性中毒、大型生产事故、核电厂泄漏、煤矿瓦斯中毒、瓦斯爆炸、煤尘爆炸等。职业卫生突发事件可在较短时间内造成大量人员职业性损伤、中毒甚至死亡，结果严重，可被认为是最严重的群发性职业损伤，应尽量避免。如果职业卫生突发事件特别严重，或者上述几种同时存在，造成较大量的人员损伤或死亡，也可称为"灾害性职业卫生突发事件"，当然这里的"灾害"不是指"自然灾害"，而是指"职业灾害"或"人为灾害"。职业卫生突发事件的原因一般可以查明，职业有害因素是主因，各种促发因素或触发因素是辅因。虽然职业卫生突发事件的发生有其偶然性和不确定性，但只要将职业有害因素和动因消除或严格控制在一定范围内，职业卫生突发事件就可以避免，所以说职业卫生突发事件是可预防的。我国近年来职业卫生突发事件呈上升趋势，不但造成严重的人员伤亡和经济损失，而且造成恶劣影响。所以严格预防和控制职业卫生突发事件是政府、企业、员工和职业卫生工作者的共同重要任务。

五、职业安全、职业卫生和环境保护的融合

许多发达国家在科学研究和实际管理工作中，都把职业安全和卫生融为一体，统称"职业安全卫生"（occupational safety and health）。美国早已组成综合的科学研究机构——国家职业安全卫生研究所（National Institute of Occupational Safety and Health，NIOSH）和监督机构——职业安全卫生管理局（Occupational Safety and Health Administration，OSHA）。近年我国也把职业安全和职业卫生由国家安全生产监督管理局通管，由于资源能够共享，对两方面的工作都有促进。近年来，我国生产性事故频繁发生，且多数为大规模恶性事故。这些事故中很大部分是由于严重的职业卫生问题引起的，如极高浓度粉尘引起的爆炸、极高浓度毒物导致的急性中毒死亡。因生产性事故死亡和伤残所致经济损失和社会影响，已超过职业卫生问题，因此，搞好职业安全工作是一个非常迫切的任务。工矿企业排出的废弃物（废气、废水、废料）是环境污染物的重要来源，由"职业有害因素"变为"环境有害因素"，为防止这种现象发生，需加强职业卫生学与环境保护的有机结合，真正将其结合为一体，防止职业有害因素成为环境有害因素。

六、纳米材料的职业卫生问题

由于纳米材料具有很多优点，纳米材料技术作为一种新型材料技术得到飞速发展。随着纳米材料和技术的广泛应用，人们今后将有许多机会接触纳米材料，由于纳米结构具有的特殊效应，纳米材料的职业卫生问题需引起重视和面对。纳米材料的超微性提醒人们关注纳米材料对人体的潜在影响。对于同样化学性质的纳米颗粒和微米级颗粒，纳米材料可能就会产生不同于后者的"颗粒效应"。因为纳米材料甚小，它们有可能能够进入人体中大颗粒材料所不能抵达的区域，如健康细胞。纳米颗粒可以钻进人的大脑、血管及各种器官，这正是由于纳米微粒十分微小因而可以无孔不入的特性所决定的。已有研究表明，纳米材料可经呼吸道、皮肤、消化道及注射等多种途径迅速进入人体内部，并易通过血、脑、睾丸、胚胎等生物屏障分布到全身各组织之中，往往比相同剂量、相同组分的微米级颗粒物更易导致肺部炎症和氧化损伤。人造纳米材料可以引起氧化应激、炎症反应、DNA损伤、细胞凋亡、细胞周期改变、基因表达异常，并可引起肺、心血管系统及其他组织器官的损害。纤维状的纳米材料可能存在独特的吸入性危害问题，尽管目前尚不清楚碳和其他纳米纤维会不会像石棉纤维那样导致肺癌和胸膜间皮瘤，但需要关注这方面的问题。鉴于以上原因，职业卫生工作者应加强对接触纳米材料职业卫生问题的研究。近年来研究纳米毒性的"纳米毒理学"和对工人健康影响的"纳米材料作业职业卫生学"已渐成雏形。

七、普及基本职业卫生服务，加强一级预防和人类工效学研究

1996年WHO提出"人人享有职业卫生"的全球策略，职业卫生工作的目标是保护职业人群"身体、精神、社会良好适应状态"，具有良好的职业生命质量，即提出了基本职业卫生服务的概念和任务。基本职业卫生服务工作的重点是扩大职业卫生服务的覆盖面，使最需要得到职业卫生服务的中小型企业、私人企业、作坊式和家庭式生产及流动劳动力人群得到基本的职业卫生服务，尤其是把农民逐步纳入职业卫生服务的对象；主要途径是通过把职业卫生作为初级卫生保健的重要内容纳入初级卫生保健体系，推动职业卫生服务和初级卫生保健与社区卫生服务中心相结合，建立完善我国国家、省（市）、县、乡镇（社区）四级政府主办的医疗卫生机构的职业卫生服务体系。因此，早期防治职业病为主要目的的传统工作方法已不能满足上述要求，"一级预防"将成为21世纪职业卫生与职业医学的主要目标。消除、阻止或大幅度降低职业人群对职业有害因素的接触，深入研究低强度（剂量）长期接触职业性有害因素对人体的影响，早期发现职业人群在细胞乃至分子层面出现的损伤，将成为21世纪职业卫生的主要任务。为此，①应提出并实施控制有害因素的"适宜技术"（appropriate technology）；②进行有效的健康促进教育，使作业人员能自觉地自我防护；③掌握接触评定的策略和方法；④从其他学科引进新理论、新方法，掌握探索亚临床损伤、甚至极轻微功能改变的技术，尤其是生物标志的研究，及时筛检（screening）受到轻微损害的作业者，早期处理，保障健康。

在发达国家，尤其在北欧和西欧，人类工效学原理和方法已被广泛用于建立和谐的"人-机-环境"关系，为创造安全、高效和满意的劳动条件，发挥了重要作用。我国学者

已在某些方面进行了卓有成效的研究，如"职业生物力学的应用"、"工作有关肌肉骨骼疾患的暴露与剂量分析"。但我国的工效学研究起步较晚，研究单位也较少，仍然是个亟待加强的薄弱领域。展望21世纪，随着信息化、自动化程度的进一步提高，作业者对安全、高效、满意、舒适的工作条件的需求，人类工效学研究必将成为我国职业卫生与职业医学关注的"热点"。

　　另外，非工业生产的职业危害问题日益显现，主要有图书、档案、文献管理作业、视频作业（信息产业、银行、保险、证券业、电视台等）、精神紧张作业（设计院、医院、政府机关、报社、大学及科研机构、警察、经理人员和企业管理人员、驾驶员等）。这些行业的工作人员除了受到一些化学、物理、生物、工效学因素的影响外，主要受职业紧张的影响，导致心理、精神问题，以及高血压等疾病。在21世纪，随着第三产业的日益扩大，非工业生产的职业危害问题将会越来越严重，逐渐成为职业卫生与职业医学关注的主要问题。

（牛　侨）

第二章　职业活动的生理与心理

　　人在生产劳动过程中，劳动负荷作为外部因素作用于机体，机体通过各器官、系统的调节来实现对负荷的适应，从而使机体在外部环境中处于平衡状态。劳动负荷与劳动强度、任务类型、作业姿势等有关，适度的负荷不仅有助于高质量地完成工作任务，而且还可促进健康。但若劳动负荷过大、作业时间过长、劳动制度或分配不合理及作业环境条件太差，人体不能适应或耐受时，造成生理和心理过度紧张，从而使作业能力下降，甚至损害健康。为了达到保护和促进健康、提高劳动生产率的目的，相继形成了劳动生理学（work physiology）、劳动心理学（work psychology）和人类工效学（ergonomics）三门既独立又有关联的学科。劳动生理学研究一定劳动条件下的器官和系统的功能。劳动心理学研究人的劳动行为与劳动条件之间的关系。

第一节　职业活动的生理变化与适应

一、体力活动中的能量代谢

　　体力活动是完成劳动任务的基本条件，骨骼肌约占人体重的40%，以骨骼肌活动为主的体力劳动能量消耗较大。了解体力活动中能量机体消耗的规律，对评价职业活动的体力劳动强度具有特殊的意义。

　　机体物质代谢过程中伴随着有关能量的产生与消耗。物质代谢过程的能量释放、转移和利用，称为能量代谢（energy metabolism）。物质代谢包括合成代谢与分解代谢两部分。根据机体的状态可分为基础代谢、安静代谢、睡眠代谢、劳动代谢和食物特殊动力作用等。

　　（一）肌肉活动的能量来源　人体活动的直接能量来源是细胞内的三磷酸腺苷（ATP），它是一种含有高能磷酸键的有机化合物。ATP在人体内可通过多种途径产生，最典型的是在线粒体中通过氧化磷酸化合成，ATP合成的主要能源为葡萄糖和脂肪酸。肌肉活动的能量来源主要包括ATP-CP系列、乳酸系列和需氧系列三条途径。

　　1. ATP-CP系列　肌肉在进行短时间的快速活动主要靠ATP-CP系统提供能量，包括ATP分解成二磷酸腺苷（ADP）释放能量，及磷酸肌酸（CP）及时分解补充ATP供能，但肌肉中ATP及CP的贮存量非常少，只能供肌肉活动几秒至1分钟之用。

$$ATP + H_2O \longrightarrow ADP + Pi + 29.3 \text{ kJ/mol}$$
$$CP + ADP \Longrightarrow Cr + ATP$$

式中：Pi——磷酸根；Cr——肌酸；1J = 0.2390cal。

2. 需氧系列 中等强度持续肌肉活动时，ATP 以中等速度分解，糖和脂肪通过持续氧化磷酸化过程提供能量来合成 ATP。初始阶段利用糖类较多，但随着肌肉活动时间延长，利用脂肪的比例增大，这时脂肪成为主要能源。该过程需要氧的参与才能进行，称需氧系列。此时，一摩尔葡萄糖或脂肪能相应地形成 38 或 130 分子 ATP，能使肌肉活动经济持久地进行。

3. 乳酸系列 肌肉在大强度活动时，ATP 分解速度非常快，需氧系列受到供氧能力的限制，形成 ATP 的速度不能满足肌肉活动的需要。此时，需靠无氧糖酵解产生乳酸的方式来提供能量。一摩葡萄糖只能形成 2 分子的 ATP，显然产能是不经济的，但此系列产能的速度较需氧系列快 32 倍，故能迅速提供较多的 ATP 供肌肉活动动用。其缺点是需动用大量的葡萄糖，产生的乳酸有致疲劳作用，不经济，也不能持久。肌肉活动的能量来源及其特点见表 1-2-1。

表 1-2-1 肌肉的能量供应系统的一般特性

能量供应系统	ATP-CP 系列	乳酸系列	需氧系列
氧	无氧	无氧	需氧
速度	非常迅速	迅速	较慢
能源	CP，贮量有限	糖原 （产生的乳酸有致疲劳作用）	糖原，脂肪及蛋白质 （不产生致疲劳性副产物）
产生 ATP	很少	有限	几乎不受限制
劳动类型	任何劳动 （包括短暂的极重劳动）	短期重及很重的劳动	长期轻及中等劳动

（二）作业时氧消耗的动态 劳动时人体所需的氧量取决于劳动强度，强度越大，需氧量也越多。劳动 1 分钟所需要的氧量称氧需（oxygen demand）。氧需能否得到满足主要取决于循环系统的功能，其次为呼吸器官的功能。氧需和实际供氧量之差称为氧债（oxygen debt）。血液在 1 分钟内能供应的最大氧量称氧上限，又称最大摄氧量（maximum oxygen uptake），成年人的氧上限一般不超过 3L，经过体育锻炼的可达 4L。在作业开始 2~3 分钟内，呼吸和循环系统的活动尚不能满足氧需，尽管肌肉可动用肌红蛋白结合的少量氧储备并充分地利用血氧，机体的能量是在缺氧条件下产生的，因此"借了"氧债。其后，呼吸和循环系统的活动逐渐加强，若是较轻的劳动，摄氧量可满足氧需，即进入稳定状态（steady state），其氧债也是恒定的，这样作业一般能维持较长的时间（图 1-2-1A）。从事较重的劳动时，尤其氧需超过最大摄氧量时，机体摄氧量不可能达到稳定状态，氧债持续增加，肌肉内的贮能物质（主要指糖原）迅速消耗，作业就不能持久。作业停止后的一段时间内，机体需要继续摄取较安静时多的氧以偿还氧债（图 1-2-1B）。非乳酸氧债即恢复 ATP、CP、血红蛋白、肌红蛋白等所需的氧可在 2~3 分钟内得到补偿；而乳酸氧债则需较长时间才能

得到完全偿还，恢复期一般需数分钟至十余分钟，也可长达 1 小时以上。作业之后摄氧增加，不仅取决于肌肉内的氧债偿还过程，而且与许多因素有关，例如升高的体温、增强的呼吸活动、肌肉结构的变化以及机体氧储备的补足。因此，偿还的氧债一般比所借的氧债要高。

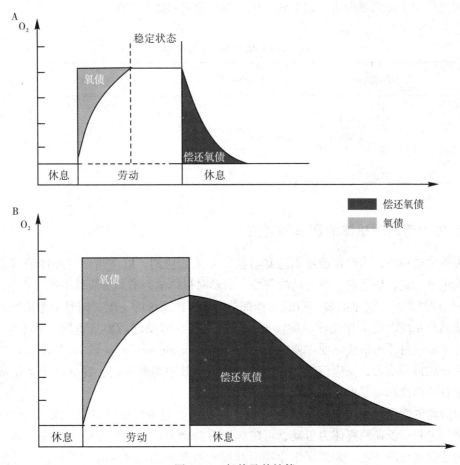

图 1-2-1　氧债及其补偿

（三）作业的能消耗量与劳动强度分级　作业时的能消耗量是全身各器官系统活动能量的总和。

由于最紧张的大脑活动能消耗量不会超过基础代谢的 10%，相比之下肌肉活动的能消耗量却可以达到基础代谢的 10～25 倍，故传统上用能消耗量或心率来划分劳动强度（intensity of work）仅适用于以体力劳动为主的作业。体力劳动强度传统上分为 3 级：①轻中强度作业。作业时氧需不超过氧上限，即在稳定状态下进行的作业。目前我国的工农业劳动多属中等强度作业；②大强度作业。指氧需超过氧上限，即在氧债大量蓄积的条件下进行的作业，一般只能持续进行数分钟至 10 分钟，如重件的手工锻打、爬坡搬运重物等；③极大强度作业。完全在无氧的条件下进行的作业，此时的氧债几乎等于氧需，如短跑和游泳比赛等。这种剧烈的活动只能持续很短时间，一般不超过 2 分钟。我国根据对 262 个工种工人的劳动时间、能量代谢和疲劳感等指标之间的关系进行调查分析后，提出按劳动强度指数（I）来划分体力劳动强度，规定了体力劳动强度分级的标准（GBZ2.2-2007）（表 1-2-2）。此外，国际劳工局（1983 年）根据能消耗量、耗氧量、心率、直肠温度、排汗量还可把体力劳动强度分为很轻、轻、中、重、很重和极重 6 级。

表 1-2-2　体力劳动强度分级

劳动强度级别	劳动强度指数	负荷程度
I	≤15	轻
II	16~20	中
III	21~25	重
IV	>25	极重

二、体力劳动时机体的调节和适应

体力劳动过程中，为保证能量供应和各器官系统的协调，机体通过神经体液调节各器官系统的生理功能，以适应生产劳动的需要。劳动时机体的调节和适应性可产生以下变化。

（一）神经系统　劳动时每一目的动作都受中枢神经系统的支配，同时中枢神经系统还协调其他器官系统以适应作业活动的需要。长期在同一劳动环境中从事同一作业活动时，通过复合条件反射逐渐形成该项作业的动力定型（dynamic stereotype），即从事该项作业时各器官系统能协调配合，反应敏捷，耗能减少，劳动效率明显提高。建立动力定型应循序渐进，注意节律性和反复重复的生理规律。

体力劳动的性质与强度也影响大脑皮层的功能。大强度作业能降低大脑皮层兴奋性，并加深抑制过程。长期脱离体力劳动，可破坏原有的动力定型，作业能力下降。体力劳动还能影响感觉器官的功能，大强度作业能引起视觉及皮肤感觉反应时间延长，而适度的轻体力劳动反而会使之缩短。

（二）心血管系统　心血管系统对体力劳动的适应主要表现为心率、血压和血液分配的变动。

1. 心率　作业开始后心率在 30~40 秒内迅速增加，经 4~5 分钟达到与劳动强度相应的稳定水平，作业时心输出量增加取决于心率和每搏量，缺乏锻炼者靠心率加快，而经常锻炼者则靠每搏量增加。作业停止后，心率可在几秒至 15 秒后迅速减少，然后缓慢恢复至原来水平。恢复期的长短随劳动强度、工间休息时间、环境条件和健康状况而异，此可作为心血管系统能否适应该作业的标志。

2. 血压　作业时收缩压上升，劳动强度大的作业可上升 8.0~10.7kPa（60~80mmHg），舒张压不变或稍有上升，脉压变大。当脉压可以继续加大或保持不变时，体力劳动能有效地进行。在劳动过程中，劳动强度不变而脉压变小，当小于其最大值一半时说明已经疲劳，糖原贮备接近耗竭。作业停止后血压迅速下降，一般在 5 分钟内恢复正常。但大强度作业后，收缩压可降低至低于作业前的水平，30~60 分钟后才恢复正常，血压的恢复比心率快。

3. 血液再分配　静息时血液流入肾、腹腔脏器的量最多，其次为肌肉、脑，再次为心、皮肤、骨等。体力劳动时，通过神经反射使内脏、皮肤等处的小动脉收缩，而代谢产物乳酸和 CO_2 却使供应肌肉的小动脉扩张，使肌肉和心肌的血流量大增，脑则维持不变或稍增多，而肾、腹腔脏器、皮肤、骨等都有所减少。

4. 血液成分　人在静息状态时，血糖含量为 5.6mmol/L。劳动强度较大或持续时间过长，或肝糖原贮备不足，则可出现血糖降低，当降至正常含量的一半时，即表示糖原贮备耗竭而不能继续劳动。

（三）呼吸系统　呼吸频率随体力劳动强度而增加，重劳动可达 30~40 次/分，极大强度劳动时可达 60 次/分。肺通气量可由静息时的 6~8L/min 可增加到 40~120L/min 或更高。有锻炼者主要靠增加肺活量来适应，无锻炼者主要靠增加呼吸频率来维持。静力作业时，呼吸浅而少；疲劳时，呼吸变浅而且快，肺通气量无明显增加。停止劳动后，呼吸节奏的恢复比心率、血压快。肺通气量可作为劳动强度的判定和劳动者劳动能力鉴定的指标之一。

1L 血液能供给组织 120ml 氧，心脏的最高输出量为每分钟 35L 时，可供给组织 4.2L 氧，相当于有高度锻炼者的最大摄氧量。因空气能给予血液的氧约为空气的 5%~6%，为摄取 4.2L 氧需有 70~84L 空气通过肺。而有锻炼者的最大通气量为 120L/min 或更高，远超过摄取 4.2L 氧所需的空气量。因此，决定最大摄氧量的主要因素是心血管系统的功能。

（四）排泄系统　体力劳动时，由于血液分配的影响和汗液量的增加，尿量大为减少。尿液成分有较大变动，乳酸含量显著增加。排汗具有调节体温和排泄的双重作用，体力劳动时汗液成分中乳酸含量较高。

（五）体温　体力劳动时及其后一段时间内，体温有所上升。正常劳动时体温升高不应超过 1℃，否则人体不能适应，这样的劳动不能持久进行。

三、脑力活动中的生理变化与适应

随着科学的迅猛发展和社会的进步，职业活动中许多繁重的体力劳动正逐步被机器或智能化设备所取代，体力劳动的比重和强度均不断降低，因而脑力劳动者不断增加。研究脑力劳动过程中心理、生理的变化与适应就成为职业卫生领域中的重要任务。

（一）脑力劳动的生理特点　脑力劳动是一种智力活动，它的特点是将感觉信息经大脑皮质加工处理、评价、编码、存贮、检索、复制和输出。智力又称智能或智慧，是人们进行认知活动所必需的心理条件的总和，是保障职业任务顺利完成的个性心理特征，例如音乐节奏感和曲调感对于从事音乐活动是必不可少的；色彩鉴别力、线条比例和形象记忆力对于画家具有重要意义，观察的精确性、思维的敏感性、反应的灵活性则是完成许多智力活动所不可缺少的条件，缺少这些心理特征，就会影响脑力活动的效率，使脑力活动不能顺利进行。

智力可分为特殊智力和一般智力两大类。特殊智力是指在特殊活动领域内发生作用的能力，比如体操活动中，动作表象能力、发达的平衡觉能力、动作的节奏能力和形式的美感能力等；一般智力是由多种因素构成的，其中最基本的是观察力、注意力、记忆力、思考力和想象力，而思考力是智力的核心，所以智力是这些基本认识能力的综合表现，是保证人们再认识事物和改造事物过程中有效进行活动的那些稳定的心理特征的有机结合。

（二）脑力劳动的生理调节 脑力劳动时，大脑氧的代谢较其他器官高，静息时为其他器官等量需要量的 15~20 倍。大脑醒觉时处于高度活动状态，由于脑的重量不超过体重的 2.5%，故即使是最紧张的脑力活动，全身耗能量的增高也不会超过基础代谢的 1/10。例如，紧张的演算数学题，仅增高基础代谢的 3%~4%，强烈的情绪兴奋可增高 5%~10%。葡萄糖是脑细胞活动的最重要能源，平时 90% 的能量都靠分解来提供。但脑细胞中贮存的糖原甚微，只够活动几分钟之用，主要靠血液输送来的葡萄糖通过氧化磷酸化过程来提供能量。因此，脑组织对缺氧、缺血非常敏感。但总摄氧量增高却并不能使脑力劳动效率提高。

脑力活动常使心率减慢，但特别紧张时，常使心率加快，血压上升，呼吸稍加快，脑部充血、四肢和腹腔血流减少，脑电图和心电图也相应改变，但不能用以衡量劳动的性质和强度的指标。脑力劳动时，血糖一般变化不大或稍有增高；对尿量无影响，对尿成分变化也不大。只有在极度紧张的脑力劳动时，尿中的磷酸盐含量才有所增加；对汗液的质与量以及体温均无明显影响。脑力劳动时，在倒班及上夜班的作业者，睡眠常出现障碍，心血管功能易受影响。

由于脑力劳动的特殊性和复杂性，脑力劳动者的生理与心理调节也极为复杂，除了通常的工作任务、工作环境和工作组织制度等条件会显著影响劳动者的调适外，一些具有工作性质特征性的因素，如信息提供的方式，信息量，信息剩余度（information redundancy），终端视屏的亮度、对比度、显示符号的大小、色彩等，也是重要的影响因素，在制定脑力劳动者职业保护策略时需要认真加以考虑。

四、职业活动生理检查方法

在职业活动中，采用生理检查的实验方法可以测试劳动者的体力能力，测试结果有助于评价劳动负荷对人体造成损害的风险，对从保护劳动者的角度制定劳动强度的卫生限值具有重要参考价值。以下是这些生理检查中具有代表性的测试指标。

（一）最大摄氧量（maximum oxygen uptake, VO_2max） 劳动时消耗的能量，主要靠有氧代谢供给，每消耗 1L O_2 约产生 20.92kJ 能量，故可用耗氧量测定来求得能消耗量。在不断增加劳动负荷下，即能测得人的最大耗氧量（L/min），它可反映体力劳动能力的大小。耗氧量测定可用多种方法，如 Douglas 袋收集呼出气、用 Haldane 气体分析器或气象色谱仪测定呼出气的氧含量，也可用 PWC_{170} 值来推算最大摄氧量，还可用更为先进的仪器。

（二）PWC_{170} PWC_{170}（physical work capacity at a heart rate of 170）是指心率达到 170 次/分时，人的体力劳动能力。是一种已广泛应用于研究循环、呼吸系统生理负荷的运动试验。受试者在定量劳动负荷下，身体功能动员起来，处于稳定状态下，心率为 170 次/分时所作的功（功率），是衡量人体心肺功能、劳动能力和锻炼、训练效果的一项有用的客观指标。其理论依据是，在一定范围内（110~180 次/分），功率愈大，心率也愈快，两者呈直线相关。因此，人为地定出以心率 170 次/分时能完成的功率作为评定指标。但这只适用于 20~40 岁的正常中青年人。对年长者最好测 PWC_{150} 或 PWC_{130}。

PWC_{170} 测定方法：先训练受试者在自行车功率计（bicycle ergometer）上作踏车运动；熟练后静息半小时以上；正式作踏车运动，递增负荷功率至 66.8~100.2W 时，然后尽力踏车 3~4 分钟，踏速应达 60r/min，此时的负荷功率为 N_1，心率达 110 次/分钟左右；休息 5 分，再踏车 3~4 分钟，这次负荷功率 N_2 为 167~200.4W，心率达 180 次/分左右。两次踏车负荷末，均用心电描记器测算稳态心率。在负荷强度不变的情况下，如负荷 3 分钟与 4 分钟的心率相差小于 5 次/分时，即为稳态心率。如相差大于 5 次/分时，则以第 4 分钟的心率为稳态心率。一般踏车 3 分钟末的心率均已达到稳定状态，故正式监测时，可将踏车时间定为 3 分钟；但对个别人，仍应踏车 4 分钟。分别以 f_1、f_2 表示 N_1、N_2 时稳态心率，代入下式：

$$PWC_{170}(W) = N_1 + [(170 - f_1)/(f_2 - f_1)] \times (N_2 - N_1)$$

我国健康男青年的 PWC_{170} "正常水平" 为（151.64±19.20）W。

最大摄氧量推算值（pred. VO_2max）的计算式：

$$VO_2max(L/min) = (13.1PWC_{170} + 1070)/1000$$

（三）手工搬运提举限值　提举和搬运重物是常见的生产性活动，是腰背痛的主要危险因素。根据生物力学等方面的研究结果，NIOSH 提出手工搬运提举限值，它属卫生学安全限值，也可用来监测一下搬举重物一类劳动的负荷有多大，是否安全或者要采取改进措施。

一般提举限值的计算公式：

$$AL = 392[15/H - (1 - 0.004|V - 75|)](0.7 + 7.5/D)(1 - F/Fmax)$$

式中：AL——作用力限值（action limit）即最大提举重量值（以 N 表示），它不是一个固定值，而是取决于公式中的诸项因素。若实际提举重量超过此值，必须降低提举参数或减轻该工作；

H——负荷的水平力臂（从垂直提举物体原来的重心处至两踝关节的中点的水平距离，cm），一般为 15~80cm；

V——提举前重物的原始高度（地面至重物重心的垂直距离，cm），一般为 0~175cm。$|V - 75|$ 表示 $V - 75$ 的绝对值；

D——重物垂直移动距离，一般为 25~（200-V）cm；

F——平均提举频率（提举次数/时间），一般为 0.2 与 Fmax 之间；

Fmax——每分钟的最大提举频率，取决于劳动时间长短和提举时的体姿。对 1 小时的工作时间来说，站立提举为 18，俯身提举 15；8 小时劳动站立提举为 15，俯身提举 12。

按 NIOSH 的规定为 3AL，高于此限值，提举是不安全的。因为达此限值时，腰 5、骶 1 椎间盘上受到的压力为 6400N，这是多数搬运者能够耐受而不引起损伤的最大值。此时，能消耗量至少为 20.92kJ/min，多数已不能耐受太长时间。一般仅 25% 的男工和少于 1% 的女工能在此限值及以上进行工作，大多数人都无法胜任此工作，即应重新设计任务的大小。当搬运提举任务为 1~3AL 时，多数人不能适应此工作，故需严格执行提举规则，同时要以高标准选择人员并进行必要的训练，工作安排上不能要求太高等。

（四）Borg 量表评分　是根据功率车活动强度与心率关系的研究结果而制定，可用于实验室踏功率车等体力活动时劳动负荷强度的主观评估。具体做法是，每项活动后，让受试者就其感受到的负荷参照该量表做出评判，结果以分值表示。它将这种体力活动从无到极重分级并赋予分值，这些分值与当时活动的心率呈线性关系。Borg 量表还可用于疲劳、疼痛、精神紧张等的实验室评价研究。

第二节　劳动负荷评价

劳动中适当负荷对完成工作和身体健康都是需要的，而过重的负荷可能造成机体的损害。由于职业活动中，不同劳动类型和作业类型带来的负荷程度各不相同，负荷评价的指标与方法需要根据劳动类型的特征来确定。

一、劳动类型和作业类型

劳动类型，又称工作类型，在工农业生产劳动过程中，传统上可将劳动类型分为脑力劳动和体力劳动两类，也有分为三类的，即脑力劳动、体力劳动和脑体混合劳动。这些分类是相对的，每种劳动类型均难以下一个确切的定义，一般认为以脑力劳动为主的作业称为脑力劳动（mental work），这是与以体力劳动（physical work）为主的作业相对而言的。脑体混合劳动（mixed mental and physical work），即为脑体结合，如驾驶员、护士、操作半自动化机器的人员等。

劳动类型间不能截然分割，因为任何劳动都有脑力和体力的参与。各类型间不仅是有机联系的，而且各类劳动者互为转化。

根据劳动任务要求人做些什么，涉及哪些器官或者功能，可进一步区分为肌力运动式、感觉运动式、感觉反应式、编码转换式及创造式劳动。（图 1-2-2）①肌力运动式劳动的特点是付出体力，常为机械做功意义上的劳动，主要涉及肌肉、肌腱、骨骼等；②感觉运动式的劳动特点是手和臂精确的活动，主要涉及小肌肉、肌腱和感官，体力此时已非关键因素；③感觉反应式劳动的特点是吸收和加工信息，有时做出反应，主要涉及感官，有时还包括肌肉；④编码转换式劳动的特点是吸收和加工信息，并转换为另一种信息并交付出去，主要涉及感官和脑力；⑤创造式的劳动特点是产生信息，并在一定时候交付出去，主要涉及脑力。

作业类型与劳动类型在概念上有所不同，它是针对具体劳动任务而言的动作过程或操作方式描述。不同劳动类型有不同的作业类型分类。

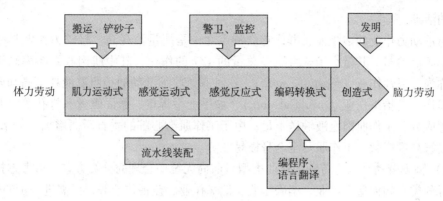

图 1-2-2 劳动类型分类

（一）体力劳动 体力劳动的作业类型可以按不同维度分类，主要包括①按肌肉用力方式分类：可分为静力作业和动力作业；②按做功的肌群分类：主要包括以大肌群参与为主的重动力作业和以局部小肌群参与为主的轻动力作业；③按劳动姿势分类：包括高抬举作业、弯腰作业、搬运作业、扭曲作业等。以上分类是相对的，主要是便于工效学分析和劳动负荷评价。在实际劳动过程中，同一分类下各种分类成分往往同时存在，比如一项具体的体力劳动中会同时包括有动力作业成分与静力作业成分。

1. 静力作业（static work） 又叫静态作业，即主要依靠肌肉的等长性收缩（isometic contraction）来维持一定的体位，使躯体和四肢关节保持不动时所进行的作业。从物理学的观点看，静态作业时人并没有做功。参与作业的肌群可以是大肌群也可以是小肌群，数量也不定。静力作业能够维持的时间取决于肌肉收缩力占最大随意收缩力的百分比。肌肉张力在最大随意收缩的20%以下时，心血管反应能克服肌张力对血管的压力，满足局部能源供应和清除代谢产物的需要，这种静力作业可维持较长时间。但静力作业时肌张力往往超过该水平，造成局部肌肉缺氧、乳酸堆积而引起疼痛和疲劳，又称为致疲劳性等长收缩，以最大肌张力收缩时则只能维持几秒。静力作业的特征是能消耗水平不高但却很容易疲劳。静力作业时即使用最大随意收缩的肌张力进行劳动，氧需也达不到氧上限，通常不超过1L/min；但在作业停止后数分钟内，氧消耗不仅不像动力作业那样迅速下降，反而先升高后再逐渐下降到原水平。

2. 动力作业（dynamic work） 又叫动态作业，主要是肌肉收缩时肌张力保持不变，即等张收缩（isotomic contraction），运用关节的活动来进行的作业。从物理学意义上来说，它是做功的劳动。动力作业的特点是肌肉交替地收缩与舒张（唧筒作用），血液灌流充分，故不易疲劳。

静力、动力等类型的作业普遍存在于劳动过程中，只是所占比重有差别，这与作业要求、劳动姿势和操作熟练程度有关。在劳动强度相当的情况下，动力作业相比静力作业而言，对劳动者造成的健康危害较小，因此在设计劳动任务时，需要尽可能减少静力成分，增加动力成分。可由工效学设计（ergonomic design）来减少甚至避免静力作业等不符合生理要求的活动。

参与重动力作业的多是大肌群，它的特点之一是能量消耗高。轻动力作业是指由一组或多组小肌群参与，其量小于全身肌肉总量的 1/7 的作业，其中肌肉收缩频率高于 15 次/分的又称为反复性作业（repetitive work），这种频繁收缩活动的小肌群能耗不高却容易疲劳甚至受损伤。高抬举作业（overhead work），如手上举焊接、紧固螺丝和打孔等，此类作业含有静力成分，工作肌肉血液输送不足；由于工作肌与心脏的垂直距离增加，静水压升高，导致心血管高度应激，工作肌乃至全身极易疲劳。

（二）脑力劳动　脑力劳动的作业类型目前尚无统一合理的分类方式，可考虑按照工作特征进行分类，如创造性作业、编码作业、记忆作业、监视作业等，尚需进一步的研究。

二、劳动负荷评价

人劳动时要完成一定的工作任务，而工作任务以及环境因素又对机体的器官或功能产生一定的效应或影响。适度的负荷是完成工作任务甚至是人体健康所必需的，负荷评价的目的不是为了消除劳动负荷，而是旨在将其维持在一个适宜的水平。劳动和作业的类型多种多样，选择适当的测定方法和指标来评价不同类型劳动的负荷是很重要的，如何评价信息性劳动的负荷尤其值得深入探讨。

（一）基本概念

1. 劳动系统（work system）　是与完成劳动任务密切相关的多种要素构成的体系，包括人、劳动对象（如物质、能源和信息等）、劳动工具、劳动环境以及产品等。这些要素通过相互作用来完成劳动任务。

2. 负荷与应激（stress and strain）　负荷与应激在力学上称为应力与应变，在职业心理学上称紧张与紧张反应（本章第三节），"stress"与"strain"属多义词，在此译为负荷和应激比较贴切也符合习惯。负荷指劳动系统对机体生理心理总的需求和所产生的压力，它强调外界因素和情景。应激是负荷对具体个人的影响，它强调在负荷作用下机体内部的生物过程和反应。

劳动负荷评价可从负荷强度和负荷持续时间两个方面来考虑，例如流水线生产作业中，往往负荷强度并不高，但持续时间长。此外，劳动负荷评价应该包括负荷和应激两个方面的指标。例如，高温作业的劳动负荷调查，既要测定环境的气温、辐射热等负荷性指标，又要测定工人的体温、出汗量等应激指标。类似的例子还有不少，例如功率（W）和劳动能量代谢（kJ/min）属负荷性指标，不涉及个人，谁从事该项劳动都需同样的做功速率和能量消耗；而心率、乳酸含量则属应激指标，从事同等强度的劳动，每个人的心率、乳酸含量是不一样的。人们在实践中有时没有严格区分这两类指标。

3. 适宜水平　劳动负荷适宜水平通常定义为在该负荷下能够连续劳动 8 小时，不至于疲劳，长期劳动时也不损害健康的卫生限值。一般认为劳动负荷的适宜水平约为最大摄氧量的 1/3。未经专门训练的男、女性最大摄氧量分别为 3.3L/min 和 2.3L/min，因此适宜负荷水平约为 1.1L/min 和 0.8L/min 耗氧量，以能量代谢计则分别为 17kJ/min 和 12kJ/min。以心率表示适宜负荷水平，应不超过安静时的基础心率再加上 40 次/分，由于心率属应激指标，不再分性别规定限值。劳动负荷过高或过低都不好。负荷过高会降低作业的质量和水平、易引起疲劳甚至损害；过低又会降低作业者的警觉性，感到单调、无兴趣，也影响作业能力，体力劳动和脑力劳动均如此，故负荷应保持在一个适宜的水平。显然，适宜负荷规定可作为劳动负荷评价的依据，不过目前这些规定仅适合以动力作业为主的体力劳动，且没有考虑劳动环境因素，如高温的影响。此外，按能量代谢、工作时间和心率等把劳动划分为几个等级，这与劳动负荷适宜水平在概念上是不同的，并非严格意义上的劳动负荷评价，但按劳动强度划分的等级标准仍可供劳动负荷评价时参考。

（二）方法与指标

1. 客观方法

（1）体力劳动：评价体力劳动负荷最直接、最客观的方法是测量体力劳动强度指数。我国采用体力劳动强度指数是负荷相关的多指标综合，其中能量代谢率是其核心指标。能量代谢率是职业生理学上传统的劳动负荷测定指标，测定方法包括直接测热法和间接测热法两种。直接测热法是在小室内将人体散发的热收集起来加以测量，因为设备和手续复杂很少使用。间接测热法通过测定劳动者在一定时间内的耗氧量来推算能量代谢，此法简便易行，目前使用最广泛。劳动能量代谢率适合于评价全身性的动态体力劳动，而以静力作业和反复性作业为主的劳动如流水线作业，由于能耗不高却易疲劳，则不宜采用这一测定指标。

心率也是一项传统的指标，可反映动态体力劳动的应激程度，也可用于评价小肌群参与的劳动，甚至脑力劳动。心电的测定和记录技术发展很快，24 小时动态心电图记录仪（holter）不受生产场所电磁场干扰也不影响工人劳动，且体积小、重量轻，便于现场使用。

体力劳动负荷与劳动者心率增加之间呈线性关系，但心率低于 100 次/分和高于 175 次/分时，则会出现线性偏离；在动、静态等类型的作业，不同肌肉参与的劳动，男女性别之间，心率与负荷间的回归斜率有一定差异。心率适宜反映小肌群劳动的负荷，严格意义上它是机体应激程度的指标。体力劳动和运动时的适宜心率，即应达到的靶心率（target heart rate，THR），表示劳动强度适宜，可持续进行劳动和运动。靶心率被定义为：（最高心率-安静心率）0.4+静息心率，最高心率与年龄有关，其经验公式为：最高心率=220-年龄（岁），达到和超过最高心率时，劳动不能持久进行。

肌细胞去极化至临界值会随膜通透性变化而产生动作电位，将电极置于肌肉内（内置电极）或皮肤表面（表面电极）可测得电位，该测定方法称肌电图（electromyography，EMG），测得的肌电（电压）称为肌电活性（myoelectric activity）。肌电活性与肌肉的力量或负荷存在一定比例关系，可用于静力和动力作业的劳动负荷评价。此外，肌电图在肌肉疲劳时发生明显的变化，振幅增大而频率降低，因此可直接反映局部肌肉的疲劳。

中心体温（如直肠温度）可反映机体自环境受热和自身产热的总和，且十分稳定，常被用作高温作业时机体应激的指标。无氧代谢产生乳酸且某些肌细胞在机体尚未达到最大摄氧量时也以无氧代谢合成 ATP，当超过再利用和清除速率时，血液乳酸浓度逐渐升高，因此血乳酸含量是体力劳动负荷评价及运动医学的一项经典指标。反映机体应激程度的指标还有肌酸激酶、肌红蛋白、激素、白细胞等。

（2）脑力劳动：对脑力劳动负荷的认识和评价远不及体力劳动，在可选的方法与指标上较为有限，目前使用的不少评价方法的效果还有待确定。

脑力劳动负荷的实验室研究在设计上有主任务和次任务，由此产生了主任务测量法和次任务测量法。①主任务测量法是把操作者在工作中的表现结果（如作业速度、作业时间、错误率等）作为脑力负荷的评价指标，但只有当任务需求超过操作者的能力时，主任务测量法才是准确的指标，其在实践中的应用很有限，往往只是作为脑力负荷其他度量指标的补充；②次任务测量法是让操作者进行主任务外，再完成另一选定的作业（称为次任务），通过次任务的表现来评估主任务的脑力负荷。次任务测量法反映脑力劳动负荷较主任务测量法更敏感。

近年来较为常用的心理生理测定指标（psycho-physiological measures），主要可归纳为三类：心活动相关指标、脑活动相关指标和眼活动相关指标。①心活动指标常用的是心率，心率升高一般与脑力劳动负荷增高有关；然而，决定心率增高的主要因素是体力劳动负荷及警醒程度（arousal level）。因此，心率并非脑力劳动负荷的恒定指标。更适宜的一个指标是心率变异性（heart rate variability，HRV），它反映交感神经和迷走神经对心脏活动的调控关系。心率在正常情况下存在一定程度的变异，有时可达 10~15 次/分。若将注意力集中到某项感觉运动式工作上，作业者的心率变异性则下降，且随负荷（所处理的信号）增加，变异性趋于消失；②眼动指标（eye movement），包括水平或垂直眼动的程度和速度、眨眼率、定位持续时间以及瞳孔直径等。脑活动相关指标有脑诱发电位、脑地形图、磁共振成像技术、正电子发射体层扫描和脑磁图等；③脑诱发电位（evoked potentials）是具应用前景的生理心理指标，它是指散在的刺激事件在脑引起一个短暂的唤起反应，表现为来自大脑皮层的一系列电压波动。除以上三大类指标外，其他指标还有肌电活动、皮肤电活动和呼吸指标。

2. 主观方法

（1）体力劳动：将欲了解的内容或项目分成几个级别，以调查表或谈话来询问、评价劳动负荷，例如把劳动负荷分为轻、中、重和很重，某种劳动姿势如弯腰按出现频率分为从不、偶尔和经常，由工人回答填写。这种传统方法主观，可靠性差，也难以定量，但比较简单，无需仪器，便于流行病学调查使用。常用的方法有 Borg 量表，它是基于功率车动态活动实验而制定的，用来评价劳动负荷或费力主观感觉的量表，它将这种感觉从无到极重分级并赋予分值，这些分值与当时活动的心率呈线性关系。但是由于工人缺乏不同级别负荷的即时感受作为参照来比较评分，Borg 量表在劳动负荷的现场调查中受到限制。

（2）脑力劳动：将脑力上的负荷和应激划分成若干等级，根据脑力负荷分级，由被测者根据其主观判断来评价工作负荷。目前常用的有 Cooper-Harper 量表、SWAT 评估法（the subjective work load assessment technique）、NASA 任务负荷指数和作业疲劳症状自评量表（work related fatigue feelings questionnaire，WRFFQ）。

3. 观察方法　介于客观和主观方法之间的是所谓观察方法（observation method），它既不像客观方法那样需仪器检测、花费高，也不像主观方法那样带有主观性、效率低，且便于现场调查使用。观察方法可用于体力劳动或脑力劳动，也可用于整个劳动系统或个别具体项目的评价，一般只需要纸和笔，故又被称为纸笔法（paper pencil method），可以获得量化的结果。例如，工作活动分析法（arbeitswissenschaftliche erhebungsverfahren zur tätigkeitsanalyse，AET）有216项观察项目，内容涉及整个劳动系统的方方面面：体力劳动、脑力劳动、静力作业、动力作业和劳动环境等。工作姿势系统分析法（the Ovako work posture analyzing system，OWAS）则专门用于观察分析劳动姿势负荷。多瞬间点调查法（multimoment aufnahme）在于通过多个瞬间的随机观察来了解某个事件发生的频率。观察方法在技术上发展也很快，有些观察法，如OWAS已实现了计算机化运算。

（三）体力劳动强度指数的测量　劳动时要消耗能量，可测定能量消耗水平来反映体力劳动强度的大小。我国于1983年颁布《体力劳动强度分级》标准（GB3869-83），1997年对《体力劳动强度分级》标准进行了修订（GB3869-1997）。通过调查证实，肺通气量与耗氧率（肺每通气100ml机体所消耗的氧量）呈正相关，得出回归方程，并经Haldane气体分析器实测证实，若已知肺通气量，用该回归方程计算所得的估计耗氧率的误差小于4.8%。这样在现场工作中就可省去气体分析步骤，只需测定肺通气量即可求得估计耗氧率，再乘以单位时间的通气量，即可得出耗氧量，然后再换算为能消耗量，求出工作日的能量代谢率（M）和净劳动时间率（T）后，即可得到劳动强度指数（I），来反映体力劳动强度的大小。新标准还充分考虑到性别差异在体力劳动强度分级中的意义。

体力劳动强度分级调查与计算方法如下：

1. 平均劳动时间率（T）

（1）工时调查：首先应熟悉生产工艺过程，并应在生产正常的情况下进行。每个工种每天选择2~3名劳动者为调查对象，按表格记录，自上班开始至下班为止，依先后顺序记录从事各种操作活动的起止时间，休息时间，包括超过1分钟的工间暂停时间。每个测定对象应连续记录3天，取3天的平均值，再求出劳动时间率。如遇生产不正常或发生事故时，即应停止记录，另选正常工作日，重新记录。为使工时记录完整和准确可靠，可先试记录一天，总结经验后再正式记录（表1-2-3）。

表1-2-3　劳动时间测定记录表

车间	姓名	年龄	性别	工种
操作名称	开始时间	耗费工时（分）		主要内容（如体位、操作姿势、行走距离、频率、物重等）

（2）计算：将表格中实际操作所耗费的工时（分）相加之和除以工作日总工时（分）即得：

$$劳动时间率(T)=[工作日内净劳动时间(分)/工作日总工时(分)]×100\%$$

2. 工作日能量代谢率（M）

（1）肺通气量的测定：肺通气量可采集单位时间内呼出或吸入气体的体积来表示。常用的有①肺通气量仪测定法：仪器型号较多，有些高级肺通气量仪可以通过微处理机，直接显示流量（如累计流量、每分钟的平均流量）；② Douglas 袋采集法：采气前应校正流量计、秒表等，同时检查采气袋、蛇型管、面具或口罩、三通阀等，防止漏气；采气时劳动者应按常规操作、正常呼吸，不要故意深呼吸；配戴面具或口罩要适应 5 分钟后才开始采气，对工作日中的某一基本操作活动应至少采气 3 次，每次不少于 5 分钟，休息时采气应在上岗前或操作结束休息 10 分钟以后进行；采气时采气袋内严禁留有残气，量气时湿式流量计应置于水平位置，盛水量应与水标志线齐平，排气时应把袋内气体排空。

（2）能量代谢的计算：将各种劳动（操作活动）与休息加以归类（近似的活动可归为一类），然后分别计算从事各类劳动与休息时肺通气量，按表 1-2-4 的步骤和方法，求出各项

表 1-2-4　能量代谢率测定记录表

工种	动作项目	年　月　日
姓名	年龄　岁	身高　　cm
	体重　kg	体表面积　　m^2

1. 采气时间　　min　　　　s

2. 采气量(气量计的终读数减去气量计的初读数)　　　L

　　　　气量计的终读数　　　　　　　　　L

　　　　气量计的初读数　　　　　　　　　L

3. 当时气温　　℃　　气压　　kPa

4. 标准状态下干燥气体换算系数由标准状态下干燥气体体积换算表查得

5. 换算标准状态呼气量　采气量乘以标准状态下干燥气体换算系数　　　L

6. 换算每分钟呼气量　标准状态呼气量/采气时间　　　L/ min

7. 换算每平方米体表面积、每分钟呼气量　每分钟呼气量/体表面积　　　L/ min・m^2

8. 计算能量代谢率（kcal/ min・m^2）

logYe= 0. 0945x−0. 53794 ……………………………………………………………………………………… (1)

log（13. 26−Ye）= 1. 1648−0. 0125x ……………………………………………………………………… (2)

注：1. Ye 为能量代谢率（kcal/ min・m^2）；x 为每平方米体表面积每分钟呼气量；

2. 每分钟肺通气量 3. 0~7. 3L 时采用公式（1）；每分钟肺通气量 8. 0~30. 9L 时采用公式（2）；每分钟肺通气量 7. 3~8. 0L 时采用公式（1）和（2）的平均值；

3. 换算为标准状态下的肺通气量（V_0），按公式计算：$V_0 = V_t \times coef$。

式中：V_0：换算为标准状态下空气体积（L）；

V_t：测量的空气体积（L）；

$coef$：标准状态空气体积换算系数，可以通过公式计算得到，公式为

$coef = （B \times 273）/ [（T+273）\times 101. 325]$。

T：平均气温（℃），

B：当时的气压（kPa）

4. 体表面积（m^2）= 0. 0061 身高（cm）+0. 0128 体重（kg）−0. 1529

劳动与休息时的能量代谢率，分别乘以相应时间，最后得出一个工作日各种活动和休息时的能量消耗值，再把各项能量消耗值总计，除以工作日总工时，即得出该工作日的平均能量代谢率（kcal/min·m^2）。

3. 劳动强度指数 I 计算方法　劳动强度指数计算公式为：

$$I = T \cdot M \cdot S \cdot W \cdot 10$$

式中：I——体力劳动强度指数；

　　　T——劳动时间率（%）；

　　　M——8 小时工作日平均能量代谢率 $[kJ/(min \cdot m^2)]$；

　　　S——性别系数：男性 = 1，女性 = 1.3；

　　　W——体力劳动方式系数：搬 = 1，扛 = 0.40，推/拉 = 0.05；

　　　10——计算常数。

（兰亚佳）

第三节　职业心理与职业紧张

职业心理是人们在职业活动中表现出的认识、情感、意志等相对稳定的心理倾向或个性特征。职业心理学（occupational psychology）是应用心理学的分支，是研究职业群体中人与人、人与群体（职业对象、同事、上级等）之间的心理互动关系一门学科。在职业心理学中，职业是一个人一生中所从事的各种工作的统称，它代表了一个人一生中的价值观、态度和动机的变化过程；职业心理学的研究主要集中在人们选择、从事和改变职业上有关的个体差异和特点。它包括职业选择、职业指导和职业教育等方面的内容，还包括职业中人际关系（与职业对象、同事、上级等）角色负荷、角色冲突、角色模式以及社会支持和责任感；研究职业挑战性与职业的动机。考察职业是一种获得物质利益谋生的手段还是一种寻求自我完善、自我实现的过程。研究个体对职业的情感体验，即各种职业有关因素对情绪的影响。职业心理学涉及多维度如职业兴趣、动机、能力、技能、报酬、奖励、福利、认同、控制感、晋升、工作条件、环境、管理、社会范围以及家庭因素等。

职业紧张（occupational stress）也叫工作紧张（work stress），是指在某种职业条件下，客观需求与个人适应能力之间的失衡所带来的生理和心理压力；是个体对内外因素（或需求）刺激的一种反应，当需求和反应失衡时，就会产生明显的（能感觉到的）后果（如功能变化）。

一、工作中的心理与社会因素

（一）与职业有关的心理因素

1. 作业方式　职业性有害因素范围广，普遍存在于单调作业、夜班作业、物理因素作业、高速作业、脑力劳动、视屏终端作业、空调环境作业以及接触粉尘和毒物作业等作业中。另外随人口的老龄化，就业的竞争与压力加大，中老年职工心理问题亦将日益明显。

（1）单调作业（monotonous work）：是指千篇一律、平淡无奇，重复、刻板的劳动（工作）过程。在现代工业生产中极为常见，单调作业可分为两种类型。第一种是在现代集体生产劳动中，将复杂的生产劳动过程，分解为若干细小的阶段任务，每位劳动者要完成的工作内容有限，操作活动较为简单、刻板，并需不断地重复。第二种是在生产过程中被分配在密切注视感觉信息量极其有限的自动化或半自动化生产控制台（室）前，从事观察、监视仪表的工作。任务只是在发现某一或某些数值异常时及时调整。通常即使生产一直正常，亦需注意观察。

各种各样的单调作业都能导致不同程度的单调状态。单调状态的主观感觉为不同程度的倦怠感、瞌睡、情绪不佳、无聊感、中立态度等。长期从事单调作业而不适应的劳动者，除产生疲劳症状外，常导致身心健康水平下降、劳动能力与生产能力下降、工伤事故增多、因病缺勤率增高、工人的创造精神受到抑制、下班后不想参加社会活动等。因此，从心理卫生的角度看，应把单调作业作为一种职业性有害因素来认真加以对待，特别是对那些耐受性较差的人，危害更为明显。

（2）夜班作业（night work）：是轮班劳动（shift work）中对劳动者身心影响最大的作业，若安排不当，对劳动者的安全和健康影响较大。夜班作业是指在一天中通常用于睡眠的这段时间里进行的职业活动。各国、各地区因所处的地理位置、海拔高度、气象条件、文化水平不同，而使"夜晚"的长短和起止时间各异。

夜班作业对劳动者的心理功能会产生明显的不良影响。有人进行神经行为测试表明，各项指标的得分在夜间都下降。例如，跟踪行为在夜间的质和量都发生了改变；对复合信号刺激的反应时间也明显延长了，警惕性明显降低。这种功能对工业监督检查和自动化生产仪表监视与调整都非常重要。因为警惕性很高的任务需要在相对不变的荧光显示屏或仪表上，寻找偶尔发生的微小的不正常变动，及时加以调整，使生产得以正常进行。测试表明，在夜间 4~6 时，劳动者的警惕性较之白天 14~16 时明显降低。

此外，人们由于几次轮值夜班作业后，因睡眠不足常引起进一步的心理障碍。夜班作业对社会和家庭生活也有明显影响。长期值夜班的劳动者，白天需要休息不宜参加社会活动，断绝了社会信息，使他们常常产生与世隔绝的孤独感。如何对夜班进行科学安排，既要保障生产，又要兼顾劳动者的身心健康，这不仅对生产的组织者是一考验，对劳动者的心理素质也是一种考验。

2. 职业接触

（1）物理因素接触：接触物理因素作业如噪声、振动、高低气压、高低气温以及辐射等对劳动者的心理也有不同程度的影响。

1）噪声：在噪声环境下工作常使人产生烦恼。这是由于噪声能干扰谈话或工作，妨碍注意力集中、破坏休息、睡眠或某些活动所需的宁静环境，而使人产生不快感，即烦恼。其程度与噪声的强度、频谱及持续时间的变化有一定关系，但有时并不一定与噪声强度大小直接关联。

复杂的脑力劳动需要集中注意力、吸收重要的信息，需要理解力、进行思考和记忆。由于噪声能分散注意力，就可能对需要记忆和解决问题相结合的作业能力产生不良影响，对需要迅速准确作出判断的警觉活动作业，如监视自动化生产的作业，影响很大。由于嘈杂的噪声，尤其是突然发生或停止的高强度噪声，常常导致错误和事故发生率增高。

2）高温：高温环境的热作用可降低人们中枢神经系统的兴奋性，使机体体温调节功能减弱，热平衡易遭受破坏，而促发中暑。

高温作业所引起的疲劳可使大脑皮层功能降低和适应能力减退。对神经心理和脑力劳动能力均有明显影响。人体受热时，首先会感到不舒适，然后才会发生体温逐渐升高，产生困倦感、厌烦情绪、不想动、无力与嗜睡等症状，进而使作业能力下降、错误率增加。当体温升至38℃以上时，对神经心理活动的影响更加明显。如及时采取降温措施，使体温下降到37℃、主观感觉舒适时，错误率也会随之减少，反之，后果是严重的。

（2）生产性毒物接触：生产性毒物种类繁多、接触面广，毒物可通过呼吸道、皮肤和消化道进入人体。很多毒物可引起神经系统的损害，产生一系列的神经和精神症状，其临床表现可因毒物的毒性、接触的浓度、接触时间和个体敏感性的差异而不同，常表现为类神经症、精神障碍、中毒性脑病和周围神经病。接触毒物作业人员一般存在以下心理状态：①对所接触的毒物缺乏认识，没有基本的防护知识，对毒物掉以轻心，不按正常的操作规程作业，以致造成严重后果；②对所接触的毒物有正确的认识，能按操作规程作业，采取正确有效的预防措施，保持积极良好的心理状态；③对所接触的毒物有不正确的认识，过高地估计了毒物的危害，对毒物产生恐惧心理，影响了正常的工作、学习和生活，产生一系列心理问题。

绝大多数毒物在导致急、慢性中毒时，经常出现大脑皮层功能失调的症状，由于毒物的作用，首先引起大脑皮层抑制过程减弱，导致大脑皮层兴奋性相对增高，患者出现睡眠障碍，入睡困难、易醒、早醒、多梦、噩梦等，还可表现为易怒烦躁、情绪不稳，微不足道的事情往往引起剧烈的情绪反应，有时情绪低落、忧伤沮丧；可有紧张性疼痛，如头痛、头部紧压感、肌肉疼痛等。大脑皮层功能进一步受到损害，可出现"脑衰弱"的一系列症状，如精神不振、困倦无力、嗜睡、注意力不集中、记忆力减退、头晕、易疲劳、工作和学习不能持久，效力明显降低等。有的患者同时具有兴奋增强和减弱的症状，既易兴奋，又易疲劳，可伴有焦虑情绪和疑病观念。

接触神经性毒物可引起精神障碍，主要以类精神分裂症、癔病样发作、类躁狂-抑郁症、痴呆症、抑郁症和焦虑症较为多见，前三种精神障碍以意识、认识功能障碍和情感反应障碍为主。痴呆症常是慢性中毒性脑病的主要临床表现之一，或见于急性中毒性脑病的后遗症，以智能障碍和情感障碍为主要特征。抑郁症、焦虑症以情感障碍为主，发病除接触毒物以外也与社会因素和心理因素有关。

（3）生产性粉尘接触：接触粉尘作业工人的工作环境中常常同时存在着多种职业性有害因素，它们不仅损害了工人的功能能力（如肺功能），还可引起生理和心理紧张反应，使工作能力进一步下降，最终可导致尘肺病的发生和劳动能力丧失。

某些从事粉尘作业、尤其是高浓度粉尘作业的工人，文化水平不高，对粉尘的危害根本无认识或认识极少，缺乏自我保护意识。认为只要能够挣钱而且能挣更多的钱，什么工作都可以干。有的工人为了贪图方便、快速完成工作任务，又不按粉尘作业规定要求操作，致使有的防尘设施遭到破坏；有的工人认为自己身体强壮，不需佩戴防护用品，将厂方发给的防护用品如防护口罩束之高阁；还有的工人把配给的保健物品与全家人共享。

由于现场作业条件差，尤其是煤矿井下作业，一般稍有文化知识水平者不愿意从事这项工作，认为从事该工作就低人一等、参加工作完全是为了养家糊口，因而工作时产生"得过且过"的思想；由于工人长期在阴冷、潮湿的环境中进行近乎个体的劳动，感到恐惧；由于8小时工作期间无法与人进行交流，致使有的工人表现为封闭、性格内向、孤独、不善交际，缺乏友谊，很少与同事们进行思想交流。

鉴于上述原因，工人常出现下列行为：工作时不愿佩带防护用品，贪图便利摘掉密闭尘源的装置、将湿式作业改为干式作业，导致粉尘浓度大大升高；不良的个人生活习惯如吸烟、酗酒等，有的工人特别是井下作业者，出井后"饭可以不吃、觉可以不睡，但酒不可不喝"，饮寡酒且饮酒量相当大；出现心理障碍、产生自卑情绪而致无生产积极性和工作草率马虎。

3. 脑力作业　脑力劳动者应具备积累丰富的知识、良好的记忆力、敏锐的思维能力，以及联想、推想、归纳、想象、创新等能力。这些能力与后天的学习、训练、所处的家庭与社会环境以及营养和其他个体因素等的关系更密切。随着现代工农业、国防现代化和科学技术的迅速发展，导致生产结构的转变与信息化产业的突飞猛进，劳动者的作业方式已由过去的单纯体力劳动、脑力劳动和体脑相结合的劳动方式逐渐向以脑力劳动为主的方式过渡。因此，脑力劳动者的人数将会迅速增多。但是，脑力劳动的范围很广、职业种类繁多，不同岗位的脑力作业都有不同的任务与要求，存在着不同的苦与乐和产生不同的心理卫生问题。

（二）社会心理因素

社会心理因素的刺激可能来源于家庭生活，包括失恋、家庭人际关系不良、生活困难、家庭生活不完美、家庭成员的生病、亡故等。由于家庭是一个具有密切感情接触的团体，是人们休息、娱乐、寻求感情安慰的主要场所，也是人们藉以得到体力恢复、情绪调节的良好处所，所以这种亲密的感情遭到破坏或这种场所成了烦恼的来源，必然对人的心理造成严重的打击。另外，作业负荷过重超出个人的能力、与个人的愿望不相符合，或人际关系差，缺乏社会支持，不能从社会、家庭、同事处得到帮助也可造成心理冲突。20世纪以来，在工业化和城市化的变迁过程中，城市人口密度剧增导致的居住拥挤、交通事故、噪声干扰、职业污染、环境恶化、被迫迁移等问题日益严重，这些问题均可能给人们造成严重的心理负荷，超过人们的承受能力，使人们在生理、心理方面发生重大变化，甚至造成疾病。

社会心理因素和疾病的关系越来越受到人们的重视，许多学者做了大量的研究。中年丧偶者与对照组相比，脑血管病发病率为对照组6.2倍、冠心病为4倍、高血压性心脏病为8.2倍、主动脉硬化为7.1倍、肺结核为7.8倍、肺炎和流行性感冒（流感）为5.5倍，其他如恶性肿瘤、糖尿病及意外损伤的比例也很高。日本曾对离婚者作过统计，这些人的平均寿命比有美满家庭的人要短，其中男性平均短12岁，女性平均短5岁。紧张的职业对人体身心健康的影响在现代化生活中也居突出的地位。国内学者对500名煤矿工人的社会心理因素与常见职业性多发病肌肉骨骼损伤的关系进行了探讨，发现职业人群的主要社会心理因素中，工作要求、工作控制、人际关系、工作稳定性、工作满意度均与肌肉骨骼损伤存在相关性，是肌肉骨骼损伤发生的危险因素。

综上所述，社会心理因素对疾病的发生、发展有不可忽视的作用，作用的大小在不同的个体和人群中有差异。社会心理因素刺激是否产生紧张状态，是否影响健康与许多因素有关，如刺激量的大小、持续时间、作用方式等。社会心理刺激要达到一定的量，持续一定的时间才可能致病。不同质不同量，或者同质同量的刺激对于不同的个体，产生的结果也完全可能不同。另一方面，还与个体的身体素质、神经类型、人格特点、认知水平、生活经验、思想修养、伦理道德观、信仰价值观等均有关。这些社会心理因素的刺激所引起的心理反应累积到一定程度，超过自我调节能力时才会导致疾病。

二、职业紧张

（一）概述　紧张可以理解为在某种职业条件下，客观需求与个人适应能力之间的失衡所带来的生理和心理压力。紧张是个体对内外因素（或需求）刺激的一种反应，当需求和反应失衡时，就会产生重要的（能感觉到的）后果（如功能变化）。紧张是不可避免的。不是所有的紧张都是负性的或不良的，紧张可分良好的紧张（eustress）和不良的紧张（distress）。良好的紧张是一种挑战、刺激，是社会进步和人们工作、生活需要的；不良的紧张才是不需要的，长期处于不良的紧张状态下，会产生不良的影响。紧张有急性、慢性和创伤后紧张（post-traumatic stress disorder，PTSD）三种：急性紧张是突然发生的（如冲突）；慢性紧张是对一种压力经较长时间后累积性的反应（如有些身心慢性疾患，冠心病，高血压等）；创伤后紧张是发生于天灾人祸，严重威胁生命事件之后（如车祸、火灾等），可造成抑郁、敏感、忧虑等疾患。职业紧张引起的更为特征性的问题是精疲力竭症（burnout）与过劳死（karoshi）。

职业紧张属职业心理学范畴。职业紧张是个体特征与职业（环境）因素相互作用，导致工作需求超过个体应对能力而发生的紧张反应。

（二）职业紧张模式　为什么会产生紧张？如何才能成功地应对紧张？必须了解紧张是如何产生的，探讨和理解产生紧张模式（model of stress）的不良作用，有利于成功地应对紧张。理想的职业紧张模式应能从理论和因果关系上阐明产生紧张的源头（作业环境）、易感者（个体特征）和影响或制约应激反应因素（家庭及社会支持）间的交互作用、过程及紧张效应后果。

在讨论紧张模式时，首先要明确紧张（stress）的含义，其次区分紧张（stress）、紧张源（stressor）、紧张反应（strain）、个体资源（personal resources）和修饰因素（modifier）等词的含义，同时要了解对紧张的反应可能是行为的、情感的、心理的和生理的，了解良好和不良的应对措施，分析紧张源并了解产生紧张反应的个体差异。20世纪70年代，Caplan、Cooper、Marshall等都提出过有关职业紧张的模式，阐明影响紧张产生的制约因素，但多未能全面反映紧张产生的过程、交互作用及因果关系。随后Johannet、Siegrist提出了付出-回报失衡模式。由此而提出了几个较有代表性基本模式：NIOSH模式（图1-2-3）、生态学模式（图1-2-4）和付出-回报失衡模式（图1-2-5）。

图 1-2-3 中将职业紧张视为作业条件或综合的作业环境所存在应激源与个体特征交互作用，并考虑在相关制约因素影响下，导致的急性心理或生理学自稳状态的失衡和扰乱。久而久之，这些急性反应或心理、生理状态的失衡可导致一系列与紧张有关的心身疾病（stress-related illnesses），如高血压、冠心病、酗酒、心理障碍等。

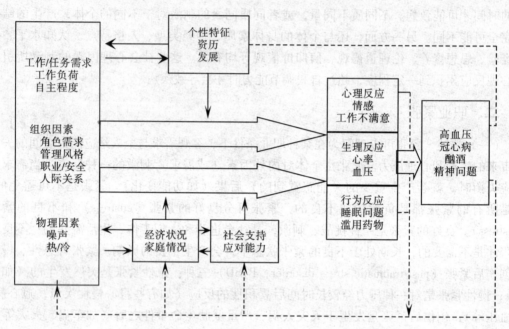

图 1-2-3　NIOSH 模式（职业紧张与健康模式）

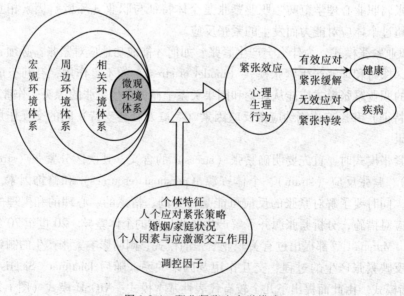

图 1-2-4　职业紧张生态学模式

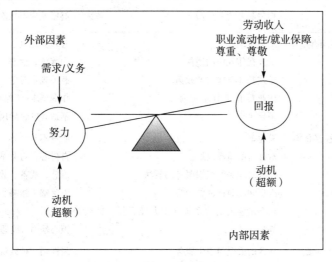

图 1-2-5 付出－回报失衡模式

Salarza 等运用"人类生态学"（human ecology）理论，着眼于人类发展所需要的微观和宏观环境，探讨个体或群体对作业环境生态学的生理、心理、人文和社会政治条件的需求与适应，阐明职业紧张构成的生态学模式（ecological model of occupational stress）（表 1-2-5）。作者将职业紧张应激源的源头分为四个层次相嵌的作业生态学环境体系。①微观环境体系（micro system）：指与作业者直接联系的环境，包括作业场所的具体环境、作业结构、作业内容、作业条件等，以及作业与工人技能的适应性；②相关的支持性环境体系（organizational system）：指工会及班组管理系统的组织结构、服务功能、文化政策取向；③相应的周边组织环境体系（peri-organizational system）：指影响工人的区域内经济情况、政治气候、社会风尚，以及直接相关的社区状况；④宏观的社会政治组织环境体系（extra-organizational system）：指直接或间接影响工人利益的文化、社会规范、传统，以及政治和经济政策。

表 1-2-5 职业紧张"生态学模式"四个层次应激源及健康效应危险因素特征

环境系统层次	相关职业紧张应激源	健康效应或危险因素
微观环境体系（与作业者直接联系的环境）	作业结构：工作时间、班次、流水线速度、计件有求、出差频率、自控程度	疲劳、厌烦、过度负荷、时间压力
	作业内容：复杂性、难易度、单调性	厌烦、缺乏适宜技能、完成任务信心
	作业环境：作业点布局、照明、温度、个人防护、对工作意义理解、家庭负担（责任）、人际关系	不足、担心失败/错误、疲劳、失落感、隔离/孤独感

续　表

环境系统层次	相关职业紧张应激源	健康效应或危险因素
相关环境体系（支持性环境）	工会组织	管理者态度
	工人在作业中的地位	失落感、愤怒
	正式及非正式规章政策	有关规章对健康不利
	作业要求/责任不明确	作业要求/工作目标不明
	领导风格	不适宜的领导风格
周边环境体系（区域性经济与人文环境）	失业率	职业不安全感
	对社区的贡献及地位	自信心：自豪感或困惑
	社区对相关的组织服务的看法	愤怒、戒备、敌意
	出现问题时社区的冷漠	失落感、激怒、担心儿童照料和上下
	缺乏足够的支持系统（如儿童日托、交通等）	班交通
		担心暴力、伤害或疾病
宏观环境体系（政治与发起法规环境）	社区的安全与卫生服务	因性别和种族歧视而困惑
	时尚风气/偏见	不平等待遇、不安全感
	职业伦理学	担心难以抵御疾病
	对慢性病态度	标准和法规不足以保护工人
	政府有关标准和法规	排外性政策
	不利的规章制度（如请假）	

付出−回报失衡模式（effort-reward imbalance，ERI）是由 Johannet 和 Siegrist 通过对缺乏互惠（低报酬相对于高付出）及其在一段时间内与应激相关失调的关系的研究过程中提出的（图 1-2-5）。它还包括怀着"过度承诺"的理念去工作，这意味着有些人因为"内在的"或个人的过度承诺而工作，付出了大量的努力却得到较低的报酬。它着眼于外在（环境）和内在（个人）两方面；探讨在宏观的市场经济中，尊重回报对人心理健康的影响。

为成功地应对紧张，了解紧张是如何产生的、受到哪些因素的影响以及怎样对健康产生不良影响，研究者们提出了一系列职业紧张模式。紧张模式的探讨及其发展，对紧张产生的机制、暴露在某些条件下为何以及如何对机体健康、工作能力和生活质量产生不利影响提出了一些解释。更为重要的是，它为应对职业紧张提供了行动指南。

（三）劳动过程中的紧张源　紧张源又称为紧张因素，对紧张的发生及程度有重要的意义，紧张源包括三个方面：个体特征，应对能力和职业因素。

1. 个体特征　个体特征包括 A 型特征、性别和支配感。

（1）A 型特征（或 A 型行为）：Friedman 和 Olmer 提出 A 型特征，具 A 型行为者有如下特点：①时间紧迫感，这类人欲望很高，常感时间紧迫，做事极不耐心，言谈举止也快速伶俐；②竞争性，个人奋斗的心理表现得十分充分（很容易忽视他人的情感），具有高度的竞争力（职业生活、家庭生活，甚至休闲活动）；③敌对性，对人疑虑甚至愤恨，表现出明显的敌对性格。

（2）性别：在现代社会中有很大变化，尤其是女性，妇女的生活形式从家庭责任与工作责任的相继性到家庭与工作责任的同时发生，即参加职业活动的妇女正经历着多重任务的紧张状态。Scoresen 和 Verbrugge 提出妇女参加职业活动后，能增强自尊感，增强应对能力，但增加了职业紧张，如压力增大、冲突明显、每周职业任务超重的平均频率 2~3 倍于配偶。

（3）支配感：支配决策权对职业紧张的发生有重要意义，对于被支配或低支配状况下，或无决策权者，则倾向于发生职业紧张。

2. 职业因素　劳动过程中引起职业紧张的职业因素主要有以下几个方面。

（1）角色特征：近年来有人提出用角色理论来理解职业紧张和测试角色压力如何导致职业紧张的问题。角色特征表现在任务模糊（任务不清、目的不明）、任务超重（工作的数量和质量超重，前者是指工作量大，无足够时间完成任务，后者是由于个体能力或技能低下而不能完成任务）、任务不足（个体能力强，而工作任务少）、任务冲突（表现在两个体需求之间的冲突，个体同时接受多个任务的冲突）和个体价值（如大材小用的冲突及角色间的冲突等方面）。

（2）工作特征：与职业紧张有关的工作特征表现在四个方面：工作进度（包括机器的进度和人的进度，进度越快越紧张）、工作重复（重复愈多，愈单一，愈易紧张）、工作换班（不合理的换班制度可影响人的生物钟，导致紧张）和工作属性（工作种类，所需知识和技巧不足，均可导致情感和行为反应异常）。

（3）人际关系：个体间或上下级间关系较差，会降低相互信任和支持，影响情感和工作兴趣，这是造成紧张的重要原因。领导作风对下级克服紧张方面最为重要。

（4）组织关系：与职业紧张有关的组织关系特征包括组织结构、个体地位、文化素质等。Donnelly 研究了高、中和低层组织机构中，个体满意度和紧张水平，认为在低层组织结构中个体更有满意感。如组织能给职工更多决策权，职业紧张反应明显降低，满意度更高，工作效率更好。若使职工认识到自己工作的意义，则会增加工作责任感和主人翁感。当比较组织结构中不同职位的职工时，发现地位最低的职工如普工、操作工、秘书和低级管理员、技术员等有更为强烈的紧张感。组织结构中文化素质也是重要的因素，主要表现在竞争力，如职工晋升，技能定级、提升和进修机会等。

（5）人力资源管理：这是职业卫生管理体系中又一重要的紧张源，包括培训、业务发展、人员计划、工资待遇和工作调离等。缺乏培训是产生紧张的重要原因。即使是老职工对新技术也渴望再学习，才能适应强烈的社会竞争机制。所以业务的提高和发展是职工，尤其是中年职工最为关心的问题，这与职业紧张密切相关。同时职工福利、待遇、人员安排、调离、解雇、离退休、失业等都是众所周知的与职业紧张发生密切相关的。

（四）职业紧张反应的表现　紧张不都是有害的，适度的紧张是有益的，个体必需的。只是长期过度紧张才对个体不利，甚至是有害的，紧张反应主要表现在心理的、生理的和行为的变化及精疲力竭症几个方面。

1. 心理反应（psychic reaction）　过度紧张可引起人们的心理异常反应，主要表现在情感和认知方面。例如，工作满意度下降、抑郁、焦虑、易疲倦、感情淡漠、注意力不集中、记忆力下降、易激惹、社会退缩，使他们个体应对能力下降。

2. 生理反应（physiological reaction）　主要是躯体不适，血压升高，心率加快，血凝加速，皮肤生理电反应增强，血和尿中儿茶酚胺和17-羟类固醇增多，尿酸增加。对免疫功能可能有抑制作用，可致肾上腺素和去甲肾上腺素的分泌增加，导致血中游离酸和高血糖素增加。

3. 行为表现（behavioral expression）　行为异常主要表现在个体和组织两个方面。个体表现是逃避工作，怠工，酗酒，频繁就医，滥用药物，食欲不振，敌对行为；组织上表现为旷工，缺勤，事故倾向，生产能力下降，工作效率低下等。

4. 精疲力竭（burnout）　有研究认为精疲力竭的发生是职业紧张的直接后果，是个体不能应对职业紧张的最重要的表现之一。Maslach 提出的精疲力竭症三维模式，确认了职业紧张体验的多样性，并为深入研究提供了新的思路。三维模式的主要内容是①情绪耗竭（emotional exhaustion）：指个体的情绪资源（emotional resources）过度消耗，表现为疲乏不堪、精力丧失、体力衰弱和疲劳；②人格解体（depersonalization）：是一种自我意识障碍，体验自身或外部世界的陌生感或不真实感（现实解体），体验情感的能力丧失（情感解体），表现为对他人消极、疏离的情绪反应，尤指对职业服务对象的麻木、冷淡、激惹的态度；③职业效能下降：指职业活动的能力与效率降低，职业动机和热情下降，职业退缩（离职、缺勤）以及应付能力降低等。精疲力竭的后果是严重的，不仅会丧失工作能力，还可能危及生命。

（五）职业紧张的控制和干预　预防职业紧张首先应探寻和确定紧张源，可从个人和组织两个方面采取干预措施。对个体应增强应对能力，对组织则努力消除紧张源。但无论从哪方面干预，都需要采取综合性措施。

1. 增强个体应对能力　个体应对能力（personal coping resource）是指能增强个体应对（coping）能力的因素。研究得较多的应对能力因素是社会支持（social support）。Hersey 首次提出社会支持对降低职业紧张的重要性，尤其是得到同事和领导的支持，对个体的生理、心理反应极为有利。

社会支持主要表现在：①情感支持，人们遇到困难时可从朋友那里得到安慰；②社会的整体性，使人们感到自己是社会的一员，他们有共同的关心；③社会支持是切实的、明确的，如在经济上、工具或任务互助等；④社会信息，可获得有关任务的信息，从而获得指导和帮助；⑤相互尊重和帮助，体现在技术和能力方面得到承认和尊重；⑥社会支持具有缓冲作用。

2. 增强应对反应　应对反应（coping response）是个体对职业紧张源刺激的反应活动。Penalin 和 Schode 把应对（coping）定义为个体对外部刺激所发生的为预防、避免和控制紧张情绪的反应活动。

应对反应可分为三个类型：①改变紧张状态的应对反应，即改变或修改紧张状态的反应；②改变紧张状态含义的应对反应，如自感工资待遇虽不高，但做该项工作都很有意义，这就可使发生的紧张程度降低，甚至不发生；③改变已发生紧张后果的应对反应，如尽量克制、忍耐、回避或抒发情感等，以将紧张状态的负面影响降至最低程度。

3. 组织措施　组织应在工作方式和劳动组织结构的设计和安排上尽可能符合卫生学要

求，以满足作业者心理需求，提高自主性和责任感，促进职业意识，充分发挥职业技能。

4. 培训和教育　为增强个体与职业环境的适应能力，应先充分了解个体特征，针对不同情况进行职业指导或就业技术培训，帮助其克服物质、精神和社会上的困难或障碍，鼓励个体主动适应或调节职业环境，创造条件以改善人与环境的协调性。

5. 法律保障　从立法上明确生产技术、劳动组织、工作时间和福利待遇等制度都应充分有利于促进生产，减少或避免个体产生心理、生理负面影响，从制度上保证个体获得职业安全与卫生的依据、自主决策权利、得到承认和尊重以及主人翁态度参加生产计划、民主管理等。

6. 健康促进　开展健康教育等健康促进活动，增强个体应对职业紧张的能力。

三、心身疾病

（一）概述　心身疾病（psychosomatic diseases）又称心理生理障碍（psychosomatic disorders）是指一组与心理和社会因素密切相关，但以躯体症状表现为主的疾病。心身医学就是研究心理和社会因素与人体健康和疾病的相互关系的学科，是一门跨多种学科的边缘学科。

心身疾病的范围甚为广泛，可以累及人体的各个器官和系统，心身医学不是研究某一器官或某个系统的疾病，而是一种关于健康和疾病整体性和综合性的理论。心身疾病目前包括由情绪因素所引起的，以躯体症状为主要表现，受自主神经所支配的系统或器官的多种疾病。由于世界各国对心身疾病分类的方法不同，包括的疾病种类很不一致。根据美国心理生理障碍学会所制订的较为详细的分类，结合其他有关资料对各系统的心身疾病阐述如下：

1. 皮肤系统的心身疾病　神经性皮炎、瘙痒症、斑秃、银屑病、多汗症、慢性荨麻疹、湿疹等。

2. 肌肉骨骼系统的心身疾病　腰背疼、肌肉疼痛、痉挛性斜颈、书写痉挛。

3. 呼吸系统的心身疾病　支气管哮喘、过度换气综合征、神经性咳嗽。

4. 心血管系统的心身疾病　冠状动脉粥样硬化性心脏病、阵发性心动过速、心律不齐、高血压、偏头痛、低血压、雷诺病。

5. 消化系统的心身疾病　胃十二指肠溃疡、神经性厌食、神经性呕吐、溃疡性结肠炎、幽门痉挛、过敏性结肠炎。

6. 泌尿生殖系统的心身疾病　月经紊乱、经前期紧张症、功能性子宫出血、性功能障碍、功能性不孕症。

7. 内分泌系统的心身疾病　甲状腺功能亢进、糖尿病、低血糖。

8. 神经系统的心身疾病　痉挛性疾病、紧张性头痛、睡眠障碍、自主神经功能失调。

9. 其他　按学科分属于耳鼻喉科的心身疾病有梅尼埃病、咽部异物感等；眼科的心身疾病有原发性青光眼、眼睑痉挛、弱视；口腔科的心身疾病有特发性舌炎、口腔溃疡、咀嚼肌痉挛等。其他与心理因素有关的疾病还有癌症和肥胖等。

以上各类疾病，均可在心理应激后起病，因情绪影响而恶化。心理治疗有助于病情的缓解和康复，目前这种对疾病的整体观念有助于正确评价生物、心理和社会因素之间的联系，已成为临床上认识和处理疾病的方向。

（二）常见的心身疾病

1. 支气管哮喘　患者的躯体素质具有敏感、易受暗示的特征，社会心理因素有较大的影响。由于遗传或早年环境因素的影响而形成支气管反应的个体类型，使这类患者容易发生气管痉挛反应——迷走神经兴奋。具有这种哮喘素质的人，可因炎症、过度劳累、吸入致敏原或在环境刺激引起情绪变化等因素影响下，导致哮喘发作。每次发作后，可能又以条件反射的方式固定下来，在遭遇同样情境时再度发作。在儿童中，若父母对患儿的哮喘行为过分关注，亦可强化已形成的条件反射，使发作容易固定持续。支气管哮喘患者典型的心理特征是支气管系统的极端不稳定性、矛盾心理冲突、恐惧（可以分为两种：害怕哮喘的恐惧，因人而异的恐惧）。因此，心身医学的文献把支气管哮喘看作是各种躯体和心理因素的"最终躯体反应"。有资料统计表明，75%的哮喘发作的诱因是感染，47%是过敏，61%是心理因素。从上面的统计数字可以发现多个诱因在起作用。还有一些学者认为，除了感染和过敏两种因素以外，至少有1/4的患者哮喘发作诱因是心理因素。

2. 消化性溃疡　胃肠道被认为是最能表达情绪的器官。实验室研究发现心理因素可影响胃液分泌、胃黏膜血管充盈的程度和胃壁蠕动的变化。心理因素与各种体质因素联合作用就有可能产生溃疡。临床上常见消化性溃疡的发生与恶化常与紧张的生活事件有关。心理应激导致大脑皮质的功能失调，作用于下丘脑下部，促使迷走神经兴奋，引起胃酸分泌持续升高。心理应激还可通过垂体-肾上腺皮质内分泌系统，促使消化性溃疡的发生。

有学者把溃疡病看成是与环境压力有一定关联的胃肠溃疡的发展，这些患者由于自身性格特点和生活经历，会以机体胃肠功能紊乱的形式反映出来。

胃功能、胃的运动、血液循环和分泌与高级神经系统活动有密切的关系，因此与情感状态也有密切的关系。好斗和发怒会影响食物的胃排出量，恐惧或强烈的情绪波动则会由于幽门痉挛减慢食物的排出量。在恐惧、无法满足的逃避愿望、消极悲观或丧失勇气等各种情绪的影响下，胃酸分泌减少，胃运动和血液流通减慢。好斗的环境、长期的恐惧和冲突环境会使胃酸分泌增多，并且在以上环境持续出现的情况下造成胃黏膜变化。在这种条件下胃黏膜特别容易损伤，长期和胃液接触导致了胃溃疡的产生。

3. 原发性高血压　原发性高血压患者常具有 A 型行为特征：性情急躁、完美主义，对外界要求过高，容易受到挫折。A 型行为特征可具有家族遗传特点。由于长期或强烈的心理应激，反复情绪波动使大脑功能失调，对皮质下中枢不能正常调节，血管舒缩中枢受到刺激，促使外周血管长期过度收缩，从而使血压升高。此外，由于肾小动脉的持续收缩也促使血压进一步上升。在发病原因中还有内分泌等其他因素的参与，但社会心理因素占有重要地位。因此，在治疗时宜采取躯体活动、生物反馈、松弛训练和各种心理治疗等，降压药因不能治本，故要慎用。

4. 癌症　大量实验研究表明，心理应激可降低动物的免疫功能，流行病学调查资料也显示癌症患者患病前曾受到过较多的精神刺激。此外，性格特点常较内向，情绪不易外露，自我克制，容易产生苦闷、怨恨和绝望感。发现患了癌症以后，又易出现否认、愤怒、委屈和抑郁等情绪。这些心理状态对癌症的治疗和康复不利，可能加重病情的发展。因此在癌症的治疗过程中，必须重视心理因素，在应用药物、放射治疗的同时，应配合心理治疗和社会环境方面的支持和帮助，促使患者更好地康复。

5. 甲状腺功能亢进　近年研究证明甲状腺功能亢进主要因精神刺激而诱发。曾有报道，有人在极度恐怖和精神创伤后的几小时内发病。病前性格为内向、情绪不稳、紧张、焦虑、抑郁、神经质、对外界刺激敏感。在心理应激的条件下，引起皮质激素及免疫抑制剂的释放，干扰了机体正常的免疫监视功能，而导致发生甲状腺功能亢进，因此在治疗上必须注意心理支持和帮助。

（刘继文　葛　华　宁　丽）

第四节　作业能力

劳动者在从事职业活动过程中，完成特定工作的能力称作业能力（work capacity），其高低是在不断变动的。如何尽可能地在较长时间内维持较高的作业能力而不致损害劳动者的健康，是职业生理学、心理学以及工效学的重要任务。

一、劳动过程中作业能力的动态

（一）体力劳动作业能力的动态变化　体力劳动作业能力的动态不仅可通过测定单位作业时间内产品的质和量直接观察，还可通过测定劳动者的某些生理指标（握力、耐力、视觉运动反应时、心率、血乳酸水平等）的动态情况来衡量。个体差异、环境条件、心理因素、劳动强度、操作紧张程度等都能影响作业能力，但是其变动是有共性的。以日班的轻或中等劳动为例，工作日开始时，工作效率一般较低。其后，劳动者的动作逐渐加快且更为准确，工作效率不断提高，约持续 1~2 小时，称工作入门期（introduction period）。在此期间，产量逐渐增加、操作活动所需时间逐渐缩短和废次品减少。当作业能力达到最高水平时，即进入稳定期（steady period），维持 1 小时左右，此期各项指标变动不大。随后转入疲劳期（fatigue period），出现劳累感；操作活动的速度和准确性下降，产量减少和废次品增多。午休后，又重复午前的三个阶段。但一、二阶段较短，第三阶段则出现得较早（图 1-2-6）。有时在工作日快结束时，可见到工作效率一度增高，这与情绪激发有关，称终末激发（terminal motivation），但不能持久。

（二）脑力劳动作业能力的动态变化　脑力劳动的作业能力存在着极大的个体差异，由于个体记忆、知识经验、分析综合能力不同，再加上缺乏直接衡量脑力劳动质量的尺度，故对其作业能力的变动更难确切地描述，目前更多采用脑力劳动负荷来评价脑力劳动作业能力，主要有如下 3 类：

1. 工作测量法　又分为主任务测量法和副任务测量法，主任务测量法是把操作者在工作中的表现结果（如作业速度、作业时间、成绩、错误率等）作为脑力负荷的指标，它反映操作人员努力的结果；副任务测量法是让操作者进行为主任务的同时再完成另一选定的作业，操作者把主要精力放在主任务上，当有多余的能力时，尽量做副任务，通过副任务

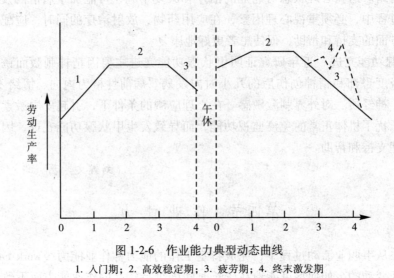

图 1-2-6 作业能力典型动态曲线

1. 入门期；2. 高效稳定期；3. 疲劳期；4. 终末激发期

的表现来评估主任务的脑力负荷，这一方法是用来测定人的多余的或主任务尚未用的能力。

2. 生理测量法 通过作业者对系统或作业需要的生理反应进行评价，如心率及其变异、呼吸、眨眼频率、眼电图、脑事件相关电位、脑地形图、脑磁图、磁共振成像、正电子发射扫描等。由于生理指标的实时性和客观性，它是一个评定脑力负荷的很好的指标，但这些指标缺乏特异性，与脑力负荷无关的因素也可能引起这些生理指标的改变，仅能反映人体的某些生理、心理变动，不能真正代表其脑力劳动作业能力的实际变动情况。

3. 主观测量法 是以劳动者对作业或系统功能的成绩判断为基础建立的一些心理学方法，最简单也是最流行的关于脑力负荷评定的方法，在国际脑力负荷学术会议上，一些与会的科学家们甚至宣称"如果操作人员认为他们的脑力负荷很高了，就说明这项任务的脑力负荷很高了，不管其他的有关指标是怎样的"。现在常用如主观负荷评估法、NASA 任务负荷指数和 CH 量表及后来经改良的 MCH 量表等评估。

国外对脑力负荷的研究已经有几十年的历史，我国在这方面的研究才刚刚起步，目前国外对脑力负荷的研究大部分为实验室或模拟研究，即一般通过控制任务的难度来改变任务负荷水平，分析各种评价指标随任务难度的改变规律从而判断该指标用于评价负荷的意义。而对一般职业人群脑力负荷的现场研究很少，在我国，对脑力负荷的研究绝大多数也是局限于实验室和模拟研究。

过高或过低的脑力负荷都可能降低劳动者的应对能力，增强其职业紧张反应强度，并进而降低其工作能力；适度的脑力负荷有利于保持劳动者较高的应对能力而降低其职业紧张水平，从而保持较好的工作能力。影响脑力负荷的因素很多，如环境因素的干扰、个人情感、意志和主观能动性等，很难找出其规律性。因此，如何采取积极有效的干预措施、优化劳动条件，使职工保持适度的脑力负荷是职业卫生工作面临的重要课题。

二、影响作业能力的主要因素及预防措施

从职业生理、心理和卫生以及人类工效学领域，研究探讨作业能力的影响因素以及如何提高作业能力是很重要的，影响作业能力的主要因素有：

（一）社会因素和心理因素

1. 社会因素　在诸多社会因素中，对作业能力影响最大的是社会制度。不同的社会制度，劳动者所处的地位不同，是主人还是雇员，有无医疗保健和劳保制度等；其次是劳动贡献大小与其个人利益是否真正体现了"各尽所能，按劳分配"的原则；再次是家庭关系、上下级关系、同事关系等都对作业能力有明显影响。所以，建立健全医疗、失业、养老等社会保障体系，理顺分配关系以实现"各尽所能，按劳分配"原则，并处理好人际关系、群众关系、家庭关系是提高作业能力的社会性基本措施。

2. 心理因素　主要指劳动者对工作是否满意，其动机是否得到充分激励。而这在很大程度上受社会因素的影响，即劳动者在工作岗位上是否受到关心和尊重、是否感到彼此有共同的职责、能否相互交流和支持等。此外，还与劳动者的个体因素和所受教育、训练能否适应工作要求有关。因此，领导者应该爱护和尊重员工，明确作业内容和职责，吸引他们参与有关决策和整改过程。

（二）个体因素　体力劳动作业能力与年龄、性别、体型、健康和营养状况等有关。例如，25~30 岁以后，随着心血管功能和肺活量的下降，最大摄氧量逐渐降低，体力劳动能力也相应减弱。女子的体型、心脏每搏量与心排出量、肺的最大通气量等均较男子小，故女子从事体力劳动的能力较男子低，一般为男子的 1/2 或 1/3。人的智力发育要到 20 岁左右才能达到完善的程度，而 20~30 岁或 40 岁可能是脑力劳动效率最高的阶段，其后逐渐减退，且与个体的大小和性别无关。健康和营养与作业能力密切相关，身体健壮，作业能力才能得到充分发挥，不同性质和强度的劳动所耗用的物质的质和量不尽相同，必须针对实际情况给予足够的补充，否则就会破坏正常的新陈代谢，影响健康和工作能力。在工作场所、工具设备的工效学设计，招聘人员挑选和工作任务分配等均应该考虑个体因素或者人体测量学的特性。

（三）环境因素　工作场所的环境因素可直接或间接地影响作业能力。空气污染、强噪声、严寒、高温、不良照明等都对体力和脑力作业能力有较大影响，如工作室应保持安静，噪声不超过 45dB，超过时会产生消极影响，人工照明应有足够亮度，一般应为 500lx 为宜。近年，随着经济发展、军事任务的需要，进入高原进行工程施工、军事作业的群体显著上升。但是，在作为危险职业环境的高海拔地区，低压性缺氧使这些人群尤其是未经习服快速进入人群作业能力受到明显影响，严重者甚至危及生命。文献报道，未习服的人群初上高原，其在 3500m 海拔作业效率较平原下降 12.61%，在 4500m 海拔作业效率较平原下降 18.78%。应针对这些环境因素提出相应的标准，以便通过卫生工程为保障作业能力提供良好的工作环境。值得注意的是卫生标准旨在保证绝大多数人的健康，若使作业能力不受影响，应采用相应的标准要求，如办公室环境气温应采用至适温度标准。

（四）工作条件和性质

1. 生产设备与工具　作为劳动系统重要组成部分的生产设备与工具对作业能力至关重要，应该通过工效学设计使其适合于人，达到所谓匹配或人机界面友好，是否匹配主要看它在提高作业能力的同时，是否能减轻劳动强度，减少静力作业成分，减少作业的紧张程度等。

2. 劳动强度与劳动时间　劳动强度大，作业不能持久进行；劳动强度小，劳动者缺乏工作的积极性，也会使作业能力下降。就体力劳动而言，能消耗量的最高水平以不超过劳动者最大能耗量的三分之一为宜，在此水平以下即使连续工作 8 小时也不致引起过度疲劳。尚未能确定脑力劳动强度的适宜水平。

3. 劳动组织与劳动制度　经济的全球化引起信息技术的快速变化、生产力的大幅度提高、工人的灵活性需求增加、减员增效，为了维持和增强生产力，工人增加了工作时间和工作负荷、加快工作节奏、掌握多门技术、长期轮班、雇用关系的频繁变动。因此，劳动组织和劳动制度的安排合理与否、组织文化氛围等，对作业能力均有影响。例如，轮班劳动不仅会对正常生物节律、身体健康、社会和家庭生活产生较大影响，而且对作业能力也有明显影响。与日班相比，夜班工人紧张反应强烈。调查表明夜班工人白天睡觉的时间明显缩短，可能一是因为白天吵闹，二是因为生物节律受干扰。根据某煤气厂 8 万例操作错误在三个连续工作班的分布情况，推导出人在昼夜期间的生物节律曲线（图 1-2-7）。可见，作业能力以上午 9 时左右最高，凌晨 3 时左右最低。早在 1955 年即有人研究轮班工作制度，现认为上一或两个夜班即轮换其他班次，不应连续上夜班。每次夜班后即休息 24 小时，让工人能在夜间睡一次觉。

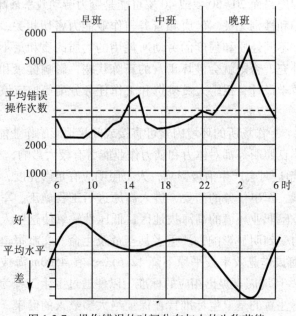

图 1-2-7　操作错误的时间分布与人的生物节律

（五）疲劳（fatigue） 目前认为疲劳是体力和脑力出现功能性效率（functional efficiency）暂时的减弱，它取决于工作负荷的强度和持续时间，经适当休息又可恢复。一般认为，疲劳是效率下降的一种状态，其中生理疲劳又包括体力疲劳和脑力疲劳。前者指由于肌肉持久重复地收缩，能量减弱因而工作能力降低以至消失的现象；后者是指由于能量消耗太多，大脑细胞受到破坏，大脑活动被迫减慢甚至停止的现象。而心理疲劳是指注意力不集中、思想紧张、思维迟缓，更主要是指情绪浮躁、厌烦及忧虑，感到工作无聊等现象。

还有一种所谓疲劳样状态（fatigue-like states），它是由工作任务或环境变动太小所致个体的应激状态，包括单调乏味、警觉性降低和厌烦。工作或环境变化后，疲劳样状态可迅速消失。

疲劳可视为机体的正常生理反应，起预防机体过劳（overstrain）的警告作用。疲劳出现时，可有从轻微的疲倦感到精疲力竭的感觉，但这种感觉和疲劳并不一定同时发生。有时虽已出现疲倦感，但实际上机体还未进入疲劳状态，常见于对工作缺乏认识、动力或兴趣、积极性不高的人。反之，也能见到虽无疲倦感而机体早已疲劳的情况，常见于对工作具有高度责任感或有特殊爱好以及紧急情况时。

疲劳的发生大致可分为三个阶段。①第一阶段：疲倦感轻微，作业能力不受影响或稍下降。此时，浓厚兴趣、特殊刺激、个人意志等可战胜疲劳，维持工作效率，但有导致过劳的危险；②第二阶段：作业能力下降趋势明显，但仅涉及生产的质量，对产量的影响不大；③第三阶段：疲倦感强烈，作业能力急剧下降或有起伏，最终感到精疲力竭、操作发生紊乱而无法继续工作。

根据中心器官还是外周器官的功能发生变化，疲劳可分为中枢性疲劳和外周性疲劳；根据疲劳发生部位可分为局部肌肉疲劳和全身疲劳。通过控制劳动强度、加强耐力锻炼、合理休息和膳食、改进思考技术等方法可以缓解疲劳。

疲劳具有的多维性和主观性给卫生工作者准确、合理评价该症状带来了一定的困难，测定方法主要有生化法、工作绩效测定法、生理心理测试法和疲劳症状调查法四类。而通过采用具有良好信、效度的量表进行评定是疲劳测量和评定的一个研究方向，国际上工作倦怠量表最权威、最常用的量表为 MBI-GS（Maslach Burnout Inventory-General Survey）。国内研究人员获得该问卷开发者的授权，在国内修订 MBI-GS，结果表明该量表在国内具有较好的信度和效度。

（六）合理休息 休息一般是指工间休息（break），它涉及人体功能从疲劳至正常状态的恢复过程。此外，还有操作者自发的或生产过程决定的休息性停顿及社会对劳动和休息的时间规定。如何安排工间休息以预防疲劳和提高作业能力，是职业生理和工效学研究的重要内容之一。

从事不同类型的劳动和作业，机体疲劳恢复所需时间长短及其规律性仍有待研究。工间休息的长短与次数应视劳动强度而异。已证实，静态作业时，恢复时间占作业时间的比例明显高于同等劳动强度的动态作业，说明静态作业疲劳所需恢复时间相对较长。超过该人最大摄氧能力50%以上的重和极重作业，需要休息的时间较长（一般以10～15分钟为宜，有的需 20~30 分钟），应穿插多次休息才有效；体力劳动强度不大但精神或感觉器官特别紧张的作业，则应给予多次短时间的休息。

积极休息，即当人们干一种工作感到疲劳时，如果换一种方式继续工作，会比单纯静止休息更能消除疲劳。科学家曾做过这样的试验：让受试者做单腿跳跃，疲乏后，一半人躺下休息，另一半人则换腿再跳，结果，继续跳的人比躺下休息者肌肉疲劳消除得快。但是，只有在一定条件下积极休息才能明显地消除疲劳和提高作业能力，即以对称肢体中等强度动力活动、生产性体操或中等强度的按摩都有一定的效果。

休息的方式也很重要。对重体力劳动可采取安静休息，即静坐和静躺；对轻、中体力劳动和脑力劳动，最好采取积极休息，则效果更好。积极休息，同时针对环境因素，需要控制刺激持续时间和强度，使工作设备符合人体工效学原理，丰富工作内容，加强刺激对个体的吸引力，提高对所从事工作的动机兴趣。业余，周末和节假日休息也要正确利用，才能消除疲劳，补偿生产劳动和日常家务劳动过多的能耗，达到恢复体力和作业能力的目的。在此期间，以适当的文娱、体育活动和安静充足的睡眠最合适。

（七）锻炼和练习　锻炼（training）是通过反复使用而改善劳动者先天固有的生理功能和能力，例如心血管和呼吸系统的功能或肌肉的力量。练习（exercise）即通过重复来改善后天学得的技能，例如执行某项操作或复述某条信息。加强有氧耐力最大强度（相当于70%~80%最大摄氧量）锻炼，可使肌纤维变粗、糖原含量增多、生化代谢发生有益的适应性改变。此外，可使心脏每搏量增大，心率增加不多；呼吸加深、肺活量增大；氧的利用系数显著提高。总之，锻炼使人的固有能力提高、体魄强键。练习使机体形成巩固的连锁条件反射——动力定型，结果可使参加活动的肌肉数量减少，动作更加协调、敏捷和准确，各项操作益臻“自动化”，故不易疲劳，也提高了作业能力。然而，实际应用并没有严格地区分锻炼和练习的含义。

锻炼和练习对脑力劳动也起很大作用，因为人类的智力不像体力那样要受生理条件的制约。人脑有 120 亿~140 亿个神经元，一般人在一生中经常动用的大脑神经细胞仅占10%~25%，故人类智能还有很大的潜力。学习是有意识或无意识地获得某些知识和技能，而学到的东西要加以巩固则要靠练习和重复。

因此，应鼓励人们坚持用脑，促进脑细胞的新陈代谢。其结果可使注意力集中、记忆力加强、理解力加深和思维活动更敏锐，从而提高脑力工作能力。

（何丽华）

第三章　职业工效学原理及应用

第一节　概　　述

人类工效学（ergonomics）作为一门独立的学科形成于 20 世纪 40 年代，简称工效学。它是一门综合性应用学科，以解剖学、心理学、生理学、人体测量学、工程学、社会学等学科的理论技术和知识为基础，研究如何使人-机-环境系统的设计符合人的身体结构和生理心理特点，以实现人、机、环境之间的良好匹配，使人们能够有效、安全、健康和舒适地进行工作与生活的科学。工效学研究内容十分广泛，涉及人们工作和生活的各个方面。由于研究的侧重点不同，在学科发展和形成过程中给予了不同的名称，例如，在美国称为人因学（human factors）或人机工程学（human engineering），日本叫作人间工学。目前国际上通用的名称为人类工效学（ergonomics），我国采用了这一名称。"ergonomic" 原意指"人的工作规律"。

在工效学的形成和发展的过程中，不同国家和地区对工效学的理解和给出的定义不尽相同，至今未能完全统一。国际人类工效学学会（International Ergonomic Association，IEA）认为工效学是研究人在工作环境中的解剖学、生理学和心理学等方面的因素，研究人、机器和环境的相互作用，研究在工作中、生活中和休假时怎样统一考虑工作效率、人的健康、安全和舒适等问题的科学。

职业工效学是工效学的一个分支，是工效学的重要组成部分。职业工效学以人为中心，研究人、机器和设备环境之间的相互关系，旨在实现人在工作中的健康、安全、舒适，同时提高工作效率。

工效学具有多学科交叉、边缘性的特点，因此研究方法也具有多样性，主要包括资料分析、现场调查、实验室研究、现场实测法、模拟实验法以及系统分析法等，研究者根据研究目的和研究条件选择合适的研究方法。

对工效学较为系统的研究始于 19 世纪末，着重于工业生产中的正确操作方法以及合理的工时利用和劳动组织。进入 20 世纪，随着科学技术的进步，机器的结构与性能日益复杂，而人的素质提高却总是有限度的。研究人员开始逐渐意识到，在人-机-环境系统中人的重要性。工具与机器的设计必须与使用者相匹配，才能充分发挥其性能，即"机适人"的原则，要使机器、设备、工具和工作任务等适合于人的生理和心理特点。第二次世界大战结束后，工业生产大规模发展，美、苏、德等国家和一些大的公司陆续建立了人类工效学研究机构，如何提高生产效率成了这一时期工效学的主要任务。一些工效学学术团体也涌现出来，英国 1950 年成立 Ergonomics 研究会，1957 年发行了会刊 *Ergonomics*；美国于 1957 年成立 Human Factors 协会，出版了大量书刊。在 20 世纪 60 年代开始，前苏联、德国、日本、法国、荷兰、瑞士、丹麦、瑞典、芬兰等国也都先后成立了相应名称的学会或研究机构。1960 年正式成立国际工效学学会（International Ergonomics Association，IEA）。我国工效学研究从 70 年代开始有了较快发展，到 80 年代初，工效学形成一门学科，1989 年正式成立了中国人类工效学学会（Chinese Ergonomics Society，CES）。目前，职业工效学在国防、交通运输、航空、航天以及各种工业生产中的研究及应用已经广泛开展。

第二节　工作过程的生物力学

生物力学（biomechanics）是将力学与生物学的原理和方法有机地结合起来，研究生命过程中不断发生的力学现象及其规律的科学，简单地说就是研究生物与力学的有关问题。生物力学是近几十年发展起来的交叉学科，研究内容十分广泛，其中研究人在生产劳动中肌肉骨骼力学的内容称为职业生物力学（occupational biomechanics），主要研究工作过程中人和机器设备（包括工具）间力学的关系，目的在于提高工作能力并减少肌肉、骨骼损伤的发生。

一、肌肉、骨骼的力学特性

人体运动系统主要由肌肉、骨骼和关节组成，其中肌肉是主动部分，骨骼是被动部分。在神经系统支配下，通过肌肉收缩，牵动骨骼以关节为支点产生位置变化，完成运动过程。体力劳动是通过人体或人体某一部分的运动来实现的。

1. 肌肉的力学特性　骨骼肌是可以随人的意志进行收缩的肌肉。劳动时肌肉做功的效率与负荷大小有关。负荷过大，肌肉收缩时不能缩短或缩短很少，较多的化学能转变为热能，这种情况不但工作效率低，还容易引起肌肉或骨骼的损伤；负荷太小，肌肉收缩时用来做功的能量也很少，效率同样很低。研究证明，当肌肉负荷为最大收缩力的 50% 左右，肌肉做功效率较高。在组织生产劳动时应考虑肌肉的特点，如果劳动负荷适当，工作可以持久且不容易引起损伤。除了负荷以外，收缩速度也与做功效率有关，有实验证明收缩速度为最大速度的 20% 左右，做功效率最高。

2. 骨及软骨的力学特性　骨是身体重要组成部分，主要功能是支持、运动和保护。人类的骨骼结构具有非常好的承受力的特性，但不同部位的骨骼对于压缩、拉伸、剪切等力的承受能力不同。青年人的骨骼强度比老年人高，男性比女性约高 5%。软骨是一种结缔组织，具有较好的弹性和韧性，长骨的软骨具有吸收冲击能量和承受负荷的作用，关节软骨摩擦系数很低，对运动十分有利。

骨间联接称为关节。关节的运动方式是转动，人体各部分的运动实际上是围绕关节的转动，关节面的形状及结构与运动形式密切相关。按照关节运动轴的多少可以分为单轴关节，如肱尺关节；双轴关节，如肱桡关节；三轴关节，如肩关节。理论上三轴关节的活动范围近似于球体。

二、合理用力

为了完成生产或其他工作任务，劳动者在劳动过程中常常需要克服外界的重力、阻力等。从事任何工作都需要保持一定的姿势或体位，工作人员还要克服人体各部位所产生的重力。根据生物力学基本原理，合理运用体力，可以减少能量消耗，减轻疲劳程度，降低慢性肌肉骨骼损伤的发病率，提高工作效率。

1. 动力单元　人的力量是由肌肉骨骼系统（包括骨连接）产生和传递的。人体运动系统主要由肌肉、骨骼和关节组成，其中肌肉是主动部分，骨骼是被动部分，起支撑或杠杆的作用，在神经系统支配下，通过肌肉收缩，牵动骨骼以关节为支点产生位置变化，完成运动过程。包括关节在内的某些解剖结构结合在一起可以完成以关节为轴的运动，称为动力单元（kinetic element）。动力单元由肌肉、骨骼、神经、血管等组成。一个动力单元可以完成简单的动作，两个以上的动力单元组合在一起称为动力链（kinetic chain），可以在较大范围内完成复杂的动作。生产劳动中多数操作是通过动力链来完成的，但是一个动力链包括的动力单元越多，出现障碍的机会也就越多。在组织生产劳动时，尽可能选用较简单的动力链。

2. 重心　搬运重物或手持工具时需要克服物体的重力，重力以一定的力矩作用于人体，其中力臂是物体重心至人体支点（关节）的垂直距离。在物体重量固定的情况下，人体承受的负荷与物体重心到支点的垂直距离成反比。生产劳动中尽可能使物体的重心靠近人体，可以使力矩变小，减轻劳动负荷，减少用力。从另一种角度讲，如果做功相同，减少物体重心与人体的距离，可以搬运更重的物体（图 1-3-1）。

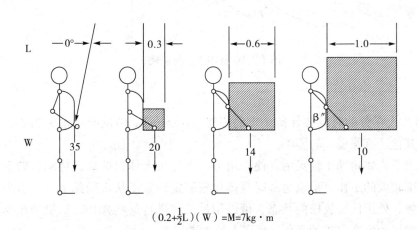

$$(0.2+\frac{1}{2}L)(W)=M=7kg\cdot m$$

图 1-3-1　物体重心位置与搬运重量

L：物体宽度（m）；W：物体重量（kg）；M：功（kg·m）；

0.2：常数，正常人腹壁至脊柱厚度（m）

除了物体重心以外，人体本身也有重心。当人体向某一方向倾斜时，重心也随之发生偏移，此时需要肌肉收缩来保持某一特定姿势和维持平衡。除了整体重心以外，人体各个部分，又称体段（segment），也有各自的质量和重心，如头、手、前臂、上臂、躯干等，每一部分力矩大小取决于该体段的空间位置与相应的关节（支点）之间的垂直距离。距离越大，力矩越大，机体的能量消耗也随之增加。生产或工作中人体同时承受姿势负荷和外加负荷。采取常见的站姿或坐姿工作时，既要注意避免人体整体重心的偏移，又要使人体各部分的重心尽量靠近脊柱及其延长线。

有些劳动需要克服某种阻力，如拧紧螺母或操纵轮盘等控制器时所遇到的力。在这些情况下，应尽量减少力的作用点和身体相应支点的垂直距离，以便减少用力和提高做功的效率（图 1-3-2）。

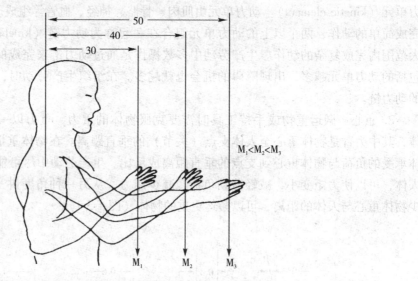

图 1-3-2　肢体重心与功耗

3. 姿势　人在劳动时需要保持一定的姿势（posture）。劳动时最常见的姿势是站姿和坐姿两种，其他还有跪姿、卧姿等。

站立状态下人体运动比较灵活，便于用力，适合从事体力劳动，特别是较重的体力劳动或活动范围较大的工作。采取坐姿时身体比较稳定，宜于从事精细工作。坐姿时下肢不需要支撑身体，处于比较放松的状态，可以用足或膝进行某些操作，如机动车驾驶。随着科学技术的发展和生产方式的变化，坐姿人员越来越多。

无论是站姿还是坐姿，都存在一些不利于健康的因素，如站姿下肢负重大，血液回流差。坐姿状态下腹肌松弛，脊柱"S"形生理弯曲的下部由前凸变为后凸，使身体相应部位受力发生改变，长时间工作可以引起损伤。

不管采取何种姿势，人体都要承受由于保持某种姿势所产生的负荷，称作姿势负荷（posture load）。姿势负荷来自于相应的体段所产生的力矩，大小取决于该体段的质量及质心与相应支点的垂直距离。例如，站姿或坐姿时颈椎需要承受头部产生的负荷，腰椎需要承受腰以上身体各个部分产生的负荷。体力劳动强度越小，即外部负荷越小，为了克服姿势负荷所消耗的能量在总能耗中所占比例越大。

为了方便操作和减少姿势负荷及外加负荷的影响，在采用工作姿势时需注意：①尽可能使操作者的身体保持自然的状态；②避免头部、躯干、四肢长时间处于倾斜状态或强迫体位；③使操作者不必改变姿势即可清楚地观察到需要观察的区域；④操作者的手和前臂避免长时间位于高出肘部的地方；⑤如果操作者的手和脚需要长时间处于正常高度以上时，应提供合适的支撑物。

长时间保持任何一种姿势，都会使某些特定肌肉处于持续静态收缩状态，容易引起疲劳。在可能的情况下，应该让操作者在劳动过程中适当变换姿势。

4. 用力　生产中用力要对称，这样可以保持身体的平衡与稳定，减少肌肉静态收缩，减轻姿势负荷，降低能量消耗。比如，将一定重量的书包由单肩背改为双肩背，氧的消耗减少将近50%；搬运同样的重量，平均分配在两手携带比用一只手拿着要轻松得多。

从事不同的工作，要根据工作特点和工效学基本原理，采取合理用力方式。有些工作中可以利用人体整体或某一部分的重力，以节省体力。例如，当工人需要向下方用力安装某种零件时，可以将工作台适当降低，利用身体重力向下按压，提高工作效率。使用工具打击物体时，可以运用关节在尽可能大的距离上运动，利用冲击力，提高工作效率。

第三节　人体测量与应用

人体测量学（anthropometry）是利用适宜的仪器、设备和方法，通过对人体的整体和局部进行测量并统计分析，探讨人体的类型、特征、变异和发展规律的一门学科。在职业工效学领域，人体测量数据主要用于人机界面的设计，包括工作场所、机器设备、使用工具等的设计。在其他方面，还可以应用于人类进化、体质变异、生长发育、医学、教育、体育及美术等科学技术，在日常生活中，如服装、居室等设计中也有广泛应用。

在人类的实践活动中很早就进行过人体测量，我国的医学经典著作《内经·灵枢》中的《骨度篇》记载了2000年前的活体测量结果。人体测量成为一门学科并对人体进行系统地测量和研究始于19世纪末。随着工业生产的发展，人们注意到在进行机器、工具、仪表等设计需要特别重视人体的尺寸参数，只有这样，才能使设计出的机器适合于人的特点，便于使用，既能充分发挥机器的性能，同时还可以保护工人的身体健康。机器越复杂、越先进，这方面的要求越高。研究表明按照美国男性身高标准设计的飞机座舱，德国男子的适应范围是90%，法国为80%，日本为45%，泰国为25%。20世纪50年代一些亚洲国家进口了按照欧洲人的人体尺寸设计的机器，除了操作困难以外，还引起了工人的各种不适和疾患。

人体尺寸不仅有国家和地区的差别，由于营养等原因，同一个地区的人在不同时代也不相同。如我国华东地区，人的平均身高在20世纪50年代为164.5 cm，到2005年上海籍的大学生平均身高达173.78 cm。有人对意大利人的身高进行研究，发现近300年来基本呈线性增加。但从近些年的资料分析，欧洲和美洲国家人体增高已经减缓。根据人体尺寸这种变化特点，即使在同一国家或地区，人体测量工作也要间隔一定时间重复进行。

一、人体测量的内容、类型及方法

（一）人体测量内容　人体测量的内容即人体的各种参数，主要包括人体静态尺寸、动态尺寸、力量、比例、角度、重心、功能范围以及描述人体三维形态的特征点坐标数据等。在多种人体参数中，人体尺寸是人机系统设计的基本资料。

人体测量学通过测量人体各部位尺寸，确定个体之间和群体之间在人体尺寸上的差别，用来研究人的形态，为工业产品造型设计和人机环境系统工程设计提供人体测量数据。

人体测量分为静态人体尺寸测量和动态人体尺寸测量。如不单从人体尺寸方面考虑，则人体测量在更广泛的意义上包括三个方面，即形态测量、运动测量和生理测量。不同类型的人体测量侧重于人体参数的不同方面，如工作场所中常常同时需要不同类型的人体测量结果。

（二）人体测量类型　在工效学实际应用中，人体测量的类型通常分为静态测量和动态测量两种。

1. 静态测量　静态测量又叫静态人体尺寸测量（static measurement of dimensions），是被测者在静止状态下进行的测量，站立或取坐姿。这种方法测量的是人体各部分的固定尺寸，如身高、眼高、上臂长、前臂长。中国人体主要尺寸见表 1-3-1。

表 1-3-1　中国人体主要尺寸（均值，cm）

项目	男	女	项目	男	女
身高	168.3	157.2	胸宽	28.1	26.0
上臂长	31.4	28.5	胸厚	21.2	19.8
前臂长	23.7	21.4	肩宽	37.6	35.0
股长	46.6	43.8	最大肩高	43.2	39.6
小腿长	37.0	34.4	臂宽	30.5	31.7
眼高	157.2	145.5	坐姿臀宽	32.0	34.5
肩高	136.9	127.3	坐姿两肘肩宽	42.1	40.4
肘高	102.6	96.1	胸围	86.9	82.3
手功能高	74.2	70.4	腰围	73.4	77.5
会阴高	79.2	73.2	臀围	87.4	90.0
胫骨点高	44.4	41.0	头全高	22.3	21.6
坐高	91.1	85.7	头矢状弧	35.0	32.9
坐姿颈椎点高	65.9	61.8	头冠状弧	36.2	34.9
坐姿眼高	80.1	74.0	头最大宽	15.4	14.9

项目	男	女	项目	男	女
坐姿肩高	60.0	55.6	头最大长	18.4	17.6
坐姿肘高	26.4	25.1	头围	56.1	54.6
坐姿大腿厚	13.0	13.0	形态面长	11.9	10.9
坐姿膝高	49.4	45.8	手长	18.3	17.1
小腿加足高	41.5	38.3	手宽	8.2	7.6
坐深	45.8	43.4	示指长	7.0	6.6
臀膝距	55.4	52.9	示指近位指关节宽	1.9	1.7
坐姿下肢长	99.1	91.2	示指远位指关节宽	1.6	1.5
足长	24.7	22.9			
足宽	9.6	8.8			

注：摘自《中国人成年人人体尺寸》GB/T 10000-88

人体测量需要测定人体各个部分的参数，静态测量最基本的尺寸有 119 项。如有特殊需要，则需适当增加测量参数，比如为了设计航空供氧面罩，仅在口鼻周围就设 20 多个测点。我国经过大量工作所制定了《中国成年人人体尺寸》标准，作为基础资料供各方面应用。

有时根据实际需要还要对某些特定人群进行测量，获得相关人群的人体尺寸资料，如对士兵进行人体测量以确定某些武器设计参数或军服的尺寸。

2. 动态测量 动态测量是被测者在规定的运动状态下进行的测量，又称动态人体尺寸测量（dynamic measurement of dimensions）。这种方法测量的是人体或某一部分空间运动尺寸，即活动范围，又称功能人体尺寸测量（functional measurement of dimensions）。

在生产实践中仅有静态人体尺寸还显得不够，许多生产劳动是在运动过程中完成的，各种操作的准确性、可靠程度、做功效率以及对人体的影响等均与人体或某些体段的动态尺寸有密切关系。动态测量数据在生产场所的设计、布局以及机器设备的制造等方面都有重要应用价值，如机器安放的密度、操作台的高低、机动车或飞机驾驶使用的各种操纵杆和控制键的安放位置，设计尺寸都要符合使用者的动态尺寸。

在进行动态测量时，除了活动范围以外，还要测量适宜的范围。在可能的情况下，各种操作均应安排在适宜范围内，这样可以省时、省力，同时还可以减少肌肉紧张和能量消耗。图 1-3-3 显示尽管足可以以跟骨为轴在 60° 范围内活动，但图中阴影部分为适宜范围，脚动控制器安放在这一区域比较合适。手动控制器或流水线生产中工件输送的位置均应设计在手部动态测量的适宜范围之内。

（三）人体测量方法

1. 人体形态参数的测量 目前已有多个国家标准规定了人体测量的术语、方法和主要仪器，适用于成年人和青少年用仪器进行的测量。人体尺寸测量应严格按照国家标准所规

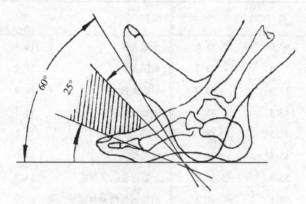

图 1-3-3　足部活动范围及适宜范围

定的测量姿势、测量方向和测量基准面进行，测量记录时应注明测量时间和地点。

　　人体形态参数的测量方法主要有两类，即直接测量法和间接测量法，也可按测量工具与受测对象的关系划分为接触测量法和非接触测量法。

　　（1）直接测量法（接触测量法）：按测量结果的形式又可分为两种，一种是采用传统的马丁人体测量仪（人体测高仪、直角规、弯角规、软卷尺等），根据体表标志或骨性标志，直接对人体上选定部位的尺寸和围度等数据进行测量。此法在服装设计（包括职业着装的设计）等方面应用较多。

　　直接测量法是对体表特征点的三维坐标数据进行数字化测量，即采用三维坐标测量仪器，对体表的形态特征点或骨性特征点的三维坐标数据进行测量。这种方法可直接为各种计算机辅助设计造型软件所调用，特别适合于应用越来越广泛的人体三维造型及各种人-机-环境系统的仿真设计与工效学评价等方面研究。但目前对三维坐标数据及其所表征的形态信息，还缺乏成熟统一的处理、分析方法和软件。

　　（2）间接测量法（非接触测量法）：是采用激光、全息摄影、计算机等现代技术，把受试者全身不同部位从不同角度扫描或摄录下来，然后再用软件进行处理，间接计算出数据。此外还有光栅测量法，即投影光栅相位测量法，其基本原理是根据两个稍有参差的光栅相互重叠时产生的光线几何干涉所形成的一系列含有面外位移信息的云纹来进行测量的方法。目前，国外激光扫描测量技术发展相对较完善，应用也较多。国内也已经开始了该种技术和设备的研发。

　　2. 人体力学参数的测量　人体力学参数有多种，比如人体重心（包括各个体段重心）的测量使用的主要方法有尸体解剖法、重心板法、水浸法、数学物理模型法、γ 射线测量法、CT 法和三维立体摄影方法等。每一种方法各有其长处和不足，需根据具体情况选用，如飞行员人体测量中，常用的方法有形态参数的直接测量法以及力学参数的重心板测量法等。

　　3. 测量仪器　人体测量目前常用的仪器有 20 多种，主要有人体测高仪、卷尺、直角规、弯角规、活动直角规、附着式量角器、三脚平行规、测骨盘、可调式坐高椅、体重计、测齿规、摩立逊定颅器、测腭器、立方定颅器、水平定位针、马丁描骨器、托颅盘、平行定点仪、持骨器、简易描绘器等。进行人体测量时，对于所选用的人体测量仪器必须进行校准。我国对人体测高仪，人体测量用直角规、弯角规、三角平行规等都制定了相应标准。

人体测量技术如同许多其他技术的发展一样，内容、方法都在不断发展。以经典的马丁测量器具为主的测量技术和静态的、分离性的测量内容虽然是人体工程学设计的基础，但随着计算机辅助设计和制造技术的进一步发展和应用，传统的人体尺寸测量测量速度慢、精度低，很难满足对大样本多尺寸进行快速测量和统计的要求，也越来越难以满足实际工作中各项设计的需要。非接触式的三维数字化测量将成为人体测量的主要方法。

随着三维物体数字化技术的飞速发展，将人体数字化，在计算机中完成各种尺寸的测量，建立数据库，对各种数据进行统计分析具有广阔的应用前景和发展空间。以人体三维网格模型为研究对象，依据国家标准对人体关键尺寸进行测量。利用骨架和人体动画技术将人体调整到正确的测量姿态，通过在人体网格模型上提取特征点和特征平面的方法对人体尺寸测量的测点准确定位，最后给出测量结果并对影响测量精度的因素进行分析。

对于不同站立方向的人体通过扫描仪得到的点云数据经过调整之后都能有相同朝向：人的视线从计算机屏幕指向外。建立如下统一的坐标系：计算机屏幕从左到右是 X 轴正方向，从下到上是 Y 轴正方向，从计算机屏幕指向外的射线为 Z 轴正方向。为了对人体尺寸进行测量需要确定测点和特征点的位置，主要包括：鼻根点、颈部最细点、颏下点、肩与上臂连接外点、腋窝点、胸部高点、肚脐后点、胯下分叉点、髋部最宽点、肘关节点、腕关节点、膝关节点以及踝关节点。

应该进一步改进人体测量的程序，增强算法的适用性和灵活性，使之适应对不同身材，不同体形的人体尺寸测量。

二、人体测量数据的应用

人体测量数据的用途非常广泛，如工作场所的设计和机器设备的制造，人体尺寸都是重要数据。除了在工业生产中的应用以外，还广泛应用于农业、林业、交通运输、航空航天等各种行业。此外，在民用或军用的许多方面，人体尺寸也都是不可缺少的参数，如在建筑行业中各种空间的高度和大小的设计、纺织行业中各种服装尺寸的确定、军用携行具的设计等。在法医学和民族起源等研究中，人体尺寸也具有十分重要的作用。在实际工作中要正确应用人体尺寸数据，必须熟悉人体测量基本知识，知道各种数据的来源，同时还必须了解有关设备的操作性能、人所处的工作位置以及人的心理生理特征和人-机-环境系统的全面情况。

（一）人体尺寸的百分位数　人体测量项目很多，在分析计算时，对于每一个项目都要进行统计分析，分别计算出不同百分位数的人体尺寸，以满足不同设计需要。一般从小到大计算出 1%、2%、5%、10%……直到 99% 的数值。

人体尺寸数据一般呈正态分布。按照人体尺寸的平均值设计产品和工作空间，往往只能适合 50% 的人群，而对另外 50% 的人群则不适合。一般不以平均值作为设计的根据。在实际工作中，使用人体测量数据要根据具体要求加以应用。例如车间入口的高度如果按照身高的第 50 百分位数设计，则有一半的人难以在正常直立状态通过；同样，工作台或办公桌下面的容膝空间（leg room）高度如果使用第 50 百分位数的值，则有一半的人在工作时下肢难以摆放在自然位置。另一方面，由于经济和技术的原因，有些高度设计也不能无限加大，如某些交通工具（如汽车、飞机）的入口高度常常不能满足特殊高度的人自由通行，不能使用人体测量上限值。

（二）人体尺寸的应用　在工业生产中，机器、工具、工作场所等都要参照人体尺寸进行设计。不同的设计要求和不同的使用对象，对人体尺寸的使用方法也不相同。

1. 适合于 90% 的人　最常见的设计是使产品适合于 90% 的人。所谓 90% 的人并非是指从低到高或由高到低 90% 的人群，而是要求适合第 5 百分位数至第 95 百分位数的人。比如机器或中央控制室内的控制柜的设计，这种情况通常有若干个需要用手操纵的控制器。按照上述要求进行设计的时候，如果是站姿操作，控制器安放的最低位置应当使第 95 百分位数（较高的人群）的人不需弯腰就可以用手抓握，这样较低的人自然也不用弯腰即可操作；对于较高部位的控制器，安放位置应使第 5 百分位数（较低的人群）的人在正常情况下伸手即可抓握到，对于高于第 5 百分位数的人来说，操作更加容易。

2. 单限值设计　有些设计只需要一个人体尺寸的百分位数值作为上限值或下限值，称单限值设计。单限值设计有时需要取上限值，如门的高度，只要符合高身材的人的需要，低身材的人使用不会发生什么问题。在另外一些情况下，如工作场所为了防止肢体伸入危险区所采用的防护网的网孔直径，只要考虑身材小的人体尺寸即可，所以又称小尺寸设计。

3. 一般设计　有一类设计不是采用上限值或下限值，通常以第 50 百分位数的值作为设计依据，如门的把手高度，墙壁上电灯开关高度，一般是按照这种方式设计。这种情况多见于要求不高且适合于多数人使用的设计。

另外，大部分人体尺寸数据是裸体或是穿背心、胸罩、内裤时测量的结果。应用时不仅要考虑操作者的着衣穿鞋情况，而且还应考虑其他可能配戴的装具，如手套、头盔、靴子及其他用具。静态人体尺寸数据可以解决很多设计问题，但由于人在操作过程中姿势和体位经常变化，静态尺寸数据会出现较大误差，设计时需用动态数据加以适当调整。确定工作空间的尺寸范围，不仅与人体静态尺寸数据有关，同时也与人的肢体活动范围及工作方式方法有关。设计工作空间还必须考虑操作者进行正常运动时活动范围的增加量。

在使用人体尺寸进行设计时，还要适当增加修正量以满足实际需要。修正量分为功能修正量和心理修正量。人体尺寸标准中的数据是在裸体或穿单薄内衣、不穿鞋等条件下测得，而设计涉及的人体尺寸是在穿衣服、穿鞋等条件下的人体尺寸，因此，设计时必须在人体尺寸上增加适当的功能修正量，如着衣修正量，坐姿时坐高、眼高、肩高、肘高要比测量值增加 6mm；穿鞋修正量，身高、眼高、肩高等，男性增加 25mm，女性增加 20mm。为了克服心理上的"空间压抑感"或"高度恐惧感"等，或者为了满足人们求美、求新等心理需求，在产品最小功能尺寸上加一个修正量，即心理修正量。如设计高空作业防护栏的高度时，如果仅考虑适当的功能修正量，作业者就会觉得工作不安全，甚至产生恐惧感；如果增加心理修正量，防护栏的高度提高了，便能克服作业者的心理失常现象，保证作业安全。

（三）影响因素 人体尺寸受年龄、性别、种族、年代、职业、地区等多种因素的影响，使用人体测量数据进行设计的时候，需考虑各种影响因素。

1. 年龄 人体尺寸在成年以前随年龄增长而增加，这种变化过程一般男性到20岁，女性到18岁基本停止。有些尺寸，如手和足的尺寸，在更小的年龄即达到最大值。成年以后随着年龄增加，人的身高会略有减少，但肩宽、腹围、胸围、臀围等尺寸却随年龄增加而增大。

2. 性别 每一个国家或地区的人群，男性和女性的人体尺寸数据均存在明显差别，如身高差别可达10cm以上。大多数人体尺寸男性比女性大，但胸厚、臀宽、臂及大腿周长，女性比男性大。在身高相同的情况下，男女身体各部分的比例也不相同。因此，在实际运用中以矮小男性的人体尺寸代替女性人体尺寸使用是错误的，特别是在腿的长度尺寸起重要作用的场所，考虑女性的人体尺寸至关重要。如纺织机器的设计要考虑纺织工人多为女性这一特点，应使用女性人体测量尺寸，否则就会造成使用过程中操作不便，引起工人不必要的肌肉紧张或损伤。

3. 种族 不同种族的人体尺寸可以有较大差别，即使是在同一国家，不同区域也有差异。一般白种人比较高大，如果一个国家主要是由白种人组成，则人体尺寸的值就较大（表1-3-2）。不同的种族之间不仅身高有差别，其他参数（如身体各部分之间的比例）也不完全一致。20世纪50~60年代，一些亚洲国家进口了按照欧洲人的人体尺寸设计的机器，除了操作困难以外，还引起工人的多种不适和疾患。目前进入国际市场的产品都重视并设法解决这类问题。

表 1-3-2 世界部分国家、地区人体身高（1988 年）

国家地区	身高（均值，cm）	
	男	女
中国（2005）	169.7	158.6
荷兰（2005）	182.5	170.0
美国	175.5	154.4
日本	165.1	160.0
法国（2005）	176.4	164.8
意大利	168.0	156.0
非洲地区	168.0	157.0

4. 地区 由于各种原因，长期生存在不同地区的人，即使是同一种族，人体尺寸也会有所不同，如表1-3-3所列我国不同地区的人体身高尺寸有较大差别。

表1-3-3　我国不同地区人体身高尺寸（均值，cm）

性别	东北、华北区	西北区	东南区	华中区	华南区	西南区
男	169.3	168.4	168.6	166.9	165.0	164.7
女	158.6	157.5	157.5	156.0	154.9	154.6

5. 职业　不同职业的人，在身体高矮和比例方面可以存在一定差别，如体力劳动者肌肉发达，臂和腿的周长比脑力劳动者大。绝大多数差别是职业选择的结果，如某些球类运动员的平均身高比较高，某些兵种的平均身高比较低。

6. 其他因素　人体尺寸有明显时代特征。人类社会的不断发展，卫生、医疗、生活水平的不断提高以及体育运动的大力开展，使人类的成长和发育也发生变化。身高呈现出每10年增加2 cm左右的趋势，其他形体尺寸也随之发生变化。因此，在使用人体测量数据时，要考虑其测量年代。此外，数据来源不同、测量方法不同、受测者是否有代表性等因素，也常常造成测量数据的差异。国外都是5~10年就补充修订一次人体工效学基础数据，我国急需建立人体工效学基础数据的定期完善机制，更好的应用在汽车、服装、运动器材、劳动环境、航空航天科研、数据服务和产品工效学设计咨询服务等领域，提高国人生活水平。

第四节　机器和工作环境

一、机器和工具

生产劳动过程中，人和机器组成一个统一的整体，共同完成生产任务，称作人机系统（man-machine system）。

在人机系统中，人和机器具有不同的特征，研究人机之间的合理分工是工效学的重要内容。人具有知识，可以进行思维、综合分析、判断以及创造等。机器在物理力、耐力、速度以及准确性等方面的特点比较突出，同时还不受生理和心理的影响。因此，人与机器的合理分工应该是：笨重、快速、单调、重复、操作复杂、精密以及危险的工作适合机器承担；指令、监控、维修、设计、故障处理以及创造性的工作和应付突发事件等，应由人来完成。

在人机系统中，人和机器之间的信息传递是至关重要的，人机之间信息是通过人和机器之间的界面（interface）传递的。人机界面主要包括显示器和操纵装置，机器的信息通过显示器向人传递，人的信息（包括指令）通过控制器向机器传递。

按照职业工效学的要求，显示器和控制器的设计和选用应当适合人的解剖、生理和心理特点。

（一）显示器　人机系统中，用来向人表达机械性能和状态的部分称为显示器（display）。显示器是机器信息的输出装置，包括各种仪表、指示灯、信号发生器等。按照人体接收信息的器官不同，分为视觉显示器、听觉显示器、触觉显示器等，其中使用最为广泛的是视觉显示器和听觉显示器，触觉显示器除特殊环境外较少使用。

1. 视觉显示器（visual display）视觉显示器要求容易判读；在保证精度要求的情况下，尽可能使显示方式简单明了；一个显示器传递的信息不宜过多；对于数字显示器，要符合阅读习惯。此外，还应具有可见度高、阐明能力强等特点并确保使用安全。

如数字式仪表的特点是显示简单、准确，可显示各种参数和状态的具体数值，具有认读速度快，精度高，不易产生视觉疲劳等特点（图1-3-4）。刻度式仪表则形象、直观，对于监控工作效果较好（图1-3-4）。

显示器	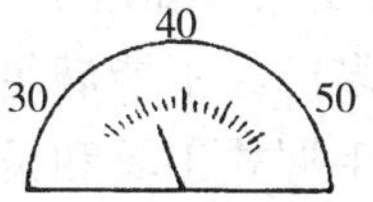 (刻度式指针仪表)	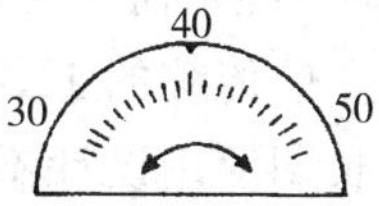 (刻度式指针仪表带箭头)	789
容易读数	一般	一般	很好
变化显示	很好	一般	很差
变化过程控制	很好	一般	一般

图 1-3-4　几种不同类型的视觉显示器

2. 听觉显示器（auditory display）听觉显示器是靠声音传递信息的装置，主要有音响及报警装置和言语传示装置，如铃、哨、汽笛、喇叭等，在生产劳动中常用于指示或报警。采用听觉显示器需选用人耳敏感的频率范围。需要传输很远的信号，使用低频声音。紧急报警采用间断的声音信号或改变频率和强度，信号持续时间应适当。

（二）控制器（control）　控制器是操作者用以改变机械运动状态的装置或部件，常见的有开关、按钮、旋钮、驾驶盘、操纵杆和闸把等。操纵装置通常是通过人体四肢的活动来操纵，据此分为手动操纵装置、脚动操纵装置、膝动操纵装置等，其中手动操纵装置应用最为广泛。此外，随着科学技术的发展，声（包括语言）操纵装置等更先进的控制装置也得到了广泛使用。

1. 手控制器

（1）按压式操纵器：主要是各种各样的按钮、按键等，有占地小、排列紧凑等特点。装置简单，使用方便、快速，是最常用的手动操纵装置。同一个区域如果有多个功能不同的按钮，需要用颜色、形状或指示灯加以区别。近年来，随着计算机的发展，按键越来越多地应用于许多电子产品上。

（2）旋转式操纵器：主要是各类手轮、旋钮、摇柄、十字把手等。适用于工作状态较多或连续变化的过程控制。其直径、高度和旋转阻力等需根据其功能和手的尺寸特点进行设计。

（3）移动式操纵器：主要有操纵杆、手柄和手闸等。这是需要一定力量强度的控制装置，通常只具有开和关的功能并设有明显标志。

（4）轮盘：用于力度较大或角度较大的旋转，如驾驶盘和气体或液体输送管道的开关轮盘等。边缘宜设计成波纹状，便于抓握和用力。

2. 脚控制器 主要有脚踏板和脚踏钮。外形多为长方形，大小与脚掌相适应，表面有齿纹以便用力和防止滑脱。脚控制器多用于精度要求不高或需要用力较大的场合。有些情况下，操作人员需要同时操纵多个控制器时（如汽车驾驶员），为了减轻上肢负担和节约时间，也采用脚控制器。对于用力较大、速度快和准确性高的操作，宜用右脚。对于操作频繁、易疲劳，不是非常重要的操作，应考虑两脚交替进行。

（三）工具 生产劳动中经常需要使用各种工具，如钳子、锤子、刀、钻、斧等，应该说工具是人类四肢的扩展。但传统的工具有许多已经不能满足现代生产及生活的要求，很难使人有效并安全操作。长期使用设计不良的手握式工具和设备，会给使用者造成各种疾患、损伤，降低工作效率（图1-3-5）。工具的适当设计和选择及评价是职业工效学的重要内容之一。

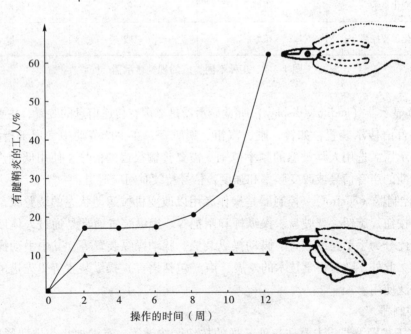

图 1-3-5 使用不同钢丝钳后患腱鞘炎人数比较

从解剖学及生理学角度考虑，手握式工具的设计应该注意外形、尺寸和重量分配，避免增加静态负荷，注意减少臂部上举或抓握时间；保持手腕处于自然状态，避免手掌局部组织受压，例如，工具的把柄应符合手的尺寸并有合适的波纹以增加抓握的牢度。如果使用过程中需要利用工具的重力（如锤子），则工具的重心宜远离手部。使用工具时应使操作者的手和上肢保持自然体位，如果需要变化角度，应从工具设计中加以解决，如传统的电烙铁是直杆式的，在工作台上操作时，如果被焊物体平放于台面，则手臂必须抬起才行，而改良后将其设计成合适角度，操作时手臂可以处于较自然的水平状态，减少由于抬臂产生的静态负荷（图1-3-6）。此外，工具还需具有外形美观、坚实耐用、使用安全等优点。

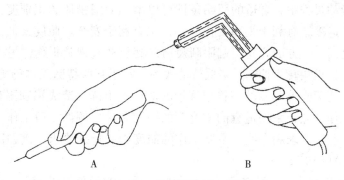

图 1-3-6 不同设计的电烙铁
A：错误；B：正确

二、工作环境

工作环境中能够对人的身心健康和工作效率产生影响的因素可以概括为社会环境因素和自然环境因素。社会因素包括社会分工、劳动报酬、职位升迁、人际关系等，这些因素涉及范围广，对劳动者的影响复杂。对于自然环境中的因素，职业工效学主要根据本学科的特点，研究各种物理性和化学性因素对工作中健康、安全、舒适和效率的影响，以及如何创造良好的工作环境。以下重点介绍几种常见物理因素与工效学的研究。

1. 气温　气温升高或降低不但对人体健康产生影响，还可以影响工作能力和工作效率。例如，在高温或低温环境中，可以使反应速度减慢、操作的准确性降低，导致工作能力下降和差错事故发生。研究显示，温度27~32℃，主要是肌肉用力的工作效率下降；若温度高达32℃以上，需要注意力集中的工作以及精密工作的效率开始下降。实践证明，在一定的温度范围内，人们不但感到舒适，还能提高工作效率，夏季的舒适温度带为18~24℃，冬季为17~22℃。因此，许多国家通过研究制定了至适温度的标准或相关规定，为改善环境提供了依据。据此，越来越多的生产和工作环境使用了空气调节装置，使工作场所气温常年保持在比较适宜的范围内。

2. 噪声　噪声是一种令人烦恼的、影响工作和情绪、有害于健康的声音，影响谈话、学习和工作，使人的注意力难以集中，严重时可以出现心情烦躁、反应迟钝和精神疲劳等。调查发现，窗户敞开型办公室工作的人员，有60%的人不能集中注意力，30%以上的人受到噪声严重干扰。对于从事某些特殊工作，如电话接线员，噪声对工作质量和效率的影响更加明显，有人观察到将环境噪声从40dB（A）提高到50dB（A），错误率增加将近50%。

此外，噪声还可以掩盖工作场所（如矿井）的危险信号或机器发出的警报，由于工人不能及时察觉，导致严重的工伤事故发生。根据这种情况，科学工作者针对不同的场所提出不同的噪声限值，这类限值通常比职业卫生接触限值低许多。

工业上应用背景音乐时，应注意音量的选择、乐曲的选择及播放时间的选择。

3. 照明 任何工作环境和生活环境都离不开照明，照明条件的好坏直接影响着视觉功能的发挥。生产劳动过程中，合适的照明条件可以增加周围物体的识别度，有利于获取信息的准确性和提高速度，有利于提高工作效率，也有利于安全。照度太低，则影响物体的分辨度。但照度过高，一方面容易引起眼睛疲劳，甚至造成视觉损伤；另一方面可以使人的兴奋性异常增高，很快转为抑制，降低劳动效率。对于某些特殊工作场所，如视屏工作，如果照度太高，则使荧光屏显示的字符与背景的对比度下降，造成识别困难。因此，职业工效学要求根据工作特点，采用适宜的或合理的照明条件，例如一般工作，照度可以低一点，而精细工作，照度要求高一些，重要工作的照度则有特殊要求，例如医院手术台照度要求达到（20～100）$\times 10^3$ lx。

4. 颜色 颜色是物体的一种属性，也称色彩。适当的颜色可以帮助工作人员提高人对信号或标志的辨别速度，进行正确的观察和识别，减少操作错误，例如橙色具有高的注目性特征，常作为标志性用色。

颜色对人的心理可以产生一定影响，使人产生某种感情或引起情绪变化。例如，红、橙、黄等颜色给人以温暖的感觉，称为暖色；蓝、绿、紫等颜色给人以寒冷的感觉，称为冷色；其他一些颜色称为中间色。暖色可以使人兴奋，例如红色可以提高人的反应性，但也容易引起精神紧张和不安，长时间在这种环境工作的效率并不高。冷色使人感到镇静，甚至会产生压抑感。颜色结合其明度，还可以给人以轻、重和远、近等感觉，如明度高的颜色（浅色）显得轻，明度低的颜色（深色）感觉重。明度高的暖色使物体轮廓给人以扩大的感觉，使物体显得接近；明度低的冷色则给人以物体轮廓缩小和远离的感觉。在机器设计和工作环境的颜色处理时，充分利用这些特点，可以创造良好的工作环境，使人感到心情愉快，既有利于工作人员的身心健康，也可以提高工作效率。

三、劳动组织

合理组织生产劳动和各项工作，可以减轻劳动者的生理及心理负荷，提高工作能力。

1. 减少负重及用力 负重是造成肌肉骨骼损伤的重要原因之一。按照国家标准（表1-3-4），在可能的情况下应尽量减少工作过程中负重量，减轻机体负担。对于需要负重的工作（如搬运），应当制定有关规定，将搬运物体的重量限定在安全范围之内。手持工具如果超过一定重量，使用时应有支撑或采取悬吊的方式。

除了搬运重物以外，生产中经常采用推或拉的方式运输物体。对于这种工作方式，除了对重量加以限制外，工作人员需注意工作姿势和用力方式。在有条件的情况下，尽可能采用机械运输。

表 1-3-4　体力搬运重量限值（GB/T 12330-1990）

性别	搬运类别	单位	搬运方式		
			搬	扛	推或拉
男	单次重量	kg	15	50	300
	全日重量	T	18	20	30
	全日搬运重量和相应步行距离乘积	Tm	90	300	3000
女	单次重量	kg	10	20	200
	全日重量	T	8	10	16
	全日搬运重量和相应步行距离乘积	Tm	40	150	1600

2. 改善人机界面　除了显示器和控制器以外，工作台的高低、工件的放置位置等，要有利于工作人员的操作和使用，有条件的使用高度可调节的工作座椅或工作台，不同性别或不同高矮的人使用时可以根据自身的情况，将其调节到合适位置。比如汽车装配，使用平面的流水线，不同工序的工人需要采取不同的姿势进行零部件的安装，有的需要将手举得很高甚至爬到高处，有的则需要蹲或跪着操作。改成立体装配线以后，待装配的汽车在传送过程中不断发生高低变化，每个工人可以保持合适的工作姿势，双手可以在舒适、方便的操作位置进行操作。

站姿工作人员（图 1-3-7A），要保持上身直立，脚尖处要留有一定的空间，否则工作者适应性体位为前倾姿势，容易疲劳。站-坐姿势工作（图 1-3-7B），要求座椅高度可调，并且设有倾斜面的脚垫，工作人员可以随时调整姿势，改变腿与躯干部的角度，减轻姿势负荷。对于坐姿工作的人员（图 1-3-7C），肘部高度与桌面应基本相等，并且桌下有足够的空间以利于腿的休息。

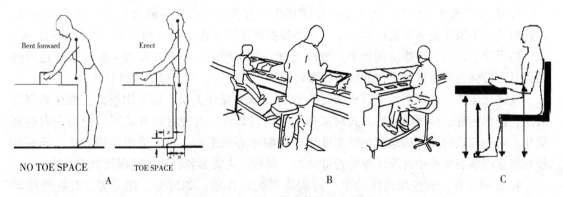

图 1-3-7　不同工作姿势的人机界面
A：站姿工作；B：站-坐姿工作；C. 坐姿工作

座椅是坐姿工作的重要部分，为了适合不同的人使用并方便操作，座椅应该具有高低调节和旋转调节的功能，同时具有合适的腰部支撑，如果座椅不能降低到适当高度，应使用脚垫。随着计算机的普及以及生产的机械化，坐姿工作人员逐渐增多，尤其是视屏终端工作人员，需要注意保持合适的人-机界面（图1-3-8）。

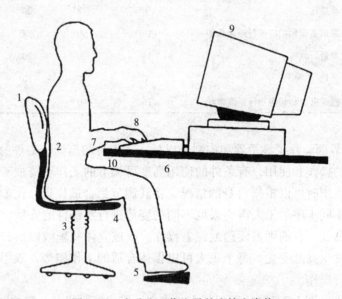

图 1-3-8 办公室工作人员的座椅和姿势

1. 可调座椅背；2. 良好的背部支持；3. 座椅高度可调；4. 大腿、膝盖无额外的压力；5. 脚垫； 6. 桌下无障碍，有可以改变姿势的空间；7. 前臂基本保持水平；8. 腕部伸、屈、移位尽可能小； 9. 显示器的高度和角度使头部保持舒适的姿势；10. 键盘前有一定空间在打字间歇以支持手、腕

3. **人员的选择与培训** 为了更好地完成生产任务，工作人员就业时应经过严格挑选，选择的依据不限于是否有就业禁忌证，而是根据所从事工作的特点和要求，确定录用标准，如人体尺寸、体力、动作协调能力、反应速度、文化程度、心理素质等。经过这样选择的工人具有较强的从事该项工作的能力，既可缩短培训时间，又能较好地胜任工作。

现代化生产一般不采用"跟班劳动"的方式培训操作人员，多采用模拟、强化的训练方法，按照标准、经济的操作方式对工作人员进行培训。这种培训方式可以使培训内容密集化，缩短培训时间，如培训化学工业生产控制中心的工作人员，采用模拟方法，能够在较短时间内掌握生产中可能出现的管道破裂、爆炸、火灾等各种意外情况及处理办法。

4. **轮班工作** 有些现代化的生产过程需要轮班作用，如冶金、化工等。有些特殊职业，如医师、警察等，也需要轮班工作。轮班工作不符合人体的生物节律，不利于健康，夜间工作还容易发生事故。研究认为，轮班频率越高，人体越不容易适应，对健康的影响越大。合理组织和安排轮班时间和顺序，可以减轻疲劳，提高出勤率，减少工伤事故的发生。

对于轮班方式，已有很多研究，最常见的是"三班三轮转"或"四班三轮转"。有的特殊工作，如计算机控制中心，也有"五班三轮转"的。但至今尚无公认的合理的轮班工作方式。一般认为，应根据工作特点、性质、劳动负荷等因素，做出合理安排。

5. 工间休息　劳动过程中，随着时间延长，人们会逐渐感到疲劳，工作能力下降。适当安排工间休息，可以有效地减轻疲劳程度。工间休息时间长短和次数，视劳动强度、工作性质和工作环境等方面的因素确定。例如，重体力劳动休息次数相对多一些，如果在高温环境从事重体力劳动，更需要多一些工间休息，以免机体蓄热过多。精神紧张的工作，休息次数也要适当多些，如脑力劳动。轻体力劳动一般上下午各安排一次工间休息即可。

工间休息方式应根据工作特点确定，如重体力劳动可以采取安静的休息方式，对于脑力劳动和轻体力劳动，适当安排工间操或娱乐活动，更有利于解除疲劳。能够采用有针对性的工间操则更好，如视觉紧张工作休息时做眼保健操，促进局部血液循环，对眼睛的保护效果更好。

6. 其他　组织生产劳动时，工作人员的劳动定额要适当。定额太低，影响劳动效率；定额太高则容易引起过劳，危害人体健康。劳动过程中需要保持一定的节奏，节奏过快会造成紧张，节奏太慢也容易使人感觉疲劳。

第五节　劳动过程中引起的疾病及其预防

生产劳动过程中，由于各种原因，有时需要劳动者长时间保持某种特定的姿势或处于一种强迫体位，也可能由于劳动负荷过大或节奏过快等原因，引起机体某些部位的损伤或疾病。此外，拉伤、压迫或摩擦等原因，也可使机体某些器官或组织发生功能性或器质性变化，甚至形成职业性疾患。

一、强迫体位引起的疾患

肌肉骨骼损伤工作有关肌肉骨骼疾患（work-related musculoskeletal disorders，WMSD）也称职业性肌肉骨骼损伤（occupational musculoskeletal injury），是一种常见的工作有关疾病，影响范围很广，危害严重的一种职业性疾患，在各种行业都可以发生。随着机械化、自动化程度提高，大强度的劳动越来越少，不良劳动姿势引起的损伤成为一个突出的问题。主要包括下背痛以及颈、肩、臂和腿的各种疼痛、麻木、肿胀及活动受限。世界劳工组织（ILO）1960年就已认可WMSD为职业病。瑞典、德国等也把它列入了职业病名单。美国、日本等国家将职业性腰背痛作为赔偿性疾病（相当于职业病）。ILO2010公布的职业病名单中属于职业性肌肉骨骼损伤的职业病包括：①重复性运动、外力作用和腕部极端姿势所致的桡骨茎突腱鞘炎；②重复性运动、外力作用和腕部极端姿势所致的手腕部慢性腱鞘炎；③肘部长时间压力所致鹰嘴滑囊炎；④长时间跪姿所致髌前滑囊炎；⑤重复性外力所致上髁炎；⑥长期跪位或者蹲坐位所致半月板损伤；⑦重复性用力工作、振动作业和腕部极端姿势，或者三者结合所致腕管综合征；⑧上述条目中没有提到的任何其他肌肉骨骼疾患，条件是有科学证据证明或者根据国家条件和实践以适当方法确定工作活动中有害因素的接触和工人罹患的肌肉骨骼疾病之间存在直接的联系。

有学者对某汽车制造企业的 1 566 名工人进行了随机抽样调查，WMSD 患病率最高的是腰部（66.5%），其次是颈部（57.4%）、肩部（49.4%）。国内学者的一项大样本量的调查表明，膝部肌肉骨骼损伤的年患病率为 25.5%。对焊接工进行肌肉骨骼损伤调查，结果下背痛患病率为 41.55%，与对照组相比差异有统计学意义；对护理人员下背痛调查结果，显示患病率高达 56.9%；对从事坦克专业的干部、战士进行调查，结果腰骶痛占肌肉骨骼损伤发病的 72.7%，其中驾驶员发病率最高，车长最低。对火车站搬运工作人员腰部损伤的调查显示，货物及行李搬运工腰痛发病率分别为 44.2% 和 36.9%。据报道腰背痛年患病率在我国建筑工人中为 70%~80%；装饰板加工工中选板、贴面和修补工人腰背痛主诉分别为 72%、57% 和 100%，且与工龄呈正比。

职业肌肉骨骼损伤几乎可发生于各个行业，不仅影响劳动者的工作效率和健康，也给国家经济发展造成了巨大的直接、间接损失，在美国，职业相关疾病的费用中大部分是由职业性肌肉骨骼损伤所引起，最近评估表明职业性肌肉骨骼损伤费用为（130~540）亿美元/年。联邦德国每年因职业性肌肉骨骼损伤缺勤天数占整个工业疾病缺勤总天数的 15%~22%。瑞典每年为职业性肌肉骨骼损伤支付保险赔偿费高达 24 亿美元。在美国、北欧等国家，职业性肌肉骨骼损伤是所有登记的工作相关疾病中最大的单一病种，占全部登记职业病的三分之一以上。现场调查结果还显示，工作性质、工作中的反复用力、工作场所工效学因素及工作环境中的一些有害因素与该类疾患的发生密切相关。随着对职业性肌肉骨骼损伤研究的深入，逐渐认识到不仅静态负荷、强迫姿势、连续操作时间等是职业性肌肉骨骼损伤主要危险因素，心理社会因素对职业性肌肉骨骼损伤也有非常重要的影响。NIOSH 指出，工作满意感、高工作负荷、工作单调、工作控制和社会支持 5 类心理社会因素均与下背痛和上肢肌肉骨骼疾患存在相关。国际上通用的肌肉骨骼疾患的现场调查表为北欧肌肉骨骼疾患调查表（Nordic Musculoskeletal Questionnaire，NMQ）和荷兰肌肉骨骼疾患调查表（Dutch Musculoskeletal Questionnaire，DMQ）。国内学者已经将这两个问卷条目合并、简化，并进行效度、信度研究，已经应用于国内的相关调查研究中。在实验室通过表面肌电图及生物力学分析证实，工作中的姿势及受力是影响肌肉骨骼损伤的重要因素。

（一）肌肉骨骼损伤（musculoskeletal injury）

1. 下背痛（low back pain，LBP）是肌肉骨骼损伤中最常见的一种，一般呈间歇性，严重发作时可丧失劳动力，间歇期数月至数年不等，不发作时症状消失且能进行正常活动。站姿工作和坐姿工作均可发生下背痛，其中以站立负重工作发病率最高。美国卫生保健政策与研究协会（AHCPR）将 LBP 定义为由于背部（位于 T7-S1 及臀部）症状所致的活动限制和不舒适。背部症状主要包括背部及与背部有关的疼痛（坐骨神经痛），半数以上的劳动者在工作年龄曾患过下背痛。职业性下背痛发病原因主要有：①抬举或用力搬移重物；②弯腰和扭转（姿势不当）；③身体受振动；④气候因素（冷、潮湿、受风）；④重体力劳动；⑤还有与工作相关的心理社会因素（如应激、寂寞、缺乏社会支持、工作满意度低）等。

2. 颈、肩、腕损伤　主要见于坐姿工作，表现为疼痛、肌张力减弱、感觉过敏或麻木、活动受限等，严重者只要工作就可立即产生剧烈疼痛，以至于不能坚持工作。腕部损伤可以引起腱鞘炎、腱鞘囊肿或腕小管病（carpal tunnel disease），主要见于工作时腕部反复曲伸的人员，由于腕小管内渗出增多，压力增高，正中神经受到影响，严重者还可引起手部肌肉的萎缩。

近年来，腕管综合征的高危人群趋向于电脑操作者。经常反复机械地点击和移动鼠标，会使右手示指及连带的肌肉、神经、韧带处于一种不间歇的疲劳状态中，使腕管神经受到损伤或压迫，导致神经传导被阻断，从而造成手部的感觉与运动发生障碍。此外，由于不停地在键盘上打字，肘部经常低于手腕，而手高高地抬着，神经和肌腱经常被压迫，手会出现发麻，手指失去灵活性。这种病症已成为一种现代文明病——"鼠标手"。

颈、肩腕损伤可以单独发生，也可以两种或三种损伤共同出现。主要原因是长时间保持一种姿势，特别是不自然或不正确的姿势。例如，头部过分前倾，头部重心的偏移增加了颈部负荷；工作台高度不合适，前臂和上臂抬高，肩部肌肉过度紧张；手部反复曲、伸、用力等频繁活动或进行重复、快速地操作。常见的职业活动主要包括键盘操作者（如打字员、计算机操作人员）、流水线工人（如电子元件生产、仪表组装、食品包装）、手工工人（如缝纫、制鞋、刺绣）、音乐工作者（如钢琴师、手风琴演奏）等。

（二）下肢静脉曲张　劳动引起的下肢静脉曲张多见于长期站立或行走的工作，例如警察、纺织工等。如果站立的同时还需要负重，则发生这种疾患的机会就更多。这种疾病随工龄延长而增加，女性比男性更容易患病，常见部位在小腿内上部。出现下肢静脉曲张后感到下肢及脚部疲劳、坠胀或疼痛，严重者可出现水肿、溃疡、化脓性血栓静脉炎等。

（三）扁平足　工作过程中足部长期承受较大负荷，如立姿工作、行走、搬运或需要经常用力踩动控制器，可使趾、胫部肌肉过劳，韧带拉长、松弛，导致趾弓变平，成为扁平足。扁平足形成比较缓慢，但青少年从事这类工作发生和发展均较快。扁平足的早期表现为足跟及跖骨头疼痛，随着病情继续发展，可有步态改变、下肢肌肉疲劳、坐骨神经痛、腓肠肌痉挛，严重时，站立及步行均出现剧烈疼痛，可伴有胫部水肿。

（四）腹疝　腹疝多见于长期从事重体力劳动者，由于负重或用力，使腹肌紧张，腹内压升高，久之可形成腹疝，青少年从事重体力劳动更容易发生这种疾病。其中脐疝和腹股沟疝比较常见，其次是股疝。一般无疼痛，对身体影响不大。劳动中突然发生的称为创伤性疝，疼痛剧烈，但很快可缓解或转为钝痛。

二、个别器官紧张

1. 视觉器官紧张所致的疾患　现代化生产中有许多工种需要视觉器官长时间处于紧张调节状态，如计算机录入、文字校对、钟表修理、细小零件装配工等。微小电子元件的生产以及有些科研和医务工作者需要在显微镜下工作，视觉紧张也很明显。长期视觉紧张可以出现眼干、眼痛、视物模糊、复视等一系列症状，并可出现眼睛流泪、充血、眼睑水肿、视力下降等临床改变，严重者可发生黄斑性脉络视网膜炎，甚至视网膜剥离。

2. 发音器官紧张所致的疾患　有些职业，如歌唱演员、教师、讲解员等，发音器官使用多，在使用过程中发音器官紧张度很高，可以引起发音器官的变化或疾病。一类为功能性发音障碍开始发音后不久即出现声音嘶哑、失调或失声；另一类为器质性损害，表现为发音器官炎症、声带出血、声带不全麻痹，甚至出现"歌唱家小结"（singers nodules）。这种小结节位于声带之上，不超过别针头大小，可引起发声障碍。此外，还常看到"假性歌唱家小结节"，为在声带黏膜上的一时性隆起，常在较重的咽喉炎、气管炎之后过早地开始歌唱时发生。

三、压迫及摩擦引起的疾患

1. 胼胝　身体与生产工具或其他物体经常接触，因为摩擦和压迫，使局部皮肤反复充血，表皮增生及角化，形成胼胝（callus）或胼胝化（callosity）。胼胝范围小而厚，界限清楚。胼胝最常见的部位是手部，其次是足。这种病变一般不影响工作，甚至还具有一定的保护作用，但如果数量多或面积大，会使活动受限，感觉灵敏度降低，影响正常功能。如果发生感染，出现炎症，则会影响身体健康。

2. 滑囊炎　滑囊炎是一种常见疾患，很多工种都可以引起滑囊炎，尤其多见于快速、重复性操作。滑囊炎可以发生于各种不同的部位，如包装工的腕部，跪姿工作者的膝部等。滑囊炎发生的原因主要是局部长期受到压迫和摩擦，这种压迫可以是来自外部的力，也可以是机体内部的力，如打字员的腕部受力主要是手腕反复曲伸产生的力。职业性滑囊炎呈慢性或亚急性过程，一般症状较轻，表现为局部疼痛、肿胀，对功能影响不大。

3. 掌挛缩病　长期使用手控制器，如手柄、轮盘等，由于持续压迫和摩擦，可引起掌挛缩病。掌挛缩病发生缓慢，一般要工作 20~30 年才发生。其发生过程先是由于手掌腱鞘因反复刺激而充血，形成炎性小结节，在此基础上，出现腱膜纤维性增生及皱襞化，进一步发展，腱膜可以与皮肤粘连，使手掌及指的掌面形成线状瘢痕，皮肤变厚，活动受限，严重者可失去活动功能。掌挛缩病以右手多见，常发生于尺侧，以无名指最常见，其次是小指及中指，拇指很少发生，病程缓慢。

四、预防措施

劳动过程中的各种损伤和疾病，可以通过科学的调查，分析损伤产生的原因，采取相应的防护措施，减少或预防其发生。

1. 流行病学调查及工效学分析　一种工作可以引起哪些损伤或疾病，首先要进行流行病学调查，了解损伤的范围、程度以及与工作的关系，同时调查工作环境中可能存在的有害因素。如前所述，采用工效学分析方法，分析人在工作过程中的负荷、节奏、姿势、持续时间以及人机界面是否合理、正确等。对于确认与工作有关的损伤，根据工效学的基本原理，分析损伤产生的原因，有针对性地采取防护措施。

2. 采取正确的工作姿势　工作中尽量避免不良姿势，如将躺卧在地上修理汽车改为站在沟槽内修理，既便于操作，又可以减少上肢的紧张。在站姿或坐姿状态下工作，要注意使身体各部位处于自然状态，避免倾斜或过度弯曲。如果需要高低变化，应在工作台或座椅设计中加以解决。此外，在生产容许的情况下，可以适当变换操作姿势。

3. 改善人机界面　除了显示器和控制器外，工作台的高低、工件的放置位置等要有利于工作人员的使用和保持良好的姿势，有条件的使用高度可调节的工作台。对于坐姿工作的人员，座椅是"机"的重要部分，为了适合不同的人使用并方便操作，座椅应该具有高低可调和旋转调节功能，同时具有合适的腰部支撑，如果座椅不能降低到合适位置，可以使用脚垫。

4. 减少负重工作 负重是造成肌肉骨骼损伤的重要原因之一，在可能的情况下应减少工作过程中的外加负荷，以减轻机体负担。对于需要负重的工作，应当按相关标准规定，将搬运物体的重量限定在安全范围之内。

5. 减少压迫和摩擦 使用合适的工具或控制器（包括脚控制器），特别是抓握部位的尺寸、外型和材料要适合手的特点，避免局部受力过大。对于经常产生摩擦或需要反复运动的部位，如手和手腕，可使用个人防护用品加以保护。

6. 工作人员的选择与培训 工人就业时应经过严格挑选，选择时根据所从事工作的特点和要求，确定录用标准。按照标准、经济的操作方式对工作人员进行强化培训，使培训的内容密集化，可以缩短培训时间，提高技术水平。

7. 工间休息 根据工作特点合理安排工间休息，可以解除疲劳，预防损伤和疾病。

8. 加强劳动组织 组织生产劳动时，劳动定额要适当，劳动过程中需要保持一定的节奏，需要轮班的工作，合理组织和安排轮班时间和顺序。

9. 改善工作环境 为了防止劳动过程中引起的损伤或疾病，一方面要控制工作环境中的各种有害因素，另一方面要努力创造良好的生产环境，如适宜的温度、湿度、照度和色彩等，既有利于工作人员健康，还可以提高劳动效率。

10. 加强个人防护 采用个人防护用品，如使用腰椎保护带或在工作过程中定时活动腰椎，对于腰部职业性骨骼肌肉损伤能起到一定的预防作用。

（王 生 何丽华）

第六节 工效学评价方法及应用

一、人体测量

人体测量包括骨骼测量和活体测量两部分。骨骼测量分为颅骨测量和体骨测量，活体测量根据人体的部位，分为面部测量和体部测量。此外，人体测量还包括在活体上进行的其他测量，如关节活动度的测量、皮褶厚度测量、体力测定、体重及重心测定等。

随着科学技术的发展，人体测量成为人类工效学的重要组成部分。在机器设计时，要根据人体测量数据，将各种显示器和控制器的尺寸及摆放位置设计得适合人的使用，以便操作者安全、方便和有效地使用。

在工效学的实际应用中，人体测量分为静态测量和动态测量。静态测量时被测者静止地站立或取坐姿，动态测量时被测者处于动作状态下，重点是测量人在执行某种动作时的身体特征，如测量人在生产劳动中的手或脚等的活动范围等。

（一）测量仪器 人体测量仪器是进行人体测量不可缺少的工具。使用方便、精确轻巧的测量仪器，是保证人体测量工作顺利进行的重要条件。人体测量时，对于所选用的人体测量仪器必须经过校准。目前常用的测量仪器有20余种，我国对人体测高仪、人体测量用直角规、弯角规、三角平行规等已制定了标准。

1. 人体测高仪 又称马丁测高仪，是一种应用非常广泛的人体测量仪器。其主尺杆由四节金属管相互套接而成，长2m，有毫米刻度，刻线"0"自地面开始。可测量人体的身高、坐高和身体的各种高度等（图1-3-9）。

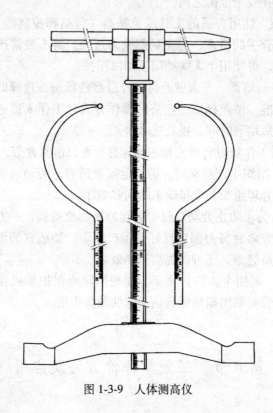

图 1-3-9 人体测高仪

2. 卷尺 宽7mm长2000mm软尺。由玻璃纤维外涂塑料或薄的钢皮制成，尺面上标印毫米刻线。卷尺为盒式。

3. 直角规 由固定直角、活动直角、主尺和尺框等组成。固定直角与活动直角的一端呈扁平鸭嘴形，主要用于测量活体；另一端尖锐，主要用于测量骨骼。直角规可测量200mm范围以内的直线距离。它是人体测量仪器中使用最多的一种（图1-3-10）。

4. 弯角规 是一种应用较广的人体测量仪器，由左弯脚、右弯脚、主尺及尺框等组成。可用于测量活体和骨骼。

弯角规的主尺范围为0~300mm，可测量300mm范围以内的直线距离（图1-3-11）。

5. 活动直角规 又称波契型直角规，是一种可上下移动固定脚和活动脚的直角规。用于测量在不同水平面上两点间的投影距离。主尺测量范围为0~250mm。

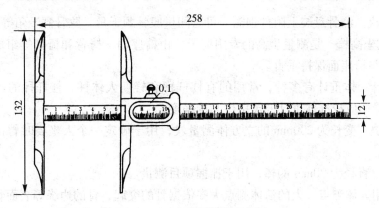

图 1-3-10　人体测量用直角规

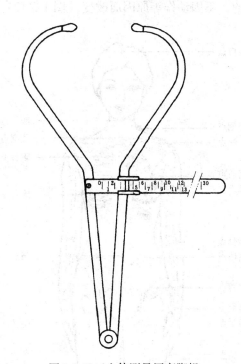

图 1-3-11　人体测量用弯脚规

　　6. 附着式量角器　由垂直指针、刻度盘、支承框、弹簧片及紧固螺钉等组成。使用时，将仪器的支撑框套入直角规的固定脚，可以测量颅骨的各种角度等。

　　7. 三角平行规　是一种应用广泛的人体测量仪器。由固定脚、活动脚、中间竖尺与尺框等组成。其主尺的测量范围为 0 ~ 250mm，中间竖尺的测量范围为 -50 ~ 50mm，可测量 250mm 范围内的直线及投影距离，测量 50mm 范围以内的高度和深度（如尺骨鹰嘴窝深）等。

　　8. 测骨盘　为测量长骨专用仪器。由水平板、纵板、横板、三角形的角板及其附件钢圈和砝码等组成。测骨盘装上附件钢圈，可以测量股骨颈干角、肱骨髁干角等。

9. 可调式坐高椅　是测量坐高的专用椅子。由椅座面、椅背和椅脚等组成。椅脚高低可自由调节且与椅座面保持垂直。

10. 体重计　体重计有多种，常用的有杠杆秤和轻便人体秤。杠杆秤的灵敏度可测量出 0.1kg，测量前应校准体重计的灵敏度和准确度。

11. 测量块　变长为 200mm 的立方体测量块，用于确定一个人坐姿时臀部的最向后突出点。

12. 握棒　直径为 20mm 的棒，用于抓握项目测量。

（二）常用人体测点　人的活体测点大多依据骨的突起、骨的边缘等表面骨性标志来确定，也有一部分测点是依据皮肤皱褶、皮肤特殊结构和肌性结构来确定的。这些测点，在每一个人的身上都是固有的，不因动作等原因而改变（图 1-3-12）。

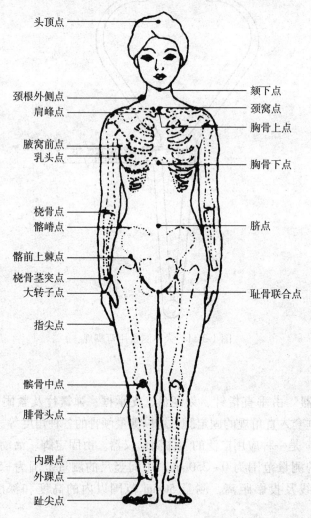

图 1-3-12　躯干和四肢的测点

（三）人体测量术语

1. 肩峰点　肩胛骨外缘的最外侧点（肩峰点高通常等同于肩高）。

2. 腹侧、前侧　朝向身体前部的方向。

3. 两（bi）　前缀，表示连接一对对称测点。如两肩峰点（biacromion）、两耳屏点（bitragion）

4. 股二头肌　股后部最大的肌肉。

5. 颈椎点　第七颈椎棘突尖端的点。

6. 三角肌　上臂肩部外侧缘最大的肌肉。

7. 远位　远离人体质心的方向。

8. 法兰克福平面　当头的正中矢状面保持垂直时，两耳屏点和右眶下点所构成的标准水平面，此平面也称眼耳平面。

9. 眉间点　在正中矢状面上两侧眉弓之间最前的点。

10. 臀褶　臀部和股之间的皮肤皱褶。

11. 握轴　手中抓握的握棒的纵轴。

12. 尾侧、下　远离头部朝向尾部的方向。

13. 枕外隆突点　头枕部在正中矢状面上可沿项肌上缘摸到的最低点。

14. 外侧　远离正中矢状面的方向。

15. 内侧　朝向身体中线的方向。

16. 额下点　下颌颏部在正中矢状面上的最下点。

17. 胸中点　左右第三、四胸肋关节之间中点的连线与正中矢状面的交点。

18. 掌骨　腕骨和指骨之间的长骨。

19. 鼻背点　鼻根部的最凹点。

20. 指骨（趾骨）　手指骨或足趾骨。

21. 背侧、后　朝身体后部的方向。

22. 突　骨头上明显的隆起。

23. 近位　朝向身体质心的方向。

24. 桡骨　前臂拇指侧的长骨。

25. 矢状面　人体前后方向的正中平面（正中矢状面）或平行于它的平面（侧矢状面）。

26. 茎突　桡骨或尺骨在腕部最远端的隆突。

27. 颅侧、上　朝向头顶的方向。

28. 甲状软骨　颈前部最突出的软骨。

29. 胫骨点　小腿胫骨内侧踝内上缘的最高点。

30. 耳屏点　耳屏上切迹（耳屏上缘与前缘相交的点）

31. 尺骨　前臂小指侧的长骨。

32. 头顶点　头部以法兰克福平面定位时正中矢状面上的最高点。

（四）测量条件　为了比较测量结果及引用测量数据，在进行活体测量时，必须统一测量条件。

《用于技术涉及的人体测量基础项目》（GB/T 5703-2010）规定了人体测量项目的定义和标志点，为工效学工作者和设计者提供了人体测量学基础及测量原则资料。

1. 被测者的衣着　测量时，被测者应裸体或尽可能少着装，免冠赤足。

2. 支撑面　站立面（地面）、平台或坐面应该平坦、水平且不变形。

3. 身体对称　对于可以在身体任何一侧进行的测量项目，建议在两侧都进行测量，如果做不到，应该注明是在哪一侧测量的。

4. 胸部及其他受呼吸影响的项目宜在被测者正常呼吸状态下进行测量。

5. 姿势　进行人体测量时的基本姿势，规定为自然直立姿势和自然坐姿。自然姿势是指脊柱自然伸直，两肩放松，上肢自然下垂的状态，肌肉不要特别紧张，但也不要弯背、耸肩。

立姿：身体挺直，头部以法兰克福平面定位，眼平视前方，肩部放松，上肢自然下垂，手伸直，掌心向内，手指轻贴股侧面，左、右足跟并拢，前端分开大致呈 45°夹角，体重均匀分布与两足。

坐姿：头部以法兰克福平面定位，眼平视前方，膝弯曲大致成直角，足平放在地面上。测量时必须严格规定测量方向，一般按照垂直、水平或横向测量。

（1）测量的基准面：垂直方向是身体直立时的上下方向，即垂直于水平面的方向。在垂直面上，通过人体正中线的矢状面称为"正中平面"或"正中矢状平面"，它将人体分为左右对称的两个部分。

与垂直面呈直角相交的面的方向称为"水平方向"，与其平行的平面称为冠状面，它将人体分为前后两个部分。

通过左右耳屏点及右眼眶下点的水平面称为眼耳平面或法兰克福平面。

（2）测量的方向：分别将人的"头侧端"和"足侧端"称为上和下。

在左右方向，规定靠近正中矢状面的方向称为"内侧"，远离正中矢状面的方向称为"外侧"。在四肢，将靠近躯干部分称为近侧，远离躯干的部分称为远侧。

（五）测量

1. 立姿测量项目

（1）体重：人体质量。被测者站立在体重计上。

（2）身高：面到头顶点的垂直距离。被测者足跟并拢，身体挺直站立。头以法兰克福平面定位。[（3）～（8）均用人体测高仪测量]。

（3）眼高：地面到眼外角点的垂直距离。被测者足跟并拢，身体挺直站立，头以法兰克福平面定位。

（4）肩高：地面到肩峰点的垂直距离。被测者足跟并拢，身体挺直站立。肩部放松，上臂自然下垂。

（5）肘高：地面到弯屈肘部的最下点的垂直距离。测量方法：被测者足跟并拢，身体挺直站立，上臂自然下垂，前臂与上臂弯屈呈直角。

（6）立姿髂前上棘点高：地面到髂前上棘点（髂前上棘向前下方最突出的点）的垂直距离。被测者足跟并拢，身体挺直站立。

（7）会阴高：地面到耻骨联合下方的垂直距离。被测者先以双腿叉开 100 mm 的姿势站立，人体测高仪的滑动臂靠在股内侧，略向上移动，使其轻轻靠在耻骨相应部位。在测量时，被测者要足跟并拢，身体挺直站立。

（8）胫骨点高：地面到胫骨点的垂直距离。被测者足跟并拢，身体挺直站立。

（9）立姿胸厚：在胸中点高度处测得的躯干正中矢状面的前后距离。测量方法：被测者足跟并拢，身体挺直站立，双臂自然下垂。测量仪器为圆杆弯脚规。

（10）立姿体厚：身体最大厚度。被测者足跟并拢，双臂自然下垂，身体靠墙挺直站立。测量仪器为人体测高仪（圆杆直角规）。

（11）立姿胸宽：在胸中点高度处测得的躯干宽度。被测者足跟并拢，身体挺直站立，双臂自然垂下。测量仪器为人体测高仪（圆杆直脚规）。

（12）立姿臀宽：臀部两侧的最大水平距离。被测者足跟并拢，身体挺直站立，测量时不能压迫臀部肌肤。测量仪器为人体测高仪（圆杆直脚规）。

2. 坐姿测量项目

（1）坐高：水平坐面到头顶点的垂直距离。被测者躯干挺直，股完全由坐面支撑，小腿自然下垂，头以法兰克福平面定位。［（1）～（6）均用人体测高仪测量］。

（2）坐姿眼高：水平坐面到眼外角点的垂直距离。被测者躯干挺直，两股完全由坐面支撑，两小腿自然下垂，头以法兰克福平面定位。

（3）坐姿颈椎点高：水平坐面到颈椎点的垂直距离。被测者躯干挺直，且股完全由坐面支撑，小腿自然下垂，头以法兰克福平面定位。

（4）坐姿肩高：水平坐面到肩峰点的垂直距离。被测者躯干挺直，两股完全由坐面支撑，两小腿自然下垂。肩部放松，上臂自然下垂。

（5）坐姿肘高：水平坐面到与前臂水平屈肘的最下点的垂直距离。被测者躯干挺直，且股完全由坐面支撑，小腿自然下垂，上臂自然下垂，前臂呈水平。

（6）肩肘距：肩峰点到与前臂水平屈肘的最下点的垂直距离。被测者躯干挺直，两股由坐面支撑，两小腿自然下垂，上臂自然下垂，前臂呈水平。测量仪器为人体测高仪（圆杆直角规）。

（7）肘腕距：墙壁到腕部（尺骨茎突）的水平距离。被测者坐或挺直站立，背靠墙壁，上臂自然下垂。双肘触墙，两前臂呈水平。测量仪器为人体测高仪（圆杆直角规）。

（8）肩宽（两肩峰点宽）：两肩峰点之间的直线距离。被测者坐或站立，身体挺直，双肩放松。［（8）～（11）均用圆杆直角规或圆杆弯角规测量］。

（9）肩最大宽（两三角肌间）：左右上臂三角肌最外突出点之间的直线距离。被测者坐或站立，身体挺直，双肩放松。

（10）两肘间宽：两肘部外侧面之间的最大水平距离。被测者坐或站立，身体挺直，两上臂自然下垂并轻靠体侧，两前臂水平弯屈且彼此平行，并与地面平行。测量时，不压迫肘部肌肤。

（11）坐姿臀宽：臀部两侧最宽部位的宽度。被测者坐着，两股完全由坐面支撑着，小腿自然下垂，两膝盖并拢，测量时不能压迫臀部肌肤。

（12）小腿加足高（腘高）：膝部弯成直角，从足底面到膝弯屈处的股下面的垂直距离。坐姿测量时，被测者股和小腿弯成直角；立姿测量时，则将足搁放在升高的平台上，移动测高仪的滑动臂轻靠股二头肌的肌腱。［（12）～（17）均用人体测高仪测量，其中（15）、（16）为圆杆直角规］。

（13）坐姿大腿厚：坐面到股最高点的垂直距离，被测者躯干挺直，膝部弯成直角，双足平放在地面。

（14）坐姿膝高：地面到髌骨上缘的最高点的垂直距离。被测者躯干挺直，膝部弯成直角，双足平敲在地面。

（15）坐姿腹厚：坐姿时，腹部前后最突出部位的水平直线距离。被测者躯干挺直，双臂自然下垂。测量仪器为人体测高仪。

（16）乳头点胸厚：在乳头点高度处胸部的最大厚度。被测者坐或站立，女子戴普通胸罩，双臂自然下垂。

（17）坐姿臀-腹厚：腹部最向前突处与臀部最向后突处之间最大的投影厚度。被测者躯干挺直，两股完全由坐面支撑，小腿自然下垂，臀部最后点靠在一垂直板，测量从垂直板到腹部最向前突处的距离。

3. 特定部位的测量项目

（1）手长：中指指尖点到桡骨茎突和尺骨茎突之间掌面连线的垂直距离。被测者前臂水平，手伸直，四指并拢，掌心向上，两个茎突连线的测点大致在腕部皮肤皱纹的中间。［（1）～（6）均用直角规测量］。

（2）掌长：桡骨茎突和尺骨茎突的掌面连线到中指近位的掌面皱纹之间的垂直距离。被测者前臂水平，手伸直，四指并拢，掌心朝上。在手的掌面进行测量。

（3）手宽：在第Ⅱ～Ⅴ掌骨头水平处，掌面桡尺两侧间的投影距离。被测者前臂水平，手伸直，四指并拢，掌心朝上。

（4）示指长：从第Ⅱ指的指尖到该指近位掌面的指皱褶之间的距离。被测者前臂水平，掌心朝上，手平伸，手指分开，测量在手的掌面进行。

（5）示指近位宽：中节指骨和近节指骨之间关节区的内侧面与外侧面之间的最大距离。被测者前臂水平，掌心朝上，手平伸，四指分开。

（6）示指远位宽：中节指骨和远节指骨之间关节区的内侧面与外侧面之间的最大距离。被测者前臂水平，掌心朝上，手平伸，四指分开。

（7）足长：足跟的后部到最长足趾（第Ⅰ或第Ⅱ趾）的趾尖之间的最大距离，测量时注意与足的纵轴平行。被测者站立，体重均匀分布于双足。测量仪器为测高仪。

（8）足宽：足的内外侧间与足纵轴相垂直的最大距离。被测者站立，体重均匀分布于双足。测量仪器为弯脚规。

（9）头长：眉间点和枕后点之间的直线距离。头的位置不影响测量。测量仪器为弯脚规。

（10）头宽：两耳上方与正中矢状面相垂直的头部的最大宽度。头的位置不影响测量。测量仪器为弯脚规。

（11）形态面长：鼻梁点和颏下点之间的距离。被测者自然闭嘴，头以法兰克福平面定位。测量仪器为直脚规。

（12）头围：由眉间点绕过枕后点的最大水平周长。软尺放在眉间点经枕后点绕头一周，测量时头发包含在内。测量仪器为软尺。

（13）头矢状弧：从眉间点经过头顶到枕外隆突点的弧长。软尺放在眉间点沿着头顶到枕外隆突点，测量时头发包含在内。测量仪器为软尺。

（14）耳屏间弧：从一侧耳屏点越过头的冠状面到另一侧耳屏点的弧长。软尺贴在头的一侧耳屏点越过冠状面到另一侧耳屏点。测量时，头发包含在内。测量仪器为软尺。

4. 功能测量项目

（1）墙-肩距 肩峰点到垂直面的水平距离。被测者挺直站立，肩胛部和臀部紧靠一垂直面，双肩对该垂直面的压力相等，手臂完全水平前伸。[（1）～（7）均用人体测高仪测量。其中（5）、（6）、（7）为圆杆直角规]。

（2）上肢执握前伸长：被测者双肩靠在垂直面时，从手握轴到垂直面的水平距离。被测者挺直站立，肩胛部和臀部紧靠一垂直面，一只手臂水平前伸，手握握棒，其轴垂直。测量所握的握棒直径为 20 mm。

（3）肘-握轴距：肘弯屈成直角时，从上臂肘部的后面到握轴的水平距离。被测者坐或站立，上臂自然下垂，手握握棒，使其轴垂直。测量握棒的直径为 20 mm。

（4）拳（握轴）高：拳握轴到地面的垂直距离。被测者双脚并拢挺直站立，肩部放松，双臂自然下垂，手握握棒，棒轴水平且位于矢状面内。握棒的直径为 20 mm。

（5）前臂-指尖距：从上臂肘部的后面到指尖点的水平距离，肘部弯屈呈直角。被测者躯干挺直，上臂下垂，前臂水平，手前伸。

（6）臀-腘距：从膝部后腘窝处到臀部最后点的水平距离。被测者躯干挺直，两大腿完全放在座椅面，座椅面尽可能靠膝后腘窝，小腿自然下垂。用垂直于座椅面的测量块抵触臀部最向后的突出点，测量从测量块到座椅面前缘的距离。

（7）臀-膝距：从膝盖的最前点到臀部的最后点的水平距离。被测者躯干挺直，两大腿完全放在座椅面，座椅面尽可能靠膝后腘窝，小腿自然下垂。用垂直于座椅面的测量块抵触臀部最向后的突出点，测量从测量块到膝盖最前点的距离。

（8）颈围：甲状软骨凸下缘点处的颈部围长。被测者躯干挺直，头以法兰克福平面定位。[（8）～（13）均用软尺测量]。

（9）胸围：在乳头水平位置测量的胸部围长。被测者双足并拢，挺直站立。两手臂自然下垂，妇女戴普通胸罩。

（10）腰围：在最下肋骨和上髂嵴中间处的躯干水平围长。被测者双足并拢，挺直站立，腹肌要放松。

（11）腕围：伸直时，桡骨茎突和尺骨茎突水平位置的腕部围长。被测者前臂保持水平，手展开且手指伸直。

（12）股围：股最大的围长。被测者站立，用软尺紧靠臀褶下方水平环绕股测得的围长。

（13）腿肚围：小腿肚的最大围长。被测者站立，用软尺水平地绕过小腿肚测得的最大围长。

（六）人体测量数据的统计分析

1. 人体测量数据的统计指标　人体测量所得到的测量值需要进行统计处理，以便使测量数据能反映该群体的形态特征及差异程度。

在对人体测量数据进行统计处理时，通常使用的指标是均数、标准差、百分位数及相关系数。均数表示测量数据分布的集中趋势，标准差和百分位数表示离散趋势，相关系数表示两列变量之间的相关程度。利用这些统计指标可以很好的描述人体尺寸的变化规律。对于正态分布的测量数据（如身高、坐高、下肢高等）可用均数及标准差表示，如 $M \pm s$ 其适用范围为 68.27%，若为 $M \pm 2s$，其适用范围为 95.46%，如果是 $M \pm 3s$ 则其使用范围为 99.73%。但人体并非所有的测量数据都符合正态分布，对于属于偏态分布的人体尺寸，若用正态分布理论进行推算，就会有较大误差，因此目前普遍使用百分位数统计量。它是一种位置指标，一个界值，以 P_x 表示。百分位数将样本的全部观察值分为两部分，有 x% 的观察值小于等于它，有 (100-x) 的观察值大于它。百分位数对于正态或偏态分布的资料均能很好地描述其分布。

在工效学设计中最常使用的是 P_5、P_{50} 及第 P_{95} 百分位数。P_5 百分位数代表小身材，只有 5% 的人低于这一下限值；P_{50} 为中身材，分别有 50% 的人群的数值高于或低于此值；P_{95} 代表大身材，只有 5% 的人高于此上限。在实际设计中，如果需要得到任一百分位数，可按以下公式求出：

1%~50%的百分位数　　　　　　　$P_x = M - (s \cdot K)$

50%~99%的百分位数　　　　　　　$P_x = M + (s \cdot K)$

M——平均值；s——标准差；K——百分比变换系数（表 1-3-5）

表 1-3-5　百分比与变换系数 K

百分比（%）	K	百分比（%）	K	百分比（%）	K
0.5	2.572	25	0.674	85	1.036
1.0	2.326	30	0.524	90	1.282
2.5	1.960	50	0.000	95	1.645
5	1.645	70	0.524	97.5	1.960
10	1.282	75	0.647	99.0	2.326
15	1.036	80	0.842	99.5	2.567
20	0.842				

在实际应用中，按照多少百分位数设计使用范围应根据需要。设计范围越大，制成的设备和用具的适用度就越高，可使用的人越多。有时是按照某个百分位的范围设计，如坐

高常按适用于 5~95 百分位的人（适用于 90% 的人）进行设计。

2. 人体主要参数的比例关系　正常人体的各部分尺寸具有相关关系，可以根据身体各部分之间的比例关系计算人体相关参数。身高常被用作测量或计算身体各部分数值的基本参数。

根据《中国成年人体尺寸》（GB 10000-88）给出的人体尺寸数据的均值，推算出我国成年人（男 18~60 岁，女 18~55 岁）人体各部分尺寸与身高 H 的比例关系（表 1-3-6）。

表 1-3-6　人体各部分尺寸与身高的比例关系

	男	女
眼高	0.93 H	0.93 H
肩高	0.81 H	0.81 H
肘高	0.61 H	0.61 H
中指尖高	0.38 H	0.38 H
肩宽	0.22 H	0.22 H
上臂长	0.19 H	0.19 H
前臂长	0.14 H	0.14 H
手长	0.11 H	0.11 H
足长	0.15 H	0.15 H
两臂展宽	1.10 H	1.10 H
指尖举高	1.26 H	1.26 H
坐高	0.54 H	0.54H
下肢长	0.52 H	0.52H

（七）注意事项

1. 被测者的姿势与测量结果有密切关系。错误的姿势不能获得可靠的数据。在进行头面部、四肢和躯干的测量时，应保持一定姿势，且身体保持左右对称。立姿时站立的地面或平台以及坐姿时的椅平面均应是水平、稳固不可压缩的。

2. 身高在一天中有一定变化，测量时间最好安排在早晨。

3. 为保证测量准确，误差应降低至最低限度。一般体部测量误差<3mm，身高和其他测量值较大的项目，允许误差 4~5mm。

4. 测量前必须检验及校准全部测量仪器，必须保持仪器干净。

5. 在进行体部测量时，被测者应赤足、裸上身，并穿标准的短裤。不可和衣服、鞋帽一起测量。

6. 用弯角规和直角规进行测量时，应将规的两脚端轻轻靠在皮肤测点上，不能用力压。

7. 被测者应是发育正常的健康个体。发育异常、身体畸形和患有疾病的个体应除外。

8. 在测量仪器上读数时测量者的视线应垂直于测量仪器上的标尺部分，否则会产生测量误差。

二、动作分析

（一）目的及意义　动作分析是人类工效学方法研究中重要的分析方法之一。它以操作者在操作过程中手、眼和身体其他部位的动作作为分析及研究对象。通过动作的分析，找出并剔除多余的无效动作要素，改进不合理的动作，简化操作，使之省时、省力、安全、有效。研究结果用于改进机器设计和工艺装备，使之与人的生理、心理特点相适应，同时也可以为制定工作标准和动作时间标准提供依据。

（二）动作要素符号　动作分析一般在工序分析之后进行，将工作地点的人体动作，按照动作的目的，分解为一系列的动作要素（动素）加以分析研究。

1. 动素符号　动作分析一般使用 Therblig 符号记录。人的各种操作动作由 18 种动素组成，每一种动素具有专门的符号及代号（表 1-3-7）。这 18 种动作要素分三类，第一类是进行工作的动素，即完成操作所必需的动素（1~9 种）；第二类干扰工作的动素，使需要减少和改进的（10~13 种）；第三类为无效动素，对工作无益，应设法消除（14~18 种）。

表 1-3-7　动作分析符号表

类别	序号	动素名称	文字符号	符号	定义
第一类	1	伸手	TE		接近或离开目的物的动作
	2	抓取	G		为抓住目的物的动作
	3	移物	TL		抓住目的物由某位置移至另一位置的动作
	4	定位	P		为便于使用目的物而校正位置的动作
	5	装配	A		结合 2 个以上目的物的动作
	6	使用	U		用设备或工具改进目的物的动作
	7	拆卸	DA		分解 2 个以上目的物的动作
	8	放手	RL		放下目的物的动作
	9	检查	I		将目的物与标准比较的动作

续　表

类别	序号	动素名称	文字符号	符号	定义
第二类	10	寻找	SH		为确定目的物位置的动作
	11	选择	ST		为选定欲抓取目的物的动作
	12	思考	PN		为计划作业方法而迟延的动作
	13	准备	PP		使用后为避免"定位"动作而放置目的物的动作
第三类	14	保持	H		保持目的物的状态
	15	休息	RT		以恢复疲劳为目的的动作
	16	迟延	UD		作业者本身不能控制的等待
	17	故延	AD		作业者本身可以控制的等待

2. 动作要素说明

（1）伸手：起点为手开始朝向目的物的瞬间，终点为手抵达目的物的瞬间。

（2）抓取：起点为手指环绕物体欲控制该物体的瞬间，终点为物体被充分控制的瞬间。

（3）移动：起点为手持负荷开始朝向目的地的瞬间，终点为手抵达目的地的瞬间。

（4）定位：起点为手开始摆动、扭转或滑动物体至一定位置的瞬间，终点为物体被安置于正确位置的瞬间。

（5）组合：起点为两物体开始装接的瞬间，终点为完成装接的瞬间。

（6）分解：起点为物体被抓取后处于拆卸状态的瞬间，终点为物体被拆开的瞬间。

（7）使用：起点为开始控制工具的瞬间，终点为工具使用完毕的瞬间。

（8）松手：起点为手指开始离开物体的瞬间，终点为手指完全离开物体的瞬间。

（9）检查：起点为开始检查物体的瞬间，终点为物体质量好坏被确定的瞬间。

（10）找寻：起点为研究开始寻的瞬间，终点为物体被发现的瞬间。

（11）发现：寻找的终点为发现的起点，终点为开始选择的瞬间。

（12）选择：选择起点为发现的终点，终点为物体被选出的瞬间。

（13）计划：起点为开始思考的瞬间，终点为决定行动的瞬间。

（14）预对：也称准备，起点与终点和定位相同。

（15）持住：起点为将物体置于某一位置的瞬间，终点为物体不必再定置的瞬间。

（16）延迟：起点为开始等候的瞬间，终点为等候终止结束的瞬间。

（17）故延：起点为无益的工作开始的瞬间，终点为无益的工作停止的瞬间。

（18）休息：起点为停止工作的瞬间，终点为恢复工作的瞬间。

3. 动作改进及评价　对一项操作进行动作分析之后，要根据工效学的基本原理做出评价，同时提出改进意见。下述是分析、评价及改进的常见项目内容。

（1）手到达目的物的路径最短、通畅且无障碍物。

（2）尽量减少抓取次数，有条件时用工具代替手抓握。

（3）移动物体尽量使用工具运送。用手移动物体尽量缩短移动距离，中途不改变方向，两手对称运动，工作面的高度和宽度适当。

（4）工具或零件排列整齐，使其位置和方向固定。

（5）使用易于操作的工具组合拆卸物体，有条件尽量使用自动操作系统。

（6）一个动作完成后，手应放在进行下一个动作最有效的位置。

（7）利用不同形状、颜色、尺寸等标示物品，尽量减少检查次数。

（8）操作中充分利用习惯性动作，尽量不用换手。

（9）工作尽可能具体化，减少动力单元，训练操作者熟悉操作过程，对空闲时间加以利用。

（10）工作前充分准备，工作均衡而有节奏。

（11）改善工作环境和工作条件。

（12）减轻精神疲劳和精神紧张状态。

4. 动作分析方法　动作分析方法主要有目视动作分析、摄影或录像动作分析，以及预定动作时间标准法等。

目视动作分析以动作要素为单位，分析人员首先要充分理解动素符号的含义，并熟记每个符号，通过在模拟现场的工作进行动作分析联系，熟练掌握后进行现场工作的观测。

在实际操作中，把连续的动作分解为动作要素，按顺序详细记录整个操作的动作要素，根据动作评价及改进要求，对记录资料进行分析，经整理归纳，提出合理操作方法及改进意向。

影像分析方法是先用电影摄影机或录像机对各种动作进行拍摄，然后通过放映对动作逐一进行分析研究。这种方法不容易遗漏细小动作，使动作分析更加完全、准确。但这种分析方法需要相应的仪器设备，成本较高。

（何丽华　王　生）

第四章 毒物和职业性化学中毒

第一节 概 述

一、概念

1. 毒物（toxicant） 在一定条件下，以较小剂量就可引起暂时或永久性的病理改变，甚至危及生命的化学物质称为毒物。

2. 中毒（poisoning） 机体受毒物的作用引起一定程度的组织破坏、生理功能障碍而出现的疾病状态甚至死亡现象称为中毒。

3. 生产性毒物（productive toxicant） 生产过程中产生或存在于工作场所空气中的各种毒物，称为生产性毒物。

4. 职业性化学中毒（occupational chemical poisoning） 劳动者在生产过程中由于过量暴露化学毒物所致的疾病状态称为职业性化学中毒。

二、生产性毒物的来源与存在状态

（一）来源 生产性毒物的来源可有多种，主要来源有原料、产品、中间产品（中间体）、辅助原料、副产品；有时也来自于热分解产物及反应产物、夹杂物或废弃物等，例如含砷矿渣受潮或淋雨会产生剧毒的砷化氢（AsH_3）。在化工行业的生产过程中，化工原料的运输、包装、贮存过程中的泄漏、使用过程中的散失及三废的排放等都是生产性毒物的主要来源。

（二）存在状态 生产性毒物可以固态（solid state）、液态（liquid state）、气态（gaseous state）或气溶胶（aerosol）的状态存在。毒物的存在状态与生产环境的气象条件和生产加工工艺有关，同一种毒物可有不同的存在状态，如铅烟、铅尘、铅蒸气。

1. 气态 ①气体：指常温、常压下没有一定形状和体积，可以流动的物质，如氯气、氨气、一氧化碳、二氧化碳、硫化氢；②蒸气：指固体的升华或液体的蒸发而形成的气体，前者如碘蒸气，后者如苯蒸气。凡沸点低、蒸气压大的液体都易产生蒸气（如汞蒸气），对液体加温、搅拌、通气、超声处理、喷雾或增大其体表面积均可促进蒸发或挥发。

2. 液态 ①液体（liquid）：在常温常压下有一定的体积、没有一定的形状、可以流动的物质，如酸、碱、有机溶剂、大多数农药等；②雾（mist）：悬浮于空气中的液体微粒，称为雾。蒸气冷凝或液体喷洒可形成雾，如镀铬作业时可产生铬酸雾，喷洒农药或喷漆作业时也可产生雾。

3. 固态 ①烟（smoke）：悬浮于空气中直径小于 $0.1\mu m$ 的固体微粒，称为烟；②粉尘（dust）：能较长时间悬浮在空气中，其粒子直径为 $0.1\sim10\mu m$ 的固体微粒称为粉尘。固体物料在机械粉碎、加工时，粉末状物质在混合、筛分、包装时均可引起粉尘飞扬。

4. 气溶胶　由烟、雾、尘悬浮于空气中所形成的分散体系，称为气溶胶。

了解生产性毒物的来源及其存在状态，对于了解毒物进入人体的途径、评价毒物的毒作用、选择空气样品的采集、分析方法以及制定相应防护策略等均有重要意义。

三、生产性毒物的接触机会

生产性毒物主要存在于以下生产过程：原料的开采与提炼，加料和出料；材料的加工、搬运、储藏；成品的处理、包装等。另外在生产环节中，有许多因素也可导致作业人员接触毒物，如容器管道的渗漏，化学物的包装或储存气态化学物钢瓶的泄漏，作业人员进入反应釜出料和清釜，化学反应控制不当或加料失误而引起冒锅和冲料，物料输送管道或出料口发生堵塞，废料的处理和回收，化学物的采样和分析，设备的保养、检修等。

另外，有些作业虽未直接应用有毒物质，但在一定的条件下亦可接触到毒物，甚至引起中毒。例如，在有机物堆积且通风不良的狭小场所作业（清理地窖、阴沟、下水道管沟、矿井废巷、化粪池等），可接触硫化氢；含氟塑料加热可接触到有毒的热裂解产物等。

四、生产性毒物进入人体的途径

在生产过程中，毒物主要经呼吸道进入人体，其次为经皮肤进入，由消化道进入引起职业性化学中毒的机会极少。

1. 呼吸道　气体、蒸气及气溶胶状态的毒物均可经呼吸道进入人体。呼吸道由鼻、咽、喉、气管、支气管和肺部组成，虽然每部分都有其独特的结构（如生理弯曲、纤毛）和功能（分泌黏液、纤毛运动）限制和阻止毒物进入到机体内部，但正常人有 $4\sim12$ 亿个肺泡，由于肺泡呼吸膜极薄，呼吸膜的扩散面积很大（$50\sim100\ m^2$），供血丰富，既保证了有效的气体交换，也增加了毒物与肺泡的接触机会，所以经呼吸道吸收的毒物，以肺泡吸收为主。经呼吸道吸收的毒物未经肝脏的生物转化解毒过程即直接进入体循环并分布全身，因此，其毒作用发生较快，仅次于静脉注射。大部分生产性毒物均由此途径进入人体而发生中毒。

气态毒物经过呼吸道吸收受许多因素的影响，主要与毒物在空气中的浓度及其水溶性有关，吸入的毒物浓度高，毒物在呼吸膜内外的分压差大，进入机体的速度就较快；另外还与毒物的分子量及其血/气分配系数（blood/air partition coefficient）有关，分子量小的气体扩散较快，血/气分配系数大的毒物易吸收。例如，乙烯、二硫化碳、乙醚和乙醇的血/气分配系数分别为 0.4、5、15 和 1300，乙醇远较乙烯、二硫化碳和乙醚易被吸收入血液。

气态毒物进入呼吸道的深度取决于其水溶性，易溶于水的毒气如氨、二氧化硫、氯气等易在上呼吸道吸收，除非浓度较高，一般不易到达肺泡；水溶性较差的毒气如光气、二氧化氮等对上呼吸道的刺激性较小，则可进入呼吸道深部，主要通过肺泡吸收。

气态毒物到达肺泡后，主要经过简单扩散透过呼吸膜进入血液，其吸收速度受许多因素的影响，其中主要与毒物在空气中的浓度或肺泡气与血浆中的分压差有关。此外，劳动强度、肺通气量与肺血流量以及生产环境的气象条件等因素也可影响毒物在呼吸道中的吸收。

气溶胶状态的毒物在呼吸道的吸收情况较为复杂，受呼吸道的结构特点、粒子的形状、分散度、溶解度以及呼吸系统的清除功能等多种因素的影响。

2. 皮肤　皮肤对外来化合物具有屏障作用，但确有不少外来化合物可经皮肤吸收入血而引起中毒。化学毒物经皮肤吸收主要通过表皮和皮肤的附属器官（毛囊、汗腺和皮脂腺）。成年人皮肤厚度为 0.5~4mm，面积为 1.5~2.2 m²。皮肤对机体来说是起保护作用的，它不但可通过汗腺和其他附属腺体排泄毒物，而且作为机体的天然屏障可阻止毒物、微生物、紫外线等进入机体。

有许多毒物可经皮肤吸收入血而引起中毒。如苯胺、三硝基甲苯等氨基和硝基化合物、有机磷酸酯类化合物、氨基甲酸酯类化合物、金属有机化合物（四乙基铅）等。经皮吸收的毒物也不经肝脏的生物转化解毒过程而直接进入体循环。

影响毒物经皮吸收的因素较多，毒物本身方面，如溶解度、分子量、浓度和黏稠度等决定毒物是否容易经皮侵入体内；另外生产环境的温度和湿度、溶剂的种类、暴露皮肤的部位和面积、机体皮肤的健康状态等也可影响毒物经皮肤途径的吸收。

理论上，经皮肤吸收引起中毒的毒物是脂、水双溶性的。毒物经皮肤吸收分为穿透皮肤角质层和由角质层进入真皮而被吸收入血的两个阶段。表皮角质层是经皮吸收的最主要屏障，分子量大于 300 的物质一般不易透过完好无损的角质层；角质层下的颗粒层为多层膜状结构，且胞膜富含固醇磷脂，脂溶性物质可透过此层，但水溶性物质难以透过。毒物经表皮到达真皮后，如不同时具有一定水溶性，则很难扩散进入真皮乳头层的毛细血管。所以，了解其脂/水分配系数（lipid/water partition coefficient）有助于估测毒物经皮吸收的可能性。一般来讲，脂/水分配系数高的化学毒物易被皮肤吸收。但有学者认为，脂水双溶的物质（如苯胺）可被皮肤迅速吸收，而脂溶性高水难溶的毒物（如苯）经皮吸收率相对较低。

某些难经皮肤吸收的毒物（金属汞蒸气、气态氰化氢等），如浓度较高时也可经皮肤吸收。生产环境的温度和湿度较高时，劳动者易出汗，皮肤暴露面积大，毒物粉尘易黏附，容易发生经皮肤中毒的事件。如果皮肤有病损或表皮屏障遭腐蚀性毒物破坏，原本难经完整皮肤吸收的毒物也能经皮肤侵入。

3. 消化道　毒物虽可经整个消化系统的黏膜吸收，但在生产过程中，毒物经消化道摄入所致的职业性化学中毒甚为少见。经消化道吸收引起的职业性化学中毒见于意外事故或由于个人卫生习惯不良（在劳动车间吸烟、饮水、吃零食、来自呼吸道含有难溶性毒物的痰液被吞咽）。个别毒物如氰化物可被口腔黏膜吸收，发生急性中毒。

五、生产性毒物在体内的过程

（一）分布　化学毒物通过各种途径被吸收进入血液和体液后，随血流和淋巴液分散到全身各组织的过程，称为分布（distribution）。影响毒物在体内分布的因素较多。

1. 毒物的理化特性如分子量和极性等　一般情况下分子量小、极性差的毒物易进入细胞内。

2. 毒物在血液和组织中的浓度及形成的浓度梯度 毒物在血液中的浓度高，则所形成的局部血液-组织间的浓度梯度高，易分布。

3. 组织中的血流量 大多数毒物易分布于血流量比较大的肝脏和肾脏，很少分布在血流量较小的肌肉，但铅易储藏于血流量最小的骨骼。

4. 毒物对某种组织的特异性 脂肪组织的血流量虽不高，但脂溶性毒物苯易在脂肪中分布。一氧化碳入血后立即与血红蛋白结合形成碳氧血红蛋白。

5. 特殊的屏障 有些组织器官有特殊的屏障功能，屏障是阻止或减少毒物由血液进入某种组织器官的一种生理保护机制，主要有血脑屏障（blood-brain barrier）和胎盘屏障（placental barrier）。血脑屏障由脑中毛细血管内皮细胞外围紧密包绕一层星形胶质细胞组成，解离的分子由于不溶于脂质，几乎不能通过；蛋白质和水溶性分子也不能透过；只有脂溶性、未解离、未与蛋白质结合的化学毒物才有可能通过，如铅、甲基汞、一氧化碳、乙醇及麻醉性药物等。胎盘屏障能阻止某些毒物由母体向胎儿转运，起保护作用。

受多种因素的影响，大多数毒物在体内的分布不均匀。毒物可相对集中于某些组织器官，如铅、氟集中于骨骼。在组织器官内相对集中的毒物随时间的推移而呈动态变化，如铅最初常分布于血流量较大的组织肝、肾、脾、肺、脑等器官，数周后则逐渐转移至血液循环较差的骨骼。

（二）生物转化 毒物在体内代谢酶的作用下，其化学结构发生一系列改变，形成其衍生物以及分解产物的过程，称为生物转化（biotransformation），亦称代谢转化。进入机体的毒物，有的直接作用于靶部位产生毒效应，并以原形排出，但多数毒物吸收后需经生物转化。

肝脏是发生生物转化作用的主要器官，在肝细胞微粒体、胞液、线粒体等部位均存在有关生物转化的酶类。其他组织如肾、胃肠道、肺、皮肤及胎盘等也可进行一定的生物转化，但以肝脏最重要，其生物转化功能最强。生物转化的方式有氧化（oxidation）、还原（reduction）、水解（hydrolysis）、结合（conjugation）4 种反应类型。

生物转化的结局主要有生物解毒和生物活化。大部分毒物经生物转化后毒性降低，但是，也有不少毒物经生物转化后其毒性反而增强，或由无毒转变为有毒。许多致癌物如芳香胺、苯并（a）芘等，均是经代谢转化而被活化。

1. 生物解毒 多数毒物经生物转化后，将亲脂物质最终转变为更具极性的亲水物质，从而有利于经尿或胆汁排出体外；同时，透过生物膜进入细胞的能力及与组织的亲和力减弱。所以，毒物经体内代谢转化后变成低毒或无毒的产物，这种转变称作生物解毒（biological detoxification）。如苯在肝脏氧化成酚类代谢物，酚类代谢物可与硫酸盐或葡萄糖醛酸结合随尿排出。

2. 生物活化 一些原本无毒或低毒的物质，经生物转化后变成有毒或毒性更大的产物，这种转变称作生物活化（biological activation）。许多致癌物是经代谢转化而被活化后才具致癌作用的，例如芳香胺、苯并（a）芘等。农药对硫磷在肝脏微粒体混合功能氧化酶的作用下，氧化脱硫后形成对氧磷，对氧磷的大鼠经口 LD_{50} 约为对硫磷的 1/3，即毒性增大。

（三）排泄（excretion） 是吸收进入机体的化学物或其代谢产物向机体外转运的过程。化学毒物及其代谢产物从机体排出的主要途径是经肾脏随尿排出和经肝、胆通过肠道随粪便排出。其次，化学毒物也可随各种分泌物如汗液、乳汁和唾液排出。挥发性物质（如苯、甲苯、二甲苯等）还可通过呼吸道排出。

1. 肾脏　是排泄毒物及其代谢物极为有效的器官，也是最重要的排泄途径，许多毒物均由此排出。其排出速度除受肾小球滤过率、肾小管分泌及重吸收作用的影响外，还取决于被排出毒物的本身的分子量、脂溶性、极性和离子化程度。尿中毒物或代谢物的浓度常与血液中的浓度密切相关，所以测定尿中毒物或其代谢物水平，可间接衡量毒物的体内负荷情况；结合临床征象和其他检查有助于中毒的诊断。

2. 呼吸道　气态毒物可以其原形经呼吸道排出，例如乙醚、苯蒸气等。排出的方式为被动扩散，排出的速率主要取决于肺泡呼吸膜内外有毒气体的分压差；通气量也影响其排出速度。

3. 消化道　肝脏是许多毒物的生物转化部位，其代谢产物可直接排入胆汁随粪便排出。有些毒物如铅、锰等，可由肝细胞分泌，经胆汁随粪便排出。有些毒物排入肠道后可被肠腔壁再吸收，形成肠肝循环。

4. 其他途经　汞可经涎腺排出；铅、锰、苯等可经乳腺排入乳汁；铅还可经胎盘屏障进入胎儿体内；头发里可检出铅、汞、砷等。

（四）蓄积（accumulation）

1. 概念　蓄积是进入机体的毒物原型或其代谢产物在接触间隔期内，如不能完全排出而逐渐蓄积于体内的现象。

2. 蓄积方式　分为毒物量的蓄积和功能蓄积。前者如铅在骨骼的蓄积；后者如有机磷农药在体内代谢迅速，低浓度反复暴露有机磷农药，主要由功能蓄积（胆碱酯酶活性降低）导致慢性中毒。

3. 蓄积意义　毒物的蓄积作用是引起慢性中毒的物质基础。当毒物的蓄积部位与其毒害作用的靶器官一致时，易发生慢性中毒。但当毒物的蓄积部位与其毒害作用的靶器官不一致时，则对暴露毒物的机体来说，具有保护作用和潜在的危害性，如铅吸收后可以不溶性的磷酸铅（相对无活性）的形式在骨骼中蓄积，对铅中毒的发生起缓冲作用；但在某些条件下，如感染、发热、饥饿、疲劳、服用酸性药物等状态下，机体内环境偏酸时，骨骼内储存的磷酸铅则以可溶性磷酸氢铅的形式释放入血，可诱发或加重铅中毒的发生。

六、影响毒物对机体毒作用的因素

劳动者暴露于生产性毒物，并非一定或即刻会引起职业性化学中毒。毒物对机体的毒作用受很多因素的影响，如毒物本身的特性、暴露量、联合作用、个体因素等。

（一）化学结构　毒物的化学结构直接决定其理化性质和化学反应能力，理化性质和化学反应能力不仅与毒物进入体内的途径和体内过程有关，而且与生物学活性和生物学作用密切相关，并在某种程度上决定其毒性。目前已获得了一些有关化学结构与毒性关系的规律，据此，可推测某些新化学物的大致毒性和毒作用特点。例如，脂肪族直链饱和烃类化合物的麻醉作用，在 3~8 个碳原子范围内，随碳原子数增加而增强，即戊烷<己烷<庚烷；卤代饱和烷烃的肝脏毒性随卤原子取代的数量而增大，即 $CCl_4 > CHCl_3 > CH_2Cl_2 > CH_3Cl$。

（二）理化性质（溶解度、分散度、挥发性）

1. 溶解度　毒物在水中的溶解度直接影响毒性大小，水中溶解度越大，毒性越大。如雌黄（As_2S_3）溶解度比砒霜（As_2O_3）小 3 万倍，雌黄毒性也较砒霜小得多，氧化铅较硫化铅易溶解于血清，故氧化铅较硫化铅毒性大于后者。苯具有脂溶性，易侵入富含脂质的神经系统和骨髓，其毒作用以神经系统和造血系统的损伤为特征。刺激性气体因水溶性差异，对呼吸道的作用部位和速度也不尽相同。

2. 分散度　在化学成分相同的前提下，分散度越高毒性越高，例如铅烟比铅尘毒性大。分散度高的化学性毒物，因其颗粒细小，容易弥散，飘浮在空气中的时间较长，进入呼吸道的机会多，加上比表面积大，入体后化学反应相对活泼，有害作用大。

3. 挥发性　挥发性高的毒物，在空气中蒸气浓度高，吸入中毒的危险性大。相反，一些毒物绝对毒性虽大，但其挥发性很小，其在现场吸入中毒的危险性并不高。因此不能忽视对高挥发性毒物的密闭通风控制措施。

（三）剂量、浓度和接触时间　不论毒物的毒性大小如何，都必须在体内达到一定量才会引起中毒。瑞士化学家、医学家、自然哲学家帕拉采尔苏斯（Paracelsus，1493~1541）指出：世界上没有绝对无毒的物质，关键是致害的浓度。空气中毒物浓度高，接触时间长，则进入体内的剂量大，容易发生中毒。一般作用剂量（dose，D）是暴露浓度（concentration，C）与暴露时间（time，T）的乘积，即 $D \approx C \cdot T$。因此，降低空气中毒物的浓度，缩短接触时间，减少毒物进入体内的量是预防职业性化学中毒的重要环节。

（四）联合作用

1. 毒物的联合作用　两种或两种以上的毒物同时或先后共同作用于机体，其毒效应可以表现为独立、相加、协同和拮抗作用。职业卫生学评价时应注意毒物和其他有害因素的相加和协同作用，以及生产性毒物与生活性毒物的联合作用。

2. 生产环境和劳动强度　已知环境温度和湿度均可影响毒物的毒作用。高温环境下毒物的挥发速度加快，机体呼吸和循环加快，出汗增多等，均可促进毒物的吸收，有人研究了多种化学物在不同温度条件下对大鼠的毒性影响，发现在 36℃高温，毒性最强；体力劳动强度大时，每分钟通气量增加，毒物吸收多，机体耗氧量也增多，人体对毒物更为敏感。

（五）个体易感性　人体对毒物毒作用的敏感性存在着较大的个体差异。造成这种差异的个体因素很多，如年龄、性别、健康状况、生理状况、营养、内分泌功能、免疫状态及个体遗传特征等。研究表明产生毒物个体易感性差异的决定因素是个体遗传特征，例如葡萄糖-6-磷酸脱氢酶（G-6-PD）缺陷者，对溶血性毒物较为敏感，易发生溶血性贫血；研究表明，携带不同 δ-氨基 γ-酮戊酸脱水酶（δ-aminoleveulivnic acid dehydrvotase，ALAD）基因型的劳动者对铅毒作用的敏感性也有明显差异，携带 $ALAD_2$（铅中毒易感基因）者较携带 $ALAD_1$ 者易致铅中毒。高龄或未成年、特殊生理周期（月经期、妊娠期、哺乳期、更年期）、营养不良、健康水平差等状态的劳动者对毒物敏感。

七、职业性化学中毒的临床表现

职业性化学中毒的病例数在职业病中占有相当大的比例，是我国重点防治的职业病种类之一。

（一）职业性化学中毒表现形式 由于生产性毒物的毒性、接触浓度和时间、个体差异等因素的影响，职业性化学中毒可表现为多种临床类型，一般可分为三型。

1. 急性中毒（acute poisoning） 指在一次或一个工作日内接触大量毒物而引起的中毒。常常是事故造成的高浓度、短时间接触，往往在几分钟或数小时后即可发病。如下水道清理时一次吸入硫化氢导致的昏迷；化工厂检修工吸入泄漏的光气数小时后出现的急性肺水肿；吸入高浓度溴甲烷、三乙基锡、四乙基铅，1~2天后出现急性脑水肿症状，都属于急性中毒范畴。

2. 慢性中毒（chronic poisoning） 指毒物少量长期进入人体而引起的中毒。常常是低浓度、长时间接触，往往需要接触几个月，甚至数年后才逐渐出现症状，如慢性铅中毒、锰中毒等。

3. 亚急性中毒（ subacute poisoning） 发病情况介于急性和慢性之间，称亚急性中毒。常常是暴露于较高浓度的毒物、暴露工龄一般不超过1个月，如亚急性铅中毒。

此外，接触者在暴露期间未见中毒表现，脱离接触毒物一定时间后，才呈现中毒临床表现，称迟发性中毒（delayed poisoning），如迟发性锰中毒等。毒物或其代谢产物在体内超过正常上限值，但无该毒物所致临床表现，呈亚临床状态，称毒物的吸收（poisons absorption），如铅吸收。

（二）主要临床表现 由于毒物本身的毒性及其毒作用特点、接触剂量等各异，职业性化学中毒的临床表现多种多样，尤其是多种毒物同时作用于机体时更为复杂，可累及全身各个系统，出现多脏器损害。同一毒物可累及不同的靶器官，出现多种临床表现，如铅中毒（损伤神经、造血、泌尿系统）、汞中毒（损伤神经、消化、泌尿系统）；不同毒物也可损害同一靶器官而出现相同的或类似的临床表现，如氯代烃类化合物等许多毒物均可造成肝脏损害。充分掌握职业性化学中毒的这些临床特点，有助于职业性化学中毒的正确诊断和治疗，防止误诊。

1. 神经系统 神经系统尤其是中枢神经系统，是人体最易受毒物损伤的部位，许多化学毒物可选择性损害神经系统。以中枢和周围神经系统为主要毒作用靶器官或靶器官之一的化学物统称为神经毒物。引起神经系统损害的常见生产性毒物有金属、类金属及其化合物、窒息性气体、有机溶剂和农药等。

（1）类神经症：慢性轻度中毒早期多见类神经症，甚至有精神障碍表现，脱离接触后可逐渐恢复。

（2）周围神经病变：铅、丙烯酰胺、正己烷、有机磷等可引起神经髓鞘、轴索变性，损害运动神经的神经肌肉接点，从而产生感觉和运动神经损害的周围神经病变。

（3）中枢神经病：①锥体外系损伤：如一氧化碳、锰等中毒可出现肌张力增高、震颤麻痹；②中毒性脑病和脑水肿：铅、汞、窒息性气体、有机磷农药、1,2-二氯乙烷等严重中毒时，可引起中毒性脑病和脑水肿。

2. 呼吸系统 呼吸系统是毒物进入机体的主要途径，首当其冲遭受气态毒物的损害。引起呼吸系统损害的生产性毒物主要是刺激性气体。

（1）炎症：如氯气、光气、氮氧化物、二氧化硫、硫酸二甲酯等可引起气管炎、支气管炎等呼吸道病变；严重时可产生化学性肺炎、化学性肺水肿及急性呼吸窘迫综合征（acute respiratory distress syndrome，ARDS）；吸入液态有机溶剂如汽油等尚可引起吸入性肺炎。

（2）过敏性哮喘：如二异氰酸甲苯酯（toluene diisocyanate，TDI）可诱发过敏性哮喘。

（3）呼吸道肿瘤：砷、氯甲醚类、铬等可致呼吸道肿瘤。

3. 血液系统 许多毒物对血液系统有毒作用。

（1）贫血：铅干扰卟啉代谢，影响血红素合成，可引起低色素性贫血。

（2）溶血：砷化氢是剧烈的溶血性物质，可产生急性溶血反应。

（3）高铁血红蛋白血症：苯的氨和硝基化合物及亚硝酸盐等高铁血红蛋白形成剂，可导致高铁血红蛋白血症。

（4）造血障碍：苯和三硝基甲苯抑制骨髓造血功能可引起白细胞及血小板减少、再生障碍性贫血，甚至引起白血病。

（5）出血：2-（二苯基乙酰基）-1, 3-茚满三酮（商品名为敌鼠）抑制肝脏凝血因子合成，损害毛细血管壁，而产生严重出血

（6）碳氧血红蛋白血症：一氧化碳与血红蛋白结合，形成碳氧血红蛋白血症，可引起组织细胞缺氧窒息。

4. 消化系统 消化系统是毒物吸收、生物转化、排出和肠肝循环再吸收的场所，许多生产性毒物可损害消化系统。

（1）口腔炎：汞、酸雾等可引起口腔炎。

（2）急性胃肠炎：汞盐、三氧化二砷、有机磷农药急性中毒时可见急性胃肠炎。

（3）中毒性肝病：四氯化碳、氯仿、砷化氢、三硝基甲苯中毒可引起急性或慢性中毒性肝病。

（4）腹绞痛：铅、铊中毒时可出现腹绞痛。

（5）牙组织损害：有的毒物可损害牙组织，出现氟斑牙、牙酸蚀病、牙齿色素沉着等表现。

5. 泌尿系统 肾脏不仅是毒物最主要的排泄器官，也是许多化学物质的贮存器官之一。因此，泌尿系统，尤其是肾脏成为许多毒物的靶器官。引起泌尿系统损害的毒物很多，其临床表现大致可分为急性中毒性肾病、慢性中毒性肾病、泌尿系统肿瘤以及其他中毒性泌尿系统疾病，前2种类型较多见。

（1）肾病：铅、汞、镉、四氯化碳、砷化氢等可致急、慢性肾病。

（2）泌尿系统肿瘤：β-萘胺、联苯胺可致泌尿系统肿瘤。

（3）化学性膀胱炎：芳香胺、杀虫脒可致化学性膀胱炎。

6. 循环系统 毒物可引起心血管系统损害，临床可见急、慢性心肌损害、心律失常、

房室传导阻滞、肺源性心脏病、心肌病（心脏扩大、心肌肥厚等）和血压异常等多种表现。

（1）心肌损伤：金属毒物和有机溶剂可直接损害心肌。

（2）房室传导阻滞：镍通过影响心肌氧化与能量代谢，引起心功能降低、房室传导阻滞。

（3）血压下降：亚硝酸盐可致血管扩张，血压下降。

（4）冠状动脉硬化：长期接触一氧化碳、二硫化碳、硝酸甘油这类毒物的职业人群因冠状动脉硬化使冠心病或心肌梗死的发病率明显增高。

7. 生殖系统　毒物对生殖系统的毒作用包括对接触者本人的生殖及其对子代的发育过程的不良影响，即"生殖毒性和发育毒性"（reproductive toxicity and developmental toxicity）。

（1）生殖毒性：包括对接触者的生殖器官、有关的内分泌系统、性周期和性行为、生育力、妊娠结局、分娩过程等方面的影响。例如，铅、锡、汞等重金属对男性可损伤睾丸的生精过程，导致精子数量减少、畸形率增加、活动能力减弱；对女性导致月经先兆症状发生率增高、月经周期和经期异常、痛经及月经血量改变；接触高浓度铅、汞、二硫化碳、苯系化合物、环氧乙烷的女工自然流产率明显增高。

（2）发育毒性：包括胎儿结构异常、发育迟缓、功能缺陷、甚至死亡等。

8. 皮肤　职业性皮肤病占职业病总数的40%～50%，其中化学因素占90%以上。

（1）接触性皮炎：由酸、碱、有机溶剂等引起。

（2）光敏性皮炎：由沥青、煤焦油等引起。

（3）职业性痤疮：由矿物油类、卤代芳烃化合物等引起。

（4）皮肤黑变病、疣赘：由煤焦油、石油、沥青等引起。

（5）皮肤溃疡：由铬的化合物、铍盐等引起。

（6）职业性角化过度和皲裂：由有机溶剂、碱性物质等引起。

（7）脱发：由氯丁二烯、铊等引起。

（8）皮肤肿瘤：由砷、煤焦油等引起。

9. 其他

（1）眼部病变：如刺激性化学物可引起角膜、结膜炎；腐蚀性化合物可使角膜、结膜坏死、糜烂；三硝基甲苯、二硝基酚可致白内障；甲醇可致视神经炎、视网膜水肿、视神经萎缩，甚至失明等。

（2）金属烟雾热：吸入氧化锌、氧化镉等金属烟尘可引起金属烟热。

八、职业性化学中毒的诊断

职业性化学中毒的诊断具有很强的政策性和科学性。正确的诊断关系到职工的健康和国家劳动保护政策的贯彻执行。但在具体操作过程中，尤其是某些慢性中毒，因缺乏特异的症状、体征及检测指标，较难确诊。所以，职业性化学中毒的诊断应有充分的资料，包括职业史、现场职业卫生调查、相应的临床表现和必要的实验室检测，并排除非职业因素所致的类似疾病，综合分析，方可做出合理的诊断。法定职业病诊断按职业病防治法及相关的诊断标准进行。

（一）职业史　应详细询问患者的职业性有害因素接触史，包括现职工种、工龄、接触毒物的种类、生产工艺、操作方法、防护措施；既往工作经历，包括部队服役史、再就业史、打工史及兼职史等，以便判断患者接触毒物的机会和程度，这是职业性化学中毒诊断的重要前提。

（二）职业卫生现场调查　深入作业现场，进一步了解患者所在岗位的生产工艺过程、劳动过程、空气中毒物的浓度、预防控制措施；同一接触条件下的其他劳动者有无类似发病情况等，从而判断患者在该条件下有无可能引起中毒。

（三）症状与体征　由于毒物本身的性质、接触剂量、侵入途径和靶器官不同，以及个体差异等，其所致职业性化学中毒的临床表现复杂多样，即使是同一毒物在不同致病条件下也可出现性质和程度截然不同的临床表现；同一症状体征也可由多种毒物所致；非职业因素所致的损害也可出现与职业因素危害完全相同或相似的临床症状和体征。因此，在临床资料收集与分析时既要注意不同职业性化学中毒的共同点，又要考虑到各种特殊的和非典型的临床表现；不仅要排除其他职业性有害因素所致类似疾病，还要考虑职业病与非职业病的鉴别诊断。一般来说，急性职业性化学中毒因果关系较明确；而慢性职业性化学中毒的因果关系有时还难以确立。诊断分析应注意其临床表现与所接触毒物的毒作用性质是否相符，中毒的程度与其接触强度（剂量）是否相符，尤应注意各种症状体征发生的时间顺序及其与接触生产性毒物的关系。

（四）实验室检查　实验室检查对职业性化学中毒的诊断具有重要意义。检测指标主要包括接触指标和效应指标。

1. 接触指标　测定生物材料中毒物或其代谢产物，如尿铅、血铅、发汞、尿酚、尿中甲基马尿酸等。

2. 效应指标　①反映毒作用的指标：如铅中毒者检测尿 δ-氨基-γ-酮戊酸（δ-aminole-vulinic acid，δ-ALA）；有机磷中毒者检测血液胆碱酯酶活性等；②反映毒物所致组织器官病损的指标，包括血、尿常规检测及肝、肾功能试验检测等，例如镉致肾小管损伤可测定尿中低分子蛋白（β_2-微球蛋白）以及其他相关指标。

上述各项诊断依据，要全面、综合分析，才能做出切合实际的诊断。对有些暂时尚不能明确诊断的患者，应先作对症处理、动态观察、逐步深化认识，做出正确的诊断。否则可能引起误诊误治，如将铅中毒所致急性腹绞痛误诊为急性阑尾炎而行阑尾切除术等。导致误诊误治的原因很多，主要原因是供诊断分析用的资料不全，尤其是忽视职业史及现场调查资料的收集。

九、职业性化学中毒的治疗

职业性化学中毒的治疗可分为病因治疗、对症治疗和支持疗法三类。病因治疗的目的是尽可能消除或减少致病的物质基础，并针对毒物致病的机制进行处理。及时合理的对症处理是缓解毒物引起的主要症状，促进机体功能恢复的重要措施。支持疗法可改善患者的全身状况，促进康复。

（一）急性职业性化学中毒

1. 现场急救　立即将患者移至上风向或空气新鲜的场所，注意保持呼吸道通畅。若患者衣服、皮肤被毒物污染，应立即脱去污染的衣物，并用清水彻底冲洗皮肤（冬天宜用温水）。如遇水可发生化学反应的物质，应先用布抹去污染物，再用水冲洗，以防毒物继续经皮吸收。现场救治中，应注意对心、肺、脑、眼等重要脏器的保护。对重症患者，应严密注意其意识状态、瞳孔、呼吸、脉搏、血压的变化。若发现呼吸、循环障碍时应及时对症处理，具体措施与内科急救原则相同。对严重中毒需转送医院者，应根据症状采取相应的转院前救治措施。

2. 阻止毒物继续吸收　患者到达医院后，如发现现场紧急清洗不够彻底，则应进一步清洗。对气体或蒸气吸入中毒者，可给予吸氧。经口中毒者，应立即催吐、洗胃或导泻。

3. 解毒和排毒　对中毒患者应尽早使用解毒排毒药物，解除或减轻毒物对机体的损害。必要时，可用透析疗法或换血疗法清除体内的毒物。常用的特效解毒剂如下：

（1）金属络合剂：主要有依地酸二钠钙（$CaNa_2EDTA$）、二乙三胺五乙酸三钠钙（DTPA）、二巯基丙醇（BAL）、二巯基丁二酸钠（NaDMS）、二巯基丁二酸（DMSA）等，可用于治疗铅、汞、砷、锰等金属和类金属中毒。

（2）高铁血红蛋白还原剂：常用的有亚甲蓝（美蓝），可用于治疗急性苯胺、硝基苯类高铁血红蛋白形成剂中毒。

（3）氰化物中毒解毒剂：如亚硝酸钠-硫代硫酸钠疗法，主要用于救治氰化物、丙烯腈等化学物的急性中毒。

（4）有机磷中毒解毒剂：主要有氯解磷定、碘解磷定、阿托品等。

（5）氟乙酰胺中毒解毒剂：常用的有乙酰胺（解氟灵）等。

4. 对症治疗　针对病因的特效解毒剂的种类有限，因而对症治疗在职业性化学中毒的治疗中极为重要，主要目的在于保护体内重要器官的功能，缓解病痛，促使患者早日康复；有时可挽救患者的生命。其治疗原则与内科处理类同。

（二）慢性职业性化学中毒　慢性职业性化学中毒早期常为轻度可逆性功能性改变，继续接触则可演变成严重的器质性病变，故应及早诊断和处理。

中毒患者应脱离毒物接触，及早使用有关的特效解毒剂，如 NaDMS、$CaNa_2EDTA$ 等金属络合剂；但目前此类特效解毒剂为数不多，应针对慢性中毒的常见症状，如类神经症、精神症状、周围神经病变、白细胞减少、接触性皮炎，慢性肝、肾病变等，进行及时合理的对症治疗，并注意适当的营养和休息，促进患者的康复。慢性中毒经治疗后，应对患者进行劳动能力鉴定，并安排合适的工作或休息。

十、职业性化学中毒的预防

职业性化学中毒的预防应采取综合治理的措施。由于发病源来自职业环境中的生产性毒物，故必须从根本上消除或控制，尽可能减少毒物对职工的侵害。在预防上，应遵循"三级预防"原则。防毒措施的具体方法有很多，主要有以下几个方面。

1. 根除毒物　从生产工艺流程中消除有毒物质，可用无毒或低毒物质代替有毒或高毒物质。例如，用二甲苯替代苯作为油漆的溶剂或稀释剂；用乙醇（酒精）替代水银制作温度计等。

2. 降低毒物浓度 减少人体接触毒物水平，以保证不对接触者产生明显健康危害是预防职业性化学中毒的关键。其中心环节是要使环境空气中毒物浓度降到低于职业接触限值。因此，要严格控制毒物逸散到作业场所空气中的机会，避免操作人员直接接触逸出的毒物，防止其扩散，并需经净化后排出。

3. 个体防护 个体防护在预防职业性化学中毒中虽不是根本性措施，但在有些情况下，例如在狭小船舱中、锅炉内电焊，维修、清洗化学反应釜等，个体防护是重要辅助措施。个体防护用品包括防护帽、防护眼镜、防护面罩、防护服、呼吸防护器、皮肤防护用品等。选择个人防护用品应注意其防护特性和效能。

在有毒物质作业场所，还应设置必要的卫生设施如盥洗设备、淋浴室及更衣室和个人专用衣箱。对能经皮吸收或局部作用危害大的毒物还应配备皮肤洗消和冲洗眼的设施。

4. 工艺、建筑布局 生产工序的布局不仅要满足生产上的需要，而且应符合卫生上的要求。例如，有害物质发生源，应布置在下风侧；有毒物逸散的作业，区域之间应区分隔离，以免产生毒物的联合作用；产生振动的设备尽量布置在厂房的底层；在符合工艺设计的前提下，从毒性、浓度和接触人群等方面考虑，应呈梯度分布；对容易积存或被吸附的毒物如汞，或能发生粉尘飞扬的厂房，建筑物结构表面应符合卫生要求，力求墙面光滑，防止粘积尘毒及二次飞扬。

5. 安全卫生管理 管理制度不全、规章制度执行不严、设备维修不及时及违章操作等常是造成职业性化学中毒的主要原因。因此，采取相应的管理措施来消除可能引发职业性化学中毒的危险因素具有重要作用。所以应做好管理部门和作业者职业卫生知识宣传教育，提高双方对防毒工作的认识和重视，共同自觉执行有关的职业安全卫生法规。

6. 职业卫生服务 健全的职业卫生服务在预防职业性化学中毒中极为重要，除上面已提及的外，应定期或不定期监测作业场所空气中毒物浓度。对接触有毒物质的职工，实行上岗前和定期体格检查，排除职业禁忌证，发现早期的健康损害，及时处理。

此外，对接触毒物的人员，应实施有毒作业保健待遇制度，适当开展体育锻炼以增强体质，提高机体抵抗力。

（于素芳 李国珍）

第二节 金属和类金属中毒

全世界已发现的 109 种元素中，金属和类金属共有 93 种，约占 85%。绝大多数金属和类金属有重要的经济价值，成为工农业生产、国防建设、科学技术发展以及人民生活必不可少的材料。在已知对人类有害的毒物中，金属是最古老的毒物之一，除冶金业从事开采和冶炼的工人接触金属和类金属外，在建筑业、汽车、电子和其他制造工业以及在油漆、涂料和催化剂生产上都有不同程度的接触。因此，从矿物的开采、运输、冶炼到加工以及化合物的使用，都会对车间和工作场所造成污染，给工人的健康造成潜在的危害。了解金属和类金属的理化特性、接触机会、毒理作用、可能引起的中毒及防治措施，在职业医学中具有特殊的重要性。

作业场所中职业性金属和类金属通常以气溶胶形式存在，如蓄电池厂接触铅、冶炼厂和钢铁厂接触的金属。在生产环境中呼吸道是主要的接触途径，但经口摄入也是很重要的接触途径。金属和类金属对人体的作用，可以涉及不同水平，如器官或组织、细胞、分子水平，造成的毒作用累及面也比较广泛。不同的金属作用机制也不同，可以仅有局部作用，也可以有全身反应，有的也可能是过敏原、致畸物、致突变物和致癌物。金属不像大多数有机溶剂那样，在组织中进行代谢性降解而易于从人体排出，它们作为一种元素往往不易被破坏，易在体内蓄积，导致慢性毒作用。不同金属的排泄速率和通道有很大的差异，如甲基在人体内的生物半减期仅 70 天，而镉是 10~20 年。同一种金属在不同组织的生物半减期也可能不一致，如铅在一些组织仅几周，而在骨骼内却长达 20 年。急性金属中毒多由食入含金属化合物，吸入高浓度金属烟雾或金属气化物所致，在现代工业生产过程中，这种形式的接触已很少见。

金属一般主要通过和体内巯基及其他配基形成稳定复合物而发挥生物学作用，正是这种特性构成了应用络合剂治疗金属中毒的基础。治疗金属中毒常用的络合剂有两种，氨羧络合剂和巯基络合剂。氨羧络合剂中的氨基多羧酸可与多种金属离子形成不易分解的可溶性金属螯合物，排出体外，如依地酸二钠钙、促排灵（二乙烯三胺五乙酸）。巯基络合剂其分子结构中的巯基，可与进入体内的金属结合，形成稳定的络合物，并能夺取已经和体内巯基酶结合的金属，排出体外。同时可解救已被抑制的巯基酶，使其活性恢复，如二巯基丙磺酸钠、二巯基丁二酸钠以及二巯丁二酸等。

一、常见金属与类金属

（一）铅

【理化特性】铅（lead，Pb）为柔软略带灰白色金属。原子量 207.20，比重 11.3，熔点 327℃，沸点 1 620℃。加热至 400~500℃即有大量铅蒸气逸出，在空气中迅速氧化成氧化亚铅（Pb_2O），并凝集成铅烟。随着熔铅温度的升高，可进一步氧化为氧化铅（密陀僧，PbO）、三氧化二铅（黄丹，Pb_2O_3）、四氧化三铅（红丹，Pb_3O_4）。除了铅的氧化物外，常用的铅化合物还有碱式碳酸铅 $[PbCO_3 \cdot 2Pb(OH)_2]$、铬酸铅（$PbCrO_4$）、醋酸铅 $[Pb(CH_3COO)_2 \cdot 3H_2O]$、砷酸铅 $[Pb_3(AsO_4)_2]$、硅酸铅（$PbSiO_3$）等。金属铅大多不溶于水，但可溶于酸。

【接触机会】

1. 铅矿开采及冶炼 工业开采的铅矿主要为方铅矿（硫化铅）、碳酸铅矿（白铅矿）及硫酸铅矿。铅冶炼时，混料、烧结、还原和精炼过程中均可接触铅。在冶炼锌、锡、锑等金属和制造铅合金时，亦存在铅危害。

2. 熔铅作业 制造铅丝、铅皮、铅箔、铅管、铅槽、铅丸等，旧印刷业的铸版、铸字、制造电缆，焊接用的焊锡，废铅回收等均可接触铅烟、铅尘或铅蒸气。

3. 铅化合物 铅的氧化物广泛用于蓄电池、玻璃、景泰蓝、搪瓷、油漆、颜料、釉料、防锈剂、橡胶硫化促进剂等。铅的其他化合物也应用广泛，如用于制药（醋酸铅）、塑料工业（碱式硫酸铅、碱式亚磷酸铅、硬脂酸铅）、农药生产（砷酸铅）等。目前制造汽车用蓄电池耗铅量较多。

4. 生活性接触 滥用含铅的药物治疗慢性病（癫痫、哮喘、银屑病等），用铅壶或含铅的锡壶烫酒饮酒，误食被铅化合物污染的食物等。

乡镇企业炼铅厂由于设备简陋，造成铅烟尘四处弥散，可引起严重环境污染和群体性中毒，应引起高度重视。

【毒理】

1. 吸收 在生产环境中铅及其无机化合物主要以粉尘、烟的形式存在，经呼吸道进入人体，其次是胃肠道。无机铅化合物不能通过完整皮肤吸收，四乙基铅可通过皮肤和黏膜吸收。从呼吸道吸入的铅，按颗粒大小和溶解度，20%～50%被吸收，其余由呼吸道排出。进入胃肠道的铅有5%～10%被吸收。缺铁、缺钙及高脂饮食可增加胃肠道对铅的吸收。

2. 分布 吸收的铅进入血液后大部分与红细胞结合，其余在血浆中。血浆中的铅由血浆蛋白结合铅和可溶性磷酸氢铅（$PbHPO_4$）两部分组成。血循环中的铅初期分布于肝、肾、脑、皮肤和骨骼肌中，肝、肾浓度最高，数周后由软组织转移到骨，并以难溶性的磷酸铅 $[Pb_3(PO_4)_2]$ 形式沉积于骨骼、毛发、牙齿等。人体内90%～95%的铅储存于骨内，其中70%储存于骨皮质内。骨铅可分两部分，一部分处于较稳定状态，半减期约为20年；另一部分具有代谢活性，半减期约为19天，可迅速向血液和软组织转移，骨铅与血液和软组织中的铅保持动态平衡。

3. 代谢 铅在体内的代谢与钙相似，凡能促使钙在体内贮存或排出的因素，均可影响铅在体内的贮存和排出。当缺钙或因感染、饮酒、外伤、服用酸性药物等改变体内酸碱平衡，以及骨疾病（如骨质疏松、骨折）时，均可使骨内储存的磷酸铅转化为溶解度增大100倍的磷酸氢铅进入血液，常可诱发铅中毒症状发生或使其症状加重。

4. 排出 铅主要通过肾脏随尿排出，其次随粪便排出，小部分可经涎、汗液、脱落的皮屑和月经等排出。血铅可通过胎盘进入胎儿体内而影响子代。乳汁内的铅也可影响婴儿。

5. 中毒机制 铅作用于全身各器官和系统，主要累及造血系统、神经系统、消化系统、血管及肾脏。铅中毒机制研究中，对铅所致卟啉代谢紊乱和影响血红素合成的研究最为深入，并认为出现卟啉代谢紊乱是铅中毒重要和较早的变化之一（图1-4-1）。

卟啉代谢和血红素合成是在一系列酶促作用下发生的。现已证实在这个过程中，铅对 δ-氨基-γ-酮戊酸脱水酶（ALAD）和血红素合成酶有抑制作用。ALAD受抑制后，δ-氨基-γ-酮戊酸（ALA）形成胆色素原受阻，血中ALA增加，由尿排出增加。血红素合成酶受抑制后，原卟啉IX不能和二价铁离子结合为血红素，红细胞游离原卟啉（free erythrocyte protoporphyrin，FEP）增加，使体内的Zn离子被络合于原卟啉IX，形成锌原卟啉（zinc protoporphyrin，ZPP）。由于ALA合成酶受血红素反馈调节，铅对血红素合成酶的抑制又间接促进ALA合成酶的生成。由于血红素合成障碍，导致骨髓内幼红细胞代偿性增生，血液中点彩、网织、碱粒红细胞增多。

铅在细胞内与蛋白质的巯基结合，干扰多种细胞酶类活性也是其毒性作用机制之一，如铅可抑制肠壁碱性磷酸酶和ATP酶的活性，使平滑肌痉挛，肠道缺血引起腹绞痛。铅可影响肾小管上皮细胞线粒体的功能，抑制ATP酶的活性，引起肾小管功能障碍甚至损伤，

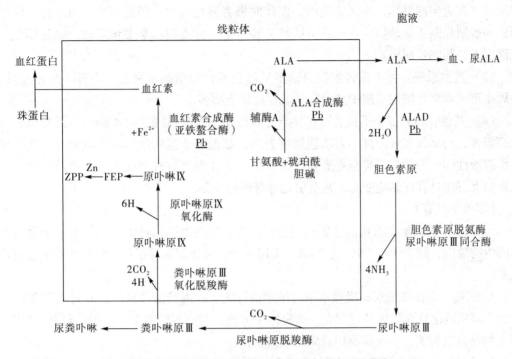

图 1-4-1　血红素的生物合成及铅对合成过程的影响

造成肾小管重吸收功能降低，同时还影响肾小球滤过率。

　　此外，铅可使大脑皮层兴奋与抑制的正常功能发生紊乱，皮层-内脏调节障碍，使末梢神经传导速度降低。

【临床表现】

　　1. 急性中毒　生产中发生急性中毒的机会少，多因误服大量铅化合物所致。主要表现口内有金属味、恶心、呕吐、腹胀、阵发性腹部剧烈绞痛（腹绞痛）、便秘或腹泻等胃肠道症状。此外，还可有头痛、血压升高、苍白面容（铅容）及肝肾功能损害等，严重者可发生中毒性脑病。

　　2. 慢性中毒　职业性铅中毒多为慢性中毒，主要临床表现为对神经系统、消化系统、造血系统的损害。

　　（1）神经系统：主要表现为类神经症、外周神经炎，严重者出现中毒性脑病。类神经症是铅中毒早期和常见症状，表现为头晕、头痛、乏力、失眠、多梦、记忆力减退等，属功能性症状。铅对外周神经损害可呈感觉型、运动型或混合型，轻者仅为感觉神经受累，重者运动神经亦受累，以桡神经受累引起的"垂腕"最为典型。铅中毒性脑病（lead encephalopathy）在职业性中毒中已极为少见，表现为头痛、激动、智力及精神障碍、癫痫发作等。

（2）消化系统：表现为食欲不振、恶心、隐性腹痛、腹胀、腹泻或便秘。重者可出现腹绞痛，多为突然发作，常在脐周围，发作时患者面色苍白、烦躁不安、出冷汗、体位卷曲，一般镇痛药不易缓解，发作可持续数分钟以上。检查腹部常平坦柔软，轻度压痛，但无固定点，肠鸣音减弱。

（3）造血系统：可出现轻度贫血，多呈低色素正常细胞型贫血，亦有小细胞型贫血。外周血可见点彩红细胞、网织红细胞及碱粒红细胞增多。

（4）其他：口腔卫生不良者可在牙龈边缘出现蓝黑色铅线（lead line）。部分患者肾脏受到损害，初期仅有近曲肾小管功能损害表现，如低分子蛋白尿、氨基酸尿等，长期接触可引起慢性间质性肾炎，甚至导致慢性肾衰竭。女性患者有月经失调、流产及早产等；哺乳期妇女可通过乳汁影响婴儿，甚至引起母源性铅中毒。

【实验室检查】

1. 血铅　为接触铅首选的生物监测指标，主要反映近期铅接触情况。血铅浓度与铅引起的生物效应，如 FEP、ZPP、尿 ALA、周围神经传导速度和神经行为学改变等有较密切的关系。

2. 尿铅　是反映近期铅吸收水平的敏感指标之一，因受液体摄入量和肾功能等因素的影响，尿铅浓度比血铅波动范围大。收集标本方便，与空气铅浓度、血铅、FEP、ZPP、尿 ALA 均呈显著相关，是观察驱铅效果的最好指标。

3. 血液中 FEP 和 ZPP　血液中 FEP 和 ZPP 与体内铅负荷密切相关，两者均反映过去一段时间铅的水平。在职业医学中主要用作筛检指标。

4. 尿 ALA　尿 ALA 增加是铅抑制 ALAD 后，造成过多的 ALA 在组织蓄积的结果。其也反映铅对血红素合成的干扰，是铅引起的生物效应指标之一。

5. 骨铅　骨铅水平是反映铅负荷的理想指标，可以作为累积接触的生物标志物。X 线荧光衍射法（X-ray fluorescence，XRF）是一种无创伤性直接测量人体骨骼中铅含量的方法。但技术需要精密、贵重的设备，尚难用于常规监测。

【诊断】　急性铅中毒一般不难作出诊断。慢性铅中毒诊断主要依据确切的职业史及以神经、消化、造血系统为主的临床表现与有关实验室检查，结合作业环境调查，进行综合分析，排除其他原因引起的疾病，方可诊断。我国现行职业性慢性铅中毒诊断标准（GBZ37-2002）见表 1-4-1。

表 1-4-1　职业性慢性铅中毒诊断分级及处理原则

铅中毒分级	诊断标准	处理原则
观察对象	有密切铅接触史，无铅中毒的临床表现，具有下列表现之一者：①尿铅 ≥ 0.34μmol/L（0.07mg/L）或 0.48μmol/24h（0.1mg/24h）；②血铅 ≥ 1.9μmol/L（0.4mg/L）；③诊断性驱铅试验后尿铅 ≥ 1.45μmol/L（0.3mg/L）而 <3.86μmol/L（0.8mg/L）者	可继续原工作，3~6 个月复查一次或进行驱铅试验明确是否为轻度铅中毒

铅中毒分级	诊断标准	处理原则
轻度中毒	①血铅 ≥ 2.9μmol/L（0.6mg/L）或尿铅 ≥ 0.58μmol/L（0.12mg/L），且具有下列一项表现者：a 尿 δ-氨基-γ-酮戊酸≥61.0μmol/L（8mg/L）者；b. 血红细胞游离原卟啉（FEP）≥ 3.56μmol/L（2mg/L）；c. 红细胞锌原卟啉（ZPP）≥ 2.91μmol/L（13.0μg/gHb）；d. 有腹部隐痛、腹胀、便秘等症状 ②诊断性驱铅试验，尿铅 ≥ 3.86μmol/L（0.8mg/L）或 4.82μmol/24h（1mg/24h）者	治愈后可恢复原工作，不必调离铅作业
中度中毒	在轻度中毒的基础上，具有下列一项表现者：①腹绞痛；②贫血；③轻度中毒性周围神经病	治愈后可恢复原工作，不必调离铅作业
重度中毒	具有下列一项表现者：①铅麻痹；②中毒性脑病	必须调离铅作业，给予治疗和休息

【治疗】

1. 驱铅治疗　常用金属络合剂驱铅治疗，3~4 天为一疗程，间隔 3~4 天，视病情及尿铅排除情况决定是否需要下一疗程。①目前首选药物为依地酸二钠钙（CaNa$_2$-EDTA），每日 1.0g，分 2 次肌内注射或加入 25%葡萄糖内缓慢静注或静脉滴注；②二巯基丁二酸钠，1.0g 用 0.9%氯化钠或 5%葡萄糖液配成 5%~10%浓度静脉注射；③二巯基丁二酸（DMSA）胶囊，可口服驱铅，副作用小，剂量为 0.5g，每日 3 次。

2. 对症治疗　腹绞痛发作时，可静脉注射葡萄糖酸钙或皮下注射阿托品，以缓解疼痛。

3. 一般治疗　适当休息，合理营养，补充维生素等。

【预防】

1. 改革工艺及生产设备，降低铅浓度　①用无毒或低毒物代替铅：如用锌钡白、钛钡白代替铅白制造油漆，用铁红代替铅丹制造防锈漆，用激光或电脑排版代替铅字排版等；②工艺改革：实现生产过程机械化、自动化、密闭化，如铅熔炼用机械浇铸代替手工操作，蓄电池制造采用铸造机、涂膏机、切边机等，以减少铅尘飞扬；③加强通风：如熔铅锅、铸字机、修版机等均可设置吸尘排气罩，抽出烟尘需净化后再排出；④ 控制熔铅温度，减少铅蒸气逸出。

2. 加强个人防护　铅作业工人应穿工作服，戴滤过式防尘、防烟口罩。严禁在车间内吸烟、进食；饭前洗手，下班后淋浴。坚持车间内湿式清扫制度。

3. 环境监测与健康监护　定期监测车间空气中铅浓度，检查安全卫生制度。对铅作业工人进行就业体检和定期健康检查。

4. 职业禁忌证　贫血，神经系统器质性疾患，肝肾疾患，心血管器质性疾患，妊娠及哺乳期妇女。

（二）汞

【理化特性】 汞（mercury，Hg）俗称水银，为银白色液态金属，原子量 200.59，比重 13.6，熔点-38.9℃，沸点 356.6℃，在常温下即可蒸发，蒸气比重 6.9。汞表面张力大，溅落地面后立即形成很多小汞珠，增加蒸发的表面积。汞不溶于水和有机溶剂，可溶于稀硝酸和类脂质。汞可与金、银等贵重金属生成汞合金（汞齐）。汞蒸气可被墙壁、地面缝隙、天花板、工作台、工具及衣物等吸附，成为持续污染空气的来源。

【接触机会】 汞矿开采与冶炼；电工器材、仪器仪表的制造和维修，如温度计、气压表、血压计、整流器、石英灯、荧光灯等；化学工业生产烧碱和氯气用汞作阴极电解食盐，塑料、染料工业用汞作催化剂，生产含汞药物及试剂；冶金工业用汞齐法提取金银等贵金属，用金汞齐镀金及镏金；口腔医学用银汞合金充填龋齿等；军工生产中雷汞为重要的起爆剂；生活中常见的含汞偏方（熏蒸、吸入、皮肤涂抹等）、误服汞的无机化合物（如升汞、甘汞、醋酸汞等）和接触美白化妆品等。

【毒理】

1. 吸收 在生产条件下，金属汞主要以蒸气形式经呼吸道进入体内。汞蒸气具有高度弥散性和脂溶性，致使 80% 的吸入汞蒸气得以大部透过肺泡吸收入血。金属汞经消化道吸收量极少（<0.01%），完整皮肤基本上不吸收汞，但汞盐及有机汞易被消化道吸收。汞无机化合物的主要侵入途径是消化道，吸收率取决于溶解度，一般为 7%～15%，溶解度较高的可达 30%。

2. 分布 汞及其化合物进入血流后可分布到全身很多组织，主要分布于肾，其次为肝、心、中枢神经系统。肾脏中汞含量高达体内总汞量的 70%～80%，主要分布在肾皮质，以近曲小管含量最多，并大部分与金属硫蛋白结合形成较稳定的汞硫蛋白，贮存于近曲小管上皮细胞中。汞可通过血脑屏障进入脑组织，小脑和脑干量最多；汞也能通过胎盘进入胎儿体内，影响胎儿发育。

3. 排泄 汞主要经尿和粪排出，少量随唾液、汗液、乳汁、毛发等排出，汞在人体内半减期约 60 天。

4. 中毒机制 汞中毒的机制尚未完全清楚。金属汞进入体内后，与蛋白质的巯基（-SH）具有特殊亲和力。由于巯基是细胞代谢过程中许多重要酶的活性部分，当汞与这些酶的巯基结合后，可干扰其活性，如汞离子与巯基结合后形成不可逆复合物而干扰其抗氧化功能；与细胞膜表面上酶的巯基结合，可改变酶的结构和功能。汞与体内蛋白结合后可由半抗原成为抗原，引起变态反应，出现肾病综合征，高浓度的汞还可直接引起肾小球免疫损伤。

汞与巯基结合并不能完全解释汞毒性作用的特点。汞毒性作用的确切机制仍有待进一步研究。

【临床表现】

1. 急性中毒 职业性急性中毒很少发生，多由于在密闭空间内工作或意外事故造成。短时间吸入高浓度汞蒸气或摄入可溶性汞盐可致急性中毒，起病急骤，开始有头痛、头晕、乏力、失眠、发热等全身症状；明显的口腔-牙龈炎，如流涎带腥臭味，牙龈红肿、酸痛、糜烂、出血，牙根松动等；急性胃肠道炎，表现为恶心、呕吐、腹痛、腹泻等；个别皮肤有红色斑丘疹，头面部和四肢为多；少数严重病例可出现间质性肺炎，X 线胸片检查可见广泛性不规则阴影；尿汞增高，尿中可出现红细胞、管型。严重病例则进展为急性肾衰竭。

2. 慢性中毒 职业性汞中毒多为慢性，由于长期接触一定浓度的汞蒸气所致。

（1）易兴奋症：开始主要表现为脑衰弱综合征，出现入睡困难、早醒、多梦、噩梦。继可有自主神经功能紊乱，表现为多汗、心悸、四肢发冷等，进而出现精神性格改变如急躁、易激惹、胆怯、羞涩、孤僻、抑郁、好哭、注意力不集中，甚至有幻觉。此种精神异常表现为慢性汞中毒时的重要特征之一。

（2）震颤：表现为手指、舌尖、眼睑呈意向性细小震颤，病情进一步发展出现手指、前臂、上臂意向性粗大震颤。

（3）口腔-牙龈炎：表现为流涎增多，口中金属味，牙龈肿胀、酸痛、易出血，牙齿松动、甚至脱落。有的齿龈可见"汞线"。口腔炎不及急性中毒时明显和多见。

（4）少数患者可有肾脏损害，肾损伤最早表现为低分子蛋白排出增加，包括 β_2-微球蛋白，N-乙酰-β-氨基葡萄糖苷酶和视黄醇结合蛋白。

【实验室检查】 尿汞反映近期接触汞水平，急性汞中毒时，尿汞往往明显高于正常参考值（我国正常人尿汞正常参考值为 $2.25\mu mol/mol$ 肌酐，$4\mu g/g$ 肌酐）；长期从事汞作业的劳动者，尿汞往往高于其生物接触限值（$20\mu mol/mol$ 肌酐，$35\mu g/g$ 肌酐）；尿汞正常者经驱汞试验（用 5% 二巯基丙磺酸钠 5ml 一次肌注），尿汞$>45\mu g/d$，提示有过量汞吸收。尿汞测定多推荐用冷原子吸收光谱法。

【诊断】 根据接触史、症状及尿汞检查，急性中毒诊断并不困难。慢性中毒主要根据接触金属汞的职业史、相应的临床表现及实验室检查结果，参考职业卫生学调查资料，排除其他病因后，方可诊断。我国现行慢性汞中毒的诊断根据《职业性汞中毒诊断标准》（GBZ89-2007）进行，（表 1-4-2）。

表 1-4-2 职业性慢性汞中毒诊断分级及处理原则

汞中毒分级	诊断标准	处理原则
观察对象	长期接触汞后，尿汞增高无慢性汞中毒临床表现者	根据具体情况可进行驱汞治疗
轻度中毒	长期密切接触汞后，具备下列任何三项者：①神经衰弱综合征；②口腔-牙龈炎；③手指震颤，可伴有眼睑、舌；④近端肾小管功能障碍，如尿低分子蛋白含量增高；⑤尿汞增高	治愈后仍可从事原工作
中度中毒	在轻度中毒基础上，具备下列一项者：①性格情绪改变；②上肢粗大震颤；③明显肾脏损害	治愈后不宜再从事毒物作业
重度中毒	慢性中毒性脑病	治愈后不宜再从事毒物作业

【治疗】

1. 急性中毒 快速脱离现场，脱去污染衣服，静卧，保暖。口服汞盐患者不应洗胃，需尽快服蛋清、牛奶或豆浆等，以使汞与蛋白质结合，保护被腐蚀的胃壁。也可服用

0.2%~0.5%的活性炭吸附汞。驱汞治疗主要应用巯基络合剂。急性中毒时立即肌注二巯基丙醇，5mg/kg（体重），也可用青霉胺治疗。呼吸困难和肾衰竭按急症处理。

2. 慢性中毒　驱汞治疗一般选用二巯基丙磺酸钠和二巯基丁二酸钠，前者0.25g，肌内注射，每日1~2次，3日一疗程，根据病情决定是否下一疗程，两疗程间隔3~4日，后者0.5~1.0g，静脉注射，每日1~2次，疗程同上。最近已肯定新药2,3-二巯基-1-丙磺酸口服驱汞的疗效好且不良反应小，剂量为0.1g口服，每日3次，可连服几周。

【预防】

1. 改革工艺及生产设备，控制工作场所空气汞浓度　如电解食盐工业用隔膜电解代替汞电极，用硅整流器代替汞整流器，电子仪表、气动仪表代替汞仪表。从事汞的灌注、分装应在通风柜内进行，操作台设置板孔下吸风或旁侧吸风。车间地面、墙壁、天花板、操作台等应用光滑不易吸附的材料，操作台和地面应有一定倾斜度，以便清扫与冲洗，低处应有贮水的汞吸收槽。排出的含汞空气经碘化或氯化活性炭吸附净化。

2. 加强个人防护，建立卫生操作制度　接汞作业应穿工作服，戴防毒口罩或用2.5%~10%碘处理过的活性炭口罩。工作服不得穿回家中，并应定期清洗。班后、饭前要洗手、漱口，严禁在车间内进食、饮水和吸烟。

职业禁忌证：患有明显口腔疾病，胃肠道和肝、肾器质性疾患，精神神经性疾病，妊娠和哺乳期妇女。

（三）镉

【理化性质】　镉（cadmium，Cd）是一种微带蓝色的银白色金属，原子量112.41，熔点320.9℃，沸点765℃，比重8.65，质地柔软，易于加工。不溶于水，易溶于稀硝酸和氨水。镉蒸气在空气中可迅速氧化成细小的氧化镉（CdO）烟。

【接触机会】　镉主要和锌、铅及铜矿共生，在冶炼这些金属时产生镉的副产品，上述金属冶炼或镉回收精炼可接触到镉。在工业上镉主要用于电镀，制造工业颜料、塑料稳定剂、镍镉电池、半导体元件，制造合金和焊条等。非职业接触包括吸入镉污染的空气及食用镉污染土壤上种植的农作物。每支纸烟含1~2μg镉，故纸烟也是非职业性镉接触的主要途径。

【毒理】　镉及其化合物在生产中主要经呼吸道吸入，少量可经消化道进入体内。经呼吸道吸入的镉尘和镉烟，因粒子大小和化学组成不同，10%~40%经肺吸收。消化道吸收一般不超过10%，铁、钙和蛋白质缺乏时，镉在消化道的吸收增加。

吸收进入血液的镉大部分和红细胞结合，主要和血红蛋白及金属硫蛋白相结合，血浆中的镉和血浆蛋白结合。镉蓄积性强，体内生物半减期可长达10~30年，主要蓄积于肾脏和肝脏，肾镉含量约占体内总含量的1/3，而肾皮质镉含量约占全肾的1/3。长期慢性接触镉，可引起肾近曲小管再吸收障碍，使镉排出增加，是镉产生肾毒性的一种表现。

镉可诱导肝脏合成金属硫蛋白，镉摄入量增加时，金属硫蛋白合成也增加，并经血液转移至肾脏，被肾小管吸收蓄积于肾。镉金属硫蛋白的形成可能与解毒和保护细胞免受损伤有关。镉影响钙代谢，有严重镉性肾病者常有肾结石尿钙排泄增加，可能与大量尿钙排出有关，但有的慢性接触镉尿者尿钙并不增加。日本出现的环境病（痛痛病）表现为骨痛和骨质疏松，可能与维生素 D 或其他营养缺失有关。也有严重职业性接触的工人出现骨软化症的报道。

镉主要通过肾脏随尿液缓慢排出，正常人尿镉多<2μg/gCr；尿镉增加提示有镉的过量接触；尿镉明显增加（>5μg/gCr），多表示肾功能可能受到损害，可作为慢性镉中毒的提示性指标。

镉中毒机制尚不十分清楚，可能与其干扰体内各种必需元素的代谢及生理功能，与酶的活性基团尤其是巯基、羧基、羟基、氨基等结合使酶失活等原因有关。

【临床表现】

1. 急性中毒　短期内吸入高浓度镉烟数小时后，可出现头痛、头晕、乏力、肌肉酸痛、寒战、发热等类似金属烟尘热症状。严重者可发生化学性支气管炎、化学性肺炎和肺水肿，个别患者出现肝、肾损害，甚至因呼吸衰竭而死亡。

2. 慢性中毒　低浓度长期接触可发生慢性中毒，最常见的是肾损害，早期主要表现为蛋白尿、氨基酸尿、糖尿、高磷酸盐尿。蛋白尿是以小管性蛋白尿为主，含有大量的低分子蛋白，如 β_2-微球蛋白、视黄醇结合蛋白、溶菌酶等。也有高分子量蛋白，如清蛋白、转铁蛋白，常常表现为混合损害，即肾小管和肾小球损害同时存在。慢性吸入镉尘和镉烟也可引起呼吸系统损伤和肺气肿。严重慢性镉中毒患者在晚期可出现骨骼损害，表现骨质疏松、骨质软化。

【诊断】　根据短时间高浓度或长期密切的职业接触史，分别以呼吸系统或肾脏损害为主的临床表现和尿镉含量测定，结合现场卫生学调查资料，经鉴别诊断排除其他类似疾病后，可作出急性或慢性镉中毒的诊断。我国现行《职业性镉中毒诊断标准》（GBZ17-2002）见表 1-4-3。

表 1-4-3　职业性慢性镉中毒诊断分级及处理原则

镉中毒分级	诊断标准	处理原则
观察对象	尿镉测定连续 2 次在 5μmol/mol 肌酐（5μg/g 肌酐）以上，尚无慢性镉中毒的临床表现	应予密切观察，每年复查一次
轻度中毒	除尿镉增高外，可有头晕、乏力、嗅觉障碍、腰背及肢体痛等症状，实验室检查发现有以下任何一项改变时，可诊断为慢性轻度镉中毒：①尿 β_2-微球蛋白含量在 9.6μmol/mol 肌酐（1000μg/g 肌酐）以上；②尿视黄醇结合蛋白含量在 5.1μmol/mol 肌酐（1000μg/g 肌酐）以上	应调离接触镉及其他有害作业。轻度中毒患者可从事其他工作
重度中毒	除慢性轻度中毒的表现外，出现慢性肾功能不全，可伴有骨质疏松症、骨质软化症	应根据病情适当安排休息或全休

【治疗】

1. 急性中毒　急性吸入者应及时脱离现场、安静休息、镇静镇咳、尽早投用足量糖皮质激素，并注意保持气道通畅，必要时可用10%二甲基硅酮喷雾吸入。严重者要注意保护肝、肾功能。

口服中毒者应立即洗胃、导泻，同时补液、适当利尿、防止休克。

2. 慢性中毒 应调离接触镉及其他有害作业，增加营养，补充蛋白质和含锌制剂，并服用钙剂和维生素D。严重者可用EDTA等络合剂治疗，但应严密监测肾功能，因络合剂可增加肾毒性。近年发现，二硫代氨基甲酸盐类对肾镉有较强驱排作用，我国学者在20世纪90年代，更进一步改进此类化合物的化学结构，使之毒性更低，细胞透过性更好，对肾镉的驱排作用更强。目前正准备进入临床试验，可望成为驱镉的有效药物。

【预防】 冶炼和使用镉的生产过程中应有排除镉烟尘的装置，并密闭化。镀镉金属在高温切割和焊接时，要加强局部通风和个人防护。做好就业前和定期体检，特别要定期测定尿镉和尿中低分子量蛋白质。

（四）砷

【理化特性】 砷（arsenic, As）在自然界中主要共存于各种黑色或有色金属矿中。砷有灰、黄、黑3种同素异构体，其中灰色结晶具有金属性，质脆而硬，原子量74.92，比重5.73，熔点817℃（2.5MPa），613℃升华，不溶于水，溶于硝酸和王水，在潮湿空气中易氧化。

砷的化合物种类很多，主要为砷的氧化物和盐类，常见有三氧化二砷、五氧化二砷、砷酸铅、砷酸钙、亚砷酸钠等。含砷矿石、炉渣遇酸或受潮及含砷金属用酸处理时可产生砷化氢。

【接触机会】 砷在自然界中主要以硫化物的形式存在，如雄黄、雌黄等，并常以混合物的形式分布于各种金属矿石中。冶炼和焙烧雄黄矿石或其他夹杂砷化物的金属矿石可接触到其生成的三氧化二砷。从事含砷农药（如砷酸铅、砷酸钙）、含砷防腐剂（如砷化钠）、除锈剂（如亚砷酸钠）、含砷颜料等制造和应用的工人可接触砷。此外，砷合金用做电池栅极、半导体原材料、轴承及强化电缆铅外壳。工业中，在氢和砷同时存在的条件下，如有色金属矿石和炉渣中的砷遇酸或受潮时，可产生砷化氢。非职业接触主要包括饮用含高浓度砷的井水，敞灶燃烧含高浓度砷的煤以及食用砷污染的食品。中医用雄黄、三氧化二砷作为皮肤外用药，治疗痔疮、疥、癣等。

【毒理】 砷化合物可经呼吸道、消化道或皮肤进入体内。职业性中毒主要由呼吸道吸入所致，砷化物经皮吸收较慢。非职业中毒则多为经口中毒，肠道吸收可达80%。吸收进入血液的砷，95%～97%迅速与细胞内血红蛋白的珠蛋白结合，于24小时内分布至肝、肾、肺、胃、肠道壁及脾中。五价砷与骨组织结合，可在骨中储存数年之久，但其大部分在体内转变为三价砷。有机砷在体内转变为三价砷。三价砷易与巯基结合，可长期蓄积于富含巯基的毛发及指甲的角蛋白中。砷主要通过肾脏排泄，尿中四种代谢物为砷酸盐、亚砷酸盐，以及三价砷通过甲基转移酶二次甲基化生成的单甲基砷酸和二甲基砷酸。尚有小量进入胆汁由粪中排出。经口中毒者，粪中排砷较多。砷还可通过胎盘损及胎儿。

砷是一种细胞原生质毒，三价砷是主要的毒性形式，与体内多种参与细胞代谢的重要含巯基的酶结合，使酶失去活性，干扰细胞的氧化还原反应和能量代谢，可导致多脏器系统的损害。砷进入血液循环后，可直接损害毛细血管壁或作用于血管舒缩中枢，导致毛细血管扩张，引起通透性改变，血管平滑肌麻痹。此外，还可使心、肝、肾等实质性器官产生损害。

【临床表现】

1. 急性中毒　口服砷化物中毒可在摄入后数分钟至数小时发生，主要表现为胃肠道症状，开始口内有金属味，胸部不适感，继而发生恶心、呕吐、腹痛及血样腹泻、寒战、皮肤湿冷、痉挛，严重者极度衰弱，脱水、尿少、尿闭和循环衰竭。严重时，可出现神经系统症状，兴奋、躁动不安、谵妄、意识模糊、昏迷，可因呼吸麻痹而死亡。胃肠症状好转后，可发生多发性神经炎，个别可有中毒性肝炎、心肌炎，以及皮肤损害。

2. 慢性中毒　职业性慢性中毒主要由呼吸道吸入所致，除一般类神经症外，主要表现皮肤黏膜病变和多发性神经炎。皮肤改变可主要表现为脱色素和色素沉着加深、掌跖部出现点状或疣状角化。砷诱导的末梢神经改变主要表现为感觉异常和麻木，严重病例可累及运动神经，伴有运动和反射减弱。此外，患者尚有头痛、头晕、乏力、消化不良、消瘦、肝脾肿大、造血功能抑制等症状。长期接触砷的人群皮肤癌及肺癌发病率均明显升高。

【诊断】　急性中毒因有明显接触史、典型临床表现及排泄物中有过量砷存在，诊断并不困难，依据《职业性急性砷中毒的诊断标准》（GBZ44-2002）。慢性中毒诊断依据《职业性慢性砷中毒的诊断标准》（GBZ83-2002），需根据较长期砷接触史，出现皮炎、皮肤过度角化、皮肤色素沉着及消化系统、神经系统为主的临床表现，参考发砷等实验室检查结果，结合现场卫生学调查资料，综合分析，排除其他原因引起的类似症状。

【治疗】

1. 急性中毒　急性职业性中毒应尽快脱离现场，并使用解毒剂。经口中毒者应迅速洗胃、催吐，洗胃后应给予氢氧化铁或蛋白水、活性炭至呕吐为止并导泻。一经确诊，应使用巯基络合剂，首选二巯基丙磺酸钠，亦可用二巯基丙醇肌内注射或二巯基丁二酸钠静脉注射，并辅以对症治疗。

2. 慢性中毒　职业性慢性砷中毒患者应暂时脱离接触砷工作，皮肤改变和多发性神经炎按一般对症处理。

【预防】　在采矿、冶炼及农药制造过程中，改善劳动条件，提高自动化、机械化和密闭化。在维修设备和应用砷化合物过程中，要加强个人防护。砷作业工人应定期查体，监测尿砷。有严重肝脏、神经系统、血液系统和皮肤疾患的人员，不宜从事砷作业。

二、其他金属毒物

（一）锰

【理化特性】　锰（manganess，Mn）是一种浅灰色有光泽金属，原子量54.94，比重7.4，熔点1517℃，沸点2235℃，质脆硬，反应活泼，溶于稀酸。

【接触机会】　锰矿的开采、运输和加工；冶炼锰合金；电焊条制造及其应用；锰及其化合物常用于制造干电池，氧化剂和催化剂等。

【毒理】　工人长期吸入含锰高的烟尘，可引起职业性锰中毒。呼吸道是机体吸收锰的主要途径，经消化道吸收仅为 5% 左右。锰烟及 <5μm 的锰尘由肺泡壁吸收后，被巨噬细胞吞噬，经淋巴管入血。其中部分以三价锰的形式在血浆中运转，在肝中与球蛋白结合为转锰素分布全身。锰在红细胞内的含量比血浆中高 5 倍。血中的锰转移到富有线粒体的器官，以三价锰状态贮存在肝、胰、肾、脑中；细胞内的锰约 2/3 贮留在线粒体内。从各种途径吸收的锰，都主要经消化道由粪便排出。慢性中毒主要表现为锥体外系神经障碍，但毒作用机制不十分清楚。锰对线粒体有特殊亲和力，在有线粒体的神经细胞和神经突触中，抑制线粒体三磷酸腺苷酶和溶酶体中的酸性磷酸酶活力，从而影响神经突触的传导能力。锰还引起多巴胺和 5-羟色胺含量减少。锰又是一种拟胆碱样物质，可影响胆碱酯酶合成，使乙酰胆碱蓄积，此与锰中毒时出现震颤麻痹有关。

【临床表现】　慢性锰中毒早期主要表现为类神经症和自主神经功能障碍，患者感觉下肢乏力，四肢酸痛，眼手酸痛，随病情进展，出现锥体外系神经障碍症状和体征，表现为两腿沉重感，走路不稳，言语错乱（口吃、言语单调），举止缓慢。查体可见表情呆板，四肢肌张力增高，手指明显震颤，腱反射亢进。严重患者锥体外系神经障碍恒定而突出，表现为帕金森病样症状。

【诊断和治疗】　慢性锰中毒的诊断根据《职业性慢性锰中毒诊断标准》（GBZ3-2002）进行。

早期可用金属络合剂如依地酸二钠钙等治疗，并适当给予对症治疗。出现明显的锥体外系损害或中毒性精神病时，治疗原则与神经-精神科相同。

【预防】　接触锰作业应采取防尘措施，焊接作业尽量采用无锰焊条，用自动电焊代替手工电焊；加强个人防护，工作场所禁止吸烟、进食，佩戴防毒口罩；对锰作业工人应进行就业前体检和定期体检。

（二）铬

【理化特性】　铬（chromium，Cr）为银灰色金属，原子量 52，比重 7.2，熔点 1 890℃，沸点 2 482℃。铬是多价化合物，其价态有 +2、+3、+4 和 +6 价，在自然界主要以金属铬、三价铬和六价铬三种形式出现。工业上常用的是六价铬和三价铬化合物，如氧化铬、三氧化铬、铬酸、氯化铬、铬酸酐、铬酸钠、铬酸钾、重铬酸钾和重铬酸钠。

【接触机会】　化工和电镀工人易患铬中毒。铬矿开采、冶炼可接触铬尘和铬酸雾；镀铬可接触铬酸雾；油漆、鞣革、橡胶、陶瓷等工业可接触铬酸盐；铬还用作木材防腐剂、农药杀霉菌剂、阻冻剂、杀藻类剂，实验室常用铬酸洗液去除玻璃器皿污垢及难溶物质。

【毒理】　所有铬的化合物都有毒性，六价铬毒性比三价铬高 100 倍，六价铬在细胞内被转变成三价铬后，通过和蛋白质及核酸紧密结合发挥毒性作用。铬酸盐可经呼吸道、消化道和皮肤吸收。

【临床表现】　急性中毒，接触高浓度铬酸或铬酸盐，可刺激眼、鼻、喉及呼吸道黏膜，引起灼伤、充血、鼻出血等。严重者因肾衰竭死亡。慢性中毒的病变部位主要在皮肤和鼻。皮炎表现为片块状红斑、丘疹。典型的皮肤溃疡称铬疮，为不易愈合的侵蚀性溃疡，多发生在手指、手背易擦伤部位。溃疡边缘隆起而坚硬，中间凹陷，上覆黄褐色结痂，外观呈"鸡眼状"，可深达内膜，治愈后留有边界清楚的圆形瘢痕；铬酐、铬酸、铬酸盐及重铬酸盐等六价铬化合物引起以鼻黏膜糜烂、溃疡和鼻中隔穿孔为主的铬鼻病。另外，从事铬化合物生产工人肺癌发病率增高。

【诊断】　铬所致皮炎根据《职业性接触性皮炎诊断标准》（GBZ 20-2002）、铬溃疡根据《职业性皮肤溃疡诊断标准》（GBZ 62-2002）、铬鼻病根据《职业性铬鼻病诊断标准》（GBZ 12-2002）、铬酸盐制造业工人肺癌根据《职业性肿瘤诊断标准》（GBZ 94-2002）进行诊断。

【预防】　采取加强通风、戴防毒口罩等防护措施以降低对呼吸道和鼻黏膜的刺激；工人必须穿上工作服并戴橡胶长手套，防止皮肤污染。鼻黏膜和皮肤溃疡局部可用10%抗坏血酸擦洗，或涂10%复方依地酸二钠钙软膏。

（三）铝

【理化特性】　铝（aluminum，Al）为银白色轻金属，有延性和展性。原子量26.98，比重2.70，熔点660℃。沸点2327℃，在潮湿空气中能形成一层防止金属腐蚀的氧化膜。易溶于稀硫酸、硝酸、盐酸、氢氧化钠和氢氧化钾溶液，不溶于水。

【接触机会】　铝被广泛地用于飞机、汽车制造，高压输电线路，热交换器和散热器，建筑材料，炊事用具，食品包装等。职业性接触铝主要是铝的冶炼和加工过程中通过呼吸道吸入铝烟尘和铝粉尘。

【毒理】　铝粉尘可以直接沉积在肺内。进入机体的铝以 Al^{3+}（H_2O）的形式与转铁蛋白、清蛋白或枸橼酸离子相结合，随血液分布于脑、肝、肾、骨、肺等组织中。铝可干扰中枢胆碱能系统功能、能量代谢、中枢单胺类系统和氨基酸能系统功能，加强脂质过氧化，影响钙代谢及其相关酶、线粒体和线粒体酶，导致神经细胞死亡、神经原纤维变性和神经原纤维缠结、生长抑素（somatostatin，SS）神经元减少，并对长时程增强（Long-term potentiation，LTP）有直接影响。

【临床表现】　职业性吸入铝尘可导致铝尘肺。职业性吸入铝尘会导致工人体内铝负荷增高，紧张、抑郁、愤怒、疲劳和困惑等负性情感得分高于对照组，视觉感知能力、短期记忆能力、学习和记忆均受损。国外学者在对铝作业工人的定量脑电图进行了分析，血铝水平与前额平均绝对功率呈负相关；视觉脑电图发现轻微的弥散型异常和癫痫样异常；同时进行的神经心理学测试显示复杂注意力、信息处理、分析、记忆，抽象视觉模式回忆发生改变。国内学者发现铝作业工人脑电图以 β 波为主波率的占20%，以 θ 波为主波率的占20%，明显高于对照组；a 波占60%，明显低于对照组的90%。波幅比较发现，铝作业工人的低波幅发生率明显高于对照组。从空间分布上看脑波的出现形式，铝作业工人的广泛性异常率、弥散性异常率及局限性异常率均高于对照组。较典型的脑电地形图类似阿尔茨海默病的表现。在脑电图中还发现，在接触者无自觉症状时，已有脑电图的改变。有资料表明，铝与某些神经系统疾病如阿尔茨海默病（alzheimer disease，AD），帕金森病（parkinsonism disease，PD）等神经退行性疾病有相关关系。

【诊断】　铝尘肺按《尘肺病诊断标准》进行。我国到目前为止还未将铝中毒列为职业病，因此也无相应的诊断标准。在生产和生活中发生的磷化铝中毒实质上是磷化氢中毒。

案例分析

案例 1　患者，女，21 岁，某电器照明公司荧光车间操作工。患者自 2002 年 9 月初出现腿酸等症状，10 月下旬出现牙龈肿痛、咽喉部异物感，经对症处理稍有缓解，之后渐出现全身乏力、失眠、易激惹、食欲减退和流涎等症状，全身出现皮疹，双手及躯干部多见，出汗多，四肢麻木，双手震颤，以细小动作为甚，常有口腔黏膜破溃，全身游走性肌颤、酸痛。患者发病前无服药史，未接触其他化学品，于 2002 年 11 月 11 日入院。既往身体状况良好，无手术、外伤史。

体格检查：体温 36.4℃，脉搏 80 次/分，呼吸 18 次/分，血压 135/77mm Hg（18.0/10.2kPa）；神志清，痛苦面容，不能站立；双手粟粒状丘疹伴表皮脱落，全身大面积成片粟粒状红色丘疹，压之褪色，以躯干部多见，骶部见少许皮肤破溃及无明显渗出的脓疮；口腔黏膜无破溃，牙龈红肿，舌两侧边缘处各见 1 个直径 3mm 的溃疡面，咽部无红肿；心肺检查正常；腹平软，无压痛；脊柱四肢无畸形，活动自如；生理反射正常，无病理征；三颤试验可见手颤、舌颤。

请按以下问题对本案例进行讨论：①中毒患者入院后，为明确诊断，应进一步做什么检查？②为明确与职业暴露的关系，需进行哪些职业卫生现场调查？③从职业卫生角度应采取哪些改进和预防措施？为什么？

实验室检查：入院前尿汞为 0.3μmol/L（冷原子荧光法），白细胞数为 13.7×10^9/L，中性粒细胞比例为 0.83，淋巴细胞为 0.13。初步诊断为汞中毒待查。

治疗经过：采用青霉素、金霉素软膏外敷治疗全身皮肤破溃引起的感染。采用二巯基丙磺酸钠进行驱汞治疗，共 7 个疗程。尿汞含量最高为 1.6μmol/L，至第 3 个疗程时，肌电图结果提示为神经源性损害；至第 7 个疗程时，尿汞含量为 0.03μmol/L，已属正常，但肌电图结果仍提示为神经源性损害。肝肾功能、脑电图和 X 线胸片等结果均正常。

诊断：急性中度汞中毒、汞毒性皮炎。

现场调查：患者自 2002 年 8 月 2 日至 9 月 31 日从事汞作业及检测工作，距汞源的呼吸距离约 30cm，每天工作 8 小时，有 20 天工作了 12 小时，平时每天操作数千次。工作车间面积约 150m²，高 8m，4 扇门（有 2 扇门封闭），车间内无空调，门窗平时不开启，桌面有汞污染，工作时无任何防护措施。同工种工作人员无类似病情发生。该检测设备属临时性，并因患者发病而撤消该工序，故未能提供现场有害气体检测浓度。

讨论：职业性急性汞中毒通常由于短期内大量吸入高浓度汞蒸气所引起，以口腔炎表现较为突出，本例患者除有一般汞中毒症状外，还出现四肢乏力、酸痛等周围神经炎症状，虽经驱汞治疗使体内汞含量正常，但周围神经炎在短期内难以恢复。

（摘自魏春龙，封苏新. 中华预防医学杂志，2004，38：268）

案例 2　某电车公司变电所 3 名电工，均为男性，33~42 岁，作业工龄 8~15 年，轮流三班倒。3 人近两年内先后出现头痛、头晕、失眠、多梦、记忆力下降、情绪急躁、易激惹、手指震颤、牙龈出血、口腔溃疡等症状。多次到综合医院就诊，一直没有明确诊断，最后转到专科医院确诊为慢性轻度汞中毒。

尿汞化验：3 名工人尿汞明显增多，超过正常值，波动在 0.04~0.09mg/L，在 12 次检测中有 9 次超过正常值。

治疗：一是对症治疗，二是驱汞治疗，选用二巯基丁二酸钠，每日 1g，静脉注射，4 天为 1 个疗程，3 个疗程后，患者症状明显减轻，尿汞恢复正常。

流行病学调查：原电车公司变电所于 1962 年建成使用，一直用金属汞整流，1989 年，改用硅整流。改变工艺后作业场所地板、地沟及墙壁一直没有彻底清理。现场调查发现，变电所属于老式房屋建筑结构，分内外两间，外间用于休息室值班，内间为变电所机房，70m² 左右，各占一半。墙皮有脱落，地板木质凹凸不平，变电所机房有老式地沟，打开沟盖可见油渍、垃圾、沟内潮湿，在墙皮及地沟中发现有附着微小汞珠。

现场检测：值班室、机房各检测 2 个点，汞含量最低值为 0.01mg/m³，最高值为 0.06mg/m³，平均值为 0.032mg/m³，机房 2 个测试点平均值为 0.05mg/m³，超过卫生标准短时间接触容许浓度（permissible concentration-short term exposure limit，PC-STEL）限值（0.04mg/m³）。

根据现场调查，有明显的污染接触史，作业环境汞浓度检测超过职业暴露限值。患者出现明显慢性汞中毒症状及化验尿汞升高。综上所述，3 名电工慢性汞中毒明显与作业环境残留汞有密切关系。

思考题

1. 熟悉铅进入人体途径、代谢分布及中毒机制。
2. 慢性铅中毒的临床表现及治疗方法。
3. 急性和慢性汞中毒的临床表现及治疗方法。

〔摘自付杰，王鲁溪. 中国城乡企业卫生，2006，1：17〕

（田　琳）

第三节　刺激性气体中毒

一、概述

刺激性气体（irritant gases）主要是指对眼、呼吸道黏膜及皮肤有刺激性的一类有害气体，在工业生产特别是化工行业中尤为常见。它多是化学工业生产的原料、产品或副产品，在机械制造、冶金、采矿、食品制造、塑料制造、医药等行业也可经常接触到。多数刺激性气体具有腐蚀性，在生产过程中常因不遵守操作规程，或管道、容器、设备等被腐蚀发生跑、冒、滴、漏而污染生产环境，导致接触者中毒和损伤。刺激性气体所造成的急性损害以局部刺激症状为主，但高浓度接触可引起全身性损害，如引起中毒性肺部损害，可危及生命。长期低水平接触可产生慢性影响。

（一）刺激性气体的种类　按《职业性急性化学物中毒性呼吸系统疾病诊断标准》（GBZ73-2009）附录 B（规范性附录）常见致病毒物品种职业性接触的刺激性气体的分类见表 1-4-4。

表 1-4-4　刺激性气体分类及常见物质

分类	常见物质
酸	无机酸：如硫酸、盐酸、硝酸、铬酸、氯磺酸等
	有机酸：如甲酸、乙酸、丙酸、丁酸等
氮的氧化物	一氧化氮、二氧化氮、五氧化二氮等

续 表

分类	常见物质
氯及其他化合物	氯、氯化氢、二氧化氯、光气、双光气、氯化苦、二氯化砜、四氯化硅、三氯氢硅、四氯化钛、三氯化锑、三氯化砷、三氯化磷、三氯氧磷、五氯化磷、三氯化硼等
硫的化合物	二氧化硫、三氧化硫、硫化氢等
成碱氢化物	氨等
强氧化剂	臭氧等
酯类	硫酸二甲酯、二异氰酸甲苯酯、甲酸甲酯、氯甲酸甲酯等
金属化合物	铍、镉、汞、锰、氧化镉、硒化氢、羰基镍、五氧化二钒等
醛类	甲醛、乙醛、丙烯醛、三氯乙醛等
氟代烃类	八氟异丁烯、氟光气、六氟丙烯、氟聚合物的裂解残液气和热解气等
军用毒气	氮芥气、亚当气、路易气等
其他	二硼氢、氯甲甲醚、四氯化碳、一甲胺、二甲胺、环氧氯丙烷、某些物质燃烧烟雾等

刺激性气体种类甚多，多数在常态下呈气体。部分种类可经蒸发、升华和挥发形成气体和蒸气作用于机体。常见的刺激性气体有硫氧化物、氮氧化物、氯、氨、光气和氟化氢等。

（二）毒理 刺激性气体多以局部损害为主，病变的部位与毒物的水溶性有关。水溶性高的毒物如氯化氢、氨等，接触到湿润的眼和上呼吸道黏膜时，易溶解附着并立即产生局部刺激作用。意外事故时，大量高浓度气体吸入，亦可造成化学性肺炎或肺水肿；中等水溶性的刺激性气体，如二氧化硫、氯等，低浓度时只侵犯眼和上呼吸道，而高浓度时则可侵犯全呼吸道；低水溶性的刺激性气体，如氮氧化物、光气等，在呼吸道时溶解少，引起上呼吸道刺激性也相对较小，但易进入呼吸道深部，在水的作用下，逐渐产生刺激反应和腐蚀作用而损伤肺泡，常引起化学性肺炎、肺水肿和肺纤维化。液态毒物如氨水、氢氟酸等直接接触皮肤可导致化学性灼伤。损害的严重程度主要取决于吸入刺激性气体的浓度、吸收速率及持续接触的时间。吸入的浓度越高、吸收速率越快、持续接触的时间越长，损害的程度就越严重。

（三）临床表现 刺激性气体种类较多，但引起的临床表现相似。刺激性气体对人体的损害主要分急性损害和慢性损害，损伤的部位主要为眼、皮肤和呼吸系统。轻者表现为呼吸道刺激症状，重者可出现化学性气管炎、支气管炎、肺炎、中毒性肺水肿（toxic pulmonary edema）、急性呼吸窘迫综合征（acute respiratory distress syndrome，ARDS），严重时甚至危及生命。

1. 急性损害

（1）急性刺激作用：①眼、上呼吸道刺激性炎症，出现眼辛辣感、畏光、结膜充血、流泪、流涕、喷嚏、发音嘶哑、咽痛、咽部充血、呛咳、胸闷等；②喉痉挛或水肿，吸入高浓度刺激性气体时引起喉痉挛突然发病，表现为高度呼吸困难和喉鸣。由于缺氧、窒息而导致发绀甚至猝死。喉水肿的发生较为缓慢，持续时间也较长；③化学性气管、支气管炎及肺炎，主要症状为剧烈咳嗽、胸闷、胸痛、呼吸急促。肺部听诊双肺可闻及散在干、湿啰音。体温和白细胞数可增高，胸部 X 线可表现为肺纹理增粗等。支气管黏膜损伤严重时，可致黏膜坏死和脱落，出现突然的呼吸道阻塞、肺不张及窒息。

（2）中毒性肺水肿：是刺激性气体所致的最严重的危害也是职业病常见的急症之一。由吸入的高浓度刺激性气体引起，以肺泡内及肺间质过量的体液潴留为病理特征，最终可导致急性呼吸功能衰竭。易引起肺水肿较常见的刺激性气体有光气、氨、二氧化氮、氯、臭氧、甲醛、硫酸二甲酯、羰基镍、氧化镉、溴甲烷、氯化苦、丙烯醛等。

中毒性肺水肿是由于肺微血管通透性增加和肺部水运行失衡而导致的肺部血管外区有过量水分淤积、肺泡和（或）肺间质内充满液体。发生机制尚不完全清楚，可能的机制主要有以下 5 方面。①肺泡及毛细血管壁通透性增加：刺激性气体可直接损伤肺泡 I 型、II 型上皮细胞和毛细血管内皮细胞，使肺泡表面上皮细胞肿胀、变性、坏死、脱落，毛细血管内皮细胞胞质突起回缩，细胞间紧密结合发生分离、裂隙增宽、通透性增加、液体渗出。肺泡间隔肿胀，肺泡内液体增多，肺弥散功能障碍；②炎性反应及血管活性物质致毛细血管通透性增加：刺激性气体损伤、激活肺泡巨噬细胞、内皮细胞、中性粒细胞并在肺内大量积聚，产生多种细胞因子、炎性介质及血管活性物质等。例如，释放的自由基可损伤细胞和间质，并启动脂质过氧化，膜通透性增高；血管活性物质如 5-羟色胺、组胺、前列腺素、缓激肽等大量释放，使血管通透性增加；③肺泡表面活性物质（alveolar surfactant, AS）减少：肺泡 II 型细胞受损后，合成的 AS 减少、活性降低，肺泡表面张力降低、肺泡塌陷，促使液体从血管渗出进入肺间质。肺水肿严重时，AS 被冲掉而导致恶性循环；④肺淋巴循环障碍：肺毛细血管渗出液的吸收与淋巴循环有关。刺激性气体被吸收后，肺内液体增多，血管邻近的淋巴管发生肿胀，循环阻力增加；同时，刺激性气体可使交感神经兴奋，导致右淋巴总管痉挛。肺动脉高压、静脉回流障碍、右心衰竭等均能促使肺水肿发生；⑤缺氧：在肺水肿的发生发展中，缺氧起重要作用。首先，刺激性气体引起的呼吸道痉挛和炎症造成通气不足和气体弥散障碍，导致机体缺氧，通过神经体液反射引起间质内毛细血管痉挛，增加血管内压力和渗出，促进肺水肿发生，并可导致一系列病理生理改变；其次，通过上述各种机制引起肺水肿后，进而加重缺氧，形成恶性循环。

中毒性肺水肿临床上分为四期：

1）刺激期：吸入刺激性气体后表现为气管-支气管黏膜的急性炎症，短时间内即可出现呛咳、流涕、气促、胸闷、呼吸困难，伴有头痛、头晕、乏力、恶心、呕吐等全身症状。吸入水溶性低的刺激性气体后，有时症状并不明显或较轻。

2）潜伏期：刺激期后，患者的自觉症状减轻或消失，病情稳定似已好转，但肺部潜在的病理变化仍在进展，经过一段时间仍会发生肺水肿，属"假象期"。潜伏期的长短主要取决于接触毒物的水溶性、浓度及个体差异。水溶性大，浓度高者潜伏期短。潜伏期一般为 2~24 小时，有短至半小时者，最长可达 36~48 小时，甚至 72 小时。潜伏期症状不多，期末可出现轻度的胸闷、气短、肺部少许干啰音。X 线胸片可见肺纹理增多、模糊不清等。此期临床表现虽然不突出，但对防止或减轻肺水肿发生以及病情的转归上具有重要意义。此时应避免活动和过度补液，积极防止肺水肿发生。

3）肺水肿期：潜伏期后，症状突然加重，表现为剧烈咳嗽、呼吸困难、气急、烦躁、大汗、咳大量粉红色泡沫痰。查体可见口唇和指端明显发绀、两肺满布湿啰音、严重时大中水泡音、心率剧增、血压下降、血液浓缩、白细胞增多、血氧分析可见低氧血症。胸部 X 线检查：早期为间质性肺水肿期，两肺透光度降低、肺纹理增粗、紊乱和外延；随着肺水肿的形成和加重，两肺可见散在的 1~10mm 大小不等、密度均匀的片絮状阴影，边缘不清，有时出现由肺门向两侧肺野呈放射状的蝴蝶形阴影。该期可并发混合性酸中毒，自发气胸、纵隔气肿、肝、肾、心等脏器损伤及继发肺部感染等。一般肺水肿发生后 24 小时内变化最剧烈，应高度重视，若控制不力，有可能进入急性呼吸窘迫综合征期。

4）恢复期：如无严重并发症，处理得当，肺水肿可在 2~3 天内得到控制，症状、体征逐渐消失。X 线异常约在 1 周内消失，7~15 天基本恢复，多数不留后遗症。部分吸入有机氟热解物、氮氧化物引起的肺损害，可在肺水肿消退后 2~3 周引起广泛的肺纤维化和支气管腺体肿瘤样增生，导致肺功能障碍；制冷剂二氟一氯甲烷（氟里昂 22）引起的肺损害，可产生广泛的肺纤维化和支气管腺体肿瘤样增生，继而可引发呼吸功能衰竭。

（3）急性呼吸窘迫综合征期：刺激性气体中毒、严重创伤、感染、休克、手术等各种肺内外致病因素可致弥漫性肺实质细胞损伤，肺水肿和肺不张，出现急性、进行性呼吸窘迫、缺氧性呼吸衰竭、低氧血症等临床症状。主要病理特征为肺毛细血管通透性增高而导致的肺泡渗出液中富含蛋白质的肺水肿及透明膜形成，并伴有肺间质纤维化。本病死亡率高，可达 50%。刺激性气体所致中毒性肺水肿与急性呼吸窘迫综合征之间在概念、致病机制、疾病严重程度以及治疗和预后存在着量变到质变的本质变化。

发病机制错综复杂，目前尚未完全阐明。目前认为主要有①刺激性气体直接损伤毛细血管内皮细胞及肺泡上皮细胞，使得毛细血管内皮和肺泡上皮的通透性增加及肺泡 Ⅱ 型上皮细胞表面活性物质减少；②肺内过度刺激性炎症导致释放大量的氧自由基、细胞因子和炎性介质，细胞膜脂质过氧化增加；炎性介质释放可使血管收缩、渗出，尤其是血小板活化因子可引起肺微血管膜通透性升高，血栓素、前列腺素 $F_{2\alpha}$ 等促凝物质导致血小板凝聚、肺内微血栓形成及内毒素肺损伤。

临床可分四个阶段：①原发疾病症状；②潜伏期：原发病后 24~48 小时，出现呼吸急促、发绀，极易被误认为原发病情加剧，而失去早期诊断时机；③呼吸频数加快、呼吸困难是最早、最客观的表现，发绀是重要的体征之一；出现呼吸窘迫、肺部水泡音，X 线胸片有散在的浸润阴影；④呼吸窘迫加重，出现意识障碍，X 线胸片显示广泛磨玻璃样融合浸润阴影。

急性呼吸窘迫综合征在病因上明确，病程与中毒性肺水肿大体相似，但较中毒性肺水肿更为严重。在临床上呈现严重进行性呼吸困难，呼吸频率>28 次/分，严重的低氧血症，$PaO_2 \leq 8kPa$（60mmHg）和（或）氧合指数（PaO_2/FiO_2）为 26.60kPa（200mmHg）40kPa（300mmHg），一般氧疗难奏效，预后也较差。与其他原因致急性呼吸窘迫综合征相比，其肺部黏膜上皮的直接损伤在发病过程中较其他原发病有更重要的意义,肺部体征、X 线表现、病理改变等更明显。但由于无其他原发病,故预后较好。

(4)皮肤损伤:腐蚀性强的刺激性气体可造成眼、皮肤直接接触部位发生化学性灼伤,或者接触性皮炎。

2. 慢性作用　长期接触低浓度刺激性气体,可引起慢性支气管炎、支气管哮喘、慢性结膜炎、鼻炎、咽炎、肺气肿以及牙齿酸蚀症等,同时常伴有神经症样症状和消化道症状。急性氯气中毒可遗留慢性喘息性支气管炎。有些刺激性气体有致敏作用,如氯气、甲苯二异氰酸酯等可引起支气管哮喘发作,甲醛等可造成过敏性皮炎。

(四)诊断　急性刺激性气体中毒可依据《职业性急性化学物中毒性呼吸系统疾病诊断标准》(GBZ73-2009)进行诊断。

1. 诊断原则　根据短期内接触较大量刺激性气体的职业史,出现呼吸系统的临床表现,结合实验室血气分析和其他检查及现场劳动卫生学调查资料,综合分析排除其他病因所致类似疾病后,方可诊断。

2. 刺激反应　短期内接触较大剂量刺激性气体后出现一过性眼和上呼吸道刺激症状,肺部无阳性体征和 X 线胸片无异常,通常经 24~72 小时医学观察,上述症状消失或明显减轻。

3. 诊断及分级标准

(1)轻度中毒:凡具有下列情况之一者,可诊断为轻度中毒。①急性气管-支气管炎;②呈哮喘样发作;③1~2 度喉梗阻。

(2)中度中毒:凡具有下列情况之一者,可诊断为中度中毒。①急性支气管肺炎;②急性吸入性肺炎;③急性间质性肺水肿;④3 度喉梗阻。

(3)重度中毒:凡有下列情况之一者,可诊断为重度中毒。①肺泡性肺水肿;②急性呼吸窘迫综合征(ARDS);③并发严重气胸、纵隔气肿;④4 度喉阻塞和(或)窒息;⑤猝死。

(五)处理原则　刺激性气体中毒多发生于意外事故,往往导致多人中毒,其主要危害是中毒性肺水肿和急性呼吸窘迫综合征。积极防治肺水肿是抢救中毒的关键。

1. 一般处理　迅速疏散可能接触刺激性气体者,脱离有毒作业场所并对患者病情作出初步估计和诊断。

(1)现场急救:患者应迅速移至通风良好的地方,脱去被污染的衣裤,注意保暖。出现刺激反应者,应严密观察,对接触可能引起呼吸道迟发性病变毒物的患者(发病潜伏期较长者),观察期应延长。观察期应避免活动并予以对症治疗,必要时予以预防性治疗药物如吸入喷雾剂、吸氧、注射肾上腺糖皮质激素等。对吸入毒物量较大者,应留院观察 24~72 小时,安静卧床休息,避免用力、情绪激动,以减少肺部渗出,必要时给予镇静剂和对症处理。眼与皮肤污染者立即用清水或生理盐水彻底清洗,可使用 5% 可的松眼药水及抗生素眼药水或药膏;眼部受毒物污染者,必须立即彻底冲洗,决不能不予冲洗即送医院,以免眼部发生不可逆的严重病变,皮肤污染化学灼伤等也应在现场冲洗彻底后送医院。对于出现肺水肿、呼吸困难或呼吸骤停的患者,应尽快给氧,进行人工呼吸;心脏骤停者可给予心脏按压，有条件的可给予支气管扩张剂与激素。凡中毒严重者采取了上述抢救措施后，应及时送往医院抢救。要注意预防肺水肿。心理治疗，有利于控制病情进展。

（2）保护和控制现场、消除中毒因素；按规定进行事故报告，组织事故调查。

（3）对健康工人进行预防健康筛检。

2. 治疗原则　保持呼吸道通畅、纠正缺氧、对症治疗及支持治疗。

（1）保持呼吸道通畅：吸入去泡沫剂二甲基硅油，清除气道内水泡，增加氧吸入量和改善弥散功能，应用氨茶碱解除支气管痉挛，根据接触毒物种类不同，及早雾化吸入中和剂以中和毒物，雾化液中可加入抗生素，糖皮质激素，支气管解痉药和祛痰药，必要时气管切开。

（2）迅速纠正缺氧：缺氧可引起很多严重后果如损伤线粒体，使三磷酸腺苷（ATP）生成不足、耗尽，并可因膜磷脂降解加速，导致生物膜损伤，细胞内钙离子超负荷，氧自由基生成增加，这些情况进一步加重缺氧，形成恶性循环。因此，及早纠正缺氧，控制病情进展，是防止发生治疗矛盾的重要环节。目前常用机械通气方法，包括高频通气（high frequency ventilation，HFV）、高频射流通气（high frequency jet ventilation，HFJV）、呼气末正压通气（positive end expiratory pressure，PEEP）、反比通气（inverse ratio ventilation，IRV）等，其中 PEEP 使用最为广泛。PEEP 主要通过其呼气末正压，使陷闭的支气管和闭合的肺泡张开，提高功能残气量，降低肺内右至左的静脉血分流，改善通气与血流的比例和弥散功能，达到提高肺顺应性、减少耗氧量、改善组织缺氧的目的。可根据患者病情和客观条件来选择给氧方式，并防止由于吸入高浓度氧而发生氧中毒，血气分析可作为监护指标。原则是根据病情选择合适的给氧方法，用最低的有效浓度的氧，在最短时间内达到纠正低氧血症的目的。使动脉血氧分压维持在 10.7~13.3kPa（80~100mmHg）。

（3）降低毛细血管通透性，维持良好的循环功能：如保持适宜的血容量，改善心脏泵血功能和纠正微循环障碍，预防微血栓形成等。早期、足量、短程应用肾上腺糖皮质激素。根据病情轻重每日给予 20~60mg 地塞米松，常用 3~5 天，对接触氮氧化物、氟裂解气等易引起并发症的患者可适当延长使用时间。低分子右旋糖酐 500ml 每日静脉滴注可减少红细胞凝聚和微血栓形成，增加血容量。肺水肿时应限制静脉补液量，使出量大于入量 500~1000ml，维持水、电解质平衡。

（4）积极治疗并发症：合理应用抗生素控制肺部感染，防止真菌感染。气胸、纵隔气肿可抽气或闭式引流。严重中毒性呼吸系统疾病，一旦发生较重的继发感染，不但使病情更为严重及复杂，也是产生治疗矛盾的主要原因之一。因此，从起病开始，立即采取各种措施预防继发性感染，并严密监护，及时发现及控制并发症如继发性感染、酸中毒、气胸及内脏损伤等。

（5）营养支持：急性重症患者，处于高代谢状态，病程中因能量消耗过多和营养摄取不足，导致机体免疫力降低，易发生继发感染，呼吸肌疲劳，影响组织修复，故应及早给予营养支持，及时补充热量，每日总热量在 150kJ/kg 左右，蛋白质、脂肪分别占总热量的20% 和 30% 左右。

（6）其他治疗措施：使用利尿剂、β 受体激动剂等可加速肺泡水肿转移至间质并经淋巴管转走有助于减轻肺水肿，根据病情可采取镇静、解痉、镇咳、定喘等治疗方法。

急性呼吸窘迫综合征治疗原则与肺水肿相似，但更强调尽快改善缺氧，使用 PEEP，短期、大量、短程冲击使用糖皮质激素，以及积极处理各种并发症。一氧化氮（NO）吸入疗法是目前治疗急性呼吸窘迫综合征的一个热点，吸入 NO 对肺血管有选择性扩张作用，对全身动脉血压无影响，有利于改善通气/血流（V/Q）比例失调。

3. 其他处理　一般情况下，轻、中度中毒治愈后，可恢复原工作。重度中毒治愈后，原则上应调离刺激性气体作业。急性中毒后如有后遗症，结合实际情况，妥善处理。

（六）预防措施

1. 安全技术措施　生产流程自动化，生产设备防腐蚀，密闭抽风，避免直接接触。贮存和运输应注意防火、防爆、防泄漏。对三废综合治理。

2. 组织措施　严格执行安全操作规程，防止设备跑、冒、滴、漏和意外事故，进行上岗前培训和安全教育。接触者懂得自救互救知识。车间内应有冲、淋设备以及时冲洗身体污染部位。易发生事故的场所，应备有急救器材，如防毒面具，各种冲洗液等。

3. 个人防护措施　配备有针对性的耐腐蚀防护用品如工作服、手套等，并按规定正确使用。如接触酸雾及硫酸二甲酯等毒物时，戴用碳酸氢钠饱和液和甘油浸泡过的纱布夹层口罩；接触氯气、光气时用活性炭吸附剂的防毒口罩，防毒口罩应定期检查其性能，用 3% 氧化锌油膏预防酸性物质污染皮肤和鼻黏膜。

4. 健康监护措施　进行上岗前和定期体检，发现相应职业禁忌证者，应不从事或调离该作业。

5. 环境监测措施　定期监测环境刺激性毒物，及时发现及时处理问题。预防事故发生。

二、氯

【理化特性】　氯（chlorine，Cl_2）为黄绿色、具有强烈刺激性及异臭味的气体。分子量 70.91，密度 2.488g/L，沸点 -34.6℃，易溶于水、碱性溶液、二硫化碳和四氯化碳等。在高压下液化为液态氯，液氯蒸气压随温度升高而增高，达到 6.8 大气压具有爆炸的危险性。氯溶于水形成盐酸和次氯酸，次氯酸又可分解为盐酸和新生态氧，属强氧化剂。氯在高温条件下与一氧化碳作用，可形成毒性更大的光气。在日光下与易燃气体混合时会发生燃烧爆炸。

【接触机会】　氯在工业生产中使用广泛。食盐电解产生氯；氯可被用作各种工业生产的原料制造各种含氯化合物如农药、漂白粉、四氯化碳、合成纤维、聚氯乙烯、环氧树脂、塑料、橡胶等；氯可作为强氧化剂和漂白剂如造纸、印染、颜料、纺织、油脂及兽骨加工过程等行业；医院、自来水和游泳池消毒亦可接触到氯。生产中多因管道、容器破损或密闭不严、超装、压力升高等外泄，污染环境，常导致群体中毒事故发生。

【毒理】　氯主要经呼吸道进入，作用于气管、支气管及肺部。损害部位及程度与接触浓度、时间有关。氯的嗅阈和刺激阈为 $0.06 \sim 5.80mg/m^3$。低浓度（如 $1.5 \sim 90.0mg/m^3$）时仅侵犯眼和上呼吸道，对局部黏膜有刺激和灼伤作用，长时间高浓度接触，可引起支气管痉挛，也可透过细胞膜，破坏膜的完整性、通透性以及肺泡壁的气-血、气-液屏障，引起眼、呼吸道黏膜炎性水肿、充血、坏死，重者可致呼吸道深部病变，甚至形成肺水肿。并可刺激呼吸道黏膜内末梢感受器，引起平滑肌痉挛，加剧通气障碍及缺氧。高浓度或接触时间过长（如 $120\sim180mg/m^3$ 或接触 $30\sim60$ 分钟），可侵入呼吸道深部。吸入极高浓度氯气（如 $3000mg/m^3$）还可引起迷走神经反射性心脏骤停或喉痉挛，出现电击样猝死。氯的损害作用主要由溶于水后形成的盐酸和次氯酸所致，尤其次氯酸具有明显的生物活性，可穿透细胞膜，破坏其完整性和通透性，引起呼吸道黏膜水肿、充血，甚至坏死，严重者形成肺水肿。次氯酸还可与半胱氨酸的巯基起反应，抑制多种酶活性。

【临床表现】

1. 急性中毒

（1）刺激反应：出现一过性眼和上呼吸道黏膜刺激症状，肺部无阳性体征或偶有散在性干啰音，胸部 X 线无异常表现。

（2）轻度中毒：临床表现符合急性气管-支气管炎或支气管周围炎。有眼和上呼吸道黏膜刺激症状，如流眼泪、呛咳出现时可有少量痰、胸闷。查体可见眼结膜、鼻黏膜及咽部充血，两肺有散在干、湿啰音或哮鸣音，X 线胸片表现可无异常或可见下肺野有肺纹理增多、增粗、延伸、边缘模糊。

（3）中度中毒：主要表现为化学性支气管炎、间质性或局限性肺泡性肺水肿。上述症状加重，呛咳、咯痰、气急、胸闷明显，有时咳白色或粉红色泡沫痰。伴有头痛、烦躁、乏力、嗜睡及食欲不振、恶心、呕吐、腹胀、上腹痛等消化道症状。查体可见轻度发绀，两肺可闻及干、湿啰音，或弥漫性哮鸣音。X 线胸片可见肺部不规则点片状模糊阴影。哮喘发作者胸部 X 线可无异常发现。

（4）重度中毒：吸入高浓度氯气可出现昏迷、休克、弥漫性或中央性肺水肿、急性呼吸窘迫综合征、喉痉挛或支气管痉挛及水肿造成窒息、反射性呼吸中枢抑制或心脏骤停导致猝死。可伴有严重并发症如气胸、纵隔气肿等。查体可见明显发绀，两肺弥漫性湿啰音或局部呼吸音明显减弱。X 线表现为广泛分布两肺野大片状密度增高阴影，阴影大小与密度不一、边缘模糊。液氯灼伤者皮肤呈白色或灰黄色，轻者充血，重者可见水泡、组织坏死。

2. 慢性影响　长期接触低浓度氯气可引起上呼吸道、眼结膜及皮肤的刺激症状，可引起慢性咽炎、支气管炎等慢性非特异性炎症，有时可诱发哮喘。可导致肺功能改变，皮肤可发生痤疮样皮疹和疱疹，头晕、乏力等神经衰弱样症状与胃肠道症状亦常见。国内调查表明在氯气浓度符合国家标准的工作环境下作业，未见慢性中毒发生。

【诊断】　依据《职业性急性氯气中毒诊断标准》（GBZ65-2002）进行诊断。

1. 诊断原则　根据短期内吸入较大量氯气后迅速发病，结合临床症状、体征、胸部 X 线表现，参考现场劳动卫生学调查结果，综合分析，排除其他原因引起的呼吸系统疾病，方可诊断。

2. 刺激反应　出现一过性眼和上呼吸道黏膜刺激症状，肺部无阳性体征或偶有散在性干啰音，胸部 X 线无异常表现。

3. 诊断及分级标准

（1）轻度中毒：临床表现符合急性气管-支气管炎或支气管周围炎。如出现呛咳，可有少量痰，胸闷，两肺有散在性干、湿啰音或哮鸣音，胸部 X 线表现可无异常或可见下肺野有肺纹理增多、增粗、延伸、边缘模糊。

（2）中度中毒：凡临床表现符合下列诊断之一者：①急性化学性支气管肺炎：如有呛咳、咳痰、气急、胸闷等，可伴有轻度发绀；两肺有干、湿啰音；胸部 X 线表现常见两肺下部内带沿肺纹理分布呈不规则点状或小斑片状边界模糊、部分密集或相互融合的致密阴影；②局限性肺泡性肺水肿：除上述症状、体征外，胸部 X 线显示单个或多个局限性轮廓清楚、密度较高的片状阴影；③间质性肺水肿：如胸闷、气急较明显；肺部呼吸音略减低外，可无明显啰音；胸部 X 线表现肺纹理增多模糊，肺门阴影增宽境界不清，两肺散在点状阴影和网状阴影，肺野透亮度减低，常可见水平裂增厚，有时可见支气管袖口征及克氏B 线；④哮喘样发作：症状以哮喘为主，呼气尤为困难，有发绀、胸闷；两肺弥漫性哮鸣音；胸部 X 线可无异常发现。

（3）重度中毒：符合下列表现之一者：①弥漫性肺泡性肺水肿或中央性肺水肿；②急性呼吸窘迫综合征；③严重窒息；④出现气胸、纵隔气肿等严重并发症。

氯气中毒引起呼吸系统后遗症的诊断依据《职业性急性化学物中毒后遗症诊断标准》（GBZ/T 228-2010）进行诊断。

【处理原则】

1. 急性中毒

（1）立即脱离现场、保持安静及保暖：出现刺激反应者至少观察 12 小时，并对症处理。吸入量较多者应卧床休息，以免活动后病情加重，并应用喷雾剂、吸氧；必要时静脉注射糖皮质激素，有利于控制病情进展。

（2）合理氧疗：适当方法给氧，吸入氧浓度不应超过 60%，使动脉血氧分压维持在60~75mmHg。如发生严重肺水肿或急性呼吸窘迫综合征，给予鼻面罩持续正压通气（CPAP）或气管切开呼气末正压通气（PEEP）疗法，呼气末压力宜在 0.5kPa（5cmH$_2$O）左右。

（3）早期、足量、短程应用糖皮质激素，防治肺水肿。

（4）维持呼吸道通畅：可给予雾化吸入疗法，支气管解痉剂、去泡沫剂如二甲基硅油，必要时气管切开。

（5）预防继发性感染发生。

（6）维持血压稳定，合理掌握输液及应用利尿剂，纠正酸碱和电解质紊乱，良好的护理及营养支持等。

（7）治愈标准：由急性中毒所引起的症状、体征、胸部 X 线异常等基本恢复，患者健康状况达到中毒前水平。

（8）中毒患者治愈后，可恢复原工作。

（9）中毒后如常有哮喘样发作，应调离刺激性气体作业工作。

2. 慢性影响以对症处理为主。

【预防措施】 工作场所空气中最高容许浓度（maximum allowable concentration，MAC）为 $1mg/m^3$。

1. 按照有关法规，进行上岗前体检和定期体检。有明显呼吸系统和心血管系统疾病者，不宜从事该作业。

2. 严格遵守安全操作规程，定期检查设备，防止跑、冒、滴、漏。设备、管道保持负压，加强通风，正确使用防护用品。

三、氮氧化物

【理化特性】 氮氧化物（nitrogen oxides，NO_x）俗称硝烟，是氮和氧化合物的总称，包括氧化亚氮（N_2O，亦称笑气）、一氧化氮（NO）、二氧化氮（NO_2）、三氧化二氮（N_2O_3）、四氧化二氮（N_2O_4）、五氧化二氮（N_2O_5）等。氮氧化物因氧化程度不同而具有不同的颜色（黄色至深棕色），除 NO_2 外均不稳定，遇湿、气、光或热可变为 NO_2 及 NO，NO 可转化为 NO_2。在职业环境中接触的几种氮氧化物气体的混合物称为硝烟（气），其中主要是 NO_2 和 NO，又以 NO_2 为主。NO 分子量 30.01，沸点 -151.5℃，水中溶解度 4.7%（20℃）。NO_2 分子量 46.01，沸点 21.2℃；21.1℃ 时为红棕色、具有刺鼻气味的气体，21.1℃ 以下时呈暗褐色液体；在 -11℃ 以下时为无色固体；NO_2 性质较稳定，微溶于水，可溶于碱、氯仿和二硫化碳。

【接触机会】 很多作业过程可接触到氮氧化物，不同生产过程产生的硝烟组成不同。①化工工业：如制造硝酸、硝化纤维、苦味酸、硝基炸药、合成氨、苯胺燃料的重氮化过程等可产生氮氧化物；用硝酸清洗金属时可释放大量硝烟；有机物如木材、棉织品接触浓硝酸时也可产生氮氧化物；②作为燃料和爆破：如卫星发射、火箭推进、汽车、内燃机尾气及矿井、隧道用硝铵炸药爆炸时均含有或产生氮氧化物；③焊接行业：如电焊、气焊，气割及电弧发光时，产生的高温使空气中的氧和氮合成氮氧化物；④粮食储藏（谷仓气体）：谷物和青饲料的在谷仓的贮存过程中，在缺氧条件下发生酵解，植物中的硝酸钾变成亚硝酸钾，与植物中的有机酸作用生成亚硝酸；当谷仓内温度增高时，亚硝酸分解成氮氧化物和水，可导致"谷仓气体中毒（silo-gas poisoning）"。

【毒理】 氮氧化物的毒作用主要取决于作业环境中的 NO_2 和 NO。NO 虽然不是刺激性气体，但易氧化成具有刺激作用的 NO_2。人对 NO_2 嗅阈为 $0.23 \sim 0.25mg/m^3$；人接触 NO_2 $1.3 \sim 3.8mg/m^3$ 时气道阻力增加；$70mg/m^3$ 时有黏膜刺激作用，可耐受数小时；$140mg/m^3$ 时可引起支气管炎和肺炎；$220 \sim 290mg/m^3$ 时可致肺水肿；$560 \sim 940mg/m^3$ 时造成致命性肺水肿、窒息；$1\,460mg/m^3$ 可很快致死。氮氧化物较难溶于水，故对眼和上呼吸道黏膜刺激作用亦小。

NO_2 生物活性大，毒性为 NO 的 4~5 倍。NO 和 NO_2 同时存在时，毒性增强。氮氧化物对上呼吸道刺激性较小，主要作用于深部呼吸道。氮氧化物与黏膜上的水缓慢形成硝酸和亚硝酸，对肺组织产生强烈的刺激和腐蚀，损害肺终末支气管和肺泡上皮，使肺泡和毛细血管通透性增加，导致肺水肿。硝酸和亚硝酸吸收入血后形成硝酸盐和亚硝酸盐，前者可引起血管扩张，血压下降，后者可引起高铁血红蛋白血症而造成缺氧。作业环境中氮氧化物以 NO_2 为主时，主要引起肺损害。当 NO 大量存在时可导致高铁血红蛋白血症及中枢神经损害，但实际中少见。

氮氧化物进入肺泡时，肺泡表面活性物质发生过氧化反应而破坏，随后肺泡细胞受损，上皮细胞更新停止，细胞质分泌泡沫减少，纤毛减少或消失。引起此种改变的因素可能是①肺泡上皮细胞的酶受到抑制甚至失活，干扰正常的细胞代谢；②细胞膜的改变：细胞膜的脂蛋白包含磷脂和功能性蛋白质两个部分，磷脂是支架，受到过氧化作用后，可以影响附着的蛋白质部分，使其组成发生改变；③影响胶原纤维和弹性纤维的形成。

【临床表现】　氮氧化物急性吸入可致化学性气管炎、化学性肺炎及中毒性肺水肿。肺水肿恢复期还可出现迟发性阻塞性毛细血管支气管炎。目前尚无慢性中毒的可靠证据。

1. 急性作用

（1）刺激反应：有氮氧化物气体吸入史，出现一过性胸闷、咳嗽等症状，无阳性体征，胸部 X 线检查无异常表现。

（2）急性轻度中毒：吸入氮氧化物后经数小时至 72 小时潜伏期，出现胸闷、咳嗽、咳痰等，可伴有轻度头晕、头痛、无力、心悸、恶心、发热等症状，眼结膜及鼻咽部轻度充血，肺部有散在干啰音，X 线胸片显示肺纹理增强或边缘模糊。

（3）急性中度中毒：上述症状加重，呼吸困难，胸部紧迫感，咳痰或咳血丝痰，并有轻度发绀，两肺可闻及干、湿啰音；X 线胸片显示：肺野透亮度减低、肺纹理增多、紊乱、模糊呈网状阴影，或边缘模糊的斑片状阴影。血气分析 PaO_2 40～80mmHg，白细胞数可增高。

（4）急性重度中毒：明显的呼吸困难，剧烈咳嗽，咳大量白色或粉红色泡沫痰，明显发绀，两肺满布湿啰音，并发较重程度的气胸、纵隔气肿或呼吸窘迫综合征，有时出现窒息或昏迷。X 线胸片显示：两肺野有大小不等、边缘模糊的斑片状或云絮状阴影，有的互相融合成大片状阴影。血气分析：$PaO_2<40mmHg$。

2. 迟发性阻塞性毛细支气管炎　在吸入氮氧化物后，无明显急性中毒症状或在肺水肿基本恢复 2 周后，突然发生咳嗽，胸闷及进行性呼吸困难等症状，有明显发绀，两肺可闻及细湿啰音，X 线胸片显示：两肺满布粟粒状阴影。应注意与粟粒性肺结核、矽肺等疾病相鉴别。

3. 慢性影响　长期接触较低浓度的氮氧化物，可有上呼吸道黏膜刺激症状，出现慢性咽炎、支气管炎和肺气肿，以及类神经症样症状。尚无慢性中毒的可靠证据。

【诊断】　依据《职业性急性氮氧化物中毒诊断标准》（GBZ15-2002）进行诊断。

1. 诊断原则　根据短期内吸入较大量的氮氧化物的职业史，呼吸系统损害的临床表现和胸部 X 线征象，结合血气分析及现场劳动卫生学调查资料，综合分析，并排除其他原因所致的类似疾病，方可诊断。

2. 刺激反应　出现一过性胸闷；咳嗽等症状，肺部无阳性体征，胸部 X 线检查无异常表现。

3. 诊断及分级标准

（1）轻度中毒：出现胸闷、咳嗽等症状，肺部有散在干啰音。胸部 X 线征象：肺纹理增强，可伴边缘模糊。符合急性气管-支气管炎或支气管周围炎。

（2）中度中毒：胸闷加重，咳嗽加剧，呼吸困难，咳痰或咳血丝痰等症状；体征有轻度发绀，两肺可闻及干、湿啰音。胸部 X 线征象：肺野透亮度减低，肺纹理增多、紊乱、模糊呈网状阴影，符合间质性肺水肿；或斑片状阴影，边缘模糊，符合支气管肺炎。血气分析常呈轻度至中度低氧血症。

（3）重度中毒：具有下列之一者：①明显的呼吸困难，剧烈咳嗽，咳大量白色或粉红色泡沫痰，明显发绀，两肺满布湿啰音。胸部 X 线征象：两肺野有大小不等、边缘模糊的斑片状或云絮状阴影，有的可融合成大片状阴影，符合肺泡性肺水肿。血气分析常呈重度低氧血症；②急性呼吸窘迫综合征；③并发较重程度的气胸或纵隔气肿；④窒息。

氮氧化物气体中毒引起呼吸系统后遗症的诊断依据《职业性急性化学物中毒后遗症诊断标准》（GBZ/T 228-2010）进行诊断。

【处理原则】

1. 现场处理　氮氧化物接触者应迅速脱离现场，静卧休息、保暖，吸氧及紧急处理。

2. 对刺激反应者，应观察 24 ～72 小时，观察期内应严格限制活动，卧床休息，保持安静，并给予对症治疗。

3. 积极防治肺水肿，保持呼吸道通畅，给予雾化吸入、支气管解痉剂、去泡沫剂。

4. 合理氧疗，早期、足量、短程应用糖皮质激素。

5. 预防控制感染，防治并发症，维持水、电解质、酸碱平衡。

【预防措施】　我国工作场所职业接触限值：时间加权平均容许浓度（permissble concentration-time wighted average，PC-TWA）为 5mg/m³；短时间接触容许浓度（permissible concentration-short term exposure limit，PC-STEL）为 10mg/m³L。NO 时间加权平均容许浓度（PC-TWA）为 15mg/m³，PC-STEL 为 30mg/m³。其他措施同概述。

四、氨

【理化特性】　氨（ammonia，NH_3）在常态下为无色、具有强烈辛辣刺激性臭味的气体，分子量 17.03，相对密度（气体，空气＝1，25℃，101.325kPa）为 0.597，比空气轻，易逸出。常温下加压可液化为无色液体，氨极易溶于水，其水溶液称为氨水（氢氧化铵），呈强碱性，28% 水溶液为强氨水。易燃，自燃点为 651℃，与空气混合时，能形成爆炸性气体。

【接触机会】　氨及以氨为原料的生产过程中可以接触到氨。①氨的合成；②液氨制作氨水及制冷剂如人造冰和冷藏等；③氮肥工业：氨可用于制造硝胺、硫胺、尿素、氢氧化胺等多种化肥；④以氨为原料的各种化学工业：医药、制碱、炸药、氢氟酸、氰化物和有机腈、石油精炼以及合成纤维、塑料、油漆、染料、鞣皮、树脂等生产有机会接触氨。生产中多因管道、容器发生破裂爆炸等意外事故或跑、冒、滴、漏导致急性中毒。

【毒理】　肺泡的氨少部分与 CO_2 中和，其余吸收入血液，少量由尿、汗及呼出气排出，氨在肝脏内解毒形成尿素，随尿排出。氨对眼及上呼吸道黏膜具有明显的刺激和腐蚀作用；氨能碱化脂肪，使组织蛋白溶解变性，且分子量小，扩散速度快，能迅速通过细胞渗透到组织内，造成组织蛋白溶解变性，结构破坏，使病变向深部发展。氨对人体的毒性反应与空气中氨气浓度和接触时间有关。环境中氨浓度达 $0.7mg/m^3$ 时人可感到气味，浓度 $<9.8mg/m^3$，接触 45 分钟时，可识别气味，但无刺激作用；$70\sim140\ mg/m^3$，接触 30 分钟时，眼及呼吸道不适；$553\sim700\ mg/m^3$，接触 30 分钟时，立即咳嗽，具有强烈刺激现象；$1750\sim4500\ mg/m^3$，接触 30 分钟时，可危及生命。低浓度接触使眼结膜、鼻咽部、呼吸道黏膜充血、水肿等；浓度增高时可导致眼及呼吸道灼伤、化学性肺炎和中毒性肺水肿，造成呼吸功能障碍，出现低氧血症，甚至引起急性呼吸窘迫综合征和心脑缺氧。高浓度氨吸入后，血氨增高，影响糖代谢和三羧酸循环；并引起脑内谷胺酰胺合成增加，从而造成中枢神经递质代谢紊乱，导致中枢神经系统兴奋性增强、惊厥等，继而转入抑制、嗜睡、昏迷，甚至死亡。亦可通过神经反射作用引起心脏和呼吸骤停。

【临床表现】 接触浓度和接触时间及个人易感性的不同，临床表现轻重不一。

1. 刺激反应 仅有一过性眼和上呼吸道刺激症状，肺部无阳性体征，胸部 X 线检查无异常发现。

2. 急性轻度中毒 畏光、流泪、视物模糊、咽干、咽痛、声音嘶哑、咳嗽、咳痰、胸闷及轻度头痛、头晕、乏力等症状，眼结膜充血，肺纹理增强，或出现活动时轻度吸气性呼吸困难及轻度"三凹征"。

3. 急性中度中毒 上述症状加重，呼吸困难，有时痰中带血丝，轻度发绀，眼结膜充血明显，三度喉水肿，"三凹征"明显，肺部有干、湿啰音。胸部 X 线影像符合化学性支气管肺炎表现，血气分析：$PaO_2 \geqslant 60mmHg$。

4. 急性重度中毒 剧咳，咳大量粉红色泡沫样痰，气急、心悸、呼吸困难，明显发绀，或出现急性呼吸窘迫综合征，较重的气胸和纵隔气肿等。两肺满布干湿啰音，X 线胸片显示两肺有边缘不清模糊的斑片状或云絮状阴影。血气分析 $PaO_2 \leqslant 40mmHg$，或出现急性呼吸窘迫综合征、较重的气胸和纵隔气肿、窒息、四度喉水肿等。

5. 眼、皮肤化学性灼伤 可见结膜充血水肿，眼烧灼痛，角膜混浊，角膜溃疡，晶状体混浊，甚至角膜穿孔、失明。皮肤可引起灼伤，除直接接触部位外，灼伤以体表潮湿部位为主。

6. 实验室检查 常见白细胞总数增高，血氨增高，肝、肾功能异常，心电图出现 ST-T 波改变，心律失常等。

7. 慢性影响 长期接触较低浓度的氨，可有上呼吸道黏膜刺激症状，出现慢性结膜炎、鼻炎、慢性咽炎和嗅觉、味觉减退，以及类神经症样症状，阴囊及皮肤可有皮炎。

【诊断】 《职业性急性氨中毒诊断标准》（GBZ14-2002）进行诊断。

1. 诊断原则 根据短时间内吸入高浓度氨气的职业史，以呼吸系统损害为主的临床表现和胸部 X 线影像，结合血气分析检查及现场劳动卫生学调查结果，综合分析，排除其他病因所致类似疾病，方可诊断。

2. 刺激反应 仅有一过性的眼和上呼吸道刺激症状，肺部无阳性体征，胸部 X 线影像检查无异常发现。

3. 诊断及分级标准

（1）轻度中毒：具有下列表现之一者：①流泪、咽痛、声音嘶哑、咳嗽、咳痰；肺部出现干啰音；胸部 X 线影像检查显示肺纹理增强。符合急性气-支气管炎表现；②一～二度喉水肿。

（2）中度中毒：具有下列表现之一者：①声音嘶哑、胸闷、呼吸困难、剧烈咳嗽，有时有血丝痰；呼吸频速，轻度发绀，肺部出现干、湿啰音；胸部 X 线影像检查显示肺纹理增多、紊乱，边缘模糊的、散在的斑片状阴影；符合支气管肺炎；血气分析：常呈现轻度至中度低氧血症；②三度喉水肿。

（3）重度中毒：具有下列表现之一者：①剧烈咳嗽、咳大量粉红色泡沫痰、胸闷、气急、心悸；呼吸困难，明显发绀，双肺布满干、湿啰音；胸部 X 线影像检查显示两肺野有大小不等、边缘模糊的斑片状或云絮状阴影，有的可融合成大片状或蝶状阴影，符合肺泡性肺水肿表现；血气分析呈现重度低氧血症；②急性呼吸窘迫综合征；③四度喉水肿；④并发较重气胸或纵隔气肿；⑤窒息。

（4）眼或皮肤灼伤：轻、中、重度急性中毒均可伴有眼或皮肤灼伤，其诊断分级参照GBZ54 或 GBZ51。

氨气中毒引起呼吸系统后遗症的诊断依据《职业性急性化学物中毒后遗症诊断标准》（GBZ/T 228-2010）进行诊断。

【处理原则】 中毒的处理，关键是防治肺水肿和肺部感染，同时积极处理眼灼伤，防止失明。要及早吸氧、及早雾化吸入中和剂、早期应用糖皮质激素、及时合理使用抗生素、防治并发症。

1. 一般处理

（1）现场处理：迅速、安全脱离现场，将患者移至空气新鲜处，维持呼吸、循环系统功能；彻底冲洗污染的眼和皮肤。立即用清水或3%硼酸冲洗污染的眼及皮肤，出现刺激症状者应观察 24 小时，安静卧床。积极预防肺水肿和喉水肿。氨气遇水形成"强氨水"可灼伤面部皮肤，故现场抢救时忌用湿毛巾捂面。

（2）保持呼吸道通畅：及时清除气道堵塞物，必要时给予气管切开，防止窒息；可给予支气管解痉剂、去泡沫剂（如10%二甲基硅油）、雾化吸入疗法；如有呼吸抑制，可给予呼吸中枢兴奋剂等。

（3）早期防治肺水肿：可早期、足量、短程应用糖皮质激素、莨菪碱类药物等，尤应注意严格限制补液量，维持水、电解质及酸碱平衡。

（4）合理氧疗：采用鼻导管低流量吸氧法或面罩给氧。

（5）积极预防控制感染：及时、足量、合理应用抗生素，防治继发病变。

（6）眼、皮肤灼伤治疗：按《职业性化学性眼灼伤诊断标准》（GBZ54-2002）及《职业性化学性皮肤灼伤诊断标准》（GBZ51-2009）处理原则处理。皮肤灼伤应迅速用3%硼酸液或清水冲洗，特别应注意腋窝、会阴等潮湿部位。眼灼伤时应及时彻底用3%硼酸液冲洗，12 小时内每15～30 分钟冲洗一次，每天剥离结膜囊，防止睑球粘连。

2. 其他处理 轻度中毒，治愈后可回原岗位工作；中、重度中毒，视疾病恢复情况，一般应调离接触刺激性气体的作业岗位。需劳动能力鉴定者，可参照《职工工伤与职业病致残程度鉴定标准》（GB/T 16180-2006）处理。

【预防措施】　我国工作场所空气中氨职业接触限值：时间加权平均容许浓度（PC-TWA）20mg/m^3，短时间接触容许浓度（PC-STEL）30 mg/m^3。患有明显的呼吸系统疾病如慢性支气管炎、肺气肿、哮喘、肺心病、活动性肺结核及严重肝病等，不宜从事与氨有接触的作业。其他措施同概述。

五、光气

【理化特性】　光气（phosgene，$COCl_2$）又称碳酰氯，常温下为无色气体，具有发霉干草样或烂苹果样气味。光气由一氧化碳和氯气混合通过活性炭作催化剂而制得，分子量98.91，相对密度（气体，空气 = 1，25℃，101.325kPa）为3.48，沸点8.3℃，溶点-118℃。可加压为液体贮存，易溶于苯、氯仿等有机溶剂；微溶于水，并逐渐水解为二氧化碳和盐酸。光气的化学性质较活泼，易与碱作用生产盐而被分解；与氨水作用生产氯化铵、二氧化碳和水；与醇类作用生产酯；与乌洛托品作用生成无毒的加成物。

【接触机会】　①光气的制造；②光气作为化工原材料用于有机合成：制造染料、合成橡胶、泡沫塑料、制药、染料、农药生产等；③应用四氯化碳灭火、脂肪族氯烃燃烧过程，均可接触到光气；④脂肪族氯代烃类燃烧可产生光气：如氯仿、三氯乙烯、氯化苦以及聚氯乙烯塑料制品、含二氯甲烷的化学涂料、在通风不良的场所使用四氯化碳灭火机灭火等；⑤曾用作军事毒剂；⑥由于光气输送管道或容器爆炸、设备故障等意外事故时有大量光气泄漏，污染车间及周围环境，引起群体发生急性光气中毒。

【毒理】　光气经呼吸道侵入人体，毒性比氯气大10倍，属高毒类。人的嗅觉阈为0.4~4mg/m^3；生产环境中浓度达5mg/m^3，可嗅出烂苹果味；8~20mg/m^{3}可引起人眼和上呼吸道刺激反应；20~50mg/m^{3}时，可引起急性中毒；100~300mg/m^{3}时，接触15~30秒可引起重度中毒，甚至死亡。光气水溶性较小，对眼及上呼吸道刺激性小，吸入后可到达呼吸道深部和肺泡，迅速与肺组织细胞成分发生酰化、氯化反应和水解反应，对肺产生强烈的刺激作用。光气发生肺水肿的毒理作用可能是：①光气刺激使肺细胞内血管紧张素酶活性增高，肺毛细血管收缩；②光气分子中的羟基（C=O）与肺组织细胞内的蛋白、酶类及类脂中的功能基团发生酰化反应，干扰细胞的正常代谢，使肺泡上皮细胞和毛细血管内皮细胞受损，肺泡表面活性物质减少，肺泡萎陷，通透性增高，导致化学性炎症及肺水肿形成；③光气刺激肺内神经内分泌细胞释放多种生物活性物质，并反射性引起淋巴管收缩；④光气损伤组织细胞使细胞膜磷脂被分解生成花生四烯酸和白三烯系列化合物形成，以及自由基发生脂质过氧化反应，均与肺水肿的发生有密切关系。

光气除了引起急性肺损害外，还可直接刺激血管引起应激反应，使肺循环阻力升高，加重右心负荷致严重缺氧等因素而损害心肌。光气急性吸入可明显改变机体抗氧化酶系的活力，并且存在着一定程度的急性肝损害，而这种肝损伤与活性氧密切相关。

【临床表现】

1. 急性毒作用

（1）刺激反应：吸入后出现一过性黏膜刺激症状，也可伴有头痛、头晕、恶心、乏力、心悸等，肺部无阳性体征，X 线胸片无异常改变。

（2）轻度中毒：吸入后经 2~8 小时潜伏期，再度出现咳嗽、胸闷、胸痛、气短等，肺部可有散在的干、湿啰音，X 线胸片表现为肺纹理增强或伴边缘模糊。

（3）中度中毒：上述症状加重，痰中带血，呼吸困难，轻度发绀，两肺出现干、湿啰音或呼吸音减低。X 线胸片显示两肺点、片状阴影或网状阴影，肺野透明度减低，血气分析 $PaO_2 < 80mmHg$（10.7kPa）。

（4）重度中毒：出现明显呼吸困难、发绀、频繁咳嗽、咳大量粉红色泡沫痰。两肺广泛湿啰音，X 线胸片显示中毒性肺水肿征象，以及发生 ARDS、窒息、气胸或纵隔气肿、严重心肌损害、休克、昏迷。急性中毒后少数患者可发生闭塞性细气管炎，应注意。

（5）液体溅入眼内可引起结膜、角膜损伤，导致角膜穿孔和睑球粘连。

2. 慢性影响　至今未见慢性中毒。长期接触浓度 $0.95mg/m^3$ 光气可见肺功能显示小气道的轻度损害。

【诊断】依据《职业性急性光气中毒诊断标准》（GBZ29-2002）进行诊断。

1. 诊断原则　根据明确短期内接触光气职业史，急性呼吸系统损害的临床症状、体征，胸部 X 线表现，结合血气分析等其他检查，参考现场劳动卫生学调查资料，综合分析，排除其他病因所致类似疾病，方可诊断。

2. 刺激反应　出现一过性眼和上呼吸道黏膜刺激症状。肺部无阳性体征，X 线胸片表现无异常改变。

3. 诊断及分级标准

（1）轻度中毒：咳嗽、气短、胸闷或胸痛，肺部可有散在干、湿啰音。X 线胸片表现为肺纹理增强或伴边缘模糊。以上表现符合支气管炎或支气管周围炎。

（2）中度中毒：具有下列情况之一者：①胸闷、气急、咳嗽、咳痰等，可有痰中带血，常伴有轻度发绀，两肺出现干、湿啰音，胸部 X 线表现为两中、下肺野可见点状或小斑片状阴影。以上表现符合急性支气管肺炎。胸闷、气急、咳嗽、咳痰较严重，两肺呼吸音减低，可无明显啰音，胸部 X 线表现为肺纹理增多、肺门阴影增宽、境界不清，两肺散在小点状阴影和网状阴影，肺野透明度减低，常可见水平裂增厚，有时可见支气管袖口征或克氏 B 线。以上表现符合急性间质性肺水肿。血气分析常为轻度或中度低氧血症。

（3）重度中毒：具有下列情况之一者：①明显呼吸困难、发绀，频繁咳嗽、咳白色或粉红色泡沫痰，两肺有广泛的湿啰音，胸部 X 线表现为两肺野有大小不一、边缘模糊的小片状、云絮状或棉团样阴影，有时可融合成大片状阴影或呈蝶状形分布，血气分析显示 $PaO_2/FiO_2 \leq 40kPa$（300mmHg）。以上表现符合弥漫性肺泡性肺水肿或中央性肺泡性肺水肿；②上述情况更为严重，呼吸频数>28 次/分和（或）呼吸窘迫，胸部 X 线显示两肺呈融合的大片状阴影，血气分析显示 $PaO_2/FiO_2 < 26.7kPa$（200mmHg），以上表现符合急性呼吸窘迫综合征；③窒息；④并发气胸、纵隔气肿；⑤严重心肌损害；⑥休克；⑦昏迷。

光气中毒引起呼吸系统后遗症的诊断依据《职业性急性化学物中毒后遗症诊断标准》（GBZ/T 228-2010）进行诊断。

【处理原则】

1. 一般处理

（1）迅速脱离现场到空气新鲜处，去除污染，安静卧床休息。立即脱去污染的衣物，体表沾有液态光气的部位用清水彻底冲洗净至少 15 分钟。保持安静，绝对卧床休息，注意保暖。

（2）保持呼吸道通畅，给予药物雾化吸入，用支气管解痉剂、镇咳、镇静、强心、保肝等对症处理。早期合理给氧，吸入氧浓度（FiO_2）不宜超过 60%。

（3）对吸入极高浓度光气因窒息而心脏、呼吸骤停者，应迅速实施心肺复苏急救术，开放气道、人工呼吸、人工循环，采用胸外心脏按压。

（4）光气肺水肿潜伏期可达 48 小时，需严密观察，注意病情变化。

2. 防治肺水肿　应早期、足量、短程使用肾上腺糖皮质激素。控制输液量，慎用利尿剂，禁用脱水剂，合理氧疗。

3. ARDS 治疗　早期应用山莨菪碱（654-2）对改善微循环，防治肺水肿和 ARDS 有较好疗效，可使用地塞米松、654-2、氨茶碱联用，疗效明显。

4. 皮肤污染者用清水或肥皂水冲洗。眼结膜炎可用 2% 碳酸氢钠冲洗，皮质激素眼药滴眼。

5. 其他处理　急性中毒患者治愈后，可恢复原工作。重度中毒患者如 X 线胸片、血气分析或肺功能测定等仍有异常表现者，应调离刺激性气体作业。需劳动能力鉴定者，参照 GB/T16180。

【预防措施】　我国工作场所职业接触限值最高容许浓度（MAC）为 $0.5mg/m^3$。①光气的制造和生产必须密闭，管道及反应器保持负压，合成装置应安装自动控制系统；②严格操作规程，定期检查设备，监测环境，光气作业区应安装自动连续监测和报警设备；③发生大量泄漏应立即用氨水喷雾中和，少量可用水蒸发冲散；④产品采用密封包装，贮存在干燥、阴凉、通风处；⑤上岗前及定期体格检查，发现职业禁忌证者应调离光气作业；⑥做好个人防护，在使用、接触本产品时，操作者应穿防护服，戴橡胶手套和氧气呼吸器或供氧式防毒面具，内装 2/3 苏打石灰颗粒和 1/3 活性炭的过滤式防毒面具；⑦光气作业人员也尽可能在上风口；⑧加强废弃处理的管理，含有光气的废气应用氨水或碱液喷淋；废水可用碱性物质如干石灰或苏打灰等覆盖处理；⑨避免四氯化碳与火焰、热金属接触，慎用四氯化碳进行灭火，以免产生光气。

六、氟化氢

【理化特性】　氟化氢（hydrogen fluoride，HF）为无色、强烈刺激、有刺鼻恶臭味的气体。分子量 20.01，相对密度（气体，空气 = 1，25℃，101.325kPa）为 1.858，沸点 19.5℃。极易溶于水而形成氢氟酸。无水氢氟酸（anhydrous hydrofluoric acid）及 40% 氢氟酸可发生烟雾，二者均具有强腐蚀性。

【接触机会】　①无水氟化氢生产工业；②氟化物生产的原料：制造各种无机和有机氟化物，如制造冷冻剂"氟利昂"、杀虫剂、有机氟塑料、电解法制氟等；③作为乙醇、乙醛、乙醚的溶剂（液态氟化氢），聚合、烃化等反应的催化剂；④某些金属如铍、铀等的冶炼、提炼；⑤蚀刻玻璃及陶器的腐蚀剂以及电子工业、原子工业等硅洗涤剂。

【毒理】 氟化氢主要经呼吸道侵入人体，人的嗅觉阈值为 $0.03mg/m^3$，在氟化氢 $50mg/m^3$ 下感到皮肤刺痛、黏膜刺激，$100mg/m^3$ 浓度下，能耐受 1 分钟左右，$400 \sim 430mg/m^3$ 浓度下，可引起急性中毒致死。氢氟酸对水的亲和力强，有强烈腐蚀性，渗透作用强，易对眼和上呼吸道黏膜及皮肤产生刺激和腐蚀作用。氟化氢直接作用于呼吸道细胞的蛋白质，有脱水及溶解作用，引起组织变性、液化、坏死，并可向纵深发展产生血性溃疡和肺水肿。吸入高浓度的氟化氢可引起支气管炎和肺炎，甚至产生反射性窒息；氟化氢吸收后可产生全身的毒作用，还可导致氟骨症。氟化氢还能抑制琥珀酸脱氢酶而影响细胞呼吸。

【临床表现】 较高浓度氟化氢气体或蒸气吸入可迅速出现眼、呼吸道黏膜的刺激症状，重者可发生支气管炎、肺炎和中毒性肺水肿等，有的也可引起喉水肿、窒息。眼睛及皮肤接触者可出现灼伤。长期低浓度接触可引起鼻出血、嗅觉丧失、甚至鼻中隔穿孔以及牙齿和骨骼的损害。

【诊断】 目前尚无氟化氢气体中毒的国家诊断标准。

1. 诊断原则 根据短期内吸入较大量氟化氢后迅速发病，结合临床症状、体征、胸部 X 线表现，参考现场劳动卫生学调查结果，综合分析，排除其他原因引起的呼吸系统疾病，方可诊断。

2. 氟化氢气体中毒诊断根据《职业性急性化学物中毒性呼吸系统疾病诊断标准》（GBZ73-2009）进行诊断。

氟化氢气体中毒引起呼吸系统后遗症的诊断依据《职业性急性化学物中毒后遗症诊断标准》（GBZ/T 228-2010）进行诊断。

【处理原则】 氟化氢急性中毒参照酸性刺激性气体中毒处理，并积极治疗低钙症。

1. 一般处理 迅速脱离现场至空气新鲜处，保持呼吸道通畅。

2. 中毒患者可给予 2%～4% 碳酸氢钠溶液雾化吸入。

3. 呼吸骤停时，立即进行人工呼吸。

4. 皮肤接触 脱去污染的衣物，立即用水冲洗至少 15 分钟，或用 2% 碳酸氢钠溶液冲洗。

5. 眼睛接触 立即提起眼睑，用流动清水冲洗 10 分钟或用 2% 碳酸氢钠溶液冲洗。

【预防措施】 一般原则同概述。工作场所空气中氟化氢最高容许浓度（按氟计）为 $2mg/m^3$。泄漏出来的氟化氢气体要用排风机排送至水洗塔或与水洗塔相连的通风橱内。废气可用水吸收或用碱液中和。处理泄漏物必须戴好防毒面具、防护眼睛、手套和全身防护服。

案例分析

2005 年 6 月，某化工厂发生毒气泄漏事件，148 名中毒患者被送往医院救治。该厂采用电解法制碱，氯气作为主要原料以液氯形式储存在密封罐中。氯气通过管道输送到缓冲罐，后再输送到生产车间反应釜。氯气密封罐和氯气缓冲罐均设在厂区同一侧。工人王某下班关闭密封罐阀门时，发现阀门松动，关闭过程中发现氯气泄漏，当时车间现场还有 2 名工人。3 人均出现咳嗽、咳痰、胸闷等症状。距离事发地点下风向的单身职工宿舍有 2 人在宿舍楼外聊天，发现有黄色烟雾从厂区方向扑面而来，顿觉呼吸困难、胸闷，并不断呛咳。同时，宿舍楼内的工人和位于该厂区下风向的某公司职员均出现黏膜刺激症状和呼吸系统损害表现。

发生原因：在生产过程中，液氯密封钢罐与管道连接，液氯进入缓冲罐，然后再进入反应釜。该名工人下班关闭缓冲罐下的阀门，发现阀门松动，在关闭过程中发生氯气泄漏。经查，阀门里的垫子已腐蚀，这是氯气泄漏的主要原因。正常情况下，事故处理坑中应储存一定量的水。由于坑中没有预先储存水，当意外事故发生时，泄漏的氯无法与坑中的石灰发生反应，造成氯气向空气中泄漏。由于氯气泄漏时压力较大，未及时进行处理，泄漏氯气随风刮到宿舍楼和某公司内。

临床资料：事件发生 15 分钟后，该车间内的 3 名工人和宿舍楼外的 2 名工人立即被先后送进医院。其中 1 名剧烈咳嗽、气急伴呼吸困难、咳粉红色泡沫痰。查体可见口唇发绀、两肺满布湿啰音、血压下降、血液浓缩、白细胞增多、血氧分析可见低氧血症。胸部 X 线检查：两肺透光度降低、肺纹理增粗。随着肺水肿的形成和加重，两肺可见散在的 1~10mm 大小不等的片絮状阴影。另外 4 名中毒人员症状相对较轻，但经查体，除呛咳、咳痰、胸闷等症状外，也可闻及肺部湿啰音，轻度发绀，鼻黏膜和咽部充血，肺部有散在的点状和网状阴影。其余中毒人员陆续来到医院，大多因眼流泪、畏光、呛咳、咽部不适感而前来就诊。

根据《职业性急性氯气中毒诊断标准》（GBZ65-2002）诊断，重度中毒 1 例，中度中毒 3 例，刺激反应 144 例。

在抢救过程中，医护人员根据病情轻重，首先采取吸氧措施，血气分析作为监护指标，并雾化吸入：庆大霉素 8~16 万 U、地塞米松 5mg、氨茶碱 0.25g、5% 碳酸氢钠 20ml，加入 0.9% 氯化钠溶液至 50 ml，根据病情每日 1 次或多次。针对肺水肿患者，早期、足量、短程应用肾上腺糖皮质激素，第一天 20~30mg，以后酌情递减，并在治疗过程中应用抗生素。患者在 2~16 天均痊愈。

讨论分析：急性氯气中毒，是由于短期内吸入较大量氯气所致的以急性呼吸系统损害为主的全身性疾病。事故当天，患者均有明确的氯气接触史；发生急性中毒患者的临床症状、体征以呼吸道损伤为主；虽然无法监测到事故现场的氯气浓度，但事故发生在当天有氯气泄漏的工作场所，同车间、工厂及周边的人群均有氯气中毒的患者。根据以上资料综合分析，在排除其他病因后，亦可诊断为急性氯气中毒。

在治疗过程中，应用肾上腺皮质激素减轻肺泡毛细血管通透性，减少渗出，改善肺换气功能；应用氨茶碱解除支气管平滑肌痉挛，改善肺通气功能；同时给予吸氧，从根本上解除了氯气对机体的损害，改善机体内缺氧状态。吸氧的原则是根据病情选择合适的给氧方法，用最低的有效浓度的氧，在最短时间内达到纠正低氧血症的目的。

本次中毒事故的发生由于氯气缓冲罐年久失修，反映出该厂在有毒有害物质安全生产上存在严重的漏洞，在职业卫生等方面存在着死角，在处理中毒事件时缺乏条理。因此，完善企业内部的生产岗位责任制，提高人员的安全生产意识十分必要。

卫生行政部门对其提出如下处理意见：对加氯罐、可能泄漏氯气的管道、设备、阀门等进行检修、维护，杜绝跑、冒、滴、漏现象发生；配备自动报警装置；室内工作场所安装通风装置；对吸收塔进行治理，防止余氯泄漏。

政府在对可能产生职业中毒危害的建设项目论证时，应当依照《职业病防治法》的规定，由职业卫生服务机构对其进行职业中毒危害预评价。对存在较大职业危害因素（像氯气等有毒有害气体）的生产及使用单位在建厂选址时，应选在远离城区和居民集中地带，并且应在当地主导风向的下风侧，避免类似意外事故的发生。这次事故也提醒劳动卫生工作者要加强对化工企业的监督监测，并对企业的有关人员进行劳动卫生知识培训，使他们提高认识，同时能积极配合工作。

思考题

1. 发生急性刺激性气体中毒后，工人及工厂应该首先采取什么措施？现场抢救的原则是什么？
2. 中毒患者的诊断分级，还需要哪些临床检查和实验室检查？
3. 急性氯气中毒的发病特点是什么？治疗原则和关键点是什么？
4. 职业性氯气中毒的防制措施有哪些？
5. 从该案例我们可以得到哪些思考和启示？请提出改进措施和建议。

（牛丕业）

第四节　窒息性气体中毒

一、概述

（一）概述　窒息性气体（asphyxiating gases）是指被机体吸入后，可使氧（oxygen，O_2）的供给、摄入、运输和利用发生障碍，使全身组织细胞得不到或不能利用氧，导致组织细胞缺氧窒息的有害气体经吸入直接引起窒息作用的气体。

常见的窒息性气体：一氧化碳（carbon monoxide，CO）、硫化氢（hydrogen sulfide，H_2S）、氰化氢（hydrogen cyanide，HCN）和甲烷（methane，CH_4）。

（二）分类　窒息性气体按其作用机制可分为两大类：

1. 单纯窒息性气体　本身毒性很低或属惰性气体，但由于它们的存在可使空气中氧含量明显降低，使肺内氧分压下降，动脉血氧分压降低，导致机体缺氧、窒息，如氮气、氩气、甲烷、二氧化碳等。

2. 化学窒息性气体　经吸入能对血液或组织产生特殊的化学作用，使血液运送氧的能力或组织利用氧的能力发生障碍，引起组织缺氧或内窒息的气体，如一氧化碳（carbon monoxide，CO）、硫化氢（hydrogen sulfide，H_2S）、氰化氢（hydrogen cyanide，HCN）等。

化学窒息性气体依据中毒机制分为两类：

（1）血液窒息性气体：阻碍血红蛋白与氧的结合，或妨碍血红蛋白向组织释放氧，影响血液对氧的运输功能，造成组织供氧障碍而窒息，如一氧化碳、一氧化氮等。

（2）细胞窒息性气体：主要抑制细胞内的呼吸酶，使细胞对氧摄取和利用机制障碍，生物氧化不能进行，发生所谓的细胞内"窒息"，如硫化氢、氰化氢等。

（三）毒作用机制　机体对氧的利用过程：空气中的氧经呼吸道吸入到达肺泡，扩散入血后与红细胞中的血红蛋白结合为氧合血红蛋白（HbO_2）。随血液循环输送至全身各组织器官，与组织中的气体交换进入细胞。在细胞内呼吸酶的作用下，参与糖、蛋白质、脂肪等营养物质的代谢转化，生成二氧化碳和水，并产生能量，以维持机体的生理活动。窒息性气体可破坏上述过程中的某一环节而引起机体缺氧窒息。

1. 一氧化碳　主要与红细胞的血红蛋白结合，形成碳氧血红蛋白（HbCO），以致使红细胞失去携氧能力，组织细胞得不到足够的氧气。

2. 硫化氢　进人机体后的作用是多方面的。主要是硫化氢与氧化型细胞色素氧化酶中的 Fe^{3+} 结合，抑制细胞呼吸酶的活性，导致组织细胞缺氧；硫化氢可与谷胱甘肽（glutathione，GSH）的巯基（-SH）结合，使谷胱甘肽失活，加重了组织细胞的缺氧。另外，高浓度硫化氢通过对嗅神经、呼吸道黏膜神经及颈动脉窦和主动脉体的化学感受器的强烈刺激，导致呼吸麻痹，甚至猝死。

3. 氰化氢　进入机体后，氰离子（CN^-）直接作用于细胞色素氧化酶，使其失去传递电子能力，结果导致细胞不能摄取和利用氧，引起细胞内窒息。

（四）毒作用特点

1. 窒息性气体的主要致病环节均可引起机体缺氧。

2. 脑对缺氧极为敏感，轻度缺氧时就会引起智力减退、注意力不集中、定向能力障碍等表现；较重时可有头痛、耳鸣、呕吐、乏力、嗜睡，甚至昏迷；进一步可发展为脑水肿。因此治疗时，除进行有效的解毒治疗外，关键是脑缺氧治疗和脑水肿的预防和处理。

3. 不同的窒息性气体，中毒机制不同，治疗须按中毒机制和条件选用特效解毒剂。如 CO 中毒需针对形成的碳氧血红蛋白及与氧竞争细胞色素氧化酶造成的缺氧；氰化氢中毒需针对体内解离出的氰离子所引起的缺氧；硫化氢中毒应针对其与氧化型细胞色素氧化酶结合，使之失去传递电子的能力而造成的细胞内窒息。

4. 慢性中毒尚未确证。长期反复接触低浓度 CO，可有明显的神经功能和循环系统影响，但缺乏客观体征，且可对 CO 产生耐受性；长期接触氰化氢，可出现慢性刺激症状、类神经症、自主神经功能紊乱、肌肉酸痛及甲状腺肥大等，但无特异指标，诊断尚有困难；硫化氢的慢性影响也类似。故有人认为慢性中毒只是反复急性轻度中毒的结果。

（五）毒作用表现

1. 缺氧表现　①中枢神经系统早期表现为头痛、兴奋、烦躁、肌肉抽搐，晚期出现语言障碍、定向障碍、嗜睡、昏迷；②呼吸、循环系统早期表现为呼吸加快、心动过速、血压升高，晚期呼吸浅促、发绀、心动过速、心律不齐、血压下降，最终出现心力衰竭、休克和呼吸衰竭；③肝、肾功能障碍，出现黄疸，蛋白尿，血尿和血尿素氮（BUN）升高，尿毒症；④持续严重缺氧，因 CO_2 潴留而出现麻醉现象：头痛、嗜睡、扑翼震颤、神志淡漠和昏迷，腱反射消失、锥体束征阳性，呼吸变深变慢、血压下降、心律不齐、脉洪大、四肢皮肤潮湿，出汗多。

2. 脑水肿　主要是颅压升高的表现：头痛，呕吐，血压升高，心率减慢，呼吸浅慢，抽搐，昏迷。眼底检查可见视网膜及视盘水肿。值得注意的是缺氧所致的脑水肿以细胞内水肿为主，因此早期颅压往往增高不明显，相应的临床症状及眼底改变可不显著。

中毒机制：脑重量仅占全身的 2%，而脑的血流量却为全身总血流量的 16%，心排出量的 1/6，每分钟脑血流量可达 0.7L，较平均体重的血流量大 10~20 倍；氧的消耗更是惊人，成年人在静息状态下，脑每分钟耗氧 250ml，约占全身氧消耗的 1/5。因此，脑组织对缺血较之其他组织器官远为敏感，对氧的依赖性也最大，再加上人体内无氧的贮存库，在严重缺氧或发生窒息 3~5 分钟，脑组织就可产生严重的缺氧性损害，导致脑水肿。有关缺氧脑水肿的发病机制介绍如下：

（1）细胞内钠离子及水分的增加：无氧时由于氧化磷酸化过程破坏，导致 ATP 减少与缺乏，致使依赖 ATP 的钠钾离子泵的功能衰竭，钠离子由细胞外流入细胞内，使脑内的神经细胞及星形胶质细胞因细胞内渗透压增高，产生细胞内水肿而发生肿胀。

（2）血脑屏障功能的破坏：在缺氧的情况下，脑内微血管和血液循环发生障碍。缺氧使星形胶质细胞肿胀，压迫微血管，加之血管内皮细胞产生疱疹，血液黏稠度增加，使管腔变窄，发生管腔堵塞。同时，缺氧及 CO_2 蓄积致使脑及血液中 pH 值降低，微血管壁的通透性增加，导致血脑屏障功能破坏，液体由血管内渗出至细胞间质，细胞外间隙因液体的积聚，与此相应的颅压也随之升高。膜离子运转酶因酸中毒而抑制，结果使细胞内钠离子增多，水肿加剧。

（3）细胞质内钙离子积聚：脑缺氧缺血可使神经细胞线粒体内的钙泵因缺 ATP 而停止运转，导致 Ca^{2+} 积聚。另外脑血管平滑肌细胞中 Ca^{2+} 的流入和 K^+ 的流出增加，引起前列腺素的增多，过氧化物增多，使微血管收缩，产生血栓，由于脑血液灌流量的减低，使脑水肿更加剧。

（4）游离脂肪酸及自由基所致损害：缺氧引起 ATP 缺乏，细胞内钙离子增多，可激活磷酸酶，使细胞的磷脂分解，产生游离脂肪酸。其中花生四烯酸（arachidonic acid）、内过氧化物（end peroxides）以及自由基（free radicals）增加。上述物质可分别产生血管内血小板的聚集和脑微血管痉挛而加重脑缺血和缺氧。

3. 其他　急性 CO 中毒时面颊部呈樱桃红色，色泽鲜艳而无明显发绀。急性氰化物中毒表现为无发绀性缺氧及末梢性呼吸困难，缺氧性心肌损害和肺水肿。

4. 实验室检查　急性 CO 中毒时定性检查血中碳氧血红蛋白（HbCO）。方法为取患者血液数滴，用等量的蒸馏水稀释后，加入 10%氢氧化钠 1~2 滴，若血中有碳氧血红蛋白，则血液颜色保持淡红不变，正常对照血液呈棕绿色。如果条件许可，可定量测定（分光光度法或氢氧化钠法）血中碳氧血红蛋白（HbCO）。急性氰化物中毒时可测定尿中硫氰酸盐含量，不吸烟者>5mg/L，吸烟者>10mg/L。急性硫化氢中毒时测定尿中硫酸盐含量或进行分光光度计检查，可发现硫化血红蛋白。

（六）治疗

1. 治疗原则　窒息性气体中毒病情危急，应分秒必争进行抢救。包括有效的解毒剂治疗，及时纠正脑缺氧和积极防治脑水肿，是治疗窒息性气体中毒的关键。

2. 现场急救　窒息性气体中毒的抢救，关键在及时，重在现场。窒息性气体中毒存在明显剂量-效应关系，特别强调迅速阻止毒物继续吸收，尽快解除体内毒物毒性。①尽快脱离中毒现场，立即吸入新鲜空气。入院患者已脱离现场，仍应彻底清洗被污染的皮肤；②严密观察生命体征。危重者易发生中枢性呼吸、循环衰竭；一旦发生，应立即进行心肺复苏；呼吸停止者，立即人工呼吸，给予呼吸兴奋剂；③并发肺水肿者，给予足量、短程糖皮质激素。

3. 氧疗法　是急性窒息性气体中毒急救的主要常规措施之一。采用各种方法给予较高浓度（40%~60%）的氧，以提高动脉血氧分压，增加组织细胞对氧的摄取能力，激活受抑制的细胞呼吸酶，改善脑组织缺氧，阻断脑水肿恶性循环，加速窒息性气体排出。

4. 尽快给予解毒剂

（1）急性氰化物中毒：可采用亚硝酸钠-硫代硫酸钠联合解毒疗法进行驱排。近年来有人采用高铁血红蛋白（MetHb）形成剂10%的4-二甲基氨基苯酚（4-DMAP）治疗效果良好、作用快、血压下降等不良反应小；重症者可同时静注15%硫代硫酸钠50ml，以加强解毒效果。也可用亚甲蓝-硫代硫酸钠疗法，即采用亚甲蓝代替亚硝酸钠，但剂量应加大，或用对氨基苯丙酮（p-aminopropiophenone，PAPP）治疗。

（2）硫化氢中毒：可应用小剂量亚甲蓝（20~120mg）。理论上也可给予氰化氢解毒剂，但硫化氢在体内转化速率甚快，且上述措施会生成相当量高铁血红蛋白（MetHb）而降低血液携氧能力，故除非在中毒后立即使用，否则可能弊大于利。

（3）CO中毒：无特殊解毒药物；但高浓度氧吸入，可加速HbCO解离，可视为"解毒"措施。

（4）苯的氨基或硝基化合物中毒：可致高铁血红蛋白血症，目前以小剂量亚甲蓝还原仍不失为最佳解毒治疗。

（5）单纯窒息性气体中毒：无特殊解毒剂；但二氧化碳中毒可给予呼吸兴奋剂，严重者用机械过度通气，以促进二氧化碳排出，也可视作"解毒"措施。

5. 积极防治脑水肿 脑水肿是缺氧引起的最严重后果，也是窒息性气体中毒死亡的最重要原因。因此，防治脑水肿是急性窒息性气体中毒抢救成败的关键，要点是早期防治、力求脑水肿不发生或程度较轻。

除了防治缺氧性脑水肿的基础措施外，还应采取如下措施：①给予脑代谢复活剂，如ATP、细胞色素C、辅酶A或能量合剂，同时应用肌苷、谷氨酸钠、γ-氨基丁酸、乙酰谷氨酰胺、胞二磷胆碱、二磷酸果糖、脑活素等；②利尿脱水，常用药物为20%甘露醇或25%山梨醇，也可与利尿药交替使用；③糖皮质激素的应用，对急性中毒性脑水肿有一定效果，常用地塞米松，宜尽早使用，首日应用较大的冲击剂量。

6. 对症支持疗法

（1）谷胱甘肽：作为辅助解毒剂，加强细胞抗氧化作用，加速解毒。

（2）低温与冬眠疗法：可减少脑氧耗量，降低神经细胞膜通透性，并有降温作用，以保护脑细胞，减轻缺氧所致脑损害。

（3）二联抗生素：预防感染。

（4）抗氧化剂：对活性氧包括氧自由基及其损伤作用具有明显抵御清除效果。用维生素E、大剂量维生素C、β-胡萝卜素及小剂量微量元素硒等拮抗氧自由基。

（5）纳洛酮：是一种特异性阿片受体阻断剂、良好的神经元保护剂，对CO中毒患者起到有效的治疗作用，并有可能抑制CO中毒后的大脑后脱髓鞘和细胞变性，减少CO中毒后迟发性脑病的发生率。

（6）苏醒药：常用的有克脑迷（抗利痛）、氯酯醒（遗尿丁）、胞二磷胆碱、脑复康等，配合其他脑代谢复活药物，常可收到较好效果。

（7）钙离子通道阻滞剂：可阻止Ca^{2+}向细胞内转移，并可直接阻断血栓素的损伤作用，广泛用于各种缺血缺氧性疾患。常用药物有普尼拉明（prenylamine）、维拉帕米（isoptin）、硝苯地平（nifedipine）。

（8）缺氧性损伤的细胞干预措施：缺氧性损伤的分子机制主要有活性氧生成及细胞内钙超载，故目前的细胞干预措施主要针对这两点，目的在于将损伤阻止在亚细胞层面，不使其进展为细胞及组织损伤。

（9）改善脑组织灌流：主要措施有①维持充足的脑灌注压：要点是使血压维持于正常或稍高水平，故应及时纠正任何原因的低血压，但也应防止血压突然增加过多，以免颅压骤增。紧急情况下可用 4～10℃ 0.9% 氯化钠溶液或低分子右旋糖酐（300～500ml/0.5h）经颈动脉直接快速灌注，以达降温、再通微循环目的；②纠正颅内"窃血"：可采用中度机械过度换气法进行纠正。因 $PaCO_2$ 降低后，可使受缺氧影响较小的区域血管反射性收缩，血液得以重新向严重缺氧区灌注，达到改善脑内分流、纠正"窃血"的目的。一般将 $PaCO_2$ 维持在 4kPa（30mmHg）即可，$PaCO_2$ 过低可能导致脑血管过度收缩，反有加重脑缺氧之虞；③改善微循环状况：可使用低分子（MW2 万～4 万）右旋糖酐，提高血浆胶体渗透压、回收细胞外水分、降低血液黏稠度、预防和消除微血栓，且可很快经肾小球排出而具利尿作用；一般可在 24 小时内投用 1000～1500ml。

（10）控制并发症：①预防硫化氢中毒性肺水肿的发生发展，早期、足量、短程应用激素；②预防 CO 中毒迟发性神经精神后发症，应用高压氧治疗或面罩加压给氧。

（11）其他对症处理：如对角膜溃疡等进行处理。

二、一氧化碳

【理化特性】 一氧化碳（carbon monoxide，CO），俗称"煤气"，为无色、无味、无臭、无刺激性的气体。分子量 28.01，比重 0.967，沸点 -190℃。几乎不溶于水，易溶于氨水。在空气中燃烧呈蓝色火焰，易燃易爆，在空气中混合爆炸极限为 12.5%～74%。不易为活性碳吸附。

【接触机会】 CO 是最常见的窒息性气体，因其无色、无味、无臭、无刺激性，故无警示标志，易忽略而致中毒。急性一氧化碳中毒（acute carbon monoxide poisoning，ACMP），俗称煤气中毒，是我国最常见、发病和死亡人数最多的急性职业中毒，也是常见的生活性中毒之一，北方冬季尤为常见。

含碳物质的不完全燃烧过程均可产生一氧化碳。生产中接触一氧化碳的作业不下 70 余种，主要有：

（1）冶金工业中的炼焦、炼钢、炼铁、羰化法提炼金属镍等。

（2）采矿的爆破作业。

（3）机械制造工业中的铸造、锻造车间。

（4）化学工业中用 CO 作原料制造光气、甲醇、甲醛、甲酸、丙酮、合成氨，用煤重油或天然气制取生产氮肥等工业。

（5）耐火材料、玻璃、陶瓷、建筑材料等工业使用的窑炉、煤气发生炉。

（6）内燃机尾气中也含有 CO。

（7）家庭用煤炉、燃气热水器和汽车发动机废气产生的 CO，在泄漏而且通风不良的情况下可致生活性 CO 中毒。

【毒理】

1. 吸收与排泄　CO 主要经呼吸道吸入，透过肺泡迅速弥散入血。绝大部分以原形随呼气排出，不在体内蓄积，正常气压下排出的半减期平均为 320（128~409）分钟，但高浓度吸入需 7~10 天方可完全排出。

2. 毒性　人吸入最低中毒浓度（TCLo）为 600mg/（m^3・10min），5000ppm/5min 或 240mg/（m^3・3h）。男性吸入最低致死浓度（LCL_0）为 4000ppm/30min，650ppm/45min。大鼠吸入半数致死浓度（LC_{50}）为 1807ppm/4h。小鼠吸入半数致死浓度（LC_{50}）为 2444ppm/4h。

CO 可透过胎盘屏障对胎儿产生毒性。

【毒作用机制】　CO 经呼吸道吸收进入血液循环，80%~90% 与血红蛋白（Hb）发生可逆性结合，形成碳氧血红蛋白（HbCO），使之失去携氧功能。10%~15% 与血管外的血红素蛋白如肌蛋白、细胞色素氧化酶等结合。一般认为 CO 与 Hb 的亲和力比氧与 Hb 的亲和力大 300 倍。故小量的 CO 即可与氧竞争生成大量的 HbCO，而 HbCO 的解离速度为氧合血红蛋白（HbO_2）的解离速度的 1/3600 倍，且 HbCO 不仅本身无携带氧的功能，而且还影响 HbO_2 的解离，阻碍氧的释放。由于组织受到双重缺氧作用，导致低氧血症和组织缺氧。

HbCO 为一可逆性复合物，即 $HbO_2 + CO \rightleftharpoons HbCO + O_2$，通常在这一过程中，红细胞并未受到损害，停止接触，O_2 又可取代 CO，重新形成 HbO_2。使用高压氧，能加速 HbCO 的解离。CO 不仅能与 Hb 结合，而且能与肌红蛋白结合，影响氧从毛细血管弥散到细胞的线粒体，损害线粒体功能；CO 还能与线粒体中细胞色素 a_3 结合，阻断电子传递链，抑制组织呼吸。动物实验提示 CO 的毒作用除了 HbCO 原因外，CO 与氧竞争细胞色素氧化酶造成细胞的窒息。说明 CO 可直接引起细胞缺氧，并且在中毒机制中发挥重要作用，这对 CO 毒性更具重要意义。

吸收后的 CO 绝大多数以不变的形式由肺排出。进入血中的 CO 除与血红蛋白结合外，还有 10%~15% 与含铁蛋白结合，被氧化成 CO_2 的不足 1%。此外，CO 还能弥散通过胎盘进入胎儿体内。停止接触 CO 后。在正常大气压下（氧分压为 0.21 绝对大气压），CO 的半排出期为 128~409 分钟，平均 320 分钟。

毒作用影响因素　CO 所致组织缺氧程度取决于以下因素：

（1）空气 CO 浓度与接触时间：CO 浓度越高，肺泡气 CO 分压越大，血中 HbCO 饱和度就越高。可用下式表示：K=CT，式中，K 为 HbCO 饱和度；C 为浓度（mg/m^3）；T 为时间（h）。

（2）空气中 CO 和氧分压：肺泡膜内外 CO 分压差越大，达到平衡和饱和的时间越短，则 HbCO 形成得越多。HbCO 为可逆复合物，吸入空气中 CO 分压降低，HbCO 逐渐解离，并排出 CO。CO 半排期与空气中 O_2 分压呈反比，吸入高氧分压空气，可加速 HbCO 解离并排出 CO。如吸入氧分压为 0.21 个大气压，CO 半排期平均为 320 分钟，吸入纯氧可缩短至 80 分钟，而吸入 3 个大气压纯氧则缩短至 23.5 分钟。

（3）每分钟肺通气量：劳动量增大，空气和血液中 CO 达到平衡的时间缩短。

血液中 HbCO 含量与空气中 CO 浓度、接触时间以及人体活动状态有关，CO 的分压越高，血液中的饱和度百分比愈大，达到饱和度的时间也越短（图 1-4-2）。

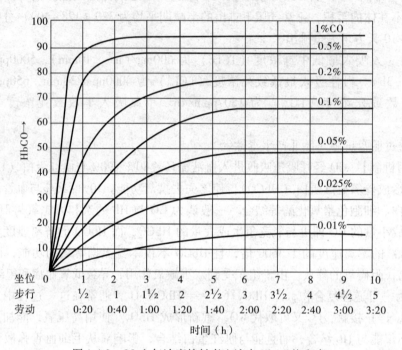

图 1-4-2　CO 空气浓度接触者血液中 HbCO 饱和度

【临床表现】

1. 急性中毒　是吸入较高浓度 CO 后引起的急性脑缺氧性疾病，起病急骤、潜伏期短，主要表现为急性脑缺氧所致的中枢神经损伤。少数患者可有迟发的神经精神症状，部分患者也可有其他脏器的缺氧性改变。中毒程度与血中 HbCO 浓度有关。

（1）轻度中毒：出现剧烈的头痛、头晕、四肢无力、视物模糊、恶心、呕吐、步态不稳、出现轻度至中度意识障碍，但无昏迷。血液 HbCO 浓度可高于 10%。

（2）中度中毒：除上述症状外，面色潮红、多汗、脉快，出现浅至中度昏迷，经抢救恢复后无明显并发症。血液 HbCO 浓度可高于 30%。

（3）重度中毒：除上述症状外，出现深昏迷或植物状态。常见瞳孔缩小，对光反射正常或迟钝，四肢肌张力增高，可出现尿便失禁。加重可并发脑水肿、休克或严重的心肌损害、肺水肿、呼吸衰竭、上消化道出血、脑局灶损害如锥体束或锥体外系损害。血液 HbCO 浓度可高于 50%。

2. 迟发脑病（delay encephalopathy）　急性 CO 中毒意识障碍恢复后，经 2~60 天的"假愈期"，又出现神经、精神症状，称为急性 CO 中毒迟发脑病。常见临床表现有①精神症状：突然发生定向力丧失、表情淡漠、反应迟钝、尿便失禁、生活不能自理，或出现幻视、错觉、语无伦次、行为失常；②脑局灶损害：锥体外系神经损害：出现帕金森综合征的表现；锥体束神经损害：出现偏瘫、病理反射阳性等；其他：大脑皮层局灶性功能障碍如失语、失明等，或出现继发性癫痫。迟发脑病的发病机制尚待进一步研究，其发生可能与 CO 中毒急性期的病情重、醒后休息不够充分或治疗处理不当等有一定关系。因此表现出"双相"的临床过程，有人也称为"急性 CO 中毒神经精神后发症"。约 10% 的患者可发生此病，部分患者经治疗后可恢复，有些则留下严重后遗症。

发生迟发脑病的危险因素：急性期病情重、昏迷时间长、苏醒后头晕和乏力持续时间长、休息不够充分、治疗处理不当、高龄、有高血压病史、脑力劳动者、精神刺激。

3. 后遗症 直接由急性期延续而来，有神经衰弱、帕金森病、偏瘫、偏盲、失语、吞咽困难、智力障碍、中毒性精神病或去大脑强直。部分患者可发生继发性脑病。

4. 慢性影响 长期接触低浓度 CO 是否可引起慢性中毒尚未定论，但近年来的研究表明，CO 长期作用对心血管有一定的损害，如心肌病变、心脏肥大，血管壁的胆固醇沉积量增多等，这可能与 CO 作用于细胞色素系统，破坏线粒体功能，影响脂代谢有关。也有学者认为还可出现神经系统症状，如头痛、头晕、耳鸣、无力、记忆力减退及睡眠障碍等。

【实验室检查】

1. 血中 HbCO 测定 血中 HbCO 含量与接触 CO 浓度和时间有密切关系，因此，选用血中 HbCO 作为接触一氧化碳的生物监测指标，是诊断一氧化碳中毒的重要依据和特异性诊断指标之一。

2. 脑电图及诱发电位检查 多数急性一氧化碳中毒患者可出现异常脑电图，迟发脑病患者脑电图及诱发电位改变较临床表现出现更早。

3. 脑计算机体层显像（computerized tomography，CT）与磁共振显像（magnetic resonance imaging，MRI） 有助于早期发现脑水肿；急性中毒症状消失后 CT 或 MRI 出现新的异常则提示有迟发脑病的可能。

4. 心肌酶学检查。

5. 心电图检查。

通过中毒后不同阶段的电生理学和脑 CT，尤其是 MRI 对比，可早期预测急性氧化碳中毒迟发脑病的发生。早期进行心肌酶学及心电图检查动态观察，则有助于早期诊断和及时治疗急性氧化碳中毒心肌损害。

【诊断】

1. 诊断原则 根据吸入较高浓度一氧化碳的接触史和急性发生的中枢神经损害的症状和体征，结合血中 HbCO 及时测定的结果，现场卫生学调查及空气中一氧化碳浓度测定资料，并排除其他病因后，可诊断为急性一氧化碳中毒。诊断和分级标准依据《职业性急性一氧化碳中毒诊断标准》（GBZ23-2002）。

2. 接触反应 出现头痛、头晕、心悸、恶心等症状，吸入新鲜空气后症状可消失。

3. 诊断及分级标准

（1）轻度中毒：具有以下任何一项表现者：①出现剧烈的头痛、头晕、四肢无力、恶心、呕吐；②轻度至中度意识障碍，但无昏迷者。血液 HbCO 浓度可高于 10%。

（2）中度中毒：除有上述症状外，意识障碍表现为浅至中度昏迷，经抢救后恢复且无明显并发症者。血液 HbCO 浓度可高于 30%。

（3）重度中毒：具备以下任何一项者：①意识障碍程度达深昏迷或去大脑皮层状态；②患者有意识障碍且并发有下列任何一项表现者：脑水肿、休克或严重的心肌损害、肺水肿、呼吸衰竭、上消化道出血、脑局灶损害如锥体系或锥体外系损害体征。HbCO 浓度可高于 50%。

（4）急性一氧化碳中毒迟发脑病（神经精神后发症）：急性一氧化碳中毒意识障碍恢复后，经 2~60 天的"假愈期"，又出现下列临床表现之一者：①精神及意识障碍：呈痴呆状态、谵妄状态或去大脑皮层状态；②锥体外系神经障碍：出现帕金森病的表现；③锥体束神经损害（如偏瘫、病理反射阳性或尿失禁等）；④大脑皮层局灶性功能障碍如失语、失明等，或出现继发性癫痫。

头部 CT 检查可发现脑部有病理性密度减低区，脑电图检查可发现中度及高度异常。

【处理原则】

1. 治疗原则

（1）迅速将患者移离中毒现场至通风处，松开衣领，注意保暖，密切观察意识状态。

（2）及时进行急救与治疗：①轻度中毒者，可给予氧气吸入及对症治疗；②中度及重度中毒者应积极给予常压口罩吸氧治疗，有条件时应给予高压氧治疗。重度中毒者视病情应给予消除脑水肿、促进脑血液循环，维持呼吸循环功能及镇痉等对症及支持治疗。加强护理、积极防治并发症及预防迟发脑病。

（3）对迟发脑病者，可给予高压氧、糖皮质激素、血管扩张剂或抗帕金森病药物及其他对症与支持治疗。

中度及重度急性一氧化碳中毒患者昏迷清醒后，应观察 2 个月，观察期间宜暂时脱离一氧化碳作业。

2. 治疗措施

（1）急性一氧化碳中毒的治疗

1）迅速脱离中毒现场：移至空气新鲜处，保持呼吸道通畅，静卧保暖，密切观察意识状态。

2）立即给予氧疗：以纠正缺氧并促进 CO 排出。有条件者尽早给予高压氧治疗。呼吸停止者及时人工呼吸或采用机械通气。

3）积极防治脑水肿：急性重度中毒患者，中毒后 2~4 小时即可出现脑水肿，2~48 小时达到高峰，并可持续 5~7 天。应及早应用脱水剂，目前最常用的是 20% 甘露醇，快速静脉滴注，2~3 天后颅内压最高情况好转可酌情减量；也可注射 50% 葡萄糖、呋塞米脱水，ATP、肾上腺皮质激素，以助于缓解脑水肿。肾上腺皮质激素常用地塞米松，应早期、足量。

4）促进脑细胞代谢：应用能量合剂，如 ATP、辅酶 A、细胞色素 C、胞磷胆碱、脑活素、吡拉西坦（脑复康）、大量维生素 C 等。

5）对症支持治疗：频繁抽搐惊厥、脑性高热者，可用地西泮（安定）10~20mg 静注，或应用苯巴比妥镇静，或施行冬眠疗法，控制肛温在 33~35℃；震颤性麻痹服苯海索（安坦）2~4mg，3 次/天；瘫痪者肌注氢溴酸加兰他敏 2.5~5mg，口服维生素 B 族和地巴唑，配合新针灸、按摩疗法；纠正水、电解质平衡紊乱；给予足够营养；给予抗生素治疗，预防并发感染；加强护理；积极防治并发症和后遗症。

6）苏醒后处理：应尽可能卧床休息，密切观察 2 周，一旦发生迟发脑病，应给予积极治疗。

（2）迟发脑病的治疗：目前尚无特效药物。现有治疗方法包括高压氧、糖皮质激素、血管扩张剂、改善脑微循环、促进神经细胞营养和代谢、抗帕金森病药物及对症治疗等。

3. 其他处理

（1）轻度中毒经治愈后仍可从事原工作。

（2）中度中毒者经治疗恢复后，应暂时脱离一氧化碳作业并定期复查，观察 2 个月如无迟发脑病出现，仍可从事原工作。

（3）重度中毒及出现迟发脑病者，虽经治疗恢复，皆应调离一氧化碳作业。

（4）因重度中毒或迟发脑病治疗半年仍遗留恢复不全的器质性神经损害时，应永远调离接触一氧化碳及其他神经毒物的作业。视病情安排治疗和休息。

【预防措施】

1. 加强预防一氧化碳中毒的卫生宣传，普及自救、互救知识，对取暖用的煤炉要装好烟囱，并保持烟囱结构严密和通风良好，防止漏烟、倒烟。

2. 认真执行安全生产制度和操作规程。

3. 经常检修煤气发生炉和管道等设备，以防漏气，产生 CO 的工作场所，必须具有良好的通风设备。

4. 加强对空气中 CO 的监测，设立 CO 报警器。

5. 严格执行职业卫生标准的规定，非高原 CO 的时间加权平均容许浓度（PC-TWA）20mg/m³；高原海拔 2000~3000m 最高容许浓度为 20mg/m³，海拔>3000m 的最高许浓度为 15mg/m³。车间空气卫生标准：中国 MAC30mg/m³；美国政府工业卫生学家会议（American Conference of Governmental Industrial Hygienists，ACGIH）TLV-TWA 29mg/m³（25ppm）。

6. 加强个人防护。进入高浓度 CO 的环境工作时，要佩戴特制的 CO 防毒面具，两人同时工作，以便监护和互助。

案例分析

保定市某钢厂，4 日上午 8 点 40 分，劳动者郭某、孙某未佩戴个人防护用品到高炉炉顶检修时，在 10 点左右突然发生一氧化碳气体泄漏，郭某首先出现中毒症状，孙某发现后，立即通知地面人员进行救援，随后亦出现中毒症状，地面人员佩戴个人防护用品将二人拖离炉顶，现场吸氧后并送到该县医院救治。

患者郭某，男，26 岁，11 月 4 日上午 10：30 在该县医院住院，出现意识障碍，时有抽搐，查体呈现昏迷状态。呼吸：22 次/分，血压：85/60mmHg，脉搏：100 次/分。对疼痛刺激有反应，瞳孔有光反射和角膜反射迟钝，腱反射减弱。经给予高压氧治疗后，神志转清，但是出现记忆力差等症状。1 个月治疗后痊愈出院。

孙某，男，27 岁，出现头晕、头痛、心悸、恶心、呕吐、四肢无力等症状，查体无阳性体征，11 月 5 日经对症治疗，症状消失，痊愈出院。

思考题

上述案例劳动者属哪一种类型气体中毒？该气体中毒的临床表现及中毒机制是什么？分析该事故的原因，此案例说明了一个什么问题？

参考答案：属急性职业性一氧化碳中毒。临床表现：①轻度中毒，②中度中毒，③重度中毒，④急性一氧化碳迟发脑病。中毒机制：CO 和 Hb 结合形成 HbCO，低氧血症，组织缺氧（主要）。事故原因：①劳动者没有采取防护措施作业；②该企业很有可能没有进行职业卫生知识培训，没有有效的管理措施；③未配备各人防护用品和一氧化碳报警装置。说明：现在急需卫生部门加大职业卫生的宣传，开展职业危害事故的自救和互救的演练，以提高劳动者和企业对职业病危害的认识程度，增强劳动者自我防护意识。

三、氰化氢

【理化特性】 氰化氢（hydrogen cyanide，HCN）为无色气体，有苦杏仁的特殊气味。分子量 27.03，蒸气比重 0.94，熔点 -13.2℃，沸点 25.7℃，常温常压下为无色透明液体，易蒸发，在空气中易均匀弥散。易溶于水、乙醇和乙醚。其水溶液为氢氰酸（prussic acid）。氰化氢在空气中可燃烧，火焰呈紫色，空气中含量达 5.6%~12.8%（V/V）时具有爆炸性。

【接触机会】 氰化物种类很多（如氰酸盐类、有机氰类化合物等），在化学反应过程中尤其在高温或与酸性物质作用时，能放出氰化氢气体。常见于①氢氰酸生产，制造其他氰化物、药物、塑料、有机玻璃、活性染料；②用于电镀、船舱、金属表面渗碳以及摄影；③从矿石中提炼贵重金属（金、银）；④化学工业中制造各种树脂单体，如丙烯酸酯、甲基丙烯酸酯和乙二胺及丙烯腈其他腈类的原料；⑤其他：任何含氮有机物的干馏或不完全燃烧也可有氢氰酸生成，如建筑失火时，烟雾中可含有氢氰酸；一些植物中如苦杏仁、木薯等也有氰化物，过量食入可引起中度甚至死亡。

【毒理】 氰化氢主要经呼吸道进入人体。高浓度蒸汽和氢氰酸液体可直接经皮肤吸收。进入体内的氰化氢部分以原形由肺排出，而大部分则在硫氰酸酶的作用下，与胱氨酸、半胱氨酸、谷胱甘肽等巯基化合物结合，转化为无毒的硫氰酸盐，最后随尿排出。但此过程可被硫氰酸氧化酶缓慢逆转，故在解毒早期，偶可见到中毒症状的复现。其中少部分转化为 CO_2 和 NH_3，还可生成氰钴胺参与维生素 B_{12} 的代谢。氰基可转化为甲酸盐，进一步参与一碳单位的代谢过程（图 1-4-3）。

氰化氢以及其他氰化物的毒性主要是其在体内解离出的氰离子（CN^-）引起。CN^-可抑制 42 种酶的活性，但它与细胞呼吸酶的亲和力最大，能迅速与细胞色素氧化酶的 Fe^{3+} 结合，使细胞色素失去传递电子的能力，呼吸链中断，组织不能摄取和利用氧，引起细胞内窒息。此时，血液为氧所饱和，但不能被组织利用。动静脉血氧差由正常的 4.0%~5.0% 降至 1.0%~1.5%，静脉血仍呈动脉血的鲜红色，因此氰化物中毒时，皮肤、黏膜呈樱桃红色。另外，CN^-能与血液中约 2% 正常存在的高铁血红蛋白相结合，血液中的高铁血红蛋白增加，对细胞色素可起到保护作用。另外 CN^-还可夺取某些酶中的金属，或与酶的辅基和

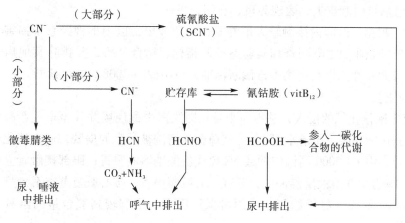

图 1-4-3 CN⁻在体内代谢过程示意图

底物中的羰基结合，使二硫键断裂，从而抑制多种酶的活性，也可导致组织细胞缺氧窒息。

【临床表现】

1. 急性中毒　轻度中毒出现眼及上呼吸道黏膜刺激症状，乏力、头痛、头晕、流泪、流涕、咽干、喉痒、口唇及咽部麻木，皮肤和黏膜红润，可出现恶心、呕吐、震颤等，呼吸和脉搏加快、上腹不适、恶心、呕吐、口中有苦杏仁味。经治疗，2~3 天可恢复。严重中毒未猝死患者，先出现轻度中毒症状外，由于缺氧加重，继而出现意识丧失，呼吸极度困难，瞳孔散大，出现惊厥，皮肤和黏膜呈鲜红色，逐渐转为发绀，最后由于呼吸中枢麻痹和心搏停止而死亡。临床经过可分为四期。①前驱期：患者呼出气中有苦杏仁味。主要表现为眼、咽部及上呼吸道黏膜刺激症状，继可有恶心、呕吐、震颤，且伴逐渐加重的全身症状。查体神志尚清，眼及咽部充血，脉快律齐，血压偏高，呼吸深快，腱反射常亢进，无病理反射。此期一般较短暂；②呼吸困难期：皮肤黏膜呈樱桃红色。表现为极度呼吸困难和节律失调，频率随中毒深度而变化。血压升高，脉搏加快，瞳孔散大、眼球突出、冷汗淋漓，患者常有恐怖感；③痉挛期：患者意识丧失，出现强直性和阵发性抽搐，甚至角弓反张；呼吸常浅而不规则，发绀，心搏慢而无力，心律失常，血压下降，尿便失禁，常并发肺水肿和呼吸衰竭；④麻痹期：患者深度昏迷，全身痉挛停止，肌肉松弛，各种反射消失，血压明显下降，脉弱律不齐，呼吸浅慢且不规则，随时可能停止，但心搏在呼吸停止后常可维持 2~3 分钟，随后心脏骤停而死亡。

由于病情进展快，各期之间并非十分明显，个体间也有差异。氰化氢属剧毒类，在短时间内如果高浓度吸入，可无任何先兆突然昏倒，立即呼吸骤停而发生"电击型"死亡。

2. 慢性影响　长期吸入较低浓度的氰化氢的作业者可出现：①慢性刺激症状，如眼结膜炎、上呼吸道炎、嗅觉及味觉异常；②神经衰弱综合征，如多汗、感觉减退、血压偏低、易晕厥、心悸、眼心反射及立卧反射异常等；③运动功能障碍，如肌肉酸痛、肌肉强直发僵、动作迟缓、活动受限等；④甲状腺肿大，有不少报道可引起不同程度的甲状腺肿大。皮肤长期接触后可引起皮炎、表现为斑、丘疹，极痒。

【诊断】 根据短时间内接触较大量的氰化物职业史，以中枢神经系统损害为主的临床表现，结合现场职业卫生学调查和实验室检测指标，综合分析，并排除其他病变所致类似疾病，依据《职业性急性氰化物中毒诊断标准》（GBZ209-2008）方可诊断。

【处理原则】

1. 及时中断氰化氢的侵入，基本原则是立即脱离中毒现场并移至空气新鲜处，及时提供氧疗。脱去污染衣服，用清水或5%硫代硫酸钠清洗被污染的皮肤；通过消化道途径接触者，立即催吐，用1：5000高锰酸钾或5%硫代硫酸钠溶液洗胃；眼部接触者立即用大量流动清水或0.9%氯化钠溶液反复冲洗；呼吸、心脏骤停者，按心脏复苏方案治疗。

2. 积极给予氧疗 尽早给氧，采用可保证吸入气中有较高氧含量的给氧方法，如面罩、呼吸机等。

3. 尽快进行解毒治疗 氰化氢是少数具有特殊解毒剂的毒物之一，早期使用解毒剂可收到显著效果。

解毒剂的应用：解毒剂的解毒原理是应用适量的高铁血红蛋白生成剂使体内形成一定量的高铁血红蛋白，利用高铁血红蛋白的 Fe^{3+} 与血液中的 CN^- 络合成不太稳定的氰化高铁血红蛋白。血中的 CN^- 被结合后，组织与血液间 CN^- 含量平衡破坏，组织中高浓度的 CN^- 又回到血液中，继续被高铁血红蛋白结合，使组织中细胞色素氧化酶逐渐恢复活性。再迅速给予供硫剂硫代硫酸钠，在体内硫氰酸酶的作用下，使氰离子转变为硫氰酸盐，经尿排出。其代谢过程的反应式为：

$$Na_2S_2O_3 + NaCN + O \xrightarrow[\text{SCN 氧化酶}]{\text{硫氰酸酶}} NaSCN + Na_2SO_4$$

具体方法：

（1）"亚硝酸钠–硫代硫酸钠"疗法：立即将亚硝酸异戊酯1~2支包在手帕或纱布内打碎，给患者吸入15~30秒，每隔3分钟重复应用1支（一般最多用6支），直至使用亚硝酸钠为止。接着静脉缓慢注射3%亚硝酸钠10~15ml，2~3ml/min，注射时观察血压，防止血压下降，必要时可隔0.5~1小时重复1次。随即用同一针头缓慢静脉注射25%~50%硫代硫酸钠溶液20~50ml（10~25g）。若中毒症状重新出现，可按半量再给亚硝酸钠和硫代硫酸钠。伴有休克或血压偏低的患者，使用亚硝酸钠可能会加重休克和血压下降，不利于抢救，此时可单用硫代硫酸钠，但用量要足，疗程要长。治疗同时给高压氧治疗有良好效果。

（2）4-二甲基氨基苯酚（4-Dimethylaminophenol，4-DMAP）的应用：4-DMAP为新型高铁血红蛋白生成剂，形成高铁血红蛋白的速度比亚硝酸钠快，对平滑肌无扩张作用，不引起血压下降，且给药方便。使用本药后严禁再用亚硝酸类药物，防止形成高铁血红蛋白过度症。急性中毒立即肌内注射10% 4-DMAP 2ml，如症状严重，可接着缓慢静脉注射50%硫代硫酸钠20ml，必要时1小时后重复半量。

此外，使用胱氨酸、半胱氨酸、谷胱甘肽及硫代乙醇胺有一定解毒作用，因其在体内可提供少量硫与氰离子结合形成硫氰酸盐排出体外。

4. 重视对症支持治疗 可用细胞色素 C、三磷酸腺苷、维生素 C、辅酶 A、复合维生素 B 等药物辅助解毒治疗。防止脑水肿十分重要。脑水肿患者可使用脑细胞营养药物、肾上腺皮质激素、利尿脱水、抗凝溶栓等方法对症处理。严重者可采用低温与冬眠疗法。

【预防措施】 控制空气中氰化氢浓度（MAC 0.3mg/m³）。改革工艺，以无毒代有毒。加强密闭通风。严格遵守操作规程，加强个人防护，处理事故及进入现场抢救时，应佩戴防毒面具。加强防毒知识的宣传及对职业人群的岗前及定期培训，普及防毒知识和急救知识。含氰废气、废水应经处理后方能排放。国内常用氯碱法净化，原理是将含氰化氢的废气或废水循环通入 4% 氢氧化钠碱液吸收槽，即生成氰化钠与水，然后加氯，氧化分解氰根，最后形成 CO_2、N_2 和 Cl_2 气排除，余下的是氯化钠溶液。凡患有呼吸道、皮肤、甲状腺、肾脏等慢性疾病及精神抑郁、嗅觉不灵敏者不宜从事氰化氢及氢氰酸作业。

四、硫化氢

【理化特性】 硫化氢（hydrogen sulfide，H_2S）为无色、易燃并具有腐败臭蛋味样气味的气体；分子量 34.08，蒸气比重 1.19，沸点 -60.7℃，熔点 -82.9℃ 易积聚在低洼处。含 H_2S 的废气及废液排放不当，从事阴沟清理、腐败鱼类处理、咸菜生产及从事病畜处理等均可导致急性 H_2S 中毒；易溶于水生成氢硫酸，亦溶于乙醇、汽油、煤油和原油；呈酸性反应；能与大部分金属反应形成黑色硫酸盐。

【接触机会】 硫化氢一般为工业生产过程中产生的废气，很少直接应用。职业性硫化氢中毒多由于生产设备损坏，管道或阀门漏气，违反操作规程，生产事故等。常见硫化氢接触职业有①制造硫化染料、硫酸、二氧化硫时；②皮革、化纤、橡胶、农药、鞣革、制毡、造纸、煤的低温焦化、含硫石油的开采、提炼和加工过程中脱硫工艺及废气的排放；③从含硫矿石中提炼铜、镍、钴等作业；④有机物腐败时也能产生硫化氢，如在疏通阴沟、下水道、沟渠，开挖和整治沼泽地以及清除垃圾、污物、粪便等作业均可接触硫化氢。

【毒理】 H_2S 为剧毒气体，主要引起细胞内窒息，经呼吸道进入，消化道也具有一定吸收能力，皮肤吸收缓慢。被吸收入血后，在血液内可与血红蛋白结合为硫血红蛋白，一部分游离的 H_2S 经肺排出，一部分被氧化为无毒的硫酸盐和硫代硫酸盐，随尿排出。H_2S 遇到潮湿的环境迅速溶解形成氢硫酸，或与体液中的钠离子结合成为碱性的 Na_2S，对眼睛、上呼吸道黏膜以及皮肤组织产生刺激和腐蚀作用。进入体内的 H_2S 如未及时被氧化解毒，能与氧化型细胞色素氧化酶中的二硫键或与三价铁结合，使之失去传递电子的能力，造成组织细胞内窒息，尤以神经系统敏感。H_2S 还能使脑和肝中的三磷酸腺苷酶、过氧化氢酶等的活性降低；与体内谷胱甘肽中的巯基结合，使其失活影响体内生物氧化过程。高浓度 H_2S 可作用于颈动脉窦及主动脉的化学感受器，引起反射性呼吸抑制，且可直接作用与延髓的呼吸及血管运动中枢，使呼吸麻痹，造成"电击型"死亡。

【临床表现】

1. 轻度中毒 出现眼胀痛、异物感、畏光、流涕、流泪、咽干、咳嗽、胸闷，轻度头痛、头晕、乏力、恶心、呕吐等症状，并可伴有轻至中度意识障碍，气管-支气管炎或支气管周围炎。检查见眼结膜充血、水肿，肺部可有干、湿啰音。X线胸片显示肺纹理增强。

2. 中度中毒　有明显的头痛、头晕、恶心、呕吐等症状，意识障碍程度加重可出现轻或中度昏迷。同时伴有明显的黏膜刺激症状，出现咳嗽、胸闷、视物模糊、眼结膜水肿及角膜溃疡等。肺部可闻干或湿啰音，X线胸片显示两肺纹理模糊，肺野透亮度降低或有片状密度增高阴影。

3. 重度中毒　可出现昏迷、肺泡性肺水肿、呼吸循环衰竭或"电击型"死亡。

4. 慢性影响　长期接触低浓度 H_2S 可引起眼及呼吸道慢性炎症，甚至可致角膜糜烂或点状角膜炎。全身可出现类神经症、中枢性自主神经功能紊乱，也可损害周围神经。

【诊断】

1. 诊断原则　根据短期内吸入较大量硫化氢的职业接触史，出现中枢神经系统和呼吸系统损害为主的临床表现，参考现场劳动卫生学调查，综合分析，并排除其他类似表现的疾病，方可诊断。诊断和分级标准依据《职业性急性硫化氢中毒诊断标准》（GBZ31-2002）。

2. 接触反应　接触硫化氢后出现眼刺痛、畏光、流泪、结膜充血、咽部灼热感、咳嗽等眼和上呼吸道刺激表现，或有头痛、头晕、乏力、恶心等神经系统症状，脱离接触后在短时间内消失者。

3. 诊断分级标准

（1）轻度中毒：具有下列情况之一者：①明显的头痛、头晕、乏力等症状并出现轻度至中度意识障碍；②急性气管-支气管炎或支气管周围炎。

（2）中度中毒：具有下列情况之一者：①意识障碍表现为浅至中度昏迷；②急性支气管肺炎。

（3）重度中毒：具有下列情况之一者：①意识障碍程度达深昏迷或呈植物状态；②肺水肿；③猝死；④多脏器功能障碍综合征。

【处理原则】

1. 治疗原则　以对症及支持疗法为主。

（1）迅速脱离现场，脱去被污染的衣物，吸氧、保持安静、卧床休息，严密观察，注意病情变化。

（2）高压氧治疗：凡有昏迷者，宜立即送加压氧舱治疗。高压氧压力为 2~2.4ATA，间断吸氧 2~3 次，每次吸氧 30~40 分钟，两次吸氧中间休息 10 分钟，每日 1~2 次，10~20 次一疗程。一般用 1~2 疗程。

（3）防治肺水肿和脑水肿：宜早期、足量、短程使用肾上腺糖皮质激素、亚低温治疗仪降温，使用时配合药物冬眠镇静，预防肺水肿和脑水肿；给予维生素 C、三磷酸胞苷二钠、胞磷胆碱钠、甲钴铵等营养脑细胞，加强细胞代谢氧化能力。

（4）换血疗法或自血光量子疗法：换血疗法可将失去活性的细胞色素氧化酶和各种酶及游离的硫化氢清除，可用于危重患者，换血量一般 800ml 左右。自血光量子疗法可迅速改善缺氧状态。

（5）猝死抢救：对呼吸、心脏骤停者，立即进行心肺复苏，待呼吸、心搏恢复后，有条件者尽快高压氧治疗，并积极对症、支持治疗。

（6）眼部刺激处理：用生理盐水或自来水彻底冲洗眼睛，局部用红霉素眼药膏和氯霉素眼药水，每 2 小时一次，预防和控制感染。同时局部滴鱼肝油以促进上皮生长。

（7）解毒药物的应用：关于特效解毒剂的使用，目前仍存在分歧。由于硫化氢是较强的细胞色素氧化酶抑制剂，这就为高铁血红蛋白生成剂（methemoglobin forming agent, MFA）治疗硫化氢中毒提供了理论依据。使用适量的 MFA，使机体血液中部分血红蛋白氧化成高铁血红蛋白，使细胞色素氧化酶活性恢复，解除组织缺氧。但也有研究认为有氧情况下硫化物在体内很快被氧化失去活性，使用 MFA 反会加重组织缺氧，因而不主张用此类药物。

2. 其他处理　急性轻、中度中毒者痊愈后可恢复原工作，重度中毒者经治疗恢复后应调离原工作岗位。需要进行劳动能力鉴定者按 GB/T16180 处理。

【预防】　开展职业卫生和安全教育，普及自我保护知识和技能，这是防止硫化氢职业中毒最有效、最简便的方法之一。生产过程应注意设备的密闭和通风，设置自动报警器。硫化氢及含硫的工业废水排放前必须采取净化措施。在疏通阴沟、下水道等有可能产生硫化氢的场所，应事先尽量通风。进入高浓度场所，应戴供氧式防毒面具。国家规定硫化氢的车间最高允许浓度为 $10mg/m^3$。工人可口服较长效的高铁血红蛋白形成剂对氨基苯丙酮作预防药。成人口服 90~180mg，有效时间 4~5 小时。有明显呼吸系统、神经精神系统及心、肝、肾病患者不应从事接触硫化氢作业。

五、甲烷

【理化特性】　甲烷（methane，CH_4）俗称沼气，为无色、无臭、无味的易燃气体。分子量 16.06，比重 0.55，沸点-161℃。微溶于水，溶于乙醇、乙醚。遇热或者明火有燃烧爆炸的危险，常是煤矿爆炸的原因（瓦斯爆炸），自燃极限 5%~15%（V/V），爆炸极限 5.3%~14%（V/V）。

【接触机会】　甲烷主要用于制造乙炔、氢气、合成氨及制备碳黑、硝基甲烷、一氯甲烷、二氯甲烷、三氯甲烷、二硫化碳、四氯化碳和氢氰酸等，生产过程发生事故可引起中毒。甲烷是天然气、沼气和油田气的主要成分，为煤矿内的废气，通风不良或忽略防护可致中毒。近几年因小煤矿增加，常因缺乏防护发生急性中毒。

【毒理】　甲烷对人基本无毒。麻醉作用极弱。呼吸道吸入，大部分以原形呼出。甲烷浓度增加会使空气中氧含量降低，引起机体缺氧，在极高浓度时是一种单纯窒息性气体。因其无色、无臭，高浓度吸入不易被觉察。

【临床表现】　主要是缺氧表现。轻者为头痛、头晕、乏力、呼吸加速、心搏增快、注意力不集中等症状，脱离接触呼吸新鲜空气后症状可迅速消失。严重者可表现烦躁、心悸、胸闷、呼吸困难、意识障碍、共济失调、昏迷，若不及时脱离现场接触，可窒息死亡。皮肤接触含甲烷的液化气，可引起局部冻伤。部分中、重度患者可留有神经系统症状后遗症，如头痛、头晕、乏力、多梦、反应迟钝、失眠、记忆力下降等，但一般为可逆性。

【处理原则】　迅速脱离现场，呼吸新鲜空气或吸氧，注意保温，间歇给氧，必要时选用高压氧治疗。呼吸、心脏骤停时，应立即给予复苏。对症处理，注意防治脑水肿。忌用抑制呼吸中枢的药物，如吗啡等。

【预防】 生产过程应严格遵守操作规程，加强管理及对职业人群的岗前培训，严防发生意外事故。矿井要严格安全通风和瓦斯浓度的定期检查制度，当环境中甲烷量达到 2% 时，作业人员应立即撤离。进入下水道、沼气池等可能产生甲烷的工作场所时，应充分通风后方可进入。加强个人防护用品的使用。

案例分析

案例1 2000年2月4日，某煤气厂回收车间工人陈某准备调换压送机一个损坏的阀门，未戴防毒面具即拆除了损坏的阀门，阀门拆除后，有煤气逸出。陈某感到头晕、头痛，就戴上防毒面具继续作业。不久，陈某又感到呼吸困难，但他依然没有引起警觉，而是脱下防毒面具继续工作。新阀门尚未安装完毕，陈某感到身体非常不适，方才感到情况不妙，赶紧离开作业场所，可是刚走出十几步路就晕倒在地。同年12月26日，该车间输配小组工人顾某在拆洗压送机冷却小管及夹层时，由于压送机密封不好，有煤气逸出。顾某虽然感到头痛、头晕，但仍然坚持工作，直到顾某感到站立不稳、全身乏力，才想走到室外去休息一下，不料刚起步就晕倒在地。两人经送医院抢救，均脱离了危险。

思考题

1. 造成陈某、顾某头晕头痛的原因可能是什么？请说出你的判断理由。

2. 一旦出现此种情况，应当如何实施救助？

3. 你觉得上述案例的发生能否避免，请说明理由。

参考答案

煤气生产过程中发生的急性一氧化碳中毒。

一氧化碳是一种无色、无味和无刺激性的气体，是工业生产中常见的职业危害因素。接触较多的行业有煤气制造、炼焦、冶金、铸造和化肥制造等。

相同的一氧化碳中毒事故，一年内在同一家工厂、同一车间重复发生，值得深思。事故的发生说明企业管理人员和工人的职业卫生和安全意识都极其淡薄，企业虽然制定了规章制度，但形同虚设，管理人员不进行监督检查，作业工人心存侥幸。这样完全可以避免的中毒事故就连续发生了。

案例2 事发当天上午8点，该厂4名男工站在纸浆池旁0.2~2m处清理、搅拌纸浆池中污水，工作约10分钟有1人中毒跌入池中，另1人对其施救，亦跌入池中，在池旁的2人见状大声呼喊，并继续施救，均倒在池旁。闻讯赶来的众人将池旁的2人救出，急送医院。池中2人死亡。中毒后第2天上午9点现场调查，该厂用甘蔗渣生产纸浆，纸浆池 10m×5m，地势低洼，通风不良，池中废弃的纸浆和污水深 1m，已存留半年，腐臭明显。事发26小时后采集池面空气检测 H_2S 浓度1580 mg/m^3（国家标准<10mg/m^3），甲烷、氨、一氧化碳、二氧化碳均未检出。

（摘自韦建华，葛宪民，覃卫平。一起职业性急性硫化氢中毒的救治体会. 中国职业医学，2008，35：39-40）

思考题

结合所学内容，判断上述情况应属于何种案例？该如何进行救治？

参考答案：硫化氢中毒，治疗方案请参见前述。

案例3 2003年10月某日14：10，某公司9名工人对某污水沉淀池进行清理，一台排风扇通过污水沉淀池一入口处向池内吹风，一台抽水泵从池中抽污水。16：00，池中淤泥渐稠，抽水泵抽污能力渐弱。2名工人从另一入口进入池中用水将淤泥冲稀。20分钟后，1名工人发现入池2人已经晕倒。该公司立即组织3名工人在未采取个人防护措施的情况下进入池中救人，该3名工人很快也晕倒在池中。其中4名工人被救出后，经当地人民医院抢救无效，当日死亡；另一名工人被救出后，经当地人民医院抢救无效，于第5天死亡。

现场调查：该公司为一印染企业，下设漂染车间、整理车间和染浆车间，主要生产工艺为漂染。漂染以靛蓝染色为主，产生的高温度、高浓度污水排入浓污水沉淀池中，其余工段产生的污水排入淡污水沉淀池中。浓污水沉淀池的作用是使污水充分混合，同时，使水得到初步净化。漂染工艺的主要生产原料有靛蓝（$C_{16}H_{10}N_2O_2$）、保险粉（$Na_2S_2O_4$）、氢氧化钠（NaOH）、植物油和渗透剂等。浓污水池中的靛蓝、保险粉和氢氧化钠反应产生硫化染料。浓污水沉淀池中硫化染料等物质沉淀在水的下层，植物油和渗透剂等覆盖在水面上。浓污水沉淀池位于室内，整体密封，形成厌氧环境。硫化染料在厌氧微生物的作用下产生NH_3、CH_2、H_2S以及CO等气体。这些气体在正常情况下被植物油、渗透剂等覆盖在水面下和淤泥中，当工人用水冲稀淤泥时，大量的NH_3、CO快速释放到池中并立即发生化学反应，生成HCN（NH_3+ CO = H_2O+ HCN）。事故发生次日，现场仍可闻到腐败臭鸡蛋味和氨水味。采用美国Guest携带式气体监测器（型号：Multicheck 2000）对现场气体进行检测。池内2.5 m深处HCN浓度为13.3mg/m³，超过国家标准（最高容许浓度为1mg/m³）12.3倍，H_2S浓度为12.8mg/m³，超过国家标准（最高容许浓度为10mg/m³）0.28倍。中毒患者呼出气中有苦杏仁味，皮肤黏膜呈樱桃红色，无任何先兆症状而突然昏倒。

[摘自汤秀英，沈骏，刘新荣，一起急性氰化氢中毒死亡事故的调查，工业卫生与职业病，2005，31（2）]

思考题

1. 结合你所学内容，判断上述情况应属于何种案例？该如何进行救治？

2. 你觉得上述案例是否可以避免？请说出理由？

参考答案：①氰化氢中毒，治疗方案请参见前述；②应该可以避免。根据生产工艺可知硫化染料在厌氧微生物的作用下产生NH_3、CH_2、H_2S以及CO等气体，而从业工人未佩戴任何防护工具进入作业现场而造成了中毒事故。事故发生后，救援人员同样都不佩戴防毒面具，结果相继中毒倒下，扩大了事故的范围。此事说明，该公司应建立完善的职业卫生和安全制度，对职工开展职业卫生和安全教育，加强工人自我保护意识，才能杜绝此类中毒事故的发生。

（刘继文 宁 丽 葛 华）

第五节 有机溶剂中毒

一、概述

（一）理化特性与毒作用特点

有机溶剂一般为液体，主要用作清洗、去油污、稀释和提取剂；许多有机溶剂也用作原料，制备其他化学产品。工业有机溶剂约为30 000余种，具有类似或不同的理化特性和毒作用特点。

1. **化学结构** 按化学结构将有机溶剂分为若干类，同类者毒性相似，如氯代烃类多具有肝脏毒性，醛类多具有刺激性等。有机溶剂的基本化学结构为脂肪族、脂环族和芳香族，其功能基团包括卤素、醇类、酮类、乙二醇类、酯类、羧酸类、胺类和酰胺类。

2. **挥发性、可溶性和易燃性** 有机溶剂多具挥发性，接触途径以吸入为主。脂溶性是有机溶剂的重要特性，进入体内易与神经组织亲和，具有麻醉作用；有机溶剂大多具有可燃性，如汽油、乙醇等，可用作燃料；但有些则属非可燃物而用作灭火剂，如卤代烃类化合物。有机溶剂又具有一定的水溶性，故易经皮肤进入体内。

3. **吸收与分布** 挥发性有机溶剂经呼吸道吸入后有 40%~80% 在肺内滞留，体力劳动时，经肺摄入量增加 2~3 倍。有机溶剂多具脂溶性，摄入后分布于富含脂肪的组织，包括神经系统、肝脏等；由于血-组织膜屏障富含脂肪，故有机溶剂也分布于血流充足的骨骼和肌肉组织；肥胖者接触有机溶剂后，在体内蓄积量增多，排出慢。此外，大多数有机溶剂可通过胎盘，亦可经母乳排出，从而影响胎儿和乳儿健康。

4. **转化与排出** 不同个体的生物转化能力存在差异，机体对不同溶剂的代谢速率不同，有些可充分代谢，有些则几乎不能被代谢。生物转化与有机溶剂的毒作用密切相关，例如，正己烷的毒性与其主要代谢物 2,5-己二酮有关。有机溶剂的排出主要以原形经呼气排出，少量以代谢物形式随尿液排出。多数有机溶剂的生物半减期较短，一般从数分钟至数天。生物蓄积对大多数有机溶剂说来，不是影响毒作用的重要因素。

（二）有机溶剂对人体健康的影响

1. **中枢神经系统** 几乎全部易挥发的脂溶性有机溶剂都能引起中枢神经系统的抑制作用，多属非特异性的抑制或全身麻醉。有机溶剂的麻醉作用除与脂溶性密切相关，还与化学物结构有关，例如碳链长短、有无卤基或乙醇基取代、是否具有不饱和（双）碳键等。

急性有机溶剂中毒时出现的中枢神经系统抑制症状与酒精中毒相似，表现为头痛、恶心、呕吐、眩晕、倦怠、嗜睡、衰弱、语言不清、步态不稳、易激惹、神经过敏、抑郁、定向力障碍、意识错乱或丧失，甚至死于呼吸抑制。上述急性影响可带来继发性危害，如意外事故增加等。这些影响与神经系统内化学物浓度有关。虽然大多数工业溶剂的生物半减期较短，24 小时内症状大都相应缓解，但常因同时接触多种有机溶剂，呈现相加作用甚至增强作用。接触半减期长、代谢率低的化学物时，则易产生对急性作用的耐受性；严重超量接触后中枢神经系统出现持续脑功能不全，并伴昏迷，甚至脑水肿。

有机溶剂慢性接触可导致慢性神经行为障碍，如性格或情感改变（抑郁、焦虑）、智力功能失调（短期记忆丧失、注意力不集中）等；还可能因小脑受累导致前庭-动眼失调。此外，有时接触低浓度溶剂蒸气后，虽前庭试验正常，但仍出现眩晕、恶心和衰弱，称为获得性有机溶剂超耐量综合征。

2. **周围神经和脑神经** 有机溶剂可引起周围神经损害，但有少数溶剂对周围神经系统呈特异毒性。如二硫化碳、正己烷和甲基正-丁酮能使远端轴突受累，引起感觉运动神经的对称性混合损害，主要表现为手套样、袜子样分布的肢端末梢神经炎，感觉异常及衰弱感；有时疼痛和肌肉抽搐，而远端反射则多表现为抑制。三氯乙烯能引起三叉神经麻痹，导致三叉神经支配区域的感觉功能丧失。

3. **皮肤** 由有机溶剂所致的职业性皮炎，约占皮炎总例数的 20%。几乎全部有机溶剂都能使皮肤脱脂或使脂质溶解而成为原发性皮肤刺激物。典型溶剂皮炎具有急性刺激性皮炎的特征，如红斑和水肿，亦可见慢性裂纹性湿疹。有些工业溶剂能引起过敏性接触性皮炎，少数有机溶剂如三氯乙烯甚至引起严重的剥脱性皮炎。

4. 呼吸系统 有机溶剂对呼吸道均有一定刺激作用，高浓度的醇、酮和醛类会使蛋白变性。有机溶剂引起呼吸道刺激的部位通常在上呼吸道，接触溶解度高、刺激性强的溶剂如甲醛类，尤为明显。过量接触溶解度低、刺激性较弱的溶剂，常抵呼吸道深部，可引起急性肺水肿。长期接触刺激性较强的溶剂还可致慢性支气管炎。

5. 血液 苯可损害造血系统，导致白细胞和全血细胞减少症，甚至发生再生障碍性贫血和白血病。某些乙二醇醚类能引起溶血性贫血（如渗透脆性增加）或再生障碍性贫血（如骨髓抑制）。

6. 肝脏 在接触剂量大、接触时间长的情况下，任何有机溶剂均可导致肝细胞损害。其中一些具有卤素或硝基功能团的有机溶剂，对肝毒性尤为明显。但芳香烃（如苯及其同系物）对肝毒性较弱。丙酮本身虽无直接肝脏毒性，但能加重乙醇对肝脏的损伤作用。作业工人短期过量接触四氯化碳可产生急性肝损害，长期较低浓度接触可出现慢性肝病。

7. 肾脏 四氯化碳急性中毒时，可出现肾小管坏死性急性肾衰竭。多种溶剂或混合溶剂慢性接触可导致肾小管性肾功能不全，出现蛋白尿、尿酶尿（如溶菌酶、β-葡萄糖苷酸酶、氨基葡萄糖苷酶的排出量增高）。溶剂接触还可能与原发性肾小球肾炎有关。

8. 心脏 有机溶剂对心脏的主要影响是心肌对内源性肾上腺素的敏感性增强。曾报道健康工人过量接触工业溶剂后发生心律不齐，如发生心室颤动，可致猝死。

9. 生殖系统 大多数溶剂容易通过胎盘屏障，还可进入睾丸。有些溶剂如二硫化碳对女性生殖功能和胎儿的神经系统发育均有不良影响。

10. 致癌 在常用溶剂中，苯是肯定的人类致癌物质，可引起急性或慢性白血病，应控制苯作为溶剂和稀释剂的使用。

二、苯

【理化特性】 苯（benzene），化学式 C_6H_6，在常温下为特殊芳香味的无色液体，分子量78，沸点80.1℃，极易挥发，蒸气比重为2.77。燃点为562.2℃，爆炸极限为1.4%~8.0%，易燃。微溶于水，易与乙醇、氯仿、乙醚、汽油、丙酮、二硫化碳等有机溶剂互溶。

【接触机会】 苯在工农业生产中广泛使用：①作为溶剂、萃取剂和稀释剂，用于生药的浸渍、提取、重结晶，以及油墨、树脂、人造革、粘胶和油漆等制造；②作为有机化学合成中常用的原料，如制造苯乙烯、苯酚、药物、农药，合成橡胶、塑料、洗涤剂、染料、炸药等；③用作燃料，如工业汽油中苯的含量可高达10%以上；④苯的制造，如焦炉气、煤焦油的分馏、石油的裂化重整与乙炔合成苯的工艺过程中。

【毒理】

1. 吸收、分布和代谢 苯在生产环境中以蒸气形式由呼吸道进入人体，经皮肤吸收量很少，经消化道可完全吸收，但实际意义不大。苯进入体内后，主要分布在含类脂质较多的组织和器官中。一次大量吸入高浓度的苯，脑、肾上腺与血液中的含量最高；中等量或少量长期吸入时，骨髓、脂肪和脑组织中含量较多。

进入体内的苯，约有 50% 以原形由呼吸道排出，约 10% 以原形贮存于体内各组织，40% 左右在肝脏代谢。肝微粒体上的细胞色素 P450（cytochrome P450，CYP450）至少有 6 种同工酶，其中 2B2 和 2E1 与苯代谢有关。在 CYP 的作用下苯被氧化成环氧化苯，然后进一步羟化形成氢醌或邻苯二酚，或在谷胱甘肽 S-转移酶的催化下与谷胱甘肽结合，形成疏基尿酸前体（pre mercapturic acid），或与鸟嘌呤的第 7 位氮原子结合，失去一个水分子而发生苯环的芳构化；随后 DNA 分子发生脱嘌呤反应，生成 N^7-苯基鸟嘌呤（N^7-PG）。苯形成酚的另一条途径是，CYP 作为还原型辅酶 II（nicotinamide adenine dinucleotide phosphate，NADPH）的氧化酶，产生 H_2O_2，由此形成羟基自由基（·OH），后者将苯羟基化为酚。苯中间代谢产物邻苯二酚、二氢二醇苯和 Benzene oxepin 可能进一步转化成粘糠酸。代谢过程中产生的酚类代谢物可与硫酸盐或葡萄糖醛酸结合随尿排出。尿中还含有两种开环的苯代谢产物，即反-反式粘糠酸和 6-羟基-t, t-2, 4-己二烯酸，疏基尿酸如苯疏基尿酸（S-phenylmercapturic acid，S-PMA）、2, 5-二羟基苯疏基尿酸，DNA 加合物如 N^7-PG。

2. 毒作用机制　苯代谢产物被转运到骨髓或其他器官，可能表现为骨髓毒性和致白血病作用。迄今为止，苯的毒作用机制仍未完全阐明，目前认为主要涉及：①干扰细胞因子对骨髓造血干细胞的生长和分化的调节作用。骨髓基质是造血的微环境，在调节正常造血功能上起关键作用。苯代谢物以骨髓为靶部位，降低造血正调控因子白介素（IL）IL-1 和 IL-2 的水平；活化骨髓成熟白细胞，产生高水平的造血负调控因子肿瘤坏死因子（tumor necrosis factor-α，TNF-α）；②氢醌与纺锤体纤维蛋白共价结合，抑制细胞增殖；③DNA 损伤，其机制有二，一是苯的活性代谢物与 DNA 共价结合；二是与代谢产物氧化产生活性氧，对 DNA 造成氧化性损伤。通过上述两种机制诱发突变或染色体的损伤，引起再生障碍性贫血或因骨髓增生不良，最终导致急性髓性白血病；④癌基因的激活。肿瘤的发生往往并非单一癌基因的激活，通常是两种或两种以上癌基因突变的协同作用。苯致急性髓性白血病可能与 ras、c-fos、c-myc 等癌基因的激活有关。此外，慢性接触苯的健康危害程度还与个体的遗传易感性如毒物代谢酶基因多态、DNA 修复基因多态等有关。

【临床表现】

1. 急性中毒　急性苯中毒多是由于短时间吸入大量苯蒸气引起。主要表现为中枢神经系统的麻醉作用。轻者出现兴奋、欣快感、步态不稳，以及头晕、头痛、恶心、呕吐、轻度意识模糊等。重者神志模糊加重，由浅昏迷进入深昏迷状态或出现抽搐。严重者导致呼吸、心脏骤停。实验室检查可发现尿酚和血苯增高。

2. 慢性中毒　长期接触低浓度苯可引起慢性中毒，主要临床表现如下：

（1）神经系统：多数患者表现为头痛、头晕、失眠、记忆力减退等类神经症，有的伴有自主神经系统功能紊乱，如心动过速或过缓，皮肤划痕反应阳性，个别病例有肢端麻木和痛觉减退表现。

（2）造血系统：慢性苯中毒主要损害造血系统。有近 5% 的轻度中毒者无自觉症状，但血常规检查发现异常。重度中毒者常因感染而发热，牙龈、鼻、黏膜与皮下常见出血，眼底检查可见视网膜出血。最早和最常见的血象异常表现是持续性白细胞计数减少，主要是中性粒细胞减少，白细胞分类中淋巴细胞相对值可增加到 40% 左右。血液涂片可见白细胞有较多的中毒颗粒、空泡、破碎细胞等。电镜检查可见血小板形态异常。中度中毒者可见红细胞计数偏低或减少；重度中毒者红细胞计数、血红蛋白、白细胞（主要是中性粒细胞）、血小板、网织细胞都明显减少，淋巴细胞百分比相对增高。

慢性苯中毒的骨髓象主要表现为①不同程度的生成降低，前期细胞明显减少；轻者限于粒细胞系列，较重者涉及巨核细胞，重者三个系列都减低，骨髓有核细胞计数明显减少，呈再生障碍性贫血表现；②形态异常，粒细胞见到中毒颗粒、空泡、核质疏松、核质发育不平衡，中性粒细胞分叶过多、破碎细胞较多等；红细胞有嗜碱性颗粒、嗜碱红细胞、核质疏松、核质发育不平衡等；巨核细胞减少或消失，成堆血小板稀少；③分叶中性粒细胞由正常的 10% 增加到 20%~30%，结合外周血液中性粒细胞减少，表明骨的释放功能障碍。此外，约 15% 的中毒患者，一次骨髓检查呈不同程度的局灶性增生活跃。

苯可引起各种类型的白血病，苯与急性髓性白血病密切相关。国际癌症研究中心（IARC）已确认苯为人类致癌物。

（3）其他：经常接触苯，皮肤可脱脂，变干燥、脱屑以至皲裂，有的出现过敏性湿疹、脱脂性皮炎。苯还可损害生殖系统，接触苯的女工月经血量增多、经期延长，自然流产和胎儿畸形率增高；苯对免疫系统也有影响，接触苯的工人血中 IgG、IgA 明显降低，而 IgM 增高。此外，职业性苯接触工人染色体畸变率明显增高。

【诊断】　急性苯中毒的诊断是根据短期内吸入大量高浓度苯蒸气，临床表现有意识障碍，并排除其他疾病引起的中枢神经功能改变，方可诊断急性苯中毒；按意识障碍程度，分为轻度和重度二级。慢性苯中毒的诊断是根据较长时期密切接触苯的职业史，以造血系统损害为主的临床表现，结合现场职业卫生学调查，参考实验室检测指标，进行综合分析，并排除其他原因引起的血象、骨髓象改变，方可诊断；慢性苯中毒又按血细胞受累及的系列和程度，以及有无恶变分为轻、中、重三级。国家诊断标准为《职业性苯中毒的诊断标准》（GBZ68-2013）。

1. 急性轻度中毒　短期内吸入高浓度苯蒸气后出现头晕、头痛、恶心、呕吐、黏膜刺激症状，并伴有轻度意识障碍。呼气苯、血苯、尿酚测定值增高可作为苯接触指标。

2. 急性重度中毒　吸入大量苯蒸气后出现下列临床表现之一者：①中、重度意识障碍；②呼吸、循环衰竭；③猝死。

3. 慢性轻度中毒　有较长时间密切接触苯的职业史，可伴有头晕、头痛、乏力、失眠、记忆力减退、易感染等症状，在 3 个月内每 2 周复查一次血常规，具备下列条件之一者：①白细胞计数大多 $<4\times10^9/L$ 或中性粒细胞 $<2\times10^9/L$；②血小板计数大多 $<80\times10^9/L$。

4. 慢性中度中毒　多有慢性轻度中毒症状，并有易感染和（或）出血倾向。具备下列条件之一者：①白细胞计数 $<4\times10^9/L$ 或中性粒细胞 $<2\times10^9/L$，伴血小板计数 $<80\times10^9/L$；②白细胞计数 $<3\times10^9/L$ 或中性粒细胞 $<1.5\times10^9/L$；③血小板计数 $<60\times10^9/L$。

5. 慢性重度中毒　在慢性中毒的基础上，具备下列表现之一者：①全血细胞减少症；②再生障碍性贫血；③骨髓增生异常综合征；④白血病。

【处理原则】

1. 急性中毒 应迅速将中毒患者移至空气新鲜处，立即脱去被苯污染的衣服，用肥皂水清洗被污染的皮肤，注意保暖。急性期应卧床休息。急救原则与内科相同，可用葡萄糖醛酸，忌用肾上腺素。病情恢复后，轻度中毒一般休息3~7天即可工作。重度中毒的休息时间，应按病情恢复程度而定。

2. 慢性中毒 无特效解毒药，治疗根据造血系统损害所致血液疾病对症处理。可用有助于造血功能恢复的药物，并给予对症治疗。再生障碍性贫血或白血病的治疗原则同内科。工人一经确定诊断，即应调离接触苯及其他有毒物质的工作。在患病期间应按病情分别安排工作或休息。轻度中毒一般可从事轻工作，或半日工作；中度中毒根据病情，适当安排休息；重度中毒全休。

【预防原则】 由于苯是肯定的人类致癌物，发达国家在苯的应用方面均予以严格管理，以做到原始级预防。制造苯和苯用作化学合成原料均控制在大型企业，避免苯外流到中小企业，以限制作为溶剂和稀释剂的使用，如日本限制苯作为溶剂的用量为2%。近年，我国对苯的危害已高度重视，已逐步采取措施进行一级预防，此外，还应加强：

1. 生产工艺改革和通风排毒 生产过程密闭化、自动化和程序化；安装有充分效果的局部抽风排毒设备，定期维修，使空气中苯的浓度保持低于国家卫生标准（PC-TWA，6 mg/m^3；PC-STEL，10 mg/m^3）。

2. 以无毒或低毒的物质取代苯 如在油漆及制鞋工业中，以汽油、二乙醇缩甲醛、环己烷、甲苯、二甲苯等作为稀薄剂或粘胶剂；以乙醇等作为有机溶剂或萃取剂。

3. 卫生保健措施 对苯作业现场进行定期职业卫生学调查，监测空气中苯的浓度。作业工人应加强个人防护，如戴防苯口罩或使用送风式面罩。进行周密的就业前和定期职业性体检。女工妊娠期及哺乳期必须调离苯作业，以免产生不良影响。

4. 职业禁忌证 血象指标低于或接近正常值下限者，患有各种血液病，严重的全身性皮肤病，月经过多或功能性子宫出血者。

三、甲苯、二甲苯

【理化特性】 甲苯（toluene）、二甲苯（xylene）均为无色透明，带芳香气味、易挥发的液体。甲苯沸点110.4℃，蒸气比重3.90。二甲苯有邻位、间位和对位三种异构体，其理化特性相近；沸点138.4~144.4℃，蒸气比重3.66，不溶于水，可溶于乙醇、丙酮和氯仿等有机溶剂。

【接触机会】 化工生产的中间体，作为溶剂或稀释剂用于油漆、喷漆、橡胶、皮革等工业，也可作为汽车和航空汽油中的掺加成分。

【毒理】 甲苯、二甲苯可经呼吸道、皮肤和消化道吸收。吸收后主要分布在含脂丰富的组织，以脂肪组织、肾上腺最多，其次为骨髓、脑和肝脏。甲苯80%~90%氧化成苯甲酸，并与甘氨酸结合生成马尿酸，少量（10%~20%）为苯甲酸，可与葡萄糖醛酸结合，均易随尿排出。二甲苯60%~80%在肝内氧化，主要产物为甲基苯甲酸、二甲基苯酚和羟基苯甲酸等。其中，甲基苯甲酸与甘氨酸结合为甲基马尿酸，随尿排出。甲苯以原形经呼吸道呼出，一般占吸入量的 3.8%~24.8%，而二甲苯经呼吸道呼出的比例较甲苯小。高浓度甲苯、二甲苯主要对中枢神经系统产生麻醉作用；对皮肤黏膜的刺激作用较苯为强，皮肤接触可引起皮肤红斑、干燥、脱脂及皲裂等，甚至出现结膜炎和角膜炎症状；纯甲苯、二甲苯对血液系统的影响不明显。

【临床表现】

1. 急性中毒　短时间吸入高浓度甲苯和二甲苯可出现中枢神经系统功能障碍和皮肤黏膜刺激症状。轻者表现头痛、头晕、步态蹒跚、兴奋，轻度呼吸道和眼结膜的刺激症状，严重者出现恶心、呕吐、意识模糊、躁动、抽搐，甚至昏迷，呼吸道和眼结膜出现明显刺激症状。

2. 慢性中毒　长期接触中低浓度甲苯和二甲苯可出现不同程度的头晕、头痛、乏力、睡眠障碍和记忆力减退等症状。末梢血象可出现轻度、暂时性改变，脱离接触后可恢复正常。皮肤接触可致慢性皮炎、皮肤皲裂等。

【诊断】　根据短时间内吸入较高浓度的甲苯或二甲苯职业接触史，结合以神经系统损害为主的临床表现及劳动卫生学调查，综合分析，排除其他类似疾病，方可诊断。国家诊断标准为《职业性急性甲苯中毒诊断标准》（GBZ16-2002）。

1. 接触反应　有头晕、头痛、乏力、颜面潮红、结膜充血等症状，脱离接触后短期内可完全恢复。

2. 轻度中毒　头晕、头痛、乏力等症状加重，并有恶心、呕吐、胸闷、呛咳等且具有下列情况之一者：①嗜睡状态；②意识模糊；③蒙眬状态。

3. 重度中毒　在轻度中毒基础上，还有下列情况之一者：①昏迷；②重度中毒性肝病；③重度中毒性肾病；④重度中毒性心脏病。

【处理原则】

1. 急性中毒　迅速将中毒者移至空气新鲜处，急救同内科处理原则。可给葡萄糖醛酸或硫代硫酸钠以促进甲苯的排泄；如合并心、肾、肝、肺等器官的损害。病情恢复后，一般休息 3~7 天可恢复工作，较重者可适当延长休息时间，痊愈后可恢复原工作。

2. 慢性中毒　主要是对症治疗。轻度中毒患者治愈后可恢复原工作；重度中毒患者应调离原工作岗位，并根据病情恢复情况安排休息或工作。

【预防原则】

1. 降低空气中的浓度　通过工艺改革和密闭通风措施，将作业场所空气中甲苯、二甲苯浓度控制在国家卫生标准以下。我国甲苯、二甲苯职业接触限值为（PC-TWA，50mg/m^3；PC-STEL，100mg/m^3）。

2. 加强对作业工人的健康检查　做好就业前和 2 年一次的定期职业健康检查工作。

3. 卫生保健措施　同苯的预防。

4. 职业禁忌证　神经系统器质性疾病，明显的神经衰弱综合征，肝脏疾病。

四、二氯乙烷

【理化特性】　二氯乙烷（dichloroethane），化学式 $C_2H_4Cl_2$，分子量 98.97。常温下为

无色液体，有类似氯仿气味。有两种同分异构体：1, 2-二氯乙烷为对称异构体，1, 1-二氯乙烷为不对称异构体。对称体：沸点 83.5℃，在空气中的爆炸极限为 6.2%～15.9%。不对称体：沸点 57.3℃；蒸气比重均为 3.40。难溶于水，可溶于乙醇和乙醚。加热分解，可形成光气。

【接触机会】 二氯乙烷曾用作麻醉剂，后发现有杀虫作用，又用作谷物、毛毯等的熏蒸剂。目前主要用作化学合成（如制造氯乙烯单体等）的原料、工业溶剂和粘合剂，还用作纺织、石油、电子工业的脱脂剂，金属部件的清洁剂，咖啡因等的萃取剂等。

【毒理】 二氯乙烷两种异构体常以不同比例共存，对称体属高毒类；不对称体属微毒类。对称体 1, 2-二氯乙烷易经呼吸道、消化道和皮肤吸收，其中以呼吸道和消化道吸收为主。进入机体后迅速分布于全身。其代谢主要有两条途径：①通过细胞色素 P-450 介导的微粒体氧化，产物为 2-氯乙醛和 2-氯乙醇，随后与谷胱甘肽结合；②直接与谷胱甘肽结合形成 S-（2-氯乙基）-谷胱甘肽，随后可能被转化成谷胱甘肽环硫化离子（glutathione episulfonium ion），该离子与蛋白质、DNA 或 RNA 形成加合物。1, 2-二氯乙烷在血液中的生物半减期为 88 分钟。动物实验表明，人体吸收的 1, 2-二氯乙烷，22%～57% 以原形和二氧化碳形式呼出，51%～73% 经尿排出，0.6%～1.3% 储留于体内。尿中主要代谢物为硫二乙酸和硫二乙酸亚砜（thiodiacetic acid sulfoxide）。1, 1-二氯乙烷在体内的生物转运和转化目前尚不清楚。

二氯乙烷毒作用的主要靶器官为神经系统、肝脏和肾脏。1, 2-二氯乙烷还具有心脏、免疫和遗传毒性。最近发现，1, 2-二氯乙烷可引起中毒性脑病，但毒作用机制尚不清楚。肝脏、心脏和遗传毒性机制可能分别涉及脂质过氧化、心肌细胞钙离子动力学的改变和谷胱甘肽环硫化离子对 DNA 的损伤。

【临床表现】

1. 急性中毒 由于短期内吸入高浓度的二氯乙烷蒸气，或因皮肤吸收后引起的以神经系统损害为主的全身性疾病。中毒表现有两个阶段：先兴奋、激动、头痛、恶心，重者很快出现中枢神经系统抑制，神志不清；后以胃肠道症状为主，频繁呕吐、上腹疼痛、血性腹泻，肝大并有压痛和叩击痛，甚至出现肝细胞坏死，尿中非蛋白氮排出增加，尿蛋白阳性。严重者出现呼吸困难、阵发性抽搐、昏迷、瞳孔扩大、血压下降及酸中毒表现，病理反射出现阳性体征，少数患者肌张力明显下降。二氯乙烷还可引起中毒性脑水肿，病变部位以脑干为主。

2. 慢性中毒 长期吸入低浓度的二氯乙烷可出现乏力、头晕、失眠等神经衰弱综合征表现，也有恶心、腹泻、呼吸道刺激及肝、肾损害表现。少数患者可见到肌肉和眼球震颤。皮肤接触可引起干燥、脱屑和皮炎。

3. 致癌、致畸、致突变作用 国际化学品安全规划署（International Programme on Chemical Safety, IPCS）公布了（1998 年）1, 2-二氯乙烷对人和（或）环境的潜在效应评价结果。认为 1, 2-二氯乙烷摄入可增加大鼠及小鼠血管肉瘤、胃癌、乳腺癌、肝癌、肺癌以及子宫肌瘤的发生率，小鼠皮肤重复接触或腹腔注射可增加肺癌的发生率；人群调查资料结果不肯定。它的致畸作用不明显。原核生物、真菌和哺乳类（包括人类）细胞体外实验证实，1, 2-二氯乙烷具有遗传毒性，能诱导基因突变、非程序 DNA 合成，以及生成 DNA 加合物。

【诊断】　根据短期接触较高浓度二氯乙烷的职业史和以中枢神经系统损害为主的临床表现，结合现场劳动卫生学调查，综合分析，排除其他病因所引起的类似疾病，方可诊断。职业性急性中毒国家诊断标准为《职业性急性 1, 2-二氯乙烷中毒诊断》（GBZ39-2002）。

1. 接触反应　短期接触较高浓度二氯乙烷后，出现头晕、头痛、乏力等中枢神经系统症状，可伴恶心、呕吐或眼及上呼吸道刺激症状，脱离接触后短时间消失者。

2. 轻度中毒　除上述症状加重外，出现下列表现之一者：①步态蹒跚；②轻度意识障碍，如意识模糊、嗜睡、蒙眬状态；③轻度中毒性肝病；④轻度中毒性肾病。

3. 重度中毒　出现下列表现之一者：①中度或重度意识障碍；②癫痫大发作样抽搐；③脑局灶受损表现，如小脑性共济失调等；④中度或重度中毒性肝病。

【处理原则】

1. 现场处理　应迅速将中毒者脱离现场，移至新鲜空气处，换去被污染的衣物，冲洗污染皮肤，保暖，并严密观察。

2. 接触反应者应密切观察，并给予对症处理。

3. 急性中毒以防治中毒性脑病为重点，积极治疗脑水肿，降低颅压。目前尚无特效解毒剂，治疗原则和护理与神经科、内科相同。轻度中毒者痊愈后可恢复原工作。重度中毒者恢复后应调离二氯乙烷作业。

4. 慢性中毒　主要是补充多种维生素、葡萄糖醛酸、三磷酸腺苷、肌苷等药物以及适当的对症治疗。

【预防原则】

1. 采用 1, 2-二氯乙烷的低毒替代品，杜绝中毒的发生。

2. 降低空气中 1, 2-二氯乙烷的浓度，加强密闭、通风，严格控制工作场所空气中 1, 2-二氯乙烷浓度低于国家职业卫生接触限值（PC-TWA，$7mg/m^3$；PC-STEL，$15mg/m^3$）。

3. 加强监测、监护和健康教育　定期进行作业场所环境监测和接触工人的健康监护并对作业工人进行职业健康促进教育。

4. 职业禁忌证　神经系统器质性疾病，精神疾病，肝、肾器质性疾病，全身性皮肤疾病。

五、正己烷

【理化特性】　正己烷（n-hexane），化学式 C_6H_{14}，分子量 86.18。常温下为微有异臭的液体。易挥发，蒸气比重为 2.97。沸点 68.74℃，自燃点为 225℃。几乎不溶于水，易溶于氯仿、乙醚、乙醇。

【接触机会】　正己烷用作提取植物油与合成橡胶的溶剂，试剂和低温温度计的溶液，还用于制造胶水、清漆、粘合剂和其他化工产品。

【毒理】　在生产过程中正己烷主要经呼吸道吸收，也可经胃肠道和皮肤吸收。正己烷进入机体，在体内分布与组织的脂肪含量有关，主要分布于血液、神经系统、肾脏、脾脏等。主要在肝脏代谢，经微粒体细胞色素 P450 混合功能氧化酶系的作用，通过（ω-1）-氧化，生成一系列代谢产物，如 2-己醇，2-己酮，2,5-己二醇，5-羟基-2-己酮，2,5-己二酮等，其中 2,5-己二酮具有神经毒性（图 1-4-4）。上述代谢产物主要与葡萄糖醛酸结合随尿排出，故测定尿中不同代谢物的相对量，可较好地反映正己烷的接触水平。

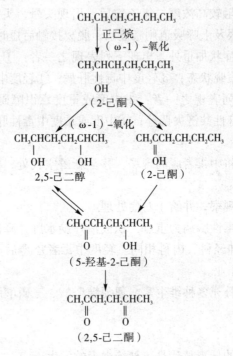

图 1-4-4　正己烷在体内的生物转化

正己烷在体内的代谢受其他化学物的影响，如甲苯可减慢正己烷的代谢，丙酮、甲基乙基酮和异丙醇可加速其代谢。正己烷中毒机制还有待进一步阐明，它可影响全身多个系统，主要与其代谢产物 2,5-己二酮有关。目前认为正己烷诱发多发性周围神经病变是由于其代谢产物 2,5-己二酮与神经微丝蛋白中的赖氨酸共价结合，生成 2,5-二甲基吡咯加合物，导致神经微丝积聚，引起轴突运输障碍和神经纤维变性。2,5-己二酮也可进入眼房水和视网膜，并透过血-眼房水/视网膜屏障（blood-aqueous humor/retina），引起光感细胞的丢失。

【临床表现】

1. 急性中毒　急性吸入高浓度的正己烷可出现头晕、头痛、胸闷、眼和上呼吸道黏膜刺激及麻醉症状，甚至意识不清。人吸入空气中含单纯的正己烷 500ppm（1800mg/m³），3～5 分钟，无明显影响；800ppm（2880mg/m³），15 分钟，有眼和上呼吸道黏膜刺激；1400～2000ppm（5040～7200mg/m³）有恶心、头痛、眼及咽部刺激；5000ppm（18,000mg/m³），10 分钟，引起头晕及轻度麻醉。经口摄入可出现恶心、呕吐、支气管和胃肠道刺激症状，严重者发生中枢性呼吸抑制。人摄入约 50g 可致死。

2. 慢性中毒　长期职业性接触，主要累及以下系统。

（1）神经系统：可引起多发性周围神经病变，其特点为起病隐匿且进展缓慢。四肢远端有痛触觉减退，多在肘及膝关节以下，一般呈手套、袜套型分布；腱反射减退或消失；感觉和运动神经传导速度减慢。较重者可累及运动神经，常伴无力、食欲减退和体重减轻；肌肉痉挛样疼痛；肌力下降。部分有肌萎缩，以四肢远端较为明显。神经肌电图检查显示不同程度的神经元损害。神经活检，电镜见轴突肿胀、脱髓鞘、轴索变性以及神经微丝积聚。严重者视觉和记忆功能缺损。停止接触毒物后，一般轻、中度病例运动神经功能可以改善，而感觉神经功能难以完全恢复。近年发现，正己烷可引起帕金森病，其机制涉及纹状体多巴胺系统和葡萄糖代谢的异常。

（2）心血管系统：表现为心律失常，特别是心室颤动，心肌细胞受损，心肌胞内镁和钾离子水平降低，但镁和钾离子水平纠正后，心室颤动阈值仍很低。

（3）免疫系统：血清免疫球蛋白 IgG、IgM、IgA 的水平受到抑制，且与尿中正己烷的代谢产物 2,5-己二酮明显相关。

（4）生殖系统：正己烷的代谢产物 2,5-己二酮可引起睾丸和附睾重量降低，曲细精管上皮细胞空泡化，精子的形成过程受干扰，但血清卵泡刺激素或睾丸酮的水平正常。

【诊断】　根据长期接触正己烷的职业史，出现以多发性周围神经损害为主的临床表现，结合实验室检查及作业场所卫生学调查，综合分析，排除其他原因所致类似疾病后，方可诊断。职业性慢性中毒国家诊断标准为《职业性慢性正己烷中毒诊断标准》（GBZ84-2002）。

1. 观察对象　长期接触正己烷无周围神经损害体征，但具有以下一项者：①肢体远端麻木、疼痛，下肢沉重感，可伴有手足发凉、多汗；食欲减退、体重减轻、头晕、头痛等；②神经-肌电图显示可疑神经源性损害。

2. 轻度中毒　上述症状加重，并具有以下表现之一者：①肢体远端出现对称性分布的痛觉、触觉或音叉振动觉障碍，同时伴有跟腱反射减弱；②神经-肌电图显示有神经源性损害。

3. 中度中毒　在轻度中毒的基础上，具有以下一项者：①跟腱反射消失；②下肢肌力4级；③神经-肌电图显示神经源性损害，并有较多的自发性失神经电位。

4. 重度中毒　在中度中毒的基础上，具有以下一项者：①下肢肌力3级或以下；②四肢远端肌肉明显萎缩，并影响运动功能。

【处理原则】

1. 急性中毒　应立即脱离接触，移至空气新鲜处，用肥皂水清洗皮肤污染物，并作对症处理。中西医综合疗法，辅以针灸、理疗和四肢运动功能锻炼等。

2. 慢性中毒　有多发性周围神经病变，应尽早脱离接触，并给予对症和支持治疗，充分休息，给予维生素 B_1、B_6、B_{12} 和能量合剂等。

3. 轻度中毒者痊愈后可重返原工作岗位，中度及重度患者治愈后不宜再从事接触正己烷以及其他可引起周围神经损害的工作。

【预防原则】

1. 完善管理　近年来生产纯正己烷的成本大大降低，使用纯正己烷的消耗量及其在混合溶剂中的含量迅速增加。但因法规不健全，且对正己烷的职业危害认识不足，中毒病例时有发生。因此，应提高防患意识，完善职业卫生管理监督，加强健康教育。

2. 控制接触浓度　通过工艺改革，加强通风等措施，降低空气中正己烷浓度。严格执行我国正己烷职业卫生标准（PC-TWA，100mg/m³；PC-STEL，180mg/m³）。

3. 加强个人防护与健康监护　工作时穿防护服，严禁用正己烷洗手。建立就业前和定期职业健康体检制度，对患有神经系统和心血管系统疾病的作业人员，密切观察。定期体检，特别注意周围神经系统的检查。可考虑将尿中的 2-己醇（0.2mg/g Cr）、2,5-己二酮（5.3mg/gCr），血中正己烷（150μg/L）、呼出气正己烷（180mg/m³）等作为生物监测指标和参考的生物接触限值。

六、二硫化碳

【理化特性】　二硫化碳（carbon disulfide），化学式 CS_2，分子量：76.14。为易挥发的液体。纯品无色，具醚样气味，工业品为黄色，有烂萝卜气味。沸点 46.3℃。蒸气比重 2.6，与空气形成易燃混合物，爆炸下限和上限分别为 1.0% 和 50.0%。几乎不溶于水，可与脂肪、乙醇、醚及其他有机溶剂混溶。

【接触机会】　CS_2 主要用于粘胶纤维生产。在此过程中，CS_2 与碱性纤维素反应，产生纤维素磺原酸酯和三硫碳酸钠；经纺丝槽生成粘胶丝，通过硫酸凝固为人造纤维，释放出多余的 CS_2；同时，三硫碳酸钠与硫酸作用时，除产生 CS_2 外还可产生硫化氢。另外，在玻璃纸和四氯化碳制造、橡胶硫化、谷物熏蒸、石油精制、清漆、石蜡溶解以及用有机溶剂提取油脂时也可接触到 CS_2。

【毒理】　CS_2 通过呼吸道和皮肤进入体内，但皮肤摄入量较少，常可以忽略。吸入的 CS_2 有 40% 被吸收。吸收的 CS_2 有 10%~30% 随呼气中排出，以原形从尿液中排出者不足 1%，也有少量从母乳、涎液和汗液中排出；70%~90% 在体内转化，以代谢产物的形式从尿中排出。其中，2-硫代噻唑烷-4-羧酸（2-thiothiazolidine-4-carboxylic acid，TTCA）是 CS_2 经 P-450 活化与还原型谷胱甘肽结合所形成的特异性代谢产物。大约 6% 吸收的 CS_2 代谢为 TTCA，与接触 CS_2 浓度有很好的相关性，可作为 CS_2 的生物学监测指标。

CS_2 的毒作用机制还不十分清楚，目前有以下假说。①金属离子络合：CS_2 与亲核基团（—SH、—NH_2、—OH）具有高亲和力。吸收的 CS_2 能溶解在血清中，同蛋白质和氨基酸的游离氨基结合，形成二硫代氨基甲酸酯和噻唑酮烷，二者有较强的络合作用，能与铜、锌等金属离子形成络合物，阻碍细胞对氨基酸的利用，干扰细胞的能量代谢；②维生素 B_6 代谢障碍：CS_2 能与吡哆胺反应生成吡哆胺二硫代甲酸，抑制以维生素为辅酶的酶系统活性。大鼠慢性染毒可致吡哆醇代谢障碍，引起吡哆醇缺乏，血清中磷吡哆醛浓度下降。据报道，补充维生素 B_6 可改善 CS_2 所致的大鼠行为改变；③蛋白质共价交联（cross-linking）：CS_2 所致蛋白质共价交联可能是导致神经病变的基础，大鼠腹腔注射 CS_2 可见洗脱的红细胞膜中有异常高分子量的蛋白质形成，经证实这种高分子量的蛋白质为 α、β 亚单位的异质二聚体，该二聚体的含量与 CS_2 接触有剂量－反应关系。CS_2 也可引起神经微丝（neurofilament）低分子量亚单位发生分子内和分子间的共价交联；④影响儿茶酚胺代谢：CS_2 可抑制对儿茶酚胺代谢有重要作用的多巴胺 β-羟化酶活性，该酶是多巴胺合成去甲肾上腺素的限速酶，其活性降低，可使去甲肾上腺素合成减少，导致神经递质代谢紊乱。

【临床表现】

1. 急性中毒　人体短时间吸入高浓度（$3000\sim5000mg/m^3$）CS_2，可出现明显的神经精神症状和体征，如兴奋、难以控制的激怒、情绪迅速改变，出现谵妄性躁狂、幻觉妄想、自杀倾向，以及记忆障碍、严重失眠、噩梦、食欲丧失、胃肠紊乱、全身无力和影响性功能，如出现阳痿。目前，由于作业条件改变，职业接触所致急性中毒已很少发生。

2. 慢性中毒

（1）神经系统：包括中枢和外周神经损伤，毒作用表现多样，可从轻微的易疲劳、嗜睡、乏力、记忆力减退到严重的神经精神障碍；外周神经病变为感觉运动型病变，常由远及近、由外至内进行性发展，表现为感觉缺失、肌张力减退、行走困难、肌肉萎缩等。外周与中枢神经病变常同时存在。CT 检查显示接触浓度达 $30\sim60mg/m^3$ 时工人有局部和弥漫性脑萎缩表现，肌电图检测可见外周神经病变，神经传导速度减慢。神经行为测试表明长期接触 CS_2 可致警觉力、智力活动、情绪控制能力、运动速度及运动功能方面的障碍。

（2）心血管系统：CS_2 对心血管系统的影响屡见报道。回顾性队列研究证实 CS_2 接触者中冠心病的死亡率增高，但对长期低浓度接触是否可致心血管系统损害尚有分歧。我国学者对接触 CS_2 浓度超过卫生标准 $2\sim8$ 倍工人的观察，发现长期高浓度接触可引起心肌及血管壁的损害，而对接触浓度低于 $10mg/m^3$ 的工人血脂及心电图检查均未见阳性结果。

（3）视觉系统：CS_2 对视觉的影响早在 19 世纪就有报道。可见眼底形态学改变，灶性出血、渗出性改变、视神经萎缩、球后视神经炎、微血管动脉瘤和血管硬化。同时，色觉、暗适应、瞳孔对光反射、视敏度，以及眼睑、眼球能动性等均有改变。职业流行病学调查发现，长期接触 CS_2 浓度达 $10mg/m^3$，上述视觉系统异常的检出率增高，提示即使在低浓度接触条件下眼部病变仍然是早期检测指标。CS_2 对生殖、消化、内分泌等其他系统也有一定影响。

【诊断】　急性和亚急性 CS_2 中毒的诊断比较容易，主要根据在短期内接触较高浓度 CS_2，以及典型的神经精神症状和体征。慢性 CS_2 中毒应根据长期密切接触 CS_2 的职业史，具有多发性周围神经病的临床、神经-肌电图改变或中毒性脑病的临床表现，经综合分析，排除其他病因引起的类似疾病，方可诊断。慢性二硫化碳中毒国家诊断标准为《职业性慢性二硫化碳中毒诊断标准》（GBZ 4-2002）。

1. 观察对象　具有下列任何一项者：①有头晕、头痛、睡眠障碍、记忆力减退，或下肢无力、四肢发麻等症状；②眼底出现视网膜微动脉瘤；③神经-肌电图显示有可疑的神经源性损害，而无周围神经损害的典型症状及体征。

2. 轻度中毒　具有下列一项者：①四肢对称性手套样、袜套样分布的痛觉、触觉或音叉振动觉障碍，同时有跟腱反射减弱；②上述体征轻微或不明显，但神经-肌电图显示有神经源性损害。

3. 重度中毒 具有下列一项者：①四肢远端感觉障碍、跟腱反射消失，伴四肢肌力明显减退，或四肢远端肌肉萎缩者；神经-肌电图显示有神经源性损害，伴神经传导速度明显减慢或诱发电位明显降低；②中毒性脑病；③中毒性精神病。

【处理原则】 对急性中毒的急救按气体中毒急救原则。确诊慢性中毒者应调离接触 CS_2 的工作。如及时发现和处理，预后良好；一旦出现多发性神经炎或中枢神经受损征象，则病程迁延，恢复较慢。观察对象一般不调离，应半年复查一次神经-肌电图检查；慢性轻度中毒患者经治疗恢复后，应调离，可从事其他工作，并定期复查；慢性重度中毒经治疗后，根据检查结果安排休息或工作。CS_2 中毒者尚无特效解毒药，主要是根据患者情况，可用 B 族维生素、能量合剂，并辅以体疗、理疗及对症治疗。重度中毒患者同时还要加强支持疗法。

【预防原则】 严格执行我国工作场所空气中 CS_2 职业卫生标准（TWA, 5 mg/m³; STEL, 10mg/m³）。粘胶纤维生产过程应加强生产设备的密闭，并采用吸风装置，使工作场所空气中 CS_2 浓度控制在职业卫生标准以下。加强作业环境监测，做好职业健康监护，切实搞好职业健康促进，提高工人自我防护意识。

（吴永会）

第六节 苯的氨基和硝基化合物中毒

一、概述

苯及其同系物（benzene and its homologues）苯环上的氢原子被一个或几个氨基（—NH₂）或硝基（—NO₂）取代后，即形成苯的氨基和硝基化合物，又称为芳香族氨基和硝基化合物（aromatic amino- and nitro-compounds）。氨基或硝基可单独、也可和卤族元素（最主要是氯）或烃基（甲基、乙基）一起将苯环不同位置上的氢原子取代，形成种类繁多的衍生物。常见的有苯胺、苯二胺、联苯胺、二硝基苯、三硝基甲苯、硝基氯苯等。苯的氨基和硝基化合物分别以苯胺和三硝基甲苯为主要代表。

【理化特性】 此类化合物大多属沸点高（联苯胺的沸点高达410.3℃）、挥发性低的固体或液体，多难溶或不溶于水，易溶于脂肪和有机溶剂（醚类、醇类、氯仿等）。

【暴露机会】 苯的氨基和硝基化合物广泛应用于油漆、油墨、香料、染料、涂料、农药、炸药、塑料、橡胶、合成树脂、合成纤维等生产工艺中。例如，联苯胺是染料工业的重要中间体，主要用于制造偶氮染料；苯胺除应用于染料工业外，还广泛应用于橡胶促进剂、抗氧化剂、光学白涂剂、照相显影剂等；对苯二胺作为一种化工原料，在合成染料、合成树脂、橡胶防老化剂、环氧树脂固化剂、石油产品添加剂、阻燃剂、染发剂，炭黑处理剂等方面有着极广泛的用途；硝基氯苯是生产染料、颜料、医药、农药、橡胶助剂中间体等重要的有机化工原料。

【体内过程】 苯的氨基和硝基化合物在生产条件下，主要以粉尘、蒸气和液体的形式存在，可经呼吸道和完整皮肤暴露进入体内，液态形式主要经皮肤暴露为主，如热料溅洒到身上或在搬运及装卸过程中外溢的液体经浸湿的衣服、鞋袜沾染皮肤而导致吸收中毒。在职业暴露过程中经消化道吸收引起中毒的机会较少。该类毒物吸收后，在体内经过（氨基）氧化或（硝基）还原（图 1-4-5）转化后，最终形成对氨基酚，但苯胺较硝基苯转化快，对氨基酚与葡萄糖醛酸结合后经肾脏随尿排出体外。

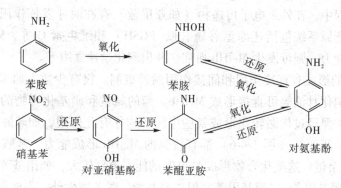

图 1-4-5　苯胺、硝基苯在体内的代谢

【毒理】　苯的氨基和硝基化合物的毒性与其结构密切相关，不但与苯环本身结构有关，而且与苯环上取代的基团也有关。

1. 苯环　在芳香族苯环上，不同异构体的毒性也有差异。一般认为 3 种异构体的毒性次序为：对位>间位>邻位，如硝基酚、氯酚、甲苯胺、硝基甲苯、硝基苯胺等异构体都具有此规律。但也有例外，如邻硝基苯醛、邻羟基苯醛（水杨醛）的毒性分别大于其对位异构体。有些异构体的毒作用也表现了若干特点，如对甲酚及邻甲酚主要作用于心脏，而间甲酚则主要作用于血管舒缩神经。

2. 基团　一般取代的氨基或硝基的数目越多，则毒性越大。氨基的毒性大于硝基，带卤族元素基团的毒性大，由于此类衍生物结构不同，其毒性也不尽相同。例如苯胺可使体内的血红蛋白（Hb）迅速氧化，形成高铁血红蛋白（MetHb）；邻甲苯胺可引起血尿；硝基苯对神经系统毒作用明显；三硝基甲苯可导致晶状体混浊；联苯胺和 β-萘胺致癌等。但因为有相同或相似的结构，最终代谢产物也相似，所以这类化合物的毒作用又有许多共同的特点，了解这些特点，有助于对此类生产性毒物毒作用的识别和预测。

【毒作用特点】

1. 血液损害

（1）形成 MetHb：大多数苯类化合物急性中毒时，MetHb 为最重要和最常见的表现之一，以苯胺和硝基苯最为典型。正常人 Hb 分子含 2 价铁离子（Fe^{2+}），与氧结合为氧合 Hb（HbO_2），故有携氧和运输氧的能力。MetHb 含 3 价铁（Fe^{3+}），此时与氧结合的铁离子部位都失去了电子，与羟基或氯化物牢固地结合，从而使 Hb 失去了携带和可逆性地释放氧的能力，出现化学性发绀。Hb 中 4 个 Fe^{2+} 只要有一个被氧化成 Fe^{3+}，则不仅其本身，而且

还可影响其他的 Fe^{2+} 与 O_2 的结合或分离。

在正常情况下，人体血液内有 $0.5\% \sim 2.0\%$ 的 Hb 被氧化成 MetHb，后者可经生理还原成亚铁 Hb，恢复其正常携氧功能。红细胞内有可使 MetHb 还原的酶还原系统和非酶还原系统。酶还原系统包括①还原型辅酶Ⅰ（NADH）-MetHb 还原酶系统：该系统是生理情况下使少量 MetHb 还原的主要途径；②还原型辅酶Ⅱ（NADPH）-MetHb 还原酶系统：该系统仅在中毒解毒过程中，在外来电子传递物（如亚甲蓝）存在时才发挥作用，在解毒时具有重要意义。非酶还原系统包括还原型谷胱甘肽（GSH）和维生素 C 等。MetHb 大量生成，超过了生理还原能力，则可发生 MetHb 血症，并出现化学性发绀等。

体内 MetHb 的形成有直接作用和间接作用两种机制。仅有少数，如苯肼、苯醌、亚甲蓝、亚硝酸盐和硝化甘油等可直接形成 MetHb。苯的氨基和硝基化合物的作用大多数为间接的，即在体内需要经过代谢转化形成某些中间产物才有此作用，如苯胺和硝基苯的中间代谢产物苯胲和苯醌亚胺（图 1-4-6）都有较强的 MetHb 形成能力，苯胲的 MetHb 形成作用可比苯胺大 10 余倍。这类化合物形成 MetHb 的能力差别较大，如硝基苯胺>苯胺>硝基氯苯>二硝基苯>三硝基甲苯>二硝基甲苯。但二硝基酚、联苯胺例外，不能形成 MetHb。

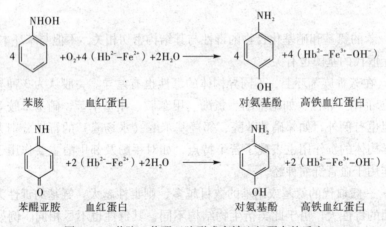

图 1-4-6 苯胲、苯醌亚胺形成高铁血红蛋白的反应

（2）形成硫血红蛋白：若每个 Hb 中含一个或以上的硫原子，即为硫血红蛋白。正常情况下，硫血红蛋白占 $0 \sim 2\%$。苯的氨基硝基类化合物大量吸收也可致血中硫血红蛋白升高。通常，硫血红蛋白含量 $>0.5g\%$ 时即可出现发绀。一般认为，可致 MetHb 形成者，多可致硫血红蛋白形成，但形成能力低得多，故较少见。硫血红蛋白的形成不可逆，故因其引起的发绀症状可持续数月之久（红细胞寿命多为 120 天）。

（3）溶血作用：属间接毒作用。溶血（hemolysis）的原因有 2 个，一是苯的氨基和硝基化合物破坏了红细胞膜的稳定性；二是因为红细胞内形成了一种变性珠蛋白小体（Heinz body）。

正常红细胞的生存，需要不断供给 GSH 以维持红细胞膜的正常功能。GSH 与还原型辅酶Ⅱ（NADPH）一起，能防止 Hb 氧化或促使 MetHb 还原，并可使红细胞内产生的过氧化物分解，从而起到解毒作用。由于 MetHb 的形成，还原型辅酶Ⅱ不能将氢离子传递给氧化型 GSH，因而还原型 GSH 减少，使红细胞膜容易破裂产生溶血。特别是先天性葡萄糖-6-磷酸脱氢酶（glucose-6-phosphate dehydrogenase，G-6-PD）缺陷者，更易引起溶血。

Heinz body 的出现略迟于 MetHb，苯的氨基和硝基化合物及其代谢物作用于珠蛋白分子中的巯基（—SH），使其变性，变性珠蛋白在红细胞内凝集为沉淀物。由于此种红细胞的结构和功能的缺陷，易遭单核巨噬细胞系统的破坏，成为溶血的原因之一。故此种小体的大量出现，可视为溶血先兆，但 Heinz body 的量与溶血的轻重并不一定平行。中毒后 2~4 天达高峰，7 天左右才完全消失，其出现的多少和早晚，常与毒物的性质和中毒的严重程度有关。

溶血作用与 MetHb 形成也有一定的关系，但程度上并不平行。很多 MetHb 形成剂能同时产生 Heinz body 而导致溶血。但也有不少物质，可产生 Heinz body，却不能形成 MetHb；或仅产生 MetHb，而不能形成 Heinz body。另外 MetHb 形成和消失的速度，与 Heinz body 的形成和消失也不相平行。

2. 肝脏损害　①直接损害：部分苯的氨基和硝基化合物可直接损害肝细胞，引起中毒性肝炎及肝脂肪变性，其中三硝基甲苯、硝基苯、二硝基苯、硝基苯胺等硝基化合物较为常见；②间接损害：有些苯的氨基和硝基化合物，如间苯二胺、硝基苯胺、对氯硝基苯等则由于溶血作用，使胆红素、Hb、含铁血黄素等红细胞破坏分解产物沉积于肝脏，引起继发性肝细胞损害。另外研究表明，长期暴露低浓度的二硝基氯苯、硝基氯苯、二硝基甲苯、二氨基甲苯可见肝微粒体细胞色素 P450 同工酶的活性被抑制，这类物质经代谢生成活性中间产物，引起脂质过氧化作用增强，可能与其肝脏损伤的氧化应激机制有关。

3. 晶体损害　三硝基甲苯（TNT）、二硝基酚、二硝基邻甲酚、环三次甲基三硝苯胺（黑索金）可致眼晶体混浊，引起中毒性白内障（toxic cataract）。特点为低浓度暴露也可发病，发病缓慢，病变随接触工龄增长而增多，首先出现晶体周边部点状混浊，后发展到中央部盘状混浊，当中央部的混浊环近似于瞳孔直径时，视力可减退。有关白内障形成的机制尚不清楚，晶体损害一旦形成，停止毒物暴露后，仍可继续加重。

4. 泌尿系统损害　①直接作用：某些苯的氨基和硝基化合物原型或代谢物直接作用于肾脏，引起肾脏实质性损害，出现肾小管上皮细胞变性、坏死；②间接作用：由于大量溶血，溶血产物 Hb 及胆红素沉积于肾，间接引起肾损害。部分患者早期出现化学性膀胱炎，邻及对位甲苯胺可出现一时性肉眼血尿；急性苯胺中毒后，有些人可出现尿频、尿急、排尿后烧灼感、尿痛等刺激症状；对苯胺和 5-氯邻甲苯胺可引起严重的出血性膀胱炎。

5. 神经系统损害　这类化合物脂溶性强，极易侵害富含类脂质的神经系统。重症中毒者可能出现神经细胞脂肪变性，视神经区受损，可出现视神经炎、视神经周围炎等。

6. 皮肤损害和致敏作用　某些苯胺类化合物可引起接触性皮炎及过敏性皮炎，表现为丘疹、疱疹、色素沉着、黑变、角化。个别过敏体质者，接触对苯二胺可发生支气管哮喘。

7. 致癌作用　联苯胺（用以制造偶氮染料、有机合成、临床试剂）、β-萘胺（乙萘胺，用以制造染料、橡胶硫化促进剂）可引起膀胱癌。

【诊断】 我国现行职业性苯的氨基和硝基化合物急性中毒诊断标准为《职业性急性苯的氨基、硝基化合物中毒诊断标准》（GBZ30-2002）。我国目前尚无统一的职业性苯的氨基和硝基化合物慢性中毒诊断标准。

【处理原则】

1. 急性中毒的处理和治疗

（1）现场处理：迅速组织患者撤离现场，脱去污染的衣服、鞋、袜。为防止毒物继续吸收，先用5%醋酸溶液反复擦洗污染皮肤，再用大量肥皂水或清水彻底冲洗，应特别注意清洗污染的指甲、耳郭、鼻孔、毛发等部位，眼部被污染时可用大量0.9%氯化钠溶液冲洗。

（2）维持呼吸、循环功能：呼吸困难、循环功能差者，应吸氧，必要时注射呼吸中枢兴奋剂及强心、升压药物，呼吸停止者施行人工呼吸。

（3）MetHb血症的处理：①中毒患者，以5%~10%葡萄糖溶液500ml加维生素C 5.0g静脉滴注，或50%葡萄糖溶液80~100ml加维生素C 2.0g静脉注射；②MetHb浓度高于30%时，应使用治疗MetHb血症的特殊解毒剂——亚甲蓝（methylene blue）。亚甲蓝也是MetHb形成剂，但它及其还原产物可构成一个可逆的氧化-还原系统。小剂量（1~2mg/kg）时，可治疗MetHb血症，机制是在葡萄糖脱氢过程中，还原型辅酶Ⅱ（NADPH）的氢被传递给亚甲蓝，使其变成白色亚甲蓝，后者使MetHb还原成为Hb，达到解毒目的；而白色亚甲蓝又被氧化成美蓝，故在此过程中，亚甲蓝起了氢传递体的作用（图1-4-7）。与此相反，大剂量亚甲蓝（10mg/kg）则促进MetHb血症的形成。

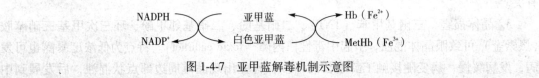

$$NADPH \rightarrow 亚甲蓝 \rightarrow Hb（Fe^{2+}）$$
$$NADP^+ \rightarrow 白色亚甲蓝 \rightarrow MetHb（Fe^{3+}）$$

图1-4-7 亚甲蓝解毒机制示意图

具体用量与用法：1%亚甲蓝5~10ml，重者10~20ml（或按1~2mg/kg体重）加入10%~25%葡萄糖溶液20~40ml，于10~15分钟内缓慢静脉注射。一次剂量过大或注射速度过快，可出现恶心、呕吐、胸闷、多汗，甚至抽搐、惊厥等副作用。必要时2~4小时后可重复再次给予全量或半量，直至发绀基本消退，病情稳定，或MetHb浓度降至15%以下。维生素B$_{12}$、辅酶A、细胞色素C等与亚甲蓝有协同作用。MetHb浓度低于30%时，可不必使用亚甲蓝，用大量维生素C及含糖饮料即可。

甲苯胺蓝（toluidine）和硫堇（thionine）也可使MetHb还原，加快还原速度。常用4%甲苯胺蓝10mg/kg体重，缓慢静脉注射，每3~4小时一次。0.2%硫堇10ml，静脉注射或肌内注射，每30分钟一次。

（4）溶血性贫血的治疗：可根据病情严重程度采取综合治疗措施。糖皮质激素治疗为首选方法，一般用大剂量静脉快速给药。地塞米松 10~20mg 或氢化可的松 200~500mg 静脉滴注，至少用 3 天。主要是稳定溶酶体，避免红细胞破坏。对于急性溶血危象及严重贫血者，可适量输血 200~400ml。也可给予低分子右旋糖酐 250~500ml 静滴；给予 5%碳酸氢钠溶液 100~250ml，使尿液碱化，防止 Hb 在肾小管内沉积；严重者可采用置换血浆疗法和血液净化疗法。

（5）中毒性肝损害的处理：除给予高糖、高蛋白、低脂肪、富含维生素饮食外，应积极采取"护肝"治疗。可用护肝乐、葡萄糖醛酸内酯（肝泰乐）、联苯双酯等。

（6）对症和支持治疗：如有高热可用物理降温法或用人工冬眠药物并加强护理，包括心理护理。

2. 慢性中毒的处理和治疗　主要是对症处理，如对类神经症可给予谷维素、安神补脑液、地西泮（安定）等。慢性肝病的治疗根据病情可选用葡萄糖醛酸内酯 0.1g，3 次/日；联苯双酯 25mg，3 次/日，口服。维生素 C 2.5g 加 10%葡萄糖 500ml，静脉滴注，1 次/日。禁止饮酒、禁用或慎用可能引起肝脏损害的药物。

白内障的治疗目前无特效药物，可用氨肽碘、吡诺辛钠等眼药水滴眼。适当休息，增加营养等。观察对象一般 3~6 个月复查 1 次，肝功能异常者应及时复查并做其他检查，尽早明确诊断。眼晶体有可疑损害者可 1 年复查 1 次。一旦诊断为职业性三硝基甲苯白内障，按白内障常规治疗处理。如晶体完全混浊者可实行白内障摘除术，术后酌情配矫正眼镜，有条件者可行人工晶体移植术。凡对视力发生确切影响者，应脱离三硝基甲苯接触。已有晶体混浊，而无明显功能损害者，也应酌情调换其他工作。对晶体混浊、视力或视野明显受损者，应适当安排休息或从事轻工作。

【预防措施】

1. 根除和控制毒物　改革生产工艺和设备，尽量用低毒、无毒新技术、新工艺代替有毒的旧工艺，并使生产装置密闭化、机械化、自动化。如用硝基苯加氢法代替铁粉还原法生产苯胺，可预防工人因进入反应釜内去除铁泥而引起的急性中毒；对毒物发生源设备应密闭化，操作自动化或隔离操作；严格遵守操作规程，加强设备检修，防止生产中的跑、冒、滴、漏现象发生；对有毒作业场所加强通风，用三硝基甲苯作炸药的爆炸现场先通风或喷淋后再进入；储存仓库要通风良好，照明、通风设施采用防爆型，开关设在仓外。包装容器应坚固，不易破损；装有物料的包装桶盖子一定盖紧，即使包装桶倒下，毒物也不能流出。夏季运输，要防止日光暴晒；定期监测作业环境中空气的毒物浓度，力争使车间空气毒物浓度控制在职业接触限值之下。

2. 加强培训，注重个人防护和个人卫生　对新上岗作业工人进行三级安全卫生教育，让工人了解这类毒物的危害、中毒表现、如何防护、如何维护和使用各种防护设施等，一旦发生污染应如何应对。车间备有必要的防护用品，并教会他们正确使用。例如三硝基甲苯易通过皮肤吸收而引起中毒，作业工人要穿"三紧"工作服（袖口、领口和袜口三紧），戴防护手套，工作后彻底淋浴，阻止毒物的皮肤侵入；下班后可用 10%亚硫酸钾肥皂洗浴、洗手，该品遇三硝基甲苯变为红色，将红色全部洗净，表示皮肤污染已去除；也可用浸过 9：1 的乙醇、氢氧化钠溶液的棉球擦手，如不出现黄色，则表示三硝基甲苯污染已清除。

3. 加强健康监护 坚持就业前体检和定期体检。苯的氨基、硝基化合物作业工人都应进行就业前体检，在岗工人每年体检1次。凡有肝、肾疾病，血液病，各种原因的晶状体混浊或白内障，葡萄糖-6-磷酸脱氢酶缺陷者，以及慢性皮肤病损如慢性湿疹者，不宜从事接触苯的氨基、硝基化合物的作业。

二、苯胺

【理化特性】 苯胺（aminobenzene）又称阿尼林（aniline）、氨基苯（aminobenzene）等。苯胺纯品为无色油状液体，易挥发，具有特殊臭味，久置颜色可变为棕色。分子式 $C_6H_5NH_2$，分子量93.1，熔点-6.2℃，沸点184.3℃，蒸气密度3.22g/L。苯胺具有脂水双溶性，中等度溶于水，能溶于苯、乙醇、乙醚、氯仿等有机溶剂。

【接触机会】 ①苯胺合成：工业所用的苯胺均由人工合成，硝酸作用于苯合成硝基苯，再还原成苯胺；②苯胺的应用：广泛用于印染、染料制造、橡胶（硫化时的硫化剂及促进剂）、照相显影剂、塑料、离子交换树脂、香水、药物合成等工业；③在自然界少量存在于煤焦油中：在生产过程中苯胺挥发，或加热（沸腾）时其蒸气可经呼吸道吸入；在苯胺分装及运输、搬运中，容器破裂，液体泄漏沾污皮肤，易引起急性中毒。

【毒理】

1. 入体途径 苯胺可经过呼吸道和皮肤吸收引起中毒。生产过程中苯胺挥发或加热（沸腾）时，其蒸气可经呼吸道吸收，但经皮肤吸收是引起职业性化学中毒的主要原因。液体及其蒸气都可经皮吸收，且气温越高、空气湿度越大，皮肤吸收率越高。

2. 生物转化及排泄 经呼吸道吸入的苯胺，少量（<5%）以原形由呼吸道排出，约有1%以原形经尿直接排出，90%滞留在体内。苯胺入血后经氧化先形成毒性更大的中间代谢产物苯基羟胺（苯胲），然后再氧化生成对氨基酚，对氨基酚与硫酸、葡萄糖醛酸结合后经尿排出。吸收量的13%~56%可经此途径排出体外。随苯胺吸收量的增加，其代谢物对氨基酚也相应地增加，故暴露苯胺的劳动者，尿中对氨基酚含量常与血中 MetHb 的量呈平行关系。

3. 毒性作用 苯胺中等毒性，大鼠经口 LD_{50} 为442mg/kg，吸入 LC_{50} 为774.2 mg/m³，小鼠 LC_{50} 为1120mg/m³，人经口最小致死量（MLD）估计为4g，但也有口服1g死亡，口服30g获救的报道。苯胺具有一定的致癌作用。

苯胺的主要毒作用是其中间代谢产物苯胲，它有很强的形成 MetHb 的能力，使 Hb 失去携氧功能，造成机体组织缺氧发绀，引起神经系统、心血管系统的一系列损伤。另外红细胞内的珠蛋白变性形成 Heinz body，红细胞脆性增加，产生溶血性贫血，继发肝、肾损伤。还可引起皮肤损伤。

【临床表现】 临床表现与血液中 MetHb 的含量密切相关。

1. 急性中毒 短时间内暴露于高浓度苯胺粉尘或蒸气可引起急性中毒，夏季多见。早期表现为发绀，最先见于口唇、指端、耳垂等部位，其色调与一般缺氧所见的发绀不同，呈蓝灰色，称化学性发绀。当血中 MetHb 占 Hb 总量的15%时，即可出现明显发绀，患者无自觉症状；当 MetHb 超过 Hb 总量 30% 时，则出现头晕、头痛、乏力、恶心、手指麻木及视物模糊等症状；当 MetHb 升至 50% 时，出现心悸、胸闷、呼吸困难、精神恍惚、恶心、呕吐、抽搐，严重者休克、心律失常，甚至昏迷、瞳孔散大，反应消失。重者 3~4 天后出现溶血、黄疸、贫血、中毒性肝炎、膀胱刺激症状（尿急、尿频、尿痛）等。肾脏受损时，出现少尿、蛋白尿、血尿等，严重者甚至无尿、急性肾衰竭。少数中毒者出现心肌损害。眼部接触可引起结膜炎、角膜炎。

2. 慢性中毒　长时间、低浓度暴露于苯胺可出现自主神经功能紊乱，表现为全身性、多系统，如头痛、头晕、倦怠无力、失眠、多梦、记忆力减退、食欲不振，以及恶心、腹胀、心悸、气短等症状，往往伴有轻度发绀、溶血性贫血和肝脾肿大，红细胞内可出现 Heinz body。皮肤长期接触苯胺蒸气后，可发生湿疹、皮炎等。

【诊断】

1. 诊断原则　根据苯胺职业暴露史，出现相应的以 MetHb 血症为主的临床表现，结合现场劳动卫生调查结果，参考实验室检查结果（MetHb 增高、红细胞内 Heinz body、尿中对氨基酚增高），排除其他因素引起类似疾病（如亚硝酸盐中毒），方可诊断。

2. 诊断及分级标准　急性中毒根据《职业性急性苯的氨基、硝基化合物中毒诊断标准》（GBZ30-2002）进行诊断及分级。

（1）轻度中毒：口唇、耳郭、舌及指（趾）甲发绀，可伴有头晕、头痛、乏力、胸闷。MetHb 占 10%~30%。一般 24 小时内恢复正常。

（2）中度中毒：皮肤黏膜明显发绀，可出现心悸、气短、食欲不振、恶心、呕吐、等症状，MetHb 占 30%~50%；或 MetHb 低于 30% 且伴有以下任何一项者：①轻度溶血性贫血，Heinz body 可轻度增多；②化学性膀胱炎；③轻度肝脏损害；④轻度肾脏损害。

（3）重度中毒：皮肤黏膜中毒发绀，MetHb 高于 50%，并可出现意识障碍，或 MetHb 低于 50% 且伴有以下任何一项者：①Heinz body 明显增多，并继发溶血性贫血；②严重中毒性肝病；③严重中毒性肾病。

在实际工作中，中毒患者出现特征性发绀（蓝灰色）、血液呈棕红色、尿呈棕色有助简易快速判断。

慢性中毒目前尚无诊断标准，主要依据血液、肝脏及神经系统的改变进行诊断。

3. 鉴别诊断　MetHb 也可由其他化学毒物和药品中毒所致，如帕马喹、亚硝酸盐、伯胺喹啉、氯酸钾、次硝酸铋、磺胺类、非那西丁、苯丙砜等引起。Heinz body 也可由其他疾病引起，如不稳定血红蛋白病、葡萄糖-6-磷酸脱氢酶缺陷症，应结合有关临床资料加以排除。

三、三硝基甲苯

【理化特性】　三硝基甲苯（trinitrotoluene，TNT）有 6 种同分异构体，通常指的是 2,4,6-TNT，烈性炸药。为无色或淡黄色针状结晶，又称黄色炸药。分子式 $C_6H_2CH_3$（NO_2）$_3$，分子量 227.13，比重 1.65，熔点 82℃，沸点 240 ℃（爆炸）。本品极难溶于水，易溶于丙酮、苯、醋酸甲酯、甲苯、氯仿、乙醚。突然受热容易爆炸。

【接触机会】

1. TNT 制造 甲苯被硝化剂（硝酸和硫酸的混合酸）逐级硝化成一硝基甲苯、二硝基甲苯、TNT。在化学合成、粉碎、过筛、配料、包装生产过程可产生 TNT 粉尘及蒸气。

2. TNT 使用 TNT 作为炸药，广泛应用于国防、采矿、开凿隧道等方面，还可用以制造硝铵炸药。在粉碎、球磨、过筛、配料、装药等生产工艺过程中都可接触大量 TNT 粉尘及蒸气。在制造、运输、保管及使用过程中，也可以接触 TNT 粉尘。TNT 还用作照相药品和染料的中间体。

【毒理】

1. 入体途径 TNT 可经皮肤、呼吸道及消化道进入人体，结膜也可吸收。在生产条件下，主要经皮肤和呼吸道吸收。近年来，特别注意皮肤吸收的重要性，由于 TNT 有亲脂性，很容易吸附于富有油脂的皮肤上并通过完整的皮肤吸收中毒，尤其夏季气温高、相对湿度大，劳动者的皮肤暴露面积大，加上皮肤出汗，TNT 更易被皮肤吸附，增加了中毒的可能性。在生产硝铵炸药时，含有 TNT 的硝铵炸药更具有很强的吸湿性，在多汗的皮肤及湿润的黏膜上能促进 TNT 溶解吸收，且极不易洗掉，易造成中毒。

2. 生物转化 进入机体内的 TNT 一部分以原形经尿排出体外，主要转化途径是在肝微粒体和线粒体的参与下，通过氧化、还原、结合等途径进行代谢。

（1）氧化反应：①TNT 的甲基在细胞色素 P450 的参与下氧化为羟基，进而氧化为羧基；②TNT 的苯环在环氧化物水解酶的参与下氧化成酚类化合物。氧化反应并非是 TNT 代谢的主要途径，其毒理学意义也可能较小。

（2）硝基还原反应：包括 TNT2,4,6-位的硝基基团在不同酶的参与下逐步还原，最终形成氨基代谢物 4-氨基-2,6-二硝基甲苯（4-A）最多，约占 50%，经尿排出。硝基还原可能是 TNT 最重要的代谢途径，因为它与中毒机制密切相关，且在血和尿中浓度高，可用于 TNT 接触者的生物监测。

（3）结合反应：TNT 的多种代谢产物与葡萄糖醛酸结合后经尿排出。这是结合产物中最主要形式。

接触 TNT 工人尿内检出 4-A 含量最高，其次为 2-氨基-4,6-二硝基甲苯（2A）、原形 TNT 以及 2,4-二氨基硝基苯和 2,6-二氨基硝基苯以及其他代谢物。工人尿内 4-A 含量最多，也有一定量的原形 TNT，因此，尿 4-A 和原形 TNT 含量可作为生物监测指标。国际劳工组织 1983 年提出接触 TNT 工人的尿内 4-A 的接触限量为 30 mg/L。

3. 毒作用机制 有关 TNT 毒作用机制还未完全阐明。近年研究表明，TNT 可在体内多种器官和组织内（肝、肾、脑、晶体、睾丸、红细胞等）接受来自还原辅酶Ⅱ的一个电子，被还原活化为 TNT 硝基阴离子自由基，这是种穿梭反应，并在组织内产生大量活性氧，可使体内重要还原性物质如还原型 GSH、还原型辅酶Ⅱ含量明显降低，进一步可影响蛋白质巯基的含量。TNT 硝基阴离子自由基和（或）活性氧均可诱发脂质过氧化，与生物大分子共价结合并引起细胞内钙稳态紊乱，导致细胞膜结构与功能破坏，细胞内代谢紊乱甚至死亡，从而对机体产生损伤作用。

4. 毒性作用

（1）晶体损伤：晶体是 TNT 慢性损害的主要靶器官之一，主要表现为中毒性白内障。TNT 白内障的发病特点为①发病缓慢：一般需接触 TNT6 个月~3 年后发病，工龄则越长发病率越高，10 年以上工龄者发病率 78.5%，15 年以上高达 83.65%；②一般不影响视力：病变范围从周边到中央：初期主要表现为晶体周边部出现散在点状混浊，逐渐形成尖向中心底向外的楔形混浊体，进而多数楔形混浊体融合聚集成环形暗影。随病情进展，除晶体周边混浊外，其中央部也出现环形或盘状混浊，裂隙灯下可见混浊为多数浅棕色小点聚积而成，多位于前皮质和成人核之间。整个皮质部透明度降低。环的大小近于瞳孔直径，此时视力可减退，若再发展则周边混浊与中央混浊融合，视力明显减退；③低浓度可发病：在低 TNT 浓度下可发生晶体损伤，甚至空气浓度相当低或低于最高容许浓度时仍可发病，发病随接触工龄增长而增多，且损害加重；④病变的持续进展性：一般认为晶体损害一旦形成，虽脱离接触仍可继续发展（可能是晶体对 TNT 及代谢物的排除极缓慢）。但最近报道，我国对 113 例脱离接触 17 年的 TNT 白内障患者动态观察结果显示，39 例（34.5%）减轻，其中 7 例（6.2%）恢复透明，无改变 61 例（54%），有进展 13 例（11.5%）。研究表明脱离接触数年后部分晶体混浊可逐渐减轻或透明，晶体混浊减轻程度与脱离接触前的接毒工龄和脱离接触的年限有非常明显的关系。说明只要尽早脱离接触，并进行适当的休养，将有利于晶体的恢复；⑤TNT 白内障与 TNT 中毒性肝病发病不平行：中毒性白内障患者可伴有肝肿大，但亦可在无肝损伤情况下单独存在。

有关晶状体损伤的机制尚不清楚。眼结膜及角膜上皮对脂溶性 TNT 较易吸收，经由其静脉、前房水入眼。角膜及晶体自身无血管，营养代谢缓慢，故 TNT 对晶体局部作用时间相对较长，可损伤血-房水屏障；TNT 进入前房通过 NO 自由基的作用使血管扩张，晶体囊通透性改变，而使晶体深部受损。有学者认为是 TNT 所致体内 MetHb 或代谢产物沉积于晶体所引起。也有学者认为与 TNT 或代谢物的直接作用有关，动物结膜下注射 2-氨基-4,6-二硝基甲苯（2A）、2,4-二氨基-6-硝基甲苯（2,4-DA）可造成晶体混浊。目前认为循环于血液-前房的 TNT 及其代谢产物，在体内还原为 TNT 硝基阴离子自由基，并可形成大量活性氧，通过自由基的脂质过氧化作用，使晶体囊的通透性改变，并使晶体深部的基质受累，这可能是白内障形成的重要原因。也有研究提示，TNT 的光化学反应也可能参与了致晶体损伤过程。

（2）肝脏损伤：患者出现乏力、食欲减退、恶心、肝区疼痛，临床表现与传染性肝炎相似。肝脏是 TNT 毒作用的主要靶器官，接触 TNT 工人早期体征为肝大和（或）脾大。肝肿大程度与肝损伤严重性并不平行，约 25%TNT 中毒性肝硬化患者，肝大在 1.0cm 以内。检查肝区有压痛、叩痛，多数无黄疸。肝功能试验可出现异常，其中包括血清丙氨酸氨基转移酶（alanine aminotransferase，ALT）、天门冬氨酸氨基转移酶（aspartate aminotransferase，AST）、γ-谷氨酰转肽酶（γ-glutamate transpeptidase，γ-GT）、血清肝胆酸（cholyglycine，CG）、血清转铁蛋白（serum transferrin，TF）和前清蛋白（prealbumin，PA）、色氨酸耐量试验（intravenous tryptophan tolerance test，ITTT）、吲哚氰绿滞留试验（indole cyanide green retention，ICG）等。TNT 对肝和晶体的损害程度不完全一致，据我国普查资料显示，TNT 引起的肝损害早于晶体损害。如果继续接触 TNT，则除肝大外，肝脏质地变硬，脾肿大一般在肝肿大之后，严重者可导致肝硬化、萎缩，平均工龄 10 年左右可诊断出。肝脏损害的病理特点是：急性改变主要是肝细胞坏死和脂肪变性，慢性改变主要是肝细胞再生和纤维增生。肝脏损害机制可能与 TNT 硝基阴离子自由基有关，它可形成大量活性氧，致使脂质过氧化与细胞内钙稳态失调；也可能是 TNT 与体内氨基酸结合，导致氨基酸缺乏，致使肝细胞营养不良所致。国内调查表明肝肿大检出率与 TNT 白内障的病变程度之间并无平行关系。

大量动物实验显示，TNT 具有明显致畸、致突变、致癌作用。另外接触人群中肝癌高发的报道日见增多，近年我国流行病学调查证实，接触作业者肝癌发病与工龄、工种以及接触 TNT 程度关系明确，值得重视和进一步探讨。

（3）血液系统损伤：TNT 可引起 Hb、中性粒细胞及血小板减少；也可出现 Heinz body。长期高浓度 TNT 接触可导致再生障碍性贫血。但近年调查显示在我国目前 TNT 生产条件下，已较少发生血液方面的改变。

（4）生殖功能影响：接触 TNT 男工有性功能低下，如性欲低下、早泄与阳痿等。精液检查发现精液量显著减少，精子活动率<60%者显著增多，精子形态异常率增高。接触者血清睾酮含量显著降低。女工则表现为月经周期异常，月经量过多或过少、痛经等。

（5）其他：长期暴露 TNT 的劳动者，类神经症发生率增高，并伴有自主神经功能紊乱；TNT 暴露者出现尿蛋白含量增高等肾脏损害表现；部分患者可出现心肌损害。

【临床表现】 在目前生产条件下，TNT 急性中毒很少见到，主要以慢性 TNT 中毒为主，1979 年全国 5 种职业性化学中毒普查，42 020 名 TNT 作业者中毒患病率为 3.99%。

1. 急性中毒　接触高浓度 TNT 粉尘或蒸气可引起急性中毒，轻度中毒时，患者可有头晕、头痛、恶心、呕吐、食欲不振、上腹部及右季肋部痛，尿急、尿频、尿痛等膀胱刺激症状，面色苍白，口唇呈蓝紫色，可逐渐扩展到鼻尖、耳郭、指（趾）端。重度中毒者，除上述症状加重以外，尚有神志不清，呼吸浅表、频率加快，偶有惊厥，甚至尿便失禁，瞳孔扩大，对光反应消失，角膜及腱反射消失。严重者可因呼吸麻痹死亡。

2. 慢性中毒　长期接触 TNT 可致慢性中毒，主要损害肝、眼晶状体、血液等。

（1）中毒性白内障：是常见而具有特征性的体征，多见于装药、铸药、混合、粉碎等工种，一般需接触 TNT2~3 年后发病，工龄越长发病率越高，10 年以上工龄检出率可高达82%。晶体混浊先周边后中央，初始时晶体周边部呈环形混浊，视力不受影响。进一步发展可在晶体中央部出现环形或盘状混浊，当中央部的混浊环近似于瞳孔直径时，视力可减退，据各地报道，中毒性白内障检出率在 9.6%~72.8%。中毒性白内障可伴有肝肿大，但亦可在无肝损伤情况下单独存在。

（2）中毒性肝损伤：与传染性肝炎相似，患者出现乏力、食欲不振、恶心、腹胀、肝区疼痛等表现。肝功能可异常，常规检查一般不敏感，主要可检查血清 ALT、AST、γ-GT、PA、ITTT、ICG、TF 与 CG 等。查体可见肝肿大，大多在肋下 1.0~1.5cm；有压痛、叩击痛，多数无黄疸，随着病情进展肝质地由软变硬，可出现脾肿大，严重者可导致肝硬化。TNT 对肝和晶体的损害不完全一致，据全国普查，TNT 对作业者肝损害早于晶体损害。

（3）血液改变：TNT 可引起 Hb、中性粒细胞及血小板减少、可引起贫血、出现 Heinz

body。严重者可发生再生障碍性贫血。在目前生产条件下，很少发生血液方面的改变。但有报道认为接触 TNT 工人平均红细胞容积增高，平均红细胞 Hb 含量和平均红细胞 Hb 浓度显著降低，提示有发生大细胞贫血的可能。

（4）皮肤改变：TNT 作业者出现"TNT 面容"，表现为面色苍白，口唇、耳郭发绀。裸露在外的皮肤如手、颈部、前臂等可产生过敏性皮炎、黄染，严重时呈鳞状脱屑。

（5）生殖功能影响：暴露 TNT 的男工血清睾酮显著降低，性欲下降，出现阳痿、早泄。精液检查可见精液量显著减少，精子形态异常率增高，精子活动率<60%者明显增多。女工接触者表现为月经周期异常、痛经、月经量过多或过少，是否导致自然流产和低体重儿各地报道不一致。

（6）其他：长期接触 TNT 工人，类神经症发生率较高，可伴有自主神经功能紊乱，细胞免疫功能降低。部分患者可出现肾脏损害，尿蛋白含量及尿中乳酸脱氢酶及亮氨酸氨基肽酶活性增高，有随工龄增加而增加的趋势。可见心肌劳损，如 TNT 作业工人往往感觉劳动后心悸、气短，检查时发现第一心音减弱，心动过缓或心动过速，心界轻度向左扩大，心前区有收缩期杂音，低血压等改变。心电图可有肢体导联低电压、QT 间期延长、ST 段下降、T 波平坦或倒置，窦性心动过缓、窦性心律不齐，完全或不完全性左、右束支传导阻滞等改变。

【诊断与处理原则】　根据国家职业病诊断标准及处理原则，急性或亚急性中毒，根据毒物接触史，临床表现，诊断不难。慢性中毒根据密切职业接触史、皮肤污染程度，肝脏损害的动态观察和实验室检查结果，参考眼晶体改变的特点，结合车间空气浓度检测等劳动卫生学资料，进行综合分析，并排除其他病因所引起的肝脏损害后方可诊断。

1. 慢性 TNT 中毒的诊断　按照国家《职业性慢性三硝基甲苯中毒诊断标准》（GBZ69-2011）进行诊断。根据长期 TNT 职业接触史，出现肝脏、血液及神经等器官或者系统功能损害的临床表现，结合职业卫生学调查资料和实验室检查结果，综合分析，排除其他病因所致的类似疾病，方可诊断。

（1）轻度中毒：有乏力、食欲减退、恶心、厌油、肝区痛等症状持续 3 个月以上，伴有至少一项肝功能生化指标异常，并具有下列表现之一者：①肝肿大，质软，有压痛或叩痛；②肝功能轻度异常；③腹部超声图像提示慢性肝病改变；④神经衰弱样症状伴肝功能指标任意 2 项异常改变。

（2）中度中毒：在轻度中毒的基础上，具有下列表现之一者：①肝功能中度异常；②腹部超声图像提示肝硬化改变；③脾肿大；④出现肝硬化并发症——食管胃底静脉曲张；⑤溶血性贫血。

（3）重度中毒：在轻度中毒的基础上，具有下列表现之一者：①肝功能中度异常；②腹部超声图像提示肝硬化伴大量腹腔积液；③出现肝硬化并发症——食管胃底静脉曲张破裂、肝性脑病、自发性细菌性腹膜炎中一项者。

2.《职业性三硝基甲苯白内障的诊断标准》（GBZ45-2010）　职业性 TNT 白内障是由职业性 TNT 引起的以眼晶体混浊为主的疾病，可以与全身疾病的发展不平行。

（1）观察对象：彻照法检查，晶体周边部皮质内有灰黄色均匀一致的细点状浑浊，弥散光照明检查或晶状体摄影照相检查时细点状浑浊形成半环状或近环形阴影，但尚未形成完整的环形阴影。

（2）一期白内障：裂隙灯显微镜检查和（或）晶状体摄影照相检查可见晶状体周边部皮质内灰黄色细点状浑浊，组合未完整的环形暗影，其环形浑浊最大环宽小于晶体半径的1/3。视功能不受影响或正常。

（3）二期白内障：晶状体周边部灰黄色细点状浑浊向前后皮质及成人核延伸，形成楔状，楔底向周边，楔尖指向中心。周边部环形浑浊的范围等于或大于晶体半径的1/3。或在晶状体周边部浑浊的基础上，瞳孔区晶状体前皮质内或前成人核出现相当于瞳孔直径大小的完全或不完全的环形混浊。视功能可不受影响或正常或轻度障碍。

（4）三期白内障：晶体周边部环形混浊的范围等于或大于晶状体半径的2/3；或瞳孔区晶状体前皮质内或前成人核有致密的点状混浊构成花瓣状或盘状或晶状体完全混浊，视功能受到明显影响。

案例分析

李某，男，27岁，某化工厂苯胺车间操作工。因头晕、恶心、呕吐、面部明显发绀4小时，于2001年8月13日急诊入院。患者于8月11日清晨在苯胺车间回收残液中的苯胺，发现苯胺设备有一阀门泄漏，当即与另一操作工一起检修，持续工作4小时后，自觉头晕、头痛、乏力、恶心、频繁呕吐，接班同志发现2人面部发绀，将2人送往医院进行诊治。通过一天的治疗，病情好转，2人均于8月12日下午自动要求出院。8月13日上午，2名工人继续进行工作，其中本案例患者自觉无力而回家休息，至下午4时病情加重，颜面呈铅灰色，皮肤黄染，立即送来医院诊治。

患者苯胺接触工龄1年。无既往中毒史。

入院检查：体温36.5℃，脉搏83次/分，呼吸30次/分，血压118/65 mmHg，意识清，表情淡漠，巩膜和全身皮肤中度黄染，颜面铅灰色，结膜充血，口唇、鼻尖、耳郭明显发绀。心肺未见异常；肝肋下3cm，肝区轻度叩击痛，脾未触及。生理反射正常，无病理征。

请按以下问题对本案例进行讨论分析：①中毒患者入院后，为明确诊断应做哪些工作？为什么？②患者中毒与职业活动有无直接关系，应如何描述临床分期，为什么？③确诊后应如何处理患者，其依据是什么？④本案例有什么教训？从劳动卫生角度应采取哪些改进和预防措施，为什么？

思考题

1. 苯的氨基和硝基化合物进入人体的主要途径是什么？对人体的毒性主要表现在哪些方面？

2. 苯的氨基和硝基化合物中毒的处理和治疗原则有哪些？应从哪方面着手预防苯的氨基和硝基化合物中毒？

3. 苯胺、三硝基甲苯中毒临床表现有哪些异同？诊断要点有哪些？

血常规检查：RBC 1.83×10^{12}/L，Hb 52g/L，WBC 19.4×10^9/L；白细胞分类：中性粒细胞（N）0.76，淋巴细胞（L）0.22；尿常规检查：尿呈棕黑色，潜血试验+++，镜下未见红细胞；G6PD/6GPD（葡萄糖-6-磷酸脱氢酶/6磷酸葡萄糖酸脱氢酶）；1.50；肝功能检查；AST 55U/L，ALT 98U/L，总胆红素（TBIL）37μmol/L，直接胆红素（DBIL）3μmol/L；HBsAg阴性。MetHb 62.4%，Heinz body 35%。肝超声波示肝脏肋下厚度2.5cm，较密微小波。心电图示心房颤动，二度房室传导阻滞。疑为急性职业性化学中毒（中毒性肝炎、溶血性贫血）。

治疗经过：入院后脱去污染衣物，用5%醋酸清洗污染皮肤，再用肥皂水冲洗，特别注意清洗指

（趾）甲、耳道、鼻孔、毛发等部位。

解毒治疗：给予吸氧，10%葡萄糖20ml加1%亚甲蓝60mg静脉注射，连用2次。10%葡萄糖40ml加地塞米松20mg静脉注射，每日1次支持疗法：ATP20mg、辅酶A50U、细胞色素C15mg、维生素C2.0g，加入10%葡萄糖500ml静脉滴注，连续7天。输新鲜血、口服保肝药物，保护肝脏、防止肾衰竭。

住院第2天发绀基本消失，但仍头晕、无力、恶心，不能进食。第3天复查心电图正常，MetHb未检出，Heinz body 32%。入院第5天变性珠蛋白小体降至5%，入院第6天Heinz body降至1.4%，肝肋下1.0cm，质软触痛、肝功能正常，给予保肝药物。第9天Heinz body消失。通过以上方法，患者溶血于8月23日得到控制，黄疸逐渐消退，肝功能逐渐恢复，治疗32天痊愈出院。出院检查：皮肤巩膜无黄染，肝、脾未触及，尿常规检查未见异常，AST 4U/L，ALT 9U/L，TBIL 8μmol/L，DBIL 0.7μmol/L，RBC 4.15×10^{12}/L，Hb 126g/L，白细胞计数（WBC）9.2×10^9/L。

诊断：急性重度苯胺中毒（急性中度中毒性肝病、溶血性贫血）；中毒性心肌损害。排除肠源性发绀、亚硝酸盐中毒等其他原因所致MetHb血症。

MetHb 62.4%，Heinz body 35%，继发溶血性贫血，可诊断为急性重度苯胺中毒；巩膜和全身皮肤中度黄染，颜面铅灰色；肝功能检查：AST 55U/L，ALT 98/L，TBIL 37μmol/L，DBIL 3.3μmol/L，肝超声检查示肝脏肋下厚度2.5cm，较密微小波，可诊断为急性中度中毒性肝病。

现场调查：8月15日8:00到达中毒现场，某化工厂苯胺车间为900m^{2}的工厂厂房，中毒工人工作场所通风条件较差。据工人反映，发生事故时气温高达39℃，泄漏的苯胺气味很大，患者仅穿一般工作服，未采取任何防护措施，一直坚持工作未休息。此时设备泄漏已修理好，现场苯胺浓度测定未见超标。

讨论：本次中毒事件患者因设备泄漏，吸入高浓度苯胺，同时因苯胺污染皮肤、衣物，在高温出汗的情况下，增加了经皮肤吸收的机会而发生中毒。接触高浓度的苯胺以后，患者出现以皮肤发绀为主要特征的临床表现，通过亚甲蓝治疗解除发绀，且继而表现为较严重的溶血性贫血和肝功能损害，结合接触高浓度苯胺的情况，可认为本次事件属急性职业性苯胺中毒。

苯胺中毒导致MetHb血症和形成Heinz body是引起红细胞破坏造成溶血的主要原因，溶血一般发生在中毒后4天左右。该患者在中毒发生2天后即出现严重溶血，患者检查G6PD/6GPD>1，可排除G6PD缺乏症。苯胺中毒后2~7天发生肝、肾、心脏损害，本例患者中毒后2天出现肝脏和心脏损伤的临床表现，说明高浓度苯胺接触者重度中毒时应注意观察对肝、心脏、肾的毒性作用。同时若发现或怀疑急性职业性苯胺中毒时，应及时向有关部门报告，并且应认真观察职业性化学中毒的后续表现，适当延长留院观察时间，让患者静卧休息，避免病情加重，错过治疗机会带来的不良后果。苯胺急性中毒的治疗原则为卧床休息、镇静吸氧、解毒剂的应用。本病若治疗及时，一般预后良好。

此次事故发生的直接原因，是工人缺乏劳动安全卫生知识，没有采取必要的防护措施而引起经皮肤和呼吸道吸收的苯胺中毒，说明对作业工人加强职业劳动安全卫生教育是非常重要的预防措施。平时应加强设备维修，防止跑、冒、滴、漏，坚持经常性的卫生监督工作，预防事故的发生。

（于素芳 李国珍）

第七节 高分子化合物中毒

一、概述

高分子化合物（macromolecular compound）是指分子量高达几千至几百万，化学组成简单，由一种或几种单体（monomer），经聚合或缩聚而成的化合物，故又称聚合物（polymer）。聚合是指许多单体连接起来形成高分子化合物的过程，此过程中不析出任何副产品，例如氯乙烯，是由许多单体分子聚合而成。缩聚是指单体间首先缩合析出一分子的水、氨、氯化氢或醇以后，再聚合为高分子化合物的过程，例如酚醛树脂，是由苯酚和甲醛缩聚而成。

（一）来源与分类　高分子化合物就其来源可分为天然高分子化合物和合成高分子化合物。天然高分子化合物如蛋白质、核酸、纤维素、羊毛、棉、丝、天然橡胶、淀粉等，合成的高分子化合物如合成橡胶、合成纤维、合成树脂等。通常所说的高分子化合物主要指合成高分子化合物，按其骨架和主链的成分，又分为有机高分子化合物和无机高分子化合物。有机高分子化合物的骨架以碳为主，间有氧（如聚酯）或氮（如尼龙）等。无机高分子化合物的骨架以除碳以外的其他元素为主，如聚硅烷骨架全部由硅构成，有机硅的骨架由硅、氧构成。

（二）性质与用途　高分子化合物具有机械、力学、热学、声学、光学、电学等许多方面的优异性能，表现为强度高、质量轻、隔热、隔音、透光、绝缘性能好、耐腐蚀、成品无毒或毒性很小等特性。半个世纪以来，高分子化学工业在数量上和品种上迅速增加，主要包括五大类：塑料（plastics）、合成纤维（synthetic fiber）、合成橡胶（synthetic rubber）、涂料（dope）和胶粘剂（adhesives）等，广泛应用于工业、农业、化工、建筑、通信、国防、日常生活用品等方面，也广泛应用于医学领域，如一次性注射器、输液器、各种纤维导管、血浆增容剂、人工肾、人工心脏瓣膜等。特别是在功能高分子材料，如光导纤维、感光高分子材料、高分子分离膜、高分子液晶、超电导高分子材料、仿生高分子材料和医用高分子材料等方面的应用、研究、开发日益活跃。

（三）生产过程　高分子化合物的生产过程，可分为四个部分：①生产基本的化工原料；②合成单体；③单体聚合或缩聚；④聚合物树脂的加工塑制和制品的应用。例如，腈纶的生产过程，先由石油裂解气丙烯与氨作用，生成丙烯腈单体，然后聚合为聚丙烯腈，经纺丝制成腈纶纤维，再织成各种织物；又如，聚氯乙烯塑料的生产过程，先由石油裂解气乙烯与氯气作用生成二氯乙烯，再裂解生成氯乙烯，然后经聚合成为聚氯乙烯树脂，再将树脂加工为成品，如薄膜、管道、日用品等。

（四）生产原料　高分子化合物的基本生产原料有：煤焦油、天然气、石油裂解气和少数农副产品等。以石油裂解气应用最多，主要有不饱和烯烃和芳香烃类化合物，如乙烯、丙烯、丁二烯、苯、甲苯、二甲苯等。常用的单体多为不饱和烯烃、芳香烃及其卤代化合物、氰类、二醇和二胺类化合物，这些化合物多数对人体健康可产生不良影响。

（五）生产助剂　在单体生产和聚合过程中，需要各种助剂（添加剂），包括催化剂、引发剂（促使聚合反应开始）、调聚剂（调节聚合物的分子量达一定数值）、凝聚剂（使聚合形成的微小胶粒凝聚成粗粒或小块）等。在聚合物树脂加工塑制为成品的成型加工过程中，为了改善聚合物的外观和性能，也要加入各种助剂，如稳定剂（增加聚合物对光、热、紫外线的稳定性）、增塑剂（改善聚合物的流动性和延展性）、固化剂（使聚合物变为固体）、润滑剂、着色剂、发泡剂、填充剂等。

（六）生产过程对健康的影响　在高分子化合物生产过程的每个阶段，作业者均可接触到不同类型的毒物。高分子化合物本身无毒或毒性很小，但某些高分子化合物粉尘，可致上呼吸道黏膜刺激症状；酚醛树脂、环氧树脂等对皮肤有原发性刺激或致敏作用；聚氯乙烯等高分子化合物粉尘对肺组织具有轻度致纤维化作用。

高分子化合物对健康的影响主要来自三个方面：①制造化工原料、合成单体的生产过程；②生产中的助剂；③高分子化合物在加工、受热时产生的毒物。

1. 制造化工原料、合成单体对健康的影响　如氯乙烯、丙烯腈对接触者可致急、慢性中毒，甚至引起职业性肿瘤。氯乙烯单体是 IARC 公布的确认致癌物，可引起肝血管肉瘤。丙烯腈对动物有致癌作用。对某些与氯乙烯化学结构类似的单体和一些如环氧氯丙烷、有机氟等高分子化合物生产中的其他毒物，对人是否具有致癌作用等远期效应，需加强动物实验、临床观察和流行病学调查研究。

2. 生产中的助剂对健康的影响　除了在单体生产和聚合或缩聚过程中可接触各种助剂外，由于助剂与聚合物分子大多数只是机械结合，因此很容易从聚合物内部逐渐移行至表面，进而与人体接触或污染水和食物等，影响人体健康。例如，含铅助剂的聚氯乙烯塑料在使用中可析出铅，因而不能用做储存食品或食品包装。助剂的种类繁多，在生产高分子化合物中一般接触量较少，其危害没有生产助剂时严重。助剂中的氯化汞、无机铅盐、磷酸二甲苯酯、二月桂酸二丁锡、偶氮二异丁腈等毒性较高；碳酸酯、邻苯二甲酸酯、硬脂酸盐类等毒性较低；有的助剂如顺丁烯二酸酐、六次甲基四胺、有机铝、有机硅等对皮肤黏膜有强烈的刺激作用。邻苯二甲酸二异辛酯（di 2-ethyl hexyl phthalate，DEHP）是聚氯乙烯塑料的主要增塑剂，如将血液保存在聚氯乙烯贮存袋中，就会有 DEHP 的析出，而DEHP 对人类为可能的潜在致癌物。

3. 高分子化合物在加工、受热时产生的有害因素对健康的影响　高分子化合物与空气中的氧接触，并受热、紫外线和机械作用，可被氧化。加工、受热时产生的裂解气和烟雾毒性较大，吸入后可致急性肺水肿和化学性肺炎。高分子化合物在燃烧过程中受到破坏，热分解时产生各种有毒气体，吸入后可引起急性中毒。聚四氟乙烯生产中，通过二氟一氯甲烷高温裂解制取四氟乙烯单体时，裂解气和残液组分中含有多种有机氟气体，其中八氟异丁烯为剧毒物质，可致急性肺水肿。

二、氯乙烯

【理化特性】　氯乙烯（vinyl chloride，VC）化学式 $H_2C=CHCl$，又名乙烯基氯，分子量 62.50。常温常压下为无色气体，略带芳香味，加压冷凝易液化成液体。沸点 -13.9℃。蒸气压 403.5kPa（25.7℃），蒸气密度 2.15g/L。易燃、易爆，与空气混合时的爆炸极限为3.6%~26.4%（容积百分）。微溶于水，溶于醇和醚、四氯化碳等。热解时有光气、氯化氢、一氧化碳等释出。

【接触机会】　氯乙烯主要用于生产聚氯乙烯的单体，也能与丙烯腈、醋酸乙烯酯、丙烯酸酯、偏二氯乙烯等共聚制得各种树脂，用作绝缘材料、粘合剂、涂料，或者制造合成纤维、薄膜，还可用于合成三氯乙烷及二氯乙烯等。氯乙烯合成过程中，在转化器、分馏塔、贮槽、压缩机及聚合反应的聚合釜、离心机处都可能接触到氯乙烯单体，特别是进入聚合釜内清洗或抢修和意外事故时，接触浓度最高。此外，在用聚氯乙烯树脂制造各种制品时也有氯乙烯单体产生。

【毒理】

1. 吸收、分布与排泄　氯乙烯主要通过呼吸道吸入其蒸气而进入人体，液体氯乙烯污染皮肤时可部分经皮肤吸收。吸入人体的氯乙烯大部分以原形由呼吸道排出，少部分进入体内，可分布于皮肤、肝脏、肾脏中。

2. 代谢　氯乙烯代谢与浓度有关。低浓度吸入后，主要经醇脱氢酶途径在肝脏代谢，先水解为2-氯乙醇，再形成氯乙醛和氯乙酸；吸入高浓度氯乙烯时，在醇脱氢酶的代谢途径达到饱和后，主要经肝微粒体细胞色素 P450 酶的作用而环氧化，生成高活性的中间代谢物环氧化物-氧化氯乙烯（chloroethylene oxide，CEO），后者不稳定，可自发重排（或经氧化）形成氯乙醛（chloroacetaldehyde，CAO），这些中间活性产物在谷胱甘肽-S-转移酶催化下，与谷胱甘肽（GSH）结合形成 S-甲酰甲基谷胱甘肽（S-formylmethyl glutathione），随后进一步经水解或氧化生成 S-甲基甲酰半胱氨酸和 N-乙酰-S-（2-羟乙基）半胱氨酸由尿排出。氯乙醛则在醛脱氢酶作用下生成氯乙酸经尿排出（图 1-4-8），有时也会在尿中检测出氯乙烯和氯乙醛。

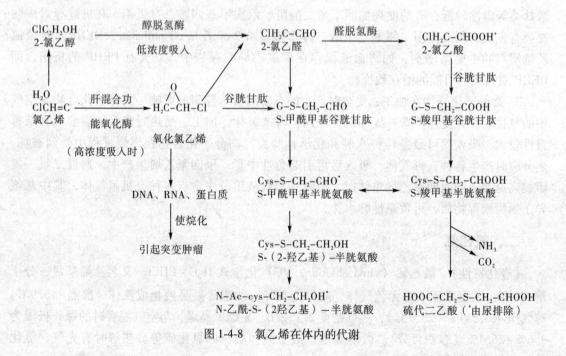

图 1-4-8　氯乙烯在体内的代谢

3. 毒作用机制　短期内吸入较高浓度的氯乙烯，主要对中枢神经系统呈现麻醉作用，小鼠吸入 10 分钟的最低麻醉浓度为 199.7 ~ 286.7g/m^3（7.8% ~ 11.2%），最低致死浓度

（MLC）573.4~691.2g/m³（22.4%~27%）。人的麻醉阈浓度为 182g/m³。

氯乙烯长期吸入，对于肝脏的损害在于其对肝脏上皮细胞和叶间细胞都有刺激作用，导致叶间细胞增生，造成肝脏纤维化和肝脾肿大。近年研究表明，氯乙烯肝损伤是接触剂量和个体遗传特性共同决定的，因此毒物代谢酶基因多态性与接触氯乙烯致肝损伤具有很大关系。同时，氯乙烯的代谢产物——氯乙醛和氧化氯乙烯为强烷化剂，可直接与体内 DNA、RNA 和蛋白质共价结合，形成 DNA 加合物，导致基因突变，使得细胞恶性转化，引起肝血管肉瘤。

【临床表现】

1. 急性中毒　检修设备或意外事故大量吸入氯乙烯所致，多见于聚合釜清釜过程和泄漏事故。主要是对中枢神经系统呈现麻醉作用。轻度中毒者有眩晕、头痛、乏力、恶心、胸闷、嗜睡、步态蹒跚等。及时脱离接触，吸入新鲜空气，症状可减轻或消失。重度中毒可出现意识障碍，可有急性肺损伤（acute lung injury，ALI）甚至脑水肿的表现，严重患者可持续昏迷甚至死亡。皮肤接触氯乙烯液体可引起局部损害，表现为麻木、红斑、水肿以及组织坏死等。

2. 慢性中毒　长期接触氯乙烯，对人体健康可产生多系统不同程度的影响，如神经衰弱综合征、雷诺综合征、周围神经病、肢端溶骨征、肝脏肿大、肝功能异常、血小板减少等。有人将这些症状称为"氯乙烯病"或"氯乙烯综合征"。

（1）神经系统：以类神经症和自主神经功能紊乱为主，其中以睡眠障碍、多梦、手掌多汗为常见。有学者认为，神经、精神症状是慢性氯乙烯中毒的早期症状，精神方面主要表现为抑郁。清釜工可见皮肤瘙痒、烧灼感、手足发冷发热等多发性神经炎表现，有时还可见手指、舌或眼球震颤。神经传导和肌电图可见异常。

（2）消化系统：有食欲减退、恶心、腹胀、便秘或腹泻等症状。可有肝、脾不同程度肿大，也可有单纯肝功能异常。后期肝脏明显肿大、肝功能异常，并有黄疸、腹腔积液等。一般肝功能指标改变不敏感，而静脉色氨酸耐量试验（ITTT）、肝胆酸（CG）、γ-谷氨酰转肽酶（γ-GT）、前清蛋白（PA）相对较为敏感。此临床表现对诊断慢性氯乙烯中毒极有意义。

（3）肢端溶骨症（acroosteolysis，AOL）：多发生于工龄较长的清釜工，发病工龄最短者仅一年。早期表现为雷诺综合征：手指麻木、疼痛、肿胀、变白或发绀等。随后逐渐出现末节指骨骨质溶解性损害。X 线常见一指或多指末节指骨粗隆边缘呈半月状缺损，伴有骨皮质硬化，最后发展至指骨变粗变短，外形似鼓槌（杵状指）。手指动脉造影可见管腔狭窄，部分或全部阻塞。局部皮肤（手及前臂）局限性增厚、僵硬，呈硬皮病样损害，活动受限。目前认为，肢端溶骨征是氯乙烯所致全身性改变在指端局部的一种表现。肢端溶骨症的发生常伴有肝、脾肿大，对诊断有辅助意义。

（4）血液系统：有溶血和贫血倾向，嗜酸性粒细胞增多，部分患者可有轻度血小板减少、凝血障碍等。这种现象与患者肝硬化和脾功能亢进有关。

（5）皮肤：经常接触氯乙烯可有皮肤干燥、皲裂、丘疹、粉刺或手掌皮肤角化、指甲变薄等症状，有的可发生湿疹样皮炎或过敏性皮炎，可能与增塑剂和稳定剂有关。少数接触者可有脱发。

（6）肿瘤：1974 年 Creech 首次报道氯乙烯作业工人患肝血管肉瘤（hepatic angiosarcoma），国内首例报道于 1991 年。肝血管肉瘤较为罕见，发病率约为 0.014/10 万。英国调查证实职业性接触氯乙烯工人原发性肝癌和肝硬化的发病危险性增高。另外，还发现氯乙烯所致肝损害似与乙型肝炎病毒具有协同作用；国内调查发现，氯乙烯作业男工的肝癌发病率、死亡率明显高于对照组，发病年龄较对照组显著提前，且与作业工龄相关，并具有剂量-效应关系，说明了氯乙烯的致肝癌作用。国内外另有报道，氯乙烯作业者造血系统、胃、呼吸系统、脑、淋巴组织等部位的肿瘤发病率增高，值得重视，但对此问题尚需进一步研究。

（7）生殖系统：氯乙烯作业女工和作业男工配偶的流产率增高，胎儿中枢畸形的发生率也有增高，作业女工妊娠并发症的发病率也明显高于对照组，提示氯乙烯具有一定的生殖毒性。

（8）其他：对呼吸系统主要可引起上呼吸道刺激症状，长期吸入氯乙烯可以出现肺组织的肺尘埃沉着病样改变；对内分泌系统的作用表现为暂时性性功能障碍；部分患者可致甲状腺功能受损。

【诊断】 参见《职业性氯乙烯中毒诊断标准》（GBZ 90-2002）。

诊断原则：

1. 急性氯乙烯中毒 短时间内吸入大剂量氯乙烯气体，出现以中枢神经系统麻醉为主要临床表现，并排除其他病因，方可诊断为急性氯乙烯中毒。

2. 慢性氯乙烯中毒 有长期接触氯乙烯的职业史，主要有肝脏和（或）脾脏损害、肢端溶骨症及肝血管肉瘤等临床表现，结合实验室检查、现场危害调查与评价，进行综合分析，并排除其他疾病引起的类似损害，方可诊断为慢性氯乙烯中毒。

3. 接触反应和观察对象

（1）接触反应：多或少接触反应：短时间内吸入高浓度氯乙烯气体后出现头晕、恶心、胸闷、乏力，而无意识障碍。

（2）观察对象：长期接触氯乙烯的人员出现头晕、头痛、乏力、睡眠障碍等脑衰弱综合征及恶心、食欲减退、肝区胀痛等消化功能障碍，但肝功能试验正常者。

诊断分级标准

1. 急性氯乙烯中毒

（1）轻度中毒：出现轻度意识障碍。

（2）重度中毒：具有下列表现之一者：①中度以上意识障碍；②呼吸、循环衰竭。

2. 慢性氯乙烯中毒：

（1）轻度中毒：出现乏力、恶心、食欲不振等全身症状且伴有下列表现之一者：①肝脏胀痛、肿大；②肝功能轻度异常；③雷诺征。

（2）中度中毒：前述全身症状加重，且具下列表现之一者：①肢端溶骨症；②肝脏进行性肿大；③肝功能持续异常；④脾脏肿大。

（3）重度中毒：肝硬化。

【处理原则】

1. 治疗原则

(1) 急性中毒：应迅速将中毒者移至空气新鲜处，立即脱去被污染的衣服，用清水清洗被污染的皮肤，注意保暖，卧床休息。急救措施和对症治疗原则与内科相同。

(2) 慢性中毒：可给予保肝及对症治疗。符合外科手术指征者，可行脾切除术。肢端溶骨症患者应尽早脱离接触。

2. 其他处理

(1) 急性中毒

1）轻度中毒者治愈后，可返回原岗位工作。

2）重度中毒者治愈后，应调离有毒作业岗位。

(2) 慢性中毒

1）轻度中毒者和中度中毒者治愈后，一般应调离有害作业岗位。

2）重度中毒者应调离有毒有害作业岗位，应予以适当的治疗和长期休息。如需职业病伤残程度鉴定，按《职工工伤与职业病致残程度鉴定标准》（GB/T 16180-2006）处理。

【预防措施】

1. 加强生产设备及管道的密闭和通风，将车间空气中氯乙烯的浓度控制在职业接触限值（PC-TWA $10mg/m^3$）以内。

2. 进釜出料和清洗之前，先应通风换气，或用高压水或无害溶剂冲洗，经测定釜内温度和氯乙烯浓度合格后，佩戴防护服和送风式防毒面罩，并在他人监督下，方可入釜清洗。

3. 加强健康监护，每年 1 次体检，接触浓度高者每 1~2 年作手指 X 线检查，并查肝功能。精神、神经系统疾病、肝肾疾病及慢性皮肤病患者禁止从事氯乙烯作业。

三、丙烯腈

【理化特性】 丙烯腈（acrylonitrile，AN）亦称乙烯基氰（vinyl cyanide），化学式 $H_2C = CHCN$，分子量 53.06。常温常压下为无色、易燃、易挥发性液体，具有特殊的苦杏仁气味。沸点 77.3℃，25℃时蒸气压 14.6~15.3kPa，蒸气密度 $1.9g/m^3$。略溶于水，易溶于丙酮、乙醇，易聚合，爆炸极限 3.05%~17.00%。

【接触机会】 丙烯腈为有机合成工业中的单体，主要由丙烯与氨、氧在触媒催化下制造，在合成纤维、合成橡胶、合成树脂等高分子材料中占有重要地位。我国丙烯腈生产量大，2010 年产量约 130 万吨（占世界 22%），因而也是备受关注的工业毒物和环境污染物。从事丙烯腈生产和以丙烯腈为主要原料生产腈纶纤维、丁腈橡胶、ABS/AS 塑料等作业工人均有机会接触其蒸气或液体，可引起急性丙烯腈中毒或慢性健康损害。

【毒理】 丙烯腈属高毒类。大鼠经口 LD_{50} 为 78~93mg/kg。小鼠经口 LD_{50} 为 20~102mg/kg，小鼠吸入 2 小时 LC_{50} 571mg/m³，经皮 LD_{50} 为 35~70mg/kg。人口服致死剂量 50~500mg/kg，吸入致死浓度 1000mg/m³（1~2 小时）。

丙烯腈可经呼吸道、消化道和完整皮肤吸收。兔染毒实验表明，静脉注射 AN 10mg/kg

后 30~40 分钟，2%~5% 以原形随呼气排出；约 10% 以原形、15% 以硫氰酸盐形式随尿排出。最主要的排出途径是 AN 与谷胱甘肽及其他巯基化合物反应，生成低毒的氰乙基硫醇尿酸从尿排出，其量可占 AN 总进入量的 55% 左右。AN 的蓄积性不强。

约 20% 的丙烯腈在肝微粒体混合功能氧化酶作用下，氧化为环氧丙烯腈（CEO）。后者活性明显增强，可与体内谷胱甘肽、巯基蛋白结合后水解或排出，还可进一步生成氰醇，并水解为二醇醛和氢氰酸，故 AN 中毒后可在血中检出大量 CN^- 及氰化高铁血红蛋白；丙烯腈及代谢中间产物可与红细胞或其他大分子亲核物质如 DNA、RNA、类脂质等结合，与 DNA 形成加合物被认为可能诱发致突变和致癌作用。

AN 的急性毒性是体内析出的氰离子起主要作用，临床和动物实验均可见 AN 中毒症状与氢氰酸酷似，因此，应用氰化物解毒剂治疗是有效的。AN 对呼吸中枢有直接麻醉作用，还可以与包含巯基的酶类反应，干扰正常的生理功能。实验研究表明，AN 对动物具有"三致"作用，对于人类尚无肯定结论。

【临床表现】

1. 急性中毒　职业中毒主要因吸入 AN 蒸气或 AN 液体污染皮肤所致。中毒表现与氢氰酸中毒相似，但起病较缓，潜伏期较长，一般为 1~2 小时，有的长达 24 小时后发病。头痛、头晕、胸闷、呼吸困难、上腹部不适、恶心、呕吐、手足发麻等较多见，可有咽干、结膜及鼻咽部充血等黏膜刺激症状。随接触浓度增高和接触时间延长，中毒表现加重，可见面色苍白、心悸、脉搏弱慢、血压下降、口唇及四肢末端发绀、呼吸浅慢而不规则，嗜睡状态或意识蒙眬，甚或昏迷、尿便失禁、全身抽搐，吸入高浓度的 AN 可发生中毒性肺水肿，患者常因呼吸骤停而死亡。

接触丙烯腈后 24 小时，尿中硫氰基（SCN^-）明显增高，尿中氰酸盐测定可作为丙烯腈的接触生物标志物，仅供诊断参考，无诊断分级意义。部分患者可出现血清氨基转移酶水平升高，但数周内可恢复正常。

部分急性丙烯腈中毒者经治疗后可遗留神经衰弱症状，但多数可在数月内恢复。亦有部分患者可出现感觉型多发性神经炎、肌萎缩或肌肉震颤等神经系统弥漫性损害症状。

2. 慢性影响　长期接触 AN 者，可出现神经衰弱症状，还可有颤抖、不自主运动、工作效率低等神经症样症状。神经行为功能方面主要表现为消极情绪增加，短期记忆力下降、手部运动速度减慢，且短期记忆力下降和心理运动功能改变有明显接触工龄效应关系。另有认为有低血压倾向，部分接触工人甲状腺摄碘率偏低，由于多属非特异性表现，故确诊较为困难。还有部分工人直接接触其液体后可致变应性接触性皮炎，皮肤斑贴试验有助于检出此类患者。有关 AN 的致癌、致突、致畸作用仍需进一步研究。

【诊断】　急性丙烯腈中毒诊断参见国家职业卫生标准《职业性急性丙烯腈中毒诊断标准》（GBZ13-2002）。

诊断原则：根据短时间内接触大量的 AN 职业史，以中枢神经系统损害为主要临床表现，结合现场劳动卫生学调查结果综合分析，排除其他原因所引起的类似疾病，方可诊断。

1. 接触反应　头痛、头晕、乏力、咽干、结膜及鼻咽部充血等表现，脱离接触后在短时间内恢复。

2. 轻度中毒 头痛、头晕加重，上腹部不适、恶心、呕吐、手足麻木、胸闷、呼吸苦难、腱反射亢进。嗜睡状态或意识模糊，可有血清氨基转移酶水平升高、心电图或心肌酶谱异常。

3. 重度中毒 在轻度中毒的基础上，出现以下一项者：①癫痫大发作样抽搐；②昏迷；③肺水肿。

慢性丙烯腈中毒目前尚未见肯定报道，仍需进一步研究。

【处理原则】

1. 治疗原则

（1）迅速脱离现场，脱去被污染的衣物，皮肤污染部位用清水彻底冲洗。

（2）接触反应者应严密观察，症状较重者对症治疗；轻度中毒者可静脉注射硫代硫酸钠；重度中毒者使用高铁血红蛋白形成剂和硫代硫酸钠，硫代硫酸钠根据病情可重复应用。

（3）给氧，可根据病情采用高压氧治疗。

（4）对症治疗，如出现脑水肿可应用糖皮质激素及脱水剂、利尿剂等处理。

2. 其他处理

（1）轻度中毒者经治疗后适当休息可恢复原工作。

（2）重度中毒者如神经系统症状、体征恢复不全，应调离原作业，并根据病情恢复情况需继续休息或安排轻工作。如需劳动能力鉴定者按《职工工伤与职业病致残程度鉴定标准》（GB/T 16180-2006）处理。

【预防措施】

1. 加强生产设备及管道的密闭和通风，将车间空气中丙烯腈的浓度控制在职业接触限值（PC-TWA $1mg/m^3$，PC-STEL $2mg/m^3$）以内。

2. AN 易经皮吸收，接触后应用温水或肥皂水彻底清洗皮肤。注意加强个人防护。

3. AN 的职业禁忌证包括心血管和神经系统疾病、肝肾疾病和经常发作的过敏性皮肤病。

四、含氟塑料

【理化特性】 含氟塑料多为白色晶体、颗粒或粉末，一般由有机氟化合物经聚合而成为不同品种的含氟塑料，如聚四氟乙烯、四氟乙烯和六氟乙烯共聚物（F_{46}）、聚三氟乙烯（F_3）等、聚四氯乙烯（PEET）。目前国内以生产聚四氟乙烯为主。氟塑料化学性能稳定，250℃以下基本不分解，耐高、低温，耐腐蚀，防辐射，不导电，因而广泛应用于化工、电子、航空、火箭以及日常生活。医学上用来制造各种导管、心脏瓣膜等。但是该类物质若加温裂解，可产生多种有毒的裂解物，有的甚至是高毒物质，例如，聚四氟乙烯加热到500~600℃热解主要产生氟光气；用二氟一氯甲烷在800℃裂解制备四氟乙烯的过程中，产生的裂解气及残液主要含有毒性较大的八氟异丁烯、三氟氯乙烯、六氟丙烯、八氟环丁烷等物质，且随温度升高其形成的氟单体组分不同，毒性也随之增高。如聚四氟乙烯在400℃时生成氟光气和氟化氢；450℃时主要为四氟乙烯、六氟丙烯、八氟环丁烷及少量八氟异丁烯；500℃以上时剧毒的八氟异丁烯含量明显上升。

【接触机会】 聚四氟乙烯占氟塑料总产量的 85%～90%，其次是聚全氟乙丙烯和聚三氟氯乙烯。在含氟塑料生产过程中接触的有毒物质主要来自单体的制备过程和聚合物的加工烧结过程。例如，用二氟一氯甲烷（F_{22}）高温裂解制备四氟乙烯单体时，可生产四氟乙烯及裂解产物（六氟丙烯、八氟正丁烯、三氟氯乙烯、八氟环丁烷、八氟异丁烯和其他未知组分等多种有机氟气体），污染作业环境；F_{22} 提取四氟乙烯后的残液中仍含有八氟环丁烷、四氟一氯乙烯、八氟异丁烯等多种有机氟化合物，处理不当常可致严重中毒事故。聚四氟乙烯等氟聚合物在烧结、热加工，电焊、高温切割，以及含氟塑料涂层的管道、阀门、垫圈等焊接操作过程中还有可能接触到氟聚合物热解物，如八氟异丁烯、氟光气和氟化氢等。

【毒理】 有机氟聚合物本身无毒或基本无毒，但某些单体、单体制备中的裂解气、残液气及聚合物的热裂解产物具有一定毒性，有的为剧毒物。其可通过多种途径进入机体，工业生产中以呼吸道吸入为主。有机氟化合物进入机体后，可与血浆蛋白、糖脂、磷脂和中性脂肪结合，主要分布在肺、肝、肾，动物实验发现其可通过脑脊液进入脑实质。在体内主要经肝脏代谢，在还原性辅酶Ⅱ和氧的参与下进行脱氢反应，生成氟乙醇或氟乙醛，再经辅酶Ⅰ转化生成氟乙酸；或与葡萄糖醛酸、硫酸结合。主要经呼吸道和肾脏排出。

生产中产生的氟烯烃类等化合物化学性质不稳定，其分子中含氟原子数目越多，毒性就越大，如八氟异丁烯>六氟丙烯>四氟乙烯>三氟氯乙烯>二氟乙烯>氟乙烯。还有人认为此类化合物的毒性与对亲核剂（nucleophilic agent）反应的敏感性有关，敏感性越高，越容易干扰机体代谢，毒性越大。

裂解气、残液气和聚合物热解物中含有多种氟烷烃和氟烯烃，属刺激性毒物，主要靶器官是肺。其可直接刺激呼吸道和肺泡产生毒性作用，尤其是氟光气、氟化氢和八氟异丁烯等，其中八氟异丁烯的毒性最大，其次是氟光气、氟化氢和八氟异丁烯、二氟化氢。其他组分除三氟氯乙烯有肾毒性外，大多为低毒性。有学者认为，裂解气、残液气及聚合物热解产物中有一些强氧化物质，通过脂质过氧化作用产生大量过氧化氢破坏细胞亚微结构，导致细胞坏死，使肺泡壁通透性增高，血浆渗出，形成急性间质性肺水肿；同时可造成支气管坏死，管壁充血水肿，大量炎性细胞浸润，支气管黏膜坏死、脱落，连同黏液、炎症细胞、红细胞等凝成团块，栓塞支气管腔，形成"阻塞性支气管炎"，引起支气管及细支气管坏死及随后的纤维性变，影响肺通气功能，有的可引起心肌损害。还有学者认为中毒时迅速形成肺广泛而严重的羟脯氨酸纤维化可能与免疫机制参与有关。残液气中毒时由于肺间质和肺泡水肿形成低氧血症，而缺氧可激活羟脯氨酸酶并导致纤维细胞增生，使胶原纤维含量增高，因而形成肺纤维化；同时由于肺间质化学性炎症反应，巨噬细胞、中性粒细胞和淋巴细胞等免疫细胞对肺泡壁及其间质大量聚集和浸润，加上免疫球蛋白的反应从而加速了肺纤维化。国内报道肺羟脯氨酸纤维化病死率高达 31%～68%，美国报道病死率为 22.4%～70%。人长期低浓度接触有机氟可引起骨骼改变、骨密度增高、骨纹增粗等。

【临床表现】

1. 急性中毒 短时、过量吸入有机氟裂解气、裂解残液气和聚合物热裂解物均可引起急性中毒。临床表现以呼吸系统损害为主，亦可见一过性轻度肝、肾损害。其潜伏期随吸入气的种类和量而异，一般为 0.5~24 小时，以 2~8 小时最多，个别可长达 72 小时发病。可分为轻、中、重度中毒三种临床类型。

（1）轻度中毒：主要表现为头晕、头痛、咽痛、咳嗽、胸闷、乏力等症状。查体可见咽充血、体温升高、呼吸音粗糙、有散在干或湿啰音。X 线检查可见两肺纹理增多、增粗或紊乱。

（2）中度中毒：上述症状加重，出现胸部紧束感、胸痛、心悸，活动后轻度发绀，两肺有较多干、湿啰音，呼吸音减弱。X 线检查肺野可见网状纹理或磨玻璃状改变。

（3）重度中毒：中度中毒临床表现加重，出现肺水肿表现，有发绀、胸闷、呼吸困难、咳粉红色泡沫痰。两肺呼吸音降低或有弥漫性湿啰音。X 线呈现肺纹理增强紊乱，肺野透亮度降低，双肺广泛散布大小不等密度较高的片块状模糊阴影。较为严重患者可见急性呼吸窘迫综合征（ARDS），表现为气促、发绀、鼻翼扇动、进行性呼吸窘迫，伴焦虑、烦躁、出汗等症状。高浓度吸入中毒可伴有缺氧引起的震颤、惊厥和脑水肿。心脏也会受损，表现为心音低钝、心律失常、虚脱、心电图 ST 段降低或升高，或有心功能不全的临床表现。还可见肝、肾功能和血气分析异常，尿液检查可见微量蛋白、红细胞、白细胞，尿氟也增多。

2. 氟聚合物烟尘热（fluoropolymer fume fever）　通常发生在聚四氟乙烯、聚全氟丙烯热加工成型时，烧结温度在 350~380℃，作业工人吸入氟聚合物热解物微粒所致，病程经过与金属烟雾热样症状相似。表现为发热、寒战、乏力、头晕、肌肉酸痛等，并伴有头痛、恶心、呕吐、呛咳、胸部紧束感、眼及咽喉干燥等。发热多在吸入后半小时至数小时发生，体温 37.5~39.5℃，持续 4~12 小时。检查可见眼及咽部充血，或扁桃腺肿大，白细胞总数及中性粒细胞增多，一般 1~2 天自愈。

3. 慢性影响　长期接触低浓度有机氟的工人可出现不同程度的类神经症以及骨密度增高、骨纹理增粗等骨骼改变。

【诊断】　依照国家职业卫生标准《职业性急性有机氟中毒诊断标准》（GBZ 66-2002），根据有确切的短时、过量有机氟吸入史，结合临床表现、X 线胸片以及心电图等有关结果，综合分析，排除其他疾病后方可诊断。

1. 观察对象　吸入有机氟气体后，出现上呼吸道感染样症状，观察 72 小时症状逐渐好转，无心肺损伤者。

2. 诊断及分级标准

（1）急性中毒

1）轻度中毒：有头痛、头晕、咳嗽、咽痛、恶心、胸闷、乏力等症状，肺部有散在性干啰音或少量湿啰音。X 线胸片见两肺中、下肺野肺纹理增强，边缘模糊等征象，符合急性支气管炎、支气管周围炎临床征象。

2）中度中毒：凡有下列情况之一者，可诊断为中度中毒：①轻度中毒的临床表现加重，出现胸部紧束感、胸痛、心悸、呼吸困难、烦躁及轻度发绀，肺部局限性呼吸音减低，两肺有较多的干啰音或湿啰音。X 线胸片见肺纹理增强，有广泛网状阴影，并有散在小点状阴影，使肺野透亮度降低，或见水平裂增宽、支气管袖口征，偶见 Kerley B 线，符合间质性肺水肿临床征象；②症状体征如上，两中、下肺野肺纹理增多，斑片状阴影沿肺纹理分布，多见于中、内带，广泛密集时可融合成片，符合支气管肺炎临床征象。

3）重度中毒：凡有下列情况之一者，可诊断为重度中毒：①急性肺泡性肺水肿；②急性呼吸窘迫综合征（ARDS）；③中毒性心肌炎；④并发纵隔气肿，皮下气肿、气胸。

4）氟聚合物烟尘热：吸入有机氟聚合物热解物后，出现畏寒、发热、寒战、肌肉酸痛等金属烟热样症状，可伴有咳嗽、胸部紧束感、头痛、恶心、呕吐等，一般在 24~48 小时内消退。

【处理原则】

1. 治疗原则

（1）凡有确切的有机氟气体意外吸入史者，不论有无自觉症状，必须立即离开现场，绝对卧床休息，进行必要的医学检查和预防性治疗，并观察 72 小时。

（2）早期给氧，氧浓度一般控制在 60%，慎用纯氧及高压氧。急性呼吸窘迫综合征时可应用较低压力的呼气末正压呼吸（PEEP，0.5kPa 左右）。

（3）尽早、足量、短程应用糖皮质激素。强调对所有观察对象及中毒患者就地给予糖皮质激素静注等预防性治疗。中毒患者根据病情轻重，在中毒后第 1 天可适当加大剂量，以后足量、短程静脉给药。中度以上中毒患者，为防治肺纤维化，可在急性期后继续小剂量间歇应用糖皮质激素。

（4）维持呼吸道畅通，可给予支气管解痉剂等超声雾化吸入。咳大量泡沫痰者宜早期使用去泡沫剂二甲硅油（消泡净）。出现呼吸困难经采用内科治疗措施无效后可行气管切开术。

（5）出现中毒性心肌炎及其他临床征象时，治疗原则一般与内科相同。

（6）合理选用抗生素，防治继发性感染。

（7）氟聚合物烟尘热，一般给予对症治疗。凡反复发病者，应给予防治肺纤维化的治疗。

2. 其他处理

（1）治愈标准：急性中毒所致的临床表现消失，胸部 X 线等有关检查结果基本恢复正常者为治愈。

（2）中毒患者治愈后，可恢复原工作；如患者中毒后遗留肺、心功能减退者，应调离原工作岗位，并定期复查。

【预防措施】

1. 加强设备及管道的密闭、通风和维修保养，防止跑、冒、滴、漏；严格掌握聚合物烧结温度，防止超过 450℃，以避免或减少剧毒物质产生；烧结炉应与一般操作室隔开，并安装排毒装置，防止热解气外逸。

2. 对含氟残液进行焚烧处理　残液贮罐要密闭，防止曝晒；含有机氟化合物的瓶罐，未经处理不得随意开放。对用聚四氟乙烯薄膜包裹的垫圈、管道、阀门等，如需焊接或高温切割时，应将聚四氟乙烯薄膜去除后方可操作。

3. 加强作业场所空气中毒物浓度监测，将车间空气中有机氟的浓度控制在职业接触限值（如八氟异丁烯 MAC 0.08mg/m³，六氟丙烯 PC-TWA 4mg/m³，PC-STEL 10mg/m³）以内。

4. 注意个人防护，保持良好卫生习惯，在采样、检修或处理残液时须佩戴供氧式防毒面具。

5. 就业前健康检查和在岗期间定期体检，凡有慢性阻塞性肺部疾病、支气管哮喘、慢性间质性肺病和心肌病者，均不宜从事接触有机氟的工作。

五、二异氰酸甲苯酯

【理化特性】 二异氰酸甲苯酯（toluene diisocyanate，TDI），化学式 $CH_3C_6H_3(NCO)_2$。分子量 174.2。有两种异构体，即 2,4 和 2,6-二异氰酸甲苯酯。工业应用常为 80% 2,4-TDI 和 20% 2,6-TDI。常温常压下 TDI 为乳白色液体或结晶，存放后成浅黄色，具有强烈刺激性。密度 1.21g/cm³（28℃），沸点 250℃，蒸气压 0.133kPa（80℃），蒸气密度 6.0kg/m³。不溶于水，溶于丙酮、乙醚、苯、四氯化碳和煤油等。

【接触机会】 TDI 主要用于制造聚氨酯树脂及其泡沫塑料。在使用和制造 TDI，尤其是蒸馏、配料、发泡、喷涂、浇铸及烧割操作时，可接触到较高浓度 TDI；成品聚氨酯树脂和塑料遇热时有 TDI 释出；使用聚氨酯清漆、粘胶剂、密封剂，或聚氨酯产品在高温下热解时，有较多量 TDI 释出，污染作业环境，吸入高浓度 TDI 蒸气或皮肤被污染可引起急、慢性中毒。

【毒理】 TDI 属低毒类。大鼠经口 LD_{50} 为 6120mg/kg，吸入 6 小时 LC_{50} 4274mg/m³。但小鼠吸入 4 小时 LC_{50} 69.84mg/m³。TDI 难经完整皮肤吸收，呼吸道是职业中毒的主要途径。其对皮肤黏膜有刺激作用，高浓度吸入可致化学性肺水肿，并具有致敏作用，多次接触可致过敏性皮炎和支气管哮喘。

【临床表现】

1. 急性中毒 吸入高浓度 TDI 主要表现为眼及呼吸道黏膜刺激症状，咽喉干燥、疼痛、剧咳、气急、胸闷、胸骨后不适或疼痛、呼吸困难等，往往伴有恶心、呕吐、腹痛等胃肠道症状。严重中毒者可见喘息性支气管炎、化学性肺炎和肺水肿等。

2. 支气管哮喘 部分工人反复多次接触 TDI 后，再次接触时可诱发过敏性哮喘。即使微量接触也可诱发典型过敏性支气管哮喘，患病率大约 10%。哮喘发作可在接触 TDI 数分钟至 1 小时内速发，也有迟至接触后 2~8 小时发病者。因此可在工作期间或晚间突然发作。主要表现为剧烈咳嗽，伴有胸闷、呼吸困难和喘息，不能平卧。肺部可闻及哮鸣音。部分工人血清可检出抗 TDI 的特异性抗体 IgE。哮喘发作程度与接触 TDI 关系密切。脱离接触或节假日后，症状改善或消失，再次接触，哮喘又发作。TDI 哮喘可并发自发气胸、纵隔气胸，皮下气肿。反复发作者可继发慢性支气管炎、肺气肿和肺功能不全。职业性 TDI 哮喘患者在脱离接触后大多能恢复。

3. 皮肤病变 TDI 对皮肤有原发刺激作用和致敏作用，接触者可发生荨麻疹、接触性皮炎和过敏性接触性皮炎。

【诊断】

1. 急性中毒参见国家《职业性急性化学物中毒性呼吸系统疾病诊断标准》（GBZ 73-2009）。

2. 职业性 TDI 哮喘的诊断参见《职业性哮喘诊断标准》（GBZ 57-2008），根据确切的 TDI 接触史、哮喘病史及临床表现，结合特异性变应原试验结果，参考现场职业卫生学调查资料，进行综合分析，排除其他病因所致的哮喘或呼吸系统疾患后，方可诊断。

【处理原则】

1. 急性中毒　应立即脱离现场转移至空气新鲜处；应用清水彻底冲洗被污染的皮肤和眼部。吸入 TDI 有黏膜刺激症状者应密切观察；早期吸氧，对症处理，给予糖皮质激素，限制水量，合理使用抗生素，注意肺水肿预防和处理。

2. 职业性 TDI 哮喘　急性发作时应尽快脱离作业现场，并给予对症治疗。可应用平喘药异丙基肾上腺素（喘息定）、氨茶碱、二羟丙茶碱（喘定）等平喘。重者可使用激素（如地塞米松）及抗过敏药物。哮喘反复发作者尚需给予支持治疗，并及时调离 TDI 作业。

【预防措施】

1. 用沸点较高、蒸气压较小的二苯甲撑二异氰酸酯（diphenyl methene-4, 4′ diisocyanate，MDI）或萘撑二异氰酸酯（1, 5-naphthalene diisocyanate，NDI）替代 TDI。

2. 加强生产设备及管道的密闭、通风和维修保养，防止跑、冒、滴、漏，将车间空气中 TDI 的浓度控制在职业接触限值（PC-TWA $0.1mg/m^3$，PC-STEL $0.2mg/m^3$）以内。

3. 喷涂聚氨酯油漆时，操作者应戴送气式防毒面具。凡有致喘物过敏、支气管哮喘和伴肺功能损害的心血管及呼吸系统疾病者禁忌从事 TDI 作业。

六、高分子化合物生产中的其他常见毒物　见表 1-4-5。

表 1-4-5　高分子化合物生产中的其他常见毒物

名称	理化性质及应用	毒理	毒作用表现	防治要点
乙烯 $CH_2 = CH_2$	无色气体，与空气形成爆炸性混合物，几乎不溶于水。为有机合成的一种基本原料	毒性不大，吸入高浓度含 80%~90% 乙烯混合气体时，引起麻醉作用	低浓度有刺激作用，高浓度有麻醉作用	①防止储存液化乙烯的钢管破漏；②对症处理
丙烯 $CH_2 = CHCH_3$	无色气体，与空气形成爆炸性混合物。工业上用于合成聚丙烯纤维、合成橡胶、塑料、合成甘油等	麻醉作用较乙烯为强，40%~50% 时产生麻醉作用	浓度为 15% 时，吸入 30 分钟后意识丧失	急救同麻醉剂中毒

名称	理化性质及应用	毒 理	毒作用表现	防治要点
苯乙烯 $C_6H_5CH=CH_2$	无色液体，不溶于水，溶于有机溶剂。用于合成聚苯乙烯、丁苯橡胶、ABS 树脂等	刺激作用和中度麻醉作用。小鼠 LC_{50} 34500mg/L。急性毒作用类似苯，但较苯低，刺激作用略高于苯	急性对人眼及呼吸道黏膜有刺激作用，慢性作用可能对血液及肝有轻度损害	眼及皮肤污染立即用大量清水冲洗
丁二烯 C_4H_6	无色气体，易起聚合反应，与空气形成爆炸性混合物。为制造合成橡胶、合成树脂、聚酰胺-66 等的原料	毒性不大，急性有鼻黏膜、眼结膜充血；慢性：幼年动物生长发育轻度受阻碍	未见严重病例报道、很少引起深麻醉症状。短时间接触引起黏膜刺激症状，低浓度长期接触出现神经衰弱综合征、鼻炎、咽炎、恶心、腹痛等，女工较为明显。皮肤接触液态丁二烯，引起冻伤	①应在低温低压下贮存，密闭工艺设备和管道，避免皮肤直接接触；②如出现酒醉样、呼吸表浅、头痛时立即到新鲜空气处，对症处理
醋酸乙烯 $CH_3COOH=CH_2$	无色液体，为制造聚乙烯醇缩甲醛纤维的基础原料	毒性不大，具麻醉作用，对眼和上呼吸道黏膜有明显刺激。急性：大鼠经口 LD_{50} 2900mg/kg；慢性：引起支气管上皮增生、肺气肿等	吸入浓度 1000mg/m³ 10 分钟时，咽喉有强烈的搔抓感和刺激；100mg/m³ 时，对黏膜有轻度刺激	①注意个人防护，避免溅污眼及皮肤；②对症疗法
己二胺 $H_2N(CH_2)_6NH_2$	无色结晶，与己二酸缩聚以制备聚酰胺-66 树脂	毒性较大，可引起神经系统、造血功能的改变，并可经皮肤吸收。大鼠在 20～2500mg/m³ 时，可出现毒性反应，眼和上呼吸道黏膜有刺激症状	挥发性强，吸入可引起剧烈头痛；皮肤接触可引起皮炎和湿疹；慢性影响有消化不良、神经系统功能改变、中度贫血、白细胞减少	①特别需要生产设备密闭；②皮肤、黏膜和眼污染时，立即用大量清水冲洗；③对症及一般解毒治疗

续 表

名称	理化性质及应用	毒 理	毒作用表现	防治要点
二甲基甲酰胺（DMF）HCON（CH₃）₂	无色液体、工业上作为纺制腈纶和氯纶的溶剂	大鼠经口 LD₅₀ 4000mg/kg；慢性：大鼠 300~500mg/m³ 下出现神经系统、血管紧张度及肝脏合成和解毒功能改变。对皮肤有轻度刺激	上呼吸道症状，如喉干、咽喉慢性充血及神经衰弱综合征，尚有皮肤脱屑及过敏等	①皮肤、黏膜污染时，立即用水冲洗；②对症及一般解毒治疗
二乙烯三胺（DTA）NH₂C₂H₄ | NH | NH₂C₂H₂	黄色黏性液体，生产上主要用作环氧树脂的固化剂	对皮肤和眼的原发毒作用较强；大鼠经口 LD₅₀2330 mg/kg，滴注 15%溶液导致严重角膜损伤；5%溶液可致角膜轻度损伤	主要对皮肤有损害，可引起皮炎或湿疹；个别工人接触后可发生哮喘	①生产或使用时应加强密闭通风；②作好个人防护，避免皮肤直接接触；③皮肤损害作对症处理
乙腈CH₃CN	无色液体，腈纶生产中，乙腈是丙烯经氨化氧化制造丙烯腈的副产物；用于制造维生素 B₁ 等药物和香料	大鼠 LD₅₀ 1 700~8 500mg/kg；吸入浓度 1117mg/m³，90 天时，部分动物有肺部炎症改变及肝、肾轻度损害	严重和中度中毒可有恶心、呕吐、呼吸抑制、极度乏力及意识模糊等。血中氰化物及硫氰化物含量均增高. 出现蛋白尿等	①液体污染皮肤时，需仔细清除；②急救时吸氧、补液、输大量葡萄糖及维生素 C，必要时输血
联苯、联苯醚（二尼尔）	为一高沸点的有机载热体，带有显著气味的液体。工业上应用于合成纤维、合成橡胶和塑料生产	大鼠经口 LD₅₀ 5 660 mg/kg；慢性：大鼠吸入 10~100mg/m³，半年后出现营养和血管紧张度失调	长期接触可出现神经衰弱综合征；0.679~12.6mg/m³ 时，可引起咽喉和黏膜刺激症状、嗅觉减退	①在纺丝接头处应注意局部排气；②对症治疗
苯酚 OH	白色晶体，主要用于合成树脂及各种酚醛树脂，此外，尚用于制造苯胺染料及制药工业	有局部腐蚀作用和轻度麻醉作用。苯酚被吸收后，在体内转化过程与苯类似，但无蓄积作用，一般于 24 小时内转化完毕	吸入高浓度苯酚蒸气，可迅速引起头痛、眩晕、虚脱；皮肤接触苯酚液，可造成灼伤，甚至坏疽；苯酚液溅污眼部，立即导致结膜及角膜灼伤；长期慢性接触，出现头痛、头晕、厌食等，皮肤出现湿疹	①贮存、搬运应有安全操作规程；②皮肤污染时，用大量清水及肥皂或稀酒精洗涤，24 小时内不宜涂油膏；③眼部溅入时，用大量温水冲洗，至少15 分钟；④严重者需注意防止休克，给氧、补液等

名称	理化性质及应用	毒 理	毒作用表现	防治要点
糠醛 HC——CH HC C-CHO （呋喃甲醛）	无色液体，蒸气与空气形成爆炸性混合物。用于制造合成树脂、电绝缘材料、清漆、呋喃西林等	大鼠经口 LD_{50} $50 \sim 100mg/kg$，在高浓度（$1000mg/m^3$）下，1个月后动物出现肝脏病变	吸入 $500mg/m^3$ 10分钟，引起轻度鼻黏膜刺激及流涎，并发生轻度恶心；接触 $7 \sim 53mg/m^3$ 3个月，出现结膜炎、头痛等；长期接触者，有时出现湿疹、皮炎以及慢性鼻炎	①皮肤和黏膜污染后，即用大量清水冲洗；②对湿疹和慢性鼻炎可采取对症治疗
丙烯腈 $CH_2 = CH-CN$	无色，易燃液体，溶于水，与乙醇和醚混溶。用于制造腈纶纤维、丁腈橡胶、ABS工程塑料、某些合成树脂等	属高毒类，经呼吸道、皮肤和胃肠道进入体内。毒作用与氢氰酸相似。小鼠吸入2小时时 LD_{50} $571mg/m^3$，经皮 $LD_{50}35 \sim 70mg/kg$	急性中毒症状与氢氰酸中毒相似。接触工人患肺癌和结肠癌的危险性略增高	急性中毒的急救和治疗与氢化物中毒的解救相似。车间易采用露天框架式建筑。工作后立即用温水和肥皂清洗皮肤
氯丁二烯 $CH_2 = CCl-CH = CH_2$	无色易挥发液体，微溶于水，溶于乙醇、乙醚和有机溶剂。用于制造氯丁橡胶、电缆和织物的涂层	属中等毒类，经呼吸道、皮肤和胃肠道进入人体内。小鼠吸入 LD_{50} 2300 mg/m^3，经口 LD_{50} 270mg/kg	急性中毒为麻醉作用，呈现眼、鼻、上呼吸道黏膜刺激、胸痛、气急，严重者昏迷。慢性影响为脱发、脱毛、乏力	急性中毒与一般急救相似。严格作好设备和管道密闭、遥控操作，注意个人卫生
二异氰酸甲苯酯（TDI）	2-4TDI 为白色液体，不溶于水，溶于丙酮、甲苯、煤油等。用于制造聚氨酯树脂及其泡沫塑料	属低毒类，经呼吸道吸收，有明显刺激和致敏作用，可致过敏性支气管哮喘。小鼠 LD_{50} 1365 mg/kg	高浓度可致哮喘性支气管炎，尚有眼部刺激症状，如刺痛感、流泪等	解痉和抗过敏治疗哮喘性支气管炎，防止皮肤接触及原液溅入眼内

案例分析

事故经过：患者，男，46岁，农民建筑工。在某氯乙烯厂区内挖槽施工时，因于邻近上风向的氯乙烯生产设备维修中操作不慎致使管道内大量的氯乙烯泄漏，而吸入高浓度的氯乙烯。患者意识模糊、四肢无力，继而昏迷，事故发生后约10分钟，被救援人员在距其施工位置顺风向12m处发现。患者俯卧地面，身后有明显的爬行痕迹，紧急送往医院。据现场救援人员介绍，事故发生时泄漏的氯乙烯气化后形成浓雾状，距地面约1.2 m以下能见度很低。

临床资料：患者于2002年7月22日10时，在事故发生后25分钟急诊入院。查体：BP 180/

105 mmHg（24/14 kPa），P110 次/分，R32 次/分，呈昏迷状态，时而出现躁动，呼吸急促表浅，口腔有粉红色泡沫状分泌物溢出，口唇发绀，双侧瞳孔等大等圆，直径 5 mm，对光反应减弱，颈软，两肺可闻及湿啰音，腹软，肝、脾未触及。神经系统检查：生理反射减弱，病理反射未引出。心电显示心肌缺血表现，偶发室性期前收缩。血氧饱和度 89 %。立即除去被污染的衣服，用清水清洗擦拭全身。同时，清除口腔内分泌物，面罩给氧辅助呼吸，静脉注射地西泮（安定）10mg 以控制患者躁动，静脉滴注地塞米松40mg、呋塞米（速尿）40mg、氨茶碱 0.15g，静脉推注毛花苷丙（西地兰）0.14 mg，以及能量合剂等对症、支持疗法。经 70 分钟的紧张抢救，患者意识转清能正确回答问题，呼吸较平稳，双肺底可闻及湿啰音和散在干啰音，心电显示心肌供血不足。

BP135/82 mmHg（18/11 kPa），P108 次/分，R20 次/分，血氧饱和度 92 %。血常规检查除 WBC 14×10^9/ L 外其余均正常，尿常规（－），血钾、钠、氯正常，血肌酐 101.5 μmol/L，二氧化碳结合力（CO_2CP）16 mmol/L，尿素氮 7.2 mmol/L。病情稍有缓解后送入内科 ICU 继续观察治疗。住院后持续氧气吸入，糖皮质激素和能量合剂静脉滴注维持，同时给予静脉滴注抗生素预防肺感染，雾化吸入氨茶碱、溴己新（必嗽平）和庆大霉素混合液，2 次/日，治疗肺水肿；静脉快速滴注 20 %甘露醇 250 ml，1 次/日，降低颅压防治脑水肿；静脉给予参麦注射液和葛根素改善心肌供血；在能量合剂中加入肌苷等药物保肝治疗。入院 3 小时后发绀减轻，血氧饱和度上升到 96%，尿量 1500ml/24h。入院 5 天两肺干、湿啰音全部消失，X 线胸片检查两肺无显著改变。入院第 10 天（8 月 1 日），因自觉症状消失要求出院。患者 30 天后自觉体力恢复，主动要求工作，未再来院复查。

讨论：急性氯乙烯中毒是在短时间内吸入大剂量氯乙烯气体所引起的以中枢神经系统抑制为主要表现的全身性疾病。根据事故现场、患者临床表现及实验室检查综合分析，根据《职业性氯乙烯中毒诊断标准》（GBZ90-2002），本例符合急性重度氯乙烯中毒的诊断。

由于事发突然，工厂方面没有能及时进行现场空气采样，发生泄漏时空气浓度不详，但从事故发生时泄漏的氯乙烯气化后形成浓雾状，距地面约 1.2 m 以下能见度很低来看，氯乙烯已经达到极高的浓度。

值得注意的是该病例出现中毒性肺水肿及脑水肿。中毒性肺水肿大多是由于吸入刺激性气体、有毒烟雾和有机溶剂等引起。在急性氯乙烯中毒患者中较少发生，但在动物实验中对大鼠和小鼠吸入质量浓度为 $768g/m^3$（质量分数 30 %）的氯乙烯 30 分钟可引起深麻醉和死亡；而在 $256g/m^3$（质量分数 10 %）的质量浓度时，仅见麻醉症状。动物尸检可见肺淤血、水肿和出血，可能与吸入的剂量（浓度）有关。本例患者因吸入大剂量高浓度氯乙烯，来院时已出现典型的肺水肿临床表现以及脑水肿征兆，所以采取了积极的措施而得到及时的治疗。

该事故反映出该厂在有毒有害物质安全生产上存在漏洞，因此，完善企业内部的生产岗位安全责任制，提高人员的安全生产意识十分必要；车间内应有氯乙烯泄漏报警装置，并且维修设备时应提前通知有关部门人员撤离现场。

此工人在事故时正在进行挖槽，人在低洼处，而氯乙烯的比重比空气重，现场通风条件较差，工人作业也未采取任何个人防护措施，以致引起本例中毒事故并造成重度中毒。说明除了应加强防止跑、冒、滴、漏等预防措施外，还要加强职工安全卫生教育，充分让职工使用好知情权，主动预防中毒的发生。

请按以下问题对本案例进行讨论分析：

1. 中毒患者入院后，为明确诊断，临床检查和现场调查应做什么工作，为什么？

2. 中毒患者与职业活动有无直接关系？为什么？

3. 确诊后应如何处理患者，其依据是什么？

4. 本案例有什么教训，从职业卫生角度应采取哪些改进和预防措施，为什么？

思考题

1. 试述氯乙烯、含氟塑料、丙烯腈的毒作用及主要毒作用表现、治疗及预防措施。

2. 在高分子化合物生产中，哪些生产过程工人接触毒物的机会较多，毒性主要取决于什么，国内外研究主要进展是什么？

（陈 曦 汤乃军）

第八节 农药中毒

一、概述

农药（pesticides）是指用于防止、控制或消灭一切虫害的化学物质或化合物。《中华人民共和国农药管理条例》中对农药的定义是，用于预防、消灭或者控制危害农业、林业的病、虫、草和其他有害生物以及有目的的调节植物、昆虫生长的化学合成物或者来源于生物、其他天然物质的一种物质或者几种物质的混合物及其制剂。包括①预防、消灭或者控制危害农业、林业的病、虫（包括昆虫、蜱、螨）、草和鼠、软体动物等有害生物的；②预防、消灭或者控制仓储病、虫、鼠和其他有害生物的；③调节植物、昆虫生长的；④用于农业、林业产品防腐或者保鲜的；⑤预防、消灭或者控制蚊、蝇、蜚蠊、鼠和其他有害生物的；⑥预防、消灭或者控制危害河流堤坝、铁路、机场、建筑物和其他场所的有害生物的。

农药是一类特别的化学品。人类在生产农药后，会有目的的将之投放到环境中，以达到需要的目的。农药的接触非常广泛，既有大量从事生产、运输、保存、使用的职业接触人群，也有通过污染的产品、水体、土壤等环境接触的整个社会人群。在职业接触人群中，与其他工业品明显不同，有广泛的使用者是其一个主要特征。在农村，由于容易获得，农药已经是自杀性中毒的主要工具。因此，针对农药的管理也有特别的要求。

农药品种众多。根据用途，通常把农药分为①杀虫剂（insecticides）：包括杀螨剂（miticide or acarids），如吡虫啉、氯化硫磷（毒死蜱）、高效氯氰菊酯、异丙威等，在标签上用"杀虫剂"或"杀螨剂"字样和红色带表示。有机酸酯类（organophosphates）、氨基甲酸酯类（carbamates）、拟除虫菊酯类（pyrethroids）、沙蚕毒素类（nereistoxin derivatives）、有机氯类（organochlorides）均属此类；②杀菌剂（fungicides）：如多菌灵、代森锰锌、井冈霉素等，在标签上用"杀菌剂"字样和黑色带表示。常包括有机硫类（organosulfur）、有机砷（胂）类（organic arsenates）、有机磷类、取代苯类、有机杂环类及抗生素类杀菌剂；③除草剂（herbicides）：如草甘膦、百草枯、莠去津、烯禾啶、敌稗等，在标签上用"除草剂"字样和绿色带表示。常包括季铵类、苯氧羧酸类、三氮苯类、二苯醚类、苯胺类、酰胺类、氨基甲酸酯类、取代脲类等化合物；④植物生长调节剂（growth regulators）：如芸苔素内酯、多效唑、赤霉素等，在标签上用"植物生长调节剂"字样和深黄色带表示；⑤杀鼠剂（rodenticides）：如杀鼠醚、溴敌隆等，在标签上用"杀鼠剂"字样和蓝色带表示。此外还有生物化学农药、微生物农药、植物源农药、转基因生物、天敌生物等特殊农药。

按照对靶生物的作用方式，农药还可以分为触杀剂（contact poison）、胃毒剂（stomach poison）、熏蒸剂毒剂（fumigant poison）、内吸毒剂（systematic poison）等。这一分类方式，有利于指导实际使用，避免因药效时间未到加大用量造成危害。

按化学结构分类，农药可以分为无机化学农药和有机化学农药。目前无机化学农药品种较少，有机化学农药大致可分为有机氯类、有机磷类、拟除虫菊酯类、氨基甲酸酯类、有机氮类、有机硫类、酚类、酸类、醚类、苯氧羧酸类、脲类、磺酰脲类、三氮苯类、脒类、有机金属类以及多种杂环类。

按其成分划分，农药可分为原药和制剂。原药是指产生生物活性的有效成分，如市售家用卫生用品的有效成分除虫菊酯。制剂除活性成分外，还有溶剂、助剂以及如颜料、催吐剂和杂质等其他成分。制剂还有不同的剂型，如乳油（emulsifiable concentrate，EC）、悬浮剂（suspension concentrate，SC）、水乳剂（浓乳剂）（emulsion in water，EW）、微乳剂（microemulsion，ME）、可湿性粉剂（wettable powder，WP）、水性化（水基化）剂型及水分散粒剂（water dispersible granule，WDG）、微胶囊等。

按单、混剂分类，单独使用时称农药单剂，将两种以上农药混合配制或混合使用则称为农药混剂。我国混配农药使用非常普遍，占使用品种的60%以上。杀虫剂混剂中，一般都含有有机磷，其中以有机磷与拟除虫菊酯、有机磷与另一有机磷，以及两种不同有机磷与拟除虫菊酯混配者最多。其他主要混配的制剂有有机磷与氨基甲酸酯的混剂，以及有机磷与氨基甲酸酯和拟除虫菊酯的三元混配制剂等。混配农药的毒性大多数是呈相加作用，少数可有协同作用。混配农药对人体的健康危害更大，在发生中毒时对识别中毒原因提出了更高的要求。有时，因只觉察出一种农药，忽视了另外一种农药的存在，耽误治疗。

《中华人民共和国农药管理条例》明确规定了农药管理办法：国家实行农药登记制度、农药生产许可制度、农药经营管理制度和农药使用范围的限制。根据国家规定，未经批准登记的农药，不得在我国生产、销售和使用。目前，禁止使用的农药有两种情况，一种是由于没有生产厂家生产，因而没有申请登记，不一定是农药本身有什么问题；另一种是由于试验或使用中有安全方面的问题，而不能被批准登记。下列农药因其健康安全性或其他问题，国家已经明确不予登记。①敌枯双，对动物有致畸作用，接触敌枯双生产的工人和施药农民大多数发生皮炎，有些还伴有其他症状；②二溴氯丙烷（DBCP），对动物有致突变和致癌作用，并可使生产车间男性工人精子减少，引起男性不育。残留试验证明在花生中有残留检出；③普特丹，对动物有致畸作用；④双胍辛胺乙酸盐（培福朗），急性吸入毒性高并有慢性毒性作用；⑤18%蝇毒磷乳粉，属高毒农药，不得用于蔬菜，没有申请在其他作物上登记；⑥六氯环己烷（六六六）和双对氯苯基三氯乙烷（滴滴涕，DDT），属高残留农药，分解慢，容易在环境和食品中残留；⑦二溴乙烷（ethylene dibromide，EDB），对人、畜致癌，而且还能使精（卵）子遗传失常，具有致畸、致突变和致肝、肾受损等作用；⑧杀虫脒，对动物有致癌作用，对人有潜在的致癌危险性，世界上绝大多数国家已停止使用；⑨氟乙酰胺，对人畜剧毒，有二次中毒危险，国家规定严禁在农业上使用，严禁作为杀鼠剂销售和使用；⑩艾氏剂和狄氏剂，属有机氯农药，已多年不生产，不使用，无生产厂家申请登记；⑪汞制剂，对哺乳动物毒性高，在人体中容易蓄积而产生汞中毒。我国虽无明令禁止但实际上已不再生产、使用，也没有厂家申请办理登记；⑫毒鼠强，急性毒性大，属高毒类鼠药。国家明令禁止使用，现没有正规厂家生产与登记。市场上销售的毒鼠强多属于假冒厂名、滥设商品名出售的劣品，危害很大；⑬甘氟，有机剧毒品，95%甘氟（鼠甘伏）原液，无色或微黄色透明液体，高毒杀鼠剂；⑭5种有机磷农药（甲胺磷、对硫磷、甲基对硫磷、久效磷和磷胺），因急性毒性大，被取消登记和严禁使用；⑮自2013年10月31日起，停止销售和使用苯线磷、地虫硫磷、甲基硫环磷、磷化钙、磷化镁、磷化锌、硫线磷、蝇毒磷、治螟磷、特丁硫磷10种农药。

　　限制使用是国家实施的一项重要的保护人民健康的措施。每一种农药都有一定的限制使用条件，这些条件包括使用的作物、防治对象、施用量、方法、使用时期以及土壤、气候、条件等。任何农药产品都不得超出农药登记批准的使用范围。每种农药的限用条件要详细阅读标签和说明书。

　　农药的毒性相差悬殊，一些制剂如微生物杀虫剂、抗生素等实际无毒或基本无毒。在我国，依据农药的大鼠急性毒性的大小，将农药分为剧毒、高毒、中等毒、低毒和微毒五类（表1-4-6）。不同的毒性分级农药，在登记时其应用范围有严格的限制。

表 1-4-6　我国农药的急性毒性分级标准

毒性分级	经口 LD_{50} （mg/kg）	经皮 LD_{50} （mg/kg）	吸入 LD_{50} （mg/m^3）2h
剧毒	<5	<20	<20
高毒	5~50	20~200	20~200
中等毒	50~500	200~2000	200~2000
低毒	500~5000	2000~5000	2000~5000
微毒	>5000	>5000	>5000

　　农药对人体的健康影响主要包括急性中毒和长期接触后的不良健康效应。谈及农药的职业卫生问题通常会包括农药生产过程中使用的原料、半成品等可能对健康的影响。需要我们在关注农药生产过程中的职业卫生问题时，不仅仅关注终产品农药本身，也要掌握其生产过程，注意其他化学物对健康的可能影响。

　　不同于其他工业品，农药广泛使用带来人群普遍接触以及由此可能引起的健康危害，特别是儿童健康危害，需要特别重视。农药在现场使用后，可扩散于各种环境中，如食物、水、居室、学校、工作场所、草地、花园等。可以说，只要使用农药，农药残留是不可避免的，人群接触是正常现象（关键是接触量的控制）。通过这些环境接触引起的普通居民健康问题新近报道不少，不少流行病学研究提示，儿童期生长发育问题与宫内暴露或者幼年期暴露有关联，成人肿瘤或免疫异常、老年性疾病也与农药暴露有关系。为了确保农药在不同作物中的正确使用，进而保证食用者的健康安全，世界粮农组织（Food and Agriculture

Organization of the United Nations，FAO）制定了许多农药残留限值。中国也在 2014 年公布了新版食品安全国家标准《食品中农药最大残留限量》（GB2763-2014），规定了 387 种农药在 284 种（类）食品中 3650 项限量指标。

农药急性中毒危害主要取决于农药本身的急性毒性大小和人群短时间内可能的接触量。农药的长期健康危害问题比较复杂，已有报道，一些农药可以致癌、生殖发育和免疫功能损伤等危害。有时农药的活性成分毒性不大，但所用的溶剂或助剂的毒性成为主要中毒因素。例如，家庭卫生杀虫剂常用增效剂八氯二丙醚（octachlorodipropyl ether，S2 或 S421），列为可疑致癌物和持久性有机污染物，其两步合成中间体和分解产物为二氯甲醚，二氯甲醚已列入已知人类致癌物。因此，八氯二丙醚不再容许作为农药增效剂使用。

职业性急性农药中毒主要发生在农药厂工人以及施用农药的人员中。下列情况可能出现职业性中毒：①农药生产车间设备工艺落后，出现跑、冒、滴、漏，通风排毒措施欠佳；②包装农药时，徒手操作，缺少个人防护等；③运输和销售农药时发生包装破损，药液溢漏；④使用农药时，违反安全操作规程。配药及施药时缺乏个人防护，配制农药浓度过高，施药器械溢漏，徒手或用口吹处理喷管故障，逆风喷洒，未遵守隔行施药，以及衣服和皮肤污染农药后未及时清洗等。职业性急性中毒，除事故性以外，通常程度较轻，如及时救治，都能恢复健康。农村地区夏季使用农药普遍，在高温季节农药轻度中毒常与中暑合并或混淆，治疗时应该给予重视。目前国内农药中毒的另一个重要原因是生活性的，这些病例通常中毒程度严重，对人民群众健康构成了严重威胁。

农药中毒的预防措施与其他化工产品的原则基本相同，但要考虑农药有广泛应用的特性。除《中华人民共和国农药管理条例》外，国家或有关主管部门颁发了《农药安全使用规定》和《农药合理使用准则》以及《农村农药中毒卫生管理办法（试行）》等法规。预防农药中毒的关键是加强监管和普及安全用药知识。

1. 严格执行农药管理的有关规定，生产农药，必须进行产品登记和申领生产许可，农药经营必须实行专营制度，避免农药的扩散和随意购买。限制或禁止使用对人、畜危害性大的农药，鼓励发展高效低毒的农药，逐步淘汰高毒类的农药。农药容器的标签必须符合国家规定，有明确的成分标识、毒性分级和意外时的急救措施等。

2. 积极向各有关人员宣传、落实预防农药中毒管理办法等，严格执行农药登记的使用范围的限制，剧毒农药绝不可用于蔬菜和收获前的粮食作物和果树等。开展安全使用农药的教育，提高防毒知识与个人卫生防护能力。

3. 改进农药生产工艺及施药器械，防止跑、冒、滴、漏；加强通风排毒措施，用机械化包装替代手工包装。

4. 遵守安全操作规程

（1）农药运输应专人、专车，不与粮食、日用品等混装、混堆。装卸时如发现破损，要立即妥善改装，被污染的地面、包装材料、运输工具要正确清洗，可用 1% 碱水、5% 石灰乳或 10% 草木灰水处理。

（2）营销部门要作好农药保管及销售管理的工作，剧毒农药要有专门仓库或专柜放置，不要随意出售剧毒农药。

（3）配药、拌种应有专门的容器和工具，严格按照说明书要求正确掌握配置的浓度。容器、工具用毕后，要在指定的地点清洗，防止污染水源等。

（4）喷药时遵守操作规程，防止农药污染皮肤和吸入中毒。一些行之有效的经验，如站在上风向、倒退行走喷洒值得推广。在中午等非常炎热时间或大风时，要停止作业。

（5）施药工具要注意保管、维修，防止发生泄漏。严禁用口吹吸喷头和滤网等。

（6）注意个人防护。施药员要穿长衣长裤，使用塑料薄膜围裙、裤套或鞋套。如皮肤受污染要及时清洗。不在工作时吸烟或吃食物。污染的工作服及时、恰当地清洗，不要带回家。

（7）使用过农药的区域要竖立标志，在一定时间内避免进入，以防中毒发生。

5. 医疗保健、预防措施

（1）生产工人要进行就业前和定期体检　通常每年1次，除常规项目外，可针对接触相应的农药增加有关指标，如有机磷农药接触工人的全血胆碱酯酶活性。患有神经系统疾病、明显肝肾疾病以及其他不适宜从事此类作业的疾病者，要调离接触农药的岗位。妊娠期和哺乳期的妇女也不宜继续从事此类作业。

（2）对施药人员要给予健康指导　因广大的施药人员来自农村，不能享受有关的定期体检待遇，因此健康指导非常重要。要告知每天施药时间不要超过6小时，连续施药3~5天后要休息1~2天，不在炎热的时间喷洒农药等。如患某些疾病，不要从事喷洒作业。

6. 指导农（居）民不要到处乱放农药　购买回来的农药切莫与粮食、化肥、种子等混放在一起，也不能存放在人、畜经常出入的地方（如客厅、厨房），而应当贮放在阴凉、通风干燥的，特别是儿童找不到的较隐蔽的地方（如可以放在贴上标记的专柜或特制木箱，加锁）。使用后的农药瓶、包装袋不要乱丢。随意将农药瓶和农药塑料丢弃在路边、田间地头、沟渠水坑，不但破坏了环境，而且还很容易造成人畜中毒。对于使用后的农药包装袋、药瓶可采取在野外挖坑深埋的方法处理，防患于未然。

7. 其他措施　鼓励组成专业队伍开展施药工作，减少接触农药的人数，避免农药的流失。积极研究低毒或无毒类农药。在高毒类农药中加入警告色或恶臭剂等，避免错误的用途等。

另外，随着大棚种植的推广，越来越多的农民在大棚工作，其职业卫生问题不容忽视。温室大棚内常年处于高温、高湿、通风不良的微小气候条件。在这种环境下使用农药，如杀虫剂、杀菌剂、除草剂、植物生长调节剂等，加重了这类化学品对长期接触劳动者的可能健康影响。职业卫生专业人员应该给予足够的关注，要从劳动组织、工作防护、健康保障等多方面开展研究，提出切实可行的预防对策。

二、有机磷酸酯类农药

有机磷酸酯类农药（organophosphorus pesticides）是我国目前生产和使用最多的一类农药，除单剂外，也是许多多元混剂的一个成分。我国生产的有机磷农药绝大多数是杀虫剂，在农药的职业健康危害中占重要地位。

有机磷农药的品种较多，除作杀虫剂外，少数品种还用于杀菌剂、杀鼠剂、除草剂和植物生长调节剂，个别还可以用作战争毒剂。

【理化特性】 有机磷农药的基本化学结构如下：

$$R_1 \quad O\,(\text{or } S)$$
$$P$$
$$R_2 \quad X$$

粗略地可分为 P=O，P=S 二大类。而根据 X 的结构特征，有机磷化合物主要由以下四类构成：①X 含有一个四价 N；②X 为 F；③X 为 CN、OCN 或 SCN；④X 为其他组分。通常把有机磷农药分为磷酸酯类、硫代磷酸酯类、磷酰胺及硫代磷酰胺、焦磷酸酯、硫代焦磷酸酯和焦磷酰胺类等。

1. 磷酸酯类 磷酸是一个三元酸，即其中有三个可被置换的氢原子，这些氢原子被有机基团置换而形成磷酸酯，如敌敌畏（dichlorvos，DDVP）、敌百虫（trichlorfon）、磷胺（phosphamidon，已禁止）、百治磷（dicrotophos）等。

2. 硫代磷酸酯类 磷酸分子中的氧原子被硫原子置换即称为硫代磷酸酯，常见的有对硫磷（parathion，已禁止）、甲基对硫磷（methyl parathion，已禁止）、杀螟松（fenitrothion）、内吸磷（demeton）、辛硫磷（phoxim）、二嗪农（diazinon）、稻瘟净（kitazin）、倍硫磷（fenthion）等硫代磷酸酯类和乐果（dimethoate）、马拉硫磷（malathion）、甲拌磷（phorate）等二硫代磷酸酯类。

3. 磷酰胺及硫代磷酰胺类 磷酸分子中一个羟基被氨基取代后称磷酰胺，剩下的氧原子若被硫原子取代叫硫代磷酰胺。国内有甲胺磷（methamidophos，已禁止）、乙酰甲胺磷（acephate）等少数品种。

4. 焦磷酸酯、硫代焦磷酸酯和焦磷酰胺 两个磷酸分子脱去一分子水即形成焦磷酸，焦磷酸中的氢、氧和羟基可以分别由有机基、硫原子和氨基取代。国内现有治螟磷（sulfotep）、双硫磷（temephos）等。

有机磷农药纯品一般为白色结晶，工业品为淡黄色或棕色油状液体，除敌敌畏等少数品种有不太难闻的气味外，大多有类似大蒜或韭菜的特殊臭味。有机磷农药的沸点除少数例外，一般都很高。比重多大于1，比水稍重，常具有较高的折光率。在常温下，有机磷农药的蒸气压力都很低，但无论液体或固体，在任何温度下都有蒸气逸出，也会造成中毒。一般难溶于水，易溶于芳烃、乙醇、丙酮、氯仿等有机溶剂，而石油醚和脂肪烃类则较难溶。

大部分有机磷农药是一些磷酸酯或酰胺，容易在水中发生水解而分解为无毒化合物，但磷酰胺类有机磷则水解较难，敌百虫在碱性条件下可变成敌敌畏。很多有机磷农药在氧化剂作用或生物酶催化作用下容易被氧化。有机磷农药一般均不耐热，其化学结构不稳定，在加热到200℃以下即发生分解，甚至爆炸。

【毒理】 有机磷农药可经胃肠道、呼吸道以及完好的皮肤与黏膜吸收。经呼吸道或胃肠道进入人体时，吸收较为迅速而完全。皮肤吸收是急性职业性中毒的主要途径。各种有机磷农药的毒性高低不一，与其化学结构中取代基团有关。例如，结构式中 R 基团为乙氧基时，其毒性较甲氧基大，因为后者容易分解；X 基团为强酸根时，毒性较弱酸根大，因为前者能使磷原子的趋电性增强，从而使该化合物对胆碱酯酶亲和力增高。

有机磷被吸收后，迅速随血液及淋巴循环而分布到全身各器官组织，其中以肝脏含量最高，肾、肺、脾次之，可通过血脑屏障进入脑组织，一般认为具有氟、氰等基团的有机磷，其穿透血脑屏障的能力较强。有的还能通过胎盘屏障到达胎儿体内。脂溶性高的有机磷农药能少量储存于脂肪组织中延期释放。

有机磷农药在体内的代谢途径及代谢速率因种属而异，并且取决于联结在其基本结构上的替代化学基团的种类。其通用的代谢反应式为：

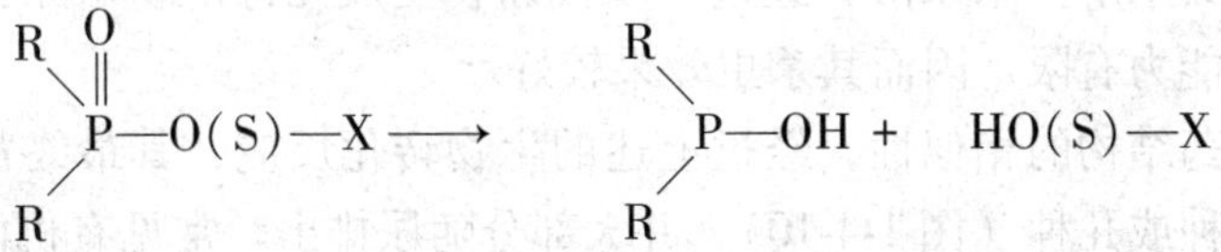

$$
\begin{array}{c}
R \\
| \quad\quad \overset{O}{\|} \\
P-O(S)-X \\
| \\
R
\end{array}
\longrightarrow
\begin{array}{c}
R \\
| \\
P-OH \\
| \\
R
\end{array}
+ \quad HO(S)-X
$$

organophosphorus ester   Alkylphosphate+Alcohol

X = Alkyi group

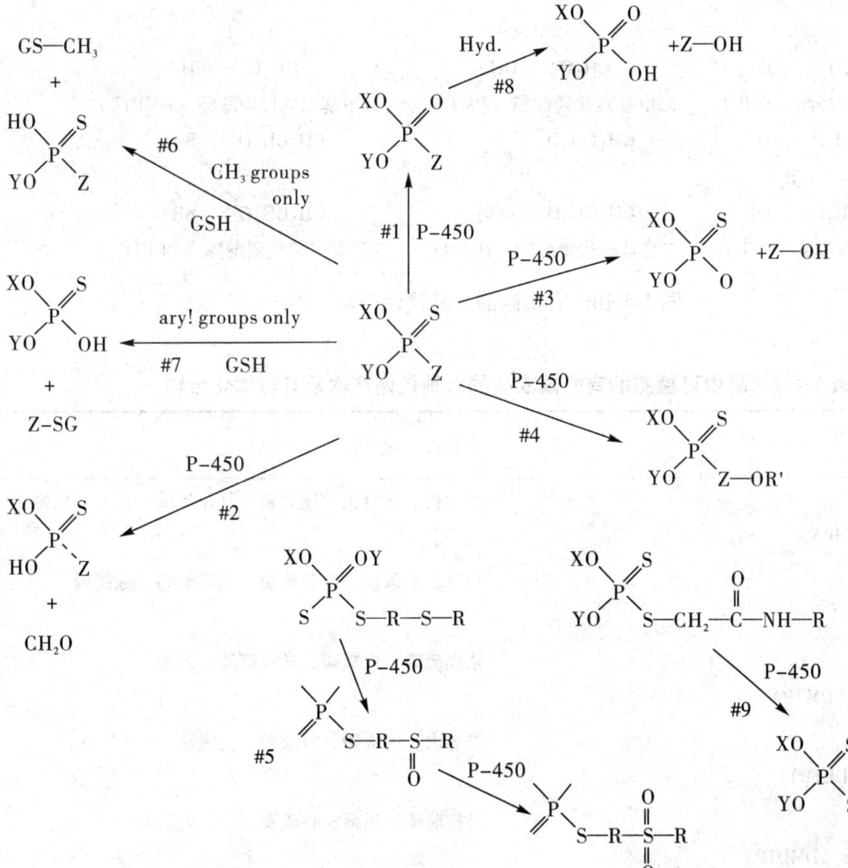

图 1-4-9　有机磷的主要代谢途径

　　有机磷农药的生物转化一般需经过两相反应。其在生物体内的代谢反应过程参见图1-4-9。有机磷农药在体内的代谢主要为氧化及水解两种形式，一般氧化产物毒性增强，水解产物毒性降低。例如，对硫磷在体内经肝细胞微粒体氧化酶的作用，先被氧化为毒性较大的对氧磷，后者又被磷酸三酯水解酶水解，分解后的代谢产物对硝基酚等随尿排出。马拉硫磷在体内可被氧化为马拉氧磷，毒性增加，也可被羧酸酯水解酶水解失去活性。哺乳动物体内含丰富的羧酸酯酶，对马拉硫磷的水解作用超过氧化作用，而昆虫相反，因而马拉硫磷是高效、对人畜低毒的杀虫剂。乐果在体内也可被氧化成毒性更大的氧化乐果，同时可由肝脏的酰胺酶将其水解为乐果酸，经进一步代谢转变成无毒产物由尿排出。但在昆虫体内，酰胺酶的降解能力有限，因而其杀虫效果较好。

　　由于有机磷农药结构的相似性，经过上述的生物转化反应，其最终都代谢为下列六种二烷基磷酸酯的一种或几种（图1-4-10），并大部分随尿排出。常见有机磷农药相应的代谢产物见表1-4-7。有机磷在体内经代谢转化后排泄很快。一般数日内可排完。主要通过肾脏排出，少部分随粪便排出。

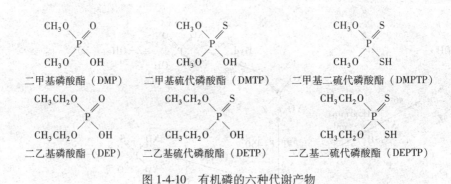

图 1-4-10　有机磷的六种代谢产物

表 1-4-7　尿中可检测的有机磷农药的六种代谢产物及其母体化合物

代谢产物	主要母体化合物
二甲基磷酸酯 dimethylphosphate（DMP）	敌敌畏、敌百虫、速灭磷、马拉氧磷、乐果、皮蝇磷
二乙基磷酸酯 diethylphosphate（DEP）	特普、对氧磷、内吸氧磷、二嗪氧磷，除线磷
二甲基硫代磷酸酯 dimethylthiophosphate（DMTP）	杀螟硫磷、皮蝇磷、马拉硫磷、乐果
二乙基硫代磷酸酯 diethylthiophosphate（DETP）	二嗪农、内吸磷、对硫磷、皮蝇磷
二甲基二硫代磷酸酯 dimethyldithiophosphate（DMDTP）	马拉硫磷、乐果、谷硫磷

续　表

代谢产物	主要母体化合物
二乙基二硫代磷酸酯 diethyldithiophosphate（DEDTP）	乙拌磷、甲拌磷

参与体内有机磷代谢的酶主要有 P450 系统和机体酯酶。1953 年，Aldridge 根据酯酶与有机磷的相互作用，将酯酶分为两类——能水解有机磷酸酯的酶称 A 酯酶（如对氧磷酶），被有机磷酸酯抑制的酶称 B 酯酶（如羧酸酯酶和胆碱酯酶）。但以后的研究发现，被称为 B 酯酶的一类酶不是被简单的抑制，也可以参与代谢有机磷酸酯，并可以被诱导活化。酯酶包括硫酯酶、磷酸酶和羧基酯酶等。其中研究的最多的是羧基酯酶，它包括对氧磷酶（paraoxonase）、羧酸酯酶（carboxylesterase）。目前，已经发现对氧磷酶（系统名是芳香基二烷基磷酸酯酶 aryldialkylphosphatase，E. C. 3. 1. 8. 1）在人群中有多态现象，7 号染色体 q21-22 点基因位点不同，编码此酶 55 位和 192 位氨基酸的基因分别存在 ATG/TTG 和 CAA/CGA 多态性。这种酶多态现象可以影响机体对有机磷农药毒作用的易感性和耐受性。

有机磷农药毒作用的主要机制是抑制胆碱酯酶（cholinesterase，ChE）的活性，使之失去分解乙酰胆碱（acetylcholine，ACh）的能力，导致乙酰胆碱在体内的聚集，而产生相应的功能紊乱。

乙酰胆碱是胆碱能神经的化学递质，胆碱能神经包括大部分中枢神经纤维、交感与副交感神经的节前纤维、全部副交感神经的节后纤维、运动神经、小部分交感神经节后纤维，如汗腺分泌神经及横纹肌血管舒张神经等。当胆碱能神经兴奋时，其末梢释放乙酰胆碱，作用于效应器。按其作用部位可分为两种情况：①毒蕈碱样作用（M 样作用），兴奋乙酰胆碱 M 受体，其效应与刺激副交感神经节后纤维所产生的作用类似，如心血管抑制，腺体分泌增加，平滑肌痉挛，瞳孔缩小，膀胱及子宫收缩及肛门括约肌松弛等；②烟碱样作用（N 样作用），在自主神经节、肾上腺髓质和横纹肌的运动终板上，乙酰胆碱的 N 受体受到兴奋，作用与烟碱相似，小剂量兴奋，大剂量抑制、麻痹。中枢神经内神经细胞之间的突触联系，大部分是属于胆碱能纤维。

胆碱酯酶是一类能在体内迅速水解乙酰胆碱的酶。正常生理条件下，当胆碱能神经受刺激时，其末梢部位立即释放乙酰胆碱，将神经冲动向其次一级神经元或效应器传递。同时，乙酰胆碱迅速被突触间隙处的胆碱酯酶分解失效而解除冲动，以保证神经生理功能的正常活动。

体内有两类胆碱酯酶，一类称为乙酰胆碱酯酶（AchE），主要分布于神经系统及红细胞表面（由神经细胞及幼稚红细胞合成）。具有水解乙酰胆碱的特殊功能。亦称真性胆碱酯酶。另一类为丁酰胆碱酯酶（BuChE），存在于血清、涎腺及肝脏中（在肝脏中合成），它分解丁酰胆碱的作用较强，也能分解丙酰胆碱及乙酰胆碱，但此种作用较弱。因此其生理功能还不太清楚，也称假性胆碱酯酶。对神经传导起作用的是真性胆碱酯酶。但有机磷中毒时，两类胆碱酯酶都可被抑制。

乙酰胆碱酯酶具有两个活性中心，即阴离子部位和酶解部位。阴离子部位能与乙酰胆碱中带有阳电荷的氮（N）结合。同时酶解部位与乙酰胆碱中的乙酰基中的碳原子（C）结合形成复合物，进而形成胆碱和乙酰化胆碱酯酶。最后，乙酰化胆碱酯酶在乙酰水解酶的作用下，在千分之几秒内迅速水解，使乙酰基形成醋酸，而胆碱酯酶恢复原来状态。

有机磷化合物进入体内后，可迅速与体内胆碱酯酶结合，形成磷酰化胆碱酯酶，因而使之失去分解乙酰胆碱的作用，以致胆碱能神经末梢部位释放的乙酰胆碱不能迅速被其周围的胆碱酯酶所水解，造成乙酰胆碱大量蓄积，作用于器官组织，发生与胆碱能神经过度兴奋相似的症状，产生强烈的毒蕈碱样症状、烟碱样症状和中枢神经系统症状。

有机磷化合物抑制胆碱酯酶的速度，与其化学结构有一定关系。磷酸酯类如对氧磷、敌敌畏等，在体内能直接抑制胆碱酯酶；而硫代磷酸酯类如对硫磷、乐果、马拉硫磷等，必须在体内经过活化（如氧化）作用后才能抑制胆碱酯酶（间接抑制剂），故其对胆碱酯酶的抑制作用较慢，持续时间相对较长。

随着中毒时间延长，磷酰化胆碱酯酶可失去重活化的能力，成为"老化酶"。老化是有机磷酸酯类化学物抑制乙酰胆碱酯酶后的一种变化，是指中毒酶从可以重活化状态到不能重活化状态，其实质是一种自动催化的脱烷基反应（dealkylation）。此时即使用复能剂，亦难以恢复其活性，其恢复主要靠再生。红细胞乙酰胆碱酯酶的恢复每天约1%，相当于红细胞的再生速度；血浆胆碱酯酶恢复相对较快，需1个月左右。

胆碱酯酶活性抑制是有机磷农药毒作用的主要机制，但不是唯一的机制。有机磷农药中毒的其他机制如兴奋性氨基酸、抑制性氨基酸、单胺类递质等非胆碱能机制的研究报道越来越多。有机磷农药可以直接作用于胆碱能受体，可以抑制其他的酯酶，也可以直接作用于心肌细胞造成心肌损伤。某些农药，如敌百虫、敌敌畏、马拉硫磷、甲胺磷、对溴磷、三甲苯磷、丙硫磷等，还可以引起迟发性神经病变（organophosphate induced delayed polyneuropath，OPIDN）。OPIDN 主要病变为周围神经及脊髓长束的轴索变性，轴索内聚集管囊样物继发脱髓鞘改变。长而粗的轴索最易受损害，且以远端为重，符合中枢-周围远端型轴索病。OPIDN 的发病机制尚未完全明了，目前认为与神经病靶酯酶（neuropathy target esterase，NTE）抑制以及靶神经轴索内的钙离子和（或）钙调蛋白激酶 B 受干扰，使神经轴突内钙稳态失调，骨架蛋白分解，导致轴突变性有关。还有一些农药，如乐果、氧乐果、敌敌畏、甲胺磷、倍硫磷等中毒后，在出现胆碱能危象后和 OPIDN 前，出现中间肌无力综合征（intermediate myasthenia syndrome，IMS）。中间肌无力综合征的主要表现是以肢体近端肌肉、脑神经支配的肌肉以及呼吸肌无力为特征，发病机制迄今尚未阐明，主要假设有神经-肌接头传导阻滞、横纹肌坏死、乙酰胆碱酯酶持续抑制、血清钾离子水平下降、氧自由基损伤等。

【临床表现】

1. 急性中毒 潜伏期长短与接触有机磷农药的品种、剂量、侵入途径及人体健康状况等因素有关。经皮吸收中毒者潜伏期较长，可在 12 小时内发病，但多在 2~6 小时开始出现症状。呼吸道吸收中毒时潜伏期也短，往往是在连续工作下逐渐发病。通常发病越快，病情越重。急性中毒的症状体征可分下列几方面。

（1）毒蕈碱样症状：早期就可出现，主要表现为①腺体分泌亢进，口腔、鼻、气管、支气管、消化道等处腺体及汗腺分泌亢进，出现多汗、流涎、口鼻分泌物增多及肺水肿等；②平滑肌痉挛，气管、支气管、消化道及膀胱逼尿肌痉挛，可出现呼吸困难、恶心、呕吐、腹痛、腹泻及尿便失禁等；③瞳孔缩小：因动眼神经末梢 ACh 堆积引起虹膜括约肌收缩，使瞳孔缩小，重者瞳孔常小如针尖；④心血管抑制，可见心动过缓、血压偏低及心律失常。但前两者常被烟碱样作用所掩盖。

（2）烟碱样作用：可出现血压升高及心动过速，常掩盖毒蕈碱样作用下的血压偏低及心动过缓。运动神经兴奋时，表现肌束震颤、肌肉痉挛，进而由兴奋转为抑制，出现肌无力、肌肉麻痹等。

（3）中枢神经系统症状：早期出现头晕、头痛、倦怠、乏力等，随后可出现烦躁不安、言语不清及不同程度的意识障碍。严重者可发生脑水肿，出现癫痫样抽搐、瞳孔不等大等，甚至呼吸中枢麻痹死亡。

（4）其他症状：严重者可出现许多并发症状，如中毒性肝病、急性坏死性胰腺炎、脑水肿等。一些重症患者可出现中毒性心肌损害，出现第一心音低钝，心律失常或呈奔马律，心电图可显示 ST-T 改变，QT 间期延长，束支阻滞，异位节律，甚至出现扭转性室性心动过速（室速）或室颤。少数患者在中毒后胆碱能危象症状消失后，出现中间肌无力综合征，出现时间主要在中毒后第 2~7 天。部分患者在急性中毒恢复后出现迟发性神经病变。

2. 慢性中毒　多见于农药厂工人，症状一般较轻，主要有类神经症，部分出现毒蕈碱样症状，偶有肌束颤动、瞳孔变化、神经肌电图和脑电图变化。长期接触对健康的其他影响，虽然报道不多，但近几年已经受到关注，如可能对免疫系统功能、生殖功能的不良作用。

3. 致敏作用和皮肤损害　有些有机磷农药具有致敏作用，可引起支气管哮喘、过敏性皮炎等。

【诊断】　有机磷农药中毒是接触有机磷农药引起的以胆碱酯酶活性下降，出现毒蕈碱样、烟碱样和中枢神经系统症状为主的全身性疾病。正确诊断是有机磷农药中毒抢救成功的关键。由于有机磷农药中毒后，病情变化迅速，必须随时观察病情变化，根据病情调整用药。此外，必须注意接触混配农药时其他农药中毒的识别。《职业性急性有机磷杀虫剂中毒诊断标准》（GBZ8-2002）明确规定了有关原则和分级标准。

1. 诊断依据　根据短时间接触大量有机磷杀虫剂的职业史，以自主神经、中枢神经和周围神经系统症状为主的临床表现，结合全血胆碱酯酶活性测定，参考作业环境的劳动卫生调查资料，进行综合分析，排除其他类似疾病后，方可诊断。

2. 接触反应　具有下列表现之一：①全血或红细胞胆碱酯酶活性在 70% 以下，尚无明显中毒的临床表现；②有轻度的毒蕈碱样自主神经症状和（或）中枢神经系统症状，而全血胆碱酯酶活性在 70% 以上。

3、急性中毒分级标准

（1）急性轻度中毒：短时间内接触较大量的有机磷农药后，在 24 小时内出现头晕、头痛、恶心、呕吐、多汗、胸闷、视物模糊、无力等症状，瞳孔可能缩小。全血胆碱酯酶活性一般在 50%~70%。

（2）急性中度中毒：除较重的上述症状外，还有肌束震颤、瞳孔缩小、轻度呼吸困难、流涎、腹痛、腹泻、步态蹒跚、意识清楚或模糊。全血胆碱酯酶活性一般在 30%~50%。

（3）急性重度中毒：除上述症状外，并出现下列情况之一者，可诊断为重度中毒：①肺水肿；②昏迷；③呼吸麻痹；④脑水肿。全血胆碱酯酶活性一般在 30% 以下。

（4）中间肌无力综合征：在急性中毒后 1~4 天，胆碱能危象基本消失且意识清晰，出现肌无力为主的临床表现。高频重复刺激周围神经的肌电图检查，可引出诱发电位波幅呈进行性递减。依据呼吸肌是否受累，分为轻型和重型两类。

1）轻型中间期肌无力综合征：具有下列肌无力表现之一者：①屈颈肌和四肢近端肌肉无力，腱反射可减弱；②部分脑神经支配的肌肉无力。

2）重型中间期肌无力综合征：在轻型中间期肌无力综合征基础上或直接出现下列表现之一者：①呼吸肌麻痹；②双侧第Ⅸ对及第Ⅹ对脑神经支配的肌肉麻痹造成上气道通气障碍者。高频重复刺激周围神经的肌电图检查，可引出肌诱发电位波幅呈进行性递减。全血或红细胞胆碱酯酶活性多在 30% 以下。

（5）迟发性神经病：在急性重度和中度中毒后 2~4 周，胆碱能症状消失，出现感觉、运动型多发性神经病。神经-肌电图检查显示神经源性损害。全血或红细胞胆碱酯酶活性可正常。

【处理原则】

1. 急性中毒

（1）清除毒物：立即使患者脱离中毒现场，脱去污染衣服，用肥皂水（忌用热水）彻底清洗污染的皮肤、头发、指甲；眼部如受污染，应迅速用清水或 2% 碳酸氢钠溶液冲洗。

（2）特效解毒药：迅速给予解毒药物。轻度中毒者可单独给予阿托品；中度或重度中毒者，需要阿托品及胆碱酯酶复能剂（如氯磷定、解磷定）两者并用。合并使用时，有协同作用，剂量应适当减少。敌敌畏、乐果等中毒时，使用胆碱酯酶复能剂的效果较差，治疗应以阿托品为主。注意阿托品化，但也要防止阿托品过量、甚至中毒。

（3）对症治疗：处理原则同内科。治疗过程中，特别注意要保持呼吸道通畅。出现呼吸衰竭或呼吸麻痹时，立即给予机械通气。必要时做气管插管或切开。呼吸暂停时，不要轻易放弃治疗。对非胆碱能机制的一些相应症状也可以应用相应的药物。急性中毒患者临床表现消失后仍应继续观察 2~3 天；乐果、马拉硫磷、久效磷中毒者，应延长治疗观察时间，重度中毒患者避免过早活动，防止病情突变。

（4）劳动能力鉴定

1）观察对象：应暂时调离有机磷作业 1~2 周，并复查全血胆碱酯酶活性，有症状者可适当对症处理。

2）急性中毒：治愈后 3 个月内不宜接触有机磷农药。有迟发性神经病变者，应调离有机磷作业。

2. 慢性中毒　应脱离接触，进行治疗。主要采取对症处理和支持疗法。在症状、体征基本消失，血液胆碱酯酶活性恢复正常后 1~3 个月后，可安排原来工作。如屡次发生或病情加重，应调离有机磷农药接触岗位。

【预防措施】 在健康监护时，就业前体检注意检查全血胆碱酯酶活性；定期体检应将全血胆碱酯酶活性检查列入常规，必要时进行神经-肌电图检查。因皮肤吸收迅速，有严重皮肤损伤者要避免接触。

三、拟除虫菊酯类农药

拟除虫菊酯类农药（synthetic pyrenthrods）是人工合成的结构上类似天然除虫菊素（pyrethrin）的一类农药，其分子由菊酸和醇两部分组成。按结构、活性和稳定性等特点可分为一代和二代，一代是由菊酸（chrysanthemic acid）和带有呋喃环和末端链的醇所形成的酯，二代在一代的基础上由3-苯氧苄醇衍生物取代了醇部位。二代拟除虫菊酯由于稳定性好、活性高而被广泛使用。常用的拟除虫菊酯类农药包括溴氰菊酯（敌杀死）、氰戊菊酯（速灭杀丁）、氯氰菊酯、甲醚菊酯、甲氰菊酯、氟氰菊酯、、氟胺氰菊酯、氯氟氰菊酯、氯烯炔菊酯、三氟氯氰菊酯、联苯菊酯、氯菊酯、胺菊酯、炔呋菊酯、苯氰菊酯、苯醚菊酯、丙炔菊酯、丙烯菊酯、烯炔菊酯、烯丙菊酯、戊烯氰氯菊酯等。

拟除虫菊酯类农药对棉花、蔬菜、果树、茶叶等多种作物害虫有高效、广谱的杀虫效果，其作用机制是扰乱昆虫神经的正常生理，使之由兴奋、痉挛到麻痹而死亡。拟除虫菊酯对昆虫具有强烈的触杀作用，有些品种兼具胃毒或熏蒸作用，但都没有内吸作用，而且在环境中残留低，对人畜的毒性低，因而大量应用。其缺点主要是对鱼毒性高（可被用于非法捕鱼），对某些益虫也有伤害，长期重复使用也会导致害虫产生抗药性。近年来拟除虫菊酯类农药与有机磷混配的复方剂较多。一些低毒的拟除虫菊酯类农药用于家庭卫生杀虫剂。因为普遍使用，其长期接触的健康风险受到关注，新近有报道其接触与生殖发育异常有关，可能具有内分泌干扰作用。

【理化性质】 拟除虫菊酯类农药大多数为黏稠状液体，呈黄色或黄褐色，少数为白色结晶如溴氰菊酯，一般配成乳油制剂使用。多数品种难溶于水，易溶于甲苯、二甲苯及丙酮中。大多不易挥发，在酸性条件下稳定，遇碱易分解。用于杀虫的拟除虫菊酯类农药多为含氰基的化合物（Ⅱ型），用于卫生杀虫剂则多不含氰基（Ⅰ型），常配制成气雾或电烤杀蚊剂。

【毒理】 拟除虫菊酯类农药多为中等毒性（Ⅱ型）和低毒类（Ⅰ型）。可经呼吸道、皮肤及消化道吸收。在田间施药时，皮肤吸收尤为重要。拟除虫菊酯类农药是一类亲脂性很强的化合物，绝大多数对鱼类高毒，即使水中浓度很低，也会被鱼鳞吸收。

拟除虫菊酯类农药在哺乳动物体内被肝脏的酶水解及氧化。反式异构体的代谢主要靠水解反应，顺式异构体的解毒则主要靠氧化反应。一般反式异构体的水解及排泄较快，因此比顺式异构体的毒性要小些。拟除虫菊酯类农药的生物降解主要通过酯的水解和在芳基及反式甲基上发生羟化。排出的代谢物中如为酯类，一般皆以游离的形式排出；若是酸类如环丙烷羧酸或由芳基形成的苯氧基苯甲酸，则以结合物的形式（主要与葡萄糖醛酸结合）排出，粪中还排出一些未经代谢的溴氰菊酯。一些拟除虫菊酯类化合物本身有多个异构体，其水解后的代谢物十分复杂。拟除虫菊酯类化合物的水解可被有机磷杀虫剂在体内或体外所抑制，因此先后或同用这两种杀虫剂能协同增强杀虫的效果及其急性毒性。

拟除虫菊酯类农药在人体内的半衰期约为 6 小时，在人体内的一相反应首先是酯键断裂形成相应的菊酸和醇，醇继续氧化为酸，二相反应主要与体内葡萄糖醛酸形成结合型的酯。二代拟除虫菊酯的代谢物主要为 3-苯氧基苯甲酸（3-PBA）、顺式-3-（2,2-二氯乙烯基）-2,2-二甲基环丙烷-1-羧酸、反式-3-（2,2-二氯乙烯基）-2,2-二甲基环丙烷-1-羧酸，这些代谢物主要通过粪便和尿液排出体外。这些代谢产物可以用于接触评估，总体描述二代拟除虫菊酯类化学物接触水平。

拟除虫菊酯类农药属于神经毒物，毒作用机制未完全阐明。其 I 型化合物不含有 α-氰基，如二氯苯醚菊酯、丙烯菊酯，可使中毒动物出现震颤、过度兴奋、共济失调、抽搐和瘫痪等；其 II 型化合物含有 α-氰基，如溴氰菊酯、氰戊菊酯、氯氰菊酯等，中毒动物产生流涎、舞蹈动作与手足徐动、易激惹兴奋、最终瘫痪等。两型拟除虫菊酯都选择性地作用于神经细胞膜的钠离子通道，使除极后的钠离子通道 m 闸门关闭延缓，钠通道开放延长，从而产生一系列兴奋症状。接触者面部出现烧灼或痛痒的异常感觉，可能由于局部皮肤接触后刺激感觉神经除极出现重复放电所致。除神经毒性外，动物实验发现，拟除虫菊酯类农药还具有生殖毒性，对大鼠甲状腺素分泌及免疫系统功能也具有影响。人群资料的报道主要是关于拟除虫菊酯类农药暴露对男性生殖系统的影响，如影响男性生殖激素水平，影响精子活力等，此外也有拟除虫菊酯类农药具有免疫毒性的报道。

【临床表现】

1. 急性中毒　职业性中毒多为经皮吸收和经呼吸道吸收引起，症状一般较轻，表现为皮肤黏膜刺激症状和一些全身症状。首发症状在接触 4~6 小时出现，多为面部皮肤灼痒感或头晕，如污染眼内者可立即引起眼痛、畏光、流泪、眼睑红肿及球结膜充血水肿。全身症状最迟 48 小时后出现。中毒者约半数出现面部异常感觉，自述为烧灼感、针刺感或发麻、蚁走感，常于出汗或热水洗脸后加重，停止接触数小时或 10 余小时后即可消失。少数患者出现低热，瞳孔一般正常，个别皮肤出现红色丘疹伴痒感。轻度中毒者全身症状为头痛、头晕、乏力、恶心、呕吐、食欲缺乏、精神萎靡或肌束震颤，部分患者口腔分泌物增多，多于 1 周内恢复。

如中毒程度重（如大量口服），则很快出现症状，主要为上腹部灼痛、恶心或呕吐等。此外，尚可有胸闷、肢端发麻、心悸、视物模糊、多汗等症状。部分中毒患者四肢大块肌肉出现粗大的肌束震颤。严重者出现意识模糊或昏迷，常有频繁的阵发性抽搐，抽搐时上肢屈曲痉挛、下肢强直、角弓反张、意识丧失，各种镇静解痉剂疗效常不满意。重症患者还可出现肺水肿

拟除虫菊酯类与有机磷类二元混配农药中毒时，临床表现具有有机磷农药中毒和拟除虫菊酯农药中毒的双重特点，以有机磷农药中毒特征为主。因两者有协同作用，通常症状更严重。

2. 变态反应　溴氰菊酯可以引起类花粉症症状，也可诱发过敏性哮喘。

【诊断】　《职业性急性拟除虫菊酯中毒诊断标准》（GBZ43-2002）规定了基本原则。

1. 诊断原则　根据短期内密切接触较大量拟除虫菊酯的历史，出现以神经系统兴奋性

异常为主的临床表现，结合现场调查，进行综合分析，在排除其他有类似临床表现的疾病后，可以做出诊断。尿中拟除虫菊酯原型或代谢产物可作为接触指标。

2. 诊断分级

（1）接触反应：接触后出现面部异常感觉，如烧灼感、针刺感或紧麻感，皮肤、黏膜刺激症状，无明显全身症状。

（2）轻度中毒：出现明显全身症状，包括头痛、头晕、乏力、食欲缺乏以及恶心，并有精神萎靡、呕吐、口腔分泌物增多或肌束震颤。

（3）重度中毒：除上述临床表现外，具有下列一项表现：①阵发性抽搐；②意识障碍；③肺水肿。

【处理原则】 立即脱离中毒现场，有皮肤污染者应用肥皂水或清水彻底清洗。观察对象，要严密观察。迄今对本病尚无特效解毒治疗，以对症治疗及支持疗法为主。阿托品虽可减轻口腔分泌和肺水肿，但切忌剂量过大，以免引起阿托品中毒。出现抽搐者可给予抗惊厥剂。如为拟除虫菊酯类与有机磷类混配农药的急性中毒，临床表现常以有机磷中毒为主，治疗上也应先解救有机磷农药中毒，再辅以对症治疗。

四、氨基甲酸酯类农药

氨基甲酸酯是继有机磷和有机氯后发展起来的一类合成农药。作为杀虫剂，具有速效、内吸、触杀、残留期短及对人畜毒性较有机磷低的优点，已被广泛用于杀灭农业及卫生害虫。常用的有呋喃丹、西维因、速灭威、混灭威、叶蝉散、涕灭威、灭多虫（灭多威）、残杀威、兹克威、异索威、猛杀威、虫草灵等。国内主要呋喃丹为主，因生态毒性问题，其安全性受到关注。

【理化性质】 氨基甲酸酯是氨基甲酸的 N 位上被甲基或其他基团取代酯类。其基本结构为：

$$R_1 \underset{R_2}{\diagdown} N - \overset{\overset{\displaystyle O}{\|}}{C} - X$$

R_2 多为芳香烃、脂肪族链或其他环烃。如 R_1 为甲基，则此类 N-甲基氨基甲酸酯具有杀虫剂作用；如 R_1 为芳香族基团，则多为除草剂；如 R_1 为苯并咪唑时，则为杀菌剂。碳位上氧被硫原子取代称硫代（或二硫代）氨基甲酸酯，大多数作为除草剂或杀菌剂。

大多数氨基甲酸酯农药为白色结晶，无特殊气味。熔点多在 50~150℃。蒸气压普遍较低，一般在 0.04~15MPa。大多品种易溶于多种有机溶剂，难溶于水。在酸性溶液中分解缓慢、相对稳定，遇碱易分解。温度升高时，降解速度加快。

【毒理】 氨基甲酸酯类大部分品种经口毒性属中等毒性，经皮毒性属低毒类。可通过呼吸道和胃肠道吸收，多数品种经皮吸收缓慢、吸收量低。氨基甲酸酯类农药进入机体后，很快分布到全身组织和脏器中，如肝、肾、脑、脂肪和肌肉等。氨基甲酸酯类代谢迅速，一般在体内无蓄积，主要从尿中排出，少量经肠道排出体外。呋喃丹的代谢主要在肝内进行，其水解的主要产物是酚类，氧化代谢产物主要是三羟基呋喃丹，其水解的速率比氧化快3倍，结合则主要是与葡萄糖醛酸或硫酸与水解后的酚类结合成酯。呋喃丹的水解与结合具有解毒作用，而氧化生成的3-羟基呋喃丹与呋喃丹的毒性相当。

氨基甲酸酯类农药的急性毒作用机制是抑制体内的乙酰胆碱酯酶。氨基甲酸酯进入体内后大多不需经代谢转化而直接抑制胆碱酯酶，即以整个分子与酶形成疏松的复合物。氨基甲酸酯与乙酰胆碱酯酶的结合是可逆的，疏松的复合物既可解离，释放出游离的胆碱酯酶，也可进一步形成一个稳定的氨基甲酰化胆碱酯酶和一个脱离基团（酚、苯酚等）。而氨基甲酰化胆碱酯酶可再水解（在水存在下）释放出游离的有活性的酶。

有些动物实验提示，西维因具有麻醉作用、生殖系统毒作用、致畸作用和肾脏毒性。

【诊断】　《职业性急性氨基甲酸酯杀虫剂中毒诊断标准》（GBZ52-2002）规定了基本原则。

1. 诊断原则　根据短时间内接触大量氨基甲酸酯杀虫剂的职业史，迅速出现相应的临床表现，结合全血胆碱酯酶活性的及时测定结果，参考现场劳动卫生学调查资料，进行综合分析，在排除其他病因后，方可诊断。

2. 诊断分级

（1）轻度中毒：短期密切接触氨基甲酸酯后，出现较轻的毒蕈碱样和中枢神经系统症状，如头晕、头痛、乏力、视物模糊、恶心、呕吐、流涎、多汗、瞳孔缩小等，有的伴有肌束震颤等烟碱样症状，一般在24小时内恢复正常。全血胆碱酯酶活性往往在70%以下。

（2）重度中毒：除上述症状加重外，并具有以下任何一项表现：①肺水肿；②昏迷或脑水肿。全血胆碱酯酶活性一般在30%以下。

【临床表现】　急性氨基甲酸酯类农药中毒的临床表现与有机磷农药中毒相似，一般在接触后2~4小时发病，口服中毒更快。一般病情较轻，以毒蕈碱样症状为主，血胆碱酯酶活性轻度下降。重症患者可出现肺水肿、脑水肿、昏迷及呼吸抑制等危及生命。有些品种可引起接触性皮炎，如残杀威。

【处理原则】　中毒患者立即脱离现场，脱去污染衣物，用肥皂水反复彻底清洗污染的衣服、头发、指甲或伤口。眼部受污染者，应迅速用清水、0.9%氯化钠溶液或冲洗。如系口服要及时彻底洗胃。

阿托品是治疗的首选药物。但要注意，轻度中毒不必阿托品化；重度中毒者，开始最好静脉注射阿托品，并尽快达阿托品化，但总剂量远比有机磷中毒时为小。一般认为单纯氨基甲酸酯杀虫剂中毒不宜用肟类复能剂，因其可增加氨基甲酸酯的毒性，降低阿托品疗效。但目前的临床经验提示，适当使用肟类复能剂有助于治疗。

氨基甲酸酯和有机磷混配农药中毒时，过去认为要谨慎使用肟类复能剂。但临床经验表明，适当使用是有效的。

五、百草枯

百草枯（paraqut）又名对草快、克草王、克草灵等，国内商品名为克芜踪，为联吡啶类化合物。它是一种速效触杀型灭生性除草剂，喷洒后能很快发挥作用，接触土壤后迅速失活，因此在土壤中无残留，不会损害植物根部。20 世纪 50 年代末，百草枯的除草作用被发现，1962 年首次进入市场广泛应用在多种作物上，帮助提高农业产量。目前本品已在 100 多个国家登记注册使用，系目前世界上第二大吨位除草剂品种。相比其他除草剂，百草枯具有两个显著优点，一是快速起效，使用 30 秒后即起效；二是遇土钝化。遇土钝化的特性使之成为浅根作物用药、快速复种作物用药的首选，在杀死杂草的同时不杀根，有利于水土保持，固土保墒。使用这种除草剂可减少耕种作业，有利于促进无需消耗时间和能量的 "免耕农业" 或 "直播农业" 开展。我国目前百草枯的使用量逐年增加，广泛用于园林除草，作物及蔬菜行间除草，草原更新、非耕地化学除草，还可用于棉花、向日葵、大豆、扁豆等作物催枯。因此接触机会明显增多，其危害受到关注。

由于百草枯急性中毒的后果严重，农业部、工业和信息化部、国家质量监督检验检疫总局公告在 2012 年 4 月发文（第 1745 号）宣布，自 2014 年 7 月 1 日起，撤销百草枯水剂登记和生产许可、停止生产，保留母药生产企业水剂出口境外使用登记、允许专供出口生产，2016 年 7 月 1 日停止水剂在国内销售和使用。

【理化性质】 百草枯为 $1,1'$-二甲基-$4,4'$-联吡啶阳离子二氯化物，分子式 C_{12}-H_{14}-N_2-Cl_2。化学文摘登记号（CAS）为 1910-42-5，分子量 257.2。纯品为白色粉末，不易挥发，易溶于水，稍溶于丙酮和乙醇，在酸性及中性溶液中稳定，在碱性介质中不稳定，遇紫外线分解。惰性黏土和阴离子表面活性能使其钝化。其商品为紫蓝色溶液，有的已经加入催吐剂或恶臭剂。

【毒理】 百草枯属中等毒类农药，大鼠经口 LD_{50} 为 $110 \sim 150mg/kg$。百草枯可经胃肠道、皮肤和呼吸道吸收，因其无挥发性，一般不易经吸入发生中毒。皮肤若长时间接触百草枯，或短时接触高浓度百草枯，特别是破损的皮肤或阴囊、会阴部被污染均可导致全身中毒。口服中毒是中毒的主要途径，口服吸收率为 $5\% \sim 15\%$，吸收后 2 小时达到血浆浓度峰值，并迅速分布到肺、肾、肝、肌肉、甲状腺等，其中肺含量较高，存留时间较久。百草枯在体内可部分降解，大部分在 2 天内以原形经肾随尿排出，少量亦可从粪便排出。

百草枯中毒的机制目前尚不完全清楚，与超氧阴离子的产生有关。一般认为百草枯是一电子受体，作用于细胞内的氧化还原反应，生成大量活性自由基，引起细胞膜脂质过氧化，造成组织细胞的氧化性损害，由于肺泡细胞对百草枯具有主动摄取和蓄积特性，故肺损伤为最突出表现。

大鼠急性中毒早期死亡时，发现肺水肿、淤血、出血。如存活 10 天以上，肺部主要表现纤维化。百草枯对人的毒性较强，中毒后病死率较高。口服致死量为 $2 \sim 6g$，也有 1g 致死的报道。

【临床表现】 职业接触者经皮肤或呼吸道吸收所致中毒一般症状较轻。口服中毒较重，且常表现为多脏器功能损伤或多器官功能障碍综合征，其中肺损害常见而突出。

1. 消化系统 口服中毒者有口腔烧灼感，唇、舌、咽黏膜糜烂、溃疡，吞咽困难、恶心、呕吐、腹痛、腹泻，甚至出现呕血、便血、胃穿孔。部分患者于中毒后 $2 \sim 3$ 天出现中毒性肝病，表现肝区疼痛、肝大、黄疸、肝功能异常。

2. 呼吸系统　表现咳嗽，咳痰，胸闷，胸痛，呼吸困难，发绀，双肺闻及干、湿啰音。大剂量服毒者可在 24～48 小时出现肺水肿，出血，常在 1～3 天内因急性呼吸窘迫综合征（ARDS）死亡。经抢救存活者，经 1～2 周后可发生肺间质纤维化，呈进行性呼吸困难，导致呼吸衰竭死亡。非大量吸收者开始肺部症状可不明显，但于 1～2 周内因发生肺纤维化而逐渐出现肺部症状，肺功能障碍导致顽固性低氧血症。

3. 肾脏　于中毒后 2～3 天可出现尿蛋白、管型，血尿，少尿，血肌酐及尿素氮升高，严重者发生急性肾衰竭。

4. 中枢神经系统　表现头晕、头痛、幻觉、昏迷、抽搐。

5. 皮肤与黏膜　皮肤接触后，可发生红斑、水疱、溃疡等。高浓度百草枯液接触指甲后，可致指甲脱色、断裂，甚至脱落。眼部接触本品后可引起结膜及角膜水肿、灼伤、溃疡。

6. 其他　可有发热、心肌损害、纵隔及皮下气肿、鼻出血、贫血等。

【诊断】　根据百草枯的接触史或服毒史，以肺损害为主的多脏器功能损伤的临床表现，参考尿、血或胃内容物中百草枯的测定，依据《职业性急性百草枯中毒的诊断》（GBZ 246-2013）一般可明确诊断。

【处理原则】　本病无特效解毒剂，但必须在中毒早期采取一切行之有效的手段控制病情发展，阻止肺纤维化的发生。

1. 阻止毒物继续吸收　尽快脱去污染的衣物，用肥皂水彻底清洗污染的皮肤、毛发。眼部受污染时立即用流动清水冲洗，时间不少于 15 分钟。经口中毒者应给予催吐、彻底洗胃，同时加用吸附剂（活性炭或 15% 漂白土）以减少机体对毒物的吸收，继之甘露醇或硫酸镁导泻。由于百草枯有腐蚀性，洗胃时要小心。

2. 加速毒物排泄　除常规输液、使用利尿剂外，最好在患者服毒后 24 小时内进行血液透析或血液灌流，血液灌流对毒物的清除率是血液透析的 5～7 倍。

3. 防止肺纤维化　及早给予自由基清除剂，如维生素 C、E，超氧化物歧化酶（SOD）等。实验报道谷胱甘肽、茶多酚能提高机体抗氧化能力，对百草枯中毒有改善作用。应避免高浓度氧气吸入，它的吸入可增加活性氧形成，加重肺组织损害。仅在氧分压 <40mmHg（5.3kPa）或出现急性呼吸窘迫综合征时才用 >21% 的氧气吸入，或用呼气末正压呼吸给氧。此外，中毒早期应用肾上腺糖皮质激素及免疫抑制剂（环磷酰胺、硫唑嘌呤）可能对患者有效。但一旦肺损伤出现则无明显作用。

4. 对症与支持疗法　保护肝、肾、心功能，防治肺水肿，加强对口腔溃疡、炎症的护理，积极控制感染。

百草枯中毒患者，如出现肺部损害，预后往往不良，死亡率高，故对中毒患者要密切观察肺部症状、体征，动态观察 X 线胸片及血气分析，有助于早期确定肺部病变。

【预防措施】　禁止皮肤破损者从事接触百草枯的作业。由于百草枯口服中毒的死亡比例高，不少人呼吁政府应禁止生产百草枯，以斩断"获得"中毒机会，西方一些国家已经禁止生产。我国政府也非常重视，针对百草枯中毒这一严重的社会性问题，开展百草枯中毒事故专题调查，分析各种管理措施的可行性。农业部要求在标签在原有内容基础上增加急救电话等内容，醒目标注警示语。相关企业也成立了社会责任关怀组织，推动百草枯中毒的有效防治。这一模式也是化学品中毒控制的一个新思路。

（周志俊 李 哲）

第九节 其他毒物中毒

一、三氯乙烯

【理化性质】 三氯乙烯（trichloroethylene）无色透明液体，气味类似氯仿，分子式 $CHCl=CCl_2$，分子量 131.39；相对密度（水＝1）1.46，熔点 $-73℃$，沸点 86.7℃，闪点 32.22℃，自燃点 420℃，蒸气密度 4.53，蒸气压 100mmHg（13.33kPa，32℃），在空气中的爆炸极限 8.0%～10.5%。不溶于水，可溶于有机溶剂（乙醇、乙醚、氯仿、多种固体油和挥发性油）。在湿气存在下，遇光会缓慢分解，形成腐蚀性盐酸。高温或与热表面或火焰接触时，可分解生成光气、氯化氢有毒和腐蚀性烟雾。加热至 250～600℃，能与钡、四氧化二氮、锂、镁、液态氧、臭氧、氢氧化钾、硝酸钾、钠、氢氧化钠、钛等发生剧烈反应。

【接触机会】 由于三氯乙烯具有良好的脱脂性能，多用于电子行业中清洗线路板，故有"洗板水"之称，又称"三氯水"、"TR838 清洗剂"。在工业上被广泛用作去除金属、玻璃及电子元件表面油污的清洗剂，油脂、石蜡的萃取，脂肪、橡胶、树脂和生物碱、蜡的溶剂。此外，还用作冰箱制冷剂、衣物的干洗剂、杀菌剂、印刷油墨黏合剂、配制地毯除垢剂、去污剂、化妆用的清洁液、配制打字机改正液和书写用的改正液，还用于农药制备及有机合成等。三氯乙烯的接触主要为职业性暴露，在三氯乙烯的制造、应用和储存等职业活动中均有接触机会，尤以电镀、五金、不锈钢制品和电子工业工人为甚。

【毒理】 三氯乙烯可经呼吸道、消化道及皮肤吸收，工业接触的主要侵入途径是呼吸道。三氯乙烯的吸收和排出，随其脂溶度、水溶度、空气中浓度和机体通气量等因素而定。通常 50%～60% 的三氯乙烯储留在体内，4 天后血中仅存微量，10%～20% 未经代谢的三氯乙烯经肺排出，随尿排出的两种主要代谢物三氯乙醇（trichloroethanol，TCE）及三氯乙酸（trichloroacetic acid，TCA）占三氯乙烯吸收量的 80%～90%。TCE 大部分在 24 小时内排出。TCA 排出较慢，一次接触后，大部分 2～3 天后排除；每日接触则持续上升，可达第一天的 7～12 倍，至终末达最高浓度。

三氯乙烯蒸气对呼吸道及眼睛有刺激性。液态三氯乙烯对皮肤有刺激作用，少数接触者还可出现严重的变应性皮肤疾患。三氯乙烯属蓄积性麻醉剂，对中枢神经系统有强烈抑制和麻醉作用，麻醉作用仅次于氯仿，亦可累及周围神经系统和心、肝、肾等实质脏器，能提高交感神经反应性，并使递质生成增加，从而使心脏对刺激的敏感性增高。

【临床表现】 职业性急性三氯乙烯中毒是工作中接触高浓度三氯乙烯蒸气或液体所引起的以神经系统改变为主的全身性疾病，除神经系统受损外，心、肝、肾等脏器亦可累及。

1. 急性三氯乙烯中毒 多由事故引起，发病迅速。中枢神经系统一般先兴奋、后抑制，但主要还是抑制作用。在极高浓度下（$53.8g/m^3$），患者常迅速昏迷而不出现前驱症状，可发生昏睡、恶心、呕吐、麻醉，如持续停留可致死亡。急性三氯乙烯中毒以头晕、头痛等中枢神经系统症状为起点，分为轻、重两级：

（1）轻度中毒：患者出现头晕、头痛等症状，并具有下列情况之一者，可诊断为轻度中毒：①有欣快感、易激动、步态不稳；嗜睡、蒙眬状态或短暂的浅昏迷；②呕吐。

（2）重度中毒：上述临床表现加重，出现下列情况之一者，可诊断为重度中毒：①昏迷，如谵妄、抽搐、神志不清、呼吸麻痹或循环衰竭；②以三叉神经为主的脑神经损害，如嗅觉、味觉障碍，面部、舌前部感觉丧失；③明显的心、肝、肾单一的或多脏器的损害，如中毒性肝炎及三叉神经麻痹。

2. 慢性中毒 患者疲乏无力、工作能力减退，头痛、发作性头晕、睡眠障碍、胃肠功能紊乱、心悸、胸部压迫感、心律不齐、周围神经炎、自主神经功能障碍和肝脏损害等。三叉神经麻痹的特点和急性中毒后所见相同。

3. 皮肤损害 皮肤接触能引起皮炎、湿疹及造成皮肤干裂和继发性感染。三氯乙烯职业损害最常见的类型是严重变态反应。该病起病较为凶险，如不及时救治，可能会产生严重后果，乃至无法救治。该病多发生于新进厂的工人，临床表现以全身剥脱性皮炎和中毒性肝炎最为常见，患者一般在接触3~4周发病。发病初期患者多有高热，继之全身出现大片红斑样皮疹，有痒感，肝脏受损害者还可出现黄疸（眼黄、皮肤黄），该病起病类似"感冒"、"麻疹"、"过敏性皮炎"或"传染性肝炎病"，易被误诊、延误治疗而导致严重后果，需引起高度警惕。该病个体差异很大，同工种工人仅少数过敏体质者发病。

4. 生殖、发育毒性 接触三氯乙烯的女工，先兆流产、自然流产及早产的发生率均较高。而且，妊娠期高血压疾病、分娩活动无力及产后子宫复旧不全的发生率也高于正常人群。

【诊断】 按《职业性急性三氯乙烯中毒诊断标准》（GBZ38-2006）职业性急性三氯乙烯中毒诊断标准执行。

1. 诊断原则 根据短期大量接触三氯乙烯的职业史，以神经系统损害为主并伴有肝、肾及心脏损害的临床表现，结合职业卫生学调查，参考尿三氯乙酸含量测定，综合分析，并排除其他病因所致类似疾病，方可诊断。

2. 诊断分级标准

（1）接触反应：短期内接触较高浓度三氯乙烯后出现头晕、头痛、乏力、颜面潮红、眼及上呼吸道刺激症状等表现，一般在脱离接触后24小时内可恢复正常。

（2）轻度中毒：除上述症状加重外，可有心悸、胸闷、恶心、呕吐、食欲减退等，并有下列情况之一者：① 轻度意识障碍；② 三叉神经损害；③ 急性轻度中毒性肝病或中毒性肾病。

（3）中度中毒：短期接触较大量三氯乙烯后，具备下列表现之一者：①中度意识障碍；②有两对以上脑神经损害；③急性中度中毒性肝病或中毒性肾病。

（4）重度中毒：短期接触较大量三氯乙烯后，具备下列表现之一者：① 重度意识障碍（谵妄状态或昏迷）；②急性重度中毒性肝病或中毒性肾病；③ 心源性猝死。

三氯乙烯中毒应与其他原因引起的意识障碍、三叉神经分布区感觉障碍、周围神经病及心、肝、肾疾病相鉴别。

【处理原则】 迅速脱离现场，清洗污染皮肤，更换污染衣物，卧床安静休息；密切观察病情，接触反应者应至少观察 24 小时，并根据情况对症处理。无特效解毒剂，治疗以对症及支持疗法为主。

急救措施和对症治疗原则与内科相同。有昏迷、心脏及呼吸骤停者应迅速进行脑、心、肺复苏；有中枢及周围神经损害者，治疗与神经科同。可适当使用糖皮质激素。注意保护肝、肾功能。忌用肾上腺素。

轻度中毒患者治愈后可恢复原工作，中度和重度中毒患者应调离三氯乙烯作业。如需劳动能力鉴定，按 GB/T16180-2006 处理。

【预防措施】 用无毒或低毒的化学品代替三氯乙烯，是从根本上解决三氯乙烯职业危害问题的根本方法，但在现有条件下，应该从加强卫生防护角度出发，对使用三氯乙烯的作业场所采取密闭、排毒措施；加强个人防护，对经常接触三氯乙烯的工人进行职业健康教育，提醒工人做好三氯乙烯防范工作，工人必须佩戴防毒口罩作业；建立各种安全操作制度，杜绝事故的发生。

1. 企业要改善设备和生产工艺，减少工人直接接触三氯乙烯的机会 如采用全自动清洗设备，使用三氯乙烯或以其作原料的产品的生产设备应密闭化，并要定期检修，防止意外大量泄漏。作业场所应具有良好的通风排气设施。还可以使用替代品取代三氯乙烯，尽可能以毒性更低的清洗剂如二氯甲烷、水性除油剂等代替三氯乙烯作金属脱脂剂或清洗剂。在工人作业过程中应尽量杜绝开放工本或裸手浸泡与操作。当嗅及其特有的氯仿样气味，对眼睛有明显刺激感时，表明其空气浓度已超过 $1g/m^3$，工人应立即戴口罩、面罩，并加强通风，及时排除泄漏源，清除泄漏液。清洗场所每季度至少监测一次，严格控制工作场所空气中三氯乙烯的浓度在国家劳动卫生标准（时间加权平均容许浓度 $30mg/m^3$，短时间接触容许浓度 $60mg/m^3$）以下。

2. 工人应做好个人防护 作业工人应配防毒口罩、防护手套、眼镜等个人防护用品。工作时禁止进食、饮水及吸烟。另外，作业人员应禁酒，因为乙醇可加强本品及其代谢物对肝、肾和中枢神经系统的毒性作用。使用三氯乙烯的工序必须与其他工序完全隔开，并设立警示标识，提示危害特点，非清洗人员（特别是过敏体质者）严禁进入清洗房。清洗后的产品应放在无人员来往并设有抽风装置的房内晾干。清洗工种应禁止实行轮换制，避免敏感者轮换到接触三氯乙烯岗位。该病多发于新进厂的工人，因此应避免安排新工人从事三氯乙烯清洗工种。对于新上岗工人，应先体检和培训，有神经病、心脏病、肾脏病、眼底疾病、皮肤病、肝病和皮肤过敏史者严禁从事本作业。上岗后严密观察 4~5 周，如有过敏表现者，立即调离岗位、送医院治疗并向职业病防治部门报告；如接触期超过 45 天而无不良反应者，说明体质已适应三氯乙烯作业，可继续从事本作业。劳动者在岗期间每年体检一次。凡查出为过敏体质，或患有中枢神经系统器质性疾病，慢性肝炎，慢性肾炎，过敏性皮肤病的人员，均应禁止或脱离三氯乙烯危害作业。

二、甲醛

【理化性质】 甲醛（formaldehyde），化学式 HCHO，分子量为 30，纯甲醛为无色透明气体，挥发性极强，有刺激性气味。溶点-92℃，沸点-21℃，气体密度为 $1.067kg/m^3$，易溶于水、醇和醚。蒸发时有一部分甲醛逸出，但多数变成三聚甲醛。甲醛为强还原剂，在微量碱性时还原性更强。在空气中能缓慢氧化成甲酸。能与水、乙醇、丙酮等有机溶剂按任意混溶。低毒，大鼠经口 LD_{50} 为 $800mg/kg$。其蒸气能强烈刺激黏膜，具有致癌性，属于高毒毒物。35%~40%的甲醛水溶液又称福尔马林，具有杀菌和防腐能力。

【接触机会】 甲醛广泛应用于工业，是制造树脂、油漆、塑料、合成纤维和各种粘合剂等的原料，在医院和研究机构中常作消毒剂和防腐剂使用，存在大量的职业接触人群，是室内空气污染的代表性污染物之一，也是我国公共场所卫生要求中必测的指标。

【毒理】 由于水溶性高，甲醛极易被鼻、气管、支气管黏膜中富含水分的黏液吸收，并与其中的蛋白质、多糖物质结合，破坏黏液-纤毛的运输机制，表现出明显的局部刺激症状。

进入机体的甲醛在甲醛脱氢酶和其他酶的作用下，通过利用辅酶Ⅰ（NAD）和还原型谷胱甘肽形成中间产物 S-甲酰谷胱甘肽，后者释放谷胱甘肽形成甲酸，甲酸或以甲酸盐的形式排出体外，或通过氧化反应生成 H_2O_2 和 CO_2，CO_2 经肺排出体外，H_2O_2 在体内过氧化物酶或过氧化氢酶的作用下被代谢清除。当进入体内的甲醛过多时，甲醛代谢生成的 H_2O_2，将超过组织细胞的清除能力，同时由于甲醛的致电子转移作用产生活性氧，组织细胞的活性氧增多将致使组织细胞发生脂质过氧化反应而出现损伤效应。在机体的氧化-抗氧化应激反应体系中，谷胱甘肽在维持线粒体结构、膜的完整性及细胞的分化与发育过程中起着重要的作用。甲醛能降低神经组织内谷胱甘肽过氧化物酶、过氧化物歧化酶的含量，降低细胞内谷胱甘肽的含量，降低细胞氧化应激能力。

甲醛不但能与 DNA、蛋白质形成加合物，而且使蛋白质与 DNA 各自或相互间发生交联。甲醛选择性地使 DNA 与组蛋白发生交联，而且生成的 DPC（DNA-蛋白质交联物）很稳定，难以修复并且易发生易错修复，在细胞周期中维持时间较长，阻碍 DNA 的正常复制，可能导致染色体异常和基因突变如抑癌基因 p53 的突变。体外实验表明，甲醛可诱导人支气管上皮细胞和成纤维细胞形成 DPC。

【临床表现】

1. 呼吸毒性 人的甲醛嗅觉阈为 $0.06~0.09mg/m^3$，甲醛浓度 $1.5mg/m^3$ 时，可发生对人眼、鼻、喉的刺激症状，如眼红、眼干、流泪、咽喉干燥发痒、喷嚏、咳嗽、气喘、胸闷、声音嘶哑等。

研究表明，甲醛接触工人呼吸道对病原体感染的抵抗力较对照组明显降低，易反复发作上呼吸道感染性炎症，且每次持续时间较长。

2. 心血管毒性 甲醛吸入能影响心脏的电生理功能，引起心动过缓、P 波异常或缺失及 RT 间期改变，并可降低肺毛细血管应激反应的能力。

3. 致癌性 甲醛与人类肿瘤之间的因果关系已经引起了人们的广泛关注，目前的流行病学调查多是在甲醛接触工人、病理工作者和尸体防腐处理者中进行的。动物研究发现，甲醛不仅是鼻腔、鼻咽、肺组织癌变的诱导剂，也有致胰腺、造血系统等组织癌变的作用。

4. 免疫毒性 室内甲醛污染能明显升高人体特异性的抗细菌 IgG 效价，但也可表现为对免疫系统的抑制作用，如甲醛污染环境中工人的中性粒细胞呼吸爆发活性降低，中性粒细胞功能改变可作为甲醛染毒的早期标志。

5. 遗传毒性 甲醛能引起基因突变、染色体损伤。

6. 其他 长期接触可引起神经衰弱样症状；肝功能异常，可出现中毒性肝炎，过敏性哮喘，大量接触可引起过敏性紫癜。

【诊断】 按《职业性急性甲醛中毒诊断标准》（GBZ33-2002）执行。

1. 诊断原则 根据短期内接触较高浓度甲醛气体的职业史，眼和呼吸系统急性损害的临床表现及胸部 X 线所见，参考现场劳动卫生学调查结果，综合分析，并排除其他病因所致的类似疾病可诊断。

2. 接触反应和诊断分级标准

（1）刺激反应：表现为一过性的眼及上呼吸道刺激症状，肺部无阳性体征，胸部 X 线检查无异常发现。

（2）轻度中毒：有下列情况之一者：①具有明显的眼及上呼吸道黏膜刺激症状，体征有眼结膜充血、水肿，两肺呼吸音粗糙，可有散在的干、湿啰音，胸部 X 线检查有肺纹理增多、增粗。以上表现符合急性气管-支气管炎；②1~2 度喉水肿。

（3）中度中毒：具有下列情况之一者：①持续咳嗽、咳痰、胸闷、呼吸困难，两肺有干、湿啰音，胸部 X 线检查有散在的点状或小斑片状阴影。以上表现符合急性支气管肺炎。②3 度喉水肿，血气分析是轻至中度低氧血症。

（4）重度中毒：具有下列情况之一者：①肺水肿；②4 度喉水肿，血气分析呈重度低氧血症。

【处理原则】

1. 现场处理 立即脱离现场，及时脱去被污染的衣物，对受污染的皮肤使用大量的清水彻底冲洗，再使用肥皂水或 2%碳酸氢钠溶液清洗。溅入眼内须立即使用大量的清水冲洗。短期内吸入大量的甲醛气体后，出现上呼吸道刺激反应者至少观察 48 小时，避免活动后加重病情。

2. 对接触高浓度的甲醛者可给予 0.1%淡氨水吸入；早期、足量、短程使用糖皮质激素，可以有效地防止喉水肿、肺水肿。

3. 保持呼吸道通畅 给予支气管解痉剂，去泡沫剂，必要时行气管切开术。

4. 合理氧疗。

5. 对症处理，预防感染，防治并发症。

6. 轻度和中度中毒治疗后，经短期休息，一般可从事原作业；但对甲醛过敏者应调离原作业；重度中毒视疾病恢复情况，酌情安排不接触毒物工作。如需劳动能力鉴定按《劳动能力鉴定 职工工伤与职业病致残等级》（GB/T16180-2006）的规定处理。

【预防措施】 改进工程技术，使生产密闭化，防止甲醛外逸污染空气；认真落实相关法规政策，定期进行监测；车间配置抽风净化设施，加强通风；加强个人防护。车间空气中甲醛最高容许浓度为 3mg/m³。

案例分析

河南省许昌市 3 名青年在天津某机电公司打工，因长期在有毒的场所中工作出现中毒症状，其中 1 人死亡。

临床资料：3 例患者（男 2 例、女 1 例，年龄 18~23 岁）均为 2003 年 2 月进厂，于 2003 年 3 月下旬相继出现头晕、发热（38.0~38.8℃）、出汗、乏力，全身红色斑丘疹，初期按"感冒"治疗。2 天后双上肢皮肤出现暗红色斑丘疹，渐发展至双下肢、全身皮疹伴皮肤溃烂，大量脱屑，故入院治疗。3 例患者脉搏、血压正常，痛苦面容，全身多处丘疹溃烂。颈部、腋窝、腹股沟处浅表淋巴结肿大、压痛。尿、粪中出现红细胞、白细胞。丙氨酸转氨酶、天冬氨酸转氨酶升高（180~200U/L）。B 超检查示 3 例均见肝脏弥漫性损伤，2 例伴有脾肿大，1 例双肾轻度损伤。经 1 周对症治疗，症状有所缓解，各项指标好转。3 例患者入院 10 天再次出现发热、全身皮疹，其中 1 例伴有腹痛、腹泻、便血，症状进行性加重，大便 8~20 次/天，稀水样便。15 天左右出现鲜血便，经治疗无效死亡。其余 2 例继续抗过敏治疗，逐渐好转。根据《职业性三氯乙烯中毒诊断标准》（GB238-2002）及《职业性皮肤病诊断标准细则》（GB218-2002）诊断为三氯乙烯致药疹样皮炎。

劳动卫生学调查：该机电公司（韩国独资）1998 年建厂，主要生产空调器铜质管件。生产工艺为铜管切断→折弯→扩、缩管→清洗→焊接→包装。三氯乙烯作为清洗剂。3 例患者从事弯管、清洗、包装等工作。该厂清洗间约 60m²，位于焊接车间（800m²）和弯管车间（800m²）之间，并与两车间无门阻隔。清洗车间内有 4 个 1m×0.9m×0.7m 的清洗槽，每槽盛有三氯乙烯约 100L，在清洗槽中间有一个 105m×0.8m×0.3m 的控液槽，所有槽口均敞开，为盖槽盖。包装工序及手工弯管分别在焊接车间和弯管车间靠近清洗间处（3~5m）。每日消耗三氯乙烯约 0.1kg。事故发生后厂方用塑料软门帘将清洗间与车间隔开，并在清洗间安装 3 台风量为 5 150m³ 的排风扇。事故发生后该厂仍继续生产。2 个月后对该厂作业场所三氯乙烯浓度按照 GB/T17090-1995 的检验方法对其清洗车间、手工弯管及包装工位等作业场所进行现场采样检测，并对现场接触三氯乙烯的清洗、弯管、包装工序的 35 名职工进行职业健康检查，结果为：清洗间清洗槽工位 2 个检测点浓度分别为 524、756mg/m³，清洗间门外 3m 处检测点浓度为 164 mg/m³，焊接车间包装工位浓度为 145 mg/m³，弯管车间 F 线工位（靠近清洗间）浓度为 164 mg/m³，所测 5 个点作业场所三氯乙烯浓度均超过国家规定标准（GBZ2-2002）（工作场所三氯乙烯职业接触限值短时间接触限值为 60 mg/m³），最大超过 12 倍。对现场 35 名职工进行职业健康检查，其中 24 名职工尿中三氯乙酸高于正常参考值（20mg/L），其中 1 人高达 300mg/L。体检中还发现 4 名职工有三氯乙烯作业禁忌证。

分析：三氯乙烯为常用的工业清洗剂，常温下为液体，易挥发，可经呼吸道、皮肤、消化道吸收。此例患者因消化道大量出血，出现出血性休克导致死亡。该厂从建厂投产未经卫生部门审批和验收，因此厂房的布局、职业病危害因素防护措施不合理，未按规定提供个人防护用品和有毒有害告知及警示标识，是造成事故的直接原因。

请按照以下问题对本案例进行分析讨论：

①针对中毒人员，治疗原则是什么，有哪些主要的治疗方法？

②从该案例我们可以得到哪些思考和启示？请提出改进建议和措施。

思考题

1. 试述三氯乙烯、甲醛的毒作用及主要毒作用表现、治疗及预防措施。

2. 工作场所中还存在哪些毒物中毒，试述其接触途径及主要毒作用表现。

（张勤丽）

第五章　生产性粉尘与职业性肺部疾患

第一节　粉尘概述

生产性粉尘指在生产活动中产生的能够较长时间漂浮于生产环境中的固体颗粒物，是污染作业环境、损害劳动者健康的重要职业性有害因素，可引起包括尘肺在内的多种职业性肺部疾患。

一、生产性粉尘的来源与分类

（一）生产性粉尘的来源　产生和存在生产性粉尘的行业和岗位众多，如矿山开采的凿岩、爆破、破碎、运输等；冶金和机械制造工业中的原材料准备、粉碎、筛分、配料等；皮毛、纺织工业的原料处理等。如果防尘措施不够完善，均可产生大量粉尘。

（二）生产性粉尘的分类　按粉尘的性质可概括为两大类。

1. 无机粉尘（inorganic dust）　无机粉尘包括矿物性粉尘如石英、石棉、滑石、煤等，金属性粉尘如铅、锰、铁、铍等及其化合物，人工无机粉尘如金刚砂、水泥、玻璃纤维等。

2. 有机粉尘（organic dust）　有机粉尘包括动物性粉尘如皮毛、丝、骨、角质粉尘等；植物性粉尘如棉、麻、谷物、甘蔗、烟草、木尘等；人工有机粉尘如合成树脂、橡胶、人造有机纤维粉尘等。

3. 混合性粉尘（mixed dust）　在生产环境中，多数情况下为两种以上粉尘混合存在，如煤工接触的煤矽尘、金属制品加工研磨时的金属和磨料粉尘、皮毛加工的皮毛和土壤粉尘等混合性粉尘。

二、生产性粉尘的理化特性及其卫生学意义

根据生产性粉尘来源、分类及其理化特性可初步判断其对人体的危害性质和程度。从卫生学角度出发，主要应考虑的粉尘理化特性如下。

1. 粉尘的化学成分、浓度和接触时间　工作场所空气中粉尘的化学成分和浓度直接决定其对人体危害性质和严重程度。不同化学成分的粉尘可导致纤维化、刺激、中毒和致敏作用等。如含游离二氧化硅粉尘致纤维化，某些金属（如铅及其化合物）粉尘通过肺组织吸收，引起中毒，另一些金属（如铍、铝等）粉尘可导致过敏性哮喘或肺炎。同一种粉尘，作业环境空气中浓度越高，暴露时间越长，对人体危害越严重。

2. 粉尘的分散度　分散度指粉尘颗粒大小的组成，以粉尘粒径大小的数量或质量组成百分比来表示，前者称为粒子分散度，后者称为质量分散度，粒径或质量小的颗粒越多，分散度越高。粉尘粒子分散度越高，在空气中飘浮的时间越长，沉降速度越慢，被人体吸

入的机会就越多；而且，分散度越高，比表面积越大，越易参与理化反应，对人体危害越大。

不同种类的粉尘由于粉尘的密度和形状不同，同一粒径的粉尘在空气中的沉降速率不同，为了互相比较，引入空气动力学直径。尘粒的空气动力学直径（aerodynamic equivalent diameter, AED）是指某一种类的粉尘粒子，不论其形状，大小和密度如何，如果它在空气中的沉降速率与一种密度为 1 的球形粒子的沉降速率一样时，则这种球形粒子的直径即为该种粉尘粒子的空气动力学直径。粉尘粒子投影直径（dp）换算成 AED 的公式为：

$$AED(\mu m) = dp\sqrt{Q}$$

式中，dp 为光镜下投影直径，μm；Q 为粉尘比重。

同一空气动力学直径的尘粒，在空气中具有相同的沉降速率和悬浮时间，并趋向于沉降在人体呼吸道内的相同区域。一般认为，AED$<15\mu m$ 的粒子可进入呼吸道，$10\sim15\mu m$ 的粒子主要沉积在上呼吸道，因此把直径小于 $15\mu m$ 的尘粒称为可吸入性粉尘（inhalable dust）；$5\mu m$ 以下的粒子可到达呼吸道深部和肺泡区，称为呼吸性粉尘（respirable dust）。

3. 粉尘的硬度　粒径较大、外形不规则坚硬的尘粒可能引起呼吸道黏膜机械损伤；而进入肺泡的尘粒，由于质量小，肺泡环境湿润，并受肺泡表面活性物质影响，对肺泡的机械损伤作用可能并不明显。

4. 粉尘的溶解度　某些有毒粉尘，如含有铅、砷等的粉尘可在上呼吸道溶解吸收，其溶解度越高，对人体毒作用越强；相对无毒的粉尘如面粉，其溶解度越高作用越低；石英粉尘等很难溶解，在体内持续产生危害作用。

5. 粉尘的荷电性　物质在粉碎过程和流动中相互摩擦或吸附空气中离子而带电。尘粒的荷电量除取决于其粒径大小、比重外，还与作业环境温度和湿度有关。飘浮在空气中 $90\%\sim95\%$ 的粒子荷正电或负电。同性电荷相斥增强了空气中粒子的稳定程度，异性电荷相吸使尘粒撞击、聚集并沉降。一般来说，荷电尘粒在呼吸道内易被阻留。

6. 粉尘的爆炸性　可氧化的粉尘如煤、面粉、糖、亚麻、硫磺、铝等，在适宜的浓度下（如煤尘 $35g/m^3$，面粉、铝、硫磺 $7g/m^3$，糖 $10.3g/m^3$）一旦遇到明火、电火花和放电时，可发生爆炸。

三、生产性粉尘在体内的转归

（一）粉尘在呼吸道的沉积　粉尘粒子随气流进入呼吸道后，主要通过撞击、截留、重力沉积、静电沉积、布朗运动而发生沉降。粒径较大的尘粒在大气道分岔处可发生撞击沉降；纤维状粉尘主要通过截留作用沉积。直径$>1\mu m$ 的粒子大部分通过撞击和重力沉降而沉积，沉降率与粒子的密度和直径的平方成正比；直径$<0.5\mu m$ 的粒子主要通过空气分子的布朗运动沉积于小气道和肺泡壁。

（二）人体对粉尘的防御和清除　人体对吸入的粉尘具备有效的防御和清除作用，一般认为有三道防线。

1. 鼻腔、喉、气管支气管树的阻留作用　大量粉尘粒子随气流吸入时通过撞击、截留、重力沉积、静电沉积作用阻留于呼吸道表面。气道平滑肌的异物反应性收缩可使呼吸道截面积缩小，减少含尘气流的进入，增大粉尘截留，并可启动咳嗽和喷嚏反射，排出粉尘。

2. 呼吸道上皮黏液纤毛系统的排出作用　呼吸道上皮细胞表面的纤毛和覆盖其上的黏液组成"黏液纤毛系统"。在正常情况下，阻留在气道内的粉尘黏附在气道表面的黏液层上，纤毛向咽喉方向有规律地摆动，将黏液层中的粉尘移出。但如果长期大量吸入粉尘，黏液纤毛系统的功能和结构会遭到严重损害，其粉尘清除能力极大降低，从而导致粉尘在呼吸道滞留。

3. 肺泡巨噬细胞的吞噬作用　进入肺泡的粉尘黏附在肺泡腔表面，被肺泡巨噬细胞吞噬，形成尘细胞。大部分尘细胞通过自身阿米巴样运动及肺泡的舒张转移至纤毛上皮表面，再通过纤毛运动而清除。小部分尘细胞因粉尘作用受损、坏死、崩解，尘粒游离后再被巨噬细胞吞噬，循环往复。此外，尘细胞和尘粒可以进入淋巴系统，沉积于肺门和支气管淋巴结，有时也可经血循环到达其他脏器。

呼吸系统通过上述作用可使进入呼吸道粉尘的绝大部分在 24 小时内被排出。人体通过各种清除功能，可排出进入呼吸道的 97%～99% 的粉尘，1%～3% 的尘粒沉积在体内。如果长期吸入粉尘可削弱上述各项清除功能，导致粉尘过量沉积，酿成肺组织病变，引起疾病。

四、生产性粉尘对健康影响

所有粉尘颗粒对身体都是有害的，不同特性的生产性粉尘，可能引起机体不同部位和程度的损害。生产性粉尘根据其理化特性和作用特点不同，可引起不同疾病。

（一）肺尘埃沉着病　旧称尘肺，我国在 10 世纪北宋年代就有粉尘致病的记载。孔平仲提出，采石人"石末伤肺"。欧洲直至 16 世纪时对肺尘埃沉着病的本质还不了解，概念、认识不统一。还有人提出"惰性粉尘"和"良性尘肺"之说。目前，大多数学者认为粉尘是有害的，长期吸入不同种类的粉尘可导致不同类型的肺尘埃沉着病或肺部疾患。

根据多年临床观察，X 线胸片检查，尸检和实验研究材料，我国按病因将肺尘埃沉着病分为①硅沉着病（矽肺 silicosis）：因长期吸入含游离二氧化硅粉尘所致；②硅酸盐沉着病（silicatosis）：由长期吸入含结合型二氧化硅（如石棉、滑石、水泥、云母等）粉尘引起；③炭肺尘埃沉着病（carbon pneumoconiosis）：长期吸入煤、石墨、炭黑、活性炭等粉尘所致；④混合性肺尘埃沉着病（mixed dust pneumoconiosis）：长期吸入含游离二氧化硅粉尘和其他粉尘（如煤矽尘、铁矽尘等）所致；⑤金属肺尘埃沉着病（metallic pneumoconiosis）：长期吸入某些致纤维化的金属粉尘（如铁、铝尘等）所致。

我国 2013 年公布的《职业病分类和目录》中共列入 12 种有具体病名的肺尘埃沉着病，即硅沉着病（矽肺）、煤工肺尘埃沉着病、石墨肺尘埃沉着病、碳黑肺尘埃沉着病、石棉沉着病（石棉肺）、滑石肺尘埃沉着病、水泥肺尘埃沉着病、云母肺尘埃沉着病、陶工肺尘埃沉着病、铝肺尘埃沉着病、电焊工肺尘埃沉着病、铸工肺尘埃沉着病。根据《尘肺病诊断标准》和《尘肺病理诊断标准》可以诊断的其他肺尘埃沉着病。

（二）其他呼吸系统疾病

1. 粉尘肺沉着病 某些生产性粉尘如金属及其化合物粉尘（锡、铁、锑、钡及其化合物等）沉积于肺部后，可引起一般异物反应，并继发轻度的肺间质非胶原型纤维增生，但肺泡结构保留，脱离接尘作业后，病变并不进展甚至会逐渐减轻，X 线阴影消失，称为金属及其化合物粉尘肺沉着病。

2. 有机粉尘所致呼吸系统疾患 吸入棉、亚麻、大麻等粉尘可引起棉尘症（byssinosis）；吸入被真菌、细菌或血清蛋白等污染的有机粉尘可引起过敏性肺炎或职业性变态反应性肺泡炎（occupational allergic alveolitis）；吸入被细菌内毒素污染的有机粉尘也可引起有机粉尘毒性综合征（organic dust toxic syndrome）；吸入聚氯乙烯、人造纤维粉尘可引起非特异性慢性阻塞性肺病（chronic obstructive pulmonary disease，COPD）等。

3. 粉尘性支气管炎、肺炎、哮喘性鼻炎、支气管哮喘等。

（三）局部作用 粉尘对呼吸道黏膜可产生局部刺激作用，引起鼻炎、咽炎、气管炎等。刺激性强的粉尘（如铬酸盐尘等）还可引起鼻黏膜充血、水肿、糜烂、溃疡等；金属磨料粉尘可引起角膜损伤；粉尘堵塞皮肤的毛囊、汗腺开口，可引起粉刺、毛囊炎、脓皮病等；沥青粉尘可引起光感性皮炎。

（四）中毒作用 吸入铅、砷、锰等粉尘可在呼吸道黏膜很快溶解吸收，导致中毒。

（五）肿瘤 吸入石棉、放射性矿物质、镍、铬酸盐粉尘等可致肺部肿瘤或其他部位肿瘤。

五、生产性粉尘的控制与防护

无论发达国家还是发展中国家，生产性粉尘的危害是十分普遍的，尤以发展中国家为甚。我国政府对粉尘控制工作一直给予高度重视，在防止粉尘危害和预防尘肺发生方面做了大量的工作。我们的综合防尘和降尘措施可以概括为"革、水、密、风、护、管、教、查"八字方针，对控制粉尘危害具有指导意义。①革，即工艺改革和技术革新，这是消除粉尘危害的根本途径；②水，即湿式作业，可降低环境粉尘浓度；③风，加强通风及抽风措施；④密，将发尘源密闭；⑤护，即个人防护；⑥管，经常性维修和管理工作；⑦查，定期检查环境空气中粉尘浓度和接触者的定期体格检查；⑧教，加强宣传教育。

（一）法律措施是保障 新中国成立以来，我国政府陆续颁布了一系列的政策、法令和条例来防止粉尘危害。如 1956 年国务院颁布了《关于防止厂、矿企业中的矽尘危害的决定》，1987 年 2 月颁布了《中华人民共和国尘肺防治条例》和修订的《粉尘作业工人医疗预防措施实施办法》，使尘肺防治工作纳入了法制管理的轨道；2002 年 5 月 1 日开始实施的《中华人民共和国职业病防治法》充分体现了对职业病预防为主的方针，为控制粉尘危害和防治尘肺病的发生提供了明确的法律依据。2011 年 12 月 31 日全国人民代表大会常务委员会又通过了"关于修改《中华人民共和国职业病防治法》的决定"，公布并施行。

我国还从卫生标准上逐步制订和完善了生产场所粉尘的最高容许浓度的规定，确立了防尘工作的基本目标。2007 年新修订的《工作场所有害因素职业接触限值 第 1 部分 化学有害因素》（GBZ2. 1-2007）列出 47 种粉尘的 8 小时时间加权容许浓度。

（二）采取技术措施控制粉尘　各行各业需根据粉尘的产生特点，通过技术措施控制粉尘浓度，防尘和降尘措施概括起来主要体现在：

1. 改革工艺过程，革新生产设备　是消除粉尘危害的主要途径，如使用遥控操纵、计算机控制、隔室监控等措施避免工人接触粉尘。在可能的情况下，使用含石英低的原材料代替石英原料，寻找石棉的替代品等。

2. 湿式作业，通风除尘和抽风除尘　除尘和降尘的方法很多，可使用除尘器，也可采用喷雾洒水、通风和负压吸尘等经济而简单实用方法，降低作业场地的粉尘浓度。后者在露天开采和地下矿山应用较为普遍。对不能采取湿式作业的场所，可以适应密闭抽风除尘的方法。采用密闭尘源和局部抽风相结合，抽出的空气经过除尘处理后排入大气。

（三）个体防护措施　个人防护是对技术防尘措施的必要补救，在作业现场防、降尘措施难以使粉尘浓度降至国家卫生标准所要求的水平时，如井下开采的盲端，必须使用个人防护用品。工人防尘防护用品包括防尘口罩、防尘眼镜、防尘安全帽、防尘衣、防尘鞋等。

粉尘接触作业人员还应注意个人卫生，作业点不吸烟，杜绝将粉尘污染的工作服带回家，经常进行体育锻炼，加强营养，增强个人体质。

（四）卫生保健措施，开展健康监护　落实卫生保健措施包括粉尘作业人员就业前和定期医学检查。定期的医学检查能及时了解作业人员身体状况，保护其健康。根据《粉尘作业工人医疗预防措施实施办法》的规定，从事粉尘作业工人必须进行就业前和定期健康检查，脱离粉尘作业时还应做脱尘作业检查。

（陈　杰）

第二节　硅沉着病（矽肺）

硅沉着病，又称矽肺（silicosis），是在生产过程中长期吸入游离二氧化硅粉尘而引起的以肺部弥漫性纤维化为主的全身性疾病。我国矽肺病例占肺尘埃沉着病总病例的比例接近 50%，位居第一，矽肺是肺尘埃沉着病中危害最严重的一种。

在自然界中，游离二氧化硅分布很广，在 16 千米以内的地壳内约占 5%，在 95% 的矿石中均含有数量不等的游离二氧化硅。游离二氧化硅（SiO_2）粉尘，俗称矽尘，石英（quartz）中的游离二氧化硅达 99%，故常以石英尘作为矽尘的代表。游离二氧化硅按晶体结构分为结晶型（crystalline）、隐晶型（crypto crystalline）和无定型（amorphous）三种。结晶型二氧化硅的硅氧四面体排列规则，如石英、鳞石英，存在于石英石、花岗岩或夹杂于其他矿物内的硅石；隐晶型二氧化硅的硅氧四面体排列不规则，主要有玛瑙、火石和石英玻璃；无定型二氧化硅主要存在于硅藻土、硅胶和蛋白石、石英熔炼产生的二氧化硅蒸气和在空气中凝结的气溶胶中。

游离二氧化硅在不同温度和压力下，硅氧四面体形成多种同素异构体，随着稳定温度的升高，硅氧四面体依次为石英、鳞石英、方石英、柯石英、超石英和人工合成的凯石英。正是由于这种特性，在工业生产热加工时，其晶体结构会发生改变。制造硅砖时，石英经高温焙烧转化为方石英和鳞石英，以硅酸盐为原料制造瓷器和黏土砖，焙烧后可含有石英、方石英和鳞石英。硅藻土焙烧后部分转化为方石英。

一、接触游离二氧化硅粉尘的主要作业

接触游离二氧化硅粉尘的作业非常广泛，遍及国民经济建设的许多领域。如各种金属、非金属、煤炭等矿山，采掘作业中的凿岩、掘进、爆破、运输等；修建公路、铁路、水利电力工程开挖隧道，采石、建筑、交通运输等行业和作业；冶金、制造、加工业等，如冶炼厂、石粉厂、玻璃厂、耐火材料厂生产过程中的原料破碎、研磨、筛分、配料等工序，机械制造业铸造车间的原料粉碎、配料、铸型、打箱、清砂、喷砂等生产过程，陶瓷厂原料准备，珠宝加工，石器加工等均能产生大量含游离二氧化硅粉尘。通常将接触含有10%以上游离二氧化硅的粉尘作业，称为矽尘作业。

二、影响矽肺发病的主要因素

矽肺发病与下列因素有关：粉尘中游离二氧化硅含量、二氧化硅类型、粉尘浓度、分散度、接尘工龄、防护措施、接触者个体因素。

粉尘中游离二氧化硅含量越高，发病时间越短，病变越严重。各种不同石英变体的致纤维化能力依次为鳞石英>方石英>石英>柯石英>超石英；晶体结构不同，致纤维化能力各异，依次为结晶型>隐晶型>无定型。

矽肺的发生发展及病变程度还与肺内粉尘蓄积量有关。肺内粉尘蓄积量主要取决于粉尘浓度、分散度、接尘时间和防护措施等。空气中粉尘浓度越高，分散度越大，接尘工龄越长，再加上防护措施差，吸入并蓄积在肺内的粉尘量就越大，越易发生矽肺，病情越严重。

工人的个体因素如年龄、营养、遗传、个体易感性、个人卫生习惯以及呼吸系统疾患对矽肺的发生也起一定作用。既往患有肺结核，尤其是接尘期间患有活动性肺结核、其他慢性呼吸系统疾病者易罹患矽肺。

矽肺发病一般比较缓慢，接触较低浓度游离二氧化硅粉尘多在15~20年后才发病。但发病后，即使脱离粉尘作业，病变仍可继续发展。少数由于持续吸入高浓度、高游离二氧化硅含量的粉尘，经1~2年发病者，称为速发型矽肺（acute silicosis）。还有些接尘者，虽接触较高浓度矽尘，但在脱离粉尘作业时X线胸片未发现明显异常，或发现异常但尚不能诊断为矽肺，在脱离接尘作业若干年后被诊断为矽肺，称为晚发型矽肺（delayed silicosis）。

三、矽肺发病机制

石英如何引起肺纤维化，学者们提出多种假说，如机械刺激学说、硅酸聚合学说、表面活性学说、免疫学说等。石英尘粒表面羟基活性基团，即硅烷醇基团，可与肺泡巨噬细胞膜构成氢键，产生氢的交换和电子传递，造成细胞膜通透性增高、流动性降低，功能改变；石英直接损害巨噬细胞膜，改变细胞膜通透性，促使细胞外钙离子内流，当其内流超过 Ca^{2+}/Mg^{2+}-ATP 酶及其他途径排钙能力时，细胞内钙离子浓度升高，也可造成巨噬细胞损伤及功能改变；尘细胞可释放活性氧（ROS），激活白细胞产生活性氧自由基，参与生物

膜脂质过氧化反应，引起细胞膜的损伤；肺泡Ⅰ型上皮细胞在矽尘作用下，变性肿胀，脱落，当肺泡Ⅱ型上皮细胞不能及时修补时，基膜受损，暴露间质，激活成纤维细胞增生；巨噬细胞损伤或凋亡释放脂蛋白等，可成为自身抗原，刺激产生抗体，抗原抗体复合物沉积于胶原纤维上发生透明变性。但这些均不能圆满解释其发病过程。

矽肺纤维化发病的分子机制研究有了一定的进展。硅尘进入肺内损伤或激活淋巴细胞、上皮细胞、巨噬细胞、成纤维细胞等效应细胞，分泌多种细胞因子等活性分子。尘粒、效应细胞、活性分子等之间相互作用，构成复杂的细胞分子网络，通过多种信号传导途径，激活胞内转录因子，调控肺纤维化进程。这些活性分子包括细胞因子、生长因子、细胞黏附分子、基质金属蛋白酶/组织金属蛋白酶抑制剂（MMPs/TIMPs）等。细胞因子按其作用不同分为 Th1 型与 Th2 型。Th1 型细胞因子 IFN-γ、IL-2 等在肺损伤早期激活淋巴细胞，主要参与组织炎症反应过程。Th2 型细胞因子 IL-4、IL-6 等促进成纤维细胞增生、活化，启动纤维化的进程。调节性 T 淋巴细胞通过细胞-细胞接触和分泌细胞因子 IL-10、TGF-β 两种方式抑制 Th1 型细胞因子的产生，调控 Th1 向 Th2 型反应极化的进程。Th2 型细胞因子反应占优势时，诱导 TGF-β_1 等分泌增加，TGF-β_1 促进成纤维细胞增生，通过其信号传导途径调控胶原蛋白等的合成，并抑制胶原蛋白等的降解，形成肺纤维化。矽肺发病机制十分复杂，且尚未完全阐明，现扼要归纳如图 1-5-1。

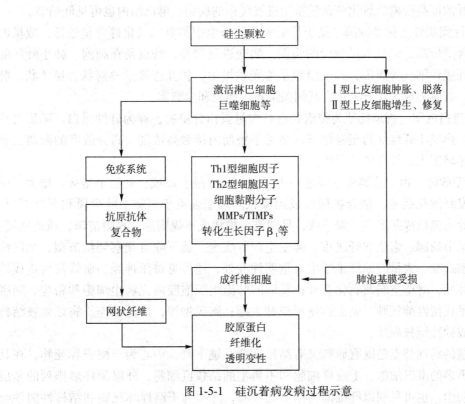

图 1-5-1 硅沉着病发病过程示意

四、矽肺病理改变

矽肺病例尸检肉眼观察，可见肺体积增大，晚期肺体积缩小，一般含气量减少，灰白色或黑白色，呈花岗岩样。肺重量增加，入水下沉。触及表面有散在、孤立的结节如砂粒状，肺弹性丧失，融合团块处质硬似橡皮。可见胸膜粘连、增厚。肺门和支气管分叉处淋巴结肿大，灰黑色，背景夹杂玉白色条纹或斑点。

矽肺的基本病理改变是硅结节形成和弥漫性间质纤维化，硅结节是矽肺特征性病理改变。矽肺病理形态可分为结节型、弥漫性间质纤维化型、硅性蛋白沉积和团块型。

1. 结节型矽肺　由于长期吸入游离二氧化硅含量较高的粉尘而引起的肺组织纤维化，典型病变为硅结节（silicotic nodule）。肉眼观，矽结节稍隆起于肺表面呈半球状，在肺切面多见于胸膜下和肺组织内，大小 1～5mm。镜下观，可见不同发育阶段和类型的矽结节。早期矽结节胶原纤维细且排列疏松，间有大量尘细胞和成纤维细胞。结节越成熟，胶原纤维越粗大密集，细胞越少，终至胶原纤维发生透明性变，中心管腔受压，成为典型硅结节。典型硅结节横断面似葱头状，外周是多层紧密排列呈同心圆状的胶原纤维，中心或偏侧为一闭塞的小血管或小支气管。有的硅结节以缠绕成团的胶原纤维为核心，周围是呈漩涡状排列的尘细胞、尘粒及纤维性结缔组织。粉尘中游离二氧化硅含量越高，硅结节形成时间越长，结节越成熟、典型。有的硅结节直径虽很小，但很成熟，出现中心钙盐沉着，多见于长期吸入低浓度高游离二氧化硅含量粉尘进展缓慢的病例。淋巴结内也可见硅结节。

2. 弥漫性间质纤维化型矽肺　见于长期吸入的粉尘中游离二氧化硅含量较低，或虽游离二氧化硅含量较高，但吸入量较少的病例。病变进展缓慢，特点是在肺泡、肺小叶间隔及小血管和呼吸性细气管周围，纤维组织呈弥漫性增生，相互连接呈放射状、星芒状，肺泡容积缩小，有时形成大块纤维化，其间夹杂粉尘颗粒和尘细胞。

3. 硅性蛋白沉积　病理特征为肺泡腔内有大量蛋白分泌物，称为硅性蛋白。随后可伴有纤维增生，形成小纤维灶乃至硅结节。多见于短期内接触高浓度、高分散度的游离二氧化硅粉尘的年轻工人，又称急性矽肺。

4. 团块型矽肺　由上述类型矽肺进一步发展，病灶融合而成。硅结节增多、增大、融合，其间继发纤维化病变，融合扩展形成团块状。该型多见于两肺上叶后段和下叶背段。肉眼观，病灶为黑色或灰黑色，索条状，呈圆锥、梭状或不规则形，界限清晰，质地坚硬；切面可见原结节轮廓、索条状纤维束、薄壁空洞等病变。镜下除可观察到结节型、弥漫性间质纤维化型病变、大量胶原纤维增生及透明性变外，还可见被压神经、血管及所造成的营养不良性坏死，薄壁空洞及钙化病灶；萎缩的肺泡组织泡腔内充满尘细胞和粉尘，周围肺泡壁破裂呈代偿性肺气肿，贴近胸壁形成肺大疱；胸膜增厚，广泛粘连。病灶如被结核菌感染，形成矽肺结核病灶。

矽肺结核的病理特点是既有矽肺又有结核病变。镜下观，中心为干酪样坏死物，在其边缘有数量不多的淋巴细胞、上皮样细胞和不典型的结核巨细胞，外层为环形排列的多层胶原纤维和粉尘。也可见到以纤维团为结节的核心，外周为干酪样坏死物和结核性肉芽组织。坏死物中可见大量胆固醇结晶和钙盐颗粒，多见于矽肺结核空洞，呈岩洞状，壁厚不规则。

多数矽肺病例，由于长期吸入混合性粉尘，兼有结节型和弥漫间质纤维化型病变，难分主次，称混合型矽肺。有些严重病例兼有团块型病变。

五、矽肺的临床表现与诊断

（一）临床表现

1. 症状与体征　肺的代偿功能很强，矽肺患者可在相当长时间内无明显自觉症状，但 X 线胸片上已呈现较显著的矽肺影像改变。随着病情的进展，或有合并症时，可出现胸闷、气短、胸痛、咳嗽、咳痰等症状和体征，无特异性，虽可逐渐加重，但与胸片改变并不一定平行。

2. X 线胸片表现　矽肺 X 线胸片影像是肺组织矽肺病理形态在 X 线胸片的反映，是"形"和"影"的关系，与肺内粉尘蓄积、肺组织纤维化的病变程度有一定相关关系，但由于多种原因的影响，并非完全一致。这种 X 线胸片改变表现为 X 线通过病变组织和正常组织时，组织对 X 线吸收率的变化，呈现发"白"的圆形或不规则形小阴影，作为矽肺诊断依据。X 线胸片上其他影像，如肺门变化、肺气肿、肺纹理和胸膜变化，对矽肺诊断也有参考价值。

（1）圆形小阴影：是矽肺最常见和最重要的一种 X 线表现形态，病理基础以结节型矽肺为主，呈圆或近似圆形，边缘整齐或不整齐，直径 < 10mm，按直径大小分为 p（<1.5mm）、q（1.5~3.0mm）、r（3.0~10mm）三种类型。p 类小阴影主要是不太成熟的硅结节或非结节性纤维化灶的影像，q、r 类小阴影主要是成熟和较成熟的硅结节，或为若干个小硅结节的影像重叠。圆形小阴影早期多分布在两肺中下区，随病变进展，数量增多，直径增大，密集度增加，波及两上肺区。

（2）不规则形小阴影：多为接触游离二氧化硅含量较低的粉尘所致，病理基础主要是肺间质纤维化。表现为粗细、长短、形态不一的致密阴影。阴影之间可互不相连，或杂乱无章地交织在一起，呈网状或蜂窝状；致密度多持久不变或缓慢增高。按其宽度可分为 s（<1.5mm）、t（1.5~3.0mm）、u（3.0~10mm）三种类型。早期也多见于两肺中下区，弥漫分布，随病情进展而逐渐波及肺上区。

（3）大阴影：指长径超过 10mm 的阴影，为晚期矽肺的重要 X 线表现，形状有长条形、圆形、椭圆形或不规则形，病理基础是团块状纤维化。大阴影的发展可由圆形小阴影增多、聚集，或不规则小阴影增粗、靠拢、重叠形成；多在两肺上区出现，逐渐融合成边缘较清楚、密度均匀一致的大阴影，常对称，形态多样，呈"八"字形等，也有先在一侧出现；大阴影周围一般有肺气肿带的 X 线表现。

（4）胸膜变化：胸膜粘连增厚，先在肺底部出现，可见肋膈角变钝或消失；晚期膈面粗糙，由于肺纤维组织收缩和膈胸膜粘连，呈"天幕状"阴影。

（5）肺气肿：多为弥漫性、局限性、灶周性和泡性肺气肿，严重者可见肺大疱。

（6）肺门和肺纹理变化：早期肺门阴影扩大，密度增高，边缘模糊不清，有时可见淋巴结增大，包膜下钙质沉着呈蛋壳样钙化，肺纹理增多或增粗变形；晚期肺门上举外移，肺纹理减少或消失。

3. 肺功能变化 矽肺早期即有肺功能损害，但由于肺的代偿功能很强，临床肺功能检查多属正常。随着病变进展，肺组织纤维化进一步加重，肺弹性下降，则可出现肺活量及肺总量降低；伴肺气肿和慢性炎症时，时间肺活量降低，最大通气量减少，所以矽肺患者的肺功能以混合性通气功能障碍多见：肺泡大量损害、毛细血管壁增厚可出现弥散功能障碍。

（二）并发症 矽肺常见并发症有肺结核、肺及支气管感染、自发性气胸、肺心病等。一旦出现并发症，病情进展加剧，甚至死亡。其中，最常见和危害最大的是肺结核。矽肺如果合并肺结核，矽肺的病情恶化，结核难以控制，矽肺合并肺结核是患者死亡的最常见原因。

（三）诊断 根据可靠的生产性粉尘接触史、现场劳动卫生学调查资料，以技术质量合格的高千伏 X 线后前位胸片表现作为主要依据，参考受检者的动态系列胸片及肺尘埃沉着病流行病学调查情况，结合临床表现和实验室检查，排除其他肺部类似疾病后，对照肺尘埃沉着病诊断高千伏标准片作出肺尘埃沉着病的诊断和 X 线分期（详见本章第七节）。对于职业史不清或只有单张胸片及胸片质量不佳者，应尽量查清职业史，重新拍摄出质量良好的 X 线胸片，再行诊断，避免误诊和漏诊。按照《职工工伤与职业病致残程度鉴定》（GB/T 16180-2006），由职业病执业医师组成的诊断组诊断，发给肺尘埃沉着病诊断证明书，患者享受国家相应医疗和劳动保险待遇。

对于少数生前有较长时间接尘职业史，未被诊断为肺尘埃沉着病者，根据本人遗愿或死后家属提出申请，进行尸体解剖。根据详细可靠的职业史，由具有肺尘埃沉着病病理诊断权的病理专业人员按照《尘肺病理诊断标准》（GBZ 25-2002）提出肺尘埃沉着病的病理诊断报告，患者历次 X 线胸片、病例摘要或死亡日志及现场劳动卫生学资料是诊断必需的参考条件。该诊断可作为享受职业病待遇的依据。

六、处理

（一）治疗 目前尚无根治办法。我国学者多年来研究了数种治疗矽肺药物，在动物模型上具有一定的抑制胶原纤维增生等作用，临床试用中体现了减轻症状、延缓病情进展的效果，但还需继续观察和评估。大容量肺泡灌洗术是目前肺尘埃沉着病治疗的一种探索性方法，可排出一定数量的沉积于呼吸道和肺泡中的粉尘，一定程度上缓解患者的临床症状，延长肺尘埃沉着病的进展，但由于存在术中及术后并发症，因而存在一定的治疗风险，远期疗效也有待于继续观察研究。肺尘埃沉着病患者应根据病情需要进行综合治疗，积极预防和治疗肺结核及其他并发症，减轻症状、延缓病情进展、延长患者寿命、提高患者生活质量。

1. 保健康复治疗 及时脱离接尘作业环境，定期复查、随访，积极预防呼吸道感染等并发症的发生；进行适当的体育锻炼，加强营养，提高机体抵抗力，进行呼吸肌功能锻炼；养成良好的生活习惯，饮食、起居规律，戒掉不良的生活习惯，如吸烟、酗酒等，提高家庭护理质量。

2. 对症治疗　镇咳，可选用适当的镇咳药治疗，患者痰量较多时慎用，应采用先祛痰后镇咳的治疗原则；通畅呼吸道，解痉、平喘；清除积痰（侧卧叩背、吸痰、湿化呼吸道、应用祛痰药）；氧疗，根据实际情况可采取间断或持续低流量吸氧以纠正缺氧状态，改善肺通气功能和缓解呼吸肌疲劳。

3. 并发症治疗

（1）积极控制呼吸系统感染：肺尘埃沉着病患者的机体抵抗力降低，尤其呼吸系统的清除自净能力下降、呼吸系统炎症，特别是肺内感染（包括肺结核）是肺尘埃沉着病患者最常见的、最频发的并发症，而肺内感染又是促进肺尘埃沉着病进展的重要因素，因而尽快尽早控制肺内感染对于肺尘埃沉着病患者来说尤为重要。抗感染治疗时，应避免滥用抗生素，并密切关注长期使用抗生素后引发真菌感染的可能。

（2）慢性肺源性心脏病的治疗：应用强心剂（如洋地黄）、利尿剂（如选用氢氯噻嗪）、血管扩张剂（如选用酚妥拉明、硝普钠）等措施对症处理。

（3）呼吸衰竭的治疗：可采用氧疗、通畅呼吸道（解痉、平喘、祛痰等措施）、抗炎、纠正电解质紊乱和酸碱平衡失调等措施综合治疗。

（二）职业病致残程度鉴定　尘肺患者确诊后，应依据其 X 线诊断肺尘埃沉着病期别、肺功能损伤程度和低氧血症程度，进行职业病致残程度鉴定。2006 年，国家发布了《职工工伤与职业病致残程度鉴定标准》（GB/T 16180-2006），这是新的工伤鉴定的国家标准，标准共分 10 级。其中，符合标准一至四级的为全部丧失劳动能力，五、六级的为大部分丧失劳动能力，七至十级的为部分丧失劳动能力（表 1-5-1）。

表 1-5-1　肺尘埃沉着病患者伤残等级鉴定标准

尘肺期别	伤残等级	肺功能				低氧血症				合并活动性肺结核
		正常	轻度损伤	中度损伤	重度损伤	正常	轻度	中度	重度	
Ⅰ期		七	六	四			六	四		四
Ⅱ期	四			三	二		三	二		三
Ⅲ期	三			二	一		二	一		二

1. **一级**　肺尘埃沉着病Ⅲ期伴肺功能重度损伤和（或）重度低氧血症（$PaO_2 < 40$ mmHg）。

2. **二级**　具备下列情况之一：①肺尘埃沉着病Ⅲ期伴肺功能中度损伤和（或）中度低氧血症；②肺尘埃沉着病Ⅱ期伴肺功能重度损伤和（或）重度低氧血症（$PaO_2 < 40$ mmHg）；③肺尘埃沉着病Ⅲ期伴活动性肺结核。

3. **三级**　具备下列情况之一：①肺尘埃沉着病Ⅲ期；②肺尘埃沉着病Ⅱ期伴肺功能中度损伤和（或）中度低氧血症；③肺尘埃沉着病Ⅱ期合并活动性肺结核。

4. **四级**　具备下列情况之一：①肺尘埃沉着病Ⅱ期；②肺尘埃沉着病Ⅰ期伴肺功能中度损伤或中度低氧血症；③肺尘埃沉着病Ⅰ期伴活动性肺结核。

5. **六级**　肺尘埃沉着病Ⅰ期伴肺功能轻度损伤和（或）轻度低氧血症。

6. 七级　肺尘埃沉着病Ⅰ期，肺功能正常。

（三）患者安置原则

1. 肺尘埃沉着病一经确诊，无论期别，均应及时调离接尘作业。不能及时调离的，必须报告当地劳动、卫生行政主管部门级工会，设法尽早调离。

2. 伤残程度轻者（六、七级），可安排在非接尘作业岗位，从事劳动强度不大的工作。

3. 伤残程度中等者（四级），可安排在非接尘作业岗位，做些力所能及的工作，或在医务人员的指导下从事康复活动。

4. 伤残程度重者（二、三级），不负担任何工作，在医务人员的指导下从事康复活动。

（陈　杰）

第三节　硅酸盐肺尘埃沉着病

硅酸盐（silicates）是指由二氧化硅、金属氧化物和结晶水组成的无机物，按来源分天然和人造两种。天然硅酸盐广泛存在于自然界中，由二氧化硅与某些元素（主要是钾、铝、铁、镁和钙等）以不同的结合形式组成。人造硅酸盐是由石英和碱类物质焙烧化合而成。

硅酸盐粉尘有纤维状和非纤维状两类，纤维粉尘是指纵横径比（aspect ratio）>3∶1 的尘粒。当直径<3 μm、长度≥5 μm 的纤维称可吸入性纤维（respirable fibers），直径≥3 μm、长度≥5 μm 的纤维称不可吸入性纤维（non-respirable fibers）。最重要的硅酸盐是石棉（asbestos），分纤维型和非纤维型两种。其他硅酸盐多为页状，通常称为页硅酸盐，分纤维状和非纤维状两类：前者包括蛇纹石类、硅镁土、海泡石、坡缕石、毛沸石、硅灰石、漂土等，后者包括滑石、云母、高岭土、桎石等。

在生产环境中因长期吸入硅酸盐粉尘所致的肺尘埃沉着病，统称硅酸盐肺尘埃沉着病。我国现行法定职业病名单中的硅酸盐肺尘埃沉着病有石棉肺尘埃沉着病、滑石肺尘埃沉着病、云母肺尘埃沉着病和水泥肺尘埃沉着病。此外还有陶土、漂土、硅灰石、霞石、模来石和硅线石等天然硅酸盐所致的肺尘埃沉着病。近年有报道人造硅酸盐如玻璃纤维、硅酸钙和硅酸纤维等大量吸入肺内，也可引起病变。

硅酸盐肺尘埃沉着病具有以下共同特点：①病理改变主要表现为弥漫性肺间质纤维化，组织切片中可见含铁小体；②胸部 X 线改变以不规则小阴影为主；③自觉症状和临床体征一般较明显，肺功能改变出现较早，早期为气道阻塞和肺活量下降，晚期出现"限制性综合征"，气体交换功能障碍；④气管炎、肺部感染和胸膜炎等合并症多见，肺结核的合并率较硅沉着病低。

一、石棉沉着病

石棉沉着病，又称石棉肺（asbestosis）是在生产过程中长期吸入石棉粉尘所引起的以肺部弥漫性纤维化改变为主的疾病。其特点是全肺病损以肺间质弥漫性纤维化为主，是弥漫性纤维化型肺尘埃沉着病的典型代表，不出现或极少出现结节性损害。

（一）石棉的种类　石棉是一组呈纤维状、丝状形态的硅酸盐矿物（蛇纹石类和闪石类）的总称。近年发现相同化学组成的各类石棉，既存在着纤维型，又存在着非纤维型，其中温石棉、青石棉和铁石棉已分别有相应的非纤维石棉名称，其余三种尚未定名（表1-5-2）。蛇纹石分为利蛇纹石、叶蛇纹石和纤蛇纹石等，纤蛇纹石石棉（温石棉）主要产于加拿大、俄罗斯和中国，为银白色片状结构，并形成中空的管状纤维丝，柔软、可弯曲，因而具有可织性。温石棉使用量占世界全部石棉产量的95%以上。闪石类石棉纤维为硅酸盐的链状结构，直硬而脆，主要产于南非，澳大利亚和芬兰等地。石棉普遍存在于地壳表层（约占8%）。

表 1-5-2　石棉的主要种类

纤维型石棉	颜色	化学组成	非纤维型石棉
蛇纹石类（serpentine）			
温石棉（chrysotile）	白色	$3MgO \cdot 2SiO_2 \cdot 2H_2O$	叶蛇纹石（antigorite）
闪石类（amphybole）			
青石棉（crocidolite）	兰色	$Na_2O \cdot Fe_2O_3 \cdot 3FeO \cdot 8SiO_2 \cdot H_2O$	钠闪石（riebeckite）
铁石棉（amosite）	棕黄色	$5.5FeO \cdot 1.5 MgO \cdot 8SiO_2 \cdot H_2O$	镁铁闪石（cummingtonite）
直闪石（anthophyllite）	灰绿色	$7MgO \cdot 8SiO_2 \cdot H_2O$	未定名（anthophyllite）
透闪石（tremolite）	浅绿色	$2CaO \cdot 5MgO \cdot 8SiO_2 \cdot H_2O$	未定名（tremolite）
阳起石（actinolite）	深绿色	$2CaO \cdot 4MgO \cdot FeO \cdot 8SiO_2 \cdot H_2O$	未定名（actinolite）

　　（二）石棉的理化特性及其卫生学意义　石棉在古希腊语意为"不可毁灭"，我国古代称为"火烷布"。它是一族天然的纤维性晶形含水硅酸盐矿物，纤维性石棉具有抗拉性强，不易断裂，耐火，隔热，耐酸，耐碱和绝缘等良好的理化特性，广泛用于绝缘、隔热、隔声、制动、纺织、耐酸碱等制品，由于多样而优异的工艺性能，石棉在工业上的用途达3 000种以上。过去认为石棉具有不可破坏性（毁灭），现已知，不同类型的石棉在某一温度范围内可以分解，如温石棉在800~850℃下可分解成镁橄榄石，青石棉在850~900℃下可碎裂，铁石棉在600~900℃和直闪石在850~1 000℃下均可分解。石棉纤维因品种不同其化学组成和粗细不一，直径大小依次为直闪石>铁石棉>温石棉>青石棉，以青石棉最细。粒径愈小则沉积在肺内的量愈多，对肺组织的穿透力也愈强，故青石棉致纤维化和致癌作用都最强，而且出现病变早，形成石棉小体多。温石棉富含氧化镁，在肺内易溶解，因而在肺内清除比青石棉和铁石棉快。动物试验发现，不同粉尘的细胞毒性依次为石英>青石棉>温石棉。石棉用途多，但污染广，对人体健康危害也大，不仅可以引起非恶性疾病如石棉肺、胸膜斑、皮肤疣等，还可致恶性肿瘤，如肺癌、恶性间皮瘤等，石棉已公认为致癌物。

　　（三）接触作业　由于石棉具有特殊的理化性质，应用十分广泛，主要是石棉的开采、加工和使用等。

　　1. 石棉矿的开采　主要是石棉采矿、选矿及运输装卸等。

2. 石棉加工和石棉制品生产 石棉加工过程中的粉碎、切割、剥离、钻孔、运输；石棉纺织业中轧棉、梳棉、织布；石棉防火、隔热材料，如石棉布、石棉瓦、石棉板、刹车板、绝缘电器材料的制造；石棉水泥制造等。

3. 石棉的使用 石棉作为绝缘、隔热、制动、密封的材料，在建筑、造船、航空、交通业中广泛应用。

（四）石棉的吸入与归宿 石棉纤维粉尘被吸入呼吸道后，大多通过截留（interception）方式沉积。在纤维粉尘随气流经气道入肺泡的过程中，较长的纤维在支气管分叉处易被截留，直径<3 μm 的纤维才易进入肺泡。截留方式沉积易受纤维形态的影响，直而硬的闪石类纤维在肺泡沉积量大约 2 倍于软而弯曲的温石棉纤维，后者多在呼吸细支气管以上部位被截留沉积，所以在肺组织中可见到长度达 200 μm 的石棉纤维。吸入肺泡的石棉纤维大多被巨噬细胞吞噬，直径<5 μm 的纤维可以完全被吞噬。一根长纤维可由两个或多个细胞同时吞噬。大部分由黏液纤毛系统排出，部分经由淋巴系统廓清，部分滞留于肺内，还有部分可穿过肺组织到达胸膜。

（五）影响石棉肺发病的因素 影响石棉肺发病的主要因素包括石棉种类、石棉纤维长度、石棉纤维粉尘浓度、接触石棉时间（工龄）和接触者个体差异等。较柔软而易弯曲的温石棉纤维易被阻留于细支气管上部气道并清除，不易穿透肺组织深部；直而硬的闪石类纤维，如青石棉和铁石棉纤维可穿透肺组织，并可达到胸膜，导致胸膜疾患。过去认为只有长的石棉纤维，即>20 μm 才有致纤维化作用，现已证实<5 μm 的石棉纤维均能引起肺纤维化。粉尘中含石棉纤维量越高，接触时间越长，越易引起肺纤维化，常以接触量（浓度×接触时间）表示。脱离粉尘作业后仍可发生石棉肺。此外，接触者个体差异及其生活习性如吸烟等均与石棉肺发病有关。

（六）石棉肺的病理改变与发病机制

1. 病理改变 石棉肺的病变特点是肺间质弥漫性纤维化。其中可见石棉小体、脏层胸膜肥厚和在壁层胸膜形成胸膜斑。由于吸入的石棉纤维易随支气管长轴进入肺下叶，故纤维化以两肺下部为重，不同于硅沉着病病变以两肺中部为重的特点。肉眼观，早期仅两肺胸膜轻度增厚，并丧失光泽。随着疾病进展，两肺切面出现粗细不等的灰黑白色弥漫性纤维化索条和网架，为石棉肺的典型特征。纤维化病变以胸膜下区、血管支气管周围和小叶间隔最为显著，两下叶底后部病变尤为突出。晚期病例，两肺明显缩小、变硬，表面因斑痕下陷与结节样隆起而凹凸不平，切面为典型的弥漫性纤维化（肺硬变）伴蜂房样变。

镜下，石棉纤维主要沉积于呼吸细支气管及其相邻的部位，所诱发的呼吸细支气管肺泡炎（损伤早期）是局部肺组织对石棉粉尘的最初反应。表现为大量中性粒细胞渗出，伴有浆液纤维素进入肺泡腔内，基膜肿胀或裸露，呼吸细支气管上皮细胞坏死脱落。病变过渡到修复和纤维化阶段时呈现肺泡腔内巨噬细胞大量集结和吞噬石棉粉尘，并有成纤维细胞通过基膜和损伤上皮由间质向腔内生长延伸，与巨噬细胞共同形成肉芽肿，逐渐产生网状纤维和胶原纤维，导致呼吸细支气管肺泡结构破坏，即为纤维化性呼吸细支气管肺泡炎。当病变进展，纤维化纵深扩延，呼吸细支气管周围及其远端受累肺泡层次增多，致使小叶间隔和胸膜以及血管支气管周围形成纤维肥厚或索条，相邻病灶融合连接构成网架，成为中期石棉肺的改变，特别以两肺下叶为著。疾病晚期，广泛而严重的胸膜下区大块纤维化伴蜂房状，是一个最突出的特征。石棉肺大块纤维化的显著特点在于几乎全部由弥漫性纤维组织和残存的肺泡小岛，集中靠拢的粗大血管支气管所构成，与主要由硅结节密集融合所形成的硅肺块的结构完全不同。

石棉小体（asbestos body）系石棉纤维被巨噬细胞吞噬后，由一层含铁蛋白颗粒和酸性黏多糖包裹沉积于石棉纤维之上所形成。铁反应阳性，故又称含铁小体（ferrugenous body）。石棉小体可长达 $10\sim300\,\mu m$，一般多为 $30\sim50\,\mu m$，粗 $2\sim5\,\mu m$，金黄色，典型者呈哑铃状或鼓槌状样，分节或念珠样结构，轴心为无色透明的石棉丝。石棉小体可见于巨噬细胞内外单个或成群地存在于肺泡或呼吸细支气管腔内，或包埋于纤维化病灶之中，数量与肺纤维化程度不一定平行。肺内查见石棉小体仅仅是吸入石棉的标志，并非疾病的证明。石棉纤维一旦被铁蛋白包裹，则丧失致纤维化的能力，因而认为包裹机制和石棉小体形成是机体的一种防卫反应。

胸膜对石棉的反应包括胸膜渗出、局限性和弥漫性胸膜增厚。胸膜渗出是石棉暴露者中的常见疾病，用胸腔穿刺术可采集到无菌的浆液性渗出液，有时可能混有少量红细胞，渗出液被抽取后会再生。胸膜渗出病变通常只累及单侧胸膜，双侧胸膜渗出者不多见。胸膜渗出可以自然消退，消退后有可能复发，这种反复发作的渗出常常导致胸膜发生纤维化。弥漫性胸膜增厚在病变早期由于肺下部胸膜表面覆盖一纤维化薄层，肉眼可见轻度弥漫性半透明样变。晚期在渗出性病变消除消退后，可以见到广泛性的胸膜纤维化，进一步发展成脏层和壁层胸膜的融合。胸膜斑（plaque）是指厚度>5mm 的局限性胸膜增厚，典型胸膜斑主要在壁层形成，常位于两侧中、下胸壁，斑块高出表面，呈乳白色或象牙色，表面光滑与周围胸膜分界清楚。镜下，胸膜斑由玻璃样变的粗大胶原纤维束构成。胶原纤维层层重叠，平行于表面，显示网栏样编织结构。胸膜斑中相对无血管、无细胞，有时可见钙盐沉着，其深部可见少量粉尘沉积。石棉引起的胸膜斑，被看作是接触石棉的又一个病理学和放射学标志。胸膜斑可以是接触石棉者的唯一病变，并不伴有石棉肺。

2. 发病机制 石棉粉尘致纤维化自 Murry（1907 年）算起已经确认 100 余年，但其发病机制至今尚不清楚。根据近年研究报道，石棉肺纤维化的发病机制可归纳为几个方面：

（1）物理特性：石棉的纤维性和多丝结构是区别于其他粉尘的最大特点，也是石棉纤维容易以截留方式沉积于呼吸细支气管，引起原发损伤的主要原因。石棉纤维的长短与纤维化的关系，倾向性的看法认为，长纤维石棉（$>10\,\mu m$）致纤维化能力更强。但不少研究证实，短纤维（$<5\,\mu m$）石棉因其具有更强的穿透力而大量进入肺深部，甚至远及胸膜，因而不仅具致弥漫性纤维化潜能，而且能引起严重的胸膜病变——胸膜斑、胸膜积液或间皮瘤。

（2）细胞毒性作用：近年研究表明，温石棉纤维的细胞毒性作用似强于闪石类纤维。当温石棉纤维与细胞膜相接触时，其表面的镁离子及其正电荷与巨噬细胞的膜性结构相互作用，致膜上的糖蛋白，特别是涎酸基团丧失活性，形成离子通道，钾钠泵功能失调，使细胞膜的通透性增高和溶酶体酶释放，进而细胞肿胀崩解。

（3）自由基介导损伤：石棉可诱导刺激肺泡巨噬细胞产生活性氧自由基（O_2^- 和 H_2O_2

等），这些活性氧自由基具有介导染色体和 DNA 损伤的活性。石棉还刺激肺泡巨噬细胞产生活性氮（NO、ONOO$^-$ 等），通过脂质过氧化作用和对巯基组分蛋白的氧化作用启动细胞损伤。石棉也能通过纤维表面的铁催化产生活性氧（$O_2^{\cdot}$、OH$^-$），这种催化性铁与诱导脂质过氧化和 DNA 链断裂有关。

（4）其他因素　包括淋巴细胞、肥大细胞等及其产生的某些因子，以及机体的抗氧化系统、免疫系统和某些激素，在调控成纤维细胞的活性——移动、生物合成和细胞分裂等都具有作用。

（七）石棉肺临床表现、诊断和处理

1. 症状和体征　石棉肺最主要的症状是咳嗽和呼吸困难。这些症状在发病初期多是隐性的，咳嗽一般多为干咳或少许黏液性痰，难以咳出，多发生阵发性咳嗽。呼吸困难在发病初期只在体力活动时出现，以后随病情加重而明显。晚期，静息时也发生气急，病程可以是十几年甚至几十年。胸痛不是石棉肺的特征，但若累及胸膜，会出现胸痛。若持续性胸痛，首先要考虑的是肺癌或恶性胸膜间皮瘤。

石棉肺特征性体征是双下肺区出现捻发音，只在吸气期间闻及，随病情进展而增多，可在肺中区甚至肺上区闻及，由细小声变为粗糙声。杵状指（趾）在石棉肺晚期出现，随着病变加重而明显。如其迅速发生或原有杵状指恶化，则可能是合并肺癌的信号，预后不良。石棉肺晚期可出现唇、指发绀，可能表明病情已进展为肺心病。

2. 肺功能　石棉肺患者由于肺间质弥漫性纤维化，严重损害肺功能。我国把它作为职业性肺病致残鉴定的指标。肺功能测定主要指标包括肺活量（VC）、用力肺活量（FVC）、第一秒用力呼气容积（FEV$_1$）、最大通气量（MVV）、残气量（RV）和弥散量（DL$_{CO}$）。石棉肺早期肺功能损害是由于肺硬化导致肺顺应性降低，表现为 VC 渐进性下降，这是石棉肺肺功能损害的特征。DL$_{CO}$ 是发现早期石棉肺的最敏感指标之一。随着病情加重，多数石棉肺患者肺功能改变主要表现为 VC、FVC、肺总量（TLC）下降，而 FEV$_1$/FVC 变化不大，呈限制性肺功能损害的特征，石棉肺患者肺功能变化类型也可能表现为阻塞性或混合性肺功能损害。

3. X 线胸片变化　石棉肺主要的 X 线胸片改变是呈现不规则小阴影和胸膜变化。不规则小阴影是石棉肺 X 线表现的特征，也是我国进行石棉肺诊断分期的主要依据。早期多在两肺下区近肋膈角处出现密集度较低的不规则小阴影，随着病情进展而增多增粗，呈网状，并逐渐扩展至肺中区，但很少到达肺部上区。

胸膜改变包括胸膜斑、胸膜增厚和胸膜钙化。胸膜斑是我国石棉肺诊断分期的指标之一。胸膜斑分布多在双下肺侧胸壁 6~10 肋间，不累及肺尖和肋膈角，不发生粘连；胸膜斑也可发生于膈胸膜和心包膜，但较少见。弥漫性胸膜增厚呈不规则阴影，中下肺区明显，有时可见到条、片或点状密度增高的胸膜钙化影。脏层胸膜由于纤维组织增生呈弥漫性增厚或局限性肥厚，但一般不形成典型的胸膜斑。若纵隔胸膜增厚并与心包膜和肺组织纤维化交叉重叠导致心缘轮廓不清，显示蓬乱影像，形成"蓬发状心"（shaggy heart），这是诊断"叁"期石棉肺的重要指标之一。石棉肺 X 线胸片上也可见散在类圆形小阴影，特别是石棉采矿工，因矿石中含有游离二氧化硅粉尘所致，晚期尤其明显。石棉肺患者 X 线胸片上有时可见类风湿性尘肺结节（Caplan 综合征）。

4. 并发症

（1）肺感染：肺内非特异性感染是石棉肺的主要并发症，尤其中、晚期患者肺内感染往往促使纤维化过程加重、加快。因此，预防肺感染的发生，具有重要的临床意义。石棉肺并发结核比硅沉着病少，经过和预后也比硅沉着病结核好，二者互相促进恶化的表现不明显。

（2）肺心病：石棉肺在长期缓慢的进展过程中由于全肺弥漫性纤维化伴一定程度的肺气肿，晚期容易导致肺心病。当肺内反复继发感染时，肺心病持续加重，最终多死于心、肺功能衰竭。

（3）肺气肿：石棉肺由于间质性弥漫性纤维化多伴有肺气肿，为灶周性、代偿性或小叶性肺气肿。

（4）癌症：石棉纤维致恶性肿瘤，特别是肺癌和恶性间皮瘤发病远远超过普通人群和其他尘肺患者。

5. 诊断　石棉肺按《尘肺病诊断标准》（GBZ 70-2009）执行。

6. 石棉肺患者需要进行劳动能力鉴定的依据《职工工伤与职业病致残等级》（GB/T 16180-2006）处理。

（八）石棉粉尘与肿瘤　现已公认石棉纤维在肺中沉积可导致肺癌和恶性间皮瘤，也有石棉引起肠癌、喉癌和其他癌等多致癌性的报道，但还缺乏足够的证据。

1. 肺癌　石棉可致肺癌已由国际癌症研究中心（AIRC）确认。石棉接触者或石棉肺患者肺癌发病率显著增高。影响发生肺癌的因素是多方面的，如石棉粉尘接触量、石棉纤维类型、工种、吸烟习惯和肺内纤维化存在与否等。近年对石棉粉尘接触量与肺癌发生的研究表明，随接触量的增加，肺癌发生危险度增加。石棉诱发肺癌发病潜伏期一般是 15~20 年，发病年龄提早。一般认为青石棉的致癌作用最强，其次是温石棉，铁石棉。肺癌的组织学类型以外周型腺癌为多。相同的石棉纤维类型，由于工种不同，发生肺癌的危险性也不同。石棉和吸烟均可导致肺癌，两者呈现协同作用。石棉的致癌作用被归因于：①石棉纤维的特殊物理性能；②吸附于石棉纤维的多环芳烃物质；③石棉中混杂的某些稀有金属或放射性物质；④吸烟的协同作用。

2. 间皮瘤　间皮瘤分良性和恶性两类，只有恶性间皮瘤才与石棉接触有关。间皮瘤可发生于胸、腹膜，以胸膜最多见。在石棉作业人群中，间皮瘤约占总死亡率的 10%（普通人群近于零），而全部间皮瘤患者中 75%~80% 的恶性间皮瘤患者过去曾经接触过石棉。发生间皮瘤的潜伏期多数是在首次接触石棉后的 15~40 年发生。恶性间皮瘤发生与接触石棉类型有关，闪石类的致癌性比蛇纹石类强，在闪石类中，青石棉致癌性最强，直闪石最弱。致恶性间皮瘤强弱顺序为：青石棉>铁石棉>温石棉。研究表明接触石棉尘剂量与恶性间皮瘤的发生不存在剂量反应关系。石棉可致腹膜间皮瘤，但其发生率少于胸膜间皮瘤。心包膜间皮瘤极罕见，胸膜间皮瘤患者中大约 20% 伴有石棉肺。关于石棉纤维诱发恶性间皮瘤的机制，一般认为主要是物理作用而非化学致癌，石棉纤维的粒径最为重要。石棉具有较强的致恶性间皮瘤潜能，可能与其纤维性状和多丝结构，容易断裂成巨大数量的微小纤维富集于胸膜有关。此外石棉纤维的耐久性和表面活性也是致癌的重要因素。

值得注意的是近年来，中国、土耳其、希腊、芬兰和保加利亚等部分地区发现农业人口中，存在不少胸膜斑和间皮瘤患者，认为与环境土壤污染有关，称为"地方性石棉病"。这是当前世界众多学者最为关切的问题，也是未来的一个重大的环境医学课题。

（九）预防 预防石棉肺和与石棉有关疾病发生的关键在于从源头上消除石棉纤维粉尘的危害。所以，寻找安全使用石棉的途径和选用石棉代用品是当今世界各国的重要课题。一些发达国家已禁止使用石棉，而发展中国家也尽可能控制使用石棉，特别是青石棉。同时，对石棉作业工人要加强宣传吸烟的危害，说服他们戒烟。坚决贯彻执行国家有关加强防止石棉纤维粉尘的危害的规定也是非常重要的。

二、其他硅酸盐肺尘埃沉着病

我国现行法定职业病名单中除了有石棉肺外，还有滑石肺尘埃沉着病、水泥肺尘埃沉着病和云母肺尘埃沉着病（表1-5-3）。

表1-5-3 其他硅酸盐肺尘埃沉着病

	滑石肺尘埃沉着病 （talc pneumoconiosis）	云母肺尘埃沉着病 （mica pneumoconiosis）	水泥肺尘埃沉着病 （cement pneumoconiosis）
定义	滑石尘肺是长期吸入滑石粉尘而引起的慢性肺组织纤维增生为主要损害的疾病	云母尘肺是由于长期吸入云母粉尘而引起的慢性肺组织纤维增生的疾病	水泥尘肺是由于长期吸入高浓度水泥粉尘而引起的慢性肺组织纤维增生的疾病
致病粉尘	滑石为含镁硅酸盐，某些含有少量游离二氧化硅、钙、铝和铁，形状多种多样。纯滑石为白色，不溶于水，具有化学性质稳定、滑润性、耐热、耐水、耐酸碱、耐腐蚀、不易导电、吸附性强等性能。滑石主要应用于橡胶、建筑、纺织、造纸、涂料、陶瓷、雕刻、高级绝缘材料、医药及化妆品生产等	云母为天然铝硅酸盐矿物，自然界分布广，成分复杂，种类繁多，其晶体结构均含硅氧层，应用最多的为白云母。云母的共同特点为柔软透明，富有弹性。具有耐酸、隔热、绝缘性能，并易分剥成薄片，广泛用于电器绝缘材料和国防工业。接触云母的职业主要为采矿和加工	水泥为人工合成的无定型硅酸盐，是由石灰质（石灰石、泥灰或白垩）与黏土质（黏土-页岩、Al_2O_3、SiO_2）混合、磨碎，加热熔融，然后出料、粉碎，混以20%左右的石膏粉、页岩渣等制成粉状建筑材料。水泥生产过程中的原料粉碎、混合、成品的包装、运输等是职业性接触的主要来源
病理改变	基本病理变化有三种类型：①类结节型，为不规则的无细胞性胶原组织，很少有典型的矽结节；②弥漫性肺纤维化型，与石棉肺相似，在纤维化区除有滑石外，还有透闪石和直闪石；③异物肉芽肿型，常伴随纤维化病变出现。肺内可见滑石小体	病理改变主要为肺纤维化和不同程度的结节肉芽肿，肺泡间隔、血管和支气管周围结缔组织增生和脱屑性支气管炎，伴有明显支气管扩张和局限性肺气肿，肺内可见云母小体	病理表现为尘斑型和结节型，偶见大块纤维化形成，肺内可见含铁小体

续　表

	滑石肺尘埃沉着病 （talc pneumoconiosis）	云母肺尘埃沉着病 （mica pneumoconiosis）	水泥肺尘埃沉着病 （cement pneumoconiosis）
临床 表现	发病工龄 8~35 年，也有 5 年发病者。早期无明显症状，随着病情的发展，部分患者可有咳嗽、咳痰、胸痛、气急等症状	采矿工发病工龄为 11~38 年，平均 25 年；加工工人发病工龄在 20 年以上。临床症状主要为胸闷、胸痛、气急、咳嗽、咳痰等	发病时间 8~34 年，一般在接尘 20 年以上。主要临床表现有胸痛、气急、咳嗽、咳痰和慢性鼻炎等
X 线 表现	X 线表现多样：可有不规则的 s 型、t 型小阴影，也可有 p 型、q 型圆形小阴影，还可有大阴影出现。胸壁、膈肌多见滑石斑阴影，但较石棉肺少而轻	X 线表现以两肺 s 型弥漫性不规则小阴影为主，也可见边缘模糊的圆形小阴影，肺门不大，但密度高。胸膜改变不明显	X 线表现既有不规则形小阴影改变，又有圆形小阴影改变
诊断与 处理	三种尘肺病诊断均按《尘肺病诊断标准》（GBZ 70-2009）执行。患者需要进行劳动能力鉴定的依据《职工工伤与职业病致残等级》（GB/T 16180-2006）处理		

（兰亚佳）

第四节　煤工肺尘埃沉着病

一、概述

煤是主要能源和化工原料之一，可分为褐煤、烟煤和无烟煤。目前煤在世界各国的开采量仍然很大，随着采煤机械化程度的提高，粉尘产生量及分散度也随之增大，虽然企业在控制粉尘的产生和扩散、改善劳动环境方面做了大量的工作，取得了显著成绩，但粉尘危害的形势依然严峻，特别是乡镇企业缺乏必要的防尘措施，所以煤工肺尘埃沉着病（coal worker pneumoconiosis，CWP）发病率很高。据调查煤工肺尘埃沉着病占我国肺尘埃沉着病总数的 40% 以上，是我国数量最多、危害严重的职业病之一。

1. 生产方式与职业危害　煤矿生产有露天、井下开采两种方式。埋藏表浅的煤炭或裸露地表的煤炭，可采用露天开采方式。露天开采主要有表土剥离和采煤两道工序，剥离工序为清除煤层表面的覆土和岩石，这一工序无论采用何种工具，都会产生较多的粉尘飞扬。采煤工序多采用电铲掘煤，粉尘飞扬较少。由于露天自然通风良好，飞扬的粉尘颗粒较大，对工人健康的危害较小。我国多数煤矿为井下开采，井下开采的主要工序是掘进和采煤。岩石掘进可产生大量岩石粉尘，岩石掘进工作面粉尘中游离二氧化硅多数在 30%~50%，是煤矿粉尘危害最严重的工序。采煤工作面的粉尘主要是煤尘，游离二氧化硅含量较低，多数在 5% 以下。在掘进、采煤工作面以外的工人，包括运输工、支柱工（岩巷）、巷道维修工、机电工、地面煤仓工等，他们工作环境的粉尘浓度一般都比较低。

2. 概念和分类　煤工肺尘埃沉着病是指煤矿各工种工人长期吸入生产性粉尘所引起的

肺尘埃沉着病的总称。在煤矿开采过程中由于工种不同，工人可分别接触煤尘、煤矽混合粉尘和硅尘，从而引起肺的弥漫性纤维化，统称为煤工肺尘埃沉着病。煤工肺尘埃沉着病有3种类型：①在岩石掘进工作面工作的工人，包括凿岩工及其辅助工、装渣工、放炮工等接触游离二氧化硅含量较高的岩石粉尘，所患尘肺应称为硅沉着病，病理上有典型的硅结节改变，发病工龄10~15年，病变进展快，危害严重，占煤工肺尘埃沉着病患者总数的20%~30%。②采煤工作面工人，包括电钻打眼工、采煤机手、回采工、煤仓装卸工等，主要接触单纯性煤尘（煤尘中游离二氧化硅含量在5%以下），所致的肺尘埃沉着病称为煤肺（anthracosis），病理上可看到典型的煤尘灶或煤尘纤维灶以及灶周肺气肿，发病工龄多在20年以上，病情进展缓慢，危害较轻。③既接触硅尘，又接触过煤尘的混合工种工人，其肺尘埃沉着病在病理上往往兼有硅沉着病和煤肺的特征，这类肺尘埃沉着病可称为煤硅肺（anthracosilicosis），是我国煤工肺尘埃沉着病最常见的类型，发病工龄多在15~20年，病情发展较快，危害较重。

3. 发病情况　煤工肺尘埃沉着病的发病情况，因开采方式不同有很大差异。露天煤矿工人的肺尘埃沉着病患病率很低，井下开采工作面的粉尘浓度和分散度均高于露天煤矿，肺尘埃沉着病患病率和发病率均较高。我国地域广大，地层结构复杂，各地煤工肺尘埃沉着病患病率有很大差异，0.92%~24.1%，其中硅沉着病占11.4%、煤硅肺占87.6%、煤肺占1.0%。不同煤种的致病能力不同，由强到弱依次为无烟煤、烟煤、褐煤。截至2010年底，全国煤矿企业累计肺尘埃沉着病患者约35万例（不包括乡镇煤矿），全行业每年肺尘埃沉着病死亡病例已超过生产安全事故死亡人数的2倍。因此，加强煤矿防尘工作，减少煤工肺尘埃沉着病发生是迫切的任务。

二、病理改变

煤工肺尘埃沉着病的病理改变随吸入的硅尘与煤尘的比例不同而有差异，但基本上属混合型，多兼有间质性弥漫纤维化和结节型两者特征。主要病理改变有：

1. 煤斑（coal speckle）　煤斑又称煤尘灶，是煤工肺尘埃沉着病最常见的原发性特征性病变，是病理诊断的基础指标。肉眼观察呈灶状，色黑，质软，直径2~5mm，圆或不规则形，境界不清，多在肺小叶间隔和胸膜交角处，呈网状或条索状分布。镜下所见：肉眼看到的煤斑，在显微镜下是由很多的煤尘细胞灶和煤尘纤维灶组成。煤尘细胞灶是由数量不等的煤尘以及吞噬了煤尘的巨噬细胞，聚集在肺泡、肺泡壁、细小支气管和血管周围形成。特别是在Ⅱ级呼吸性小支气管的管壁及其周围肺泡最为常见。根据细胞核纤维成分的多少，分别称为煤尘细胞灶和煤尘纤维灶，后者由前者进展而来。随着病灶的发生发展出现纤维化，早期以网状纤维为主，后期可有少量的胶原纤维交织其中，构成煤尘纤维灶。

2. 肺气肿　灶周肺气肿是煤工肺尘埃沉着病病理的又一特征。煤工肺尘埃沉着病常见的肺气肿有2种：一种是局限性肺气肿，为散在分布于煤斑旁的扩大气腔，与煤斑共存；另一种是小叶中心性肺气肿：在肺内煤斑的中心或煤尘灶的周边，有扩张的气腔，居小叶中心称为小叶中心性肺气肿，这是由于煤尘和尘细胞在Ⅱ级呼吸性细支气管周围堆积，使管壁平滑肌等结构受损，从而导致灶周肺气肿的形成。如果病变进一步发展，向肺泡道、肺泡管及肺泡扩展，波及全小叶形成全小叶肺气肿。

3. 煤硅结节　煤硅肺出现煤硅结节，肉眼观察呈类圆形或不规则形，大小为 2～5mm 或稍大，色黑，质坚实。在肺切面上稍向表面凸起。镜下观察可见到两种类型，典型煤硅结节其中心部由同心圆样排列的胶原纤维构成，可发生透明性变，胶原纤维之间有明显煤尘沉着，周边则有大量煤尘细胞、成纤维细胞、网状纤维和少量的胶原纤维，向四周延伸呈放射状；非典型煤硅结节无胶原纤维核心，胶原纤维束排列不规则并较为松散，尘细胞分散于纤维束之间。

4. 弥漫性纤维化　煤尘和尘细胞可沉着在肺泡间隔、小叶间隔、小血管和细支气管周围和胸膜下，出现程度不同的间质细胞和纤维增生，使间质增宽变厚，晚期形成粗细不等的条索和弥漫性纤维网架，肺间质纤维增生。

5. 大块纤维化　又称为进行性块状纤维化（progressive massive fibrosis　PMF），是晚期煤工肺尘埃沉着病的一种表现，但不是必然结果。肺组织出现 2cm×2cm×1cm 的一致性致密的黑色块状病变，多分布在两肺上部和后部，右肺多于左肺。病灶呈长梭形、不整形，少数呈圆形或类圆形，边界清楚。镜下观察，其组织结构有两种类型，一种为弥漫增生纤维化，在大块纤维组织中以及大块病灶周围有很多煤尘和煤细胞，而见不到结节改变；另一种为大块纤维化病灶中可见煤矽结节，但间质纤维化和煤尘仍为主要病变。有时在团块病灶中见到空洞形成，洞内积储墨汁样物质，周围可见明显代偿性肺气肿。另外，胸膜呈轻度至中等度增厚，在脏层胸膜下，特别是与小叶间隔相连处有数量不等的煤尘、煤斑、煤硅结节等。肺门和支气管旁淋巴结多肿大，色黑质硬，镜下可见煤尘、煤尘细胞灶和煤硅结节。

三、临床表现与诊断

（一）症状、体征和肺功能改变　煤工肺尘埃沉着病患者早期一般无症状，当病程进展，尤其发展为大块纤维化或合并支气管或肺部感染时才会出现呼吸系统症状和体征，如气短、胸痛、胸闷、咳嗽、咳痰等。从事稍重劳动或爬坡时，气短加重；秋冬季咳嗽、咳痰增多。晚期患者上述症状加重，尤其合并肺部感染时尤甚，如合并肺结核时还可出现发热、食欲不振、体重减轻等全身不适症状。在合并肺部感染、支气管炎时，才可观察到相应的体征。煤工肺尘埃沉着病患者由于广泛肺纤维化、呼吸道狭窄，特别是由于肺气肿导致肺泡大量破坏，肺功能测试显示通气功能、弥散功能和毛细血管气体交换功能都有减退或障碍。

（二）X 线胸片影像　煤工肺尘埃沉着病中无论是硅沉着病、煤硅肺或煤肺，胸片上的主要表现为圆形小阴影，不规则形小阴影和大阴影，还有肺纹理和肺门阴影的异常变化。

1. 圆形小阴影　煤工肺尘埃沉着病 X 线表现以圆形小阴影为主，p 和 q 型圆形小阴影最为多见。圆形小阴影的病理基础是硅结节、煤硅结节及煤尘纤维灶。圆形小阴影的形态、数量和大小往往与患者长期从事的工种即与接触粉尘的性质和环境粉尘浓度有关。以掘进作业为主、接触含游离二氧化硅较多的混合性粉尘工人，以典型的小阴影居多；以采煤作业为主的工人，主要接触煤尘并混有少量岩尘，所患尘肺胸片上圆形小阴影多不太典型，边缘不整齐，呈星芒状，密集度低。圆形小阴影最早出现的部位是右中肺区，其次为左中、右下肺区，左下及两上肺区出现的较晚。随着肺尘埃沉着病病变的进展，圆形小阴影的直径增大、增多、密集度增加，分布范围扩展，可布满全肺。煤肺患者胸片主要以小型类圆形阴影多见。

2. 不规则形小阴影　煤工肺尘埃沉着病患者在胸片上为不规则形小阴影或以不规则形小阴影为主者，较少见。多呈网状，有的密集呈蜂窝状，病理基础为煤尘灶、弥漫性间质纤维化、细支气管扩张、肺小叶中心性肺气肿。

3. 大阴影　硅沉着病和煤硅肺患者胸片上可见到大阴影，在系列胸片的观察中，可以看到大阴影多是由小阴影增大、密集、融合而形成，也可由少量斑片、条索状阴影逐渐相连并融合呈条带状。周边肺气肿比较明显，形成边缘清楚、密度较浓、均匀一致的大阴影。多在两肺上、中区出现，左右对称。煤肺患者罕见大阴影。

此外，煤工肺尘埃沉着病的肺气肿多为弥漫性、局限性和泡性肺气肿。泡性肺气肿表现为成堆小泡状阴影，直径为 1~5mm，即"白圈黑点"，晚期可见到肺大疱。肺门阴影增大，密度增高，有时还可见到淋巴结蛋壳样钙化或桑葚样钙化阴影。胸膜增厚、钙化改变者较少见，但常可见到肋膈角闭锁及粘连。

煤工尘肺的 CT 影像基本类似于 X 线影像，但由于 CT 提供对胸部横截面的轴状观察，减少了许多肺外结构病变对大阴影的重叠和掩盖，使大阴影得以在 CT 片上清晰地显示出来。而肺尘埃沉着病中大阴影的出现又是其预后恶化的表现，因此，早期检出大阴影并及时处理具有重要的意义。

煤工肺尘埃沉着病按《尘肺病诊断标准》（GBZ70-2009）进行诊断和分期。治疗方法同硅沉着病。

肺功能检查呼吸功能测定是评价肺尘埃沉着病患者劳动能力、代偿功能的主要手段，煤工肺尘埃沉着病患者肺功能损伤出现早，并与疾病程度有关。单纯煤工肺尘埃沉着病主要表现为阻塞型损伤，说明以气道损伤为主，复合型煤工肺尘埃沉着病除气道损伤外，由于明显纤维化，肺泡弹性降低，导致肺容积的缩小，故以混合型为主。有报道吸烟可加重 CWP 通气功能的损伤，主要表现 FEV_1 的异常率较高，显示吸烟对尘肺早期的不良影响。

附：类风湿性肺尘埃沉着病结节（Caplan 综合征）

类风湿性肺尘埃沉着病结节是指煤矿工人中类风湿性关节炎的患者，在 X 线胸片中出现密度高而均匀、边缘清晰的圆形块状阴影，是煤工肺尘埃沉着病的并发症之一。本病最初是在煤矿工人中发现，而后在陶瓷和铸造工人中也观察到类似的病例。据国外文献报道，类风湿性肺尘埃沉着病结节在煤工肺尘埃沉着病患者中占 2.3%~6.2%。国内报道 3.76% 的煤工肺尘埃沉着病患者合并类风湿性关节炎，比普通人群高出 7~9 倍。病因尚不十分清楚，但与类风湿性关节炎有较密切的关系，两者病因可能是一致的。

类风湿性肺尘埃沉着病结节的肺部病理特征是在轻度肺尘埃沉着病的基础上出现类风湿性尘肺结节，早期为胶原纤维增生，很快转为特殊性坏死，围绕坏死的核心发生成纤维细胞炎性反应而形成类风湿肉芽肿。大结节一般由数个小结节组成，每个结节轮廓清楚，最外为共有的多层胶原纤维所包绕。病理检查结节直径在 3~20mm，融合可达 50mm 以上。

结节切面呈一种特殊的明暗相间的多层同心圆排列。浅色区多为活动性炎症，而暗区则为坏死带，较暗区多是煤尘蓄积带。

胸部 X 线表现为两肺可见散在的圆形或类圆形、密度均匀的结节，直径在 0.5mm～5cm。结节的分布没有规律，可为单发，更多的为多发。注意与结核球、转移性肺癌、叁期肺尘埃沉着病等病鉴别。

做好劳动防护，加强身体锻炼，提高自身免疫能力，及时而有效地控制感染是预防类风湿性肺尘埃沉着病结节的重要手段。该病目前尚无根治措施，治疗的原则是在药物控制疼痛的情况下，对关节进行有效的功能锻炼，防止关节畸形和肌肉萎缩。免疫抑制剂和手术治疗对某些患者也会产生一定效果。对于后期严重的关节破坏及关节功能障碍者，病情稳定后，可选择性地采用人工关节置换术来重建关节功能。

（张　强　汤乃军）

第五节　其他粉尘所致肺尘埃沉着病

一、石墨肺尘埃沉着病

石墨肺尘埃沉着病（graphite pneumoconiosis）是长期吸入较高浓度石墨粉尘导致的肺部呈弥漫性纤维化和肺气肿病变的肺尘埃沉着病。

1. 粉尘性质、接触机会　石墨是一种有金属光泽的结晶型碳，呈银灰或黑色，比重 2.1～2.3，排列为四层六角形的层状晶体结构。石墨可分天然石墨和人工合成石墨。天然石墨是一种混有各种矿物质的结晶碳元素，石墨矿石中石墨含量一般在 4%～20%，游离二氧化硅含量在 5%～15%。人工合成石墨中几乎不含游离二氧化硅。

石墨的化学性质比较稳定，具有耐酸碱、耐高温、导电、导热、润滑、可塑、黏着力强、抗腐蚀等优良特性，工业用途很广。在石墨开采的各个工序和以石墨为原料的加工工序，如耐火砖、坩埚、电极、电刷、润滑剂等的制造加工，均可接触到石墨粉尘。

2. 病理改变　石墨肺尘埃沉着病病理类型属尘斑型肺尘埃沉着病，大体所见酷似煤工肺尘埃沉着病。肉眼观察胸膜表面有密集的、大小不等的灰黑色至黑色斑点，触摸有颗粒感，但不硬。肺切面可见 0.3～3mm 大小的石墨尘斑并有灶周肺气肿。肺门淋巴结呈黑色，轻度增大和变硬。镜下观察，早期在细支气管、肺泡、肺小血管周围有石墨尘和含尘细胞聚集，形成石墨粉尘细胞灶。进一步形成石墨粉尘纤维灶，病灶内可见网状纤维及少量胶原纤维。

3. 临床表现　石墨肺尘埃沉着病发病工龄一般在 15～20 年。患者早期症状轻微，体征较少，病情进展较缓慢。早期仅有轻度的口、鼻、咽部发干，咳嗽、咳黑色痰，劳动后有胸闷、气短等症状。晚期特别是有肺气肿等合并症时，症状和体征比较明显。少数病例有通气功能减退，以阻塞性通气障碍为主。胸部 X 线表现与煤工肺尘埃沉着病相似，以"p"小阴影为主，有时可见到少量的"s"小阴影。如看到较粗大的"r"小阴影，多与患者接触游离二氧化硅含量较高的岩石粉尘有关。约有半数患者肺门阴影密度增高，少数患者有轻微肺气肿，肋膈角变钝和胸膜增厚改变。

二、炭黑尘肺

炭黑肺尘埃沉着病（carbon black pneumoconiosis）是长期吸入高浓度的炭黑烟尘而引起的慢性肺组织纤维增生为主的疾病。

1. 粉尘性质、接触机会　炭黑是气态或液态碳氢化合物，在空气不足的条件下，经不完全燃烧或热裂分解而得的产物。碳成分占90%~95%，含游离二氧化硅0.5%~1.5%。炭黑粉尘质轻，颗粒细小，分散度高，极易飞扬且长时间悬浮于空气中。

炭黑作为填充剂、着色剂广泛用于橡胶、塑料、电极制造、油漆、油墨、墨汁、造纸、冶金等工业，还用于脱色剂、净化剂、助滤器、炭黑纸的制造。发生炭黑尘肺的主要工种是炭黑厂的筛粉、包装工，其次是炭黑制品工人，如电极厂配料、成型工，橡胶轮胎厂投料工。

2. 病理改变　炭黑肺尘埃沉着病的病理改变与石墨肺尘埃沉着病、煤工肺尘埃沉着病极为相似。两肺显著变黑，肺表面及肺切面可见0.5~3mm的黑色尘斑，尘斑病灶质软，境界不清，呈多角状。镜下炭黑尘灶由聚集成堆吞噬炭黑的尘细胞、炭黑尘及数量不等的胶原纤维组成，直径0.5~1mm；呼吸性细支气管周围可见灶性肺气肿。

3. 临床表现　炭黑肺尘埃沉着病发病工龄平均24年，最短15年，最长25年以上。早期症状多不明显，主要有咳嗽、咳痰、气短。少数患者肺功能有不同程度减退，以阻塞性通气障碍为主。多数患者无阳性体征，病程极为缓慢，预后较好。炭黑肺尘埃沉着病X线改变与石墨肺尘埃沉着病、煤工肺尘埃沉着病相似，早期可见肺纹理明显增多，随病变进展中、下肺区出现密集度较低的，以"p"或"q"为主的圆形小阴影，有时可见"s"形小阴影，整个肺区呈毛玻璃感。偶能看到程度不等的肺气肿及轻度胸膜增厚、粘连改变，很少见到大阴影。

三、陶工肺尘埃沉着病

陶工肺尘埃沉着病（pottery worker's pneumoconiosis）是长期大量吸入陶土粉尘而引起的肺尘埃沉着病。

1. 粉尘性质、接触机会　陶瓷是把石英、黏土、长石、石膏等粉碎后，经配料、制坯、成品、干燥、修坯、施釉、烧制等工艺过程制成的各种器皿或材料。作业场所多为石英和硅酸盐混合粉尘。由于各地制坯原料、配方不同，这种混合性粉尘的游离二氧化硅含量为5%~25%，有的可超过40%。

2. 病理改变　肉眼观察肺体积变化不大，质地软，肺表面及切面散在灰褐色尘斑。镜下观察病灶多为星芒状或不整形的尘斑及混合性尘结节，位于呼吸性细支气管周围。肺泡、肺泡间隔、小血管和小支气管周围纤维化比较突出，常伴有灶周肺气肿、小叶中心性肺气肿。胸膜肥厚常以两肺上部尤其肺尖部明显，与煤硅肺、硅沉着病患者所见明显不同。

3. 临床表现　陶工肺尘埃沉着病发病比较缓慢，平均发病工龄25年以上。临床症状较轻，早期有轻度咳嗽，少量咳痰，体力劳动时感到胸闷、气短。合并肺气肿时，出现明显呼吸困难。肺功能可能有损害。容易合并肺结核，仅次于硅沉着病（矽肺）。

陶工肺尘埃沉着病X线胸片可见两肺多为不规则形弥漫性"s"、"t"小阴影，粗细不等、长短不定，互相交织呈网状、蜂窝状。少数可见到圆形小阴影，间有肺气肿。随病情进展，小阴影数量增多，密度增高，分布范围扩大。晚期可见到大阴影，呈圆形、椭圆形或长条形，周边常有肺气肿。大阴影可由小阴影聚集融合形成，也可由斑点、条索状阴影融合而成。

四、铝肺尘埃沉着病

铝肺尘埃沉着病（aluminosis）是因长期吸入较高浓度金属铝尘或氧化铝粉尘所致的肺尘埃沉着病。

1. 粉尘性质、接触机会　铝是一种银白色轻金属，分布广泛，占地壳重量的7.45%。金属铝及其合金的比重轻、强度大，作为轻型结构材料广泛用于航空、船舶、建筑材料和电器等工业部门。金属铝粉用于制造炸药、导火剂等。氧化铝是经电炉熔融（2300℃）制得的聚晶体（白刚玉），由于其硬度高，可制成磨料粉和磨具。在冶炼铝和生产铝粉等过程中可产生金属铝和氧化铝粉尘。氧化铝的致纤维化作用远较金属铝轻。

2. 病理改变　铝肺尘埃沉着病的病理改变主要为肺部弥漫性间质纤维化。肉眼观察两肺大小正常或略小，表面呈灰黑色，质地坚硬，重量增加，胸膜可广泛增厚，切面散在境界不清的黑色斑点和尘灶。镜下可见弥漫性间质纤维化，铝尘大量沉着在终末细支气管壁、呼吸性细支气管及所属肺泡间隔，形成许多小尘灶和小叶中心性肺气肿。在肺泡内有大量粉尘及尘细胞沉积，粉尘沉着部位可有程度不同的纤维化。

3. 临床表现　铝肺尘埃沉着病发病工龄多在10~32年，平均24年。患者早期症状较轻，主要表现为咳嗽、气短、胸痛、胸闷，也可有倦怠、乏力。患者早期无阳性体征，晚期或有合并症时，可闻及肺干、湿啰音。可发生肺通气功能障碍，重症病例可并发自发性气胸、呼吸衰竭。

X线胸片可见两肺中下区较细的不规则形小阴影，呈网状或蜂窝状。也可见到密度较低的圆形小阴影，多为"p"类，境界不十分清晰。随病情进展，小阴影增多，可分布到全肺。肺纹理紊乱，扭曲变形。Ⅲ期患者在上、中肺野可见大阴影。

五、电焊工肺尘埃沉着病

电焊工肺尘埃沉着病（welder pneumoconiosis）是长期吸入高浓度的电焊烟尘而引起的以慢性肺组织纤维增生损害为主的一种肺尘埃沉着病。

1. 粉尘性质、接触机会　电焊时产生的烟、尘取决于焊条种类和金属母材以及被焊金属。焊条成分中含有大理石、萤石、石英、长石、锰铁、硅铁、钛铁、白云石、云母等。在电弧高温（2 000~6 000℃）作用下，焊芯、药皮、焊接母材发生复杂的冶金反应，生成氧化铁、二氧化硅、氧化锰、氟化物、臭氧和氮氧化物等烟尘和气溶胶，逸散在作业环境中。电焊作业在建筑、机械、造船、国防等工业广泛存在。

2. 病理改变　肉眼观察两肺表面呈灰黑色，体积增大，重量增加，弹性减低；肺内可见大小不等、不规则形或星芒状的尘灶。常有局限性胸膜增厚及气肿。镜下，两肺散在1~3mm黑色尘斑或结节，常伴有灶周肺气肿。尘斑由大量含尘巨噬细胞及少数单核细胞构成，间有少许胶原纤维。尘斑分布在肺泡腔、肺泡间隔、呼吸性细支气管和血管周围。结节较大，一般2mm左右，其中粉尘较少，胶原纤维成分较多。肺内尘粒呈棕褐色，为铁染色强阳性的氧化铁尘粒。

3. 临床表现　电焊工肺尘埃沉着病发病缓慢，发病工龄多在15~20年，最短发病工龄为4年。患者临床症状轻微，在X线胸片已有改变时，可无明显自觉症状和体征。随病程发展，尤其出现肺部感染或并发肺气肿时，可出现明显的临床症状。早期肺功能检查基本正常，并发肺气肿等病变时，肺功能才相应降低。

X线表现早期以不规则形小阴影为主，多分布于两肺中、下区。圆形小阴影出现较晚，以"p"影为主。随病情发展，密集度逐渐增加，个别晚期病例出现大阴影。少数病例可见肺门密度增高、阴影增大、结构紊乱等征象。

六、铸工肺尘埃沉着病

铸工肺尘埃沉着病（founder pneumoniosis）是指在铸造作业中长期吸入成分复杂而游离二氧化硅含量不高的粉尘所引起的以结节型或尘斑型并伴有肺间质纤维化损害为主的肺尘埃沉着病。

1. 粉尘性质、接触机会　铸造生产的铸件常分为铸钢、铸铁和有色合金铸件。型砂中游离二氧化硅含量差异很大（20%~98%以上）。铸造生产过程包括型砂配制、砂型制造、型砂干燥、合箱、浇注、打箱和清砂等工序。在铸造过程的各工序都可产生大量粉尘，从而引起肺尘埃沉着病。

2. 病理改变　铸工接触的粉尘含游离二氧化硅量低，以碳素类和硅酸盐类粉尘为主，这类粉尘引起的病变与碳素类肺尘埃沉着病和部分硅酸盐肺尘埃沉着病相似。病理检查可见肺表面和肺切面上有大小不等的灰黑色或黑色斑点。镜下可看到沿细支气管和小血管周围有大量的尘细胞灶及由尘细胞、粉尘和胶原纤维形成的粉尘纤维灶。在粉尘灶周围常伴有小叶中心性肺气肿。部分病例除粉尘纤维灶外，尚可见少量典型或不典型硅结节。

3. 临床表现　发病缓慢，症状无特殊，多不严重。由于型硅制造作业的空气中烟尘较大、劳动姿势不良等原因，常可并发慢性支气管炎和肺气肿。病变初期肺功能多属正常，以后逐渐可出现阻塞性或以阻塞性为主的通气功能障碍。

X线表现为两肺出现不规则形小阴影，以"t"影为多，"s"影相对较少，中、下肺区较明显。随着病情的进展，不规则形小阴影逐渐增多，向中、上肺区扩展，呈网状或蜂窝状，常伴有明显肺气肿。两肺中下区可出现圆形小阴影，以"p"影为主，数量较少，阴影密度较低，大阴影极为少见。

（陈　杰）

第六节　有机粉尘及其所致肺部疾患

有机粉尘（organic dust）是指在空气中飘浮的有机物颗粒，包括植物、动物和微生物源性的颗粒和微滴。随着工农业生产的发展，特别是近代农业大规模集约经营和专业化生产，如以大规模集约化畜禽类圈养代替家庭分散养殖、以农产品为中心的多种经营代替单一的粮食性农业生产、由多季节的大棚种植代替单一的季节性大田生产作业等，使工农业生产作业环境中有机粉尘的暴露更为复杂。动、植物性有机粉尘种类繁多、成分复杂，常夹杂微生物源性具有不同生物学作用的多种致病性物质、动物蛋白及排泄物、无机物等。虽然有机粉尘所致疾病或症状是一般人群中常见的，特异性不强，但引起的病变和对人体的危害程度差别很大。有机粉尘主要引起呼吸系统疾病，包括呼吸系统急慢性炎症、慢性阻塞性肺病、支气管哮喘、变态反应性肺泡炎、有机粉尘毒性综合征、棉尘病等，还可引起混合性肺尘和肿瘤等，如皮毛工混合性肺尘、木工鼻腔癌及副鼻腔癌。

一、有机粉尘的来源和分类

有机粉尘的来源主要为工农业生产及废物处理等，如谷物庄稼稻草收割加工、农产品运输储藏、家禽家畜饲养、温室大棚种植、茶叶生产加工、烟草加工、奶制品生产加工、木材砍伐和加工、棉麻丝绸等纺织、毛纺或羽毛加工、纸浆和造纸、皮毛加工、动物屠宰和加工、食品调味品制作、榨糖、垃圾堆放处理等。

有机粉尘的种类主要有植物性粉尘、动物性粉尘和人工合成有机粉尘。

（一）植物性粉尘　在工农业生产过程中处理植物时，由植物本身破碎所形成的粉尘，均属植物性粉尘。主要有

1. 谷物粉尘　小麦、稻谷、玉米、高粱等在加工、运输、储藏及饲料加工等过程中产生的粉尘。

2. 植物纤维尘　棉、亚麻、黄麻、大麻等在原棉原麻分选、梳棉梳麻和纺织过程中产生的粉尘。

3. 木粉尘　木材在锯、磨、钻、铣、刻和砂磨等加工过程中产生的粉尘。

4. 茶叶粉尘　红茶、绿茶和茶砖等在茶叶烘干、分、风选和包装等加工过程中产生的粉尘。

5. 蔗渣粉尘　蔗渣加工使用等过程中产生的粉尘。

6. 烟草粉尘　烟叶的解包、烘丝、抽梗、卷烟等加工过程中产生的粉尘。

（二）动物性粉尘　动物性粉尘是指动物皮毛、毛纺、羽毛、骨质、蚕丝等加工过程中及动物饲养、屠宰中所产生的粉尘。主要有

1. 皮毛粉尘　生产皮衣、皮帽等生皮、梳毛、磨皮、剪裁、缝制等加工过程中产生的粉尘，羊毛等纺织加工中产生的粉尘。

2. 丝尘　蚕丝的选茧、打绵、选丝和纺织等过程中产生的粉尘。

3. 含动物蛋白、血清蛋白等粉尘　奶制品生产加工，家禽家畜饲养及动物排泄物、垃

坂处理，动物屠宰及加工过程中产生的粉尘。

4. 其他动物性粉尘　猪鬃粉尘、羽毛粉尘、角质粉尘、骨质粉尘、乳酪粉尘、垂体粉尘、酶制剂粉尘等。

（三）人工合成有机粉尘　有机人工合成材料已广泛用于工农业生产、国防军工和日常生活的各个领域，品种与产量迅速增加，所产生的人工合成有机粉尘接触机会与接触人数亦不断增多，职业危害日益受到重视。

1. 合成纤维粉尘　化学合成纤维已有数十种，主要有涤纶（聚酯纤维）、锦纶（聚酰胺纤维）、腈纶（聚丙烯腈纤维）、维纶（聚乙烯醇纤维）、氯纶（聚氯乙烯纤维）等。

2. 合成树脂粉尘　有酚醛树脂粉尘、聚氯乙烯树脂粉尘等。

二、有机粉尘对健康的危害

植物源性粉尘包括植物的茎、叶、种子、花粉等，动物源性粉尘包括脱落的皮屑、毛、家禽的羽毛、动物的排泄物等。无论是植物源性或动物源性粉尘，在自然界包括生产加工中几乎均会受到微生物的污染。所以有机粉尘暴露主要是包括有机粉尘颗粒或片段、无机物、细菌和真菌等微生物及其毒性产物、动物异种蛋白、畜禽类排泄物等混合性的。其中细菌或真菌及其产生的内毒素、1-3-β-D 葡聚糖（glucan）、真菌孢子、细菌蛋白酶及动物蛋白等研究较多，是有机粉尘引起呼吸道炎症或过敏性呼吸系统疾病的主要病因。以下对职业性变态反应性肺泡炎、有机粉尘毒性综合征、棉尘病分述之。

（一）职业性变态反应性肺泡炎　职业性变态反应性肺泡炎（occupational allergic alveolitis）是由于吸入被真菌、细菌或动物蛋白等污染的有机粉尘而引起的间质肉芽肿性肺炎，也称过敏性肺炎（hypersensitivity pneumonitis）。本病是以病理改变基本相同的一组疾病的统称，通过免疫介导，以肺组织间质细胞浸润和肉芽肿形成为特征的疾病。常见的有农民肺（farmer lung）、甘蔗肺（bagasosis）、蘑菇肺（mushroom worker lung）、鸟饲养工肺（bird breeder lung）等。致病因子主要有嗜热性放线菌、干草小多孢菌、烟曲霉菌、蘑菇孢子、鸟或家禽类蛋白等。

1. 病理改变　表现为急性、亚急性及慢性形式。急性期表现为肺泡和间质的淋巴细胞炎症，肺泡腔中淋巴细胞聚集，浆细胞和巨噬细胞增多。亚急性期可出现与结节病相似的非干酪化肉芽肿。反复发作可发展为慢性期，出现不同程度的肺间质纤维化。

2. 发病机制　本病的发病机制目前认为是Ⅲ型、Ⅳ型变态反应共同起作用的结果。主要依据：患者体内存在抗原特异性沉淀素抗体；肺组织中存在抗原抗体复合物及补体成分；抗原皮试出现红斑、硬结反应；抗原支气管激发试验呈现迟发反应；患者肺组织单核细胞浸润，并形成肉芽肿；巨噬细胞活化，介导免疫应答。

3. 临床表现　急性期一般在接触致病因子后 4~8 小时发病。患者常表现为畏寒、发热、头痛、咳嗽，可有明显的胸闷、气短，常于脱离接触后 2~3 天症状缓解或消失，多误诊为"感冒"。两肺底可闻及小水泡音或捻发音具有特征性意义。血清沉淀素抗体试验阳性，可作为近期接触指标。相当部分的患者表现为亚急性，接触 2~3 个月，急性症状反复发作，此期气短、咳嗽加重，促使患者就诊的症状是呼吸困难加重。X 线胸片上，可见弥漫性网状和细小阴影。慢性期主要表现为进行性呼吸困难加重，体重明显下降。经过若干年接触和反复发作，晚期产生不可逆的肺纤维化，X线胸片显示蜂窝囊状表现，肺功能表现为限制性通气功能和弥散功能障碍。

4. 诊断　根据《职业性急性变应性肺泡炎诊断标准》（GBZ60-2002），诊断及分级标准：①接触反应：吸入变应原4~8小时后出现畏寒、发热、咳嗽、胸闷、气急，胸部X线检查未见肺实质改变；上述症状可在脱离接触后1周内消退；②轻度：有中、重度咳嗽，伴有胸闷、气急、畏寒、发热；两下肺可闻及捻发音；胸部X线除双肺纹理增强，还有1~5mm大小的边缘模糊、密度较低的点状阴影，病变范围不超过2个肺区；血清沉淀反应可阳性；③重度：上述临床表现加重，体重减轻、乏力；胸部捻发音增多；胸片有斑片状阴影，分布范围超过2个肺区，或融合成大片模糊阴影。血清沉淀反应可阳性。

5. 处理　对于接触反应者应暂时脱离现场，进行必要的检查及处理，并密切观察24~72小时；轻度者应暂时脱离生产环境休息，并给予镇咳、平喘、吸氧等对症处理及适量糖皮质激素治疗，并随访肺部体征和胸部X线的变化；重度者应卧床休息，早期足量使用糖皮质激素和对症治疗。

（二）有机粉尘毒性综合征　有机粉尘毒性综合征（organic dust toxic syndrome，ODTS）是短时间暴露高浓度含有革兰阴性细菌及其内毒素的有机粉尘而引起的非感染性呼吸系统炎症，通常于工作后4~6天发病，表现为流感样症候，出现发热、发冷、干咳、关节痛、头痛等。以往也叫毒性肺炎（toxic pneumonitis）、毒热（toxic fever）等，"谷物热"、"纱厂热"等均属于有机粉尘毒性综合征。人体吸入内毒素试验可引起典型的有机粉尘毒性综合征的临床症状，并在短期内自愈。

1. 病理改变与发病机制　主要为被激活的巨噬细胞和上皮细胞释放炎性介质，如IL-1等，介导中性粒细胞在呼吸道和肺组织浸润，开始中性粒细胞占优势，之后淋巴细胞和嗜酸性粒细胞浸润，引起呼吸道炎症，多为急性炎症而非肉芽肿。可激活补体引起巨噬细胞非特异性释放水解酶等，出现毛细血管壁和肺泡水肿、间隙增加，可导致肺弥散功能降低。

2. 临床表现　多为一次性高浓度接触有机粉尘后发病。表现为黏膜及上呼吸道的刺激症状，鼻、喉、眼的刺痒，干咳，主要表现为流感样的发热、发冷、头痛、肌肉关节痛、乏力，严重者可出现寒战。病程短，非进行性，一般持续1~2天症状可消失。工人一次接触中的罹患率较高，患者常可将自己的症状与工作联系起来。多数患者血清中沉淀素抗体阴性。气道反应性增高，暴露较高时可见下班后肺通气功能较上班前下降。

3. 诊断与处理　根据明确的暴露史和典型的临床症状进行诊断。暴露后当天下午发病，出现流感样症状，发热，体温一般在37~38℃，或体温更高，出现寒战等。可有一过性白细胞增高。肺通气功能轻度下降，胸部X线检查正常。以往有类似接触史及病史可支持诊断。一般症状1~2天自愈，症状较重时可对症治疗，但不需要抗生素或激素治疗。

（三）棉尘病　棉尘病（byssinosis）是长期接触棉、麻等植物性粉尘引起的、具有特征性的胸部紧束感和（或）胸闷、气短等症状，并有急性通气功能下降的呼吸道阻塞性疾病。长期反复发作可致慢性肺通气功能损害。

1. 发病机制　病因和发病机制尚不完全清楚，棉、亚麻、软大麻粉尘可引起棉尘病，棉尘中除含有棉纤维外，还含有棉花托叶及其他植物碎片及微生物（革兰阴性细菌等），这些成分对棉尘病的发生都有影响。发病机制主要有①组胺释放：棉尘病的表现之一为支气管痉挛，棉尘提取液可使人体肺组织释放过量组胺，引起支气管平滑肌痉挛。组胺释放学说可以解释棉尘病的急性期症状，但不能解释棉尘病进展和慢性期反应；②内毒素：棉尘受革兰阴性细菌及内毒素污染，内毒素激发的炎症反应是棉尘病发病的基础。内毒素可激活肺泡巨噬细胞并使之产生生物活性物质，引起中性粒细胞聚集和一系列生物学反应，从而引起肺部的急性和慢性炎症反应；③细胞反应：主要指棉尘浸出液激活巨噬细胞，使巨噬细胞分泌各种介质引起支气管痉挛。

2. 临床表现　临床表现特点是出现典型的胸部紧束感或气短和呼吸道刺激症状。疾病早期上述症状主要出现于假日或周末休息后，重新上班的第一天工作几小时后，所以又称为"星期一症状"。随着病情进展，此症状可延续至一周的几天，甚至每天都出现，并有咳嗽、咳痰等呼吸道刺激症状，晚期可出现慢性呼吸道阻塞性症状、支气管炎、支气管扩张乃至肺气肿。接触棉尘后能引起肺通气功能损害，表现为阻塞性通气障碍，在早期，第一秒用力呼气容积（FEV_1）班后可显著低于班前，这在没有症状的棉工中也能见到。到晚期，FEV_1可持续降低，发展为慢性肺功能损害。吸烟可加重棉尘对呼吸功能的影响，棉尘病的 X 线胸片无特异性改变。

3. 诊断　根据《棉尘病诊断标准》（GBZ 56-2002），诊断及分级标准为①观察对象：偶尔有胸部紧束感和（或）胸闷、气短等特征性呼吸系统症状，出现 FEV_1 下降，但工作班后与班前比较下降幅度不超过 10%；②棉尘病 I 级：经常出现公休后第一天或工作周内几天均发生胸部紧束感和（或）胸闷、气短等特征性的呼吸系统症状。PEV_1 班后与班前比较下降 10% 以上；③棉尘病 II 级：呼吸系统症状持续加重，并伴有慢性通气功能损害，FEV_1 或用力肺活量（FVC）小于预计值的 80%。

4. 处理　患者按阻塞性呼吸系统疾病治疗原则，以对症治疗为主。观察对象应定期作健康检查，以观察病情变化。棉尘病 I 级患者应进行对症治疗，必要时调离粉尘作业；棉尘病 II 级患者应调离接触棉、麻等植物性粉尘的工作，并进行对症治疗。

（陈　杰）

第七节　肺尘埃沉着病阅片与诊断

一、肺尘埃沉着病诊断原则与方法

肺尘埃沉着病诊断是集体行为，是一项政策性和专业性都很强的工作，诊断结论具有法律效应。承担肺尘埃沉着病诊断的医疗卫生机构在进行肺尘埃沉着病诊断时，应当组织三名以上取得职业病诊断资格的执业医师集体诊断。肺尘埃沉着病的诊断必须遵循以下原则：根据可靠的生产性粉尘接触史，以 X 线后前位胸片表现为主要依据，结合现场职业卫生学、肺尘埃沉着病流行病学调查资料和健康监护资料，参考临床表现和实验室检查，排除肺部其他类似疾病后，对照肺尘埃沉着病诊断标准片小阴影总体密集度至少达到 1 级，分布范围至少达到两个肺区，方可作出诊断。目前执行的《尘肺病诊断标准》（GBZ70-2009）是 GBZ70-2002 标准的修订版，与 GBZ70-2002 标准相比较，GBZ70-2009 标准修订要点有①增加观察对象，在标准条文中对观察对象规定为"粉尘作业人员健康检查发现 X 线胸片有不能确定的尘肺样影像学改变，其性质和程度需要在一定期限内动态观察者"；②在 X 线胸片表现分期中删除"无尘肺"，包括删除"无尘肺 0"和"无尘肺 0^+"；③在 X 线胸片表现分期中删除 I^+、II^+、III^+；④将原标准 II^+ 中的"有小阴影聚集和有大阴影但尚不够诊断为Ⅲ者"改为"有总体密集度 3 级的小阴影分布范围超过 4 个肺区，并有大阴影或有小阴影聚集者可诊断为叁期尘肺"；⑤取消原尘肺病分期代码Ⅰ、Ⅱ、Ⅲ，将分期写法改为壹期、贰期、叁期。诊断尘肺的根据是"确切可靠的生产性粉尘接触史"，"技术质量合格的高千伏 X 线后前位胸片表现是诊断尘肺病的主要依据"，现场职业卫生学调查、流行病学调查和健康监护资料作为重要参考，结合临床表现和实验室检查，排除其他肺部类似疾病后，"对照尘肺病诊断标准片小阴影密总体集度至少达到 1 级，分布范围至少达到两个肺区，方可做出尘肺病的诊断"。

每个参加肺尘埃沉着病诊断的人员应先审核待诊者的粉尘接触史资料、作业现场粉尘的检测资料、系列动态观察的 X 线胸片等资料，在资料完整、真实、可靠的情况下，根据国家《尘肺病诊断标准》（GBZ70-2009）进行读片，依据自己的读片结果，结合待诊者临床检查资料，排除其他肺部类似疾病，给出诊断意见，最后根据多数人的诊断意见形成最终的诊断结论。按照《职工工伤与职业病致残程度鉴定》（GB/T16180-2006）发给肺尘埃沉着病诊断证明书，患者享受国家相应医疗和劳动保险待遇。

对于诊断所需资料不完整或资料的真实性和可靠性有质疑，如职业史不清，或胸片质量欠佳者，应该要求补充相关资料或重新拍摄出质量良好的 X 线胸片，另行安排时间再行诊断，避免误诊和漏诊。

如果只有提供一张质量合格的胸片，而客观上又无法要求患者再做进一步的 X 线胸片检查时，可考虑该胸片作为肺尘埃沉着病诊断的依据。

对于少数生前有较长时间生产性粉尘接触史，未被诊断为肺尘埃沉着病者，根据本人遗愿或家属提出申请进行尸体解剖诊断者，具有诊断权的病理专业人员在"尘肺病理检查申请单"及送检单位提供的资料齐备后，按照《尘肺病理诊断标准》（GBZ25-2002），根据详细可靠的职业史及规范化的检查方法得出的病理检查结果方可做出肺尘埃沉着病的病理诊断，并提出肺尘埃沉着病病理诊断报告，报告内容包括肺尘埃沉着病名称、分期、病理类型和并发症。患者历次 X 线胸片、病例摘要或死亡志及现场劳动卫生学资料是肺尘埃沉着病病理诊断的必需参考条件。肺尘埃沉着病病理诊断可作为职业病待遇的依据。

《尘肺病诊断标准》（GBZ70-2009）中 X 线胸片表现分期为：

1. 壹期尘肺　有总体密集度 1 级的小阴影，分布范围至少达到 2 个肺区。

2. 贰期尘肺　有总体密集度 2 级的小阴影，分布范围超过 4 个肺区；或有总体密集度 3 级的小阴影，分布范围达到 4 个肺区。

3. 叁期尘肺　有下列三种表现之一者：①有大阴影出现，其长径不小于 20mm，短径不小于 10mm；②有总体密集度 3 级的小阴影，分布范围超过 4 个肺区并有小阴影聚集；③有总体密集度 3 级的小阴影，分布范围超过 4 个肺区并有大阴影。

肺尘埃沉着病诊断读片程序包括①职业病诊断医疗机构组织读片工作，从事职业病诊断的医疗卫生机构必须经过省级卫生行政部门批准，才有资格组织职业病诊断活动；②读片准备；③读片；④诊断讨论。

二、尘肺 X 线胸片阅读

由于肺尘埃沉着病的 X 线胸片表现基本代表了肺尘埃沉着病的病变程度，在实际工作中肺尘埃沉着病 X 线胸片分期就是肺尘埃沉着病的诊断分期，因此肺尘埃沉着病诊断读片是肺尘埃沉着病诊断至关重要的步骤，也是肺尘埃沉着病诊断的核心，必须按照国家颁布的《职业病诊断与鉴定管理办法》进行。职业病诊断医疗机构组织肺尘埃沉着病诊断专家参加读片工作，肺尘埃沉着病诊断专家必须是通过国家职业病（尘肺，肺尘埃沉着病）诊断医师资格考核并取得资质证书，取得省级卫生行政机构颁发的肺尘埃沉着病诊断资格的人员。肺尘埃沉着病诊断实行集体诊断的原则。根据国家《尘肺病诊断标准》（GBZ70-2009，"标准"）要求，肺尘埃沉着病诊断必须使用投照电压在（120~140）kV 的高千伏 X 线后前位胸片，因为高千伏 X 线摄像曝光时间缩短，穿透力强，清晰度高，肺纹理清晰，对于多种结构互相重叠的部分，能清楚地显示各种结构的层次和轮廓，肺内疾病被肋骨和心影遮盖的现象大为减少，较常规胸片有明显提高。"标准"要求，根据胸厚确定曝光量，一般使用 2~8mAs，曝光时间不超过 0.1 秒；为诊断和鉴别诊断的需要，必要时加侧位和斜位胸片、体层摄影或 CT 检查。

（一）读片的准备工作

1. 准备读片的必备资料 包括：①确切可靠的生产性粉尘接触史证明资料；②现场粉尘浓度日常性检测资料；③受检者的既往病史和临床病史、体格检查及临床辅助检查资料，用于肺尘埃沉着病与其他肺部疾病的鉴别诊断；④能够反映肺尘埃沉着病进展、完整的系列动态的 X 线胸片资料；⑤《尘肺病诊断标准片》，作为判定待诊者 X 线胸片分期的对照标准。

2. 读片要求 ①读片人矫正视力在正常范围内。读片时取坐位，应坐在观片灯的正面，观片灯的位置要适当，一般置于读片者眼前 25（利于观察小阴影）~50cm（利于观察全胸片）处；②读片时应依胸片时间先后顺序观察比较影像学的动态变化，仅有一张胸片不宜作出确诊；③读片时必须参考标准片。

3. 诊断讨论 参加诊断读片人员根据待诊者的职业接触史，依据自己的读片结果，结合现场劳动卫生学调查资料和临床检查资料，按照尘肺病诊断原则，发表个人的诊断意见，根据多数人的意见形成诊断结论，资料不全或资料的真实性和可靠性有质疑时，应该要求重新核实或补充，再另行安排时间读片。

（二）胸片质量的判定

1. 基本要求 ①必须包括两侧肺尖和肋膈角，胸锁关节对称，肩胛骨阴影旋开，阴影不与肺野重叠；②片号、日期及其他标志应分别置于两肩上方，排列整齐，清晰可见，不与肺野重叠；③照片无伪影、漏光、污染、划痕、水渍及体外物影像。

2. 正常解剖影像　①两侧肺纹理清晰、边缘锐利，并延伸到肺野外带；②心缘及横膈面成像锐利；③两侧胸壁从肺尖至肋膈角显示良好；④气管、隆突及两侧主支气管轮廓可见，并可显示胸椎轮廓；⑤心后区肺纹理可以显示；⑥右侧膈顶一般位于第 10 肋水平。

（三）尘肺读片所需掌握的名词、基本概念及判定方法

1. 肺区划分　将肺尖至膈顶的垂直距离等分为 3，用等分点的水平线把每侧肺野各分为上、中、下三个肺区。

2. 小阴影　指肺野内直径或宽度不超过 10mm 的阴影。

（1）形态和大小　小阴影的形态可分为圆形和不规则形两类，按大小各分为 3 种。小阴影的形态及大小以标准片所示为准。

1）圆形小阴影以字母 p、q、r 表示。

p：直径 ≤1.5mm。

q：直径 1.5mm~3mm。

r：直径 3~10mm。

2）不规则形小阴影以字母 s、t、u 表示。

s：宽度 ≤1.5mm。

t：宽度 1.5~3mm。

u：宽度 3~10mm。

3）记录方法：阅读胸片时应记录小阴影的形态和大小。胸片上的小阴影几乎全部为同一形态和大小时，将其字母符号分别写在斜线的上面和下面，例如 p/p、s/s 等；胸片上出现两种以上形态和大小的小阴影时，将主要的小阴影的字母符号写在斜线上面，次要的且有相当数量的另一种写在斜线的下面，例如 p/q、s/p、q/t 等。

（2）密集度：指一定范围内小阴影的数量。小阴影密集度的判定应以标准片为准，文字部分只起说明作用。读片时应首先判定各肺区的密集度，然后确定全肺的密集度。

1）四大级分级：密集度可简单地划分为四级：0、1、2、3 级。

0 级：无小阴影或甚少，不足 1 级的下限。

1 级：有一定量的小阴影。

2 级：有多量的小阴影。

3 级：有许多量的小阴影。

2）十二小级分级：小阴影密集度是一个连续的渐变的过程，为客观反映这种变化，在四大级的基础上再把每级划分为三小级，即 0/-，0/0，0/1；1/0，1/1，1/2；2/1，2/2，2/3；3/2，3/3，3/+，目的在于提供更多的信息，更细致地反映病变情况，进行流行病学研究和医学监护。

3）读片及记录方法：将胸片与标准片比较，先按规定的四大级判定分级，若小阴影密集度基本相同，先记录为 1/1，2/2，3/3。若其小阴影密集度和标准片比较，认为较高一级或低一级也应认真考虑，则同时记录下来，例如 2/1 或 2/3。前者含义是密集度属 2 级，但 1 级也要认真考虑；后者含义是密集度 2 级，但 3 级也要认真考虑。

4）分布范围及总体密集度判定方法：判定肺区密集度要求小阴影分布至少占该区面积的 2/3；小阴影分布范围是指出现有 1 级密集度（含 1 级）以上的小阴影的肺区数；总体密集度是指全肺内密集度最高的肺区的密集度。

3. 大阴影　指肺区内直径或宽度大于 10mm 以上的阴影。

4. 小阴影聚集　指局部小阴影明显增多聚集，但尚未形成大阴影。

5. 胸膜斑　胸膜变化主要为接触石棉所引起的改变，包括弥漫性胸膜增厚、局限性胸膜斑。胸膜斑是指除肺尖和肋膈角区以外的厚度>5 mm 的局限性胸膜增厚，或局限性钙化胸膜斑块。

接触石棉粉尘，胸片表现有总体密集度 1 级的小阴影，分布范围达到 1 个肺区或小阴影密集度达到 0/1，分布范围至少达到 2 个肺区，如出现胸膜斑，可诊断为石棉肺壹期；胸片表现有总体密集度 1 级的小阴影，分布范围超过 4 个肺区，或有总体密集度 2 级的小阴影，分布范围达到 4 个肺区者，如胸膜斑已累及部分心缘或膈面，可诊断为石棉肺贰期；胸片表现有总体密集度 3 级的小阴影，分布范围超过 4 个肺区者，如单个或两侧多个胸膜斑长度之和超过单侧胸壁长度的二分之一，或累及心缘使其部分显示蓬乱，可诊断为石棉肺叁期。

6. 附加符号　①bu（肺大疱）；②ca（肺癌和胸膜间皮瘤）；③cn（小阴影钙化）；④cp（肺心病）；⑤cv（空洞）；⑥ef（胸腔积液）；⑦em（肺气肿）；⑧es（淋巴结蛋壳样钙化）；⑨ho（蜂窝肺）；⑩pc（胸膜钙化）；⑪pt（胸膜增厚）；⑫px（气胸）；⑬rp（类风湿性尘肺）；⑭tb（活动性肺结核）。

三、肺尘埃沉着病与其他肺部疾病的鉴别诊断

（一）肺结核

1. 急性血行播散型肺结核　急性血行播散型肺结核多有高热、寒战等较为严重的全身中毒症状和头痛、昏睡、脑膜刺激等神经系统症状，实验室检查红细胞沉降率增快。X 线表现为结节阴影位于肺内胸膜，遍及肺内各个部分，分布均匀，结节阴影的大小和密度相似，直径多为 2~3cm，肺内缺乏纤维化阴影和网状结构改变，系列动态胸片观察，X 线影像变化迅速。

2. 浸润型肺结核　浸润型肺结核的一般 X 线表现，多数患者为斑片状阴影、小结节阴影、空洞及条索状阴影同时存在，并有结核病的临床表现。斑片状阴影边缘模糊，小结节阴影边缘比较清晰，而结核球的密度较高，边缘清楚，其中可见空洞和钙化，空洞往往有偏心溶解现象，空洞周围有结节及条索状阴影形成的卫星灶，空洞与肺门之间常可见到引流支气管。而单纯肺尘埃沉着病空洞极为少见，多数在合并结核的基础上出现，且其他肺野有圆形和不规则小阴影存在。系列动态观察胸片有助于鉴别。

（二）肺癌　胸片上壹、贰期尘肺要与弥漫性肺癌鉴别，前者除有接尘史外，发病较缓慢，病程较长。小阴影的大小较为一致，肺内分布较均匀。叁期尘肺中的大阴影要与周围型肺癌鉴别，有肺尘埃沉着病大阴影的肺内大多有壹或贰期尘肺小阴影，大阴影多为两侧性，位于两上肺后部较多，阴影的密度一般较浓，边界清楚，内部常见有钙化，周边肺区

可有不同程度的肺气肿。肺癌的肿块多为单个，常发生在肺的前部，呈类圆形，边界有分叶、毛刺，肿块内钙化少见。

（三）特发性肺间质纤维化 无生产性粉尘接触史是特发性肺间质纤维化与肺尘埃沉着病鉴别的关键点，X线胸片表现较难鉴别，但胸片上发现团块样改变和肺门淋巴结蛋壳样钙化有利于肺尘埃沉着病的诊断。病情进展快、查体两肺下野闻及爆破音、实验室血细胞抗核抗体阳性、类风湿因子阳性等有助于特发性肺间质纤维化的诊断。

（四）肺含铁血黄素沉着症 特发性肺含铁血黄素沉着症常见于幼儿，少见于成人。临床出现咯血、贫血和胸片上有弥漫性点状、网状及雾状阴影，即"三联症"时，若痰或胃液中检出含铁血黄素巨噬细胞即可确诊；继发性肺含铁血黄素沉着症发生的基础是风湿性心脏病病史和反复发生的心力衰竭病史，痰液检出含铁血黄素巨噬细胞有助于该病的诊断。根据既往病史、体格检查和实验室检查贫血、痰检有助于与尘肺病的鉴别。

（五）变态反应性肺泡炎 变态反应性肺泡炎是由于吸入各种有机粉尘引起的过敏性肺炎，急性期为发作性呼吸困难，伴有干咳、胸闷、发热、寒战和出现气急、发绀、胸部不适等表现，体格检查双肺底可闻及捻发音。典型病例急性期X线胸片中、下肺野可见弥漫性肺纹理增粗，或细小、边缘模糊的散在小结节影，脱离接触后数周阴影吸收。反复发作的慢性病例，X线胸片为广泛分布的网织结节状阴影，常有多发性小囊性透明区，呈蜂窝肺。血清特异性沉淀素抗体阳性。

（六）肺泡微石症 肺泡微结石症为罕见的遗传性疾病，有同胞的兄弟姐妹发病的家族倾向。X线胸片表现为弥漫性极细小的粟粒状阴影（0.3~1.0mm），密度很高，使全肺野密度增加，阴影孤立，不融合，长期无变化，以双下肺野为著，心脏周围、膈肌结石沉着较多。多有结石咳出史，X线胸片典型表现而临床症状轻微是诊断的重要依据。支气管肺泡灌洗液沉淀物在高倍显微镜下可见大量磷酸钙结晶有助于诊断本病。而通常肺尘埃沉着病的小阴影多为圆形小阴影和不规则小阴影混合存在，且直径比本病的小阴影大，密度相对低，动态观察小阴影有变化，可以此鉴别。

（张永兴）

第八节 生产环境中粉尘测定方法

生产环境空气中粉尘的测定是生产环境监测的重要组成部分，通过定期的粉尘监测能及时了解生产场所的粉尘危害程度，保存完好的长期测尘资料，能用来研究粉尘浓度与肺尘埃沉着病发病的规律，对指导肺尘埃沉着病防治有重要意义。准确的作业现场粉尘监测也是评价粉尘控制效果的最有效手段。

生产场所粉尘测定的采样点选择以能反应粉尘对作业者健康危害为原则。考虑到粉尘产生后在空间和时间上的扩散规律，以及工人接触粉尘情况的代表性，粉尘测定点应根据工艺流程和工人岗位而定。在生产作业地点较固定时，应在工人经常操作和停留的地点，采集工人呼吸带水平的粉尘，距地面的高度应随工人生产时的具体位置而定，例如站立生产时，可在距地面1.5m左右尽量靠近工人呼吸带水平采样；坐位、蹲位工作时，应适当放低。为了测得作业场所的粉尘平均浓度，应在作业范围内选择若干点（尽可能均匀分布）进行测定，求得其算数或几何平均值和标准差。在生产作业不固定时，应在接触粉尘浓度较高的地点、接触粉尘时间较长的地点及工人和工人集中的地点分别进行采样。在有风流影响的作业场所，应在产尘点的下风侧或回风侧粉尘扩散较均匀地区的呼吸带进行粉尘浓度测定。采样点的选择方法参见中华人民共和国国家职业卫生标准《工作场所空气中有害物质监测的采样规范》（GBZ 159-2004）。

生产环境空气中粉尘的测定包括粉尘浓度测定、粉尘分散度测定、粉尘中游离二氧化硅含量测定。此外，纤维类粉尘如石棉纤维采用计数测定法，也在此一并介绍。实际操作时可参考《工作场所空气中粉尘测定》（GBZ/T192-2007）的第1~5部分系列标准。

一、粉尘浓度的测定（滤膜质量法）

（一）总粉尘浓度测定

【原理】 采样器采集一定体积的含尘空气，将粉尘阻留在已知质量的测尘滤膜上，由采样后的滤膜增量和采气量，计算出单位体积空气中总粉尘的质量。

【器材】 粉尘采样器（长时间采样时用流量1~5L/min的粉尘采样器，短时间采样时用流量5~80L/min的粉尘采样器，需要防爆的工作场所应使用防爆型粉尘采样器）。连续采样时，泵及电机持续运转时间应≥8小时、滤膜（过氯乙烯滤膜或其他测尘滤膜）、采样头（与采样器相连）、滤膜夹、分析天平（感量0.1mg或0.01mg，滤膜增量≤1mg时，应用感量为0.01mg分析天平称量）、秒表、干燥器（内装变色硅胶）、镊子、除静电器。

【操作步骤】

1. 滤膜的准备和安装 滤膜在天平室内放置2小时以上，用镊子取下滤膜两面的衬纸，将滤膜通过除静电器，除去滤膜的静电，在分析天平上准确称量。在衬纸上和记录表上记录滤膜的质量和编号。空气中粉尘浓度≤50 mg/m³时，用直径37mm或40mm的滤膜，将滤膜平铺于滤膜夹的底衬环上，拧紧固定环，务使滤膜无褶皱或裂隙，滤膜毛面朝进气端装入采样头中；粉尘浓度>50mg/m³时，用直径75mm的滤膜，并做成漏斗状装入滤膜夹，再放入采样头中。

2. 采样 根据测定目的选择定点采样或者个体采样，定点采样可以是短时间采样，也可以长时间连续采样，个体采样一般为长时间连续采样，上班时开始采样，下班时终止采样。按PC-TWA的要求，采样时间应达到8小时。接触时间不足或超过8小时均按8小时计。采样时将采样头迎向含尘气流，当生产中有飞溅的尘土时，开口式（直径>2cm）采样头可侧向含尘气流。采样时应注意保持采样泵流速恒定，记录滤膜编号、采样日前和地点、采样流量、采样点生产情况、防尘措施，并准确记录采样持续时间。

（1）短时间采样：在选择好的采样点，先用一个空白滤膜装入采样头中，旋紧，开动采样器调节至所需流量（如采样器具备自动调节流量变化的功能，此步骤可省略），然后换上已称重的滤膜，粉尘采样头放在呼吸带高度采集，以固定的流量（15~40L/min）采集15分钟左右的空气样品。用漏斗状滤膜时，可适当加大流量，但不得超过80L/min。

（2）长时间连续采样：先用一个空白滤膜装入采样头调节好采样流量，再换上已称重滤膜,采样头固定在呼吸带高度的采样点(定点采样)或者佩戴在采样对象的前胸上部,进气口尽量接近呼吸带(个体采样),以恒定的流量(1~5L/min)采集数小时或一个工作班(8小时)的空气样品。采样过程中,要防止滤膜过载。若有过载可能,应及时更换新的采样滤膜。

3. **样品保存** 采样后,用镊子取出滤膜,将滤膜的接尘面朝里对折两次,置于清洁容器内;或将滤膜夹取下,直接放入原来的滤膜盒中。室温下运输和保存。携带运输过程中应防止粉尘脱落或二次污染。

4. **样品的称量** 采样后滤膜置于室内2小时,除静电后,在分析天平上准确称量(称量条件尽可能与采样前一致)。滤膜上总粉尘的增量不得小于0.1mg,不得大于5mg。直径75mm漏斗状滤膜粉尘增重不受此限。

【结果计算】

1. 空气中总粉尘短时间浓度

$$C = \frac{m_2 - m_1}{Q \times t} \times 1000 \tag{1}$$

式中:C——空气中总粉尘的浓度(mg/m^3);

m_2——采样后的滤膜质量(mg);

m_1——采样前的滤膜质量,mg;

Q——采样流量(L/min);

t——采样时间(min)。

2. 空气中总粉尘时间加权平均浓度计算

(1)全工作日(8小时)采样时按公式(2)计算,实际工作班时间超过或不足8小时时,仍按照8小时计算。

$$C_{TWA} = \frac{m_2 - m_1}{Q \times t} \times 1000 \tag{2}$$

式中:C_{TWA}——空气中8小时呼尘时间加权平均浓度(mg/m^3);

m_1——采样前滤膜的质量(mg);

m_2——采样后滤膜的质量(mg);

Q——采样流量(L/min);

t——采样时间(min),为480分钟。

(2)分时段采样时时间加权平均浓度按公式(3)计算。

$$C_{TWA} = \frac{C_1 t_1 + C_2 t_2 + \cdots + C_n t_n}{8} \tag{3}$$

式中：C_{TWA}——空气中粉尘8小时时间加权平均浓度（mg/m³）；

C_1、C_2、C_n——各时段空气中呼尘平均浓度（mg/m³）；

t_1、t_2、t_n——劳动者在相应浓度下的工作时间（h）；

8——时间加权平均容许浓度规定的8小时。

【注意事项】

1. 本法为我国现行职业卫生标准采用的基本方法，如果用其他仪器或方法测定粉尘质量浓度时，必须以本法为基准。

2. 本法的检出限为0.1mg，最低检出浓度为0.2mg/m³（用0.01mg天平，采集500L空气样品计）。

3. 过氯乙烯滤膜有明显的静电性和憎水性，能牢固地吸附粉尘，但不耐高温，易溶于有机溶剂。已采样滤膜可留作测定粉尘分散度。在55℃以上的环境中可用玻璃纤维滤膜。

4. 采样前后滤膜称量应使用同一台分析天平，称量前，滤膜应在天平室内放置2小时以上，室内湿度控制在30%~60%，尽量保持温度与湿度稳定。

5. 测尘滤膜通常带有静电，影响称量的准确性，因此，应在每次称量前除去静电。

6. 采样后，滤膜上粉尘增重若小于0.1mg或大于5mg，应重新采样。

（二）呼吸性粉尘浓度测定

【原理】 空气中粉尘通过采样器上的预分离器，分离出的呼吸性粉尘颗粒采集在已知质量的测尘滤膜上，由采样后的滤膜增量和采气量，计算出单位体积空气中呼吸性粉尘的质量。

【器材】 呼吸性粉尘采样器（预分离器、泵和流量计，预分离器对粉尘粒子的分离性能应符合粉尘粒子空气动力学直径均在7.07μm以下，且直径4μm的粉尘粒子的采集率为50%的要求）、分析天平（感量0.01mg），其余器材同总粉尘浓度测定。

【操作步骤】

1. 滤膜的准备 滤膜在天平室内放置2小时以上，用镊子取下滤膜两面的衬纸，将滤膜通过除静电器，除去滤膜的静电，在分析天平上准确称量。在衬纸上和记录表上记录滤膜的质量和编号。

2. 采样 根据测定目的选择采样方式，根据测定目的选择定点采样或者个体采样，采样流量由预分离器决定，不能随意改动，一般短时间采样流量为10~20L/min，长时间采样流量为1.7~2L/min。采样时将采样头迎向含尘气流，当生产中有飞溅的尘土时，开口式（直径>2cm）采样头可侧向含尘气流。采样时应注意保持采样泵流速恒定，记录滤膜编号、采样日前和地点、采样流量、采样点生产情况、防尘措施，并准确记录采样持续时间。

（1）短时间采样：在选择好的采样点，先用一个空白滤膜装入采样头中，旋紧，开动采样器调节至所需流量（如采样器具备自动调节流量变化的功能，此步骤可省略），然后换上已称重的滤膜，粉尘采样头放在呼吸带高度采集，以固定的流量空气样品。由于呼吸性粉尘浓度低于总粉尘浓度，因此采样时间应较总粉尘测定适当延长。

（2）长时间连续采样：先用一个空白滤膜装入采样头调节好采样流量，再换上已称重滤膜，采样头固定在呼吸带高度的采样点（定点采样）或者佩戴在采样对象的前胸上部，进气口尽量接近呼吸带（个体采样），以恒定的流量采集数小时或一个工作班（8 小时）的空气样品。采样过程中，要防止滤膜过载。若有过载可能，应及时更换新的采样滤膜。

3. 样本的保存和称量同总粉尘浓度测定。

【结果计算】 计算公式同总粉尘浓度测定。

【注意事项】

1. 本方法为测定呼吸性粉尘的基本方法，如果使用其他仪器或方法测定呼吸性粉尘浓度时，必须以本方法为基准。

2. 必须采用技术合格的呼吸性粉尘采样器，呼吸性粉尘采样器的预分离器对粉尘颗粒的分离率应符合英国医学研究委员会（british medical research council，BMRC）曲线。呼尘的空气动力学直径应在 $7.07\mu m$ 以下，其中空气动力学直径 $5\mu m$ 粉尘颗粒的采集率为 50%。

3. 在高温或存在有机溶剂的环境中，可改用玻璃纤维滤膜。

二、粉尘分散度的测定

粉尘分散度指粉尘中不同粒径颗粒的数量或质量分布的百分比，用百分构成表示，我国现行职业卫生标准采用数量分布百分比。

（一）滤膜溶解涂片法

【原理】 采集有粉尘的滤膜溶于有机溶剂中，形成粉尘颗粒的混悬液，制成标本，在显微镜下测量和计数粉尘的大小及数量，计算不同大小粉尘颗粒的百分比。

【器材和试剂】 测尘滤膜；目镜测微尺、物镜测微尺；载物玻片；显微镜；小烧杯或小试管、小玻棒、滴管；乙酸丁酯或乙酸乙酯。

【操作步骤】

1. 粉尘标本的制备 将采集有粉尘的过氯乙烯滤膜放入小烧杯中，用吸管加入 1~2ml 乙酸丁酯，用玻璃棒充分搅拌，制成均匀的粉尘混悬液。立即用滴管吸取 1 滴，滴于载物玻片上，用另一载物玻片推片，待自然挥发，制成粉尘（透明）标本，贴上标签，注明样本标识。

2. 目镜测微尺的标定 目镜测微尺需用物镜测微尺标定，物镜测微尺是一标准尺度，其总长为 1mm，分为 100 等分刻度，每一分度值为 0.01mm，即 $10\mu m$（图 1-5-2）。将待标定目镜测微尺放入目镜筒内，物镜测微尺置于载物台上，先在低倍镜下找到物镜测微尺的刻度线，移至视野中央，然后换成 400~600 倍放大倍率，调至刻度线清晰，移动载物台，

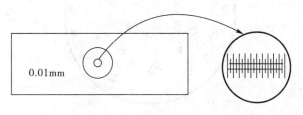

图 1-5-2 物镜测微尺

使物镜测微尺的任一刻度与目镜测微尺的任一刻度相重合（图1-5-3）。然后找出两种测微尺另外一条重合的刻度线，分别数出两种测微尺重合部分的刻度数，按照公式（4）计算出目镜测微尺每刻度的间距（μm）。

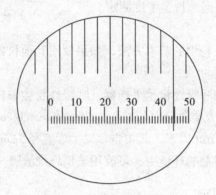

图 1-5-3　目镜测微尺的标定

$$D = \frac{a}{b} \times 10(\mu m) \tag{4}$$

式中：D——目镜测微尺刻度的间距（μm）；

　　　a——物镜测微尺刻度数；

　　　b——目镜测微尺刻度数；

　　　10——物镜测微尺每刻度间距（μm）。

如图1-5-3中物镜测微尺10个刻度相当于目镜测微尺的44个刻度，则目镜测微尺的1个刻度相当于10÷44×10（μm）= 2.3μm。

3. 分散度的测定　取下物镜测微尺，换上已制好的粉尘标本在载物台上，先用低倍镜找到粉尘颗粒，然后在标定目镜测微尺的放大倍率下观察，用目镜测微尺随机地依次测定每个粉尘颗粒的大小，遇长径量长径，遇短径量短径。至少测量200个尘粒（图1-5-4）。

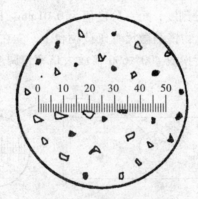

图 1-5-4　粉尘分散度的测量

并按实习表 1-5-4 分组记录，算出百分数。

表 1-5-4 粉尘分散度测量记录表

采样地点＿＿＿＿＿＿＿＿＿＿＿＿＿＿ 采样时间＿＿＿＿＿＿＿＿＿＿＿＿＿＿ 滤膜编号＿＿＿＿＿＿＿＿＿＿＿＿＿＿

粒径（μm）	<2	2～	5～	≥10
尘粒数（个）				
百分数（%）				

【注意事项】

1. 镜检时，如发现涂片上粉尘密集而影响测量时，可向粉尘悬液中再加乙酸丁酯稀释，重新制备标本。

2. 所用玻璃器皿必须擦洗干净，保持清洁，制好的标本应放在玻璃培养皿中，避免外来粉尘的污染。

3. 本法不能测定可溶于乙酸丁酯的粉尘（可用自然沉降法）和纤维状粉尘。

（二）自然沉降法

【原理】将含尘空气采集在沉降器内，粉尘自然沉降在盖玻片上，在显微镜下测量和计数粉尘的大小及数量，计算不同大小粉尘颗粒的百分比。对于可溶于乙酸丁酯的粉尘选用本法。

【器材】格林沉降器；盖玻片、载物玻片；显微镜；目镜测微尺、物镜测微尺。

【操作步骤】

1. 采样 清洗沉降器，将盖玻片用洗涤液清洗，用水冲洗干净后，再用95%乙醇清洗干净，采样前将盖玻片放在沉降器底座的凹槽内，推动滑板至与底座平齐，盖上圆筒盖。采样点的选择同上，可从总粉尘浓度测定的采样点中选择有代表性的采样点。开始采样时将滑板向凹槽方向推动，直至圆筒位于底座之外，取下筒盖，上下移动几次，使含尘空气进入圆筒内；盖上圆筒盖，推动滑板至与底座平齐。然后将沉降器水平静止 3 小时，使尘粒自然沉降在盖玻片上。

2. 制备测定标本 将滑板推出底座外，取出盖玻片，采尘面向下贴在有标签的载物玻片上，标签上注明样品标识。

3. 分散度测定 在显微镜下测量和计算，方法同滤膜溶解涂片法。

【注意事项】

1. 本法适用于各种颗粒性粉尘，包括能溶于乙酸丁酯的粉尘。

2. 使用的盖玻片和载物玻片均应无尘粒。

3. 沉降时间不能低于<3 小时。

三、粉尘中游离二氧化硅含量的测定

游离二氧化硅指结晶型的二氧化硅，即石英，化学式为 SiO_2。游离二氧化硅含量的测定方法有多种，传统方法的有焦磷酸法，较新的方法有 X 线衍射法和红外线测定法。不同方法的测定原理和检出限不同，焦磷酸法对仪器要求较低，新方法的灵敏度更高，各实验室可根据具体情况选用。

（一）焦磷酸法

【原理】 在 245~250℃的温度下，焦磷酸能溶解粉尘中的硅酸盐及金属氧化物，对游离二氧化硅几乎不溶，从而实现分离。然后称量分离出的游离二氧化硅，计算其在粉尘中的百分含量。

【器材】 50ml 锥形瓶或烧杯，25ml 带盖瓷坩埚或铂坩埚；坩埚钳或铂尖坩埚钳；25ml 量筒；250ml 烧杯；玻璃漏斗及漏斗架；慢速定量滤纸；pH 试纸；小玻棒；300℃温度计和玻棒；恒温干燥箱；干燥器（内盛变色硅胶）；分析天平（感量为 0.1mg）；可调电炉；高温电炉；玛瑙研钵；粉尘采样器；测尘滤膜。

【试剂】 实验用试剂为分析纯，①焦磷酸，将 85%（W/W）的磷酸加热，至 250℃不冒泡为止，放冷，贮存于试剂瓶中；②氢氟酸，40%；③硝酸铵；盐酸溶液，0.1mol/L；硫酸溶液，9mol/L。

【采样】 本方法需要的粉尘样品量大于 0.1g，可在采样点采集呼吸带高度的新鲜降尘，也可用直径 75mm 滤膜采集空气中的粉尘，并记录采样方法和样品来源。

【分析步骤】

1. 将采集的粉尘样品放在 105℃±3℃的烘箱内干燥 2 小时，稍冷，贮于干燥器备用。如果粉尘粒子较大，需用玛瑙研钵研磨至手捻有滑感为止。

2. 准确称取 0.1000~0.2000g 粉尘样品于 25ml 锥形瓶或小烧杯中，加入 15ml 焦磷酸及数毫克硝酸铵，搅拌，使样品全部湿润。将锥形瓶放在可调电炉上，插入带玻棒的 300℃温度计，迅速加热到 245~250℃，同时不断搅拌，保持 15 分钟。

3. 若粉尘样品含有煤、其他碳素及有机物，应放在瓷坩埚中，在 800~900℃下灼烧 30 分钟以上，使碳及有机物完全灰化。冷却后，将残渣用 15ml 焦磷酸洗入锥形瓶中。再进行步骤 2 的加热。若含有硫化矿物（如黄铁矿、黄铜矿、辉铜矿等），应加数毫克结晶硝酸铵于锥形瓶中。

4. 取下锥形瓶，在室温下冷却至 70~80℃，加 50~80℃的蒸馏水至 40~45ml，一边加蒸馏水一边搅拌均匀。将锥形瓶中内容物小心转移入烧杯，并用热蒸馏水冲洗温度计、玻棒和锥形瓶，洗液倒入烧杯中，加蒸馏水至 150~200ml。取慢速定量滤纸折叠成漏斗状，放于漏斗并用蒸馏水湿润。将烧杯放在电炉上煮沸内容物，稍静置，待混悬物略沉降，趁热过滤，滤液不超过滤纸的 2/3 处。过滤后，用 0.1mol/L 盐酸洗涤烧杯，并移入漏斗中，将滤纸上的沉渣冲洗 3~5 次，再用热蒸馏水洗至无酸性反应为止（用 pH 试纸检验）。如用铂坩埚时，要洗至无磷酸根反应后再洗 3 次。上述过程应在当天完成。

5. 将带有沉渣的滤纸折叠数次，放入已恒量的瓷坩埚中，在电炉上干燥、炭化；炭化时要加盖并留一小缝。然后放入高温电炉内，在 800~900℃灼烧 30 分钟；取出，室温下稍冷后，放入干燥器中冷却 1 小时，在分析天平上称至恒量，并记录。

6. 计算 粉尘中游离二氧化硅的含量按公式（5）计算：

$$SiO_2(F) = \frac{m_2 - m_1}{G} \times 100 \qquad (5)$$

式中：$SiO_2(F)$ ——游离二氧化硅含量（%）；

m_1——坩埚质量（g）；

m_2——坩埚加沉渣质量（g）；

G——粉尘样品质量（g）。

7. 焦磷酸难溶物质的处理 若粉尘中含有焦磷酸难溶的物质时（如碳化硅、绿柱石、电气石、黄玉等），需用氢氟酸在铂坩埚中处理。将带有沉渣的滤纸放入铂坩埚内，如步骤5灼烧至恒量，加入数滴 9mol/L 硫酸溶液，使沉渣全部湿润。然后在通风柜内加入 5~10ml 40%氢氟酸，稍加热，使沉渣中游离二氧化硅溶解，继续加热至不冒白烟为止（要防止沸腾）。再于900℃下灼烧，称至恒量。氢氟酸处理后游离二氧化硅含量按公式（6）计算：

$$SiO_2(F) = \frac{m_2 - m_3}{G} \times 100 \qquad (6)$$

式中：$SiO_2(F)$ ——游离二氧化硅含量（%）；

m_2——氢氟酸处理前坩埚加沉渣质量（g）；

m_3——氢氟酸处理后坩埚加沉渣质量（g）；

G——粉尘样品质量（g）。

【注意事项】

1. 焦磷酸溶解硅酸盐时温度不得超过250℃，否则容易形成胶状物。

2. 酸与水混合时应缓慢并充分搅拌，避免形成胶状物。

3. 样品中含有碳酸盐时，遇酸产生气泡，宜缓慢加热，以免样品溅失。

4. 用氢氟酸处理时，必须在通风柜内操作，注意防止污染皮肤和吸入氢氟酸蒸气造成中毒。

5. 用铂坩埚处理样品时，过滤沉渣必须洗至无磷酸根反应，否则会损坏铂坩埚。磷酸根检验方法如下：

（1）原理：磷酸和钼酸铵在 pH4.1 时，用抗坏血酸还原成蓝色。

（2）试剂：①乙酸盐缓冲液（pH4.1）：0.025mol 乙酸钠溶液与 0.1mol 乙酸溶液等体积混合；②1%抗坏血酸溶液（于 4℃保存）；③钼酸铵溶液：取 2.5g 钼酸铵，溶于 100ml 的 0.025mol 硫酸中（临用时配制）。

（3）检验方法：分别将试剂②和③用①稀释成 10 倍，取滤过液 1ml，加上述稀释试剂各 4.5ml，混匀，放置 20 分钟，若有磷酸根离子，溶液呈蓝色。

（二）红外分光光度法

【原理】 α-石英在红外光谱中于 12.5μm（800cm^{-1}）、12.8μm（780cm^{-1}）及 14.4μm（694cm^{-1}）处出现特异性强的吸收带，在一定范围内，其吸光度值与 α-石英质量呈线性关系。

【器材】 瓷坩埚和坩埚钳；箱式电阻炉或低温灰化炉；分析天平（感量为 0.01mg）；干燥箱及干燥器；玛瑙乳钵；压片机及锭片模具；200 目粉尘筛；红外分光光度计（以 x 轴横坐标记录 900~600cm^{-1} 的谱图，在 900cm^{-1} 处校正零点和 100%，以 y 轴纵坐标表示吸光度）。

【试剂】 ①溴化钾，优级纯或光谱纯，过 200 目筛后，用湿式法研磨，于 150℃ 干燥后，贮于干燥器中备用；②无水乙醇，分析纯；③标准 α-石英尘，纯度在 99% 以上，粒度 <5μm。

【采样】 根据测定目的确定采样点和采样方法，滤膜上采集的粉尘量应大于 0.1mg。

【分析步骤】

1. 样品处理 准确称量采有粉尘的滤膜质量（mg）。然后将受尘面向内对折 3 次，放在瓷坩埚内，置于低温灰化炉或电阻炉（<600℃）内灼烧，冷却后，放入干燥器内待用。称取 250mg 溴化钾和灼烧后的粉尘样品一起放入玛瑙乳钵中研磨混匀后，连同压片模具一起放入干燥箱（110±5℃）中 10 分钟。将干燥后的混合样品置于压片模具中，加压 25MPa，持续 3 分钟，制备出的锭片作为测定样品。同时，取空白滤膜一张，同样处理，作为空白对照样品。

2. 石英标准曲线的绘制 精确称取不同质量的标准 α-石英尘（0.01~1.00mg），分别加入 250mg 溴化钾，置于玛瑙乳钵中充分研磨均匀，按上述样品制备方法做出透明的锭片。将不同质量的标准石英锭片置于样品室光路中进行扫描，以 800cm^{-1}、780cm^{-1} 及 694cm^{-1} 三处的吸光度值为纵坐标，以石英质量（mg）为横坐标，绘制三条不同波长的 α-石英标准曲线，并求出标准曲线的回归方程式。在无干扰的情况下，一般选用 800cm^{-1} 标准曲线进行定量分析。

3. 样品测定 分别将样品锭片与空白对照样品锭片置于样品室光路中进行扫描，记录 800cm^{-1}（或 694cm^{-1}）处的吸光度值，重复扫描测定 3 次，测定样品的吸光度均值减去空白对照样品的吸光度均值后，由 α-石英标准曲线得样品中游离二氧化硅的质量（mg）。

4. 计算 粉尘中游离二氧化硅的含量按公式（7）计算：

$$SiO_2(F) = \frac{m}{G} \times 10 \qquad (7)$$

式中：$SiO_2(F)$ ——粉尘中游离二氧化硅（α-石英）的含量（%）；

　　　m——测得的粉尘样品中游离二氧化硅的质量（mg）；

　　　G——粉尘样品质量（mg）。

【注意事项】

1. 本法的 α-石英最低检测量为 0.01mg；相对标准差（RSD）为 0.64%~1.41%。平均回收率为 96.0%~99.8%。

2. 粉尘粒度大小对测定结果有一定影响，因此，制作标准曲线的石英尘应充分研磨，使其粒度 <5μm 者占 95% 以上，方可进行分析测定。

3. 灼烧温度对煤矿尘样品定量结果有一定影响。若煤尘样品中含有大量高岭土成分，在高于600℃时灼烧发生分解，于800cm⁻¹附近产生干扰；如灼烧温度小于600℃时，可消除此干扰带。

4. 在粉尘中若含有黏土、云母、闪石、长石等成分时，可在800cm⁻¹附近产生干扰，则可用694cm⁻¹的标准曲线进行定量分析。

5. 为降低测量的随机误差，实验室温度应控制在18~24℃，相对湿度<50%为宜。

6. 制备石英标准曲线样品的分析条件应与被测样品的条件完全一致，以减少误差。

（三）X线衍射法

【原理】　当X线照射结晶物质时，该物质将产生X线衍射。在一定的条件下，衍射线的强度与被照射物质质量成正比。利用这一原理对粉尘中游离二氧化硅进行定性和定量测定。

【器材】　样品板；分析天平（感量为0.01mg）；镊子、直尺、秒表、圆规；玛瑙乳钵或玛瑙球磨机；X线衍射仪；测尘滤膜；粉尘采样器；滤膜切取器。

【试剂】　实验用水为双蒸馏水，①盐酸溶液，6mol/L；②氢氧化钠溶液，100g/L。

【采样】　根据测定目的确定采样点和采样方法，滤膜上采集的粉尘量应大于0.1mg。

【分析步骤】

1. 样品处理　记下滤膜质量后，按旋转样架尺度将采样滤膜剪成待测样品4~6个。

2. 标准曲线

（1）标准α-石英粉尘制备：将高纯度的α-石英晶体粉碎后，首先用盐酸溶液浸泡2小时，除去铁等杂质，再用水洗净烘干。然后用玛瑙乳钵或玛瑙球磨机研磨，磨至粒度<10μm后，于氢氧化钠溶液中浸泡4小时，除去石英表面的非晶形物质，用水充分冲洗，直到洗液呈中性（pH=7），干燥备用。也可用符合本条要求的市售标准α-石英粉尘制备。

（2）标准曲线的制作：将标准α-石英粉尘在发尘室中发尘，用与工作环境采样相同的方法，将标准石英粉尘采集在已知质量的滤膜上，采集量控制在0.5~4.0mg，在此之间分别采集5~6个不同质量点，采尘后的滤膜称量后记下增量值，然后从每张滤膜上取5个标样，标样大小与旋转样台尺寸一致。在测定α-石英粉尘标样前，首先测定标准硅在（111）面网上的衍射强度（counts per second，CPS）。然后分别测定每个标样的CPS。计算每个点5个α-石英粉尘样的算术平均值，以CPS均值对石英质量（mg）绘制标准曲线。

3. 测定

（1）定性分析：在进行物相定量分析之前，首先对采集的样品进行定性分析，以确认样品中是否有α-石英存在。仪器操作参考条件：

靶：CuKα；	扫描速度：2°/min；
管电压：30kV；	记录纸速度：2cm/min；
管电流：40mA；	发散狭缝：1°；
量程：4000CPS；	接收狭缝：0.3mm；
时间常数：1s；	角度测量范围：10°≤2θ≤60°。

物相鉴定：将待测样品置于X线衍射仪的样架上进行测定，将其衍射图谱与《粉末衍

射标准联合委员会（the Joint Committee on Powder Diffraction Standards，JCPDS）》卡片中的α-石英图谱相比较，当其衍射图谱与α-石英图谱相一致时，表明粉尘中有石英存在。

（2）定量分析：X线衍射仪的测定条件与制作标准曲线的条件完全一致。首先测定样品（101）面网的衍射强度，再测定标准硅（111）面网的衍射强度；测定结果按公式（8）计算：

$$I_B = I_i \times \frac{I_s}{I} \tag{8}$$

式中：I_B——粉尘中石英的衍射强度（CPS）；

I_i——采尘滤膜上石英的衍射强度（CPS）；

I_s——在制定石英标准曲线时，标准硅（111）面网的衍射强度（CPS）；

I——在测定采尘滤膜上石英的衍射强度时，测得的标准硅（111）面网衍射强度（CPS）。

如仪器配件没有配标准硅，可使用标准石英（101）面网的衍射强度（CPS）表示I值。

根据计算得到的I_B值（CPS），利用标准曲线查出滤膜上粉尘中石英的质量（mg），粉尘中的游离二氧化硅（α-石英）含量按公式（9）计算：

$$SiO_2(F) = \frac{m}{M_2 - M_1} \times 100 \tag{9}$$

式中：SiO_2（F）——粉尘中游离二氧化硅（α-石英）含量（%）；

m——滤膜上粉尘中游离二氧化硅（α-石英）的质量（mg）；

M_1——采尘前滤膜质量（mg）；

M_2——采尘后滤膜质量（mg）。

【注意事项】

1. 本法测定粉尘中游离二氧化硅系指α-石英，其最低检出限受仪器性能和被测物的结晶状态影响较大。一般X线衍射仪中，当滤膜采尘量在0.5mg时，α-石英含量的最低检出限可达1%。

2. 衍射线的强度受粉尘粒度直径大小的影响，粉尘粒径在10μm以上时衍射强度减弱，因此制作标准曲线和样品时必须注意粒度大小问题。制作标准曲线的粉尘粒度应与采集的粉尘粒度相一致。

3. 单位面积上粉尘质量不同，石英的X线衍射强度有很大差异。如果滤膜上采集粉尘堆积过厚，则易脱落；如果采尘量过少，在定量检出限以下，则难以取得准确定量结果。因此滤膜上采尘量一般控制在2~5mg范围内为宜。

4. 当有与α-石英衍射线相干扰的物质或影响α-石英衍射强度的物质存在时，应根据实际情况进行校正。

四、石棉纤维计数测定（滤膜/相差显微镜法）

石棉纤维和其他纤维型粉尘的测定不同于颗粒型粉尘，其浓度可以用总粉尘质量浓度表示，也可以纤维计数浓度表示。前者反映单位体积空气中纤维的总质量，但不能区分其中纤维状和颗粒状粉尘颗粒的量；后者能更准确地反映造成机体疾病的纤维数量。因此，石棉纤维和纤维型粉尘多采用计数测定，计数浓度指单位空气中纤维的根数，单位常用 f/cm^3。

【原理】 经滤膜采集一定体积含石棉纤维粉尘的空气，使粉尘阻留在滤膜上，滤膜经透明固定后，在相差显微镜下计数石棉纤维数，根据采气量计算出单位体积空气中石棉纤维根数。

【器材】 滤膜（微孔滤膜或过氯乙烯滤膜，孔径 0.8μm）；采样器（配采集纤维用的专用采样头）；相差显微镜（带有 X-Y 方向移位的推片器，总放大倍率为 400~600 倍）；目镜测微尺（图 1-5-5），世界卫生组织推荐使用图 1-5-5B 的目镜测微尺；物镜测微尺（每个刻度的间距为 10μm）；载物玻片（75mm×25mm×0.8mm）；盖玻片（22mm×22mm×0.17mm）；剪刀或手术刀片；带盖玻璃瓶（25~50ml）；滴管；计时器或秒表；丙酮蒸气发生装置（图 1-5-6）；注射器（1ml，带皮内注射针头）。

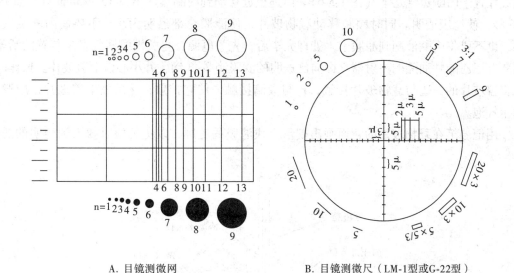

A. 目镜测微网　　　　　　　　B. 目镜测微尺（LM-1型或G-22型）

图 1-5-5　纤维观测用目镜测微尺

【试剂】 ①丙酮，分析纯；②三乙酸甘油酯；③邻苯二甲酸二甲酯；④草酸二乙酯；⑤酯溶液：将邻苯二甲酸二甲酯和草酸二乙酯 1:1 混合，每毫升溶液中加入 0.05g 空白过氯乙烯滤膜，摇匀，放置 24 小时后离心，除去杂质。取上清液置于带盖玻璃瓶中备用，可使用 1 个月。

【采样】

1. 根据现场调查选择合适的采样点和采样对象。

2. 采样 将滤膜放在采集纤维粉尘专用采样头内，连接采样器进行采样，个体采样宜采用2L/min，定点采样宜采用2~5L/min，采样时间可采用8小时连续采样或分时段采样。采样过程中注意流量的稳定，当工作场所石棉纤维浓度高时，可缩短每张滤膜的采样时间或及时更换新滤膜。记录滤膜编号、采样日前和地点、采样流量、采样点生产情况、防尘措施，并准确记录采样持续时间。

3. 采样结束后，小心取下粉尘采样头，使受尘面向上放入盒中，不可将滤膜折叠或叠放；在运输过程中，应避免振动，防止石棉纤维落失而影响测定结果。

【分析步骤】

1. 样品处理 载玻片和盖玻片使用前，放在无水乙醇中浸泡，蒸馏水冲洗后，用清洁的绸布擦干净。用无齿小镊子小心取出采样后的滤膜，粉尘面向上置于干净的玻璃板或白瓷板上，用手术刀片或用剪子将测尘滤膜剪成楔形小块。取1/6~1/8楔形小块滤膜，放在载玻片上。

2. 滤膜的透明固定方法

（1）丙酮蒸气法：用于微孔滤膜，打开丙酮蒸气发生装置的活塞，将载有楔形滤膜的载玻片置于丙酮蒸气之下（图1-5-6）。由远至近移动到丙酮蒸气出口15~25mm处，熏制3~5秒，使滤膜透明。同时频频移动载物玻片，使滤膜全部透明为止。不要使丙酮蒸气过多，也不要将丙酮液滴到滤膜上。处理完毕后，先关电源，再关丙酮蒸气发生装置的活塞。用装有三乙酸甘油酯的注射器立即向已透明的滤膜滴2~3滴，并小心盖上盖玻片。操作时，先将盖玻片的一边与载物玻片接触，再与液滴接触，使它扩散，然后放下盖玻片，应避免发生气泡。

用记号笔在载物玻片的背面画出楔形小块滤膜的轮廓，以免镜检时找不到透明的滤膜

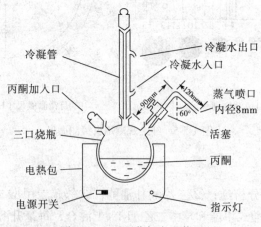

图1-5-6 丙酮蒸气发生装置

边缘，同时做好样品编号。如果透明效果不好时，可将载物玻片放入 50℃ 左右的烘箱中加热 15 分钟，以加速滤膜的清晰过程。

（2）苯-草酸透明溶液法：用于过氯乙烯滤膜，用滴管加 2~3 滴酯溶液于载物玻片的中央，将滤膜的粉尘面向上放在酯溶液上，滤膜慢慢湿解变透明，30 分钟后，放上盖玻片。应避免生成气泡。如有气泡，可用小镊子在盖玻片上轻轻加压，排除气泡，不能用力过大，防止滤膜的面积扩大。

3. 石棉纤维的计数测定

（1）按使用说明书调节好相差显微镜。

（2）目镜测微尺的校正：利用物镜测微尺对目镜测微尺的刻度进行校正，算出计数区的面积（mm^2）及各标志的实际尺寸（μm）。

（3）将样品先放在低倍镜（10 倍）下对准焦点，然后换成高倍镜（40 倍），用目镜测微尺观察计数。

4. 石棉纤维的计数规则

（1）计数符合下列条件的纤维：长度>5μm，宽度<3μm，长度与宽度之比>3∶1 的石棉纤维。

（2）一根纤维完全在计数视野内时计为 1 根，只有一端在计数视野内者计为 0.5 根；纤维在计数区内而两端均在计数区之外计为 0 根，但计数视野数应统计在内，弯曲纤维两端均在计数区而纤维在外者计为 1 根（图 1-5-7）。

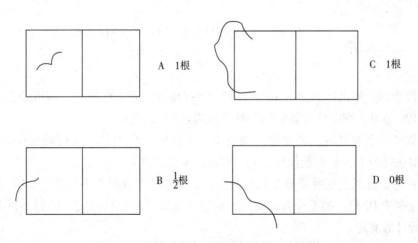

图 1-5-7　石棉纤维在测微尺中的位置及计数法

（3）不同形状和类型纤维的计数①单根纤维按 4.5.2.4.1 并参照图 1-5-8A 进行计数；②分裂纤维按 1 根计数，参照图 1-5-8B；③交叉纤维或成组纤维，如能分辨出单根纤维者按单根计数原则计数；如不能分辨者则按一束计，束的宽度小于 3μm 者按 4.5.2.4.1 计为 1 根，大于 3μm 者不计（图 1-5-8C）；④纤维附着尘粒时，如尘粒<3μm 者计为 1 根，>

3μm 者不计（图 1-5-8D）。

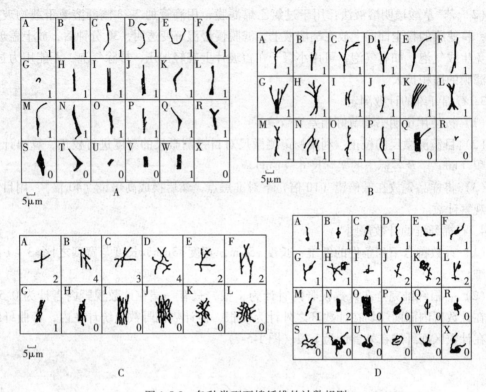

图 1-5-8　各种类型石棉纤维的计数规则

5. 计数指标　随机计数测定 20 个视野。当纤维数达到 100 根时，即可停止计数；如纤维数不足 100 根时，则应计数测定到 100 个视野。

6. 计数完一个视野后，移动推片器找下一个视野。移动时应按行列顺序，不能挑选，要随时停留在视野上，避免重复计数测定和减少系统误差。

7. 计数时，滤膜上的纤维分布数量应合适，每 100 个视野中不应低于 20 根纤维，每个视野中不应多于 10 根。如不符合此要求，应重新制备样品计数测定；如仍不符合时，应重新采样进行计数测定。

【结果计算】

1. 石棉纤维短时间计数浓度按公式（10）计算：

$$C = \frac{A \times N}{a \times n \times F \times t \times 1000} \tag{10}$$

式中：C——空气中石棉纤维的数量浓度（f/cm^3）；

　　　A——滤膜的采尘面积（mm^2）；

N——计数测定的纤维总根数（f）；

a——目镜测微尺的计数视野面积（mm^2）；

n——计数测定的视野总数；

F——采样流量（L/min）；

t——采样时间（min）。

2. 空气中石棉纤维时间加权平均计数浓度计算参见总粉尘浓度计算公式。

【注意事项】

1. 采样滤膜要求，随机抽取 1 张滤膜按上述方法进行计数测定，在 100 个视野中不超过 5 根纤维为清洁滤膜，证明此盒滤膜可以使用。

2. 本法有系统误差和随机误差，存在于采样和分析过程中，这种误差可用变异系数（CV）来衡量，变异系数与计数的纤维总数有关。当纤维总数达 100 根时，变异系数应<20%；当纤维总数只有 10 根时，变异系数应<40%。检测人员应定期对同一滤膜切片按本方法要求计数测定 10 次以上，并求出各自的测定的变异系数，变异系数要达到上述要求。

3. 本法不能区别纤维的性质。

（陈卫红）

案例分析

患者，男，76 岁，1958—1980 年于某矽砂矿从事粉碎工作 22 年。1969 年始，患者自觉无任何诱因出现咳嗽、气短、胸闷持续加重，经常患上呼吸道感染，未予系统诊断、治疗，之后自觉胸闷、气短症状于活动后加重明显，就诊综合医院时被疑为"矽肺"，转至当地职业病院就诊，按照当时的诊断标准诊断为"Ⅱ期矽肺"，1983 年确诊为"Ⅱ⁺期矽肺"，2010 年根据我国《尘肺病诊断标准》（GBZ70-2009）确诊为"矽肺叁期"。

讨论：患者职业性粉尘接触史明确；根据体格检查和辅助检查结果可排除其他疾病的诊断。

阅片：自 1969—2010 年的系列动态 X 线胸片 10 张，胸片质量为良，对照《尘肺病诊断标准片》阅片如下：2010 年拍摄的胸片显示，双肺弥漫圆形小阴影，以中、上肺野为重，中、上四个肺区密集度均达到 3 级，对照标准片，各肺区密集度划分见图 1-5-9：因全肺内密集度最高的肺区为 3/3，故总体密集度判定为 3 级，小阴影分布范围超过 4 个肺区，胸片的右上肺区有明确的小阴影聚集形成，但尚未形成大阴影，按照 2002 年版本的《尘肺病诊断标准》只能诊断为"矽肺Ⅱ⁺期"，但按照 2009 年的《尘肺病诊断标准》，符合"尘肺叁期"诊断标准中的第二条：有总体密集度 3 级的小阴影，分布范围超过 4 个肺区病有小心眼聚集，故确诊为"尘肺叁期"。

3/3	3/3
3/3	2/3
2/1	2/1

图 1-5-9 患者肺区密集度

注释：1. 胸片中多数类圆形小阴影出现钙化；2. 肺门蛋壳样钙化；3. 右上肺区出现小阴影集聚

分析：本例为较常见的，也较典型的硅沉着病（矽肺）患者。患者从事粉碎工作 22 年，接触游离二氧化硅含量较高的矽尘，露天作业，无通风除尘设备；本人也无个人防护措施，缺乏自我保护意识，出现胸闷、气短、呼吸困难等症状仍认为"上感"，未注意到"尘肺病"的可能。1969年首诊胸片改变即达到"Ⅱ期矽肺"的程度，说明我国一些企业缺乏对职工的健康防护意识和职业危害的宣传，工人也缺乏自我保护意识。所以加强企业对接尘职工健康防护措施的认识和提高职工的自我保护意识仍然是非常艰巨的任务。

思考题

1. 生产性粉尘在呼吸道的阻留、清除及影响因素？
2. 尘肺按病因分类可分为哪几类？我国现行法定职业病名单中尘肺有几种？
3. 预防粉尘危害"八字"经验系指哪些内容？
4. 硅沉着病（矽肺）、煤工尘肺、石棉肺的病理特征和X线胸片影像改变有哪些？
5. 有机粉尘的来源和分类及引起的主要肺部疾患有哪些？
6. 职业性变态反应性肺泡炎的病理改变和临床表现有哪些？
7. 有机粉尘毒性综合征的病理改变和临床表现有哪些？
8. 棉尘病的概念和临床表现有哪些？
9. 尘肺病的诊断原则是什么？
10. 尘肺病与肺结核鉴别诊断的要点是什么？

（张永兴）

第六章　物理因素及其对健康的影响

第一节　概　　述

在人类社会和生产活动的发展过程中，人们逐渐认识了自然界物理现象的本质，且发明了各种再现物理现象的科学技术。由人工制造的能量与信息并以一组物理要素传播所形成的环境物理因素，称为人为环境物理因素。在生产和工作环境中，与劳动者健康密切相关的物理性因素包括气象条件，如气温、气湿、气流、气压；噪声和振动；电磁辐射，如X线、γ线、紫外线、可见光、红外线、激光、微波和射频辐射等。与化学因素相比，物理因素具有如下一些特点：

1. 作业场所常见的物理因素中，除了激光是由人工产生之外，其他因素在自然界中均存在。正常情况下，有些因素不但对人体无害，反而是人体生理活动或从事生产劳动所必需的，如气温、可见光等。因此，对于物理因素除了研究其不良影响或危害以外，还应研究其"适宜"的范围，如最适的温度范围，以便创造良好的工作环境。

2. 每一种物理因素都具有特定的物理参数，如表示气温的温度、振动的频率和速度、电磁辐射的能量或强度等。这些参数决定了物理因素对人体是否造成危害以及危害程度。

3. 作业场所中的物理因素一般有明确的来源，当产生物理因素的装置处于工作状态时，其产生因素则可以造成环境污染，影响人体健康。一旦装置停止工作，则相应的物理因素便消失，不会造成健康损害。

4. 作业场所空间中物理因素的强度一般是不均匀的，多以发生装置为中心，向四周传播。如果没有阻挡，则随距离的增加呈指数关系衰减。如果在传播的途中遇有障碍，则可产生反射、折射、绕射等现象，改变了这类因素在空间的分布特点。在进行现场评价时要注意这一特点，并在采取保护措施时充分加以利用。

5. 有些物理因素，如噪声、微波等，可有连续波和脉冲波两种传播形式。性质的不同使得这些因素对人体危害的程度会有较大差异，在进行现场调查和分析时应注意加以区分，制定卫生标准时需要分别考虑。

6. 在许多情况下，物理因素对人体的损害效应与物理参数之间不呈直线的相关关系。而是常表现为在某一强度范围内对人体无害，高于或低于这一范围才对人体产生不良影响，并且影响的部位和表现形式可能完全不同。例如正常气温与气压对人体生理功能是必需的，而高温可引起中暑，低温可引起冻伤或冻僵；高气压可引起减压病，低气压可引起高山病等。

除了某些放射性物质进入人体可以产生内照射以外，绝大多数物理因素在脱离接触后，体内便不再残留。因此对物理因素所致损伤或疾病的治疗，不需要采用"驱除"或"排出"的方法，而主要是针对损害的组织器官和病变特点采取相应的治疗措施。还有，机体在接触物理因素后，大都会产生适应现象，如高温、低气温、噪声。一方面，可以利用此适应现象来保护职业人群，但另一方面，这种保护现象仅在一定的范围，不能忽视积极的预防策略。

根据物理因素的特点，在对作业场所进行劳动卫生学调查时要对有关参数进行全面测量。同时，针对物理因素采取预防措施时不是设法消除这些因素，也不是将其减少到越低越好，而是设法将这些因素控制在正常范围内，条件容许时使其保持在适宜范围则更好。如果由于某些原因，作业场所的物理因素超出正常范围且对人体健康构成危害，而采取技术措施和个人防护又难以达到要求时，需采用缩短接触时间的办法以保护劳动者的健康。

随着生产发展和技术进步，劳动者接触的物理因素越来越多，如超声、次声、工频电磁场、超高压直流电场、超重和失重等。其中有些因素在一般生产过程中虽然也有接触，但由于强度小，对人体健康不产生明显影响，不引起人们的注意。在新的科技行业和生产工艺过程中，上述这些因素的强度可有明显增加，因此可能对工作者的健康造成危害，对此需及时加以研究和解决。

第二节 不良气象条件

一、生产环境中的气象条件及其特点

生产环境中的气象条件主要指气温、气湿、气流、气压和热辐射，由这些因素构成了工作场所的微小气候（microclimate）。热辐射在严格意义上并不属于气象条件，但它对生产环境的气象条件以及人体散热和获热有很大影响，故也列入气象条件加以讨论。

1. 气温 生产环境中的气温除取决于大气温度外，还受太阳辐射、工作热源和人体散热等的影响。产生的热能通过传导和对流，加热生产环境中的空气，并通过辐射加热四周的物体，从而形成二次热源。这使受热空气的面积增大，温度进一步升高。

2. 气湿 生产环境中的气湿以相对湿度表示。相对湿度在80%以上称为高气湿，低于30%称为低气湿。高气湿主要由于水分蒸发和蒸汽释放所致，如纺织、印染、造纸、制革、缫丝、屠宰和潮湿的矿井、隧道等作业。低气湿可见于冬季高温车间中的作业。

3. 气流 生产环境中的气流除受自然界风力的影响外，主要与厂房中的热源有关。热源使空气加热而上升，室外的冷空气从门窗空隙或通风处进入室内，造成空气对流。室内外温差愈大，产生的气流也愈强。

4. 热辐射 热辐射主要指红外线及一部分可见光的辐射。太阳光照射、生产环境中各种熔炉、燃烧的火焰和熔化的金属等热源均能产生大量热辐射。红外线不直接加热空气，但可使受照物体加热。当物体表面温度超过人体表面温度时，物体向人体传递热辐射而使人体受热，称为正辐射。反之，当周围物体表面温度低于人体表面温度时，人体向周围物体辐射散热，称为负辐射。热源辐射的能量（E）大小取决于辐射源的温度，并与其绝对温度（T）的 4 次方成正比（$E=KT^4$）。其中 K 为热辐射系数，除受温度影响外，与辐射源的表面积和表面黑度等因素有关。热源温度愈高，表面积愈大，辐射能量也愈大。另一方面，辐射能量与辐射源距离的平方成反比，故离辐射热源越远，物体受到的辐射强度也越小。热辐射强度以每分钟每平方厘米表面接受多少焦（J）热量表示 $[J/(cm^2 \cdot min)]$。

二、高温作业

（一）高温作业的类型　高温作业系指在生产过程中工作地点有高气温、有强烈的热辐射或伴有高气湿等异常气象条件，且湿球黑球温度（wet-bulb globe temperature，WBGT）指数≥25℃的作业。高温作业按其气象条件的特点可分为下列三个基本类型。

1. 高温、强热辐射作业　如冶金工业的炼焦、炼铁、轧钢等车间；机械制造工业的铸造、锻造、热处理等车间；陶瓷、玻璃、搪瓷、砖瓦等工业的炉窑车间；火力发电厂和轮船的锅炉间等。这些生产场所的气象特点是气温高、热辐射强度大，而相对湿度较低，形成干热环境。

2. 高温、高湿作业　其气象特点是高气温、气湿，而热辐射强度不大。高湿度的形成，主要是由于生产过程中产生大量水蒸气或生产上要求车间内保持较高的相对湿度所致。例如印染、缫丝、造纸等工业中液体加热或蒸煮时，车间气温可达35℃以上，相对湿度常达90%以上；潮湿的深矿井内气温可达30℃以上，相对湿度达95%以上。

3. 夏季露天作业　夏季的农田劳动、建筑、搬运等露天作业，除受太阳的直接辐射作用外，还受到加热的地面和周围物体二次辐射源的附加热作用。露天作业中的热辐射强度虽较高温车间低，但作用的持续时间较长，加之中午前后气温较高，形成高温与热辐射的联合作业环境。

（二）高温作业对机体生理功能的影响　高温作业时，人体可出现一系列生理功能改变，主要为体温调节、水电解质代谢、循环系统、消化系统、神经系统、泌尿系统等方面的适应性变化。

1. 体温调节　正常人的体温是相对恒定的，是保证机体新陈代谢和生命活动正常进行的必要条件。当环境温度发生变化时，经外周和中枢温度感受器的温度信息在下丘脑 PO/AH 体温调节中枢整合后，通过调节机体的产热和散热活动，来维持机体体温的相对恒定。在机体与环境的交互作用中，可以热平衡公式表示：

$$S = M - E \pm R \pm C_1 \pm C_2$$

式中，S（storage）——热蓄积的变化；

M（metabolism）——代谢产热；

E（evaporation）——蒸发散热；

R（radiation）——经辐射的获热或散热；

C_1（convection）——对流的获热或散热；

C_2（conduction）——传导的获热或散热。

辐射热总是由热的物体传向温度较低的物体，但并不加热其周围的空气。人体经对流将热传给空气分子，气温过高时则相反。人体通过蒸发将热传给水分子。风（气流）大可加强对流和蒸发。传导则为热由一个物体直接传给另一物体。通过上述几种方式，人体与环境不断进行热交换，使中心体温保持在正常变动范围内。若环境温度高于皮肤温度，机体只能通过蒸发散热；需要特别注意的是，高温环境本身和劳动所涉及的肌肉与精神活动均增加代谢产热，产热明显超过散热时则引起蓄热，体温上移并稳定在较高的平衡点上（如中心体温 39℃）。如果接触是间断的，体内蓄热可在间期内散发出去而缓解。蓄热过量，超过体温调节能力，机体可能出现过热，发生中暑。

中心体温也称深部体温，严格概念上是指下丘脑灌流血液的温度，但一般以直肠温度表示。普遍认为中心体温 38℃是高温作业工人生理应激的上限值。

2. 水电解质代谢　环境温度愈高，劳动强度愈大，人体出汗则愈多。汗液的有效蒸发率在干热有风的环境中高达 80%以上，散热良好。但在湿热风小的环境，有效蒸发率则经常不足 50%，汗液难以蒸发，往往成汗珠淌下，不利于散热。皮肤潮湿、角质渍汗而膨胀，阻碍汗腺孔的正常作用，使更多地淌汗。一般高温工人一个工作日出汗量可达 3 000～4 000g，经汗排出盐达 20～25g，故大量出汗可致水电解质代谢障碍。出汗量是高温工人受热程度和劳动强度的综合指标，一个工作日出汗量 6L 为生理最高限度，失水不应超过体重的 1.5%。

3. 循环系统　高温环境下从事体力劳动时，心脏要向高度扩张的皮肤血管网输送大量血液，以便有效地散热；又要向工作肌输送足够的血液，以保证工作肌的活动，且要维持适当的血压。另一方面，由于出汗丧失大量水分和体液转移至肌肉而使有效血容量减少。这种供求矛盾使得循环系统处于高度应激状态。心脏向外周输送血液的能力取决于心排出量，而心排出量又依赖于最高心率和血管血容量。如果高温工人在劳动时已达最高心率，机体蓄热又不断增加，心排出量则不可能再增加来维持血压和肌肉灌流，可能导致热衰竭。血压改变没有明确的规律，老工人可出现心脏代偿性肥大。

4. 消化系统　高温作业时，由于出汗散热和工作肌的需要，血液重新分配，消化系统血流减少，导致消化液分泌减弱，消化酶活性和胃液酸度（游离酸与总酸）降低；胃肠道的收缩和蠕动减弱，吸收和排空速度减慢。这些因素均可引起食欲减退和消化不良，胃肠道疾患增多。

5. 神经系统　高温作业可使中枢神经系统出现抑制，肌肉工作能力低下，机体产热量因肌肉活动减少而下降，热负荷得以减轻。因此，可把这种抑制看作是保护性反应。但由于注意力，肌肉工作能力，动作的准确性、协调性及反应速度降低，不仅导致工作效率的降低，而且易发生工伤事故。

6. 泌尿系统　高温作业时，大量水分经汗腺排出，肾血流量和肾小球滤过率下降，经肾脏排出的尿液等大量减少，有时达 85%～90%。如不及时补充水分，由于血液浓缩使肾脏负担加重，可致肾功能不全，尿中出现蛋白、红细胞、管型等。

7. 热适应　热适应（heat acclimatization）是指人在热环境工作一段时间后对热负荷产生适应的现象。一般在高温环境劳动数周时间，机体可产生热适应。主要表现为上述各个系统的功能有利于降低产热、增加散热，如从事同等强度的劳动，汗量增加，可增加 30%甚至 1 倍，汗液中无机盐含量减少 1/10，皮温和中心体温先后降低，心率明显下降。

近年研究发现细胞在机体受热时及热适应后诱导合成一组的蛋白质即热休克蛋白（heat shock proteins，HSP），特别是分子量为27kD和70kD的HSP27和HSP70，可保护机体免受一定范围高温的致死性损伤，有助于防止中暑和减轻热损伤。热适应的状态并不稳定，停止接触热一周左右返回到适应前的状况，即脱适应（deacclimatization）。病愈或休假重返工作岗位者应注意重新适应。

（三）高温作业卫生标准　高温作业时，人体与环境的热交换和平衡既受气象因素，又受劳动代谢产热的影响。制定卫生标准应以机体热应激不超出生理范围（例如直肠体温≤38℃）为依据，对气象诸因素及劳动强度作出相应的规定，以保证工人的健康。

自20世纪初以来，已从气象因素、生理以至心理等研制了一系列综合指标。例如实感温度（effective temperature，ET），它是让受试者在各种温度、湿度和风速的环境体验热的感觉，凭经验制定出来的综合指标，包括了气象各因素以及人的热感觉；湿球黑球温度（WBGT）乃湿球、黑球和干球温度的加权平均值，也是综合性的热负荷指数。

一般以WBGT制定高温作业卫生标准，例如国际标准化组织（International Organization for Standardization，ISO）制定出的高温作业卫生标准（表1-6-1），气象诸因素以湿球-黑球温度表示，有时也称湿球黑球温度（WBGT）指数，在该WBGT环境条件下劳动，中心体温不会超过38℃。

表 1-6-1　高温生产环境卫生标准（ISO 7243；1989）

代谢率级别	代谢率（W/m²）	WBGT（℃）	
		热适应者	非热适应者
0	≤65	33	32
1	65~130（含130）	30	29
2	130~200（含200）	28	26
3	200~260（含260）	25~26	22~23
4	>260	23~25	18~20

注：设立此WBGT标准值以使高温作业工人的中心体温不超过38℃

经多年研究我国也制定出综合性的高温作业卫生标准（工作场所有害因素职业接触限值 GBZ 2.2-2010），它以综合温度反映高温气象诸因素构成的热负荷（综合温度相当于WBGT指数），还考虑了劳动强度，在该高温环境下劳动，约90%的工人的中心体温不会超过38℃（表1-6-2）。

表 1-6-2　工作场所不同体力劳动强度 WBGT 限值（℃）

接触时间率	体力劳动强度			
	I	II	III	IV
100%	30	28	26	25
75%	31	29	28	26
50%	32	30	29	28
25%	33	32	31	30

注：接触时间率：劳动者在一个工作日内实际接触高温作业的累计时间与 8 小时的比率。体力劳动强度分级按 GBZ 2.2-2010 执行

（四）中暑（heat stroke）　是高温环境下由于热平衡和（或）水电解质代谢紊乱等而引起的一种以中枢神经系统和（或）心血管系统障碍为主要表现的急性热致疾病（acute heat-induced illness）。

【致病因素】　环境温度过高、湿度大、风速小、劳动强度过大、劳动时间过长是中暑的主要致病因素。过度疲劳、未热适应、睡眠不足、年老、体弱、肥胖都易诱发中暑。

【发病机制与临床表现】　中暑按发病机制可分为三种类型：热射病（heat stroke）、热痉挛（heat cramp）和热衰竭（heat exhaustion）。这种分类是相对的，临床上往往难以区分，我国职业病名单统称为中暑。

1. 热射病　人体在热环境下，散热途径受阻，体温调节机制失调所致。临床特点为突然发病，体温升高可达 40℃ 以上，开始时大量出汗，以后出现"无汗"，并伴有干热和意识障碍、嗜睡、昏迷等中枢神经系统症状。

2. 热痉挛　由于大量出汗，体内钠、钾过量丢失所致。主要表现为明显的肌肉痉挛，伴有收缩痛。痉挛以四肢肌肉及腹肌等经常活动的肌肉多见，尤以腓肠肌为最。痉挛常呈对称性，时而发作，时而缓解。患者神志清醒，体温多正常。

3. 热衰竭　多数认为在高温、高湿环境下，外周血管极度扩张，血容量不足，致脑部暂时供血减小而晕厥。一般起病迅速。先有头晕、头痛、心悸、出汗、恶心、呕吐、皮肤湿冷、面色苍白、血压短暂下降，继而晕厥，体温不高或稍高。

在这三种类型的中暑，热射病最为严重，尽管迅速救治，仍有 20%～40% 的患者死亡。

【诊断】　根据高温作业人员的职业史及体温升高、肌痉挛或晕厥等主要临床表现，排除其他类似的疾病，可诊断为职业性中暑。中暑按临床症状的轻重可分为轻症和重症中暑，重症中暑包括热射病、热痉挛、热衰竭，参见《职业性中暑诊断标准》（GBZ41-2002）。

1. 轻症中暑　具备下列情况之一者，诊断为轻症中暑：①头晕、胸闷、心悸、面色潮红、皮肤灼热；②有呼吸与循环衰竭的早期症状，大量出汗、面色苍白、血压下降、脉搏细弱而快；③肛温升高达 38.5℃ 以上。

2. 重症中暑　凡出现热射病、热痉挛或热衰竭的主要临床表现之一者，可诊断为重症中暑。

【处理原则】　中暑的治疗原则：主要依据其发病机制和临床症状进行对症治疗，体温

升高者应迅速降低体温。

1. **轻症中暑** 应使患者迅速离开高温作业环境，到通风良好的阴凉处安静休息，给予含盐清凉饮料，必要时给予葡萄糖生理盐水静脉滴注。

2. **重症中暑** ①热射病：迅速采取降低体温、维持循环呼吸功能的措施，必要时应纠正水、电解质平衡紊乱；②热痉挛：及时口服含盐清凉饮料，必要时给予葡萄糖生理盐水静脉滴注；③热衰竭：使患者平卧，移至阴凉通风处，口服含盐清凉饮料，对症处理。静脉给予生理盐水虽可促进恢复，但通常无必要，升压药不必应用，尤其心血管疾病患者慎用，避免增加心脏负荷，诱发心力衰竭。

对中暑患者及时进行对症处理，一般可很快恢复，不必调离原作业。若因体弱不宜从事高温作业，或有其他就业禁忌证者，应调换工种。

【预防措施】 按照高温作业卫生标准、采取一系列综合防暑降温措施是预防与控制热致疾病与热损伤的必要途径。

1. 技术措施

（1）合理设计工艺流程：合理设计工艺流程，改进生产设备和操作方法是改善高温作业劳动条件的根本措施。如钢水连铸，轧钢、铸造、搪瓷等的生产自动化，可使工人远离热源，同时减轻劳动强度。热源的布置应符合下列要求：①尽量布置在车间外面；②采用热压为主的自然通风时，尽量布置在天窗下面；③采用穿堂风为主的自然通风时，尽量布置在夏季主导风向的下风侧；④对热源采取隔热措施；⑤使工作地点易采用降温措施，热源之间可设置隔墙（板），使热空气沿着隔墙上升，经过天窗排出，以免扩散到整个车间。热成品和半成品应及时运出车间或堆放在下风侧。

（2）隔热：隔热是防止热辐射的重要措施。可以利用水或导热系数小的材料进行隔热，其中尤以水的隔热效果最好，水的比热大，能最大限度地吸收辐射热。

（3）通风降温：①自然通风（natural ventilation）：热量大、热源分散的高温车间，每小时需换气 30~50 次以上，才能使余热及时排出，此时必须把进风口和排风口配置得十分合理，充分利用热压和风压的综合作用，使自然通风发挥最大的效能；②机械通风（mechanical ventilation）：在自然通风不能满足降温的需要或生产上要求车间内保持一定的温、湿度时，可采用机械通风。

2. 保健措施

（1）供给饮料和补充营养：高温作业工人应补充与出汗量相等的水分和盐分。一般每人每天供水 3~5L，盐 20g 左右。在 8 小时工作日内汗量超过 4L 时，除从食物摄取盐外，尚需从饮料适量补充盐分。饮料的含盐量以 0.15%~0.20% 为宜。饮水方式以少量多次为宜。

在高温环境劳动时，能量消耗增加，故膳食总热量应比普通工人高，最好能达到 12 600~13 860kJ。蛋白质增加到总热量的 14%~15% 为宜。此外，可补充维生素和钙等。

（2）个人防护：高温工人的工作服，应以耐热、导热系数小而透气性能好的织物制成。防止辐射热，可用白帆布或铝箔制的工作服。工作服宜宽大又不妨碍操作。此外，按不同作业的需要，供给工作帽、防护眼镜、面罩、手套、鞋盖、护腿等个人防护用品。特殊高温作业工人，如炉衬热修、清理钢包等工种，为防止强烈热辐射的作用，须佩戴隔热面罩和穿着隔热、阻燃、通风的防热服，如喷涂金属（铜、银）的隔热面罩、铝膜隔热服等。

（3）加强医疗预防工作：对高温作业工人应进行就业前和入暑前体格检查。凡有心血管、呼吸、中枢神经、消化和内分泌系统器质性疾病、过敏性皮肤瘢痕患者、重病后恢复期及体弱者，均不宜从事高温作业。

3. 组织措施　我国防暑降温已有较成熟的经验，关键在于加强领导，改善管理，严格遵照国家有关高温作业卫生标准搞好厂矿防暑降温工作。根据地区气候特点，适当调整夏季高温作业劳动和休息制度。

三、低温作业

（一）低温作业及分级　低温作业是指生产劳动过程中，工作地点平均气温≤5℃的作业。按照工作地点的温度和低温作业时间率，可将低温作业分为4级，级数越高冷强度越大。

低温作业时间率是指一个劳动日中，在低温环境下净劳动时间占工作日总时间的百分率，即

低温作业时间率（%）=［低温作业时间（min）/工作日总时间（min）］×100%

与高温作业一样，低温作业除了温度之外，还受到作业环境中湿度的影响。因此，在测定温度的同时，还需对作业环境中的相对湿度进行测量。如果低温作业地点空气相对湿度平均≥80%时，可在分级标准基础上提高一级。

（二）职业接触　低温作业主要包括寒冷季节从事室外或室内无采暖设备的作业，以及工作场所有冷源装置的作业，如林业、渔业、农业、矿业、土建、护路、通讯、运输、环卫、警务、投递、制造业（室外）等。这些作业人员在接触低于0℃的环境或介质（如制冷剂、液态气体等）时，均有发生冻伤的可能。

（三）低温作业对机体的影响

1. 体温调节　寒冷刺激皮肤冷感受器发放神经冲动传入脊髓和下丘脑，反射性引起皮肤血管收缩、寒战、立毛及动员贮存的脂肪和糖。血液由于外周血管收缩而转向流入深部组织，热在此不易散失。寒战、脂肪和糖动员也使得代谢产热增加，体温能够维持恒定。人体具有适应寒冷的能力，但有一定的限度。如果在寒冷（-5℃以下）环境下工作时间过长，或浸于冷水中（使皮温及中心体温迅速下降），超过适应能力，体温调节发生障碍，则体温降低，甚至出现体温过低，影响机体功能。

2. 中枢神经系统　低温条件下，脑内高能磷酸化合物代谢降低。可出现神经兴奋与传导能力减弱，并与体温有直接的关系：在体温35～32.2℃范围内，可见手脚不灵、运动失调、反应减慢及发音困难。寒冷引起的这些神经效应使低温作业工人易受机械和事故的伤害。

3. 心血管系统　低温作用初期，心率加快，心输出量增加，后期则心率减慢，心输出量减少。体温过低并不降低心肌收缩力而是影响心脏的传导系统。房室结的传导障碍表现为进展性心动过缓，进而出现心收缩不全。传导障碍可在心电图上有明显变化。

4. 体温过低 一般将中心体温 35℃ 或以下称为体温过低（hypothermia），此时寒战达到最大程度，体温再下降，寒战则停止，且逐渐出现系列临床症状和体征。体温 34℃ 时，意识受到一些影响；31.1~32.2℃ 时，呈半昏迷状态；28℃ 时可出现心室颤动（室颤）；27℃ 时自发动作停止，瞳孔对光反应消失，肌肉强直；26℃ 时意识完全丧失；24℃ 时可出现肺水肿；21~23℃ 时室颤加重；20℃ 时心脏停止跳动；18℃ 时恢复性甚小。

在寒冷环境中，大量血液由外周流向内脏器官，中心和外周之间形成很大的温度梯度，所以中心体温尚未过低时，易出现四肢或面部的局部冻伤。

（四）防寒保暖措施

1. 做好防寒和保暖工作 应按《工业企业设计卫生标准》和《采暖、通风和空气调节设计规范》的规定，提供采暖设备，使作业地点保持合适的温度。除低气温外，应注意风冷效应（wind-chill effect）。常以风冷等感温度（wind-chill equivalent temperature）表示风冷效应。以冷环境下，裸露、无风状态作为比较的基础，风冷等感温度乃因风速所增加的冷感相当于无风状态下产生同等冷感的环境温度。

2. 注意个人防护 为低温作业人员提供御寒服装，御寒服装的面料应具有导热性小、吸湿和透气性强的特性。在潮湿环境下劳动，应发给橡胶工作服、围裙、长靴等防湿用品。工作时若衣服浸湿，应及时更换并烘干。教育、告之工人体温过低的危险性和预防措施：肢端疼痛和寒战（提示体温可能降至 35℃）是低温的危险信号，当寒战十分明显时，应终止作业。劳动强度不可过高，防止过度出汗。禁止饮酒，饮酒除影响注意和判断力外，还由于使血管扩张，减少寒战，增加身体散热而诱发体温过低。

3. 增强耐寒体质 人体皮肤在长期和反复寒冷作用下，会使表皮增厚，御寒能力增强，适应寒冷。故经常冷水浴、冷水擦身或较短时间的寒冷刺激结合体育锻炼，均可提高对寒冷的适应。此外，适当增加富含脂肪、蛋白质和维生素的食物。

四、异常气压

有些特殊工种需要在异常气压下工作，如高气压下的潜水或潜函（沉箱）作业、低气压下的高空或高原作业等。由于工作气压与正常气压相差较大，如不注意防护，可发生严重的生理功能障碍，甚至死亡。

（一）高气压

1. 高气压作业

（1）潜水作业：水下施工、打捞沉船或海底救护均需潜水作业。潜水员每下沉 10.3m，压力增加 101.33kPa（1 个大气压），称为附加压。附加压与水面大气压之和为总压，称绝对压。潜水员在水下工作，需穿特制潜水服，通过一条导管将压缩空气送入潜水服内，其压力等于从水面到潜水员作业点的绝对压。潜水员下潜和上升到水面时，需要不断调节压缩空气的阀门。

（2）潜涵作业：指在地下水位以下潜函内进行的作业。如建桥墩时，将潜函逐渐下沉，到一定深度时需通入等于或大于水下压力的高压空气，以保证水不至于进入潜函内。近年来生产技术革新，多用常压的沉井，但在水下、隧道等工程中仍有类似潜函的高气压作业。

（3）其他：如临床上的加压治疗舱和加压氧舱、气象学上高气压科学研究舱的作业等。

2. **高气压对人体的影响** 在加压过程中，因外耳道所受压力较大，引起鼓膜内陷而产生内耳充塞感、耳鸣和头晕等，甚至鼓膜破裂。在高气压环境下，气压<709.3kPa（7个大气压）时，高的氧分压可引起心搏和外周血流减慢；而在709.3kPa以上时，则主要表现为氮的麻醉作用，如酒醉样、意识模糊、幻觉等，以及对心血管运动中枢的刺激作用，如血压升高、血流速度加快等。

3. **减压病** 减压病（decompression disease）为在高气压下工作一定时间后，在转向正常气压时，因减压过速所致的职业病。此时人体的组织和血液中产生气泡，致血液循环障碍和组织损伤。

【发病机制】 人在高气压工作时，必须呼吸压力与该气压相等的高压空气才能正常呼吸。在高气压下，空气各成分的分压都相应升高，经过呼吸和血液循环，溶解入体内的量也相应增加。高压空气中，氧占的比例不大，溶解氧又可被组织所消耗，在一定分压范围内是安全的。二氧化碳所占比例极小，机体对它有灵敏的调节机制，通常在肺泡中可恒定在5.3kPa水平，张力不致升高。唯有中性气体氮的比例大（80%），在体内既不被机体利用，也不与体内其他成分结合，仅单纯以物理溶解状态溶于体液组织中。每深潜10m，可多溶解1L氮。氮在脂肪中的溶解度比血液高4倍，因此多集中在脂肪和神经组织内。

如能正确执行减压操作规程，分段逐渐脱离高气压环境，则体内溶解的氮可由组织中缓慢释放而进入血液，经肺泡逐渐呼出，无不良影响。若减压过速或发生意外事故，外界压力下降幅度太大，体内溶解氮气体张力与外界气压的比率超过饱和安全系数，就无法继续溶解，在几秒至几分钟内迅速变成气泡，游离于组织和血液中。减压愈快，气泡产生愈快。在脂肪较少、血管分布较多的组织中，气泡多在血管内形成而造成栓塞，引起一系列症状。在脂肪较多、血管分布较少的组织中，含氮较多，脱氮困难；气泡多积聚于血管壁外，产生压迫症状。与此同时，由于血管内外气泡继续形成，引起组织缺氧和损伤，可使细胞释放出钾离子、肽、组胺类物质和蛋白水解酶等。后者又可刺激产生组胺和5-羟色胺，这类物质主要作用于微循环系统，最终可使血管平滑肌麻痹、微循环血管阻塞等，进一步减低组织中氮的脱饱和速度。

【临床表现】 急性减压病大多数在数小时内发病，减压后1小时内发病占85%，6小时内99%，6~36小时发病者仅占1%，超过48小时仍无症状者，以后发病的可能性极小。一般减压愈快，症状出现愈早，病情也愈重。

1. **皮肤** 较早较多的症状为瘙痒，并有灼热感，蚁走感。主要由于气泡对皮下感觉神经末梢直接刺激所致。若皮下血管有气栓，可反射引起局部血管痉挛与表皮微血管继发性扩张、充血及淤血，可见发绀、皮下气肿等。

2. **肌肉、关节、骨骼** 气泡形成于肌肉、关节、骨膜等处，可引起疼痛。关节痛为减压病常见症状，轻者出现酸痛，重者可呈跳动样、针刺样、撕裂样剧痛，迫使患者关节呈半屈曲状态，称屈肢症（bends）。骨质内气泡所致远期后果可产生减压性或无菌性骨坏死。

3. **神经系统** 大多发生在供血差的脊髓，可产生截瘫、四肢感觉和运动功能障碍及直肠、膀胱功能麻痹等。若脑部受累，可发生头痛、感觉异常、运动失调、偏瘫。视觉和听觉系统受累，可产生眼球震颤、复视、失明、听力减退及内耳眩晕综合征等。

4. 循环、呼吸系统　血循环中有大量气泡栓塞时，可引起心血管功能障碍如脉搏细数、血压下降、心前区紧压感、皮肤和黏膜发绀、四肢发凉。淋巴系统受累，可产生局部水肿。若有大量气泡在肺小动脉和毛细血管内，可引起肺梗死、肺水肿等，表现为剧咳、咯血、呼吸困难、发绀、胸痛等。

5. 其他　若大网膜、肠系膜和胃血管中有气泡栓塞时，可引起腹痛、恶心和呕吐等。

【诊断】　根据《职业性减压病诊断标准》（GBZ24-2006），减压病诊断及分级分期如下：

1. 急性减压病　分为轻度、中度和重度。轻度为皮肤表现，如瘙痒、丘疹，大理石样斑纹、皮下出血、水肿等；中度主要发生于四肢大关节及其附近的肌肉骨关节痛；重度出现神经系统、循环系统、呼吸系统或消化系统明显障碍。

2. 减压性骨坏死　根据骨骼X线改变分期，Ⅰ期在股骨、肱骨或胫骨见有局部的骨致密区、致密斑片、条纹或小囊变透亮区，骨改变面积上肢或下肢不超过肱骨头或股骨头的1/3；Ⅱ期骨改变面积达到或超过肱骨或股骨头的1/3或出现大片的骨髓钙化；Ⅲ期病变累及关节，并有局部疼痛和活动障碍。

【处理原则】　对减压病的唯一根治手段是及时加压治疗以消除气泡。将患者送入特制的加压舱内，升高舱内气压到作业时的程度，停留一段时间，待患者症状消失后，再按规定逐渐减至常压，然后出舱。及时正确运用加压舱，急性减压病的治愈率可达90%以上，对减压性骨坏死也有一定疗效。此外，尚需辅以其他综合疗法如吸氧等。按减压病的病因学，在再加压前应给予补液和电解质，以补充丧失的血浆，有助于微循环功能的恢复。皮质激素能减轻减压病对脑和脊髓的损伤和水肿，可用于中枢神经系统病例。

【预防措施】

1. 技术革新　建桥墩时，采用管柱钻孔法代替沉箱，使工人可在水面上工作而不必进入高压环境。

2. 遵守安全操作规程　暴露异常气压后，须遵照安全减压时间表逐步返回到正常气压状态，目前多采用阶段减压法。

3. 保健措施　工作前防止过劳，严禁饮酒，加强营养。对潜水员应保证高热量、高蛋白、中等脂肪量饮食，并适当增加各种维生素，如维生素E有抑制血小板凝集作用。工作时注意防寒保暖，工作后进热饮料，洗热水澡等。做好就业前全面的体格检查，包括肩、髋、膝关节及肱骨、股骨和胫骨的X线检查，合格者才可参加工作；以后每年应做1次体格检查，并继续到停止高气压作业后3年止。

4. 职业禁忌证　凡患神经、精神、循环、呼吸、泌尿、血液、运动、内分泌、消化系统的器质性疾病和明显的功能性疾病者；患眼、耳、鼻、喉及前庭器官的器质性疾病者；此外，凡年龄超过50岁者、各种传染病未愈者、过敏体质者等也不宜从事此项工作。

（二）低气压　一般海拔在3 000m以上的地区，称为高原地区。高原地区属于低气压环境，海拔越高，氧分压越低，越易引起人体缺氧。另外，高原和高山地区还有强烈的紫外线与红外线辐射、日温差大、温湿度低及气候多变等不良气象条件。

1. 低气压对机体的影响 影响的大小与上升速度、到达高度和个体易感性（如有无高原病史、是否是在900m以上高原生活的居民、劳累程度、年龄、疾病状态，特别是呼吸道感染）等因素有关。在高海拔低氧环境下，人体为保持正常活动和进行作业，在细胞、组织和器官首先发生功能的适应性变化，逐渐过渡到稳定的适应称为习服（acclimatization），需1~3个月。人对缺氧的适应个体差异很大，一般在海拔3 000m以内，能较快适应；3 000~5 330m部分人需较长时间适应，5 330m为人的适应临界高度。

在高原地区，大气氧分压与肺泡气氧分压的差随高度的增加而缩小，直接影响肺泡气体交换、血液携氧和结合氧在组织内释放的速度，使机体供氧不足，产生缺氧。初期，由于低氧刺激外周化学感受器，大多数人肺通气量增加，心率增加。部分人血压升高，并见血浆和尿中儿茶酚胺水平增高；适应后，心输出量增加，大部分人血压正常。由于肺泡低氧引起肺小动脉和微动脉的收缩，造成肺动脉高压，且随海拔升高而增高，使右心室肥大。血液方面，红细胞和血红蛋白有随海拔升高而增多。2, 3-二磷酸甘油酯（2, 3-DPG）合成增多，血细胞比容的均值、血液比重和血液黏滞性也增加。后者也是加重右心室负担的因素之一。此外，初登高山者可因外界低气压，而致腹内气体膨胀，胃肠蠕动受限，消化液如唾液、胃液、胆汁均减少。常见腹胀、腹泻、上腹疼痛等症状。轻度缺氧可使神经系统兴奋性增高，反射增强；但海拔继续升高，反应性则逐步下降。

2. 高原病（high altitude illness） 按发病时间可分为急性高原病和慢性高原病两型。急性包括高原脑水肿、高原肺水肿，慢性包括高原红细胞增多症和高原心脏病（GBZ92-2002）。职业性高原病是在高海拔低氧环境下从事职业活动所致的一种疾病。低气压性缺氧是主要病因。

【临床表现】

1. 急性高原反应 短时间内进入3 000m以上高原时，可出现高原反应症状，表现为头痛、头晕、心悸、气急、胸闷、胸痛、恶心、呕吐、食欲减退、发绀、面部轻度水肿、口唇干裂、鼻出血等。有些人出现兴奋性增高，如酩酊感、失眠等。急性高原反应多发生在登山后24小时内，大部分症状在4~6天内基本消失。

2. 急性高原病

（1）高原肺水肿（high altitude pulmonary edema, HAPE）：迅速攀登超过海拔2 500~4 000m，可发生。过度用力和缺乏习服是此病的诱因。症状包括干咳、发绀、咳多量血性泡沫状痰、呼吸极度困难、胸痛、烦躁不安。两肺广泛性湿啰音。X线检查见两肺中、下部密度较淡，云絮状边缘不清阴影，尤其右下肺严重。低氧性肺血管收缩、肺动脉高压和肺毛细血管负载失效共同导致高原肺水肿。

（2）高原脑水肿（cerebral edema, CE）：发病急，一般在4 000m以上，多为未经习服的登山者。发病率低，但病死率高。由于缺氧引起大脑血流和脑脊液压力升高，血管通透性增强，而产生脑水肿；缺氧又可直接损害大脑皮层，如脑细胞变性、灶性坏死等。故患者可出现一系列神经精神症状，如剧烈头痛、兴奋、失眠、恶心和呕吐，脑神经麻痹、瘫痪、幻觉、癫痫样发作、木僵和昏迷。

3. 慢性高山病（chronic mountain sickness, CMS）指失去了对高海拔的适应而产生慢性肺源性心脏病并伴有神经系统症状。此类疾患由于肺泡过低通气所致，表现为发绀、红细胞过度生成、非常低的动脉氧饱和度、肺动脉高压及右心扩大，且可致肺动脉可肌化（muscularization）。慢性缺氧所致的中枢性肺通气抑制，呼吸速率提高（潮气量减低）加重了肺泡过低通气。动脉血氧明显不足常见于睡眠中，强烈地刺激红细胞生成。返回平原地区后可使许多异常情况减退甚至消失。

（1）高原红细胞增多症（high altitude polycythemia，HAPC）：多发生于海拔 3 000m 以上，表现为头痛、头晕、乏力、睡眠障碍、发绀、结膜充血、皮肤紫红等多血症病状。

（2）高原心脏病（high altitude heart disease，HAHD）多发生于海拔 3 000m 以上，表现为乏力、心悸、胸闷、呼吸困难、咳嗽、发绀、肺动脉瓣第二心音亢进或分裂，重症者出现尿少、肝脏肿大、下肢水肿等右心衰竭症状。

【处理原则】 由于高原病的病因为低氧性缺氧，故应早期发现，及时吸氧和其他治疗。较严重患者，需及时就地抢救；若疗效不佳，应及早由高原转至平原或低地治疗。如经治疗病情好转、稳定，但仍不能获得对高原适应者，则应转往低地。在治疗过程中应严密预防高原肺水肿和高原脑水肿，一旦出现，须立即作相应的急救处理，原则同内科急救治疗。

【预防措施】

1. 适当控制登高速度与高度 逐渐缓慢地步行登山者，发生急性高原病相对较低，故由平原向高山攀登时，应坚持阶梯式升高的原则，逐步适应。为防止或减少高原病的发生，以每日平均登高<1 000m 为宜。目前多认为 5 000m 高度是人体进行正常生活和工作的安全限度。

2. 适应性锻炼 高原适应的速度和程度，可以通过适应性锻炼得到逐步提高。例如先在海拔相对较低的高原地带进行一定的体力锻炼，可增强人体对缺氧的耐受能力。对初入高原者，应适当减少体力劳动；以后视适应情况，逐渐增加劳动量。

3. 卫生保健措施 高原地区人员的饮食，应有足够的热量和合理的营养，如供给多种维生素、高蛋白、中等脂肪及适当的碳水化合物等。应注意保暖，防止急性呼吸道感染等。

进入高原地区的人员需要进行体格检查，凡患有明显的心、肺、肝、肾等疾病，高血压Ⅱ期、严重贫血者，均不宜进入高原地区。

第三节 噪 声

噪声（noise）是影响范围很广的一种职业性有害因素，在许多生产劳动过程中都有可能接触噪声。长期接触一定强度的噪声，可以对人体产生不良影响。

一、基本概念

（一）声音 物体振动后，振动能在弹性介质中以波的形式向外传播，传到人耳引起的音响感觉称为声音。物体每秒振动的次数称为频率（frequency），单位是赫兹（Hz）。20～20000Hz 能引起听觉的称为可闻声波（声波）。频率<20Hz 的叫作次声波（infrasonic wave）；>20000 Hz 的叫作超声波（ultrasonic wave）。随着科学技术的发展，这两种声波在工业生产、医疗、航海等方面均有广泛应用，对从业人员的危害已经引起了人们的重视。

（二）噪声　从卫生学的角度，凡是使人感到厌烦或不需要的声音都称为噪声。噪声具有声音的一切特性，是声音的一种。

（三）生产性噪声　生产过程中产生的声音频率和强度没有规律，听起来使人感到厌烦，称为生产性噪声或工业噪声。

除此以外，还有交通噪声和生活噪声等，这些噪声除了对一般人群产生影响外，还对从业人员（如司售人员和娱乐场所的工作人员）的健康也可产生影响，造成职业危害。

生产性噪声的分类方法有多种，按照来源，生产性噪声可以分为：

1. 机械性噪声　由于机械的撞击、摩擦、转动所产生的噪声，如冲压、打磨过程发出的声音。

2. 流体动力性噪声　气体压力或体积的突然变化或流体流动所产生的声音，如空气压缩或施放（气笛）发出的声音。

3. 电磁性噪声　如变压器所发出的嗡嗡声。

根据噪声随时间分布情况，生产性噪声可分为连续噪声和间断噪声。连续噪声按照随时间的变化程度，又可分为稳态噪声和非稳态噪声。随着时间的变化，声压波动<3dB 的称为稳态噪声，否则即为非稳态噪声。间断噪声（intermittent noise）是指在测量过程中，声级保持在背景噪声之上的持续时间≥1 秒，且多次下降到背景噪声水平的噪声。此外，还有一类噪声称为脉冲噪声（impulsive noise），指声音持续时间<0.5 秒，间隔时间>1 秒，声压有效值变化>40dB 的噪声。

稳态噪声根据频率特性，可分为低频噪声（主频率<300Hz）、中频噪声（主频率 300～800Hz）和高频噪声（主频率>800Hz）。此外，还可以根据频率范围分为窄频带噪声和宽频带噪声。

二、声音的物理特性及评价

（一）声强与声强级　声波具有一定的能量，用能量大小表示声音的强弱称为声强（sound intensity）。声音的强弱决定于单位时间内垂直于传播方向的单位面积上通过的声波能量，通常用"I"表示，单位为瓦/米^2（W/m^2）。

人耳所能感受的声音强度范围很大，以 1000Hz 声音为例，正常青年人刚刚能引起音响感觉的、最低可听到的声音强度（听阈）为 10^{-12} W/m^2。将声音强度逐渐加大，至耳朵产生痛感时的声音强度（痛阈）为 1 W/m^2。听阈和痛阈相差 10^{12} 倍，在如此宽的范围内，若用声强绝对值描述声音，不仅太繁琐，而且也无必要。因此，在技术上和实践中引用了"级"的概念，即用对数来表示声强的等级，称为声强级。通常规定以听阈的声强 $I_0 = 10^{-12}$ W/m^2 作为基准值来度量任一声音的强度 I，取常用对数，则任一声音的声强级计算公式：

$$L_1 = \log I/ I_0$$

单位为贝尔（bell）。在实际应用中这一单位显得太大，采用贝尔的十分之一作为声强级的单位，称分贝（decibel，dB）。以分贝为单位时，上面的公式则变为：

$$L_I = 10\log I_0(dB)$$

式中：L_I——声强级（dB）；

I——被测声强（W/m^2）；

I_0——基准声强（1 000 Hz 纯音的听阈声强，定为 0 dB）。

根据上述公式可以计算出：从听阈到痛阈的声强范围是 120dB。此外，如果一个声音的强度 I 增加一倍，比如同样的机器由一台增加为两台，则声强级 L_I 增加约 3dB。根据同样的道理，如果一个作业场所的噪声强度通过治理减少了 3dB，则表明治理措施使噪声能量减少了一半。在进行卫生标准的制定、噪声控制效果评价等工作时，常以声音能量的变化为依据。

实际工作中，测量声强技术难度较大，常采用测量声压的方法。目前，我们所使用的声级计测量的是声压级。

（二）声压与声压级

1. 声压　声波在空气中传播时，引起介质质点振动，使空气产生疏密变化，这种由于声波振动而对介质（空气）产生的压力称声压（sound pressure）。声压是垂直于声波传播方向上单位面积所承受的压力。以 p 表示，单位为帕（Pa）。

2. 声压级　声压大音响感强，声压小音响感弱。对于正常人耳，刚刚能引起音响感觉的声压称为听阈声压，也称听阈（threshold of hearing），为 20μPa；声压增大至人耳产生不快感觉或疼痛时称痛阈声压或痛阈（threshold of pain），为 20Pa。从听阈声压到痛阈声压的绝对值相差 10^6 倍，为了计算方便，也用对数量（级）来表示其大小，即声压级（sound pressure level，SPL），单位也用分贝（dB），并以 1000Hz 纯音的听阈声压为基准声压，定为 0 dB，被测声压与听阈声压的比值，取对数即为被测声音的声压级。

当声波在自由声场传播时，声强与声压的平方成正比关系：

$$I = p^2/\rho C$$

式中：p——有效声压（Pa）；

I——声强（W/m^2）；

ρC——声特异性阻抗（Pa·s/m）。

声压级的计算公式：

$$Lp = 20\log p/p_0(dB)$$

$L_I = 10\log I/I_0 = 10\log p^2/p_0^2 = 10\log(p/p_0)^2 = 20\log p/p_0 = Lp$

式中：Lp——声压级（dB）；

p——被测声压；

p_0——基准声压。

从上述公式可以计算出，听阈声压和痛阈声压之间也是相差 $120dB$。

普通谈话声压级为 $60\sim70dB$，载重汽车的声压级为 $80\sim90dB$，球磨机的声压级为 $120dB$ 左右，喷气式飞机附近可达 $140\sim150dB$ 甚至更高。

3. 声压级的合成　在生产或工作场所，经常有一个以上的声源存在，这些声源可以是相同的，如车间内同一种型号的机器；也可以是不同的，即每个声源发出的声音强度大小不等。因为声源的声压级是按照对数计算的，在多个声源存在的情况下，作业场所的声压级并非是各个声源声压级的总和，而是按照对数值相互叠加。如果在一个作业场所各声源的声压级是相同的，合成后的声压级可按下列公式进行计算：

$$L_{总} = L + 10 log n$$

式中：L——单个声源的声压级（dB）

　　　n——声源的数目。

根据这个公式，可以看出声压级合成情况与声强级相同，两个相同的声源同时存在，则 n 为 2，总声压级比单个声源的声压级增加 $3dB$；如果有 10 台同样的机器，n 为 10，则总声压级增加 $10dB$。

在同一作业场所的各种声源的声强经常是各不相同，在这种情况下计算合成后的声压级时，需将声源的声压级从大到小按顺序排列，按照两两合成的方法逐一计算出合成后的声压级。对于两个不同声压级的声源，先要计算出声压级的差值，即 L_1-L_2，根据差值从增值表（表 1-6-3）中查出增值 ΔL，较高的声压级与增值 ΔL 之和为合成后的声压级，用等式可以表示为：$L_{总} = L_1 + \Delta L$。例如，某作业场所有三个声源，声压级分别是 $90dB$、$88dB$、$85dB$，$L_1-L_2 = 90dB-88dB = 2dB$，查表 $\Delta L = 2.1dB$，则 L_1 与 L_2 的合成声压级 $L_{合} = 90dB + 2.1dB = 92.1dB$，第一次合成后的声压级与 L_3 差值为 $L_{合}-L_3 = 92.1dB-85dB = 7.1dB$，查表可知 $\Delta L = 0.8dB$，$L_{总} = L_{合} + \Delta L = 92.1dB + 0.8dB = 92.9dB$。

表 1-6-3　声级（dB）相加时的增值 △L 表

两声级差 (L_1-L_2)	0	1	2	3	4	5	6	7	8	9	10
增加值 ΔL（dB）	3.0	2.5	2.1	1.8	1.5	1.2	1.0	0.8	0.6	0.5	0.4

采用上述方法进行计算时，当合成的声压级比其他待计算的声压级高 10dB 以上时，因为 $\Delta L \leqslant 0.3dB$，对总声压级影响不大，因此其他声源的声压级可以忽略不计。

（三）频谱　单一频率的声音称纯音（pure tone），如音叉振动发出的声音。但在日常生活和工作中所接触的声音绝大部分是由各种频率组成的声音，称作复合音（complex tone）。把复合音的频率由低到高进行排列而形成的频率连续谱称为频谱（frequency spectrum）。用频谱表示可以使声音的频率组成变得更加直观。

在实际工作中，对于构成某一复合音的频谱，一般不需要也不可能对其中每一频率成分进行具体测量和分析，通常人为地把声频范围（20~2 0000 Hz）划分成若干小的频段，称为频带或频程（octave band）。实际工作中最常用的是倍频程。

倍频程按照频率成倍比关系将声频划分为若干频段，一个频段的上限频率（$f_上$）和下限频率（$f_下$）之比为 2：1，即 $f_上 = 2f_下$。根据声学特点，每一个频段用一个几何中心频率代表，中心频率用公式计算：

$$f_中 = \sqrt{f_上 f_下}$$

噪声测量时，测量的是倍频程的中心频率，这种情况也称 1/1 倍频程。有时，为了进行比较详细的分析，采用 1/2 倍频程或 1/3 倍频程进行频谱分析。

在实际工作中，要了解某一声源所发出声音（复合音）的性质，除了分析频率组成以外，还要分析各频率相应的强度。通常以频率为横坐标，声压级为纵坐标，把它们的关系用图来表示，称频谱曲线或频谱图（图 1-6-1）。根据频谱曲线中主频率的分布特点，可判断该噪声属于低频或高频噪声，也可以看出是窄频或宽频噪声。

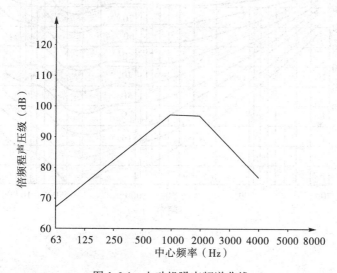

图 1-6-1　电动机噪声频谱曲线

（四）人对声音的主观感觉

1. 等响曲线　在实践中人们注意到声强或声压等物理参量，与人耳对声音的生理感觉（响的程度）并非完全一致，对于相同强度的声音，频率高则感觉音调高，听起来比较响；频率低感觉音调低，声音低沉，响的程度低。声音或噪声对人体的影响与人的主观感觉有关。为了更好地评价人体对噪声的反应，根据人耳对声音的感觉特性，使用声压级和频率，采用实验方法测出人耳对声音音响的主观感觉量，称为响度级（loudness level），单位为方

（phone）。

响度级是通过大量正常人群的测试得出来的。具体方法是以 1000 Hz 的纯音作为基准音，其他不同频率的纯音通过实验听起来与某一声压级的基准音响度相同时，即为等响，则该条件下的被测纯音响度级（方值）就等于基准音的声压级（dB 值）。如 100Hz 的纯音当声压级为 52 dB 时，听起来与 1000 Hz 纯音 40 dB 一样响，则该 100Hz 纯音的响度级为 40 方。

利用与基准音比较的方法，得出听阈范围各种声频的响度级，将各个频率相同响度的数值用曲线连接，即绘出各种响度的等响曲线图，称为等响曲线（equal loudness curves，图 1-6-2）

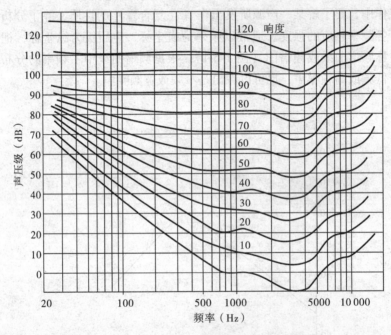

图 1-6-2 等响曲线

从等响曲线可以看出，人耳对高频敏感，特别是 2000~5000Hz 的声音，对低频不够敏感。例如，同样是 60 方的响度级，对于 1000 Hz 声音，声压级是 60dB，对 3000~4000 Hz 声音，声压级是 57dB；而相对于 100 Hz 的声音，其声压级是 71dB，对 30 Hz 的声音，声压级要提高到 85dB 才能达到 60 方的响度。

2. 声级 为了准确地评价噪声对人体的影响，在进行噪声测量时，所使用的声级计是根据人耳对声音的感觉特性设计的，主要参考等响曲线，使用"A"、"B"、"C"几种计权网络，有时还使用"D"网络，设计了不同类型的滤波器。使用这些频率计权网络测得的声压级称为声级，根据滤波器的特点分别称为 A、B、C 或 D 声级，在表示的时候分别用

dB（A）、dB（B）等表示。

C 计权网络模拟人耳对 100 方纯音的响应特点，所有频率的声音几乎同等程度地通过，故 C 声级可视作总声级；B 计权网络模拟人耳对 70 方纯音的响应曲线，对低频音有一定程度的衰减；A 计权网络则模拟人耳对 40 方纯音的响应特点，对低频段（<50 Hz）有较大幅度的衰减，对高频不衰减，这与人耳对高频敏感，对低频不敏感的感音特性相似（图 1-6-3）。D 网络是为测量飞机噪声设计的，它模拟噪度 40 呐（NOR）的曲线倒数设计而成，可以用它直接测量飞机噪声的感觉噪声级。

声级不同于声压级，声级是通过滤波器经频率计权后的声压级。声级单位也是分贝（dB）。A 声级由国际标准化组织（ISO）推荐，用作噪声卫生评价的指标。

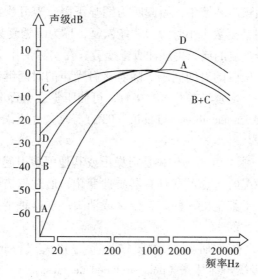

图 1-6-3　几种计权网络的频率响应曲线

三、噪声对人体的影响

接触噪声可以对人体产生影响。早期人们只注意到长期接触一定强度的噪声，可以引起听力下降和噪声性耳聋。经过多年研究，证明噪声对人体的影响是全身性的，除了听觉系统以外，也可以对非听觉系统产生影响。噪声对人体影响的早期主要引起生理改变，在此之后才出现病理性变化。

（一）听觉系统　听觉系统是感受声音的系统，噪声危害的评价以及噪声标准的制定主要以听觉系统的损害为依据。

外界声波传入听觉有两种途径。一是通过空气传导，声波经外耳道进入，使鼓膜振动，然后通过中耳的听骨链（锤骨、砧骨、镫骨）传至内耳卵圆窗的前庭膜，引起耳蜗管中的外淋巴振荡，内淋巴受影响而振荡，从而使基膜听毛细胞感受振动，将声波所引起的振动转变成神经纤维的兴奋，这种兴奋性冲动经第八对脑神经（前庭蜗神经）传达到中枢，产生音响感觉。另外一条途径是骨传导，即声波由颅骨直接传入耳蜗，通过耳蜗骨壁的振动传入内耳。

噪声引起听觉器官的损伤变化一般由暂时性听阈位移逐渐发展为永久性听阈位移。

1. 暂时性听阈位移　暂时性听阈位移（temporary threshold shift，TTS）指人或动物接触噪声后引起听阈变化，脱离噪声环境后经过一段时间听力可以恢复到原来水平。

短时间暴露在强烈噪声环境中，感觉声音刺耳、不适，停止接触后，听觉器官敏感性下降，脱离噪声接触后对外界的声音有"小"或"远"的感觉，听力检查听阈可提高 10~15dB，离开噪声环境 1 分钟之内可以恢复，这种现象称为听觉适应（auditory adaptation）。听觉适应是一种生理保护现象。

较长时间停留在强烈噪声环境中，引起听力明显下降，离开噪声环境后，听阈提高超过 15~30dB，需要数小时甚至数十小时听力才能恢复，称为听觉疲劳（auditory fatigue）。一般在十几小时内可以完全恢复的属于生理性听觉疲劳。在实际工作中常以 16 小时为限，即在脱离接触后到第二天上班前的时间间隔。随着接触噪声的时间继续延长，如果前一次接触引起的听力变化未能完全恢复又需要再次接触，可使听觉疲劳逐渐加重，听力不能恢复，变为永久性听阈位移（permanent threshold shift，PTS）。永久性听阈位移具有病理变化的基础，属于不可复的改变。

2. 永久性听阈位移　永久性听阈位移是指噪声或其他因素引起的不能恢复到正常水平的听阈升高。出现这种情况时听觉器官具有器质性变化，通过扫描电子显微镜可以观察到听毛倒伏、稀疏、脱落，毛细胞出现肿胀、变性或消失。在这种情况下，听力损失不能完全恢复，听阈位移是永久性的。

根据损伤的程度，永久性听阈位移又分为听力损失（hearing loss）或听力损伤（hearing impairment）以及噪声性耳聋（noise-induced deafness）。

噪声引起的永久性听阈位移早期常表现为高频听力下降，听力曲线在 3000~6000Hz（多在 4000Hz）出现"V"形下陷（图 1-6-4），又称听谷（tip）。此时患者主观无耳聋感觉，交谈和社交活动能够正常进行。随着病损程度加重，除了高频听力继续下降以外，语言频段（500~2000Hz）的听力也受到影响，出现语言听力障碍。

高频听力下降（特别是在 3000~6000Hz）是噪声性耳聋的早期特征。对其发生的可能原因有几种解释：①认为耳蜗接受高频声的细胞纤毛较少且集中于基底部，而接受低频声的细胞纤毛较多且分布广泛，初期受损伤的是耳蜗基底部，故表现为高频听力下降；②认为螺旋板在感受 4000Hz 的部位血循环较差，且血管有一狭窄区，易受淋巴振动的冲击而引起损伤，三个听小骨对高频声波所起的缓冲作用较小，故高频部分首先受损；③共振学说：外耳道平均长度 2.5cm，根据物理学原理，对于一端封闭的管腔，波长是其 4 倍的声波能引起最佳共振作用，对于人耳，这一长度相当于 10cm，3000Hz 声音的波长为 11.40cm，因此，能引起共振的频率为 3000~4000Hz。

3. 噪声性耳聋　职业性噪声聋指劳动者在工作场所中，由于长期接触噪声而发生的一种渐进性的感音性听觉损害。噪声性耳聋是噪声对听觉器官长期影响的结果，是法定职

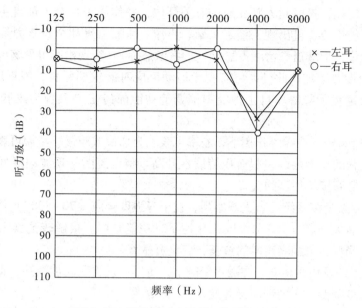

图 1-6-4　噪声性听力损伤（高频段凹陷）

业病。

噪声性耳聋的诊断需要根据确切的职业噪声接触史，有自觉的听力损失或耳鸣症状，纯音测听为感音性聋，结合历年职业健康检查资料和现场职业卫生学调查，并排除其他原因所致听觉损害，即可诊断。

根据我国《职业性噪声聋诊断标准》（GBZ49-2007），连续噪声作业工龄 3 年以上者，纯音测听为感音神经性聋，听力损失呈高频下降型，根据较好耳语频（500Hz、1000Hz、2000Hz）平均听阈做出诊断分级：①轻度聋：26 ~ 40dB（*HL*）；②中度聋：41 ~ 55dB（*HL*）；③重度聋：≥56dB（*HL*）。

平均听阈的计算（结果按四舍五入修约至整数）：

$$双耳高频平均听阈(dB) = \frac{左耳\ HL\ 3000_{Hz} + 4000_{Hz} + 6000_{Hz} + 右耳\ HL\ 3000_{Hz} + 4000_{Hz} + 6000_{Hz}}{6}$$

$$单耳语频平均听阈(dB) = \frac{HL\ 500_{HZ} + HL\ 1000_{HZ} + HL\ 2000_{HZ}}{3}$$

4. 爆震性耳聋　在某些生产条件下，如进行爆破，由于防护不当或缺乏必要的防护设备，可因强烈爆炸所产生的冲击波造成急性听觉系统的外伤，引起听力丧失，称为爆震性耳聋（explosive deafness）。这种情况根据损伤程度不同可出现鼓膜破裂、听骨破坏、内耳组织出血等，可同时伴有脑震荡。患者主诉耳鸣、耳痛、恶心、呕吐、眩晕，听力检查严重障碍或完全丧失。轻者听力可以部分或大部分恢复，严重的可致永久性耳聋。

（二）神经系统 听觉器官感受噪声后，经前庭蜗神经传入大脑，在传入过程中经脑干网状结构时发生泛化，投射到大脑皮质的有关部位，并作用于丘脑下部自主神经中枢，引起一系列神经系统反应。可出现头痛、头晕、心悸、睡眠障碍和全身乏力等神经衰弱综合征，有的表现为记忆力减退和情绪不稳定（如易激怒等）。客观检查可见脑电波改变，主要为 α 节律减少及慢波增加。此外，可有视觉运动反应时潜伏期延长，闪烁融合频率降低，视力清晰度及稳定性下降等。自主神经中枢调节功能障碍主要表现为皮肤划痕试验反应迟钝。

（三）心血管系统 在噪声作用下，心率可表现为加快或减慢。早期可表现为血压不稳定，长期接触较强的噪声可以引起血压持续性升高。脑血流图呈现波幅降低、流入时间延长等，提示血管紧张度增加，弹性降低。

（四）内分泌及免疫系统 有人观察到，在中等强度噪声（70~80dB）作用下，肾上腺皮质功能增强；而大强度（100dB）噪声作用下，功能减弱。接触较强噪声的工人或动物可出现免疫功能降低，接触噪声时间愈长，变化愈显著。

（五）消化系统及代谢功能 在噪声影响下，可以出现胃肠功能紊乱、食欲差、胃液分泌减少、胃紧张度降低、胃蠕动减慢等变化。

（六）生殖功能及胚胎发育 国内外大量的流行病学调查表明接触噪声的女工有月经不调现象，表现为月经周期异常、经期延长、血量增多及痛经等。月经异常以年龄 20~25 岁，工龄 1~5 年的年轻女工多见。接触高强度噪声，特别是 100dB（A）以上强噪声的女工中，妊娠恶阻及妊娠期高血压疾病发病率增高明显。

（七）噪声对工作效率的影响 噪声对日常谈话、听广播、打电话、阅读、上课等都会带来影响。当噪声达到 65dB 以上，即可干扰普通谈话；如果噪声达 90dB，大声叫喊也不易听清。打电话在 55dB 以下不受干扰，65dB 时对话有困难，80dB 时就难以听清。

在噪声干扰下，人们会感到烦躁，注意力不集中，反应迟钝，不仅影响工作效率，而且降低工作质量。在车间或矿井等作业场所，由于噪声的影响，掩盖了异常信号或声音，容易发生各种工伤事故。

四、影响噪声对机体作用的因素

1. 噪声的强度和频谱特性 一般来说，噪声强度大、频率高则危害大。现场调查表明接触噪声作业工人中耳鸣、耳聋、神经衰弱综合征的检出率随噪声强度增加而增加（表1-6-4）。

表1-6-4 接触不同噪声级主诉症状检出率（%）

组别［dB（A）］	检查人数	耳鸣	耳聋	神经衰弱综合征
对照组	362	13.0	7.4	11.0
85	575	35.7	12.5	20.8

续　表

组别〔dB（A）〕	检查人数	耳鸣	耳聋	神经衰弱综合征
90	689	27.6	16.0	20.8
95	465	42.2	28.8	20.8
100	416	51.2	31.7	28.3
105	241	77.6	25.5	28.3

2. 接触时间和接触方式　同样的噪声，接触时间越长对人体影响越大，噪声性耳聋的发生率与工龄有密切关系（表1-6-5），缩短接触时间可以减轻噪声的危害。

表 1-6-5　不同工龄不同声级噪声性耳聋检出率（%）

声级〔dB（A）〕	0~10 年	10~20 年	20~30 年
80	0~1.37	0~2.61	0.18~5.34
85	0~1.39	0.14~3.84	0.14~5.35
90	0~1.20	0.23~3.01	0.55~6.39
95	0.25~3.95	0.95~5.11	3.81~18.93
100	1.08~5.62	5.36~16.18	12.83~30.43

3. 噪声的性质　脉冲噪声比稳态噪声危害大，如果噪声声级相同，接触脉冲噪声的工人耳聋、高血压及中枢神经系统调节功能等异常改变的检出率均较接触稳态噪声的人高。

4. 其他有害因素共同存在　振动、高温、寒冷或有毒物质共同存在时，加大噪声的不良作用，对听觉器官和心血管系统方面的影响更为明显。

5. 机体健康状况及个人敏感性　在同样条件下，对噪声敏感的个体或有病的人，特别是患有耳病者会加重噪声的危害程度。

6. 个体防护　有无防护设备和是否正确使用也与噪声危害有直接关系。

五、防止噪声危害的措施

1. 控制噪声源　根据具体情况采取技术措施，控制或消除噪声源，是从根本上解决噪声危害的一种方法。采用无声或低声设备代替发出强噪声的设备，如用无声液压代替高噪声的锻压，以焊接代替铆接等，均可收到较好效果。对于噪声源，如电机或空气压缩机，如果工艺过程允许远置，则应移至车间外或更远的地方，否则需采取隔声措施。此外，设法提高机器制造的精度，尽量减少机器部件的撞击和摩擦，减少机器的振动，也可以明显降低噪声强度。在进行工作场所设计时，合理配置声源，将噪声强度不同的机器分开放置，有利于减少噪声危害。

2. 控制噪声的传播　在噪声传播过程中，应用吸声和消声技术，可以获得较好效果。

采用吸声材料装饰在车间的内表面，如墙壁或屋顶，或在工作场所内悬挂吸声体，吸收辐射和反射的声能，使噪声强度减低。具有较好吸声效果的材料有玻璃棉、矿渣棉、棉絮或其他纤维材料。在某些特殊情况下，为了获得较好的吸声效果，需要使用吸声尖劈。消声是降低动力性噪声的主要措施，用于风道和排气管，常用的有阻性消声器、抗性消声器，消声效果较好。在某些情况下，还可以利用一定的材料和装置，将声源或需要安静的场所封闭在一个较小的空间中，使其与周围环境隔绝起来，即隔声，如隔声室、隔声罩等。

3. 制定工业企业卫生标准　尽管噪声可以对人体产生不良影响，但在生产中要想完全消除噪声，既不经济，也不可能。因此，制定合理的卫生标准，将噪声强度限制在一定范围之内，是防止噪声危害的重要措施之一。我国最新制定的《工作场所有害因素职业接触限值》对于噪声的职业接触限值规定，每周工作 5 天，每天工作 8 小时，稳态噪声限值为 85dB（A），非稳态噪声等效声级的限值为 85dB（A）；每周工作 5 天，每天工作不等于 8 小时，需计算 8 小时等效声级，噪声限值为 85dB（A）；每周工作不是 5 天，需计算 40 小时等效声级，限值为 85dB（A）。

4. 个体防护　如果因为各种原因，生产场所的噪声强度暂时不能得到有效控制，需要在高噪声条件下工作时，佩戴个人防护用品是保护听觉器官的一项有效措施。最常用的是耳塞，一般由橡胶或软塑料等材料制成，根据外耳道形状设计大小不等的各种型号，隔声效果可达 20~35dB。此外还有耳罩、帽盔等，隔声效果优于耳塞，可达 30~40dB，但佩戴时不够方便，成本也较高，普遍采用存在一定的困难。在某些特殊环境，需要将耳塞和耳罩合用，以保护劳动者的听力。

5. 健康监护　定期对接触噪声的工人进行健康检查，特别是听力检查，观察听力变化情况，以便早期发现听力损伤，及时采取有效的防护措施。参加噪声作业的工人应进行就业前体检，取得听力的基础材料，凡有听觉器官疾患、中枢神经系统和心血管系统器质性疾患或自主神经功能失调者，不宜参加强噪声作业。

噪声作业工人应定期进行体检，发现有高频听力下降者，应注意观察，并采取适当保护措施。对于听力明显下降者，应及早调离噪声作业并进行定期检查。

6. 合理安排劳动和休息　噪声作业工人可适当安排工间休息，休息时应离开噪声环境，使听觉疲劳得以恢复。并应经常检测车间噪声情况，监督检查预防措施执行情况及效果。

第四节　振　动

振动（vibration）指质点或物体在外力作用下，沿直线或弧线围绕平衡位置（或中心位置）作往复运动或旋转运动。由生产或工作设备产生的振动称为生产性振动。长期接触生产性振动对机体健康可产生不良影响，严重者可引起职业病。

一、振动卫生学评价的物理参量

描述振动物理性质的基本参量包括振动的频率、位移、振幅、速度和加速度。频率

（frequency）指单位时间内物体振动的次数，单位为赫兹（Hz）。位移（displacement）指振动体离开平衡位置的瞬时距离，单位为 mm。振动体离开平衡位置的最大距离称振幅（amplitude）。速度（velocity）指振动体单位时间内位移变化的量，即位移对时间的变化率，单位为 m/s。加速度（acceleration）指振动体单位时间内速度变化的量，即速度对时间的变化率，以 m/s^2 或以重力加速度 g（1g=9.81 m/s^2）表示。

位移、速度、加速度均代表振动强度的物理量，取值时可分别取峰值（peak value）、峰峰值（peak-to-peak value）、平均值（average value）和有效值。有效值也称均方根值（root mean square value，rms）。各值之间的关系可用下式表示：

$$有效值（rms）= \frac{\pi}{2\sqrt{2}} \cdot 平均值 = \frac{1}{\sqrt{2}} \cdot 峰值$$

在位移、速度和加速度三个振动物理量中，反映振动强度对人体作用关系最密切的是振动加速度，因此加速度是目前评价振动强度大小最主要的物理量。但振动对人体健康的影响是振动位移、速度和加速度联合作用及其与机体相互作用的结果，因此，振动评价常用的物理参量多采用振动频谱、共振频率和 4 小时等能量频率计权加速度有效值。

1. 振动频谱　振动频率是影响振动对人体作用的重要因素之一。20Hz 以下低频率大振幅的全身振动主要影响前庭及内脏器官；40~300Hz 高频振动对末梢循环和神经功能的损害较明显。生产性振动很少由单一频率构成，绝大多数都含有极其复杂的频率成分，因此，通过对振动的频谱特性分析可了解振动频谱中振动强度分布特征及其对机体的危害性，为制定防振措施提供依据。

2. 共振频率　任何物体均有其固有频率（natural frequency），当外界激发的频率与物体固有频率相一致时，致振动强度加大，该现象称为共振。因此，该物体的固有频率又可称为共振频率（resonant frequency）。人体各部位或器官也有其共振频率（表 1-6-6），因此共振危害也常发生在人体。

表 1-6-6　人体不同部位或器官的共振频率

部位或器官	固有频率（Hz）	部位或器官	固有频率（Hz）
头部	2~30	前臂	16~30
眼球	30~80	腹腔	10~12
上下颌	6~8	脊柱	10~12
肩部	4~5	下肢	2~20
胸腔	4~8	神经系统	250

3. 4 小时等能量频率计权加速度有效值　振动对机体的不良影响与振动频率、强度和接触时间有关。为便于比较和进行卫生学评价，我国目前以 4 小时等能量频率计权加速度有效值［four hours energy equivalent frequency weighted acceleration rms，ahw（4）］作为人

体接振强度的定量指标，即在固定接振时间为 4 小时的原则下，以 1/3 倍频带分频法将振动频谱中各振动加速度有效值乘以相应的振动频率计权系数（K_i 表 1-6-7）后所得的加速度有效值表示人体接振强度。若每日接振时间为 4 小时，频率计权加速度有效值（ahw）即为 ahw（4）；若每日接振时间不足或超过 4 小时，则需换算为 ahw（4）。

表 1-6-7 振动频率计权系数（K_i 值）

中心频率（Hz）	K_i 值	中心频率（Hz）	K_i 值
6.3	1.0	100	0.16
8.0	1.0	125	0.125
10.0	1.0	160	0.1
12.5	1.0	200	0.08
16	1.0	250	0.063
20	0.8	315	0.05
25	0.63	400	0.04
31.5	0.5	500	0.03
40	0.4	630	0.025
50	0.3	800	0.02
63	0.25	1 000	0.016
80	0.2	1 250	0.0125

二、振动的分类与接触机会

根据振动作用于人体的部位和传导方式，可将生产性振动划分为局部振动（segmental vibration）和全身振动（whole body vibration）。

局部振动常称作手传振动（hand-transmitted vibration）或手臂振动（hand-arm vibration），指手部接触振动工具、机械或加工部件，振动通过手臂传导至全身。有机会接触局部振动的作业，常见的是使用风动工具（如风铲、风镐、风钻、气锤、凿岩机、捣固机或铆钉机）、电动工具（如电钻、电锯、电刨等）和高速旋转工具（如砂轮机、抛光机等）。

全身振动指工作地点或座椅的振动，人体足部或臀部接触振动，通过下肢或躯干传导至全身。在交通工具上作业如驾驶拖拉机、收割机、汽车、火车、船舶和飞机等，或在作业台如钻井平台、振动筛操作台、采矿船上作业时，作业工人主要受全身振动的影响。

有些作业如摩托车驾驶等，可同时接触全身振动和局部振动。

三、振动对机体的影响

适宜的振动有益于身心健康，具有增强肌肉活动能力，解除疲劳，减轻疼痛，促进代谢,改善组织营养,加速伤口恢复等功效。在生产条件下,作业人员接触的振动强度大、时间长,对机体可以产生不良影响,甚至引起疾病。

1. 全身振动(whole-body vibration) 人体接触振动最敏感的频率范围,对垂直方向的振动(与人体长轴平行)为4~8Hz,对水平方向的振动(垂直于人体长轴)为1~2Hz。超过一定强度的振动可以引起不适感,甚至不能忍受。高强度剧烈的振动可引起内脏移位或某些机械性损伤。长期慢性作用可能出现前庭器官刺激症状及自主神经功能紊乱,如眩晕、恶心、血压升高、心率加快、疲倦、睡眠障碍;胃肠分泌功能减弱,食欲减退,胃下垂患病率增高;内分泌系统调节功能紊乱,月经周期紊乱,流产率增高;工龄较长的司机、驾驶员中腰背痛、椎间盘突出、脊柱骨关节病变的检出率增加。

低频率、大振幅的全身振动,如车、船、飞机等交通工具的振动,可引起运动病(motion sickness),也称晕动病,是振动刺激前庭器官出现的急性反应症状。常见表现为眩晕、面色苍白、出冷汗、恶心、呕吐等。脱离振动环境后经适当休息可以缓解,必要时给予抗组胺或抗胆碱类药物,如茶苯海明、氢溴酸东莨菪碱,但不宜作为交通工具司乘人员的预防用药。

全身振动,因其直接的机械作用或对中枢神经系统的影响,可使姿势平衡和空间定向发生障碍,外界物体不能在视网膜形成稳定的图像,而出现视物模糊,视觉分辨力下降,动作准确性降低;或因全身振动对中枢神经系统的抑制作用,注意力分散、反应速度降低、疲劳,从而影响作业效率或导致工伤事故的发生。

2. 局部振动(segmental vibration) 局部振动对人体的影响也是全身性的。长期接触较强的局部振动,可以引起外周和中枢神经系统的功能改变,表现为条件反射抑制,潜伏时间延长,神经传导速度降低和肢端感觉障碍,如感觉迟钝、痛觉减退等。检查可见神经传导速度减慢、反应潜伏期延长。自主神经功能紊乱表现为组织营养障碍,手掌多汗等。局部振动还可以引起外周循环功能改变,外周血管发生痉挛,表现为皮肤温度降低,冷水负荷试验时皮温恢复时间延长,出现典型的雷诺现象(Raynaud phenomenon)。振幅大、冲击力强的振动,往往引起骨、关节的损害,主要改变在上肢,出现手、腕、肘、肩关节局限性骨质增生,骨关节病,骨刺形成,囊样变和无菌性骨坏死;也可见手部肌肉萎缩、掌挛缩病等。局部振动对听觉也可以产生影响,引起听力下降,振动与噪声联合作用可以加重听力损伤,加速耳聋的发生和发展。局部振动还可影响消化、内分泌和免疫系统功能。局部振动对健康的危害主要为手臂振动病(hand-arm vibration disease)。

四、手臂振动病

手臂振动病是长期从事手传振动作业而引起的以手部末梢循环和(或)手臂神经功能障碍为主的疾病,并可引起手、臂骨关节-肌肉的损伤。其典型表现为振动性白指(vibration-induced white finger, VWF)。手臂振动病在我国发病的地区和工种分布相当广泛,多发工种有凿岩工、油锯工、砂轮磨光工、铸件清理工、混凝土捣固工、铆工、水泥制管工等。

【发病机制】 手臂振动病的发病机制目前尚不明确(图1-6-5)。已有的研究认为可能与以下因素有关：①手部长期接触振动和握持工具，使局部组织压力增加，内皮细胞受损，致使内皮细胞产生的收缩因子（endothelium-derived constricting factor，EDCF）释放增加，引起局部血管收缩。内皮细胞损伤引起血管内膜增厚、管腔狭窄甚至阻塞；同时，因内皮细胞产生的松弛因子（endothelium-derived relaxing factor，EDRF）释放减少，血管舒张反应性降低，抗血小板凝聚功能减低而致局部血管阻塞过程加剧。②振动刺激可通过躯体感觉-交感神经反射使手指血管运动神经元兴奋性增强，使血管平滑肌细胞对去甲肾上腺素（norepinephrine，NA）的反应增强。振动损伤了存在于血管平滑肌中的肾上腺素能受体，导致血管舒张功能减退。③动静脉吻合中的 β 肾上腺素能血管舒张机制也可受损，进而使血管对寒冷的扩张反应降低。

振动性白指患者血清中具有血管收缩作用的内皮素水平明显增高。寒冷刺激可引起手指血管平滑肌收缩，导致局部血管痉挛，组织缺血缺氧，诱发白指发生。此外，尚有免疫学说，中枢和自主神经功能紊乱学说等，但都难以解释白指发作的一过性特点。

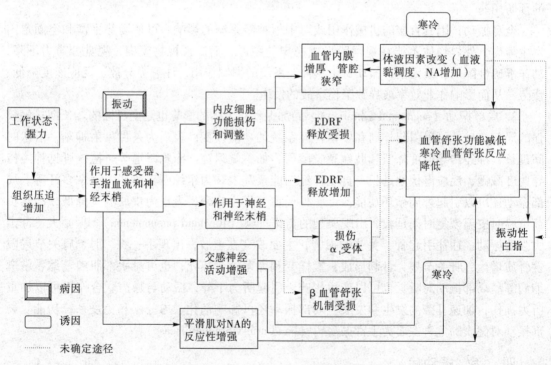

图 1-6-5　振动性白指发病机制假说

【临床表现】　手臂振动病早期表现多为手部症状和类神经症。其中手麻、手痛、手胀、手僵等较为普遍，夜间症状更明显，往往影响睡眠。类神经症常表现为头痛、头晕、失眠、乏力、记忆力减退等，也可出现自主神经功能紊乱表现。检查可见皮温降低、振动觉、痛觉阈值升高，前臂感觉和运动神传导速度减慢和远端潜伏时延长，肌电图检查可见神经源性损害。

手臂振动病的典型表现是振动性白指（VWF），又称职业性雷诺现象，是诊断本病的重要依据。其发作具有一过性特点，一般在受冷后，患指出现麻、胀、痛，并由灰白变苍白，由远端向近端发展，界限分明，可持续数分钟至数十分钟，再逐渐由苍白变潮红，恢复至常色。判定依据应以专业医务人员检查所见为主。主诉白指，同时又有与工作场所有关人员相符的旁证，也应作为重要参考。如有必要，可以进行白指诱发试验。但是，常规冷水诱发试验等局部受冷方法，诱发率较低。白指常见的部位是示指、中指和环指的远端指节，严重者可累及近端指节，以至全手指变白。足趾阵发性变白的病例也有报道，严重病例可见指关节变形和手部肌肉萎缩等。

【诊断】　根据长期从事手传振动作业的职业史，手臂振动病的主要症状和体征，结合末梢循环和手臂周围神经功能检查，参考作业环境职业卫生学调查资料综合分析，排除其他病因所致类似疾病，方可按我国《职业性手臂振动病诊断标准》（GBZ7-2002）进行诊断分级。

1. 观察对象　具有长期从事手传振动作业的职业史，出现手麻、手胀、手痛、手掌多汗、手臂无力和手指关节疼症状，并具有下列表现之一者：①手部冷水复温试验，复温时间延长或复温率降低；②指端振动觉和手指痛觉减退。

2. 诊断及分级标准

（1）轻度手臂振动病：具有下列表现之一者：①白指发作累及手指的指尖部位，未超出远端指节的范围，遇冷时偶发作；②手部痛觉、振动觉明显减退或手指关节肿胀、变形，经神经-肌电图检查出现神经传导速度或远端潜伏时间延长。

（2）中度手臂振动病：具有下列表现之一者：①白指发作累及手指远端关节和中间指节（偶见近端指节），常在冬季发作；②手部肌肉轻度萎缩，神经-肌电图检查出现神经元性损害。

（3）重度手臂振动病：具有下列表现之一者：①白指发作累及多数手指的所有关节，甚至累及全手，经常发作，严重者可出现指端坏疽；②手部肌肉明显萎缩或出现"鹰爪样"手部畸形，严重影响手部功能。

【处理原则】　目前尚无特效疗法，基本原则是根据病情进行综合性治疗。应用扩张血管及营养神经的药物，改善末梢循环，也可采用活血化瘀、舒筋活络类的中药治疗并结合物理疗法、运动疗法等，促使病情缓解。必要时进行外科治疗。患者应加强个人防护，注意手部和全身保暖，减少白指的发作。

观察对象一般不需调离振动作业，但应每年复查一次，密切观察病情变化。轻度手臂振动病调离接触手传振动的作业，进行适当治疗，并根据情况安排其他工作。中度手臂振动病和重度手臂振动病必须调离振动作业，积极进行治疗。如需做劳动能力鉴定，参照《职工工伤与职业病致残程度鉴定》（GB/T16180）的有关条文处理。

五、影响振动对机体作用的因素

1. 振动的频率　一般认为，低频率（20Hz以下）、大振幅的全身振动主要作用于前庭、内脏器官。振动频率与人体器官固有频率一致时，可产生共振，使振动强度加大，作用加强，加重器官损伤。

低频率、大强度的局部振动，主要引起手臂骨-关节系统的障碍，并可伴有神经、肌肉系统的变化。如 30~300Hz 的振动对外周血管、神经功能的损害明显；300Hz 以上的高频振动血管的挛缩作用减弱，神经系统的影响较大；而 1000Hz 以上的振动，则难以被人体主观感受。据调查，许多振动工具产生的振动，主频段的中心频率多为 63、125、250Hz，容易引起外周血管的损伤。

频率一定时，振动的强度（振幅、加速度）越大，对人体的危害越大。

2. 接触振动的强度和时间　手臂振动病的患病率和严重程度取决于接触振动的强度和时间。流行病学调查结果表明：VWF 检出率随接触振动强度和接触时间延长而增高，严重程度亦随着接触振动时间延长而加重。

3. 气温、噪声等环境因素　环境温度是影响振动危害的重要因素，手臂振动病的发病和流行多在寒冷地区和寒冷季节。全身和局部受冷是振动性白指发作的重要条件。噪声、毒物等环境因素的联合作用，对振动危害也有重要影响。特别是振动多伴噪声，通过对神经系统的作用，促进振动病的发生，振动、噪声二者具有协同作用。

4. 操作方式和个体因素　劳动负荷、工作体位、技术熟练程度、加工部件的硬度等均能影响作业时的姿势、用力大小和静态紧张程度。人体对振动的敏感程度与作业时的体位及姿势有很大关系，如立位时对垂直振动比较敏感，卧位则对水平振动比较敏感。有些振动作业需要采取强迫体位，甚至胸腹部直接接触振动工具或物体，更加容易受到振动的危害。静态紧张影响局部血液循环并增加振动的传导，加重振动的不良作用。

据研究，常温下女性皮肤温度较低，对寒冷、振动等因素比较敏感。年龄较大的工人更易产生振动危害，并且治疗效果较差，较难康复。有的国家规定 50 岁后不能从事振动作业。

六、振动危害的预防措施

1. 控制振动源　改革工艺过程，采取技术革新，通过减振、隔振等措施，减轻或消除振动源的振动，是预防振动职业危害的根本措施。例如，采用液压、焊接、粘接等新工艺代替风动工具铆接工艺；采用水力清砂、水爆清砂、化学清砂等工艺代替风铲清砂；设计自动或半自动的操纵装置，减少手部和肢体直接接触振动的机会；工具的金属部件改用塑料或橡胶，减少因撞击而产生的振动；采用减振材料降低交通工具、作业平台等大型设备的振动。

2. 限制作业时间和振动强度　通过研制和实施振动作业的卫生标准，限制接触振动的强度和时间，可有效地保护作业者的健康，是预防振动危害的重要措施。

我国实施的《工作场所有害因素职业接触限值　第 2 部分：物理因素》（GBZ2.2-2007）规定的手传振动职业接触限值，使用振动工具或工件的作业，工具手柄或工件的振动强度，以 4 小时等能量频率计权加速度有效值［ahw（4）不得超过 $5m/s^2$］。这一标准限值可保护 90% 作业工人工作 20 年（年接振 250 天，日接振 2.5 小时）不致发生 VWF。我国尚未制定全身振动的卫生标准。实际工作需要时，可参考国际标准化组织（ISO）发布的全身振动评价标准（ISO2631）。这一标准主要是根据人体对 1~80Hz 全身振动响应的实验数据制定的，以保护工人的健康安全、作业能力以及作业条件的舒适为准则，制定了垂直和水平全身振动加速度的三个界限，即承受极限（exposure limit）、疲劳-减效界限（fatigue-decreased proficiency boundary）和引起不适的界限（reduced comfort boundary）。图 1-6-6 的曲线是不同频率、不同接振时间的疲劳-减效界限。承受极限是引起健康受试者疼痛的加速度水平的 1/2，是疲劳-减效界限的 2 倍（高 6dB）。引起不适的界限值是疲劳-减效界限的 1/3.5（低 10dB）。

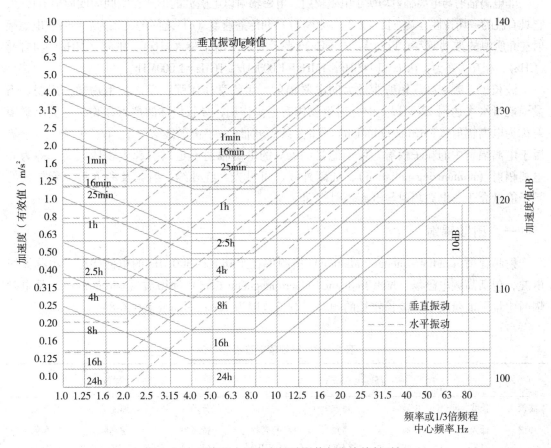

图 1-6-6　垂直和水平方向振动限值与允许接触时间

3. 改善作业环境，加强个人防护　加强作业过程或作业环境中的防寒、保温措施，特别是在北方寒冷季节的室外作业，需备必要的防寒和保暖设施。振动工具的手柄温度如能保持 40℃，对预防振动性白指的发生和发作具有较好的效果。控制作业环境中的噪声、毒物和气湿等，对预防振动职业危害也有一定作用。

合理配备和使用个人防护用品，如防振手套、减振座椅等，能够减轻振动危害。

4. 加强健康监护和日常卫生保健 依法对振动作业工人进行就业前和定期健康体检，早期发现，及时处理患病个体。加强健康管理和宣传教育，提高劳动者健康意识。定期监测振动工具的振动强度，结合卫生标准，科学地安排作业时间。长期从事振动作业的工人，尤其是手臂振动病患者应加强日常卫生保健：日常生活应有规律，坚持适度的体育锻炼。

第五节 非电离辐射

非电离辐射与电离辐射均属于电磁辐射。电磁辐射以电磁波的形式在空间向四周辐射传播，它具有波的一切特性，其波长（λ）、频率（*f*）和传播速度（*c*）之间的关系为λ =*c*/*f*。电磁辐射在介质中的波动频率，以"赫"（Hz）表示，常采用千赫（kHz）、兆赫（MHz）和吉赫（GHz），相互关系为：1kHz=1 000Hz，1MHz=1 000kHz，1GHz=1 000MHz。

波长短，频率高，辐射能量大的电磁辐射，生物学作用强；反之，生物学作用弱。当量子能量水平达到12eV以上时，对生物体有电离作用，导致机体的严重损伤，这类电磁辐射称为电离辐射（ionizing radiation），如X线、γ射线、宇宙射线等。α、β、中子、质子等属于电离辐射中的粒子辐射。量子能量<12eV的电磁辐射不足以引起生物体电离，称为非电离辐射（nonionizing radiation），如紫外线、可见光、红外线、射频及激光等。紫外线的量子能量介于非电离辐射与电离辐射之间。

一、射频辐射

射频辐射（radiofrequency radiation）指频率在100kHz~300GHz的电磁辐射，也称无线电波，包括高频电磁场（high-frequency electromagnetic field）和微波（microwave），是电磁辐射中量子能量较小、波长较长的频段，波长范围为1mm~3km（表1-6-8）。

表 1-6-8 射频辐射波谱的划分

波段	高频电磁场					微波	
	长波	中波	短波	超短波	分米波	厘米波	毫米波
频谱	低频	中频	高频	甚高频	特高频	超高频	极高频
	（LF）	（MF）	（HF）	（VHF）	（UHF）	（SHF）	（EHF）
波长	3km~	1km~	100m~	10m~	1m~	10cm~	1cm~1mm
频率	100kHz~	300kHz~	3MHz~	30MHz~	300MHz~	3GHz~	30 ~300GHz

射频辐射的辐射区域可相对地划分为近区场（near-field）和远区场（far-field）。离开辐射源$2D^2/\lambda$（D为辐射源口径，λ为波长）的距离作为两区场的分界。近区场以$\lambda/2\pi$为界又分为感应场和辐射场：距离小于$\lambda/2\pi$的区域为感应场，大于$\lambda/2\pi$的区域为辐射场。

在感应近区场，电场和磁场强度不成一定比例关系。所以需分别测定电场强度（V/m）和磁场强度（A/m）。

（一）高频电磁场　我国的民用交流电频率为50Hz，在导线周围存在交变的电场和磁场。当交流电的频率经高频振荡电路提高到10kHz以上时，电场和磁场就能以波的形式向周围空间发射传播，称电磁波。频率100kHz～300MHz频段范围称高频电磁场。

1. 接触机会

（1）高频感应加热：表面淬火、金属熔炼、热扎工艺、钢管焊接等，使用频率在300kHz～3MHz。

（2）高频介质加热：塑料热合，高频胶合，木材与电木粉加热，粮食干燥与种子处理，纸张、布匹、皮革、棉纱及木材烘干，橡胶硫化等，使用频率在1～100MHz。

2. 生物学效应　生物体组织接受一定强度的射频辐射，达到一定的时间，会使照射局部或全身的体温升高，此谓高频电磁场的热效应。但在实际工作中，有时并不能测出人体局部温度的上升，可工人却有一系列的主观诉述，也能见到客观体征，人们把这种不足以引起人体产热而致的健康影响，称为非热效应。

3. 对健康的影响　高频电磁场对人体健康的影响，主要表现为轻重不一的类神经症。通常，在强场源附近工作的人员，主诉有全身无力、易疲劳、头晕、头痛、胸闷、心悸、睡眠不佳、多梦、记忆力减退、多汗、脱发和肢体酸痛等。女工常有月经周期紊乱，以年轻者为主；少数男工性功能减退。体格检查除部分工人有自主神经系统功能紊乱的征象外，很难有明确、特殊的客观体征。个别接触场强较大的工作人员，心电图检查显示窦性心动过缓或窦性心律不齐。检查发现的阳性体征多无特异性。

治疗上一般对症处理可收到良好效果，尤其是脱离接触的效果更为明显。如症状诉述较多，出现萎靡不振或虚弱，或有较明显的自主神经系统紊乱体征，建议脱离接触有场源的工作岗位，给予一定时间的休息，绝大多数症状或体征均可减轻或消失。

4. 防护措施　最根本、最有效的方法是采取屏蔽措施。①选择铜、铝等（片装或网状结构）材料，针对现场场强测定中所发现的主要高频辐射泄漏源，如高频振荡电路、高频馈线和高频工作电路，安装屏蔽罩。所有屏蔽罩必须有良好的接地装置；②尽可能采用远离高频辐射源的自动或半自动操作；③定期测定作业场所场强，使劳动者非电离辐射作业的接触水平符合GBZ2.2的要求（表1-6-9，表1-6-10）。

表1-6-9　8小时工作场所高频电磁场职业接触限值

频率（f，MHz）	电场强度（V/m）	磁场强度（A/m）
0.1～3.0	50	5
3.0～30	25	－

表 1-6-10 工作场所超高频辐射职业接触限值

接触时间（h）	连续波		脉冲波	
	功率密度（mW/cm²）	电场强度（V/m）	功率密度（mW/cm²）	电场强度（V/m）
8 小时	0.05	14	0.025	10
4 小时	0.1	19	0.05	14

（二）微波 当高频振荡电流的频率达 300MHz 以上时，作业人员处于辐射场区内。此区的特征是电磁能量以波的形式向四周空间辐射，人们受到的是辐射波能的作用。通常把波长 1mm～1m 的电磁波称微波，也属非电离辐射。微波的强度常用功率密度表示，单位为毫瓦/平方厘米（mW/cm²）或微瓦/平方厘米（μW/cm²）。

1. 接触机会 微波广泛应用于导航、测距、探测雷达和卫星通讯等方面。在工农业上主要用微波加热干燥粮食、木材及其他轻工业产品。医学上的微波理疗使用也较普遍。家用微波炉的普及，使一般人群的接触机会增多，但由于功率很小，只要屏蔽质量合格，通常不会引起危害。

2. 生物学效应 微波的波长短、频率高、量子能量大，其生物学效应大于高频电磁场。微波据频率、波长不同又分成分米波、厘米波和毫米波。由于厘米波段应用最多，故目前所知的微波生物学效应，多数是根据厘米波的研究所得。近年来，毫米波段的应用日趋增多，关于它的生物学效应特点逐渐引起人们的重视。

3. 对健康的影响 微波对人体的危害，主要决定于微波源的发射功率、设备泄漏情况、辐射源的屏蔽状态以及在操作和维修时是否有合理的防护措施等。微波对人体健康的影响，要比高频电磁场大。

（1）类神经症：主诉与接触高频电磁场的工作者类同。一般情况下，主诉较多，症状较为明显，持续时间也较长，脱离后恢复较慢。脑电图检查，少数人可出现较多的δ波和Q波，但无特征性改变。

（2）心血管系统：主诉有心悸、心前区疼痛或胸闷感。血压波动，接触早期血压偏高，长期接触者以低血压多见。心电图检查常可发现窦性心动过缓或窦性心律不齐，有时也可见 T 波平坦或倒置，或 ST 段压低的表现，偶见右束支传导阻滞。

（3）造血系统：在动态观察中可发现部分微波接触者有白细胞缓慢下降的趋势，少数人同时伴有血小板减少，但未见出血体征。这种外周血象的改变，有人认为是因为在微波作业场所常常同时存在低能量的 X 线所致。脱离接触后一段时间，外周血象的变化会恢复到正常状态。

（4）对眼的作用：长期接触大强度微波的工人，可发现眼晶状体点状或小片状混浊，主要危害频率为 1000～3000MHz。职业性低强度微波慢性作用可加速晶状体自然老化过程，有时可见视网膜改变。

（5）生殖内分泌系统：女性月经异常表现多样化。部分男工主诉性功能减退，如下腹部睾丸局部接受微波照射后，可发现精子数明显减少，并表现为暂时性不育。一般在脱离照射后三个月，多数人都可恢复。此外还有关于甲状腺功能亢进和血性激素含量波动的报道。

治疗以中西医结合对症治疗为主，类神经症可获良好疗效。疑似眼晶状体混浊者，转眼科处理。明确微波引起的白内障患者，应脱离微波接触。

4. 防护措施 ①在调试高功率微波设备（如雷达）的电参数时，使用等效天线，以减少对操作者不必要的辐照；②采用微波吸收或反射材料屏蔽辐射源；③使用防护眼镜和防护服等个人微波防护用品。我国《工作场所有害因素职业接触限值 第 2 部分：物理因素》（GBZ2.2-2007）中规定的微波辐射容许接触限值：连续波全身辐射，8 小时平均功率密度 50 $\mu W/cm^2$，日接触剂量 400 $\mu Wh/cm^2$；脉冲波全身辐射，平均功率密度 25 $\mu Wh/cm^2$，日接触剂量 200 $\mu Wh/cm^2$；脉冲波肢体局部辐射的容许强度（平均功率密度）与连续波相同，8 小时为 500 $\mu W/cm^2$，日接触剂量 4000 $\mu Wh/cm^2$。

二、红外辐射

红外辐射（infrared radiation）即红外线，亦称热射线，可分为长波红外线（远红外线）、中波红外线及短波红外线（近红外线）。长波红外线波长为 3 μm~1mm，能被皮肤吸收，产生热的感觉；中波红外线波长为 1400nm~3 μm，能被角膜及皮肤吸收；短波红外线波长为 760~1400nm，被组织吸收后可引起灼伤。凡温度高于绝对零度（-273℃）以上的物体，都能发射红外线。物体温度越高，辐射强度越大，其辐射波长越短（近红外线成分越多）。

（一）接触机会 自然界的红外线辐射源以太阳为最强。在生产环境中，主要红外线辐射源包括熔炉、熔融态金属和玻璃、强红外线光源以及烘烤和加热设备等。职业性损伤多发生于使用弧光灯、电焊、氧乙炔焊的操作工。

（二）对机体的影响

1. 对皮肤的作用 红外辐射对机体的影响主要是皮肤和眼。红外线照射皮肤时，大部分可被吸收，只有 1.4% 左右被反射。较大强度短时间照射，皮肤局部温度升高，血管扩张，出现红斑反应，停止照射后红斑消失。反复照射，局部可出现色素沉着。过量照射后，特别是近红外线（短波红外线），除发生皮肤急性灼伤外，还可透入皮下组织，加热血液及深部组织。

2. 对眼睛的作用 长期暴露于低能量红外线下，可致眼的慢性损伤，常见为慢性充血性睑缘炎。短波红外线能被角膜吸收产生角膜的热损伤，并能透过角膜伤及虹膜，而白内障多见于工龄长的工人。诱发白内障的波段主要是 0.8~1.2 μm 和 1.4~1.6 μm。早期，患者除自觉视力逐渐减退外，无其他主诉。晶状体后皮质外层可出现边界清晰的混浊区，小泡状、点状及线状混浊，逐渐发展为边界清晰且不规则的盘状混浊，然后循晶状体轴线方向伸入皮质，或形成板状混浊，最终导致晶状体全部混浊，与老年性白内障相似。上述改变一般两眼同时发生，但进展缓慢。波长<1 μm 的红外线和可见光可到达视网膜，主要损伤黄斑区。

（三）防护措施 反射性铝制遮盖物和铝箔衣服可减少红外线暴露量及降低熔炼工、热金属操作工的热负荷。严禁裸眼观看强光源。热操作工应戴能有效过滤红外线的防护眼镜。

三、紫外辐射

波长范围在 100~400nm 的电磁波称为紫外辐射（ultraviolet radiation，UV），又称紫外线。太阳辐射是紫外线的最大天然源，可分为远紫外线（190~300nm）和近紫外线。根据生物学效应又可分成三个区带：①远紫外区（短波紫外线，UV-C），波长 290~100nm，具有杀菌和微弱致红斑作用，为灭菌波段；②中紫外线区〔中波紫外线，UV-B)，波长 290~320nm，具有明显的致红斑和角膜、结膜炎症效应，为红斑区；③近紫外区（长波紫外线，UV-A），波长 320~400nm，可产生光毒性和光敏性效应，为黑线区。波长短于 160nm 的紫外线可被空气完全吸收，而长于此波段则可透过真皮、眼角膜甚至晶状体。

（一）接触机会　凡物体温度达 1200℃ 以上时，辐射光谱中即可出现紫外线。随着温度升高，紫外线的波长变短，强度增大。冶炼炉（高炉、平炉）炉温在 1200~2000℃ 时，产生紫外线的波长在 320nm 左右；电焊、气焊、电炉炼钢，温度达 3000℃ 时，可产生短于290nm 的紫外线；乙炔气焊及电焊温度达 3200℃ 时，紫外线波长可短于 230nm；探照灯、水银石英灯发射的紫外线波长为 220~240nm。因此，从事上述工种以及紫外线的消毒工作，可能会受到紫外线的过度照射。

（二）对机体影响

1. 对皮肤的作用　太阳光辐射中，适量紫外线对人的健康有积极作用，如产生人体必需的维生素 D_3，但过强的紫外线辐射则对机体有害。皮肤对紫外线的吸收，随波长而异。波长在 200nm 以下，几乎全被角质层吸收；波长在 220~330nm，可被深部组织吸收。强烈紫外线辐照可引起皮炎，表现为红斑，有时伴有水泡和水肿。停止照射后，一般经过 24 小时可消退，伴有色素沉着。接触 300nm 波段，可引起皮肤灼伤，其中 297nm 的紫外线对皮肤的作用最强，可引起皮肤红斑并残留色素沉着。这些反应常出现在暴露紫外线较多的部位，如躯干和腿部。长期暴露，由于结缔组织损害和弹性丧失，可致皮肤皱缩和老化，更严重的是诱发皮肤癌。

2. 对眼睛的作用　波长为 250~320nm 的紫外线，可被角膜和结膜上皮大量吸收，引起急性角膜结膜炎，称为电光性眼炎，多见于电焊辅助工。在阳光照射的冰雪环境下作业时，会受到大量反射的紫外线照射，引起急性角膜、结膜损伤，称为雪盲症。其发作需经过一定的潜伏期，一般为 6~8 小时，故常在夜间或清晨发作。早期、轻症电光性眼炎的临床表现，仅有双眼异物感或轻度不适；重度则有眼部烧灼感或剧痛，伴有高度畏光、流泪和视物模糊。检查可见球结膜充血、水肿，瞳孔缩小，对光反应迟钝，眼睑皮肤潮红。严重时，角膜上皮有点状甚至片状剥脱，对荧光素着色。及时处理，一般在 1~2 天内即可痊愈，不影响视力。症状较轻的患者无需特别处理。症状较重者，可用 0.5% 丁卡因滴眼，有镇静、镇痛作用。新鲜人奶、牛奶滴眼，效果也很明显。

（三）防护措施　防护措施方面，以屏蔽和增大与辐射源的距离为原则。电焊工及其辅助工必须佩戴专门的面罩和防护眼镜，以及适宜的防护服和手套。电焊工操作时应使用移动屏障围住操作区，以免其他工种工人受到紫外线照射。非电焊工禁止进入操作区域裸眼观看电焊。电焊时产生的有害气体和烟尘，宜采用局部排风加以排除。接触低强度紫外辐射源（如低压水银灯、太阳灯、黑光灯等）操作，可使用玻璃或塑料护目镜、风镜以保护眼睛。

四、激光

激光是物质受激发辐射所发出的光放大（light amplification by stimulated emission of radiation，LASER），故称激光。它是一种人造的、特殊类型的非电离辐射，具有高亮度、方向性和相干性好等优异特性。在工业、农业、国防、医疗和科学研究中都得到广泛应用。激光器由产生激光的工作物质、光学谐振腔及激励能源三部分组成。激光器按其工作物质的物理状态，分为固体、液体及气体激光器；根据发射的波谱，分为红外线、可见光、紫外线激光器及近年新发展的 X、γ线激光器；因激光输出方式不同有连续波激光器、脉冲波激光器，以及长脉冲、巨脉冲及超短脉冲激光器。

（一）接触机会　激光器的用途包括工业上的激光打孔、切割、焊接等；军事和航天事业上用于激光雷达、激光通讯、激光测距、激光制导、激光瞄准等；医学上用于眼科、外科、皮肤科、肿瘤科等多种疾病的治疗；在生命科学、核物理学等领域的研究中，也都有广泛应用。

（二）对机体的影响　激光对人体组织的伤害及损伤程度，主要决定于激光的波长、光源类型、发射方式、入射角度、辐射强度、受照时间及生物组织的特性与光斑大小。激光伤害人体的靶器官主要为眼和皮肤。

1. 对眼睛的作用　一般情况下，可见光与近红外波段激光主要伤害视网膜，紫外与远红外波段激光主要损伤角膜，而在远红外与近红外波段、可见光与紫外波段之间，各有一过渡光谱段，可同时造成视网膜和角膜的损伤，并可危及眼的其他屈光介质，如晶状体。

（1）角膜：波长为 295～1400nm 的紫外、可见光和红外激光，均可透过角膜，唯有 295nm 的紫外激光几乎全被角膜吸收，是损伤角膜的最主要波段。角膜上皮细胞对紫外线最为敏感，照射早期就有疼痛、畏光等症状。临床上表现为急性角膜炎和结膜炎。一旦激光伤及角膜基层，形成乳白色混浊斑，则很难恢复。

（2）晶状体：长波紫外和短波红外激光可大量被晶状体吸收。波长在 320～400nm 的长波紫外激光，被晶状体吸收，可使之混浊导致白内障。低水平、长时间的慢性照射，使低分子 β-晶状体蛋白质的亚基发生凝集而形成大分子量的难溶性类蛋白。这种凝集扰乱了晶状体中胶原纤维的超微结构，降低了晶状体的透明度。

（3）视网膜：当眼睛处于水平的激光束时，视网膜的曝光强度比角膜大 200 000 倍。一般把可见光和短波红外辐射称为光辐射的视网膜伤害波段，因这些波段的光束可在视网膜高度聚焦，并多位于中央视区黄斑部。目前大多数激光器发射的激光，500nm 以下波长的可见光波段危害最大。损伤的典型表现为水肿、充血、出血，以至视网膜移位、穿孔，最后导致中心盲点和瘢痕形成，视力急剧下降。对于视网膜边缘部的灼伤，一般多无主观感觉，因这种灼伤是无痛性的，容易被疏忽。460nm 的蓝光可使视网膜的视锥细胞发生永久性消失，即"蓝光损害"，主要症状为目眩。如出现色觉缺失现象，则至少有一个或多个视锥细胞群受损。

2. 对皮肤的作用 激光对皮肤的损伤，主要由热效应所致。轻度损伤表现为红斑和色素沉着。随着照射量的增加，可出现水泡、皮肤褪色、焦化和溃疡形成。250～320nm 的紫外激光，可使皮肤产生光敏作用。遭受大功率激光辐射时，也能透过皮肤使深部器官受损。

受到照射后除迅速脱离外，应保持安静，充分休息，眼睛避光保护。对于出血和渗出，可使用维生素、能量制剂，必要时采用糖皮质激素治疗，也可采用活血、化瘀、消肿的中药治疗。

（三）防护措施

1. 安全教育和安全措施 所有参加激光作业的人员，必须先接受激光危害及安全防护的教育。作业场所应制订安全操作规程、确定操作区和危险带，要有醒目的警告牌，无关人员禁止入内。严禁裸眼观看激光束，防止激光反射至眼睛。工作人员就业前应做健康检查，以眼睛为重点。

2. 防护设备 激光器必须有安全设施，凡光束可能漏射的部位，应设置防光封闭罩。安装激光开启与光束止动的连锁装置。工作室围护结构应用吸光材料制成，色调宜暗。工作区采光宜充足。室内不得有反射、折射光束的用具和物件。

3. 个体防护用品 穿防燃工作服，颜色可略深以减少反光。防护眼镜在使用前必须经专业人员鉴定，并定期测试其功率。

4. 卫生标准 我国《工作场所有害因素职业接触限值 第 2 部分：物理因素》（GBZ2. 2-2007）中规定了作业场所激光辐射眼直视和皮肤照射激光的最大容许照射量。

（杨 瑾）

第六节 电离辐射

一、基本概念

（一）电离辐射（ionizing radiation，IR） 电离辐射是能够引起物质电离的各种辐射的总称。直接使物质电离或通过次级辐射使物质电离，继而产生带电或不带电粒子的一类辐射。电离辐射的量子能量在 12eV 以上，主要包括属于粒子型辐射的 α 射线、β 射线、中子、质子，以及属于电磁波谱的 γ 射线、X 射线等。电离辐射可造成生物体发生电离作用，导致机体出现不同类型和程度的损伤。电离辐射可以是来自自然界的宇宙射线及地壳中的铀、镭、钍等，也可以是人工辐射源。

（二）辐射相关概念

1. 放射性活度 即放射性强度，指每秒钟发射的核衰变数，是度量放射性物质的物理量。国际单位为贝可勒尔，简称贝可（Bq）。

2. 照射量（X） 指 X 射线、γ 射线在单位质量空气中释放出的所有次级电子，完全阻止在空气中时产生同一种符号的离子的电荷量绝对值。即 X 射线、γ 射线在空气中产生电离作用的能力大小。照射量的国际单位是库仑/千克（C/kg），专用单位是伦琴（roentgen，

R)，二者换算关系 1 库仑/千克 = 3.877×10^3 伦琴。

照射剂量率：指单位时间里的照射剂量，通常以伦/小时（R/h）、微伦/秒（μR/s）表示。

3. 吸收剂量（D） 指受照射物质吸收辐射能量的水平。专用单位为戈瑞（Gy）。

4. 剂量当量（H） 指人体组织吸收剂量产生的效应，与吸收剂量、辐射类型、射线能量等因素有关，根据综合因素修正后的吸收剂量即为"剂量当量"或"当量剂量"。用于度量不同类型电离辐射的生物效应。

5. 有效待积剂量当量 指单次摄入一种放射性核素后，在终生工作 50 年时间内受到危险的各组织、器官将要累积的剂量当量与相应权重因子乘积的总和。

6. 传能线密度（linear energy transfer，LET） 常译为线性能量传递，它是描写射线质的一种物理量，单位为 J/m，常用 keV/μm 表示。

二、接触机会

人类在生产和生活过程中都会接触到电离辐射，通常情况下人体接触的主要是当地的自然本底辐射。而在生产和生活过程中会有许多机会接触到电离辐射。

1. 核工业生产中对放射性物质的开采、冶炼、加工、储运和使用等。

2. 放射性核素的生产、加工、包装、储运和使用环节。

3. 射线发生器的生产和使用，如各种研究或生产用加速器、电离辐射类设备、辐射装置等。

4. 医疗单位使用的与放射性核素相关的检查、治疗设备和制品。

5. 共生或伴生天然放射性核素的矿物的勘探、开采作业，如铅锌矿、稀土矿、钨矿等开采作业，以及多种建设开挖作业。

6. 其他 生产和生活用品中的自然和人工辐射。如含有铀、钍等放射性核素的探测器和仪表等，含有放射核素的建筑、装修材料，辐射发光产品等。

三、电离辐射作用及其影响因素

（一）电离辐射作用方式及电离辐射效应类型

1. 作用方式 电离辐射对人体的作用方式按照辐射源与人体的位置关系可分为外照射、内照射、放射性核素体表沾染以及复合照射；按照电离辐射对生物学大分子的影响特征分为直接作用和间接作用。

（1）外照射：辐射源位于人体外而形成的对人体的辐射照射。外照射的特点是随辐射源距受照机体的距离不同，受照部位和强度不同。即辐射源离人体近时形成局部照射，辐射源离人体足够远时形成全身照射；当远离辐射源时辐射作用减弱，达到一定距离时辐射作用消失。

（2）内照射：超常量进入人体的放射性核素，在体内形成的辐射照射称为内照射。超常量进入机体的放射性核素称为放射性核素内污染。放射性核素沉积的器官叫做源器官。被源器官辐射照射的器官称为靶器官。内照射对机体的辐射作用和进入机体的放射性核素的类型、量及其在体内的留存时间有关。

（3）放射性核素体表沾染：各种原因造成的放射性核素留存于人体表面叫做放射性核素体表沾染。体表沾染部位可能是完整皮肤也可能是破损皮肤。沾染的放射性核素在体表对人体形成外照射，若经吸收进入机体就可形成内照射。

（4）复合照射：一种以上辐射照射方式同时作用于人体，或一种及以上辐射照射和非放射性损伤因素共同作用于人体的作用方式称为复合照射。

（5）直接作用、间接作用、低剂量刺激效应：①直接作用：电离辐射直接作用于核酸、蛋白质等生物学大分子，使其发生电离，导致生物学大分子的结构和性能发生改变，而表现出生物学效应的作用方式。②间接作用：电离辐射非直接作用于机体的生物学大分子，而是直接作用于其他小分子物质如水等，引起小分子物质电离和（或）激发，形成异常活泼的产物，这些异常活泼产物与机体生物学大分子作用，并引发相应生物学效应发生的作用方式。③低剂量刺激效应：实验结果提示较低剂量辐射对生物体多种细胞所表现的刺激功能，可表现在繁殖能力、修复功能、免疫效应、激素平衡等方面的变化。

2. 效应类型　电离辐射作用于人体将其能量传递给人体的分子、细胞、组织、器官，并对其功能和形态产生影响，为辐射生物效应。该效应按剂量-效应关系分为确定性效应和随机性效应；按效应影响的个体分为躯体效应和遗传效应；按效应程度和时间特点分为急性效应、慢性效应和远期效应。

（1）确定性效应和随机性效应：①确定性效应：受到电离辐射作用的组织，当损伤细胞数足够多，表现出组织或器官功能呈现不同程度丧失的一类生物效应。确定性效应具有明确的剂量-效应关系，其损伤发生率从零到百分之百。即超过阈剂量后，照射剂量越大，确定性效应的发生率越高，损伤表现出现越早，损伤程度越重。确定性效应造成的损伤和辐射照射的类型、作用方式、剂量、时间、受照射组织特点等有关；②随机性效应：电离辐射效应发生率随辐射照射剂量的增加而增加，而效应的严重程度与照射剂量无关，不存在阈剂量的效应称为随机性效应。也可以理解为放射性损伤的发生率与辐射剂量大小有关，而损伤程度与剂量无关，损伤效应无剂量阈值的电离辐射效应。

（2）躯体效应和遗传效应：①躯体效应：指电离辐射作用致受照机体自身的细胞、组织、器官发生改变的电离辐射效应；②遗传效应：指电离辐射作用于生殖细胞，改变其结构和（或）功能，并将这种改变的后果传递给子代，导致子代的功能、形态出现异常的一类生物学效应。

（3）急性效应、慢性效应、远期效应：①急性效应：短时间大剂量辐射照射，致使受照机体在短时间内出现明显异常变化的生物学效应；②慢性效应：长时间、低剂量辐射照射，致使受照机体经过较长时间后出现异常变化的生物学效应；③远期效应：电离辐射照射机体后，经过相当长的时间并表现出致癌、致畸、致突变后果或遗传后果的生物学效应。

（二）电离辐射效应的影响因素

1. 电离辐射因素

（1）电离辐射特性：如辐射类型、电离密度、穿透力等。X射线、γ射线穿透力强，对人体的穿透辐射作用明显；当其能量降低、速度变慢时，与机体作用概率增加，电离密度增加。α 粒子的电离密度大，而穿透性低，可在短距离内引起物质较多电离，主要形成内照射。β 粒子质量小，其粒子径迹末端电离密度最大，所以 β 粒子的电离密度主要集中的径迹末端，可用于肿瘤组织的照射。

（2）辐射剂量和剂量率：辐射剂量和剂量率是决定辐射损伤生物学效应的主要因素，随着剂量增大，随机性效应发生频度增加；在超过阈剂量后，确定性效应随着剂量增大而增加。剂量率是指单位时间里机体所接受的照射剂量。一般剂量率越大效应越显著。

（3）辐射作用方式：强穿透性的 X 射线、γ 射线和中子，多属于贯穿辐射的外照射，而致急性效应；α 粒子、β 粒子为内照射，多引起远期效应。

（4）受照部位和受照面：受照射部位的重要性决定辐射损伤的危害性，同样的照射剂量和剂量率照射躯干引起的效应常大于四肢；受照射的面积越大生物学效应也越严重。

（5）照射次数：导致同样的生物学效应，多次照射的总剂量通常高于单次照射所需剂量。这是因为机体对辐射损伤的修复作用所致。

（6）辐射品质：LET 辐射高，生物学效应明显。

2. 机体因素　对辐射损伤的敏感性是机体影响辐射效应的最重要因素。当照射条件完全严格一致时，机体组织、器官对辐射作用的反应强弱快慢不同。反应强、速度快，其敏感性高，反之则低。不同种属、不同个体、不同组织和器官、不同细胞对辐射损伤的敏感性各不相同。就整体而言，机体对辐射照射的敏感性自高向低的顺序依次是腹部、盆腔、头颈、胸部、四肢；不同种类细胞的辐射敏感性自高向低的顺序依次为淋巴细胞、原红细胞、髓细胞、骨髓巨核细胞、精细胞、卵细胞、皮肤和器官上皮细胞、眼晶状体上皮细胞、软骨细胞、骨母细胞、血管内皮细胞、腺上皮细胞、肝细胞、肾小管上皮细胞、神经胶质细胞、神经细胞、肺上皮细胞、肌肉细胞、结缔组织细胞、骨细胞；具有增殖能力的细胞在 DNA 合成期敏感性最高，因为辐射敏感性与细胞间期染色体的体积成正比。

3. 环境因素和其他因素　除上述因素外，离辐射源的距离、反复照射的时间间隔、辐射源与受照部位间有无其他阻隔、是单一暴露还是多因素暴露、暴露后是否及时处理等都会影响辐射所致的生物效应。

四、电离辐射危害的临床表现

一定剂量的电离辐射作用于人体所引起的局部性或全身性的放射性损伤，临床上分为外照射放射病和内照射放射病。外照射放射病又分为急性放射病和慢性放射病。

（一）外照射性放射病

1. 外照射急性放射病（acute radiation sickness from external exposure）指人体受到一次或几日内受到多次全身外照射，当吸收剂量达到 1Gy 以上时所引起的全身性疾病。临床上分为骨髓型（1~10Gy）、胃肠型（10~50Gy）和脑型（>50Gy）。临床上病程可分为初期、假愈期、极期和恢复期。

（1）骨髓型：以骨髓等造血系统损伤为主，临床表现为白细胞减少和感染性出血，口咽部感染灶明显。该型损伤最常见，病程表现时相特征明显。

（2）胃肠型：主要出现消化系统的症状和体征，临床表现为呕吐、腹泻、血水便和水样便，失水，常发生肠麻痹、肠套叠、肠梗阻等。

（3）脑型：受照患者主要出现中枢神经系统障碍，临床表现为精神萎靡、意识障碍、共济失调、躁动、抽搐，甚至休克。

急性放射病有明显的大剂量照射史，常见于核事故和核爆炸，结合临床表现和实验室检查，并依据《外照射急性放射病诊断标准》（GBZ104-2002）进行诊断。

2. 外照射慢性放射病（chronic radiation sickness from external exposure）指人体在较长时间内连续或间断受到超过当量剂量限值 0.05Sv 的外照射而发生的全身性放射性疾病。累计剂量超过 1.5Sv 时，常出现造血组织为主的损伤，并伴有其他系统的异常表现。

外照射慢性放射病早期主要表现为头晕、头痛、乏力、记忆力减退、睡眠障碍等，常伴有消化系统和性功能障碍。早期无明显体征，后期出现腱反射减退等神经反射异常。实验室检查常表现为外周血细胞减少，且与受照射的累计剂量和辐射损伤严重程度密切相关。慢性放射病除全身性放射病外，患者可伴有局部放射性损伤，如放射性白内障、放射性皮肤病等。

慢性放射病多见于长期从事放射工作的职业人群，结合临床表现和实验室检查结果，依据《外照射慢性放射病诊断标准》（GBZ105-2002）进行诊断。

外照射放射病的诊断原则：①有明确的放射线接触史和超当量剂量限值职业史；②有接触射线的个人受照水平记录；③出现临床症状和体征；④有阳性实验室检查结果；⑤排除其他疾病的可能性，然后综合分析并做出诊断。

外照射放射病的治疗原则包括立即脱离接触环境，清除污染，积极对症治疗，减少痛苦，改善健康状况，增强患者信心，积极促进康复。

（二）内照射放射病　指大量放射性核素进入机体，在组织器官沉积形成源器官，在沉积过程中和沉积后作为放射源对机体照射而出现的全身性放射病。临床上多见于放射性核素内污染。放射性核素可通过饮食经消化道进入机体，或通过气体、粉尘、气溶胶形式经呼吸道进入机体，也可经过破损皮肤进入机体，还有少量放射性核素可透过完整皮肤进入机体，形成对机体的内照射。

内照射放射损伤时，进入体内的放射性核素持续作用，损伤与修复同时存在，临床表现没有明显的时相分期。由于距离近，作用持续，靶器官损伤明显，有的放射性核素所致的放射性损伤与化学性损伤同时存在，更加重了对机体的损害作用。

内照射放射病的诊断要依靠明确的职业接触史、相关临床表现、实验室检查结果、体内放射性核素检查及源器官功能检查、污染量和体内照射剂量推算结果等进行综合分析。内照射放射病的诊断依据是《内照射急性放射病诊断标准》（GBZ96-2011）。

内照射放射病治疗原则和方法与外照射放射病基本相同，同时还要强调减少放射性核素的吸收，促进体内放射性核素的排出，治疗并恢复源器官功能等手段。

（三）其他放射性损伤

1. 放射性复合伤　指平时核事故或战时核爆炸所造成的、人体同时发生或相继发生的以放射损伤为主并伴有烧伤、冲击伤的复合损伤。受照剂量超过 1Gy。最常见的放射性复合伤是放烧冲复合伤，以死亡率高、存活时间短，症状出现早、病程短、多发生休克，感染难以控制，造血组织破坏严重，烧伤、创伤愈合困难等为特点。

2. 放射性皮肤损伤　指身体局部一次或数日内几次受到大剂量照射而引起的皮肤损伤。可以表现为急性放射性皮肤损伤和慢性放射性皮肤损伤。放射性皮肤损伤类型及程度因电离辐射的性质、剂量、暴露时间、暴露面积等而不同。

急性放射性皮肤损伤包括急性放射性皮炎、急性放射性皮肤溃疡和黏膜溃疡。慢性放射性皮肤损伤包括慢性放射性皮炎、慢性放射性皮肤溃疡和黏膜溃疡等，也可以由急性放射性皮肤溃疡迁延形成。

放射性皮肤损伤的诊断要根据接触史、临床表现、实验室检查，在排除其他原因引起的皮肤损伤后确定，其诊断依据为《放射性皮肤病诊断标准》（GBZ106-2002）。

放射性皮肤损伤的治疗主要包括脱离接触，清除放射性污染；保护受照射部位，避免其他损害；积极治疗，避免感染；利用多种手段对症治疗；调整机体状态，增加营养，提高抵抗力；及时处理可疑病变部位，避免恶化等措施。

3. 放射性白内障　当眼部受到电离辐射过量照射时，会导致眼晶体混浊，并伴有视力障碍。该类型损伤潜伏期长短不一，主要与放射剂量及受照者年龄有关。通常剂量大、年龄小者潜伏期较短。初期表现为晶体后极部后囊膜下出现空泡和灰白色颗粒状混浊，逐渐发展为环状混浊；前极部前囊膜下皮质出现点状、线状混浊，从前极向外放射；后期逐渐加重成为盘状、楔形混浊，严重时形成全白内障损害。

放射性白内障的诊断要根据眼部照射史、临床表现、实验室检查，在排除其他原因引起的类似损伤后确定，诊断依据为《放射性白内障诊断标准》（GBZ95-2002）。

4. 电离辐射远后效应　指机体在受电离辐射照射后几个月、几年、几十年，甚至更长时间才发生的慢性效应。远后效应可以发生在一次大剂量照射后，也可以发生在长期反复累积作用后。远后效应可以发生在受照射的机体本身，也可以发生在其后代身上。电离辐射远后效应包括①诱发恶性肿瘤，如白血病、甲状腺癌、支气管肺癌、乳腺癌、皮肤癌等；②对血液系统造成损伤，如造血系统损伤、白血病、贫血等；③导致寿命缩短，出现胚胎效应、遗传效应等。

五、电离辐射的防护措施

1. 防护原则　电离辐射卫生防护的目标是防止辐射对机体危害的确定性效应，积极采取措施极力减低随机效应发生率，将其限制在可以接受的水平，关键是将照射量控制在可接受的水平。辐射防护要认真执行三原则：任何照射必须有正当理由——实践的正当性；辐射防护应当实现最优化配置——防护的最优化；遵守个人剂量当量限制规定——个人剂量限值。

（1）实践正当性原则：任何引入新的照射源或照射途径、扩大受照人员范围、改变现有辐射源的照射途径网络，使人员受照射或可能受到照射或受照射人数增加的人类活动，称为实践。由实践获得净利益远远超过付出的代价时，称为实践正当化。否则是不正当实践。辐射防护必须遵从这一原则。

（2）防护最优化原则：在综合考虑社会和经济因素前提下，一切辐射照射都应当保持在可合理达到的尽可能低的水平。

（3）个人剂量限值：对在受控源实践中个人受到的有效剂量或当量剂量规定的不得超过的数值，称为个人剂量限值。当个人受到有关实践产生的照射时，应当遵守个人剂量限值，以保证个人不会受到相关实践活动条件下不可接受的辐射危害。

2. 防护措施　电离辐射防护措施主要包括外照射防护和内照射防护，设备、环境防护和个人防护，管理措施和健康监护等。

（1）外照射防护：主要是减低和消除外源性射线对人体影响，防护措施主要包括屏蔽防护、距离防护、时间防护。

1）屏蔽防护：原子序数大的物质对放射线具有较大的吸收能力。选择和使用有效屏蔽设施，在人与放射源之间设置防护屏障，如利用铅、钢筋水泥等对辐射线的吸收作用，降低照射到人体的电离辐射剂量，达到保护人体健康的目的。

2）距离防护：某位点的辐射剂量率与该点距离放射源的距离的平方成反比。距放射源越远，辐射剂量率越小。通过对辐射场所的分区（控制区、监督区），对不同区域进行分级管理，以设置和增加距离的方式，尽可能减低对距离外受照人员的辐射损伤。

3）时间防护：辐射损伤的程度与接触放射线或放射性核素的时间有关，接触时间越长，损害越重。因此，尽可能减少放射性作业或接触时间，以减少受照剂量、减轻放射性损伤程度的控制措施。

（2）内照射防护：主要是防止放射性核素经各种途径进入机体，有效控制放射性核素向空气、水体、土壤的逸散。相关防护措施主要涉及工程技术措施、个人防护措施和管理措施，其要点是经良好的环境控制措施，尽可能降低辐射环境中可能形成内照射的放射性核素水平，再通过个人防护措施，进一步减低经人体不同途径进入机体的放射性核素剂量。

1）呼吸道防护：完善通风，收集、净化处理可能形成内照射的放射性物质，降低环境中的存在水平；按实际需要规范配备、使用、管理呼吸道防护器具，保持其防护效果，最大限度地减低经呼吸道进入机体的放射性物质水平。

2）消化道防护：防治放射性物质污染食物、水源、大气，禁止在放射工作区饮食、吸烟，禁止放射性沾染物件污染饮食环境；放射性环境工作时使用口鼻防护器，并控制经手等途径形成的间接经口途径污染。

3）皮肤防护：规范使用工作服、防护头套和面罩、手套、鞋袜等皮肤防护用品，避免皮肤裸露及造成沾染；工作结束时进行污染检测，需要时规范清洗并检测，避免皮肤污染和形成内照射。

防护措施从辐射途径方面主要集中在外照射防护和内照射防护，上述防护都涉及工程技术措施、个人防护措施、管理措施等，实际是多种控制手段的多重应用，目的是经严格控制，最大限度地降低环境剂量，最大限度地降低进入机体的剂量，最大限度地保护环境和人员健康。

（3）健康监护：在控制放射性工作场所放射性危害因素的前提下，按照国家《放射工作人员职业健康监护技术规范》（GBZ235-2011）的要求，定期规范进行放射工作人员的职业健康体检，分析、评价从业人员健康状况，建立职业健康监护档案，并进行规范管理，为分析、评价和提高放射工作人员健康状况创造条件。

（4）强化监管：严格按照国家有关法律、法规、规范、标准等，对涉及放射作业的物料、机构、人员、设备、环境等进行规范管理，并不断提高监管水平，严格控制涉及放射危害的各环节，控制危害发生。其主要涉及：行为准则、防护与安全责任、信息告知、从业人员条件、受照剂量控制、职业健康监护及档案管理、放射源保管、公众照射控制、环境剂量监测、照射干预和剂量约束、应急救援及防护、事故结果评价等方面。

（肖　卫）

第七节　物理因素及其对人体作用的检查

物理因素对健康产生的影响可以通过对物理因素的监测及其对人体作用的检查进行识别和评价。各项目监测所用测定仪器应经国家认可的计量单位检验，并在规定的有效期内使用，使用前后均应进行检查及校准。

一、气象条件及其对人体作用的检查

（一）气象条件的测定　气象条件主要指空气的温度、湿度、风速、热辐射和气压。《公共场所气象条件测定方法》（GB/T 18204.13-2000）和《高温作业环境气象条件测定方法》（GB/T 934-2008）中分别规定了生活和作业环境中气象条件测定的项目、时间、地点和方法。作业环境中主要监测湿球黑球温度（WBGT）指数、气温、气湿、风速和热辐射强度，特殊作业地点如高山、高空、高气压、井下等，还需测定气压。测定前应先调查车间的一般情况，根据生产特点、劳动情况和调查目的选择测定地点和时间，必要时进行工时测定。测定仪器应检定合格。

1. 气温的测定　气温通常采用普通干湿球温度计或通风温湿度计测定。干湿球温度计含有两支普通温度计，其中一支的温包直接和湿空气接触，其测得温度称为干球温度；另一支的温包则用保持浸润的湿纱布包裹，测得温度称湿球温度。干球温度计所示即为气温。为了连续观察气温变动规律，可使用长时记录温度计。当多个测定点需同时进行测定时，可使用电偶温度计或电阻温度计等。现行标准增加了 WBGT 指数测定方法，WBGT 指数测定仪综合考虑了空气温度、风速、空气湿度和辐射热四个因素，能测量自然湿球温度、黑球温度和干球温度，测量范围为 $21\sim49℃$。具体测量方法：在正常生产情况下，将仪器置于测点并固定在三脚架上，避免物体阻挡辐射，测量人员远离测量仪器，待仪器稳定后读取结果。

2. 气湿的测定　常用的仪器有普通干湿球温计和通风温湿度计。空气相对湿度的通风干湿表法测定的原理是将两支完全相同的水银温度计装入金属套管中，温度计的球部装在双重辐射防护管内，其中一个温度计的球部包着一层紧密的纱布，并用蒸馏水使其保持湿润。利用机械或电动通风装置，使球部处于 $\geq2.5m/s$ 的恒速气流中，通风 5 分钟后读数，先读干球温度，再读湿球温度。测出干湿球温度，根据干湿球温度差值计算空气相对湿度。

3. 风速的测定　常用的仪器有轻便风向风速表、杯风速计和热球式电风速计。将轻便

风向风速表置于被测单位开阔地带。若现场无适当的开阔地带，可将轻便风向风速表置于高处（但一般不超过 15m）进行风向风速测定。按照仪器说明书的规定，打开制动开关，并开始读数，每隔 1 分钟读 1 个即时风向和风速值，连续测定 10 分钟，由 10 个风速读数计算得 10 分钟平均风速。由 10 个风向读数计算得到平均风向和风向变化的标准差。

4. 热辐射强度的测定　物体由于具有温度而向四周发射不同波长的电磁波，从而具有辐射能。热辐射强度是指在单位时间内，从单位面积上发射出来的所有波长的总辐射能量，单位为 $J/(cm^2 \cdot min)$。热辐射的能量大小与辐射源的温度和表面积成正比，与距辐射源的距离成反比。由于生产场所中的热辐射可能来自一个或几个方向，所以热辐射强度有定向辐射强度和平均辐射强度之分。其测定方法也有所不同，前者用单向电偶热辐射计测定，后者用黑球温度计测定。除辐射源以外，作业场所的生产条件（例如生产情况、热源的数量、通风设备等）也会影响热辐射强度的测定。

5. 气压的测定　测定气压常用的仪器有液体（如水银）气压计和固体（如金属空盒）气压计两种。杯状水银气压计携带不便，宜放在固定地点和作为空盒气压计校准之用。空盒气压计携带方便，使用简单，适于现场应用。气压记录包括定时气压记录和气压连续记录。定时气压记录是采用动槽式或定槽式水银气压计测定，基本站每日观测 4 次，基准站每日观测 24 次。气压连续记录和遥测自动观测的定时气压记录采用的是金属弹性膜盒作为感应器而记录的，可获得任意时刻的气压记录。气压以百帕（hPa）为单位，取一位小数；有的也以 mmHg 为单位，取两位小数。mmHg 与 hPa 的换算关系是：

1hPa = 0.750069mmHg ≈ 3/4mmHg

1mmHg = 1.333224hPa ≈ 4/3hPa

（二）高温作业对机体影响的检查　高温作业工人生理反应的检查一般包括：体温、皮温、脉搏、血压、视（听）觉-运动反应、水电解质代谢及能量代谢等项目。

1. 体温的测定　首先检查体温计完好性及水银柱是否在 35 度以下。一般用水银体温计测定舌下温，口表水银端置于舌下部位，闭口测定 3~5 分钟。正常情况下，成人的体温（舌下温）为 36.5~37℃。测定舌下温前半小时勿进饮食，以免影响测定结果。测定时，应注意避免高气温和热辐射对体温计的影响。精神异常、昏迷、口腔疾患、呼吸困难、不能合作者不可采用口表测温。

2. 皮温的测定　测定皮温的仪器包括半导体点温计、热电偶温度计和数字体温计，测定时需定时定点。通常测定额（两眉弓之间）、胸（胸骨柄上端）、背（两肩胛骨之间）、手背（拇指与示指之间）、小腿（胫骨前中外侧）、足背（踝关节正中）6 点，要求在 1~2 分钟内测完。按下式计算皮温：

平均皮温 = 0.07 额温+0.25 胸温+0.25 背温+0.10 手温+0.25 腿温+0.08 脚背温

正常情况下，健康成人的平均皮温为 30.5~32.0℃。

3. 脉搏的测定　测定脉搏前，被测者情绪应稳定，避免过度活动及兴奋。被测者手腕放于舒适部位，诊脉者以示指、中指、无名指三指并拢轻按于桡动脉，压力大小以清楚触到搏动为宜，计数 1 分钟，取两次平均值。当脉搏细弱无法触及时，可用听诊器听心率 1 分钟代替触诊。

4. 血压的测定　测定血压的环境应安静、温度适当。用台式水银血压计或弹簧血压计在相同姿势下测定同一手臂肱动脉血压。被测者一般采取坐位，测右上臂，全身肌肉放松，肘部应置于心脏同一水平上。测定时快速充气，气囊内压力应达到使手腕桡动脉脉搏消失，并再升高 30 毫米水银柱（mmHg）然后缓慢放气，使水银柱以恒定的速度下降。以听到第 1 个响声时水银柱凸面高度的刻度数值作为收缩压；以声音消失时的读数为舒张压。取得舒张压读数后，快速放气至零水平。UA-211 自动数字显示血压脉搏仪可直接显示收缩压、舒张压和脉搏 3 个参数，且操作简便，适于现场使用。应重复测 2 次，取 2 次读数的平均值记录。

5. 水电解质代谢的检查　水电解质代谢的检查主要包括出汗量、进出水量的平衡与尿盐排除量等方面。出汗量通常采用体重法求出；进出水量则通过被测者在工作日内每小时的饮水量、出汗量以及食物和粪中的水量算得；尿电解质排出量根据原子吸收光谱测得的尿中钠、钾、氯等离子浓度而算出。

6. 主观感觉的询问　主要询问被测者的温热感（很热、热、舒适、凉、冷），不适感（头晕、头痛、心悸、眼花、烦渴、恶心、无力等）或疲劳感（很疲倦、疲倦、不疲倦等）。在每次测定上述生理指标的同时，应认真询问被测者的主观感觉，并做好记录。

二、噪声及其对人体作用的检查

（一）噪声的测定　对噪声进行监测的目的在于通过对暴露者所接触噪声的来源、性质、强度和产生危害的条件以及程度的测量，确定环境噪声水平，评价噪声控制措施的有效性。《声环境质量标准》（GB 3096-2008）和《工作场所物理因素测量第 8 部分：噪声》（GBZ/T 198.8-2007）分别规定了生活和作业环境噪声的监测要求。用于环境噪声监测的仪器有声级计、频率分析仪、声级记录仪等。声级计是噪声测量中最常用的一种，它有多种类型，按精度可分为普通声级计和精密声级计。按用途可分为测量稳态噪声的声级计和测量非稳态噪声的声级计两大类。

1. 声级计构造及工作原理　声级计主要由传声器、放大器、衰减器、计权网络、指示器和电源等组成。其工作原理是：由传声器将声音转换成电信号，再由前置放大器变换阻抗，使传声器与衰减器匹配。放大器将输出信号加到计权网络，对信号进行频率计权（或外接滤波器），然后再经衰减器及放大器将信号放大到一定的幅值，送到有效值检波器，在指示表头上给出噪声声级的数值。

2. 声级计的使用方法

（1）使用前准备：声级计使用前需经过校正，以保证测定数据准确可靠。检查电池是否装好以及电压情况。电池检查后将开关放在"快"或"慢"档位置，此时指示器的指针应回到 $-\infty$ 处。

（2）声压级测定：两手平握声级计，使传声器正对被测声源，将计权网络开关置于"线性"位置，将透明输出旋钮顺时针旋至最大，再调节黑色输入旋钮使指针有适当偏转，由透明输出旋钮两条红线所指的量程加上指示器指针的读数，即为所测声压级。

（3）声级测定：按照（2）测定声压级后，输入及输出旋钮位置保持不动，将计权网

络开关置于 "A"、"B"、"C" 或 "D" 的位置，测得的值即为声级，读数方法同 (2)。测定结果应注明使用的计权网络，如 90 dB (A)。

(4) 频谱分析：目前大部分声级计都具有频谱分析功能，能够把监测值传送到计算机上并绘制出频谱图。频谱图的横坐标显示倍频程的中心频率，纵坐标显示外部环境的声级。具体方法为按照 (2) 测定声压级后，将开关置于 "滤波器" 位置，按照顺序将滤波器开关旋至相应的中心频率的位置，再按 (2) 的操作及读数方法，依次测得各中心频率的声压级，按倍频程中心频率的大小顺序以及相应的声压级绘制出该声音的频谱曲线。

3. 现场噪声测定

(1) 现场噪声的测定应在正常生产的情况下进行。

(2) 噪声测点的选择：应能切实反映车间各个操作岗位的噪声水平，包括各工种的操作岗位与操作路线，尤其应注意选择典型工种的操作岗位。测点上的传声器应置于人耳位置高度。测定时，传声器应指向影响较大的声源；若难于判别声源方位，则应将传声器竖直向上。

(3) 合理选择测定时段：一个生产日内如果噪声呈周期性变化，则应根据变化规律安排测定时间，否则测定时间视目的要求而定。当被测声源是稳态噪声时，测定时间采用 1 分钟的等效声级；当被测声源是非稳态噪声时，测定声源正常工作时段内的等效声级。

(4) 如果需要了解背景噪声情况，在条件允许的情况下，应将声源关闭。背景噪声的声级值应比待测噪声的声级值低 10dB (A) 以上，若测定值与背景值差值小于 10dB (A)，按表 1-6-11 进行修正。

表 1-6-11　测定结果修正表（单位为 dB）

差值	3	4~5	6~10
修正值	−3	−2	−1

(5) 如果被测噪声为波动声或工人在工作中间断接触不同声级的声音，则应测定并计算等效连续 A 声级。它是根据能量平均的原则，把一个工作日内各段时间所接触的不同水平噪声，经过测定和计算，用平均的 A 声级来表示，代表声级的能量平均值，即随时间变化噪声的等能量稳态声级，以 $LAeq$ 表示，单位为 dB (A)。计算公式如下：

$$LAeq = 10\lg\left[\frac{1}{T}\int_0^T 10^{0.1LA(t)\,dt}\right]$$

式中：$LA(t)$——某测定时刻 t 的瞬时 A 声级 (dB)；
　　　　T——规定的测定时间 (s)。

(6) 脉冲噪声的测定，应选用脉冲声级计，测定峰值声压级 (dB)、有效声压级 (rms, dB) 和脉冲持续时间 (ms)。

(7) 现场测定时应注意减少和避免其他环境因素的干扰，如强气流、电磁场、高温、高湿。同时对现场有关情况作详细记录（如气象条件、测定工况、测定前后校准声级等内容），使现场原始记录尽量完善。

（8）工业企业生产环境噪声测定，宜按表 1-6-12 所列内容填写；工业企业非生产环境噪声测定，应按表 1-6-13 所列内容填写。需要时，生产环境噪声测定应给出车间噪声分布图。

表 1-6-12 工业企业生产环境噪声测定记录表

测定地点						
测定时间			测定人			
测定及校准仪器	名称	型号	声压级标准值（dB）			备注
			测定前	测定后		
生产设备	名称	型号	功率	运转（及总）台数		备注
测点编号	1	2	3	4	5	6
测点具体位置						
声级（dB）	LA					
	Leq					
	Lc					
设备及测点分布示意图						

表 1-6-13 工业企业非生产场所噪声测定记录表

测定地点					
测定时间			测定人		
测定及校准仪器	名称	型号	声压级标准值（dB）		备注
			测定前	测定后	

续 表

测定地点							
生产设备		名称	型号	功率	运转（及总）台数		备注
生产设备							
生产设备							
测点编号		1	2	3	4	5	6
测点具体位置							
声级（dB）	LA						
声级（dB）	Leq						
声级（dB）	Lc						
所属区域							
设备及测点分布示意图							

4. 噪声作业危害分级 噪声分级以国家职业卫生标准（接触限值）及测量方法为基础进行分级，根据劳动者接触噪声水平和接触时间对噪声作业进行分级。对于稳态和非稳态连续噪声依据噪声暴露情况计算 $L_{Ex,8h}$ 或 $L_{Ex,w}$ 后，根据表 1-6-14 确定噪声作业级别，共分四级。对于脉冲噪声按照 GBZ/T189.8-2007 的要求测量脉冲噪声声压级峰值（dB）和工作日内脉冲次数（n），根据表 1-6-15 确定脉冲噪声作业级别，共分四级。

表 1-6-14 噪声作业分级

分级	等效声级（$L_{Ex,8h}$，dB）	危害程度
I	85~90（含 85）	轻度危害
II	90~94（含 90）	中度危害
III	95~100（含 95）	重度危害
IV	≥100	极重危害

注：表中 $L_{Ex,8h}$ 与 $L_{Ex,w}$ 等效使用。

表 1-6-15 脉冲噪声作业分级

分级	声压峰值（dB）			危害程度
	$n \leqslant 100$	$100 < n \leqslant 1000$	$100 < n \leqslant 1000$	
I	140.0~142.5（含 140.0）	130.0~132.5（含 130.0）	120.0~122.5（含 120.0）	轻度危害
II	142.5~145.0（含 142.5）	132.5~135.0（含 132.5）	122.5~125.0（含 122.5）	中度危害

续　表

分级	声压峰值（dB）			危害程度
	$n \leqslant 100$	$100 < n \leqslant 1000$	$100 < n \leqslant 1000$	
Ⅲ	145.0~147.5（含145.0）	135.0~137.5（含135.0）	125.0~127.5（含125.0）	重度危害
Ⅳ	≥147.5	≥137.5	≥127.5	极重危害

注：n 为每日脉冲次数。参考：《工业场所职业病危害作业分级第4部分：噪声》（GBZ/T 229.4-2012）

（二）噪声对听力影响的检查　通常将噪声对机体的影响分为对听觉系统的特异性作用和对其他系统的非特异性作用。噪声暴露对听力的影响是众所周知的，也是最严重的。此外，还有耳鸣、妨碍语言交流和危险信号的察觉、干扰工作的进行、令人烦恼等听觉系统以外的影响。

1. 测听仪构造及原理　通常使用的测听仪器为纯音电测听仪，主要部件包括①音频振荡器（纯音发生器），可发出不同频率的纯音；②噪声发生器，做测定时的掩蔽声；③耳机，分为气导耳机和骨导耳机两种；④衰减器，即声音强度调节器，用以控制耳机输出的纯音和噪声的强度；⑤送话和回话装置。频率设置多为125、250、500、1k、2k、3k、4k、6k、8k、10k（Hz）。衰减器一般每5dB一档，衰减范围从-10dB~100dB。"纯音-语音"信号输出开关分左、右档，以纯音或语音信号输出给左耳或右耳的装置。"掩蔽-平衡"信号输出开关分左、右及平衡各档，用以将噪声信号输出给左耳、右耳或两耳。"断续-阻断-连续"开关为纯音信号输出方式选择开关。

2. 测听方法　听力测定应在本底噪声低于30dB的隔声室内进行。测试前校准听力计并向被测者说明测试要求及注意事项，预试反应正确后再进行正式测听。采用断续纯音分别测定两耳听阈，如两耳听力接近，一般先测左耳，后测右耳；如两耳听力相差较大，则应先测听力较好的一侧。气导听阈的测定通常从1kHz纯音开始，调节听力衰减器至刚刚听到声音，即为听阈值，再以同样方法测1kHz以上的高频听力和1kHz以下的低频听力。测试时纯音衰减器的调节时间不宜太快，声音刺激的停留时间不宜短于2秒。如气导听阈正常，可免测骨导听阈，否则需进行骨导测听。将骨导耳机置于乳突处，其他操作方法同气导测听。听力测试记录表见表1-6-16。

表 1-6-16　听力测试记录表（dB）

姓名	性别	年龄	单位	测试日期		
工种	工龄	预试起止时间				
测试频率	左耳			右耳		
	250 500 1k 2k 3k 4k 6k 8k 10k			250 500 1k 2k 3k 4k 6k 8k 10k		
听阈值						

计算单耳平均听阈

$$左（右）耳平均听阈 = \frac{HL500Hz + HL1000Hz + HL2000Hz}{3}$$

计算双耳平均听阈

$$双耳平均听阈 = \frac{较好耳平均听阈（dB）×4 + 较差耳平均听阈（dB）×1}{5}$$

三、振动及其对人体作用的检查

（一）振动的测定 振动的测定是研究和评价振动对人体影响的基础，主要是测定振动的强度，并对振动进行频谱分析，现在多是测定振动物体不同振动频率下的加速度。

1. 测振仪构造及原理 目前国内普遍使用的是电子测振仪，一般由传感器（加速度计）、放大器、滤波器（频率计权网络）和指示器构成。其中，测定仪器覆盖的频率范围至少为 5~1500Hz，其频率响应特性允许误差在 10~800Hz 范围内为 ±1dB，4~10Hz 及 800~2000Hz 范围内为 ±2dB。振动传感器应选择耐冲击的压电式加速度计，其横向灵敏度应小于 10%。指示器应能读取振动加速度或加速度级的均方根值。测振仪的测定原理是将振动的机械能转换成电能，通过测定电信号取得振动的主要参数，再经计算或利用仪器中的计权网络，获得频率计权振动加速度有效值。

2. 测定方法 一般而言测定参数应包括加速度、频率计权加速度和接振时间。

（1）测定前准备：由于使用不同机械或者同一种机械的不同操作模式，振动作业者所接触的振动可能变化非常大。为了准确评价振动的危险性，首先必须明确哪些操作可能产生较大的振动，对每一种操作还必须确定测定的程序。具体应用方法取决于工作环境、工作方式及振动源的特征。

（2）振动传感器加速度计的位置：以手传振动为例，测试点应选在接触振动工具的表面或其邻近处，即能反映振动由此传入人体。在确定传感器的位置时，还应考虑其可行性。在振动工具上固定一个加速度计，或多或少会影响操作者的工作。因此应设法安装好，使操作者尽可能像正常状态下一样操作。测定前观察一下振动工具是如何被握持的，以寻找出最佳位置和方向。

（3）振动方向的确定：振动的测定需描述振动方向，它是影响振动生物学作用的重要因素。国际标准化组织关于振动方向按生物动力学坐标系互相垂直的三个轴向对全身振动和局部振动（手传振动）做了规定。对全身振动，以人体某一位置为中心的正交坐标系来描述，头足方向为 z 轴，胸背方向为 x 轴，左右方向为 y 轴（图 1-6-7），分别测定 x、y、z 轴向振动的频率计权加速度，取三个轴向中的最大值作为卫生学评价量；对手传振动，以第三掌骨头为坐标原点，沿该骨的纵轴方向定为 z 轴，沿掌面平行但与 z 轴垂直的方向为 y 轴，当手处于正常解剖位置（手掌朝前）时，穿过坐标原点与掌面（z 轴）垂直的为 x 轴（图 1-6-8）。

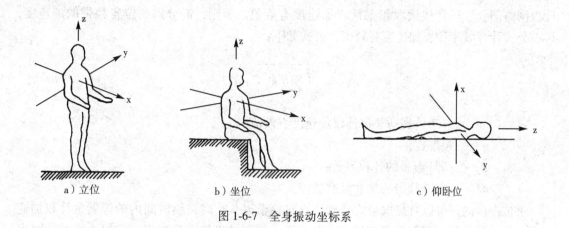

a）立位　　　　　　　　b）坐位　　　　　　　　c）仰卧位

图 1-6-7　全身振动坐标系

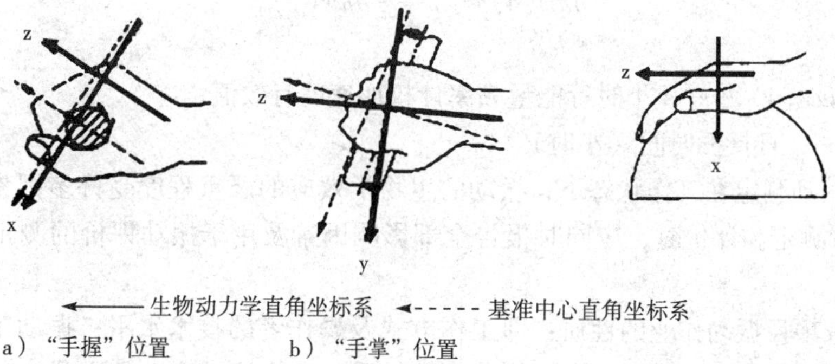

──── 生物动力学直角坐标系　◄----- 基准中心直角坐标系

a）"手握"位置　　　　　　b）"手掌"位置

图 1-6-8　手传振动坐标系

（4）加速度计的安装方法：加速度计应按三轴方向尽可能牢固地固定在靠近手接触的工具（或工件）上。常用的安装方式有钢螺栓固定、绝缘垫圈加绝缘螺丝固定、永久磁铁吸附、螺栓配合黏合剂黏合、薄层蜡黏合手扶探针（在深缝或高温物体）等。几种方法各有其优缺点，方法的选择取决于测定部位的状态。目的是既能使加速度计牢固地连接在振动体表面，又不干扰工具的操作，也不影响振动表面的振动特性。使用电压式加速度计测定高能量连续冲击式振动时，当瞬间加速度消失后，加速度计的输出不能返回零位，出现"零漂"现象，可使低频区测定值偏大。此时可在振动体与加速度计之间加一枚低通机械式滤波器，防止结果失真，并能保护加速度计。由加速度计、固定件和机械滤波器等组成的传感器装置的总重量应小于被测工具（或工件）重量的十分之一。

（5）等能量频率计权加速度有效值计算方法：读值的原则是使仪器的时间常数和振动信号持续时间长短一致。读取仪器指针摆动的中间值，连续读取三次，取其算术平均值。

当振动信号持续时间较长时，可分段测定，每 5 秒钟读取一次数据。如果振动测试仪器有计权网络部分，可直接读取频率计权加速度有效值。否则，需分别测定各频带的加速度，再按公式计算频率计权加速度有效值，公式如下：

$$ahw = \sqrt{\sum_{i=1}^{n} (K_i \cdot ahi)^2}$$

式中：ahw——手传振动频率计权加速度有效值；

　　　n——频带数；

　　　K_i——第 i 频带的计权系数；

　　　ahi——第 i 频带的加速度有效值。

手传振动的评价以日接振量为基础。日接振量以 4 小时持续时间内的等能量计权加速度来表示。日接触时间不足或超过 4 小时，要将测定结果换算为相当于接振 4 小时的频率计权加速度有效值，公式如下：

$$ahw(4) = \sqrt{\frac{T}{4} \cdot ahw(T)}$$

式中：ahw（4）——4 小时等能量频率计权加速度有效值；

　　　T——日接振时间（小时）

3. 现场振动测定在工作状态下，振动的生物学效应的严重程度受许多因素影响，因此在对振动进行测定和评价时，应同时报告全部影响因素及用于振动评价的测定方法和统计技术。

（1）调查项目振动作业的性质：即工作方式及操作者的技术水平；振动工具或振动体的名称、类型、规格等；被加工物件的名称及性质；人体接触振动的方式，包括接触振动的部位和面积以及工作与间歇的频次及时间长短，间歇时工具是放下还是拿在手中空转等；每个工作日的接振时间、累计接振时间及其变动情况等。

（2）振动测定：测定和记录振动工具或振动体的主要振动参数（如振动频谱、振动的幅值、频率计权加速度有效值），计算 4 小时等能量频率计权加速度有效值。

（3）气象条件：如气温、气湿、风速等。

（4）环境条件：如有无噪声、毒物、电磁辐射、电离辐射及其强度。

（5）个人条件：即健康的素质性因素，例如有无影响血液循环及末梢循环的因素（如吸烟、某些药物或工作环境中的某些化学剂）

将上述调查和测定结果填入记录表（表 1-6-17）。

表 1-6-17　作业场所振动测定记录表

操作者姓名：	所在单位：		车间：	工种：	作业类型：	
振动工具	名称：	类型：		规格：	备注：	
加工对象		名称：	性质：	备注：		
接振方式		部位：	时间：	频率：	备注：	
测定仪器		名称：		型号：		
测定参数	振动轴向	振动加速度（m/s²）				
		8　16　31.5　63　125　250　500　1k（Hz）				
	x 轴					
	y 轴					
	z 轴					
	频率计权	*ahw*：　（m/s²）接振时间：（h/d）*ahw*（4）：　（m/s²）				
环境条件	气温：	气湿：		噪声：	其他：	
个人条件	病史：	不良嗜好：		药物及化学试剂接触史：		
	测定者：　　年　月　日					

（二）振动对机体影响的检查　局部振动和全身振动都可由机体直接接触振动的部位向机体其他部位传播。振动的作用不仅可以引起机械效应，更重要的是可以引起生理和心理的效应。振动引起的多系统变化，包括神经、心血管、骨关节以及肌肉等。对振动作业工人体检的主要项目包括末梢神经功能和末梢血管功能检查。

1. 末梢神经功能检查　末梢神经改变往往由局部振动引起，常以多发性末梢神经炎的形态出现，呈现"手套"型感觉障碍。主要检查项目包括痛觉检查、触觉检查和振动觉检查。

（1）痛觉阈值检查：常温下检查双手示指、中指和环指中间指节背面皮肤痛觉，常用砝码法或注射针管重量法。砝码法是在 6 号注射针头上焊接一小砝码盘，制成痛觉计。将痛觉计的针尖在支架支持下放于被检查部位，按 1g 递增加砝码于盘上，直至被检者感觉疼痛时为止，砝码加针头加盘的重量为痛觉阈值；注射针管重量法即用 2ml 注射器作套管，将 6 号注射针头分别制成重量为 1、2、3、4…15g 的痛觉刺针。检查时令受试者闭目静坐，双手平伸，置于桌上，集中注意检查时的感觉。检查者将刺针置于套管内，手持套管，让针尖垂直接触受试者的皮肤，采用上升法即由小到大的重量检查左手环指中间指节背面皮肤痛觉，受试者刚开始感到刺痛的重量，为痛觉阈值（g）。正常成年人的痛觉阈值正常参考值为 6g 以下。

（2）触觉检查：包括嵴试验和两点辨别觉试验，测定仪器有嵴试验仪及两点辨别阈试验仪。受检者轻闭目，集中注意于感觉，将中指贴附在"V"形槽内，使指尖皮肤接触在仪器基板上，压力正好达 100g 红线处。检查者缓慢地轻拉基板，使之在弹性轨道上平稳匀速向前滑行。当受检者刚感到隆起或分开两点时，基板上的距离刻度表示深度觉和两点辨别觉的阈值。每手测定 3 次取平均值。人体不同部位对两点触觉刺激的分辨能力不同。凡是对触觉刺激敏感的部位（如指尖、唇周等），由于触觉感受器分布密集，分辨刺激的能力也就愈强。反之，如腰、背及手腕内侧等处分辨刺激的能力则较差。正常人嵴试验在 0.3mm 以下，两点辨别试验在 2.0mm 以下。

（3）振动觉阈值检查：振动觉阈值的检查在尚无统一检查仪器时，检查方法应符合以下要求：振动频率以 125Hz 为主，条件许可时应同时包括 63Hz 和 250Hz；检查部位以示指为主，必要时检查中指和环指；测定结果以 dB 表示（0dB 相当于 $0.308m/s^2$）。在上述条件下，示指振动觉阈值正常参考值一般为 7.5~15.5dB，17.5dB 作为上限值参考。检查双手示指、中指、环指末节指腹中点的振动觉。检查时受检者轻闭目，集中注意感觉，手指末节指腹中点轻轻接触振动觉测定仪的振动处，以刚感到振动时的振动强度作为该频率下的振动觉阈值。利用上升法重复测 3 次取平均值。

2. 末梢血管功能检查　循环系统，特别是外周循环及血流动力学的改变，是局部振动对人体影响的最明显和最主要的表现之一。研究表明，在早期即可出现手指皮肤温度降低，冷水负荷试验后出现典型的雷诺现象，表明存在外周循环调节功能障碍。

（1）手部皮温测定和冷水复温试验：该项检查，要求在室温（20±2）℃的室内进行。受试者普通衣着，受试前至少 2 小时内不吸烟，24 小时内不服用血管活性药物，非饥饿状态，入室休息 30 分钟后进行检查。应用半导体温度计（或热电偶温度计），测定受试者环指中间指节背面中点的皮肤温度（基础皮温），随即将双手腕以下浸入（10±0.5）℃的冷水中，手指自然分开，勿接触盛水容器，浸泡 10 分钟，出水后迅速用干毛巾轻轻将水沾干，立即测定上述部位的温度，为即刻皮温。测定时两手自然放松，平心脏高度放在桌上，每 5 分钟测定和记录一次，观察指温恢复至基础皮温的时间（min）。冷试后 30 分钟仍未恢复者，视为异常。也可根据下式计算复温率：

$$冷试后5分钟和10分钟复温率 = \frac{冷试后5分（或10分）时皮温 - 冷试后即刻皮温}{冷试前基础皮温 - 冷试后即刻皮温} \times 100\%$$

5 分钟复温率<30% 和 10 分钟复温率<60% 为异常参考值。

（2）甲皱毛细血管检查：观察对象在检查前静坐 15 分钟，取坐位，洗净双手，甲床上滴镜油 1~2 滴，在室温和斜上前方照明下，用总放大倍数为 80~160 的显微镜，检查中指、示指、环指或小指的甲床毛细血管的形态变化。正常管袢为发夹形，如为点装、扭曲、鹿角状、花瓣状、瘤样、乳头状为异样。

（3）肢端血流图检查：常用的有电桥电阻法和光敏电阻法。前者使用血流图仪和心电图仪测定；后者使用血管容积描记仪和心电图仪同步记录，描记双手无名指的脉搏波形。

3. 肌电图检查　肌电图检查是利用神经及肌肉的电生理特性，以电流刺激神经，记录其运动和感觉的反应波或用针极记录肌肉的电生理活动来辅助诊断神经肌肉疾患的检查。被检者取合适体位，使肌肉得到支持和稳定，既能自由放松，又能按要求做各种活动。接地电极放在所查肌肉同一肢体。局部皮肤用碘酒和酒精擦洗消毒后，测定插入时、肌肉松弛时、小力收缩时以及大力收缩时的肌电活动，再经由多条肌肉的检查来判定神经、肌肉病变的特性，部位、范围和严重程度。

4. 神经传导速度测定　以超大电量刺激受测神经，使该神经所有轴突均同时兴奋，而得到一最大反应波，将其传导潜期、振幅、表面积及传导速度与正常值作比较。电刺激周围神经观察肌肉有无收缩，有助于判定周围神经的功能。从电刺激伪迹到出现肌电的时间为电脉冲由刺激点沿神经干经神经-肌肉接头到肌肉的传导时间。根据两侧对比或与正常传导速度所需时间相比，判断传导速度是否正常。使用电刺激方法，既可测定运动神经的传导速度，也可测定感觉神经的传导速度。

四、非电离辐射与电离辐射的监测

（一）非电离辐射的测定

1. 射频辐射的测定　射频辐射是指频率在 100kHz ~ 300GHz，波长在 1mm ~ 3km 范围内的电磁辐射，按波长不同又可分为高频电磁场和微波。

（1）高频电磁场的测定：高频电磁场近区场强仪是一种专门用于测定中短波范围近区场的电场和磁场的仪器，主要应用于劳动保护、环境保护、劳动卫生等工作中，专门用于测定高频焊接、高频热合机、高频淬火、射频医疗设备、调频广播、电视发射机等高频设备的近区场强。RJ-2 型高频近区电磁场强仪具有体积小、精度高、便于携带、操作方便等特点，现以此为例介绍测定方法。

RJ-2 型高频近区电磁场强仪由电场探头（偶极子天线）、磁场探头（环形天线）、传输线和指示器组成。其原理是通过测定探头处天线的感应电动势换算得到电场和磁场强度。电场强度的测定范围为 1 ~ 1500V/m，分 0 ~ 50、0 ~ 250、0 ~ 500、0 ~ 1500V/m 四档；磁场强度的测定范围为 1 ~ 300A/m，分 0 ~ 10、0 ~ 50、0 ~ 100、0 ~ 300V/m 四档。测定场强前应首先检查电池电压是否正常，调零后再分别进行电场强度和磁场强度的测定。

（2）微波的测定：微波辐射测定仪是一种便携式健康安全监测仪器，用于微波作业人员操作位辐射强度的测定，以及各种微波设备的泄漏测定。微波辐射测定仪因型号不同测定频带也有所不同，国产的 RCQ-1 型微波漏能仪只能测定 2450MHz 的微波辐射，RL-761 型和 RCO-1A 型微波漏能仪则为宽频带测试仪。当前因各种条件所限暂未颁布统一的标准测定仪器，暂以国产 RL-761 型微波漏能仪为例介绍微波的测定。测定仪器应按规定进行周期检定。

微波漏能仪由探头和指示器组成。探头上的敏感薄膜能将接收的微波能量转换成电动势，二者成正比。探头输出的微弱的直流电讯号经直流微波放大器读取功率密度值。国产 RL-761 型微波漏能仪使用的波长范围为 3.3 ~ 33cm，功率密度的测定范围为 $0 ~ 30mW/cm^2$，分 0 ~ 0.1、0 ~ 0.3、0 ~ 1、0 ~ 3、0 ~ 10、0 ~ 30 mW/cm^2 六档，既可测定连续波的功率密度，又可测定脉冲波的功率密度。仪器探头外罩能保护探头免受红外线及阳光的直接照射以及其他外界干扰。测试位置要能代表作业人员所受辐射强度，必须在各操作位分别测定，一般应以头和胸部为代表。当操作中某些部位可能受更强辐射时，应加测。如需眼观察波导口或天线向下腹部辐射时，应分别加测眼部或下腹部。当需要明确其主要辐射源，了解设备泄漏情况时，可紧靠设备测试，其所测值仅供防护时参考。测试时，微波设备处于通常的工作状态，将探头对着辐射方向，旋转探头至最大值。各测定点均需重复测试 2~3 次，取平均值。全身辐射取头、胸、腹等处的最高值；肢体局部辐射取肢体某点的最高值；既有全身，又有局部的辐射，则取除肢体外所测的最高值。

2. 红外辐射和紫外辐射的测定　红外辐射和紫外辐射相似，对机体的主要影响是皮肤和眼。太阳是自然界最强的辐射源，生产过程中的金属加热、玻璃熔融以及轧钢、焊接、低强度的 UV 源操作（如低压水银灯、太阳灯、黑光灯等）等也会接触红外或紫外辐射。

单色仪是利用分光元件（棱镜或光栅）从复杂辐射中获得红外、可见和紫外光谱的仪器，可用于物体的发射、吸收、反射和透射特性的分光辐射测定和光谱研究。红外分光光度计也称红外光谱仪，是进行红外光谱测定的基本设备。主要由辐射源、单色仪、探测器、电子放大器和自动记录系统等构成。紫外光谱测试系统可以测定紫外-可见全波段光谱分布、紫外辐射照度（或辐射功率），多种紫外有效光生物指数、植物光合作用有效辐射量、医用等效辐射量，以及可见光度、色度及辐射度等参数，可应用于紫外汞灯、金卤灯、黑光灯等产品的质量检测和性能分析。

（二）电离辐射的测定　人类主要接收来自自然界的天然辐射，各类人造辐射和放射性材料也日益广泛地出现在人们的日常生活中。为了判断和估计电离辐射及放射性物质的存在水平及它们对人体可能造成的危害，以便采取必要措施，防止有害影响，而对电离辐射和放射性物质所进行的测量，称为辐射防护监测。

1. 主要监测仪器　放射性物质的监测不仅需要用特殊的仪器，而且针对不同被测物而有所不同。①场所剂量监测仪：是测量工作场所 X 或 γ 射线外照射剂量的仪器。有固定式和携带式两种，如巡测仪就是一种便携式场所剂量监测仪。②个人剂量监测仪：是测量个人所受外照射剂量是否超过规定的容许剂量，并可了解有关的防护情况。常用的如电离室个人剂量仪、热释光剂量仪、玻璃剂量仪等。③表面污染监测仪：是专门为监测放射性工作场所工作面、衣物、手脚等表面沾污情况而设计的。常用 G-M 计数管闪烁计数器以及 α、β 表面污染监测仪。

2. 监测内容　依据监测对象不同，辐射环境监测主要包括工作场所辐射监测、个人剂量监测和表面污染监测。①工作场所辐射监测主要是对工作人员作业地点进行辐射监测，包括外照射监测、表面污染监测和空气污染监测等；②个人剂量监测是对受到一定程度外照射的工作人员，经常或不定期测定其所受的辐射剂量；③表面污染监测是对各种物体表面、衣服和受照者体表进行放射性强度测定，判断其是否被放射性物质污染及污染程度。

案例分析

某锻造厂主要岗位及工种分布包括备料、锻工、热处理、清校、喷丸工、酸洗工、电气焊、模修、热处理、空压工等。锻造生产中使用的设备，尤其是锻锤会产生强烈的噪声和振动，锻造燃煤和燃油加热炉可排放污染物。锻件和坯料的清理和热处理过程中，会产生和释放有害气体。另外，还可产生高温和热辐射等职业病危害因素。基本工艺流程如图 1-6-9。

请从工艺流程和岗位工种的角度，谈谈如何对该锻造厂存在的物理性职业有害因素进行监测和评价。

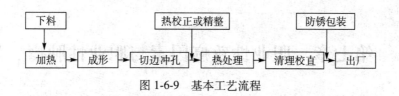

图 1-6-9　基本工艺流程

思考题

1. 高温作业环境气象条件的监测内容有哪些?
2. 如何进行高温作业工人的生理反应检查?
3. 试述环境噪声对人体的主要危害及其监测方法。
4. 如何进行噪声作业危害分级?
5. 简述振动的测定原理及方案。
6. 对振动作业工人体检应开展哪些项目?
7. 射频辐射的种类及其测定方法。
8. 简述辐射环境监测的主要内容和常用设备。

（赵　苒　张永兴）

第七章　职业性致癌因素与职业性肿瘤

　　近年来由于世界上多数国家传染病发病率和死亡率下降，人们平均寿命延长。但环境污染和新化学物质应用增加，以及膳食不平衡、吸烟、饮酒等不良生活方式，使恶性肿瘤对人类健康的威胁日益严重，并已成为严重危害人类生命与健康的常见病，是现代医学面临的一项重要课题。

　　世界卫生组织（WHO）在 2014 年发布的《世界癌症报告》中指出，全球癌症负担增加，2012 年约有 1400 万新发病例。肺癌无论从发病（180 万）还是死亡（159 万）来看，均为全球最主要的癌症。由于人口增长和老龄化的影响，发展中国家的癌症病例增加更多。根据《世界癌症报告》，中国新增癌症病例约占全球的 20%，癌症死亡病例约占全球 25%。WHO 专家预测，未来 20 年全球每年新增癌症病例会上升到 2200 万。癌症将成为新世纪人类的第一杀手，并成为全球最大的公共卫生问题之一。目前认为人类 80%~90% 的癌症与环境因素有关，其中主要是化学因素，而物理因素占 5%~10%，生物因素仅占 5%。关于癌症发病率，还观察到有工业发达地区>不发达地区，大城市>小城市>农村的分布特征。

　　长期接触职业性致癌因素而引起的肿瘤，称为职业性肿瘤。据 Doll and Peto 的研究报道职业肿瘤约占全部肿瘤的 4%，有的城市工业区每年肿瘤占全部死亡率的 15%。虽然职业性肿瘤占人类常见肿瘤的比例并不大，但职业性肿瘤在环境或化学致癌研究中具有很重要的地位。通过探讨职业接触与肿瘤发病之间的因果关系，有助于揭示人类肿瘤的病因，预测高发人群并研究有效的预防措施。

　　职业肿瘤的历史可追溯到 1775 年，英国著名的外科医师 Percival Pott 发现扫烟囱工人中阴囊癌发病率高，并认为可能与接触烟囱中的烟尘有关，称为"扫烟囱者癌"。首次提出了化学物与癌症的关系，也是第一次提出了职业与癌症的关系。从此，职业性肿瘤就越来越受到人们的重视。1875 年 Volkmann 报道，褐煤干熘工厂的工人常发生皮肤癌。英国还发现纺织厂中接触润滑油的工人也同样发生皮肤癌及阴囊癌。1895 年，德国外科医生 Rehn 首次报道染料厂工人（芳香胺类）发生职业性膀胱癌。在这一时期还发现砷化合物（1822年）、煤焦油（1876 年）、石油蒸馏成分（润滑油）也有致癌性以及苯（1897 年）与白血病的关系。同时，发现德国 Erz 山脉铀矿矿工肺癌死亡率很高。此后，发现在航空仪器、钟表表面板、道路标志等工业中使用大量镭配制而成的夜光涂料，使很多工人发生了癌症。1894 年发现紫外线与皮肤癌的关系，1895 年伦琴发现 X 线后，接触 X 线的医师及技术人员患肺癌、白血病增多，放射性元素致癌引起了医学界的重视。1915 年，日本两位生物学家山板和市川用煤焦油涂抹兔耳，成功地诱发了实验性皮肤癌。1922 年，英国化学家 Kennway 从煤焦油中分离出多种多环芳烃，其中有几种诱发出动物皮肤癌，证实了化学物的致癌性。1945 年，英国学者 Case 对染料工业中膀胱癌进行了流行病学调查，结果证实了

β-萘胺及联苯胺的致癌性。在这一时期还发现了砷、镍、石棉、氯甲甲醚、芥子气、异丙油与肺癌的关系，石棉与间皮细胞瘤，放射物与骨肉瘤间的关系，并相继制定了有关致癌物的法规。由此可见，很多职业都可能引起肿瘤，如果不加强劳动过程中的保护，势必会导致更多的职业性肿瘤发生，从而危害职业工人的生命健康。

第一节　职业性致癌因素

职业性致癌因素（occupational carcinogen）是指与职业较长时间接触有关的，在一定条件下能使正常细胞转化为肿瘤细胞，且经过较长时间的潜伏期能发展为可检出肿瘤的致病因素。近年来，随着中国经济快速发展，新技术、新材料、新工艺的广泛应用，以及新的职业、工种和劳动方式不断产生，劳动者在职业活动中接触的职业病危害因素更为多样、复杂。

一、职业性致癌因素的分类

职业性致癌因素最常见的是化学致癌物和某些工业过程。工业过程作为职业性肿瘤的危险因素，是因为在某些工业过程中劳动者特定的肿瘤高发，但又未完全明了特定的致癌物，因此把整个工业过程视为危险因素。目前职业接触确认致癌的生产过程有靴鞋制造和修理、油漆工、煤气制造、焦炭炼制、橡胶行业、家具制造、接触氡的地下赤铁矿开采、铝电解、铸铁和铸钢、金胺制造、异丙醇制造、品红制造等工业过程。职业性致癌因素有化学因素、物理因素及生物因素，最常见的为化学因素。

（一）物理因素　与人类癌症有关的物理因素如 X 射线、γ 射线、氡及其衰变物、紫外线等能引起不同的肿瘤。体外长期接触放射线可发生白血病、皮肤癌、肉瘤或骨肉瘤。长期吸入放射性粉尘可诱发肺癌。阳光中的紫外线易致白种人患皮肤癌，野外工作者可能有较多接触。一般癌前要经过皮炎、皮肤变性、色素沉着等变化过程，潜伏期可达 20~30 年。由于环境、患者体质、肤色等因素，有时也可偶然见到发病较早的患者。原则上光的波长越短致癌性越强，特别是波长 260~340nm 的紫外线最危险。近年对低频电磁场的致癌性的研究较多，但尚未有定论。氡是由镭、铀衰变产生的自然界唯一的一种无色、无味的天然惰性气体。氡在空气中能产生衰变，在衰变过程中放出 α、β、γ 粒子后衰变为氡子体，氡及其子体均为放射性粒子。氡对人类的危害最早发现于 100 多年前的德国。当时，德国斯尼伯格矿区矿工肺癌发病率极高，就起名为"斯尼伯格病"，45 年后发现可能是因为该矿具有高氡浓度空气所致。在伴有铀、镭共生的磷酸盐矿、锡、铜、锌、金、银等金属矿山及煤矿中，普遍存在氡及其子体的危害。2013 年 12 月 23 日，国家卫生和计划生育委员会（卫生计生委）、人力资源社会保障部、安全监管总局、全国总工会联合印发了新的《职业病分类和目录》，将"矿工高氡暴露所致肺癌"列入放射性肿瘤范围。在所有物理因素引起的肿瘤中，核爆炸、核泄漏等引起的核事故是危害最大，如果核电站防护措施不安全的话，核废料、废水所造成的危害是非常严重的。因此在人类利用核能进行工业生产、能源开发时都要高度重视防护措施的安全性。

（二）化学因素　化学致癌物是最常见的职业性致癌因素，还有一些工业生产过程可能引起职业性肿瘤。中国在新修订的《职业病分类和目录》中列入的职业性肿瘤有 11 种，即石棉所致肺癌、间皮瘤，联苯胺所致膀胱癌，苯所致白血病，氯甲醚、双氯甲醚所致肺癌，砷及其化合物所致肺癌、皮肤癌，氯乙烯所致肝血管肉瘤，焦炉逸散物所致肺癌以及六价铬化合物所致肺癌，毛沸石所致肺癌、胸膜间皮瘤，煤焦油、煤焦油沥青、石油沥青所致皮肤癌，β-萘胺所致膀胱癌。除了上述职业性致癌因素外，还有一些明确的职业性致癌物，如苯并（a）芘、页岩油、矿物油、石蜡、镍及其盐类、芥子气、异丙基油、氯丁二烯等需要进一步研究立法。

迄今为止，国际癌症研究中心（International Agency for Research on Cancer，IARC）确认与工农业生产有关的人类化学致癌物或工业过程有 40 多种。近年来 IARC 又认定了一些新的致癌工种，如长期上夜班的护士和女性空中乘务员由于轮班引起生物节律破坏而患乳腺癌的概率升高。该研究与动物研究结果相符合，持续的光照、持续的夜晚暗光或慢性时差综合征均可大大增加肿瘤的发生率。

（三）生物因素　生物致癌因素常常被忽视，1999 年 IARC 公布的对人致癌性总评价中已将 EB 病毒、非洲淋巴细胞瘤病毒、幽门螺旋杆菌（感染）、乙型肝炎病毒（慢性感染）、丙型肝炎病毒（慢性感染）、人免疫缺陷病毒Ⅰ型（感染）、人乳头瘤病毒 16 型、人乳头瘤病毒 18 型、人 T 细胞淋巴病毒Ⅰ型、麝猫后睾吸虫（感染）、埃及血吸虫（感染）等列为 1 组——对人是致癌的物质。这些生物因素在一些职业活动也常有接触，因此应引起高度重视。

IARC 每年发表一些全球性的肿瘤病因研究进展与结果评审，迄今已出版有关化学物、混合物、接触某些物理，生物因素对人致癌危险性评价的专著 109 卷，2014 年 3 月最新公布的化学物质根据动物实验及流行病学研究结果，对人致癌性总评价表中对 970 种（类）化学物质进行了致癌危险性评价，分组方法沿用 1994 年总评价表使用的方法。共分 4 组，第 2 组又分为 2A 和 2B 两个亚组：

1. 1 组　对人类是致癌物（carcinogenic to humans，113 种）。对人类致癌性证据充分，流行病学资料证明是致癌物，如砷、石棉、苯、联苯胺、二氯甲醚、铬、焦油、沥青、氯乙烯、对-氯-邻-甲苯胺等，又称确认致癌物（表 1-7-1，表 1-7-2）。

表 1-7-1　确认的主要职业性致癌因素（IARC 评定为 1 组）

致 癌 物	致 癌 部 位
4-氨基联苯（aminobiphenyl）	膀胱
砷及其化合物（arsenics）	肺、皮肤、肝、血管肉瘤
石棉（asbestos）	胸、腹膜（间皮瘤）、肺、喉、胃肠道、肾
苯（benzene）	白血病（急性非淋巴性）
联苯胺（benzidine）	膀胱

续　表

致　癌　物	致　癌　部　位
铍及其化合物（beryllium）	肺
氯甲甲醚、双氯甲醚（chloro-methyl ethers）	肺（主要为燕麦细胞）
镉及其化合物（cadmium）	肺、前列腺
六价铬化合物（chronium）	肺
煤焦油（coal tars）	皮肤、阴囊、肺、膀胱
煤焦油沥青（coal tar pitches）	皮肤、阴囊、肺、膀胱
环氧乙烷（ethylene oxide）	血液
矿物油（未处理或稍处理）（mineral oils, untreated or mildly treated）	皮肤、阴囊、肺
芥子气（mustard gas）	肺
β-萘氨（β-naphthylamine）	膀胱
镍及其化合物（nickel compounds）	肺、鼻窦
页岩油（shale oils）	皮肤、阴囊
煤烟灰（soots）	皮肤、肺、膀胱
含石棉纤维的滑石粉（talc containing asbestiform fibers）	肺、间皮瘤
紫外线辐射（ultraviolet radiation）	皮肤
氡及其衰变物（niton or radon）	肺
N-N-双（2-氯乙基）-2-萘胺（2-naphthylamine）	膀胱
氯乙烯（vinyl chloride）	肝（血管肉瘤）、脑、肺
木尘（wood dust）	鼻腔
纯石英和方石英（quartz and cristobalite）	肺

表 1-7-2　确认对人有致癌危险的生产过程

工业（ISIC 分类）	职业/工作	致癌部位
金属	铝的电解生产	肺、膀胱
	铸铁和铸钢	肺
	炼铜	肺
	生产铬、镀铬	肺、鼻窦
	炼镍	肺
	镉生产及使用	肺
	铍生产及使用	肺

续 表

工业（ISIC 分类）	职业/工作	致癌部位
	除锈	肺
采矿、采石	砷矿	肺、皮肤
	赤铁矿	肺
	石棉矿	肺、弥漫性间皮瘤
	铀矿	肺
	滑石矿开采与加工	肺
化学品	双氯甲醚及氯甲醚生产加工	肺（燕麦细胞癌）
	氯乙烯生产	肝血管肉瘤
	异丙醇（强酸生产法）	鼻窦
	铬颜料生产	肺、鼻窦
	染料生产与使用	膀胱
	金胺制造与使用	膀胱
	对氯邻甲苯胺（杀虫脒生产）	膀胱
制革	皮靴及皮鞋的制作及修理	白血病及鼻窦
造气	煤气制造	肺、膀胱、皮肤、阴囊
	焦炭生产	肺、肾
木及木制品	家具制造	鼻窦（主要为腺癌）
橡胶工业	橡胶生产	白血病、膀胱
	压片、制胎、固化	白血病
	合成橡胶加工、生产电缆	膀胱
石棉	开采、选矿、加工、使用	肺、弥漫性间皮瘤
农药生产	砷剂农药生产及包装	肺
船舶车辆	制造与维修	肺、弥漫性间皮瘤
建筑业	绝缘材料及管道包裹	肺、弥漫性间皮瘤
	屋顶铺敷沥青	肺
其他	医疗人员	皮肤、白血病
	油漆工（职业接触）	白血病

注：摘自 IARC 公布的对人致癌有关的生产过程

2. 2 组

（1）2A 组：很可能对人致癌（probably carcinogenic to humans，66 种）系指对人类致癌性流行病学资料有限，但是动物实验致癌性资料充足的物质，也称可疑致癌物，如丙烯腈、铍、镉、环氧氯丙烷、环氯乙烷、甲醛、多氯联苯等，是目前流行病学研究重点。

（2）2B 组：可能对人致癌（possibly carcinogenic to humans，285 种）系指对人类致癌

性流行病学资料不足，但动物实验致癌性资料充足，或对人类致癌性流行病学资料有限，动物实验致癌性资料不足的物质，也称为潜在致癌物，如丁二烯、四氯化碳、氯仿、苯乙烷等。

（3）3组：为对人致癌性暂无法分组的物质（unclassifiable as to carcinogenicity to humans，505种），为目前资料不足不能判别其致癌性的物质，如吡啶、5氯-邻-甲苯胺、三乙醇胺等。

（4）4组：可能无致癌性的物质（probably not carcinogenic to humans，1种），为目前资料可认定为无致癌性的物质。

二、职业性致癌因素的识别与判定

职业性因素致癌的识别和判定主要通过以下3种途径：

（一）临床观察　通过临床观察和分析，发现和探索肿瘤的病因线索，是识别和判定职业性致癌因素的重要方法。如1775年英国外科医师Percival Pott从大量病例中揭示出阴囊癌与烟囱清扫工作之间的关系；1895年德国外科医师Rehn报道生产品红工人中膀胱癌多，并认为与苯胺有关，以后有"苯胺膀胱肿瘤"之术语；1964年，英国耳鼻喉科医师Hadifield发现老年家具制作工多发鼻窦癌等。随后又有人发现煤焦油作业工人易患皮肤癌，接触放射性物质的作业者易患肺癌和白血病等。许多都来自临床观察和病例分析，可为肿瘤病因的探索提供第一线索，但不能成为确定病因的依据，尚需流行病学调查研究进一步证实。

（二）实验研究　用可疑致癌物做动物诱癌试验或体外试验，观察能否诱发与人类相似的肿瘤或判定是否具有致突变或诱导染色体损伤的能力，从而在实验肿瘤学上推断其致癌性，是寻找职业性致癌因素的重要途径之一。目前实验研究主要以动物实验和体外试验为主。

1. 动物实验　在临床观察提供线索的基础上，用可疑致癌物进行动物诱癌试验，观察能否诱发与人类相似的肿瘤，这是研究职业致癌因素实验研究的首选方法。例如氯乙烯、氯甲甲醚、沥青所致的职业肿瘤都是经动物试验得到肯定结果，通过接触人群的调查得到了证实。动物实验研究的缺点是耗资大、费时，而且将结果外推到人尚存在种属差距。但是应认识到，符合科学要求、设计良好、有严格质量控制的动物实验可获得可靠的实验结果，并可用于判定某种物质是否对被试动物具有致癌性。

为了获得可靠的实验结果，必须按标准化动物诱癌实验程序进行（表1-7-3）。

表 1-7-3　IARC 对动物诱癌实验设计的要求

1. 要用 2 种动物（一般为小鼠和大鼠），每组雌雄各半
2. 每个实验组和相应对照组要有足够动物数，每种性别至少 50 只
3. 投药和观察时间必须能够超过该种动物期望寿命的大部分（大鼠和小鼠一般为 2 年）
4. 在实验组中，施加的剂量至少有 2 个，高剂量组和低剂量组，高剂量组剂量应接近最大耐受剂量（MTD）；如条件允许最好设 3 个剂量组
5. 结果的确定要有足够量的病理学检查
6. 用适合的方法对资料进行统计学分析

由于存在动物与人之间的种属差异、实验条件与生产环境的差异，在将动物试验结果推导到人时应考虑：①是否已证实能使动物致癌的化学物质也能引起人类癌症；②致使动物致癌的剂量是否对人也同样致癌。如果能够满足这两点要求，表明动物实验结果与人类致癌有较好的相关性。但也有例外情况，如 DDT 可诱发试验小动物的肿瘤，但人群至今尚未见有关病例报道。而砷、苯流行病学已证实对人有致癌作用，而动物实验多年来诱发肿瘤未获得成功。在动物和人的致癌性上即使有较强的相关性，但作用的靶器官在啮齿类动物与人中可能不同，如联苯胺可诱发大鼠、仓鼠及小鼠肝癌，对人和狗却诱发膀胱癌。种属差异和高剂量向低剂量推算是动物实验难以解决的 2 个根本问题，值得进一步研究。

目前更有前途的新方法是利用转基因动物（transgenic animals）。转基因动物是指携带有外源基因并能表达和遗传的动物，它是在胚胎和重组技术发展的基础上产生的。转基因动物是通过实验方法人为地使用基因重组的各种方法对动物基因组进行操作。转基因技术可从动物整体水平、组织器官水平和分子水平进行宏观和微观相结合的研究，是一个四维的研究体系，也是当前最高层次的实验体系。转基因动物对生物科学发展发挥了重要作用，转基因动物技术经过多年的发展，无论在技术的多样性方面，还是实用性方面都取得了显著进步，目前已经正式应用于职业性致癌因素的识别与判定。

2. 短期体外试验　是指用体外试验的方法，不需要长期观察或随访就可检测某些化学物质是否具有致突变或诱导染色体损伤的能力，从而推断其致癌性。体外试验判断及识别环境化学物质致癌性的依据是肿瘤发生是由于 DNA 突变所引起，故可以用短期试验检测化学物是否具有致突变性和诱导染色体损伤的能力，如有致突变性则可认为该化学物质有致癌的可能性，是否致癌需进一步用整体动物实验加以证实。

目前主张用一组短期试验来测试化学物的致突变性，原则应包括以原核生物及真核生物（体细胞及生殖细胞）为靶细胞的体外短期试验。最常用的有 Ames 试验、体外微核及染色体畸变试验、生殖细胞染色体畸变试验等（表 1-7-4）。

表 1-7-4　常用的体外短期试验

试验名称	作用
Ames 试验	检测化学物质诱导 DNA 突变
DNA 修复试验	证明 DNA 暴露于一种化合物时发生的损伤
DNA 加合物试验	检测和 DNA 共价结合的化学物质
染色体结构畸变分析	检测化学物质对细胞染色体的损伤作用
姊妹染色单体互换试验	判定化学物质对遗传物质的影响
哺乳动物细胞恶性转化试验	判定加入培养液中的化学物质是否具有使培养的细胞向恶性转化的能力

短期试验结果预测化学物质对人的致癌性的评价不一。其优点是快速、花费少，但其结果仅有初筛意义，用以判断测试物对人致癌性的权重较小，短期试验与动物实验结果的一致性约为 60%。短期试验测试的一些致 DNA 突变物质在动物实验中并不显示致癌性，目前尚无法解释这一结果。判断某一化学物质是否有致癌性时，如果短期试验阳性，应在动物实验和人群中进一步详细研究；当短期试验和动物实验都获得阳性结果，就可提供该物质为可疑致癌物的证据。单一短期试验的阳性结果不足以作为判断和识别致癌物的证据。

（三）流行病学调查　要确定某种职业性致癌因素，单靠临床观察、实验研究尚显不足，必须通过流行病学调查在人群中取得证据，这是识别和判定某种物质对人的致癌性最确切的证据。在人群中进行致癌试验是伦理道德所不允许的，因此，只能在大自然这个天然的实验室中去寻找结果，只有依赖人群的流行病学调查。癌症流行病学是研究癌症自然流行规律的学科，也就是研究癌症的人群分布与某些致癌因素间的关系，是从群体角度来寻找癌症发生的原因。这在职业性肿瘤中显得十分重要。流行病学调查的作用：

1. 从群体的角度去探索肿瘤发生的职业原因　一般可从两方面进行，一方面从已患肿瘤作业者的情况出发，追究其职业因素的因果联系和致癌条件；另一方面可以从作业者当前所接触的职业危害因素出发，分析其对作业者患肿瘤情况的影响。即一个从果到因，一个是从因到果。但目前对肿瘤的发生学和病因学尚有许多问题亟待解决，加之作业者所处的职业因素错综复杂，除了职业性的一些因素外，还存在着许多其他修饰因素的影响。因此，要确定某种肿瘤是否单纯由职业因素引起，必须要有充分的流行病学依据。若在流行病学调查中出现以下情况，则提示可能具有某种致癌因素存在的危险，可依提供的线索进行深入的研究。

（1）出现异常集群肿瘤病例（abnormal cluster cases of cancer）：即在一定范围内的人群中总肿瘤或某种肿瘤的发病率（或死亡率）增加，出现较集中的发病人群。

（2）癌症高发年龄提前：一般可提前 10~15 年，发病年龄多在 40 岁左右。

（3）肿瘤发病性别比例异常：非职业性肿瘤如肺、肾、肝、食管癌等发病率都是男性多于女性，但在职业肿瘤的性别比例出现相近的趋势。

（4）某种肿瘤的发病均与某一相同因素有关：某种肿瘤的发生都有与某种相同的可疑物质或因素的接触史，特别是不同厂矿、不同地区接触同一因素的人群有同种肿瘤发病率升高的现象。

（5）存在着接触水平-反应关系：肿瘤发病率与人群接触可疑物及因素的水平呈正相关关系。

（6）出现罕见肿瘤高发现象：例如生产氯乙烯单体的工人发生肝血管肉瘤，接触石棉工人发生间皮瘤等。

2. 作为职业性致癌因素的判断标准　从临床发现到确定某种致癌因素，必须遵循流行病学调查规律。

（1）采用适宜的流行病学方法，要有足够大的样本量：职业流行病学常用的研究方法有①横断面研究（cross sectional study）：由于调查时因与果同时存在，故只能为病因研究提供线索，而不能得出有关因果关系的结论。②生态学研究（ecology study）：是描述某种疾病或健康状态及有各项特征者在各人群中所占的百分数或比数。它从群体的角度为肿瘤提供进一步研究的病因假设，有着不可忽视的公共卫生学意义。但对生态学研究结果的解释必须小心谨慎。③病例对照研究（case control study）：该方法不能观察到由"因"到"果"的发展过程并证实其因果关系，故只能推测判断暴露与疾病间是否有关联。④队列研究（cohort study）：是先知其因，后观其果，因而能确定暴露与疾病的因果联系，并计算发病率。病例报告和描述性流行病学研究结果只能提供建议性证据，而分析流行病学研究可确定其因果关系，即大量的队列研究或病例对照研究产生的阳性结果，可为识别和判定致癌物提供有力证据，发现足够数量的具有共同特性的肿瘤病例，才能确定其与职业接触的联系。

（2）注意分子流行病学（molecular epidemiology）发展带来的影响：分子流行病学是将分子生物学的理论、技术与流行病学的理论及研究方法结合为一体的边缘学科，是从分子水平上研究病因、环境和宿主诸因素在疾病发生、发展和预防控制中的规律。分子流行病学的许多研究已证明肿瘤的发生是多因素、多基因、多步骤的复杂的生物过程，该研究方法已用于致癌物的鉴定、定量和生物有效量的测定，为职业性致癌因素的判别和确认提供了更为敏感、更为有效的研究方法。

（3）确定流行病学研究的阳性结果是否表明是因果关系：为了确定流行病学研究中阳性结果是否表明因果关系，应遵守下列判定标准：①因果关系强度：是指接触组与对照组比较其相对危险的程度。相对危险度（relative risk，RR）越高，说明发病率或死亡率越大，该种接触所致的因果关系越容易建立。例如，中国云南某锡矿井下矿工肺癌发病率达250.19/10 万，为非井下工人的 13.58 倍，提示肺癌发生与井下作业有关。但在实际调查中，要注意避免样本稀释问题，即以工种而不要以全厂工人为基数进行统计分析，以免掩盖实际接触人群的高发病率。同时要注意发病率极低的肿瘤的高发现象。②因果关系的一致性：是指某致癌因素引起的因果关系调查研究的广度。即在不同的接触情况下，对其所致癌发生所得的结论一致性越强，则识别和判定该致癌物的因果关系提供的证据越有力。如一项关于砷接触致癌问题的调查，在 1948—1975 年期间先后调查了 13 个厂和居民区，包括 8 个铜冶炼和三氧化二砷生产工厂、3 个含砷农药厂、一个应用含砷农药现场和一批冶炼厂周围居民，调查中发现共同的因子是砷，并发现肺癌死亡率都明显上升，从而说明砷最有可能是引起肺癌的致癌物质。③接触水平-反应关系：如果接触可疑致癌因素的剂量或水平越高，癌症的发病率也越高，提示存在接触水平-反应关系。如氯甲醚作业工人的肺癌发病率随接触年限增加而增加，支持了氯甲醚致肺癌病因的推断。④生物学合理性：研究结果应符合生物学合理性，应建立在该种物质危害作用产生机制的基础上。如某冶炼厂工人近十年肺癌的发病率明显高于当地居民，经调查得知，除车间空气中砷浓度较高外，近十年来进厂工人文化水平也明显提高。在统计分析时，肺癌发病与空气砷浓度及工人文化水平均呈正相关。显然，生物合理性的结论应是肺癌增加与砷空气中的浓度较高有关，而与文化水平的提高无关。⑤时间的依存性：即在时间上，作为原因的"接触"必须在作为结果的"效应"之前。例如某镍矿新开采时，从某地下铁矿调来一批老工人，仅在 3 年内其肺癌发病率显著增高。那么，这些工人的肺癌高发是镍矿开采所致还是铁矿开采时的因素所致？显然，根据时间依存性，这些工人肺癌高发与原铁矿开采时的因素有关。

　　流行病学研究也有一定的局限性，如人群的流动使失访率增加；复杂的暴露环境难以确定接触剂量；缺乏单一暴露因素的人群，难以选择合适的研究组及对照组；潜伏期长，需要长时间随访；缺乏较为特异的研究方法等。上述局限性因素往往使因果关系判定的准确性产生疑问，甚至产生错误的结论，故需要临床观察和动物实验佐证。

　　3. 检查职业性肿瘤防治工作的效果　消除职业性致癌因素若干年后，肿瘤发病率下降，如 X 线、放射性涂料致骨肉瘤、白血病、β-萘胺、联苯胺致膀胱癌。在加强防护措施、工艺改革、减少或禁止使用后，肿瘤发病率明显下降，其效果就是依流行病学调查结果给予证实的。

第二节　职业性肿瘤

　　职业性肿瘤（occupational tumor）是指在工作环境中长期接触致癌因素，经过较长的潜伏期所引起的某种特定肿瘤，或称为职业性癌（occupational cancer）。

　　职业性肿瘤与非职业性肿瘤在发病部位、病理组织学类型、发展过程和临床症状等方面没有多大差异，加之诊断职业肿瘤具有职业病法律补偿性质，各国根据本国的实际情况把某种致癌物所致的肿瘤列为职业病，因此各国规定的职业性肿瘤名单也有所不同。我国在调查研究的基础上，确定的职业病中有 11 种职业性肿瘤：①石棉所致肺癌、间皮瘤；②联苯胺所致膀胱癌；③苯所致白血病；④氯甲醚、双氯甲醚所致肺癌；⑤砷及其化合物所致肺癌、皮肤癌；⑥氯乙烯所致肝血管肉瘤；⑦焦炉逸散物所致肺癌；⑧六价铬化合物所致肺癌；⑨毛沸石所致肺癌、胸膜间皮瘤；⑩煤焦油、煤焦油沥青、石油沥青所致皮肤癌；⑪β-萘胺所致膀胱癌。2013 年新印发的《职业病分类和目录》中确认上述 11 种职业性肿瘤外，又在职业性放射性疾病中将放射性肿瘤（含矿工高氡暴露所致肺癌）列入了职业病范畴。

　　职业肿瘤占全部恶性肿瘤比例不高，却颇受人们的重视，原因是①有助于探索人类肿瘤的病因，有利于对癌症的研究；②能有效地采用干预和预防措施，特别是可控制致癌因素，使发病率下降。如铬矿焙烧后的矿渣和羰基镍可致肺癌和鼻咽癌，经控制后发病率及死亡率可明显下降。

一、职业性肿瘤的特征

（一）职业性肿瘤的病因　职业性肿瘤病因明确，都可以找到明确的致癌因素和致癌因素的接触史。如前所述，苯致白血病，石棉、砷、氯甲醚、双氯甲醚、六价铬化合物、焦炉逸散物、毛沸石致肺癌，石棉致间皮瘤，β-萘胺致膀胱癌，氯乙烯致肝血管肉瘤，煤焦油、煤焦油沥青、石油沥青、砷及其化合物所致皮肤癌，若除去这些病因，相应的肿瘤发病率就会明显下降或不发生，而一般肿瘤病因尚不明确。

（二）职业性肿瘤的潜伏期　职业性肿瘤的潜伏期一般较非职业性同类肿瘤短。潜伏期是指首次接触致癌物质到肿瘤发生的间隔期。肿瘤是从 DNA 一个碱基对发生突变的非正常细胞引发的，但最终是否能发展或何时能发展成为肿瘤，常受到细胞损伤的修复能力、肿瘤发生的内外促进因子以及免疫系统的有效性等因素的影响，因此，不同的致癌因素有不同的潜伏期。肿瘤从恶性变细胞开始到可被人们发现，需要肿瘤细胞繁殖 30 代，细胞数达到 10^9 以上，重量达数克以上，所以潜伏期一般较长，不同的致癌因素也有不同的潜伏期（表 1-7-5），一般在 10 年以上。对人类，潜伏期最短的为 2~5 年，如放射线致白血病。也有报道更短的，如苯致白血病报道最短者仅需 4 个月。最长达 40 年以上，如石棉诱发间皮瘤，但大多数职业肿瘤的潜伏期为 12~25 年。职业性肿瘤的发病年龄通常在 40 岁以下，较非职业性同种肿瘤的发病年龄有年轻化的趋势，原因可能是接触致癌物早，接触剂量高。一般都较非职业性的发病早 10~15 年。如芳香胺引起的泌尿系统癌症，发病年龄以 40~50 岁多见，较非职业性的早 10~15 年；如中国湖南某砷矿职工中肺癌发病年龄比所在省居民肺癌发生年龄小 10~20 岁。

表 1-7-5　职业性肿瘤的潜伏期

致癌因素	肿瘤部位	潜伏期（年）
沥青、煤焦油	皮肤	20~24
矿物油	皮肤	50~54
粗石蜡油	皮肤	15~18
无机砷酸盐	皮肤	20~24
	肺	25~48
电离辐射	皮肤	20~30
	肺	15~23
	骨髓（白血病）	11~17
	骨骼（骨肉瘤）	10~15
石棉	肺	25~40
	胸腹膜	20~40

致癌因素	肿瘤部位	潜伏期（年）
氯甲醚	肺	10~24
切削油	阴囊	40~50
芳香胺	膀胱	11~15

（三）职业性肿瘤的剂量阈值　对于大多数毒物来说，毒性作用存在阈值或阈剂量，即超过这个剂量时才可引起健康损害。在预防工作中，阈剂量可作为安全接触剂量的依据。但是对职业性致癌物来说，是否存在阈值尚有争论。

主张致癌物无阈值的学者提出"一次击中"学说（one hit theory），即在一个细胞内单个细胞 DNA 改变就可能启动肿瘤发生，那么这个细胞只要一次小剂量接触致癌物，甚至一个致癌物分子就可能导致 DNA 改变，启动肿瘤发生。按照这种观点，致癌作用不存在安全接触剂量，致癌效应无剂量阈值，人类不应该接触任何致癌物。

目前多数学者认为：①即使单个致癌物分子可能诱导细胞的基因改变，但这个分子达到它的靶器官的可能性在小剂量时是很小的。②致癌分子还可以与细胞其他的亲核物质如蛋白或 DNA 的非关键部分作用而被代谢。③细胞有修复 DNA 损伤的能力，机体的免疫系统又有杀伤癌变细胞的能力。若 DNA 损伤被修复或癌变细胞被杀灭，就可能存在"无作用水平"值。④大多数致癌物的致癌过程都有前期变化，如增生、硬化等，肿瘤是"继发产物"，这使确定致癌阈值成为可能。目前主张有阈值者获较多支持，一些国家已依据此规定了"尽可能低"的职业性致癌物接触的"技术参考值"。但致癌阈值的问题并没有真正解决。

（四）职业性肿瘤的好发部位　职业性肿瘤一般都有比较固定的好发部位或范围，多在致癌因素作用最强烈、最经常接触的部位发生或直接作用的靶器官。煤烟灰致阴囊癌，沥青、焦油致皮肤癌或肺癌，毛沸石致肺癌、胸膜间皮瘤，联苯胺致膀胱癌，苯引起白血病，氯乙烯致肝血管肉瘤等。皮肤和肺是职业致癌物进入机体的主要途径和直接作用的器官，故皮肤和呼吸系统是职业性肿瘤的好发部位。可累及邻近器官，如致肺癌的职业致癌物可引发气管、咽喉、鼻腔或鼻窦的肿瘤；也可以发生在远隔器官，如皮肤接触联苯胺导致膀胱癌（联苯胺→皮肤→经酶活化→膀胱癌）。

同一致癌物也可以诱发不同部位，如砷可诱发肺癌和皮肤癌，少数致癌因素可引起广泛的、多器官的肿瘤，如电离辐射可引起白血病、肺癌、皮肤癌、骨肉瘤等。

（五）职业性肿瘤的病理类型　职业肿瘤一般恶性程度高，多为未分化型。而且由于职业性致癌因素不同，具有特定的病理类型，如铀矿工肺癌多为未分化的小细胞癌、铬多致鳞癌、家具木工和皮革制革工的鼻窦癌大部分为腺癌。一般认为，高浓度接触强致癌物所致癌多为未分化小细胞癌，反之则多为腺癌。但苯所致白血病的类型不一，且无一定规律。由于上述病理学特点不是绝对的，所以只能供与非职业性肿瘤鉴别时参考。

（六）职业性致癌物作用受一定条件影响　致癌因素作用于机体，是否能导致职业性肿瘤的发生受一定条件以及内、外环境因素的影响，有的起促进作用，有的起拮抗作用或保护作用等。

1. 与接触职业性致癌因素的理化特性有关　如形态、溶解度、结构。①形态：金属镍微粒致癌，块状金属镍不致癌；②溶解度：可溶性差的羰基镍致癌，而易溶的氯化镍、硫酸镍均不致癌；③结构：萘胺的同分异构体中 β 位异构体为强致癌物，α 位异构体因混有小量 β 位异构体则为弱致癌物。

2. 进入途径　不溶性的铬酸盐及镍盐，仅在吸入时致癌，经口或皮肤接触都不致癌。

3. 接触剂量和时间　与接触总剂量有关（包括非职业接触）。了解接触致癌物的接触浓度很重要。可通过回顾性调查，结合现在和以前的劳动条件，参考现在所测定的车间浓度判断接触量。工种是职业接触中的重要因素，不同工种的接触情况是有区别的，即使同样接触致癌物，也有直接或间接接触的区别。接触二甲基氨基偶氮苯 30mg/d，34 天诱发肿瘤，总量为 1020mg；若接触 1mg/d，700 天发生肿瘤，总量为 700mg。职业肿瘤有一个剂量-反应关系，但也有的仅有小量接触史而产生癌，如石棉。

4. 机体的状态及其易感性　免疫监视系统具有识别肿瘤 DNA 的功能，免疫功能下降，则降低其识别肿瘤 DNA 的能力。个体的精神状态、内分泌失调、神经功能紊乱、遗传易感性、营养缺乏及蛋白质摄入量不足等均有利于肿瘤的发展。

5. 协同因素　个人行为习惯有很大影响，如烟、酒，特别是烟，吸烟不仅本身可致癌，而且对一些职业肿瘤起协同作用，铀矿工人和石棉作业工人中，这种协同作用就很明显，如石棉吸烟者，肺癌发病率可以增加 40~90 倍。

6. 环境中存在促癌剂或抑制剂　某些工业污染物如多氯联苯、煤焦油中的酚等，烟气中的 SO_2、FeO 以及生活中的洗涤剂、糖精等都有促癌的作用。

某些物质可防止化学致癌物与 DNA 的共价键结合，如维生素 A 可防止支气管上皮细胞 DNA 与苯并（a）芘的结合而降低肺癌发病率。饮食中蛋白质充分，维生素 A、B、C、E 充足等，都有不同程度地抑制癌症发展的作用。

二、职业性肿瘤的诊断

中国 2002 年颁布的国家职业卫生标准《职业性肿瘤诊断标准》（GBZ94-2002）对中国 2002 年公布的《职业病目录》中的 8 种职业性肿瘤规定了相应的诊断与处理原则。职业性肿瘤诊断标准 GBZ94-2002 的诊断总则：

1. 肿瘤诊断明确　①必须是原发性肿瘤；②肿瘤的发生部位与所接触致癌物的特定靶器官一致；③经细胞病理或组织病理检查，或临床影像检查，或腔内镜检查等确诊。

2. 有明确的职业性致癌物接触史　①接触致癌物的年限符合诊断细则的相关规定；②肿瘤发病潜隐期符合诊断细则的相关规定；③结合工作场所有关致癌物接触状况综合判断。《职业性肿瘤诊断标准》还对 8 种职业性肿瘤提出了相应的诊断细则。

中国 2009 年颁布的国家职业卫生标准《放射性肿瘤诊断标准》（GBZ97-2009）对中国职业性照射后发生的肿瘤作出了相应的规定。在判断依据中，提出了 2 条原则：①起因于职业性照射的放射性肿瘤可以判断为职业性放射性肿瘤；②职业照射复合职业性化学致癌暴露，辐射致癌在危险增加中的相对贡献大于 1/2，合计的 PC（probability of causation）≥ 50%者也可判断为职业性放射性肿瘤。PC 是根据患者性别、受照时年龄、发病潜伏期和受照剂量按规定的方法计算所患恶性肿瘤起因于所受照射的病因概率。

第三节　职业性肿瘤的预防原则

与非职业性肿瘤相比，职业性肿瘤的致癌因素比较清楚。职业性肿瘤是一类人为因素诱发的肿瘤，最有效的对策是预防，应按三级预防原则加以预防和控制，有可能控制或降低发病。第一级预防又称病因预防，采取相应的措施加以预防，或将其危险度控制在最低水平；第二级预防又称发病预防，定期体检、早期发现、及时诊断治疗是已被证明行之有效的措施；第三级预防是在患病以后，合理康复治疗，促进功能恢复。

一、严格执行有关卫生标准和法律法规

中国在职业病防治方面制定了一系列法规，如《中华人民共和国职业病防治法》《职业病诊断与鉴定管理办法》《尘肺病诊断标准》《职业性肿瘤诊断标准》等。在放射线的防护方面有《核电站放射卫生防护标准》《放射性同位素与射线装置安全和防护条例》《医用 X 射线诊断卫生防护标准》《工业 X 射线探伤放射卫生防护标准》《建筑材料放射卫生标准》和《磷肥放射性镭-226 限量卫生标准》。在工业生产中，尽可能禁止或避免使用致癌物，如根据《中国禁止或严格限制的有毒化学品名录（第一批、第二批）》，应当禁止或严格限制使用青石棉、角闪石石棉、砷和砷化合物。

二、加强对职业性致癌因素的控制和管理，是降低职业性肿瘤发病率的重要手段。

1. 发现病因（find the cause of disease）　通过流行病学调查研究，积累资料，提供线索，获得证据。对化学物质加强登记管理制度，建立筛检化学物致癌性的体系，在化学物进入生产流通领域前预测其安全性。

2. 控制病因（control the cause of disease）　对致癌物采取严格的安全卫生管理措施，建立致癌物的管理登记制度，并提出相应的技术标准，严格控制劳动者接触水平。在工业生产中"尽可能地禁止或避免使用致癌物"，如根据《中国禁止或严格限制的有毒化学品名录（第一批）》就应当禁止或严格限制使用青石棉、多氯联苯、砷和砷化合物等。有些国家将致癌物分为两大类：一类为可避免接触的，应停止生产和使用，如不生产和使用联苯胺、β-萘胺、亚硝胺；另一类为目前不能改变工艺路线或无法代替又仍需使用的致癌物，应依据目前现有的资料，提出暂行技术标准严格控制生产条件和作业者的接触水平，如石棉（不包括青石棉）每毫升空气不超过 5 根，煤焦油沥青挥发物不超过 $200\mu g/m^3$。发达国家现已基本不使用石棉，代之以各种塑制材料及矿化棉，且在矿化棉的长度与直径方面避开最易致癌的参数。美国针对对人具有强致癌性的物质，规定其含量不得超过 0.1%，如 4-氨基联苯、4-硝基联苯、β-萘胺、氯甲醚等；对另一类仅对动物有致癌性的物质，规定其含量不得超过 1%，如二甲亚硝胺、乙酰胺芴等。

对于新化学物质，则应做致癌性筛检，发现致癌性强者，应停止生产和使用。对已经明确的致癌因子应尽可能予以消除、取代，首选方法为采用无致癌性代用品，降低致癌物的含量，消除或降低致癌因素接触量，如限制青石棉使用量。对目前工业生产中不能立即消除，也无法取代者应当积极推广和应用有利于职业病防治的新技术、新工艺、新材料，如在芳香胺生产中为了避免 β-萘胺生产过程，可先将萘酚磺化，再胺化，还可使游离的联苯胺或 β-萘胺先经重氮化作用变为无致癌活性物质，避免作业工人接触致癌物质。对有些目前不能改变工艺流程的致癌物，应尽可能提高机械化、密闭化、管道化程度，同时改造设备、工具，加强排风、通气，减少直接接触职业性致癌因素，并辅以个人防护，减少接触。总之，应采取严格综合措施，控制作业者的接触水平。

三、建立完整、有效的职业性肿瘤的监测体系

目前，我国还没有形成一个完整、有效的职业性肿瘤的监测网络和职业性肿瘤的预测机制，因此，应当尽快建立健全致癌物监测、职业性肿瘤医学监护、职业性肿瘤报告和劳动者个人健康档案等体系，为开展职业性肿瘤的监测和流行病学调查和前瞻观察积累极为有用的资料。

（一）致癌物监测体系

1. 建立快速致癌性筛检方法　目前已建立若干快速的致癌性筛检试验方法——回复突变、DNA 合成修复、细胞转化、染色体畸变、姐妹染色单体互换、果蝇伴性隐性致死试验、枯草杆菌重组试验、精子精细胞致死突变。这些试验对于快速发现致癌物，预测某些化学物对人的致癌作用等均有重要意义。但目前的快速致癌性筛检方法还不够理想，尚需研究更好的方法。

2. 定期规范的监测制度　职业性肿瘤在预防、科学研究、临床诊断和治疗时都需要参考作业者致癌物接触状况。对环境中致癌物浓度进行经常性定期监测，使其浓度或强度控制在国家规定的阈限以下，并尽最大可能使之降到最低量，另外要防止致癌物污染厂外环境。已经肯定的职业性致癌因素，还要作定量危害评定，推测其对社会与人群的危害程度，以进行利弊权衡，决定对策。因此，完整记录职业环境与致癌物有关的原材料、工艺过程、产品的详细资料，并依法开展作业场所致癌物、可疑致癌物等有关物质进行定期、连续和规范的监测，认真保存监测的真实资料，准确估计人体接触水平，以便长期动态观察，弄清职业和肿瘤的关系。此外还要加强对生产企业的监督管理，对职业病危害严重的、不具备基本防护条件的，要限期整改，经整改仍不合格的，应坚决予以关闭。

3. 对可疑的工种和致癌因素，应作回顾性和前瞻性调查，为识别和确认职业性肿瘤及致癌因素提供有价值的线索，从而为其预防措施提供确实、可靠的科学依据。

卫生部门在建立本地区职业病危害因素监测网络时，应当将致癌物监测放在重要的地位。

（二）职业性肿瘤医学监护体系　对接触职业性致癌物的人群进行有效的医学健康监护，有助于职业性肿瘤的早期发现和鉴别诊断。健康监护是通过作业环境评价和医学监护（健康检查）、分析和评价有害因素对接触者健康影响及其程度，掌握作业者对健康状况和

发现健康损害征象，以便采取相应的预防措施，防止有害因素所致疾患的发生和发展。早期发现、早期诊断、早期治疗是获得理想防治效果的前提，健康监护是提高"三早"的有效手段，属于二级预防。职业性健康监护结合生产环境监测和流行病学分析，有利于研究职业危害在人群中发生、发展的规律，了解接触效应（反应）关系，评价防护措施的效果，为制订、修订作业环境卫生标准以及应采取相应的控制措施提供科学的依据。医学监护（medical surveillance）是指以健康体检为主要手段，检出新病例、鉴定疾病和限制接触等健康信息的收集、分析和使用，其基本内容包括健康体检、健康档案等建立和应用、健康状况分析及劳动能力鉴定。

1. 建立职业肿瘤早期发现、早期诊断的方法　消除肿瘤前期的异常改变或早期阶段的肿瘤就需要建立职业肿瘤早期发现、早期诊断的方法。一般采用综合分析诊断的方法。通过了解职业史和早期的临床表现，结合影像学、病理学、白光支气管镜、B超、肝动脉造影、分子标志等物检查方法来进行诊断。目前职业性肿瘤中除膀胱癌可用尿沉渣中脱落细胞涂片以及膀胱肿瘤抗原（bladder tumor antigen，BTA）和核基质蛋白22（NMP-22）检测用于泌尿系统移行细胞癌检查对早期诊断有一定的意义外，至今职业性肿瘤都未能建立起有效的监护指标和方法。因此，应加强医学监护工作效率和效能的研究。特别是利用分子生物学的方法寻找新的生物标志，这是当前工作的热点和重点，也是最有发展前景的医学监控手段。

2. 健全体格检查制度　进行就业体检和定期体检。

就业体检：可以发现就业禁忌证和保存就业者体格检查的基础资料。

定期体检：早期发现癌前变化，以便及时处理患者，检查应针对致癌物可能损害部位；选择灵敏方法，如X线胸片、细胞学检查、尿沉渣检查（脱落细胞涂片检查），可疑者作膀胱镜检查（核实），代谢物测定对估测也有帮助。

（三）职业性肿瘤报告体系　职业性肿瘤的发现，肯定或否定都要依靠人群流行病学证据。为此，必须建立肿瘤登记报告制度，详细、真实地记录工种、接触因素，对致癌物浓度进行定期监测、肿瘤发病及死亡等情况。职业性肿瘤报告属于常规的职业病报告系统内容，但是临床医师在肿瘤的诊断过程中往往容易忽视职业因素。因此，加强医师和劳动者对致癌物的认识，强化医疗卫生机构和医务人员的职业性肿瘤法定报告人意识，促使医师在肿瘤的诊断过程中充分考虑职业因素，做好职业性肿瘤的鉴别诊断，是完善职业性肿瘤报告体系、使发病状况能如实得到反映一个重要内容。

（四）建立劳动者个人健康档案体系　目前，随着农民工进城，职业活动中的作业者流动性比较大，特别是有害工种。因此，建立作业者的个人健康档案，有利于医师在肿瘤的诊断过程中能充分了解和掌握作业者在不同的职业活动时期接触职业性致癌物的状况，包括接触职业性致癌物的种类、接触水平、接触时间，从而有助于职业性肿瘤的早期发现和鉴别诊断。

四、加强宣传教育，注意个人卫生

通过职业安全卫生知识的培训，加强职业健康教育，普及职业卫生知识，以提高劳动者对职业病危害的认识，增强劳动者的自我保护意识和能力，养成良好的个人行为。在工作时，劳动者应当注意加强个人防护，严格执行安全卫生的操作规程；同时要注意生活规律"锻炼身体，做到心情愉快，劳逸结合"，增加机体的防癌抗癌的能力。

1. 努力减少接触各种致癌因素，处理致癌物时，防止污染环境；工作后应当及时换下工作服，洗淋浴，工作服应集中处理除去污染，禁止带回家，防止致癌物的二次污染。

2. 开展戒烟健康教育，因为吸烟与许多致癌物具有协同作用。对癌症与吸烟相关的认识已有 2 个多世纪，到目前为止，吸烟已被认为与肺癌、膀胱癌、喉癌、食管癌、口腔癌、胰腺癌、胃癌、肾癌、宫颈癌等多种癌症有关。戒烟除个人努力外，必须注意周围环境的影响，认识到医师、企业单位及行政部门在禁烟中的重要作用。

3. 加强职业健康促进教育，教育作业者认识与其行为方式密切相关的制约因素，如操作规范、卫生习惯、个人防护用品的正确使用、健康检查的重要性等，以达到自我约束、自我保护、早期检测和早期处理的目的。

4. 注意饮食保健，合理营养结构　多吃低脂肪、高蛋白、富含膳食纤维的食物，避免吃烟熏、霉烂和含致癌物的食物。很多调查研究报道，增加食物中蔬菜、水果的摄入量，尤其多食富含胡萝卜素、维生素 C、维生素 E、叶酸、微量元素硒等食物，可以增加机体的防癌抗癌能力。如夏威夷多民族人群的一项调查发现，每月摄入维生素 A<2.5 万 IU 者患肺鳞癌的危险性高于每月摄入维生素 A>15 万 IU 者。中美科学家在云锡矿工肺癌的研究中，发现葱蒜类对肺癌有防护作用。

美国国立癌症研究所提出每天 5 种有益于健康的食物方案：①每天吃 5 份水果和蔬菜；②每天至少吃 1 种富含维生素 A 的食物；③每天至少吃 1 种富含维生素 C 的食物；④每天至少吃 1 种高纤维食物；⑤每周吃几次卷心菜科（十字花科）的蔬菜。

5. 保持心境开朗，加强锻炼身体，劳逸结合，注意生活规律，增强抗病能力，提高自身防癌抗癌的能力；注意防止感染容易诱发肿瘤的疾病，如乙型肝炎、丙型肝炎、某些寄生虫病以及某些慢性炎症；熟悉某些癌前病变，以利早期发现、早期治疗。

五、建立预测致癌危险性相应管理办法

致癌危险性预测对加强预防、制定法规、有效管理致癌性因素有着重要意义。Higginson 提的简图（图 1-7-1），概括了致癌危险性预测和流行病学监护之间的关系，并以此作为制定法规的依据。

六、化学预防

肿瘤化学预防是指用化学药物预防肿瘤发生，或诱导肿瘤细胞分化逆转、凋亡，从而达到预防恶性肿瘤的目的。目前公认的化学预防肿瘤的最好方法是抑制癌前病变演变成肿瘤或使其逆转成正常细胞。由于癌前病变演变是一个相当缓慢的过程，这为癌前病变的化学预防提供了良好的机会。因此，未来人类肿瘤预防最有希望取得突破的领域是肿瘤化学预防、改善膳食与营养、控制职业致癌、停止吸烟，其中肿瘤化学预防是肿瘤防治中最有前途的崭新领域。目前已从 600 余种候选化合物中选出了 54 种确切有效的化合物用于实际

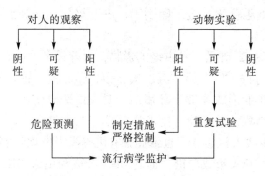

图 1-7-1　致癌危险性的预测与监护的关系

应用的观察研究，如维生素 C、A、E，硒和钼类化合物；天然产物中的胡萝卜素、异硫氰酸脂类、萜类化合物、酚类抗氧化剂等。癌症的化学预防还有许多问题悬而未解，需要继续创新、探索、研究。

总之，三级预防主要手段是对职业性致癌因素进行识别、认定、严格控制与管理，对接触者作定期医学监护，筛检高危人群，并通过制定相应的法规保证其实施。只要严格实施以上防护措施，可以减少职业性肿瘤的发生，降低职业性肿瘤带来的损失，更好地保护职业人群的健康和经济建设服务。

（燕　贞　吴逸明）

第四节　常见的职业性肿瘤

由于化学、物理因素使用日益增多，造成职业致癌因素和致癌物种类也日益繁多，而且引起人体肿瘤的类型不一样，发病部位也比较广泛，但较多见的职业性肿瘤常发生在肺和皮肤，其次是膀胱。

一、职业性呼吸道肿瘤

在职业性肿瘤中，呼吸道肿瘤占了较高比例，而肺癌在呼吸道肿瘤中又占有重要位置。其主要原因为人肺的表面积大，$60 \sim 100m^2$，昼夜活动，每天大约要吸入 $12m^3$ 的空气，故弥散在空气中的致癌物可直接作用于肺组织，且接触量大。

目前已知的职业性呼吸道致癌物有铬、镍、砷、石棉、焦油化合物、氯甲甲醚、芥子气、异丙油、放射性物质、硬木屑、氯丁二烯，还有作为职业肿瘤辅助因子的烟草烟气。调查发现吸烟者肺癌死亡相对危险度（RR）为 11，接触石棉者为 5，而接触石棉的吸烟者为 50 以上，也有报道可提高 90 多倍。在我国已证实可引起职业性肺癌的工种有无机砷化物、石棉、二氯甲醚、铬的接触工，锡矿工，焦炉工，煤气发生炉工，铜冶炼工等。国际上已肯定的职业性肺癌的作业还有铀矿工、芥子气生产工、甲醛接触工、炼镍工、镉与铍接触工；镍、芥子气及二氯甲醚作业工人可致喉癌；硬木家具工、皮革与修靴工可致鼻腺癌。还有报道铸造工、油毛毡工、报纸印刷工、皮毛整理工的肺癌发病率有所增高，需进一步研究证实。

（一）砷（arsenic，As）　砷是一种古老的毒物，含砷较多的矿石有硫砷铁矿、斜方砷铁矿、雄黄（As_2S_3），常与铁、锌、铅、金、银、硒、钴、铜、镍、硫等伴生，在矿石的冶炼过程中，无机砷以烟尘的形式弥散于环境中，对人体造成伤害，接触无机砷化合物可引起呼吸道肿瘤，特别是肺癌，其危险性比正常人群高 2~8 倍。

As^{3+} 有致癌作用，少数人认为 As^{5+} 也致癌，有机砷尚未发现致癌。砷致癌是由于砷化物取代 DNA 链上的磷，使 DNA 形成弱键，抑制 DNA 合成和引起 DNA 损害，造成细胞癌变。但也有报道未能观察到砷对 DNA 的直接损伤，而对染色体损伤的报道较为集中，说明砷在一定浓度时是一种致突变剂。1980 年，IRAC 依据流行病学资料，确认砷为人类致癌物。

砷所致肺癌诊断细则：①原发性肺癌诊断明确；②含砷采矿及冶炼累计接触工龄 3 年以上（含 3 年）；③潜隐期 6 年以上（含 6 年）。

（二）石棉（asbestos）　1935 年美国 Lynch 开始怀疑石棉与肺癌的关系，1955 年 Doll 的流行病学调查结果发现，英国石棉接触 10 年以上的男工肺癌死亡 RR 比一般居民高 10 倍。之后的大量调查研究已证明肺癌是威胁石棉作业工人的一种主要疾病，占石棉作业工人总死亡数的 20%。从接触石棉至发病的潜伏期平均约为 22 年，平均发病年龄男性约为 57 岁，女性约为 50 岁。Selikogy 指出，接触石棉而又吸烟者患肺癌机会远远高于不接触石棉又不吸烟的人。近几年还发现接触石棉而未患石棉肺的人群肺癌发生危险性上升。此外，石棉还可致胸腹膜间皮瘤，石棉接触者胃肠癌、喉癌、咽癌、口腔癌和肾癌的发病率也有升高。但我国除了石棉所致的肺癌和胸膜间皮瘤外，其余尚未列入职业性肿瘤。作用机制尚不完全清楚，初步证实石棉致癌发病机制概括如下：

1. 物理作用　早期刺激细胞增生，与石棉纤维直径、长度及两者的比例有关，纤维长度 >10μm 的石棉纤维较长度 <5μm 的致癌性强，可能是因为短纤维易被肺巨噬细胞吞噬和排除。青石棉直而硬，对肺组织穿透能力强，故青石棉的致纤维化和致癌性都强；温石棉易溶解，肺内清除比青、铁石棉快，故致癌性较弱。不同类型石棉的致癌强度不同，致间皮瘤时，青石棉>铁石棉>温石棉，可能与纤维物理特性及形态有关。

2. 化学作用　①石棉为金属复合物，以 Fe、Mg、Al 为主，还含有微量元素 Ni、Cr、Co 等，前两种为肯定致癌物；②纤维表面吸附烃类有机物与致癌有关，1982 年 Hangen 认为纤维上吸附微量金属、烃类与其他污染物，具有协同作用，其物理特性影响致癌强度。

石棉所致肺癌诊断细则：①原发性肺癌诊断明确；②接触石棉粉尘累计工龄 7 年以上（含 7 年）；③潜隐期 10 年以上（含 10 年）；④石棉肺合并肺癌者即可诊断。

石棉所致间皮瘤诊断细则：①必须有细胞病理学诊断；②接触石棉粉尘累计工龄 1 年以上（含 1 年）；③潜隐期 15 年以上（含 15 年）。

（三）铬（chromium，Cr）　工业上最重要的是金属铬和三价、六价的铬化合物，其中六价铬对人体危害比较明显，致癌的危险性也可能最大。目前已证实从事铬酸盐生产的工人中肺癌的发病率及标化相对危险度（SRR）明显高于其他人群。发病机制是由于低、中等溶解度的六价铬化合物可长期缓慢释放到细胞内，并迅速还原为三价铬致 DNA 突变而致癌。

铬酸盐所致肺癌在临床上虽无特殊性，但双重癌和多发癌病例较多见。组织学上以鳞状细胞癌多见，部分为未分化圆形细胞癌。铬化物致肺癌的平均潜伏期为 21 年，最短的为 7 年。此外铬作业工人还有肝、胆管、胰腺、结肠、胃、前列腺等肿瘤发生。1987 年我国将铬酸盐制造工人肺癌列入职业病范畴。

铬酸盐制造业工人肺癌诊断细则：①原发性肺癌诊断明确；②从事铬酸盐制造累计接触工龄 1 年以上（含 1 年）；③潜隐期 4 年以上（含 4 年）。

（四）氯甲醚类　二氯甲醚（bis-chloro-methyl-ether）致癌性较氯甲甲醚（chloro-methyl-methyl-ether）强，二者对呼吸道黏膜均有强烈的刺激作用。氯甲醚类是一种极强的致癌剂。

作业者接触毒物的剂量与癌症发病呈剂量-效应关系，而且作业者发生肺癌的年龄较轻。氯甲醚类是强烷化剂，具有直接致癌作用，体外试验不需经过代谢活化可产生致癌作用。研究表明，双（氯甲基）醚主要通过与 DNA 的腺嘌呤和鸟嘌呤结合而导致细胞突变。氯甲醚所致肺癌的组织类型多为未分化小细胞型（或称燕麦型，oat cell），恶性程度高。

1973 年美国已将氯甲甲醚和二氯甲醚列入必须严加管理的致癌物名单中。我国 1987 年将氯甲醚所致肺癌列入职业病名单。

氯甲醚所致肺癌诊断细则：①原发性肺癌诊断明确；②生产和使用氯甲醚（二氯甲醚或工业品一氯甲醚）累计接触工龄 1 年以上（含 1 年）；③潜隐期 4 年以上（含 4 年）；④工作场所中甲醛、盐酸及水蒸气共存时产生的二氯甲醚所致肺癌可参照本标准。

（五）焦炉逸散物　烟煤在高温缺氧的焦炉炭化室内干馏过程中从焦炉逸出的气体、蒸气和烟尘统称为焦炉逸散物。煤焦油挥发物是焦炉逸散物的重要成分，含有多种致癌的多环芳烃类化合物。焦化厂中仅见炼焦作业工人肺癌发病率超出正常人群，以炉顶、炉侧和辅助作业顺次递减，其他作业区未见增高。

1775 年 Pott 报道伦敦烟道清扫工致阴囊癌后 150 年间，对"煤焦油癌"的认识仅限于皮肤癌。20 世纪 30 年代英国、日本流行病学调查发现焦炉、煤气发生炉工人的肺癌发病率超过一般人群。1962 年美国对焦化厂调查发现焦炉工肺癌发病率特别高，且与作业场所空气中煤焦油沥青挥发物浓度和接触时间有关。我国调查资料表明炉顶和炉侧工肺癌发生的 RR 分别为 5.56 和 3.55。肺癌的 RR 随接触强度、接触工龄、开始接触后年数增高而增高，说明焦炉工肺癌与职业接触焦炉逸散物之间存在剂量-效应关系。许多研究表明吸烟对焦炉工肺癌发生影响甚微，这可能是因为焦炉工作业环境接触的苯并（a）芘量远远超过吸烟的接触量，如作业环境空气中苯并（a）芘水平为 $7\sim18\mu g/m^3$ 时，在一个工作日内苯并（a）芘的吸入量相当于每天吸 105~540 包烟。而我国鞍钢某焦化厂的调查结果远远超过 540 包烟的水平。所以国内外许多学者在焦炉工的肺癌流行病学研究时都没有进行吸烟的分析或吸烟调整。

多环芳烃类物质在体外无明显活性，但在体内经活化后可形成环氧化合物，再经酶促水解，出现二氢二醇结构，可使其第 10 位上的氧与 DNA 的碱基特别是嘌呤连接，形成

DNA 加合物，引起基因突变而启动癌的发生。焦炉工中的肾癌、肠癌、胰腺癌等超量发生的证据有限或不足，需进一步研究。

焦炉工人肺癌诊断细则：①原发性肺癌诊断明确；②焦炉工累计接触工龄 1 年以上（含 1 年）；③潜隐期 10 年以上（含 10 年）。

（六）镍（nickel, Ni）　流行病学调查表明从事镍冶炼的工人中肺癌及鼻咽癌的发生明显增多，且与从事该项工作的时间有正相关关系。动物实验证明不论是金属镍粉末，还是镍化合物均有致癌作用，但不溶性镍化物如羰基镍、硫化镍、碳酸镍的致癌性远远超过可溶性镍化物。有人发现接触镍尘者产生鼻癌的危险性随工龄增加，停止接触后 15~42 年仍有产生鼻癌的可能，但离开镍作业后，肺癌发生的可能性减少。

镍的致癌机制主要包括：①镍化合物的致癌性可能取决于它们在靶细胞内关键部位提供 Ni^{2+} 能力；② Ni^{2+} 可能通过直接遗传毒性，诱发 B-DNA 向 Z-DNA 的转换、调节基因的移位和调整、引起 DNA 切除修复抑制或各种基因外机制启动致癌过程；③ Ni^{2+} 可能通过阻断细胞至细胞的信息传递或通过激发脂质过氧化作为促癌物而起作用；④ Ni^{2+} 可能通过抑制自然杀伤细胞活性加快肿瘤进展。

（七）其他　接触异丙油（isophorone oil）、芥子气（mustard gas）、硬木屑（hardwood scraps）都可见呼吸道肿瘤增多。

1. 异丙油　异丙醇可导致与本职业有关的工人呼吸道癌症增多。异丙醇是重要的有机原料，是用硫酸和丙烯作原料制成的，调查发现呼吸道癌全部出现在用 90% 以上浓度硫酸的工人中，反应温度较高，产生了一些致癌的油状高分子聚合物杂质——异丙油，以后改用 75% 浓度的硫酸生产就不再发生肿瘤。

2. 芥子气（硫芥、双硫醚）　是一种战争毒剂。生产该毒气的工人中陆续发现肺、咽喉、鼻窦、气管等呼吸系统癌症的发生，潜伏期 10 年左右，早发者都有肺部癌症，晚发者有气管、喉和鼻的肿瘤。

3. 硬木屑　锯木工多患上呼吸道黏膜炎和哮喘，以后发现有鼻腺癌高发。

二、职业性皮肤癌

职业性皮肤癌（occupational skin cancer）中的阴囊癌是职业肿瘤发现最早、数目最多的，约占人类皮肤癌的 10%。

职业性皮肤癌与致癌物的关系，往往最直接、最明显，经常发生在暴露部位和接触局部。职业性皮肤癌的致癌物有煤焦油物质、沥青、蒽、木榴油、页岩油、杂酚油、石蜡、氯丁乙烯、砷化物、放射性物质、电离辐射、紫外线等，调查表明工业性皮肤癌中 60% 有接触沥青和煤焦油史。煤焦油类物质中主要含致癌作用很强的苯并（a）芘和其他多环芳烃类物质。

职业性皮肤癌发生的前驱皮损表现为接触部位产生煤焦油黑变病、痤疮、乳头状瘤，称为煤焦油软疣，最常见于面、颈、前臂和阴囊。其他的前驱性皮损还有皮肤炎症、红斑疹、指甲变形、白斑症、角化过度和局限性、侵蚀性溃疡。

接触无机砷化物可诱发皮肤癌。早期四肢及面部皮肤出现过度角化、色素沉着、溃疡形成、鲍恩（Bowen）病。这些变化可能属于癌前病变，可发展成扁平细胞角化癌或腺癌。

砷致皮肤癌诊断细则：①原发性皮肤癌诊断明确；②无机砷作业接触工龄5年以上（含5年）；③潜隐期5年以上（含5年）；④有慢性砷中毒病史者所患皮肤癌即可诊断。

三、职业性膀胱癌

在膀胱癌的死亡病例中有20%可找出可疑致癌物的接触史。多为染料工作、颜料制造、橡胶和电线制造、纤维印染和印刷、煤气工人、实验室工人、灭鼠人员等，主要致癌物为芳香胺类化合物：β-萘胺、联苯胺、2-萘胺、4-氨基联苯，前三种为染料的中间体，后一种是塑料和橡胶工业的防老剂。不同致癌性芳香胺类化合物的致癌效应不同。芳香胺包括联苯胺致膀胱癌的潜伏期平均16~21年。发病年龄与首次接触年龄有关。我国调查发现，职业性膀胱癌发生率与国外比较明显偏低。对人致癌例数较少的有金胺、品红、2-萘胺芥，可疑致癌的有"安妥"（1-萘基硫脲），染料OB黄、AB黄，着色剂奶油黄（对二甲基偶氮苯）。吸烟对芳香胺致膀胱癌有协同作用。

芳香胺致癌及活化机制：2-乙酰氨基芴（2-acetyl amino fluorine，2-AAF）是芳香胺中研究的最清楚的一种致癌物。2-AAF经N-羟化生成N-羟基-AAF，进一步经肝转硫酶作用，酯化后，生成N-羟基-AAF硫酸酯，成为终致癌物，其与机体内生物大分子结合而发生癌变。

联苯胺所致膀胱癌诊断细则：①原发性膀胱癌诊断明确；②生产或使用联苯胺人员累计接触工龄1年以上（含1年）；③潜隐期3年以上（含3年）；④联苯胺接触人员所患肾盂、输尿管移行上皮细胞癌可参照本标准。

四、职业性白血病

职业性白血病（occupational leucocythemia，leukaemia）见于苯、电离辐射和深度X线照射的职业接触者。消毒和化工生产中接触环氧乙烷者白血病和非霍奇金淋巴瘤发病也稍高。

苯是一种芳香族烃类化合物，在工业中主要用作橡胶、油漆、树脂等的溶剂或稀释剂，作为染料、药物、化肥、农药、洗涤剂、苯酚、苯乙烯的合成原料。1897年报道了首例苯接触者发生白血病以来，人们相继证实苯作业工人的白血病发病率远远高于其他人群。在我国苯所致白血病患者接触苯的浓度一般为$10~1000mg/m^3$，工龄为0.8~48.5年，急性苯白血病约占75%，其中粒细胞性白血病最为常见，也可引起罕见的红白血病。潜伏期数年至20年，短者仅4~6个月，长者可达40年。苯中毒白血病的发病多继发于全血细胞减少或再生障碍性贫血。

苯对造血系统的损害作用机制与下述有关：①苯的代谢产物以骨质基质为靶部位，抑制生成造血干细胞增殖和分化的调节因子，致使白细胞再生障碍，进而阻断了造血干细胞分化过程而引起白血病；②苯的代谢产物酚类的转化物，特别是氢醌和邻苯二酚，其能直接抑制造血细胞的核分裂，对骨髓中核分裂最活跃的原始细胞具有更明显的毒作用。研究发现其微粒体的细胞色素P450可作用于苯生成邻苯二酚、氢醌、P-苯醌，或通过与巯基发生作用，导致谷胱甘肽和维生素C代谢障碍；③也有报道苯的代谢产物通过增强脂质过氧化、自由基增多产生作用；动物实验观察到苯的代谢产物可与 DNA 共价结合，组织中形成的 DNA 加合物可抑制 DNA 和 RNA 的合成。

苯所致白血病诊断细则：①经细胞病理学检查确诊；②苯作业累计接触工龄 1 年以上（含 1 年）；③潜隐期 1 年以上（含 1 年）；④如有慢性苯中毒史者所患白血病即可诊断。

五、氯乙烯所致肝血管肉瘤

1970 年 Viola 首次发现大鼠长期吸入氯乙烯（vinyl chroride）可诱发肝血管肉瘤。氯乙烯长期接触因其代谢产物氯乙醛和氧化氯乙烯为强烷化剂，可引起基因突变，导致细胞恶性转化，引发肿瘤。氯乙烯是一种多器官致癌物，可引起肝癌、脑瘤、肺癌以及胃、乳腺、骨、淋巴、皮肤、耳道腺等多种部位肿瘤及白血病，特别是恶性程度极高的肝血管肉瘤。此外氯乙烯作业也可导致工人肺、脑、淋巴组织肿瘤发病率增高，值得重视。

氯乙烯所致肝血管肉瘤诊断细则：①病理组织学诊断为原发性肝血管肉瘤；②从事聚氯乙烯生产，有明确的氯乙烯单体接触史，累计接触工龄 1 年以上（含 1 年）；③潜隐期 1 年以上（含 1 年）。

六、职业性放射性肿瘤

职业性放射性疾病（occupational radiation sickness）是由电离辐射引起的一组全身性或局部性疾病，职业性放射性肿瘤（occupational radiation tumour，cancer）是其中的一种。职业性放射性肿瘤是指接受职业性电离辐射照射后发生的与所受该照射具有一定程度病因学联系的恶性肿瘤。我国 2002 年将其列入职业病目录。2009 年颁布的《放射性肿瘤病因判断标准》（GBZ97-2009）替代《放射性肿瘤病因判断标准》（GBZ97-2002），并更新了国际放射防护委员会（International Commission on Radiological Protection，ICRP）1990 年和 2007 年建议书中给出的标称概率系数的致死性癌症，给出了"照射诱发恶性肿瘤病因概率（PC）的计算方法"等相关内容。职业性放射性肿瘤可以发生在工作中意外性受照，也可以发生在医疗或其他情况的意外性受照或职业性照射。在人类所有肿瘤中 0.5%~3.5%是电离辐射引起的。职业性照射群体包括早年从事放射线工作的医师和技师、铀矿工、核工业和核试验事故的受照者、表盘描绘工等。我国调查表明，X 线工作者白血病、皮肤癌、乳腺癌和甲状腺癌发病率明显增加，并与职业性照射有关。辐射所致癌中，白血病的发病率高，潜伏期短（8~13，平均 10 年），诱发剂量低，发病率与受照射剂量有明显的正相关关系。受照射后 30 年，白血病发病几乎不再增加。辐射诱发其他实体瘤发病率较高的有甲状腺癌、肺癌、乳腺癌、胃癌以及多发性骨髓癌，但潜伏期较白血病长。

长期接触 X 线又无适当防护的工作人员患皮肤癌增多，多见于手指。早期见皮肤呈局灶性增厚，有较深的皱纹与擦损、局部萎缩、皮肤色素加深或减退、毛细血管扩张、指甲变脆、甲面成沟状并凹陷，有时可出现溃疡，称为 X 线皮炎。在皮炎的基础上可发生癌变，发病率达 10%~28%，常为扁平细胞癌。2009 年我国颁布了《放射性皮肤癌诊断标准》（GBZ219-2009）。目前认为，电离辐射引起皮肤癌的剂量需达 30Sv，在一般条件下不常见。潜伏期多在 13~26 年，最长可达 64 年。铀矿工皮肤癌多为基底细胞癌，常见于面颊部和前额部。

铀矿工肺癌的发病率明显增高，未分化小细胞癌较多，其中主要是燕麦样细胞癌，潜伏期外照射为5~24.9年，内照射为21~24年。矿井中高浓度氡及其子体是其致癌因素。吸烟有明显的协同作用。

电离辐射可激活癌基因，引起DNA损伤，修复基因表达发生改变，DNA修复系统不能进行修复或正确修复，导致细胞突变并发生细胞恶性转化。电离辐射中的中子、γ射线及X射线等具有致癌启动作用的同时也具有促癌作用，一旦作用于体细胞，就不再需要其他促癌因子的作用便可诱发肿瘤。

放射性肿瘤的处理原则：根据恶性肿瘤的种类、类型和发展阶段采取与同类一般肿瘤相同的方法进行积极治疗与处理。

（张永兴）

案例分析

王某，男性，68岁，某石棉厂退休工人。曾于1954~1976年在轧棉、梳棉、纺线等车间从事石棉生产加工工作，接触石棉22年。1965年被某职业病防治单位诊断为Ⅰ期石棉肺。近几年来常合并呼吸道感染，服用抗生素后可缓解。近半年来咳嗽、气促、右侧胸部持续性闷痛伴全身乏力，消瘦，偶有发热、盗汗，因右侧胸痛不能平卧而急诊入呼吸科。经抗痨、抽胸腔积液对症治疗，症状无明显减轻。否认肺结核。于1996年4月17日转入职业病科。既往吸烟30年，20支/日，现已戒烟15年，不嗜酒。

查体：体温36.8℃，脉搏90次/分，呼吸20次/分，血压15/8kPa。意识清楚，慢性病容，精神尚可，自动体位。全身皮肤弹性尚可，无发绀、黄染及出血点。巩膜无黄染，浅表淋巴结无肿大。颈软，气管居中，无颈静脉曲张。心界不大，心率90次/分，律齐，未闻及病理性杂音。胸廓无畸形，右侧肋间隙稍饱满，双侧呼吸运动对称，右侧触觉语颤减弱，右肩胛骨角以下叩诊均为浊音，呼吸音极低，未闻及干、湿啰音及胸膜摩擦音。左肺叩呈清音。肝、脾均未触及，双肾区无叩痛。脊柱呈正常生理弯曲，无压痛。双手指略呈杵状指，无关节红肿，甲床轻度发绀。手掌及前臂未见石棉疣，双下肢无水肿。神经系统检查未见异常。X线胸片示：双肺纹理增重，右侧横膈面毛糙，右侧胸腔积液，上段气管轻度右移，主动脉钙化。CT胸片示：右侧胸腔大量积液，右肺叶部分不张，右侧后下胸膜钙化斑，肺门淋巴结钙化。

摘自罗景星. 石棉肺合并胸膜间皮瘤1例报道. 中国工业医学杂志，1998，3.

请按以下问题对本案例进行讨论分析：

1. 入院后，为明确诊断，除一般问诊和体检外，还应做什么检查和调查，为什么？

2. 患者肿瘤与职业活动有无直接关系，确诊依据是什么？为什么？

3. 确诊为职业肿瘤后应如何处理患者，其依据是什么？

4. 从劳动卫生角度应采取哪些改进和预防措施，为什么？

实验室检查：Hb150g/L，WBC 7.3×10⁹/L，N 0.6，L 0.37。动脉血气分析：PO₂ 9.3kPa，PCO₂ 5.48kPa。尿常规及肝功能指标正常。痰抗酸菌涂片、胸水TB-PCR多次查及结核分枝杆菌（TB）菌素试验均为阴性。红细胞沉降率35mm/h，血清铁蛋白613.9mg/ml。胸水常规：外观红色混浊，蛋白阳性，细胞总数（6.4~21.8）×10⁹/L。胸腔积液生化：总蛋白量34~75g/L，氯102.1~109.1mmol/L，葡萄糖0.99~3.85g/L。胸腔积液病理：涂片见大量胸膜间皮细胞及高度退化恶性细胞。心电图正常。全腹B超：肝、胆、脾及双肾未见异常。右侧胸腔积液，右肺压缩。

确定诊断：石棉肺合并胸膜间皮瘤。

按石棉所致间皮瘤诊断细则要求：①细胞病理学检查发现大量胸膜间皮细胞；②接触石棉粉尘累计工

龄 22 年；③潜隐期在 15 年以上。

治疗经过：入院后对症治疗，采用镇咳、平喘、抗感染，增加机体免疫力等支持疗法。同时隔日肌内注射唯尔本（有增强机体抗感染、抗过敏、抗理化刺激的药）。2 周行一次胸腔穿刺（每次约抽胸腔积液 500~700ml），并进行胸腔积液常规、生化、病理检查。胸腔内注入生物制剂白细胞介素 50 万单位，延缓胸腔积液生长速度。经综合治疗 2 个月，病情略有好转患者要求出院。出院诊断：石棉肺合并胸膜间皮瘤。嘱其避免呼吸道感染，两周后复查（患者未复诊）。

讨论　本病例支持石棉肺合并胸膜间皮瘤有以下临床特点：①患者有 22 年（1954—1976 年）不同程度的石棉接触史。据报道间皮瘤的发生为接触石棉 30~40 年后，好发年龄 50~70 岁。本患者接触史距现在发病已有 40 年，符合报道的发病规律。②咳嗽、气短、右胸局限性持续性闷痛、全身乏力、食欲减退、消瘦。右肺呼吸动度减弱，触觉语颤减弱，叩呈实音，呼吸音低，双手呈杵状指。③X 线胸片及 CT 均示：右侧胸腔大量积液，右肺叶部分不张，右侧胸膜钙化斑，肺门淋巴结钙化。胸腔积液常规、生化、病理检查，红细胞沉降率、血清铁蛋白含量检查等均为诊断提供了有力的依据。患者表现有持续性胸痛、血性胸腔积液生长迅速，是否有侵犯肋骨或合并广泛转移的可能，应追踪随访，观察病情变化。

应重视的问题：①患者曾有类似结核中毒症状，如全身乏力、食欲减退、消瘦、自觉发热、夜间盗汗、咳嗽、胸痛，曾经呼吸科抗痨、抽胸腔积液治疗，胸痛、胸腔积液未见减轻。经痰培养、TB 菌素试验、胸水 TB-PCR 试验均排除了结核的可能。经追问既往职业史，使病情得到及时的诊治。②患者为退休作业者，以前的生产环境及产品原料均已被改造，未能得到当初生产环境的粉尘浓度测定及石棉的性质定性。由此可见应对有毒有害厂矿做好劳动环境现场监测记录、建立作业者健康体检档案，为作业者的健康预测提供有力的依据。③长期吸入石棉尘的作业者，在脱尘后体内沉积的石棉继续作用，不但可引起石棉肺，而且对癌症的发生有特定作用，接尘时间越长，脱尘后发病年限就越短。应给予曾接触过石棉者或退休工人定期复查，力争做到早期发现、早期诊断、早期治疗，保护患者的健康和权益，以免延误病情带来不良后果。

思考题

1. 职业性肿瘤与一般肿瘤有何区别？发病特点是什么？
2. 如何识别和确认职业性致癌因素？几种识别途径有何关系？
3. 职业性肿瘤诊断标准（GBZ94-2002）的诊断总则是什么？早期发现、早期诊断为何受到重视？
4. 中国的法定职业性肿瘤有哪几种？主要致癌因素及诊断细则是什么？
5. 职业性肿瘤的预防原则是什么？

（燕　贞　吴逸明）

第八章 特殊人群的职业卫生

第一节 妇女职业卫生

一、概述

女性作为社会劳动力资源的重要组成部分，在生产活动中不可避免地暴露于多种职业有害因素中，女性在担负着创造社会财富的同时又担负着人类孕育后代的特殊任务。因此，妇女的职业卫生工作不仅涉及妇女自身健康的保护，而且也直接影响人类后代的质量。我国政府一直非常关注妇女的职业卫生工作，先后出台了《女职工劳动保护规定》、《妇女权益保护法》、《中华人民共和国劳动法》（劳动法）和《母婴保健法》等多部法律法规，对有关妇女职业卫生与职业安全问题做了明确的规定。由此可见，做好妇女职业卫生工作，对保护从业妇女身心健康和提高人口素质都具有非常重要的现实意义和深远的历史意义。

妇女在体型、生理结构、生理周期（五期）、生育与哺乳、心理特点等方面有着与男性不同的特点，妇女应该了解这些不同，能尽力争取她们需要和应得到的卫生保健服务。

1. 女性与男性在骨骼、肌肉、皮下脂肪存在着差异；女性的生理功能，如血液循环功能、呼吸功能、基础代谢等也比男性低，相同的体力劳动或负荷，男性可能问题不大，对女性而言就成为过重的负荷，长期就会影响健康。

2. 女性在月经期、妊娠期及更年期等特殊时期，生理功能状况发生改变，往往对某些职业性有害因素的耐受能力降低。例如妊娠时，肺通气功能量增加，吸入的毒物量可以增加；妊娠时循环血量增加，因而可促进毒物的吸收，且肝脏解毒能力减弱，故机体对毒物的敏感性可以增高。月经期及更年期，女性自主神经系统兴奋和抑制失调，某些影响自主神经系统功能活动的职业性有害因素可进一步加剧其失调。

3. 女性对某些职业性有害因素的易感性大于男性，如女性的皮肤较细嫩，易遭受刺激物质如铬酸盐、碱性盐等物质的刺激，故妇女职业性皮肤病的患病率高于男性；铅对造血系统的影响女性大于男性；镉在肾脏的储集也比男性多。

4. 职业病危害对女工的影响与男性的最大不同之处是对女性生殖功能、对胎儿，甚至对婴儿的影响。如噪声、铅、苯、汞等可影响月经，对妊娠经过及妊娠结局也有不良影响。许多种工业毒物可经乳汁排出影响授乳功能。另外，由于胚胎及胎儿对有害因素较成人敏感，当职业性有害因素的强度尚未对母亲产生明显的毒害作用时，已可能对胚胎及胎儿产生不利的影响了。

现有资料表明，许多毒物可自乳汁排出，如铅、汞、钴、氟、溴、碘、苯、二硫化碳、多氯联苯、烟碱、有机氯、三硝基甲苯等。乳汁排毒成了婴儿接触毒物的重要来源。含毒母乳可导致乳儿中毒，母源性乳儿铅中毒，亦可使乳儿抵抗力下降而易罹患一般的疾病。如接触汞、苯、有机磷、有机氯的女工，其乳儿的患病率有所增高。

因此，在健康保护和促进方案中，妇女的健康保护尤为重要。应该看到，用适当的方式研究妇女健康问题将会给工作场所的女性、她们的家庭、社区以及她们服务的企事业单位带来不可忽视的效益。

二、影响女性生理功能的职业因素

（一）物理因素对女性的特殊影响

1. **不良体位** 长期站立，影响静脉回流，下肢及盆腔血液淤滞，可引起妇女痛经等病症。妊娠妇女应缩短站立工作时间，增加工间休息，妊娠后期应暂时停止立位作业。长期坐位的女工也可因下肢静脉回流不畅，引起盆腔内器官充血，容易发生痛经或加剧盆腔炎症。长期坐位工作的女工骨盆部肌肉缺乏锻炼，松弛无力，分娩时容易发生会阴撕裂；有的妇女如刺绣工长期坐位作业，背部屈曲或侧弯，可引起职业性肩、颈、腕综合征，形成脊柱弯曲或侧弯。

2. **重体力劳动** 男性盆底组织仅有尿道和直肠，女性除此还有阴道穿过，故支持力量较差，且分娩时易受损伤，使盆底组织松弛。当妇女从事重体力劳动使腹压增加时，可以影响盆腔内器官的位置和功能。基于循环、呼吸系统功能以及骨骼和肌肉的性别差异，女性对重体力劳动的适应能力不如男性，当进行同等强度的体力劳动时，机体的负担较男性大。

重体力劳动对妇女的特殊影响主要表现有月经失调，即有月经过多，月经周期不规则、痛经等症状；长期持续负重，如挑担、产后过早参加体力劳动，包括家务劳动，可发生子宫脱垂；孕妇从事负重或重体力劳动的，容易引起流产或早产；未成年妇女，长期负重可影响骨盆的正常发育，造成骨盆狭窄或扁平骨盆，负重作业女工多发慢性肌肉劳损或关节疾病。

《女职工禁忌劳动范围》中规定：连续负重（指每小时负重次数在6次以上）每次负重超过20kg，间断负重每次负重超过25kg的作业列为女工禁忌从事的劳动。从事负重的女工除了应按《女职工禁忌劳动范围》规定限制负重量外，还应根据搬运的距离和持续时间等适当调整，注意劳逸结合。妇女在经期、妊娠期、产后期最好暂停负重作业或适当减轻负重工作量；患有子宫位置不正、慢性附件炎、痛经、功能性子宫出血和骨关节痛等疾病的妇女，不宜参加负重作业。

3. **噪声** 噪声可使女性中枢神经系统功能失调而致内分泌功能紊乱，出现月经周期紊乱、经量过多或过少以及痛经等，尤以20~25岁，工龄1~5年的青年女工多见。特别是经常接触噪声强度在90dB以上的织布女工，月经改变最为明显。接触高强度噪声，特别是100dB以上强噪声作业的女工中，妊娠恶阻、妊娠期高血压疾病发病率升高尤为明显。另外，噪声对子代智力发育、听觉发育也有一定影响。

4. **高温、低温** 人体对外界环境中温热因素的反应能力也有性别差异。女性适于在温度适宜的环境中工作，高温或寒冷作业均不适宜。

在高温下进行生产劳动，一般女性出汗量低，水分和盐分消耗按每千克体重计算低于男性，但疲劳症状较男性明显。长期在高温下作业，还可影响性功能，甚至影响生殖功能。妊娠期因各种高温原因体温升高可导致子代先天缺陷或发育异常，尤其与神经系统缺陷的发生有关。

与男性比较，女性每千克体重产热量低于男性，因此，女工在低温环境下为保持一定的体温而增加的机体负担要大于男性。但一般女性皮下脂肪丰富，在低温条件下，对防止体热散发有一定作用。但是在低温情况下，女性皮肤血管收缩的同时可使内脏淤血，引起痛经和白带增多。因此，女工在月经期不宜参加低温作业。

5. 振动　全身振动对女工的影响较大，主要表现为经期延长、经量增多和痛经。长期接触全身振动还会加剧盆腔炎症，引起盆腔内器官如子宫等的移位，增加孕妇的自然流产率。全身振动和噪声联合可以加重月经异常，引起痛经，增加自然流产率和早产率，还可出现新生儿体重下降。

6. 电离辐射　电离辐射可引起生殖细胞损伤，影响妊娠，使胚胎发育不良，死亡而致流产、死胎或出现各种畸形，如小头症和智力低下等。X 线，α、β、γ 射线及中子线可对性腺造成损伤，小剂量长期作用可引起生殖细胞的基因突变，一次大剂量则可引起染色体畸变。小剂量照射性腺时，往往出现功能性改变。如妇女出现月经功能障碍、月经周期延长、经量减少，停止接触后可以恢复。许多妇女在停止接触后妊娠，且妊娠经过及胎儿生活能力正常，大剂量照射时则可出现不可逆损伤。一般认为剂量在 3.0Gy 以上的辐射会对性腺造成不可恢复的损伤，甚至失去生殖能力而导致不孕。我国现行卫生标准规定，从事放射工作的妊娠、哺乳妇女（仅指内照射而言）不应在甲种工作条件（一年照射的有效剂量当量有可能超过 15mSv 的工作条件）下工作。同时规定，从事放射工作的育龄妇女所接受的照射，应严格按均匀的月剂量加以控制。

7. 非电离辐射　对女性健康的影响突出表现为月经紊乱和性功能减退。例如高频作业女工可出现月经周期延长或缩短、经量增多等。妊娠女工接触高频电磁场容易发生妊娠期高血压疾病、自然流产等；微波则可使女工月经周期改变，使孕妇自然流产或乳汁分泌减少。因此，应特别注意这些无线电波对女工的影响，加强劳动保护。

（二）化学性毒物对女性的特殊影响　在生产劳动中，妇女可广泛接触各种化学毒物，有毒物质对女性特殊的生理功能会产生影响。一般情况下，男女之间中毒的危险性没有大的差别，但女性在经期、妊娠期和更年期对毒物的敏感性增高。

1. 对经期的影响　月经失调是化学物质对女性影响中最常见的现象。目前已知影响女性月经功能的化学物质已有 70 余种。如苯、甲苯、二硫化碳、三硝基甲苯、有机磷农药、硒、甲醛等物质，可使月经周期延长或缩短，持续时间改变，甚至发生闭经；接触苯、甲苯作业的女工月经出血量增多，甚至持续性出血；氯丁二烯、铅常使女工经血减少；苯乙烯和橡胶作业的女工以及长期接触消毒剂环氧乙烷的护士，妇科疾患明显增多。月经失调还往往是职业中毒的临床表现。

2. 对妊娠的影响　某些化学物质具有胎胚毒性，可损伤卵细胞，抑制受精或导致不孕，或使胚胎发育异常而出现胎儿畸形。如职业性接触铅、汞、镉、砷、氯丁二烯、染料的女工，不孕的可能性增高。接触氯乙烯、己内酰胺、二硫化碳、铅、甲苯的女工妊娠中毒的发病率高。毒物进入母体后，干扰胚胎或胎儿的正常发育，结果引起流产或早产。妊娠的 3~8 周是胚胎器官的形成期，对毒物最为敏感。有人认为儿童期发生肿瘤，多半是由于在胎儿期曾接触致癌物质所致，二乙基己烯雌酚是目前唯一被证明对人类有经胎盘致癌作用的物质。

3. 对授乳的影响　许多毒物可自乳汁排出，如铅、汞、溴、碘、砷、苯、尼古丁、二硫化碳、三硝基甲苯、氯丁二烯等，乳汁排毒使乳儿中毒，在我国母源性乳儿铅中毒已屡见不鲜。

三、妇女劳动保护与职业卫生保健

（一）妇女劳动保护　我国 1988 年就颁布了《女职工劳动保护规定》，1990 年劳动部颁布了与之配套的《女职工禁忌劳动范围的规定》。1992 年在《中华人民共和国妇女权益保障法》第二十二条中更明确规定了"应根据妇女的特点，依法保护妇女在工作和劳动时的安全和健康"以及"妇女在经期、孕期、哺乳期受特殊保护"。虽然我国政府已经将妇女劳动保护作为维护妇女合法权益的一个重要方面，但是部分企业单位并没有遵照执行，特别是三资企业、个体行业和流动性作业以及从事农业工作的女工没有得到应有的保护。

（二）职业卫生保健　在职业卫生保健对策方面，主要是合理安排妇女工作，并侧重加强对妇女的五期（经期、孕前期、孕产期、哺乳期和更年期）劳动保护。

1. 月经期的职业卫生保健　半数以上妇女月经前 3~7 天作业能力开始下降，至月经期第 1~2 天时作业能力降至最低，月经后 3~5 天恢复至正常水平。作业能力的波动，多见于工作较紧张的职业表现明显。月经紊乱是女工接触职业性有害因素后最常见的异常表现。月经期应注意如下事项。

（1）月经期要注意个人卫生，避免久坐久站；避免在过冷的作业环境中工作；勤换卫生垫；重点预防感染。

（2）月经期应禁忌从事：食品冷库内的作业及其他冷水低温作业；《体力劳动强度分级》标准中规定的第Ⅲ级体力劳动强度的作业；《高处作业分级》标准中规定的第Ⅱ级以上的高处作业；野外流动作业。

（3）月经期一般不需要休假。但对于患有重度痛经及月经过多的女工，经医疗或卫生保健机构确诊后，月经期间可给予 1~2 天的休假。

2. 妊娠前的职业卫生保健　工作中接触具有性腺毒性物质的女工，生殖细胞有可能受到损伤，一旦妊娠，胎儿发育可能受到影响，应注意受孕前的保健。具体措施有

（1）已婚待孕女工，禁忌从事铅、汞、苯、镉等工作场所属于《有毒作业分级》标准中第Ⅲ级、Ⅳ级的作业。

（2）患有射线病、慢性职业中毒、或近期内曾有过急性中毒的女工，暂时不宜妊娠，需经治疗痊愈后再妊娠。

（3）从事铅作业的女工或以往曾从事过铅作业目前已经脱离者，即使没有铅中毒的表现，也要经驱铅试验后，在职业病临床医师指导下再决定可否妊娠，即应进行有计划的

妊娠。

（4）对接触过某些具有性腺毒性物质后有过两次流产史的女工，当获得生育指标后，最好暂时脱离有毒有害作业。

（5）对已婚待孕的女工，应进一步了解妊娠、优生知识，选择适宜的妊娠时机，以及在月经超期时主动接受检查。

3. 妊娠期的职业卫生保健　妊娠期保健是职业妇女劳动保健中最重要的一个环节。对保护母婴健康，保证胎儿质量，降低围生期死亡率具有重要意义。妊娠期职业卫生保健于孕早期、孕中期、孕晚期、分娩前后各有不同的重点。

（1）孕早期：即妊娠后 12 周前这一期间，对预防先天缺陷，防止流产有重要意义。早期发现妊娠，以便及早进行劳动保健。职业妇女一旦确定妊娠，根据女工禁忌劳动范围的规定，禁忌从事：①工作场所空气中铅及其化合物、汞及其化合物、苯、铝、铍、砷、氰化物、氮氧化物、一氮化碳、二硫化碳、氯、己内酰胺、氯丁二烯、氯乙烯、环氧乙烷、苯胺、甲醛等有毒物质浓度超过国家卫生标准的作业；②制药行业中从事抗癌药物及己烯雌酚生产的作业；③工作场所放射性物质超过《放射防护规定》中规定剂量的作业；④人力进行的土方和石方作业；⑤《体力劳动强度分级》标准中第Ⅲ级体力劳动强度的作业；⑥伴有全身强烈振动的作业，如风钻、捣固机、锻造，以及拖拉机驾驶等；⑦工作中需要频繁弯腰、攀高、下蹲的作业，如焊接作业；⑧《高处作业分级》标准所规定的高处作业。

（2）孕中期：指妊娠 12 周至 28 周末这一段时间。胎儿生长发育旺盛，要求母体供给充足的营养。母体为适应妊娠需要，新陈代谢加快，心、肺、肝、肾等主要脏器的负担加大。为保证此时期的顺利进行，应采取以下劳动保健措施。

1）坚持定期进行产前检查：除进行常规的产前检查外还应进行系统的内科检查，必要时还应进行职业性体检，如接触铅、汞的女工，应进行尿中或血中铅、汞含量的测定；苯作业女工及氯乙烯作业女工应检查血小板数目。针对妊娠女工接触职业性有害因素的种类不同，应按《职业健康监护管理办法》的规定要求进行上岗期间的职业健康检查。对在孕早期曾接触过可疑致畸物的妊娠女工，应进行母血胎甲球蛋白（AFP）的测定。

2）妊娠期保健指导：应将妊娠期保健的有关知识，向妊娠女工及其家属进行宣传普及。特别要加强妊娠期营养的指导。除需保证蛋白质和热量的供给外还必须保证钙、铁、锌及多种维生素的供给。铅作业的妊娠女工补充钙、接触镉的妊娠女工补充锌都有较好的保健效果。

3）妊娠期卫生：妊娠期生活状况对妊娠结局也有一定影响。业余生活中家务劳动和休息的安排适宜，要有充足的睡眠和休息。禁忌吸烟与被动吸烟、酗酒，性生活要适当节制。

（3）孕后期：指妊娠满 28 周直至分娩的这一阶段。孕后期对预防妊娠期高血压疾病、预防早产及低体重儿的出生，降低围生期死亡率都有重要意义。①从事重体力劳动的工种，立位作业、工作中需要频繁弯腰、攀高的工种，孕后期应调换工作或减轻工作量。一般工种的女工，妊娠满 7 个月后应在劳动时间内安排一定的工间休息。②对生产中接触可疑发育毒性作用物质的妊娠女工，应按高危妊娠对待。③加强妊娠期高血压疾病的预防。④对胎儿宫内慢性缺氧进行监测，应教会妊娠女工自己进行胎动计数。⑤注意纠正贫血，使孕妇的血红蛋白含量维持在 110g/L 以上。

（4）产前产后：孕末期是分娩的准备阶段，此时期胎儿发育迅速，孕妇机体负担很大，故产前休息是一个需要注意的问题。我国法定的女工产假为 90 天，其中产前休息 15 天。

分娩后，生殖器官及盆底组织的恢复需 6~8 周。产后休息不足，对母体健康及乳汁分泌均有明显影响，进而影响乳儿的发育和健康。

4. 哺乳期的劳动保健　哺乳期劳动保健的目的主要是保证母乳喂养，保护母婴健康。母乳中含有新生儿所需要的全部营养物质，是其他食品不能代替的最佳的乳儿食品。因此，必须设法保证哺乳期女工的乳汁质量，使其不受污染，并能按时哺乳。

（1）乳母禁忌从事以下作业：铅及其化合物、汞及其化合物、锰、镉、铍、砷、氰化物、氮氧化物、一氧化碳、氨、苯、二硫化碳、己内酰胺、氯丁二烯、氯乙烯、环氧乙烷、苯胺、甲醛、氟、溴、甲醇、有机磷化合物等有毒物质浓度超过国家卫生标准的作业。《体力劳动强度分级》标准中第Ⅲ级体力劳动强度的作业。

（2）我国法律规定不满 1 周岁婴儿的女工，其所在单位应在每班劳动时间内给予其两次哺乳（含人工喂养）时间，每次 30 分钟。多胞胎生育的，每多哺乳 1 个婴儿，每次哺乳时间增加 30 分钟。同时不得延长劳动时间，不得安排其从事夜班劳动。

（3）《女职工劳动保护规定》中第九条规定女工比较多的单位应当按照国家有关规定，以自办或者联办的形式，逐步建立哺乳室和托儿所。

（4）为保证充足的母乳，乳母还必须注意自身的营养。禁忌吸烟和饮酒，同时应避免肉体和精神的高度紧张，不宜过度劳累。

5. 更年期的职业卫生保健　更年期是妇女卵巢功能逐渐衰退直至基本消失的过程。10%~15% 的人可出现或轻或重的自主神经功能紊乱为主的症状，如潮热、出汗、血压增高、心悸等心血管系统症状，以及易疲倦、头痛、头晕、易激动、忧郁、失眠等精神神经症状等，即更年期综合征。严重时可影响工作能力。此时肌力明显下降，仅为男性的一半。更年期妇女自主神经兴奋性增高或失衡，因而对某些能影响自主神经系统功能的职业性有害因素的易感性增高。针对此期间出现的一系列生理和心理变化，需从以下几个方面加强保健。

（1）合理安排生活，保持心情舒畅，重视饮食营养合理，加强锻炼身体，预防骨质疏松。

（2）保持外阴部清洁，预防萎缩的生殖器官发生感染。

（3）注意劳逸结合。症状较重者应适当减轻工作，对被诊断为更年期综合征者，如经治疗效果不显，已不适应所从事的工作时，应暂时安排其他适宜的工作。

（4）对接触某些有害因素，有可能使女工出现早发绝经，即在 40 岁以前绝经，更年期症状出现得也早。更年期对某些职业有害因素的敏感可增高，或使更年期综合征症状加重，两者可相互影响。故接触工业毒物或噪声的女工，如更年期综合征症状明显而治疗无效时，应考虑暂时调离有毒有害作业。

第二节　农民工的职业安全卫生问题

农民工是指在本地乡镇企业或者进入城镇务工的农业户口人员。农民工是我国特有的城乡二元体的产物，是我国在特殊的历史时期出现的一个特殊的社会群体。现在，制造业工人中大约60%是农民工，煤炭等行业真正在井下第一线工作的工人80%～90%是农民工，建筑工地上80%左右是农民工，农民工已经成为我国工人阶级的重要组成部分。但与此同时，农民工的职业安全卫生问题也日益暴露出来，主要表现在以下内容。

1. 缺乏基本的劳动安全保护措施　一些生产企业为了追求经济利益、降低成本而减少劳动安全保护措施，不按规定发放劳动保护用品；有些生产经营单位在有毒有害岗位大量使用农民工，对农民工不进行必要的安全培训，不提供和配备必需的安全防护设施和用品，农民工在极其恶劣的工作环境下劳动，致使其发生职业病和伤亡事故的比例大大提高。尤其是在没有安全防护措施的情况下，农民工经常面临重大特大伤亡事故频繁发生的危险。

2. 超时超强度劳动　我国《劳动法》规定每日工作时间不超过8小时，平均每周工作不超过44小时，但超时工作、持续加班在各地企业普遍存在。特别是大量使用农民工的高危行业，超时、超强度劳动非常普遍。长期加班加点使农民工处于极度紧张疲劳状态，这也是造成工伤事故的重要隐患。

3. 未经职业培训和安全生产培训　大量的农民工来自农村，文化程度低，缺乏必要的安全常识，安全意识淡薄，工作中违章操作时有发生。因此，用工单位应当根据农民工从事的行业生产特点对他们进行必要的岗前职业培训和安全常识的教育，培训合格者发给上岗证，严禁使用未经培训的农民工。对违规、违章使用农民工的企业应当给予批评教育和相应的处罚，杜绝重大伤亡事故的发生。

4. 劳动用工管理混乱　我国《劳动法》明确规定用工单位有义务与劳动者签订劳动合同。劳动合同是确认用工单位与劳动者形成劳动法律关系的重要依据，这是法律为保护劳动者的利益而设定的强制性规范。但是，一些用人单位有法不依，不按国家有关劳动合同的规定要求与农民工建立劳动关系，要么不签合同，要么采取口头约定或者签订"生死合同"等形式来逃避法律责任，逃避自己的法定义务。据调查，目前农民工劳动合同的签订率很低，还有一些用人单位把自己应该承担的法律责任推给"包工头"，给农民工维权造成困难，由于用人单位劳动合同管理混乱，引发了大量的劳动争议。

改革开放以来，特别是随着我国社会主义市场经济的发展，广大农民工的权利意识明显增强。但是，在计划经济时期形成的一系列旧观念、旧体制、旧做法尚未得到全面的改观，农民工的权益常常遭到侵害。如何切实保护农民工正当合法的权益，已成为当今引人注目的重大社会问题。保护农民工劳动保护权益的对策主要有以下内容。

1. 进一步完善劳动保护制度　在劳动保护制度方面，三大高危行业（矿山开采、建筑施工、危险化学品生产）应按照有关法律、法规的规定，结合实际情况制定本单位劳动保护制度。应当建立劳动保护用品发放台账制度和劳动保护设备管理台账制度，对劳动保护情况形成外部检查、内部自查并及时整改的机制；明确劳保资金来源，引导用人单位加大对劳动保护和预防事故的投入，切实保障农民工的生命安全。建议成立劳动监察大队，对违反劳动保护制度的用人单位的违法、违纪行为予以经济制裁和行政处罚，以维护农民工的合法权益。

2. 提高农民工自我保护意识和对事故的规避能力　首先，强化农民工在输出地和输入地的培训。培训农民工，实际是造就新一代产业工人。农民工输出地要抓农村富余劳动力转移前的基本技能培训，使更多的农村富余劳动力在转移之前得到一定的知识和技能培训。农民工输入地要抓好转移后的农民工专业技能培训工作，特别要充分发挥用工企业培训农民工的积极性，在政策和资金上给予一定的支持。其次，生产经营单位应当认真组织开展安全知识和安全技能培训工作，使农民工提高自我保护意识和对事故的规避能力。农民工有权依法获得安全生产保障；有权了解其作业场所和工作岗位存在的危险因素、防范措施及事故应急措施；有权对本单位的安全生产工作提出建议、检举、控告；有权拒绝违章指挥和强令冒险作业等。工会组织的维权职能非常重要，要依法组织职工参加对本单位安全生产工作的民主管理和民主监督，对生产经营单位违反安全生产法规，侵犯农民工合法权益的行为，工会有权要求纠正。

3. 健全农民工权益保障制度　权益保障缺失是农民工问题的症结所在，尽快出台保护农民工权益的政策，重点解决社会保障制度中对农民工工伤、医疗、失业、养老四大保险缺失的问题，将高危行业的准入资质与用工单位为农民工购买工伤保险和医疗保险挂钩，与此同时，着手组织起草关于保护农民工权益的法规。依法保护农民工权益是治本之策。

4. 完善和健全劳动合同制度　劳动合同是农民工维护其劳动权益的主要法律凭证。提倡农民工签订集体劳动合同，将农民工的劳动收入、劳动保护、医疗等方面的权益保障一同纳入平等协商的内容，同时加强农民工的劳动合同或劳务合同的管理，加强对农民工最低工资、加班工资、劳动安全、卫生保护等方面的管理。用人单位必须与所雇农民工依法签订劳动合同，对违反劳动法不履行签约义务的单位应予以处罚。

5. 提高农民工组织化程度　组织农民工加入工会组织，最大限度地吸纳农民工入会，使农民工获得平等的对话权利，从制度上保证农民工享受劳动安全和卫生的合法权益。

第三节　未成年工的职业安全问题

根据《劳动法》规定，未成年工是指年满十六周岁未满十八周岁的劳动者，由于未成年工的身体正处于发育阶段，身体的成长还未最后成型，神经系统的发育未完善，肝脏的解毒能力和肾脏清除毒物的能力差，所以对外界的抵抗力较差，如果不对其在劳动方面进行特殊保护，将会直接影响未成年工的身体健康。因此规定，用人单位不得安排未成年工从事接触职业病危害的作业。

一、禁止未成年工从事的工作

1. 体力劳动　不得安排未成年工从事《体力劳动强度分级》国家标准中第Ⅳ级体力劳动强度的作业，不得安排患有某种疾病或具有某些生理缺陷的未成年工从事《体力劳动强度分级》国家标准中第Ⅲ级以上体力劳动强度的作业。

2. 粉尘作业 不得安排未成年工从事《生产性粉尘作业危害程度分级》国家标准中第一级以上的接尘作业。

3. 有毒作业 不得安排未成年工从事《有毒作业分级》国家标准中第一级以上的有毒作业。

4. 高温作业 不得安排未成年工从事《高温作业分级》国家标准中第二级以上的高温作业，不得安排患有某种疾病或具有某些生理缺陷的未成年工从事《高温作业分级》国家标准中第二级以上的高温作业。

5. 高处作业 不得安排未成年工从事《高处作业分级》国家标准中第二级以上的高处作业，不得安排患有某种疾病或具有某些生理缺陷的未成年工从事《高处作业分级》国家标准中第一级以上的高处作业。

6. 冷水作业 不得安排未成年工从事《冷水作业分级》国家标准中第二级以上的冷水作业。

7. 低温作业 不得安排未成年工从事《低温作业分级》国家标准中第二级以上的冷水作业，不得安排患有某种疾病或具有某些生理缺陷未成年工从事《低温作业分级》国家标准中第一级以上的冷水作业。

二、我国未成年工的现状及对策

目前，未成年工现象已成为我国社会经济生活中的一种客观存在，是现实中不可忽视的重要问题。作为未成年人群体的一部分，未成年工的生存条件和发展环境相当严峻，基本的职业卫生保护权益很难得到保障。目前的未成年工现象主要表现为以下内容。

1. 个别企业不严格按照法令法规违招或误招未满18岁的青少年，使其从事手工操作或简单的机械操作。

2. 一部分私营企业者唯利是图，将未成年工当成易管理、成本低的廉价劳动力，大量非法使用。

3. 一些开办手工作坊、经营小商店或从事农副业生产的家庭，将自己未成年子女当作基本劳动力使用，出现了个体性质的未成年工形式。

4. 随着经济的发展，大量农村剩余劳动力涌入城市，其中包括很多未成年人，他们一部分人和父母一起经商、务工，另一些独自漂泊在城市，承担着本该由成年人承担的繁重劳动。

5. 一些违法犯罪分子利用经济发展相对落后地区的农民急切盼望富裕起来的心理，把未成年人诱入城市，强迫他们从事人力洗（擦）车、卖花、夜市卖唱、甚至教唆其从事职业乞讨等活动，每天出工时间在十几小时以上，严重摧残着未成年人的身心健康。未成年工的数量还与其失学率、辍学率有着一定的正相关关系。近年来，我国的青少年辍学率一直占不小的比率，失学的孩子大多加入了未成年工的行列。

不足法定年龄却从事着成年人劳动的未成年工们，基本权益得不到保障，在生存和职业卫生安全方面面临着令人担忧的危机：①承担严重超过法定工作时间的繁重劳动。在许多雇用未成年工的企业里，绝大部分未成年工的劳动时间都超过 12 小时，一些随父母经商、务农的未成年人根本没有工作时间的概念。②环境恶劣，报酬低廉。绝大多数使用未成年工的企业往往采取不公开的地下经营方式，在这种情况下，未成年工的劳动环境大都十分恶劣。③缺乏基本的福利保障。雇用未成年工的企业绝大多数规模较小，设备落后、生产水平低，且多属私人企业，规范不严、管理上漏洞大。在这类雇用未成年工的企业中劳动，未成年工们往往得不到基本的劳动保障，节假日休息的权利、必要的医疗保障、伤亡抚恤等大都得不到落实。④面临较严重的身心发展的困扰。在外做工的未成年工，面临与过去生活环境的极大反差，感受着与其他同龄人天壤之别的境遇，往往会造成他们认知上的混乱，常常产生自卑感，甚至产生心理障碍。⑤成为违法犯罪分子残害、利用的对象。未成年人分辨是非的能力差、缺乏自我保护能力，往往成为违法犯罪分子残害、利用的对象。

总的来说，未成年工在工作场所遇到的职业性危害与成人相同。然而由于安排给未成年工的作业类型及未成年工与成人生物学上的差异使其影响更大。未成年工常常干一些辅助性杂活，没有指导和培训来避免其对危害的暴露，也没有合理的监督。做清洗工作时，使用溶剂及强碱，或者清洗工作场所堆积有害的废物，对其潜在的危害全然不知。

消除未成年工的工作尽管做了许多，但仍不够有效。首先应该更深入地了解未成年工发生、发展的情况。其次，增加未成年工到大学或技术学院接受教育和培训的机会，为他们提供取得优势的手段（如合适的居所、营养、预防医疗保健）。有关未成年工发展方面的法规要不断修订和加大执法力度，增加影响力。在经济改革和社会转型时期，我国内地违法使用未成年工已不仅仅是发生在个别地区的区域性的问题了。从对未成年工问题实际的治理情况来看，任务还相当艰巨。

第四节　医务人员职业卫生

随着社会的发展、科技的进步以及人们自我保护意识的提高，医务人员的职业安全问题越来越受到重视。由于医院的特定环境，致使医务人员经常暴露于各种生物、物理、化学、社会心理以及与工作性质有关的危险因素之中，因此做好自身防护对保持身心健康具有重要意义。

医务人员的职业暴露危险因素具有复杂性、经常性、多变性和不确定性的特点。复杂性是指医院中的有害性物质种类繁多，可以通过不同的途径和不同的剂量作用于人体，可以单独作用，也可以联合作用；经常性是指医院环境中的危险因素存在于整个医疗活动的全过程，医务人员无时无刻不暴露于充满危险因素的空间中；多变性一方面是指新的试剂、药品不断涌现，另一方面指以往由于作用剂量较小、未出现症状而被忽视的常用药品、试剂当达到一定的量时，也可以对人体造成危害；不确定性是指危险因素可以在不同的时间和不同的地点作用于人体，或对已经明确的有毒物质因为意外事故泄漏造成危害等。

一、医务人员的职业暴露

医务人员工作在一个特定的环境中，周围存在的生物、物理、化学及社会心理因素对医务人员的身心健康均有直接影响。医务人员所处的环境具有人类环境的共性，即同样暴露于自然环境、社会环境中，但同时又具有特殊性，即暴露于医院的特定环境之中。这种共性和特性的结合就构成了医务人员职业暴露的环境。构成医务人员职业暴露环境的危险因素主要有生物因素、化学因素、物理因素、社会心理因素和与工作有关的因素。

1. 生物因素　医务工作者面临的生物危险因素主要有细菌、病毒等。细菌包括革兰阳性菌和革兰阴性菌，常见的有葡萄球菌、链球菌、肺炎球菌、大肠杆菌等。细菌可广泛存在于患者的呼吸道、血液、尿液、粪便、积液、脓液等各种分泌物和排泄物中，也可以存在于患者用过的各种器具及衣物中，可以通过呼吸道、血液及各种直接和间接接触等各种途径感染医护人员。病毒常见的有肝炎病毒、人类免疫缺陷病毒、冠状病毒等，常存在于患者的呼吸道和血液中，并通过呼吸道和血液感染医务人员。

2. 化学因素　对医务人员来讲，可能造成危害的危险因素主要有消毒剂、麻醉剂和药品特别是化疗药品等。细胞毒性药物的接触方式主要有 3 种：准备药物时由呼吸道吸入含细胞毒性药物的气溶胶（如麻醉医师和护士所接触的麻醉废气）、药液接触皮肤直接吸收，以及污染后经口摄入。研究证实，护理人员职业接触化疗药物后，妊娠并发症发生率较其他护理人群高。在妊娠结局中，足月产的比例比较低，自然流产、死胎、先天畸形的发生率较高。另外，医务人员在工作中经常接触各种化学消毒剂，如甲醛、环氧乙烷、戊二醛、过氧乙酸等。这些空气、物品、地面等常用的挥发性消毒剂，轻者刺激皮肤引起接触性皮炎、鼻炎、哮喘，重者引起中毒或致癌。

3. 物理因素　在医院，新型的医疗器械和设备越来越多，由此产生的对医务人员的危害也越来越重。存在于医院的物理因素主要有噪声、高温、光、电离辐射（如 X 射线、γ射线、电子表、质子、中子、α 粒子辐射等）和非电离辐射（如高频电磁场、微波、超声波、激光、紫外线等），以及负重（姿势）、切割伤、针刺伤等。

4. 社会心理因素　医务人员是一个特殊的职业群体，置身于特殊的职业环境，面对的是生理和心理都存在一定问题的人群。医护人员是医疗方案的决策者和实施者，存在决策和实施的技术风险，心理压力很大。医护人员同样具有生物属性，同样置身于纷繁复杂的人际关系中，而且医护人员具有自身及服务对象的双重影响，因此，社会心理因素对医务人员的影响是相当严重的。

二、医务人员普遍性个人防护

普遍预防是针对医务人员在处置传染性疾病时制定的防护措施，是假定所有人的血液或分泌物都具有潜在的传染性，因而在处理时要采取防护措施。普遍预防措施可大大减少医务人员感染肝类病毒等血液传播疾病的机会。在消除传染源或污染源、切断传播途径的同时，医护人员的个人防护对预防职业感染十分重要。

（一）防护原则　医护人员个人防护采取分级防护原则。一般分为三级防护：一级防护针对门（急）诊医护人员，二级防护针对进入隔离留观室的工作人员，三级防护针对与患者密切接触、对患者实施特殊治疗的医护人员。

1. 一级防护 ①适用于发热门诊的医务人员；②穿工作服、隔离衣、戴工作帽和12层以上棉纱口罩（或N95口罩）；③每次接触患者后应立即洗手和消毒。手的消毒用0.3%~0.5%碘伏消毒液或其他快速消毒剂（氯己定、苯扎溴铵、75%乙醇等）揉搓1~3分钟。

2. 二级防护 ①适用于进入隔离留观室的医务人员，接触从患者身上采集的标本、处理其分泌物、排泄物，患者使用过的物品和死亡患者尸体的工作人员、转运患者的医务人员和司机等；②进入隔离留观室必须戴12层以上棉纱口罩（或N95口罩），每4小时更换一次或潮湿时更换；戴手套、帽子，穿鞋套、隔离衣；③每次接触患者后立即洗手和消毒。手的消毒用0.3%~0.5%碘伏消毒液或其他快速消毒剂（洗必泰醇、新洁尔灭醇、75%乙醇等）揉搓1~3分钟；④对有传染性疾病的患者进行近距离操作时要戴防护眼镜。

3. 三级防护 ①适用于为患者实施吸痰、气管切开和气管插管的医务人员；②除应采取二级防护外，还应当戴全面型呼吸防护器。

（二）个人防护措施

1. 洗手 洗手是预防感染的最简单有效的措施，是第一道防线，通过洗手可以防止将疾病传播给医护人员和其他患者，因此为了保护患者同时也保护自己，必须认真坚持洗手制度，即使操作时戴着手套，脱去手套后也应及时洗手。如果身体的其他部位被患者的血液、体液或人体组织污染，应立即清洗。

2. 戴手套 在大多数情况下，手上的细菌绝大部分可以通过洗手去除，所以只要注意洗手，可有效防止疾病经"手"传播。但是许多医护人员尚未养成正确洗手的习惯，戴手套便成了预防经"手"感染的一个有效办法。医务人员手上有伤口时更要戴手套。

3. 口罩、护目镜及面罩的应用 患者打喷嚏、咳嗽或医疗操作中产生的气溶胶可携带大量病原体。为了避免吸入气溶胶和防止患者的体液、血液等传染性物质溅入医护人员眼睛、口腔及鼻腔内，医护人员可戴口罩、面罩及护目镜。口罩应盖住口鼻部，且只能用一次，潮湿后隔离效果差，应及时更换；护目镜每次用后应及时进行清洗消毒。

4. 穿隔离衣 在可能接触有传染性的分泌物、渗出物时必须穿隔离衣；进入隔离室的所有人员也必须穿隔离衣。隔离衣只穿一次，潮湿后应立即更换，因此最好使用一次性防水隔离衣。

5. 处置过程中物品、标本及废物处理

（1）锐物处理：对所有锐利器械和物品的处理应特别小心，用过后的针头或其他锐器应及时放入专门的容器中。操作后要自己亲自处理这些锐利器械和物品，以免他人在清理器械或物品时被刺伤。不要徒手处理破碎的玻璃，以免被刺伤。

（2）血渍清理：地面、墙壁、家具上有血渍时不能直接用抹布或拖把擦拖，应先用1∶10的漂白水浸润在血渍上15~30分钟，然后戴手套用抹布擦拭，擦后立即彻底洗手。

（3）血标本的处理：实验室检查的标本应放在带盖的试管内，再放到密封的容器内送到化验室，防止标本在送检过程中溢出，手持标本时应戴手套。

（4）医疗废物的处理：所有废弃的医疗用品，包括一次性的锐利器械、各种废弃的标本、污染敷料及手术切除的组织器官等，应放在有生物危害标记的专门容器内，送往规定地点进行焚烧处理。

（5）乙肝疫苗接种：接种乙肝疫苗是预防乙肝病毒（HBV）感染最有效的预防措施，有效率为96%~99%，疫苗同时对丁肝有防护作用。乙肝表面抗原阴性的所有医务人员均可接种乙肝疫苗。

6. 社会心理因素及心理健康的防护 由于医护人员的工作要求长期面对痛苦生病、意外伤害以及死亡患者，往往会影响他们的情绪。而且随着社会对医护服务要求的提高、医疗纠纷的增多，医护人员工作量大、压力大，过度的压力会造成心理、生理上的损害。因此，广大医护人员应学习心理学的知识，注意劳逸结合，合理安排工作和娱乐，保证足够的睡眠和良好的情绪，保持心理健康，减少心理疲劳。还要学会正确对待社会偏见及各种心理困扰，采取回避、疏泄、转移、放松、自我暗示等方法进行自我心理调整，做好心理调整和心理防护。另外，医护管理者要关心、体贴医护人员，使他们感受到被重视、被理解与被尊重，身心愉悦地投入工作，减少或降低因社会心理因素及工作压力对健康造成的不利影响。

（张勤丽）

第 二 篇

职业卫生服务与管理

第一章　职业性有害因素的调查与评价

第一节　职业安全卫生管理体系

职业安全卫生（occupational safety and health，OSH）是国际上通用的词语，我国习惯将其称为安全生产，通常指消除和控制生产经营全过程中的危险与危险源因素，保障职工在职业活动中的安全与健康。在我国《宪法》中将保护劳动者的安全与健康称为"劳动保护"，而在《劳动法》中又称为"劳动安全卫生"。

一、职业安全卫生管理体系概述

职业安全卫生管理体系（occupational safety and health management system，OSHMS）又称职业安全健康管理体系，是一个科学、系统、文件化的管理体系，并且能够与企业的其他管理活动进行有效的融合。它于20世纪80年代后期在国际上兴起，职业安全卫生管理的质量管理体系和环境管理体系一并被称为"后工业化时代的管理方法"。作为目前国际上先进的安全生产管理模式，OSHMS是一套系统化、程序化和具有高度自我约束、自我完善的科学管理体系。其采用PDCA管理思想，即对各项工作通过策划（plan）、实施（do）、检查（check）和改进（action）等过程，对企业的各项生产和管理活动加以规划，确定应遵循的原则，实现安全管理目标，并在实现过程中不断检查和发现问题，及时采取纠正措施，保证实现的过程不会偏离原有目标和原则。核心是企业逐步建立健全安全生产的自我约束机制，不断改善安全生产管理状况，降低职业安全健康风险，从而预防事故发生和控制职业危险源。职业安全卫生管理体系（OSHMS）所倡导的"预防为主、持续改进"的现代管理理念，已被越来越多的企业所接受。

职业安全卫生管理体系运用系统安全的思想，通过一系列文件对企业的生产和管理活动进行有效控制和调节，针对人的不安全行为、物的不安全状态及企业管理的缺陷等因素，实行全员、全过程、全方位的安全管理，从而提高企业的职业安全健康管理水平。企业建立职业安全卫生管理体系的目的是促使自身企业采用现代化的管理方法，提高职业安全卫生管理水平，持续改进企业的职业安全卫生绩效，从而达到预防和控制工伤事故、职业病的目的，减少其他损失，降低成本，提高效益。

职业安全卫生管理体系作为规范化的职业安全卫生管理方式，随着我国政府职能的调整和企业市场经济改革的不断深入，越来越赢得各方面的认可。为提高安全管理效率和更加符合市场经济的要求，政府的安全监督职能进行大规模的改革，政府通过引导和鼓励企业推行职业安全卫生管理体系工作，把原有不适应社会主义市场经济的管理思想和方法进行调整，使政府的安全卫生监督职责变得科学和高效；对于企业，作为经济发展过程中的市场主体，为提高自身管理水平和市场竞争力，更需要一种能够有效加强自身安全卫生工作的管理方式。在企业推行职业安全卫生管理体系，既能协助国家安全监督和卫生部门的监督，又能有效管理企业的职业安全卫生工作。

二、职业安全卫生管理体系的发展史

1. 职业安全卫生管理的发展所经历的阶段　20 世纪 50 年代为第一阶段，职业安全卫生管理的主要内容是控制有关人身受伤的意外，防止意外事故的再发生，不考虑其他问题，是一种消极的控制。20 世纪 70 年代为第二阶段，进行一定程度的损失控制，考虑了部分与人、设备、材料、环境有关的问题，但仍是被动反应，消极控制。进入 20 世纪 90 年代为第三阶段，职业安全卫生管理已发展到控制风险阶段，对个人因素和工作和（或）系统因素造成的风险，可进行较全面的、积极的控制，是一种主动反应的管理模式。进入 21 世纪后，英国安全卫生执行委员会的研究报告显示，工伤、职业病和可被防止的非伤害性意外事故所造成的损失，占英国企业获利的 5% ~ 10%。各国对职业安全卫生方面的法规日趋严格，日益强调对人员安全的保护，有关的配合措施相继展开，各相关方对工作场所及工作条件的要求提高了，因此进入了第四阶段。现代管理呼吁以人为本。职业安全卫生管理产生的一个主要原因是企业自身发展的要求。对企业而言，职业安全卫生是应尽的社会道义和法律责任。各类企业组织日益关心如何控制其作业活动、产品或服务对其员工所造成的各种危险源风险，并考虑将职业安全卫生管理全面纳入企业日常的管理活动中。因此 21 世纪的职业安全卫生管理是控制一切风险，将损失控制与全面管理方案配合，实现体系化的管理。这一管理体系不仅需要考虑人、设备、材料、环境，还要考虑人力资源、产品质量、工程和设计、采购货物、承包制、法律责任、制造方案等。

2. 我国职业安全卫生管理体系的发展　我国作为 ISO 正式成员国，对职业安全卫生管理体系标准化的跟踪是比较早的。1995 年 4 月，我国政府派代表参加了 ISO 的特别工作组。1996 年 3 月，我国成立了"职业安全卫生管理体系标准化协调小组"。1998 年 2 月，原劳动部批准同意在国内发布职业安全卫生管理体系标准，并对企业进行试点实施。1999 年 10

月，国家经济贸易委员会（国家经贸委）颁布了《职业安全健康管理体系试行标准》。2000年7月31日，国家经贸委发文成立全国职业安全卫生管理体系认证指导委员会。该指导委员会下设认可委员会和注册委员会，标志着我国国内职业安全卫生管理体系认证工作的正式启动。为迎接加入世界贸易组织后国内企业面临的国际劳工标准和国际经济一体化的挑战，规范各类中介机构的行为，国家经贸委在原有工作基础上，于2001年12月，发布《职业安全健康管理体系指导意见》和《职业安全健康管理体系审核规范》。

目前，我国的职业安全卫生现状仍不容乐观，例如，我国在接触职业病危险源人数、职业病患者累计数量、死亡数量和新发病人数，均达世界首位。尽管我国经济高速增长，但是，职业安全卫生工作远远滞后，特别是加入世界贸易组织（WTO）后，这种状况不很好解决，作为技术壁垒的存在，必将影响到我国的竞争力，甚至可能影响我国的经济管理体系运行。因此，我国政府正大力加强这方面的工作，力求通过工作环境的改善，员工安全与健康意识的提高，风险的降低，及其持续改进、不断完善的特点，给组织的相关方带来极大的信心和信任，也使那些经常以此为借口而形成的贸易壁垒不攻自破，为我国企业的产品进入国际市场提供有力的后盾，从而也充分利用加入WTO的历史机遇，进一步提升我国的整体竞争实力。

三、职业安全卫生管理体系的适用范围及其术语

（一）适用范围　职业安全卫生管理体系的基本要求是使组织能够控制其职业安全卫生危险，持续改进职工安全卫生绩效，适用于任何有以下愿望的组织：①建立职业安全卫生管理体系，有效地控制和消除员工和其他有关人员可能遭受的危险及危险源因素；②实施、维护并持续改进其职业安全卫生管理体系；③保证遵循其声明的职业安全卫生方针；④向社会表明其职业安全卫生工作原则；⑤谋求外部机构对其职业安全卫生管理体系进行认证和注册；⑥进行自我评价并公开评价结果。标准中提出的所有要求，旨在帮助组织建立职业安全卫生管理体系，其适用的程度取决于组织的职业安全卫生方针、业务活动的特点及其危险性和复杂性。

（二）术语和定义

1. 事故（accident）　造成死亡、职业相关病症、伤害、财产损失或其他损失的不期望事件。

2. 审核（audit）　判定活动和有关结果是否符合计划的安排，以及这些安排是否得到有效实施并适用于实现组织的方针和目标的一个系统化的验证过程。

3. 持续改进（continual improvement）　强化职业安全卫生管理体系的过程，目的是根据组织的职业安全卫生方针，从总体上改善职业安全卫生绩效。

4. 危险源（hazard）　可能造成人员伤害、职业病、财产损失、作业环境破坏的根源或状态，在职业卫生中常称为危害。这里按照职业安全卫生管理体系中的惯用法，称作"危险源"。

5. 危险源识别（hazard identification）　识别危险源的存在并确定其性质的过程。

6. 事件（incident）　造成或可能造成事故的事件。

7. 相关方（interested parties）　关注组织的职业安全卫生状况或受其影响的个人或团体。

8. 不符合（non-conformance）　任何能够直接或间接造成伤亡、职业病、财产损失或作业环境破坏的违背作用标准、规程、规章或管理体系要求的行为或偏差。

9. 目标（objectives）　组织制定的为激发员工安全表现行为，并预期必须要达到的职业安全卫生工作目的、要求和结果。

10. 职业安全卫生（occupational health and safety）　影响作业场所内员工、临时工、合同工、外来人员和其他人员安全健康的条件和因素。

11. 职业安全卫生管理体系（occupational health and safety management system）　组织全部管理体系中专门管理职业安全卫生工作的部分，包括为制定、实施、实现、评审和保持职业安全卫生方针所需的组织机构、规划活动、职责、制度、程序、过程和资源。

12. 组织（organization）　具有自身职能和行政管理的企业、事业单位或社团。

13. 绩效（performance）　组织根据职业安全卫生方针和目标，在控制和消除职业安全卫生危险方面所取得的成绩和达到的效果。

14. 危险（risk）　特定危险事件发生的可能性与后果的结合。

15. 危险评价（risk assessment）　评价危险程度并确定其是否在可承受范围的全过程。

16. 安全（safety）　免遭不可接受的危险的伤害。

17. 可承受的危险（tolerable risk）　根据组织的法律义务和职业健康安全方针，已降至组织可接受程度的风险。

四、职业安全卫生管理体系的基本要素

（一）总要求　组织应建立并保持职业安全卫生管理体系。对于该要求，应从以下两方面理解。

1. 建立职业安全卫生管理体系　建立是从无到有的过程，是从决定开始到形成体系，包括体系的策划、设计，体系文件编写，组织机构的配置和人员、资源的安排等。但需要注意的是，组织建立职业安全卫生管理体系并不是将原有的管理手段、制度、组织机构等彻底推翻，而是应用职业安全卫生管理体系标准的框架模式重新构造、安排、组合和完善职业安全卫生管理体系。

2. 建立职业安全卫生管理体系，首先需要取得组织最高管理者对改进其活动、产品或服务的职业安全卫生管理工作的承诺，才能确保成功。最高管理者自始至终的承诺与领导具有决定性作用。组织应通过初始状态评审来考查自身的职业安全卫生风险、法律、法规要求、现行管理活动等，以此为基础建立职业安全卫生管理体系。有关职业安全卫生管理体系的建立，将在后文中做详细论述。

3. 保持职业安全卫生管理体系　对于已建立的职业安全卫生管理体系，组织要予以保持，这样才能真正达到不断改进组织的职业安全卫生行为的目的。组织在建立职业安全卫生管理体系之初往往给予高度重视，集中投入人力、物力完成体系的建立工作，而对体系的保持则重视不够，这便违背了持续改进的原则。

4. 为保持职业安全卫生管理体系，达到持续改进的目的，组织应该做到：在组织的发展规划中，考虑体系维护的需要；在机构的调整，新项目、新产品的开发中，注重职业安全卫生风险的确定；应及时获取新法律、法规；对体系运行过程中出现的问题应及时调整，采取纠正与预防措施保证体系的良好运转。

（二）职业安全卫生方针

1. 组织应有一个经最高管理者批准的职业安全卫生方针，方针应该满足以下要求：① 适合于组织职业安全卫生风险的性质、规模；②包括对持续改进的承诺；③包括对组织应遵守的现行职业安全卫生法律、法规和其他要求的承诺；④形成文件，付诸实施，予以保持；⑤传达到全体员工，使他们每个人意识到其个人在职业安全卫生方面的义务；⑥可为相关方所获取；⑦定期进行评审，确保其与组织保持相关的适宜。

2. 职业安全卫生方针是组织在职业安全卫生方面的宗旨和方向，是组织总体方针中的组织部分，它体现了组织对待职业安全卫生问题的指导思想和承诺，是组织对其全部职业安全卫生意图的原则性陈述，方针中应阐明其宏观的职业安全卫生的奋斗目标。组织的职业安全卫生方针最重要的是两个承诺：一是对持续改进的承诺；二是对遵守有关职业安全卫生法律、法规和其他要求的承诺。第一个承诺表明组织最高管理者对待职业安全卫生问题的态度，反映组织对职业安全卫生的认识和责任；第二个承诺是对组织在职业安全卫生方面的基本要求，组织要在达到法律、法规要求的基础上，进一步持续改进。

3. 方针要求传达到全体员工。组织要想得到良好的职业安全卫生绩效，必须有全体员工的积极参与，只有全体员工的积极参与并履行其职业安全卫生义务，才能从根本上解决职业安全卫生问题。职业安全卫生直接面对的是组织内部的员工，组织的职业安全卫生状况的好坏，直接关系员工的切身利益，所以全体员工有权对其实施监督。

4. 方针的制定要适合组织职业安全卫生风险性质和规模。组织制定的方针要突出自身的特点，这样才更加具有操作性，才能准确地指导组织开展职业安全卫生工作。一个好的方针能够基本反映组织职业安全卫生的轮廓。

5. 职业安全卫生方针要由最高管理者批准，要形成文件，付诸实施，予以保持，可为相关方获取。职业安全卫生方针反映了组织最高管理者对待职业安全卫生的态度，它应由最高管理者批准。职业安全卫生方针又是由组织各级管理者、专业技术人员和各层次的操作人员具体实施完成的，显然职业安全卫生方针是纲领性的文件，文字上要简洁明了，易于理解。形成文件的方针，如果不付诸实施和予以保持，等于一纸空文。组织的职业安全卫生方针不是保密的，是公开的，这也是组织向社会展现自己在职业安全卫生方面的表现和形象的渠道。

6. 职业安全卫生方针要定期进行评审。组织的内部情况和外部环境是不断变化的，要确保职业安全卫生方针与组织保持相关和适宜，从而正确指导组织搞好职业安全卫生工作，一定要定期对职业安全卫生方针进行评审，以修改、补充和完善方针。

（三）策划 策划包括了危险源识别、风险评价和风险控制策划、法律及其他要求和目标、职业安全卫生管理方案四方面内容。

1. 危险源识别、风险评价和风险控制策划 组织应建立并保持程序，用来开展危险源识别、风险评价和必要控制措施的实施，这些应包括常规和非常规活动；所有进入作业场所的人员（包括分包商和访问者）的活动；作业场所内的设施，无论其是由组织还是由外部所提供。

2. 组织应确保在建立职业安全卫生目标时，对这些风险评价的结果及控制的效果进行考虑。组织应将此信息文件化和保持最新。

3. 组织的危险源识别和风险评价的方法应该是① 依据其范围、性质和时间安排进行确定，以保证是主动的而不是被动的；② 提供风险级别，识别需通过目标和管理方案所规定的措施来消除和控制的风险；③ 与运行经验和所采取的风险控制措施的能力相适应；④ 为确定设备要求、识别培训需求和（或）开展运行控制，提供输入信息；⑤ 提供必要的监测活动，保证它们实施的有效和及时。

4. 危险源及其带来的职业安全卫生风险是职业安全卫生管理体系的核心，组织通过不断控制其职业安全卫生风险来取得职业安全卫生绩效，达到持续改进的目的。

5. 要控制风险，首先要识别带来风险的危险源，然后评价其给组织带来的风险程度，组织依据危险源识别和风险评价的结果，来考虑风险控制的措施及降低风险的优先顺序。这个过程是不断发展的（图 2-1-1）。

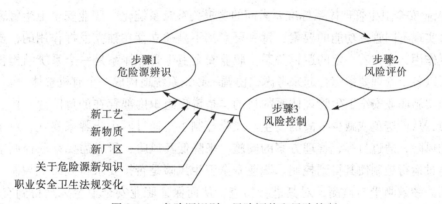

图 2-1-1　危险源识别、风险评价和风险控制

五、职业安全卫生管理体系的规范化

1.《职业安全卫生管理体系规范》　为了使我国的职业安全卫生管理体系规范化，我国制定了《职业安全卫生管理体系规范》，主要由三大部分组成，包括①范围：规定使用于该指导性技术文件的组织愿望和界限（限制）；②术语：17 个术语和定义；③职业健康安全管理体系（occupational health and safety management system，OHSMS）要素部分：5 大功能块，每一功能块又由若干要素组成，共 17 个要素。

在《职业安全卫生管理体系规范》中，明确规定职业安全卫生管理体系标准组成包括5 部分：①范围；②规范性引用文件；③术语和定义；④职业健康安全管理体系要素。第④

部分又包括：总要求、职业健康安全方针、策划、实施和运行、检查和纠正措施、管理评审。职业健康安全管理体系的精髓在于实施有效的危险源识别、风险评价和风险控制，运行过程如图 2-1-2 所示。

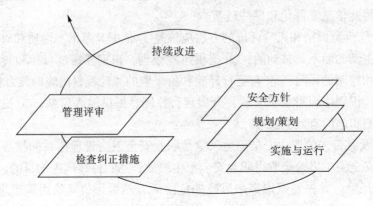

图 2-1-2　职业健康安全管理体系运行过程

2. 职业安全卫生管理体系标准要素间的逻辑关系及系统化　职业安全卫生管理体系标准包含着实现不同管理功能的要素，每一要素都不是孤立存在独立发挥作用的，要素间存在着相互作用，存在着一定的逻辑关系。职业安全卫生管理体系是一个系统结构化的管理体系，所以各个管理要素综合起来考虑，协调一致，系统地构成一个有机整体。

组织实施职业安全卫生管理体系的目的，是辨识组织内部存在的危险源，控制其所带来的风险，从而避免或减少事故的发生。风险控制主要通过两个步骤来实现，对于组织不可接受的风险，通过目标、管理方案的实施，来降低其风险；所有需要采取控制措施的风险都要通过运行控制使其得到控制。职业安全卫生风险是否按要求得到有效控制，还需要通过不断的绩效测量与监测，对其进行检查，从而保证职业安全卫生风险得到有效控制。因此，职业安全卫生管理体系标准中的危险源辨识、风险评价和风险控制策划，目标，职业安全卫生管理方案、运行控制，绩效测量与监测，这些要素成为职业安全卫生管理体系的一条主线，其他要素围绕这条主线展开，起到支撑、指导、控制这条主线的作用。上述职业安全卫生管理体系要素间的逻辑关系，可用一简单逻辑图示（图 2-1-3）。

六、职业安全卫生管理体系的建立

建立职业安全卫生管理体系一般要经过 OHSMS 标准培训、制定计划、职业安全卫生管理现状的评估（初始评审）、职业安全卫生管理体系设计、职业安全卫生管理体系文件编写、体系运行、内审、管理性复查（或称管理评审）、纠正不符合规定的情况、外部审核等基本步骤。在建立 OSHMS 管理体系的过程中，要特别注意以下内容。

1. 要充分认识到不同组织之间的区别和具体生产条件的不同。也就是说，不能照搬照

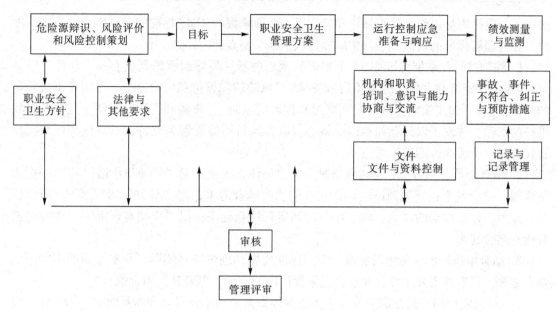

图 2-1-3 职业安全卫生管理体系要素间的逻辑关系

抄其他组织所建立的 OSHMS 管理体系。

2. 不同的管理层次需要对标准的条款有不同程度的理解和认识。层次越高，理解和认识的程度应该越深刻。换句话说，只要求具体负责安全管理的人员和操作人员学习该标准是远远不够的，组织管理层，特别是高级管理层的每个人都必须掌握该标准，对该标准有充分的理解。否则，所建立的管理体系是无法保持和实施的。

3. OSHMS 标准所提供的只是管理标准，也就是说是一种管理方法。如果没有最高管理层的承诺，如果离开各级管理人员的责任心、能力、态度和主观能动性，按照该标准所建立的管理体系文件写得再好，也达不到预期的目的。

4. 使 OHSMS 与组织现行的管理体系相结合。建立体系的过程就是按标准的要求调整机构、明确职责、制定目标、加强控制、与国际上先进的管理模式接轨，将 OHSMS 与组织的全面管理体系融为一体，避免增加职责不必要的程序。使各级成员有章可循。

5. OHSMS 是一个动态发展、不断改进和不断完善的过程。每经过一个循环，就需要制定新的职业健康安全（occupational health and safety，OHS）目标、指标和新的实施方案，调整相关要素功能，使体系不断完善，达到一个新的运行状态。

（一）学习与培训 由外部专家或咨询机构对组织管理层和专门推行小组成员以及全体职工进行 OSHMS 标准培训，是开始建立 OSHMS 体系时十分重要的工作。只有最高管理层深入理解该标准，才能真正把建立 OSHMS 体系的工作放在重要位置，组织最高管理层才会做出应有的承诺。只有专门推行小组成员全面理解标准，建立 OSHMS 体系的工作才能够得以正确规划和推动。培训工作要分层次、分阶段进行，而且必须是全员培训，中层以上干部必须重点培训，要运用各种形式开展宣传，要广泛、深入，做到人人皆知，人人参与，造成一个贯标声势。作为组织领导和管理层，必须掌握 OSHMS 标准的基本内容、原理、原则，并且理解标准的内涵。学习中应抓住以下几个要点：

1. 深刻理解和掌握标准中 17 个要素的逻辑内涵。领导和承诺是核心，"方针"是导向，"组织、资源和文件"是基本资源支持，"风险辨识评价和风险控制"是实现事故预防的关键，"计划和实施、监测"是实现过程控制的基础，"审核和评审"是纠正完善及自我维护的保障。体现了以领导和承诺为核心，以方针目标等要素为支持，以审核和评审实现自我监督与持续改进的整体思想。

2. 结合全员、全方位、全过程管理，突出整体思维观；把"领导与承诺"和"一把手负责制"结合起来；把强调风险评价和事前预防结合起来；把"计划"及"实施与监测"和强调生产作业现场的"人、机、环"协调运行结合起来；把"审核与评审"与传统的监督检查结合起来。

3. 结合本组织的实际学习标准。学习标准要做到理论联系实际，与本组织的实际情况结合起来。只有从实际出发，才能真正掌握标准的内涵，理解其实用价值。

（二）制定计划　建立职业安全卫生管理体系是一项十分复杂和涉及面很广的工作，没有详细的工作计划是无法按期完成的。通常情况下，建立职业安全卫生管理体系需要 3 个月以上的时间，据此可以采用倒排时间表的办法制定计划。例如，假定组织确定 2014 年 12 月接受外审，外审前的所有工作必须在 2013 年 12 月前完成，依次可以排出 2013 年 11 月至 2014 年 10 月的总计划表。总计划批准后，就可制定每项具体工作的分计划，分计划做到：任务到人，时间到天。除了排出建立职业安全卫生管理体系工作总计划表和每项具体工作的分计划表外，制定计划的重要内容是提出资源需求，报组织最高管理层批准。

（三）现状调查与评估（初始评审）　充分理解和掌握 OSHMS 标准后，对组织的职业安全卫生管理现状进行调查和评估，也称初始评审。主要包括以下内容：一是现状调查（如职业安全卫生管理机构、人员的职能分配与适合情况，职业安全卫生管理规章、适用的国际公约、国内法规、标准、指南及其执行情况，组织的职业安全卫生管理方针、目标及其贯彻情况，近年来组织的事故情况和原因分析等）；二是对调查结果进行分析，确认存在的问题并对照强制性规定找差距；三是最高管理层对现状、差距和存在问题的原因给予审定。职业安全卫生管理现状调查与评估结果将作为职业安全卫生管理体系设计的基础。

任何组织，不论其经营管理水平如何、规模大小如何，客观上总是存在着一个职业安全卫生管理体系。因此，在按照标准选择 OSHMS 体系要素前，应对组织现存的职业安全卫生管理体系状况进行详尽的调研，重点围绕体系文件、各类资源与人员条件、OSH 管理与控制现状以及体系运行水平等方面，评价运行的可行性、有效性，从而找出固有体系要素在构成、运行、协调、监督中的缺陷。通过对现有体系要素的对照分析，为重新选择要素提供依据。

（四）职业安全卫生管理体系设计　建立职业安全卫生管理体系，必须在现状调查（初始评审）的基础上做好体系设计，职业安全卫生管理体系设计主要包括 5 个步骤。

1. 确定职业安全卫生方针。

2. 职能分析和确定机构　组织管理机构的确定是分配职能和确定管理程序的基础，在分配职能和编写程序文件之前，必须先进行职能分析和确定机构，确定机构时，要坚持精简效能的原则，尽量避免和减少部门职能交叉。

3. 职能分配　即把 OSHMS 标准中的各要素所涉及的职能逐一分配到部门。进行职能分配时，要求把标准中的各要素全面展开并转换成职能，分配到组织的各部门，确保通过职能分配，使标准的各项要素都能得到覆盖，没有遗漏。进行职能分配时要坚持一项职能由一个部门主管的原则，当一项要素必须由两个或两个以上部门负责时，要明确主要负责部门或撤并相关部门。

4. 确定体系文件层次结构　关键是确定程序文件的范围，并提出体系文件清单。

5. 体系文件的编写、审定与批准。

思考题

1. 职业安全卫生管理体系标准要素围绕的核心是什么？
2. 如何理解职业安全卫生管理体系系统、结构化地控制职业安全卫生风险？

（张勤丽）

第二节　职业卫生调查

职业卫生调查是实施职业卫生服务和管理的基本方法，也是识别和评价职业性有害因素的必要手段。职业卫生调查通过"听"（听取介绍），"看"（实地观察），"问"（口头询问），"测"（环境监测），"查"（健康检查）和"算"（资料分析）等方法获得第一手材料，从而为阐明劳动者接触的职业因素对健康的影响，研究接触水平与机体反应间的因果关系；探讨多因素的联合作用，工作有关疾病及职业潜在危害；为改善劳动条件提出预防措施以及制定、修订卫生标准提供科学依据。

一、调查类别

职业卫生调查可分为职业卫生基本情况调查、专题调查和事故调查三大类。

（一）职业卫生基本情况调查

一这类调查是以建立企业职业卫生档案为目的。根据《中华人民共和国职业病防治法》的规定，用人单位必须建立职业卫生档案。职业卫生档案是对有关职业卫生基本情况的全面详细的基础资料档案。调查资料逐级汇总上报，每年复核一次。职业卫生档案应进行动态管理，需随时将环境监测和健康检查结果、职业病发病和患者转归等情况，以及生产和企业变迁情况录入，以备查考、分析。

职业卫生基本情况调查内容包括：①被调查单位概况：如单位名称、地址、单位的历史、隶属关系、性质、男女职工人数、有害职业的分布、接触有害因素的人数、机构设置、产品种类等；②主要产品和工艺流程：记录使用的原料名称、中间产品、产品及年产量、生产设备机械化或自动化程度，并绘制工艺流程图；③主要工作场所的劳动条件：如主要车间、工段和工种是否按照卫生要求进行合理布局、采光照明是否符合卫生要求、车间微小气候状况如何、相邻车间有无相互影响等；④劳动组织及班次：如劳动者与用人单位的关系，每周几个工作日、每日的工作时间、加班加点情况及在外有无兼职等；⑤职业性有害因素及其接触人数；⑥作业环境及接触者健康状况：如职业性有害因素对健康影响的早期表现，职业病、工作有关疾病和工伤的发生频率和分布情况及以往环境监测和健康监护资料等；⑦防护设备及其使用、维修等情况：如针对职业性有害因素所采取的建筑设计和职业卫生防护设施，如通风、除尘排毒系统、噪声及其他物理因素的防护、高温作业防护等及个人防护用品的品种和数量，使用、维修等情况；⑧生活福利和医疗卫生服务情况：如生活卫生设施中有无浴室、更衣室、休息室、女工卫生室、厕所、医疗室等；⑨单位可能发生的职业中毒应急措施和方案；对生产中存在可能发生急性中毒的物质所采用的急救物品和发生中毒后的急救预案和演练情况；⑩单位职业卫生组织和制度如单位职业卫生管理的各级组织和各种相关职业卫生管理制度，以及单位职业卫生专职机构和人员情况。

（二）专题调查

专题调查的目的在于查明某种职业危害因素对职工健康的影响或对其他具体问题（如病因探讨、患病率分析、预防措施效果评价、早期检测指标筛选、卫生标准研制或验证等）的专项调查研究。

在日常的职业卫生工作中，辖区内存在下列情况之一者，应考虑进行专题调查：①某一系统（行业）在辖区内所占比重较大；②某一有害因素的危害性较突出，接触人数较多；③采用新技术、新工艺，而出现新的有害因素者；④已有的有害因素出现新的职业性病损者。

另外，如专题调查是就某一具体问题展开，常常是流行病学现况调查研究或队列调查研究，多以某一种特定人群为研究对象，那么专题调查的项目，可视实际需要加以选择。①有害因素和健康关系调查：主要揭示接触水平-反应关系；要有详细的生产环境浓度测定或生物监测数据以及医学检验和发病等情况记录，用相关回归等方法分析研究接触水平与反应关系，以确定工人的安全接触水平，为制定修订卫生标准提供依据。②工作有关疾病调查：主要探讨某些职业性有害因素与导致非特异性疾患高发或加剧的因果关系。③环境监测方法研究：建立新的有害因素的测定方法，或改进现有的测定方法，主要确定测定方法的灵敏度、特异度及质量控制要求。④生物监测研究：主要阐明指标的敏感性、特异性、预示值、符合率，以及在早期检测职业性病损中的意义；应注意生物材料中毒物及代谢产物的正常值，不同地区、不同人群和个体差异波动范围较大，否则实际应用时会有一定影响。⑤预防措施效果的卫生学评价：主要比较采用措施前后的作业环境、职工健康状况，以及进行投入效益分析等。如果无法进行采取措施前后的效果评价，则可对同一个工厂（车间）内自然形成的调查组（有预防措施）和对照组（无预防措施）进行效果比较。如在本厂内找不到对照组，可选择相同类型的另一家工厂，进行厂际对照比较。

专题调查的特点比一般调查更系统、更深入，获得的资料更准确可靠。

（三）事故调查

常属计划外应急性调查。发生急性事故性损害（如急性中毒事故）时，用人单位或接诊的医疗卫生机构在规定时间内应按《职业病危害事故调查处理办法》向所在地人民政府卫生行政部门和法律、法规规定的其他部门报告；职业卫生监督机构应会同有关部门深入现场进行调查。职业卫生工作人员的主要工作内容如下：

1. 应会同临床医师参加抢救。

到达现场后应协助企业及时将中毒患者转移到空气新鲜的地方，并将患者按病情轻重进行分类，先大致了解事故发生的经过，对接触毒物浓度高、时间长的患者予以优先处理。

2. 找出发生事故的有害因素。

除非常明确的毒物引起急性中毒的事故外，一般都要根据生产工艺流程及其可能发生急性中毒事故的危害物，结合中毒者的中毒体征设法找出产生事故的有害因素。

在现场未经清理时，应迅速检测环境空气中该毒物的浓度，现场已遭改变时，则需要运用模拟现场试验。

有经皮肤入侵机体可能者，应尽可能做患者皮肤污染监测，有生物监测指标者应做急性毒性或生化代谢指标的监测。要了解事故发生时的生产状态以及防护措施情况，有时还必须了解同类生产的其他作业场所是否发生过类似的事故，有助于找出事故的有害因素。

3. 分析事故发生的原因，提出处理意见。

必须详尽了解事故发生现场的劳动组织，工作制度，安全操作规程，生产设备运转、使用、维修情况，劳动卫生防护设施设置等情况；找出中毒患者或同工种人员，并了解其操作过程；根据调查资料召开座谈会，共同分析事故发生的原因；查明事故原因后，提出处理意见及防止事故再发生的对策和措施，用书面形式上报上级机关并分发有关单位，以吸取教训，防止再次发生类似事故。

二、职业卫生调查设计原则

为使调查能达到阐明问题的目的，应注意以下一般性原则：

1. 对照的原则　如调查某一职业危害因素或考核预防效果时，在选择调查对象的同时，还要设立一个不接触任何有害因素而在性别、年龄、人数、劳动强度等条件齐同，符合统计学要求的对照组来做鉴别。有时可以调查对象自身前后对照；发病率较低的，对照组应两倍于调查组；配对对照调查中，通常是一个调查组的对象（病例）选择 2~4 个对照。

2. 随机的原则　随机不是随便，不可有意或无意按主观倾向把调查对象分配于调查组或对照组。为了保证抽样、分组和观察顺序的机会均等，使各组的安排都能体现从总体中按照每一观察单位都有同等机会被抽取到的原则。

3. 重复的原则　样本数量大小，决定样本对总体的代表性。增大样本数量常采用增加观察天数或重复调查次数，样本数量过小可增加抽样误差。

4. 观察的指标　指标是评价被观察因素作用的有无或大小的重要标志，因此，要充分注意以内内容。

（1）被采用的指标宜具有对反应、效应反映的代表性，客观、精确、灵敏，且最好具有特异性。

（2）由于调查要求的不同，选定评价指标可以是单一的，也可以是多个的，但评价指标不宜太多，应在前人经验的基础上，结合自己具备的条件，加以认真选定。

（3）事先设计好评价指标的统计学处理方法，因其对估算抽样例数及最后数据处理有着直接关系。

三、调查步骤

除事故调查外，职业卫生基本情况调查与专题调查的工作步骤基本相似，但后者常需更为周密的安排。典型的专题调查大致分为准备、实施和总结三个阶段。

（一）准备阶段　准备工作极为重要。如果没有周密准备工作，调查工作将会遇到许多问题而无从下手，甚至完全失败，即使勉强调查其结果也缺乏可靠性和准确性，调查资料无使用价值。所以在开始调查之前一定要做好准备工作，包括：

1. 首先需深入现场　根据调查的项目，具体了解现场情况和存在的问题，为调查设计提供依据。

2. 查阅文献　围绕调查内容和目的，认真查阅国内外有关文献，充分掌握现有资料，借鉴别人经验，使调查工作更有的放矢，效率更高。有条件者可考虑运用现代文献检索手段，如联机检索、光盘检索等。此外，还可利用国际互联网（internet）更准确、及时地了解全世界有关职业卫生与职业病方面的资料，查找最新文献，亦可随时与世界各地的职业卫生与职业病专家讨论专题的有关内容。然后综合各方面的信息，运用自己的知识和经验进行设计构思。

3. 拟订调查计划　调查计划内容包括①调查目的、试图寻求的答案和可能遇到的困难；②调查对象、对照选择、样本大小和抽样原则；③调查方法；④调查项目、观察指标和检查测定方法，所需器材、经费和人力；⑤人员培训，调查队伍组织领导及协作关系；⑥现场联系及时间安排；⑦预期结果；⑧数据处理，资料整理、分析和总结。

4. 拟订表格　调查表格项目及形式，应根据调查目的、内容及统计方法，周密设计。每一调查项目都必须有明确用意，而不是可有可无。调查表格的完善与否在很大程度上反映了调查计划的完善与否。因此，拟好的表格最好先进行试点调查，并根据预调查效果作必要修改，使其更趋完善。

调查表的内容一般包括①调查表的名称；②一般项目：姓名、性别、出生年月、出生地、民族、文化程度、工作单位名称、职业、车间、工种及家庭住址；③调查项目：根据调查目的而定，一般包括职业史及接触史、疾病史、目前健康状况、不良生活方式、环境监测、针对该项调查的体检和化验项目；④调查者对调查结果的可信度估计；⑤结束部分：包括调查人签字和调查日期。

为便于计算机处理，调查项目尽可能量化，可在表格偏旁位置预留空格，以便填入各项目的"量值"。另外，为验证调查对象回答内容的可靠性，可在询问项，如主观症状中，随机穿插与接触-反应（效应）完全无关的内容，作为"干扰性项目"。整理分析时，分别算出"症状分"与"干扰分"，供判断参考。

5. 试点调查　在正式调查全面开展前，最好先进行一次完全按照计划进行的小型试点调查，它除了调查的对象少和规模小外，其他均应与正式调查相同。其目的是：①检查预定计划是否完善、切实可行；②及时发现问题，如调查表格项目是否合适，测定仪器功能是否完好，以及调查对象是否合作等；③锻炼和考核整个调查队伍，积累经验，估计不同检查者之间的差异，进一步统一方法，缩小误差，提高工作效率和质量。

（二）实施阶段 在试点调查的基础上，总结经验教训，按调查计划，全面展开工作。这一阶段应特别注意现场调查的质量控制。最好制订调查工作手册，内容包括调查员工作须知、调查项目的各项标准及操作规程等，调查员必须严格遵守调查工作手册中的各项规章。专题调查组要建立各级分工负责的组织网络，如由项目负责人→现场调查督导人→调查员、摘抄员、检验员组成的三级工作网。随时抽查原始记录，及时复核补漏，汇总和整理调查资料。此外，尚需掌握工作进度，注意工作中的密切配合与协调，确保按质按量如期完成调查任务。

（三）总结阶段

1. 资料整理与统计分析

（1）资料检查：检查调查表格中的原始资料，内容包括①资料的完整性，即全部项目必须符合调查设计的要求，并一一填齐；②资料的可靠性，即调查方法正确、疾病诊断明确、测定数据准确等；③资料筛选的原则性，即资料剔除不能带有主观性，需要有一定的取舍原则。有下列情况之一者应予剔除：①项目不全；②记录欠正确；③对照人群曾接触被调查的有害因素；④接触人群曾接触足以影响调查结果的其他因素。

（2）资料整理：可按以下步骤进行整理和分析：①在同质基础上，按调查设计分组；②按分组要求拟定整理表，对资料进行归并、组合；③资料分析，按统计学原则，根据资料特征及分析目的，选用合适的统计方法和参数，探讨各自变量与因变量之间的联系及其强度，并阐明混杂效应（confounding effects）及其程度。

2. 调查汇总 根据调查结果，写出全面总结，向调查企业和有关上级部门汇报。报告应针对所发现的问题，做出卫生学评价，提出切实可行的干预措施建议，力争把通过调查所得到的科学结论，反馈到企业职业卫生工作中去。

3. 论文撰写 作为一项科学研究，应结合调查发现，进一步复习有关文献，深化感性认识，把调查结果提炼成一篇或几篇科学论文。科学论文一般由以下几部分组成：①论文的题目：尽可能反映出研究的对象、方法和内容；②摘要和关键词：摘要的目的就是要简明扼要地介绍调查的对象与方法、主要内容和结果。关键词要简洁明了，其目的亦是为了介绍论文的主要内容；③前言：说明该项研究内容的国内外概况、为什么要进行该项调查研究；④调查对象和方法（怎样进行调查）；⑤结果：描述观察到的事实、现象和所获测试数据；⑥讨论：对观察到的事实和现象进行综合分析、解释、论证和概括，说明事实和现象之间的联系，并与已报道的资料进行比较，将调查结果资料提高到理论高度；⑦近期重要的有关参考文献：目的是指出引证资料和论点的出处，为读者进一步阅读提供线索。

四、调查示例

（一）采矿业的职业卫生基本情况调查 除一般有关企业的背景情况外，着重了解生产过程和职业性有害因素，并据此判断对接触者可能产生的不良影响。现以井下煤矿生产为例，简要说明采矿业职业卫生基本情况调查的主要内容。

1. 生产过程 井下采煤作业的基本生产过程为：首先在岩层中，挖掘通往煤层的巷道、运输巷道、通风巷道、采煤准备巷道；在煤层中的进行采煤作业，普遍应用的采煤方式有综合机械化采煤机组、采煤机采煤和炮采 3 种方式；采掘的煤炭和岩石等由运输巷道运到车场，再由提升机、绞车或皮带运输机运送到地面；挖掘出来的巷道，需用木材、金属、混凝土材料加以支护，防止巷道变形、崩塌。也可将水泥浆用高压泵喷涂顶帮，以加固巷壁，形成永久巷道，作为运矿、人行、通风之用。掌握这些生产工序，就可找出各个工序所存在的特殊职业性有害因素。

2. 主要职业性有害因素

（1）不良气象条件：煤矿井下气象条件的基本特点是气温高、气湿大、不同地点气流大小不等和温差大。在通风不良、1000 m 以上的深矿井内，气温可达 35~40℃以上。地面与井下作业面气温相差较大，在冬季温度可达 30~40℃。由于地下水不断渗出和大量蒸发，相对湿度一般在 80% 以上，常可达 90% 以上，有的甚至可达 100%。

（2）生产性粉尘：矿井内许多生产过程和工序，如掘进、采煤、运输、钻眼、放炮等都产生大量的粉尘。

（3）有害气体：在矿井空气中，可存在沼气、一氧化碳、二氧化碳、氮氧化物以及硫化氢等。

（4）生产性噪声和振动：掘进、采煤、运输等工序中机械工具都可产生噪声和振动。

（5）劳动强度较大、作业姿势不良：煤矿工人劳动强度较大，如掘进工岩石装车操作，属重体力劳动，现在大部分装岩工作为装岩机所代替；凿岩和推车属中等体力劳动。在薄煤层作业时，整个工作日内工人不得不采取弯腰、蹲位和跪卧位操作。

3. 环境监测和健康监护结果　着重了解粉尘、有害气体（如甲烷、一氧化碳等）空气浓度及噪声、振动强度及相关的职业性病损的发病情况（如患病率等）。

（二）铅接触效应早期检测指标的筛选　该专题调查的目的在于研究接触不同浓度铅对工人健康的影响，并试图兼顾可靠性、敏感性、特异性、可行性以及经济效益，筛选出较理想的早期检测指标。为此，以高浓度（铅中毒病例接触浓度）、中浓度（高于最高容许浓度）和低浓度（低于最高容许浓度）的接触者为接触组，以年龄、性别、文化程度和经济状况相近的非接触者为对照组，系统地调查他们的一般情况、职业史及接触水平、目前健康状况、既往病史、嗜好和个人卫生习惯等，并进行一般及特殊项目的体检、实验室检查、神经传导速度和行为功能测试等（表 2-1-1）。

表 2-1-1　铅作业工人体格检查表

编号_____

（一）一般情况

（1）姓名_____　（2）性别_____　（3）实足年龄_____

（4）文化程度：文盲 0，小学 1，初中 2，中专 3，大专以上 4

（5）每月家庭收入_____

　　厂名_____车间_____家庭住址_____

（二）职业史及接触水平　　.

车间及工种	迄今接触年限	每天接触时数	空气浓度（mg/m³）	接触水平（TWA, mg/m³）	接触量（mg/m³×年）

（三）目前健康状况（自觉症状：无0，偶有1，经常有2）

头　　晕□	口中甜味□	关节酸痛□	气　喘□
头　　痛□	血　尿□	手脚麻木感□	震　颤□
睡眠障碍□	腹隐痛□	便　　血□	易疲劳□
寒　　战□	食欲缺乏□	手握物易掉□	腹　胀□
记忆力减退□	发　热□	四肢无力□	便　秘□

（四）（　）目前是否患病？否0，是1，患何种病？1. _____　2. _____

（五）（　）最近1年的门诊次数_____

（六）（　）最近1年因病休工天数 ____

（七）（　）过去曾患病：神经系统1，血液系统2，其他3

（八）是否吸烟？否0，是1，平均每天吸 _____ 支，（　）已经吸 _____ 年
　　吸烟总数 ____

（九）是否饮酒？否0，是1，（　）平均每天饮 _____ 两：

　　啤酒□　黄酒□　甜酒□　白酒□　混合□
　　（　）已饮 ____ 年，（　）饮酒总量 ____

（十）个人卫生

是否在车间吸烟、吃饭或其他食物？从不0，偶尔1，经常2

饭前是否洗手？从不0，偶尔1，经常2

工作时是否戴口罩？从不0，偶尔1，经常2

下班时是否洗澡换衣服？从不0，偶尔1，经常2

对铅毒性的认识：差0，尚可1，充分2

（十一）回答本询问表的态度：随便2，尚可1，认真0

调查者 _____

调查日期 ____ 年 ____ 月 ____ 日

（十二）体检和化验

检查日期

续 表

血压
心
肺
肝
脾
面色苍白
铅线
腹部压痛
左手握力（kg）
右手握力（kg）
左腕伸肌无力
右腕伸肌无力
震颤
膝反射
PbB（μmol/L）
ZPP（μmol/L）
FEP（μmol/L）
ALAD（U）
PbU（μmol/L）
ALAU（μmol/L）
CPU（μmol/L）
Hb（g/L）
神经传导速度
行为功能

　　调查结果用相关、回归及多因素分析等统计学方法处理，探讨接触水平-效应（反应）关系，并将各指标与公认较可靠的指标（如血铅浓度）比较，找出相关性，从而为筛选敏感性、特异性及真实性均较好的铅接触早期检测指标提供依据。

　　基于这一专题调查结果，发现：

　　1. 血铅浓度（PbB） 按对照组、低接触、中等接触和高接触组顺序逐级递增，两两比较各组间差异有统计学意义。反映铅干扰卟啉代谢的指标，如红细胞游离原卟啉（FEP）和锌原卟啉（ZPP），除低接触组外，其余各组与对照组比较均显著增高。

　　2. PbB、FEP 和 ZPP 测定值的频数分布均呈正偏态分布，峰值频数按对照组、低接触组、中等接触组和高接触组的顺序逐步右移。经对数转换后，这些指标可在铅接触和铅中毒，低接触和中等接触之间，估算出界限值。

　　3. LogFEP（μmol/L）、LogZPP（μmol/L）均与 Log PbB（μmol/L） 在一定范围内呈正相关关系。当男性 PbB>3.36μmol/L（70μg/dl），女性 PbB>2.88μmol/L（60μg/dl）时，FEP 与 ZPP 随 PbB 的变动较小，提示 FEP 与 ZPP 不适用于划分铅中毒的严重程度。

　　综合考虑铅接触组和铅中毒组患者 PbB、FEP 分布曲线，以及按不同 PbB 和 FEP 水平作为划分界限指标时的敏感性、特异性和符合率，提出铅接触早期检测指标的建议值（表2-1-2）。

表 2-1-2 铅接触早期监测指标建议值（μmol/L）

性别	检测指标	参考上限	可接受上限	铅中毒诊断
男	PbB	1.44（30μg/dl）	1.92（40μg/dl）	2.40（50μg/dl）
	FEP	1.08（60μg/dl）	1.44（80μg/dl）	2.70（150μg/dl）
	ZPP	1.60（100μg/dl）	1.60（100μg/dl）	2.08（130μg/dl）
女	PbB	1.20（25μg/dl）	1.44（30μg/dl）	1.92（40μg/dl）
	FEP	1.44（80μg/dl）	1.80（100μg/dl）	2.70（150μg/dl）
	ZPP	1.60（100μg/dl）	1.60（100μg/dl）	2.40（150μg/dl）

注：引自职业卫生与职业医学. 北京：中国协和医科大学出版社，2003.

（三）砷化氢急性中毒事故调查 某市某厂硫酸锌车间投料岗位白班2名工人上班后，向2个投料罐内先后加入水、硫酸，最后加入锌粉混匀。9时左右，1名工人出现头晕、恶心、乏力等症状。11时，另1名工人也出现上述症状，当时疑为感冒，未做特殊治疗。当晚夜班，另2名工人投料后于次日0：30时相继出现上述类似症状，其中1人尿少（尿呈暗红色）。4人先后被送某医院急诊科救治，经透析治疗后恢复。职业病防治所接到医院急诊电话报告后对患者和现场进行了事故调查。该厂主要产品为硫酸锌。投料岗位的2个投料罐均无机械通风装置，而且投料岗位生产设备简陋、工艺落后，生产环境中存在硫酸、粉尘等职业病危害因素。模拟现场采集的2个样品检验结果：砷化氢浓度为 0.12 mg/m³ 和 0.15 mg/m³，超国家标准（0.03mg/m³）3~4倍。对生产原料锌灰的检测结果证实均含有砷化物。根据该厂硫酸锌车间生产工艺过程、模拟采样结果以及患者的临床表现和尿砷检验结果（3例患者的尿砷含量分别为 1.26、9.38、4.82μmol/L，1例患者因无尿，透析液检验结果为 0.11μmol/L），可以确定，此次中毒事故是急性砷化氢中毒。中毒原因是锌灰中含有砷化物杂质，在锌灰与硫酸的反应过程中，砷化物与硫酸反应产生砷化氢气体。中毒事故发生在投料岗位，投料罐上方无机械通风装置，仅有1个自然排风管道，罩口面积小，不能全部罩住2个投料罐口。事故发生时刮东风，现场产生的砷化氢气体不能有效排出。该厂未对工人进行职业卫生知识培训，工人缺乏预防中毒的知识及防护意识。中毒发生后未能引起高度重视，未采取果断措施停止生产，致使相继出现3例中毒患者。至此，事故原因完全查清，勒令该厂应停产改造，同时提示卫生和劳动监察部门加大监管力度，防止村办或个体企业主为追求利润，对职业病危害因素不经申报就擅自生产，杜绝这种防护措施不健全，防护设备落后的工厂开工生产，防止类似事故再次发生。[周久利. 一起急性砷化氢中毒事故报告. 工业卫生与职业病，2006，32（4）：255]

第三节 作业环境监测

作业环境监测是对职业人群作业环境进行有计划、系统地监测与分析，掌握作业环境中职业病危害因素的性质、浓（强）度及其在时间、空间的分布及消长规律。按照《职业病防治法》要求，企业应该根据工作规范，定时地监测作业环境中有毒有害因素。通过作业环境监测，既可以评价作业环境的卫生质量，判断是否符合职业卫生标准要求，也可以估计在此作业环境下劳动工人的接触水平，为研究接触-反应或效应关系提供基础数据，进而确认安全的接触限值，还可鉴定预防措施效果，监督检查有关职业卫生和劳动保护法规的贯彻执行情况，为控制职业病危害因素及制定、修订卫生标准提供依据。

一、生产环境中职业有害因素的特点

1. 种类多 生产环境中的职业有害因素的种类很多，而且在同一生产环境中可能有多种因素同时存在，如电焊工在工作时可以受到锰尘、锰烟、紫外线等有害因素的影响。

2. 状态复杂 有害因素在空气中存在的状态相当复杂，有固体、液体、气体和气溶胶四大类，而且有些有害因素存在的状态可以互相转化，如苯、汞等物质正常温下是液体，但因其挥发性很强，故在空气中均以蒸气的形式存在。

3. 变化多样性 各种有害因素的浓度（强度），在时间、空间的分布常有变动，主要取决于生产过程、操作方式及外界环境条件等，如粉尘作业，其湿式操作要比干式操作危害小得多。

4. 间断性 劳动者接触职业有害因素，一般只是在工作时间内接触，下班后脱离了生产环境（换上洁净的服装）即不接触，即使在一个工作日内，也并非都是连续不断地接触有害因素。

5. 间接性 有些工人虽然本人不直接接触某种有害因素，但因在同一车间内或邻近地点劳动，也可能受到一定的影响。

二、作业环境监测对象的确定

作业环境中的职业性有害因素具有多样性、变动性和劳动者接触时间间断性等特点，必须深入现场详尽了解有害因素的种类、来源、浓度分布和变动规律，了解劳动者操作过程、活动范围、接触途径，然后结合查阅有关文献或参考其他单位的经验，根据各种因素的危害性大小和接触人数多少确定主要监测的有害因素种类，选择监测对象时，一般从下列方面考虑：

1. 根据生产工艺过程、原料使用清单，生产设备及其维修、检修情况，参考其他企业类似经验，现场查看及倾听工人反映，确定监测重点。

2. 工人接触的程度，将工人接触时间长、量大的物质作为监测的重点，如果是致癌物质，即使接触量小，也应列为监测重点，不可忽视。

3. 临床表现与接触毒物的时间顺序有关。主要是新使用的化学物质，在采用某种化学物质之后出现可疑症状，这种物质应引起重视。

4. 职业流行病学调查资料表明，接触某种化学物与发病有联系，则这种物质应作为重点监测对象。

5. 毒理学文献资料表明，危害性大的化学物，如剧毒农药和某些重金属有机化合物及确认的职业性致癌物，如石棉、铬、镍、氯、乙醚、氯乙烯等，应列为重点监测对象。

当然，在《职业病防治法》配套规章中，国家已经明确需要监测的各种因素。企业如存在国家有关法规列出的必须监测项目，应当建立监测制度。对没有列出的项目，特别是一些化学物，如企业用量或产量较大，工人接触人数又较多，且安全性资料并不完整的，企业应本着负责的态度，建立自检制度，避免意外。

三、监测方案的确定

作业环境中的有害因素主要为物理因素和化学因素两大类，在进行生产环境监测时，首先了解现场存在的职业有害因素的种类、产生的原因及存在的状态等，确定监测对象，然后拟订监测方案。监测方案包括选择监测方法，确定监测地点、时间、监测次数和采样方法等。

（一）物理因素的监测

物理性有害因素必须应用特别的仪器，根据有害因素特点，对作业环境中物理性有害因素进行测量。

1. 生产环境的气象条件　生产环境的气象条件主要包括气温、气湿、风速及热辐射。现场测定时，气温、气湿、风速和热辐射强度应在同一时间、同一地点进行，根据生产过程、热源的布置和生产建筑物的特征，主要选择工人工作地点进行气象条件的测定。测定一般应在距离地面约 1.5m 处进行。若工作地点热源分布不均匀时，则应在不同高度、不同方位分别进行热辐射强度的测定，如开炉门时，应在炉前工作地点于工人头部、胸部、腿部等不同水平上测定。应于不同季节进行室内外气象条件的测定。一般可在夏、冬两季进行测定。如专门调查炎热季节高温作业对人体的影响时，则只需在夏季进行测定。测定一般不应少于 3 天，并须注意测定日期的代表性。每天测定的时间和次数，按生产特点而定。生产过程较均衡、气象条件较稳定的车间，可在一个班开始时测 1 次，中间测 2 次，下班前再测 1 次；而生产活动、气象条件变化较大的车间，则应按生产活动多次测定。若有条件最好于早、中、晚三班中每小时测 1 次，以便观察生产地点气象条件的变化规律。并在测定生产环境气象条件的同时，也测定室外的气象条件，利于评价室内外气象条件的差别。

（1）气温的测定：测定气温，通常用普通干湿球温度计或通风温湿度计。干球温度计所示温度即为气温。通风温湿度计适用于有辐射热的车间。当多个点需要同时测定时，可使用温差电偶温度计、电阻温度计。注意使用前须检查水银（乙醇）柱有无间断。温度计悬挂位置不要取近冷、热物体表面，并避免水淋沾在干球温度计上，悬挂 5 分钟后读数。读数时，眼睛与液柱顶点成水平，先读小数点后数值，再读整数，并避免手接触球部和手气对温湿的影响。

（2）气湿的测定：通常用普通干湿球温度计或通风温湿度计。注意事项同气温的测定，另外湿球上纱布应用薄而稀的脱脂纱布，纱布应紧贴温度计球部，以一层为宜，注意不可有皱褶，加水后应用手压去气泡，充分湿润。按规定时间测量后，记下湿球和干球温度的度数，查专用表求得所测的相对湿度。一般温湿度计都备有可查的相对湿度表（表 2-1-3）。

表 2-1-3　空气相对湿度（%）计算表（按通风温湿度计度数）

湿球温度（℃）	干湿球温度差值（Δt）																														
	0.0	0.5	1.0	1.5	2.0	2.5	3.0	3.5	4.0	4.5	5.0	5.5	6.0	6.5	7.0	7.5	8.0	8.5	9.0	9.5	10.0	10.5	11.0	11.5	12.0	12.5	13.0	13.5	14.0	14.5	15.0
50	100	97	95	92	90	87	85	82	80	78	76	73	72	70	69	67	65	63	62	60	59	67	56	55	53	52	50	49	48	47	45
49	100	97	95	92	89	87	84	82	80	77	75	73	72	70	68	66	64	62	61	59	58	65	55	54	53	51	49	48	47	46	44
48	100	97	95	92	89	87	84	82	80	77	75	73	71	70	67	66	64	62	61	59	58	65	55	54	53	51	49	47	47	46	44
47	100	97	95	92	89	87	84	82	79	77	75	73	71	69	67	66	63	62	61	59	58	65	55	54	52	51	49	47	46	45	44
46	100	97	94	92	89	86	84	82	79	77	75	73	71	69	67	66	63	61	60	58	57	55	54	53	52	50	48	47	46	45	43
45	100	97	94	92	89	86	84	81	79	77	75	72	71	69	67	65	63	61	60	58	57	55	54	53	52	50	48	47	45	44	43
44	100	97	94	92	89	86	84	81	79	76	74	72	70	68	66	65	62	61	59	58	56	54	53	52	51	49	47	46	45	43	42
43	100	97	94	91	89	86	84	81	78	76	74	72	70	68	66	65	62	61	59	57	56	54	53	52	51	49	47	46	44	43	42
42	100	97	94	91	89	86	83	81	78	76	74	72	70	68	66	64	62	60	59	57	55	53	52	51	50	48	46	45	44	42	42
41	100	97	94	91	88	86	83	81	78	76	74	72	69	67	66	64	61	60	58	57	55	53	52	51	49	48	46	45	44	42	41
40	100	97	94	91	88	86	83	81	78	76	73	71	69	67	65	64	61	60	58	56	54	52	51	50	48	47	46	44	43	42	41
39	100	97	94	91	88	85	83	80	78	75	73	71	69	67	65	63	61	59	57	56	54	52	51	50	47	47	45	43	42	41	40
38	100	97	94	91	88	85	83	80	78	75	73	71	68	66	64	62	60	59	57	55	54	51	50	49	47	46	45	43	42	41	39
37	100	97	94	91	88	85	82	80	77	75	72	70	66	66	94	62	60	58	56	55	53	51	50	48	46	45	44	42	41	40	39
36	100	97	94	91	88	85	82	79	77	74	72	70	68	65	63	61	59	58	56	54	53	50	49	48	46	45	44	41	41	40	38
35	100	97	94	90	87	85	82	79	77	74	72	69	67	65	63	61	59	57	55	53	52	50	48	47	46	44	43	41	40	39	38
34	100	97	93	90	87	84	82	79	76	74	72	69	67	64	62	60	58	56	55	53	51	49	47	46	45	44	43	40	40	39	37

续 表

干 湿 球 温 度 差 值 （Δt）

湿球温度(℃)	0.0	0.5	1.0	1.5	2.0	2.5	3.0	3.5	4.0	4.5	5.0	5.5	6.0	6.5	7.0	7.5	8.0	8.5	9.0	9.5	10.0	10.5	11.0	11.5	12.0	12.5	13.0	13.5	14.0	14.5	15.0
33	100	97	93	90	87	84	81	79	76	73	71	68	66	64	62	60	58	56	54	52	50	49	47	46	44	43	42	40	39	38	37
32	100	97	93	90	87	84	81	78	76	73	71	68	66	63	61	59	57	55	53	52	50	48	46	45	43	42	41	39	38	37	36
31	100	96	93	90	87	84	81	78	75	73	70	68	65	63	61	59	57	55	53	51	49	47	46	44	43	41	40	38	37	36	35
30	100	96	93	90	86	83	80	77	75	72	69	67	65	62	60	58	56	54	52	50	48	47	45	43	42	40	38	38	36	35	34
29	100	96	93	89	86	83	80	77	75	72	69	67	64	62	60	57	55	53	51	49	48	46	44	43	41	40	38	37	35	34	33
28	100	96	93	89	86	83	80	77	74	71	68	66	63	61	59	57	55	53	51	49	47	45	43	42	40	39	37	36	35	33	32
27	100	96	93	89	86	82	79	76	73	71	68	65	63	60	58	56	54	52	50	48	46	44	43	41	39	38	37	35	34	32	31
26	100	96	92	89	85	82	79	76	73	70	67	65	62	60	57	55	53	51	49	47	45	44	42	40	39	37	36	34	33	32	30
25	100	96	92	89	85	82	78	75	72	69	67	64	62	59	57	54	52	50	48	46	44	43	41	39	38	36	35	33	32	31	29
24	100	96	92	88	85	81	78	75	72	69	66	63	61	58	56	54	51	49	47	45	43	42	40	38	37	35	34	32	31	30	28
23	100	96	92	88	84	81	78	74	71	68	65	63	60	58	55	53	51	48	46	44	42	41	39	37	36	34	33	31	30	28	27
22	100	96	92	88	84	81	77	74	71	68	65	62	59	57	54	52	50	47	45	43	41	40	38	36	35	33	32	30	29	27	26
21	100	96	92	88	84	80	77	73	70	67	64	61	58	56	53	51	49	46	44	42	40	39	37	35	33	32	31	29	28	26	25
20	100	96	91	87	83	80	76	73	69	66	63	60	58	55	52	50	48	45	43	41	39	37	36	33	32	31	29	28	26	25	24
19	100	95	91	87	83	79	76	72	69	65	62	59	57	54	51	49	47	44	42	40	38	36	34	33	31	29	28	26	25	24	22
18	100	95	91	87	83	79	75	71	68	65	62	59	56	53	50	48	45	43	41	38	37	35	33	31	30	28	27	25	24	22	21
17	100	95	91	86	82	78	74	71	67	64	61	58	55	52	49	47	44	42	40	38	36	34	32	30	28	27	25	24	22	21	20

续　表

湿球温度(℃)	干湿球温度差值(Δt)																														
	0.0	0.5	1.0	1.5	2.0	2.5	3.0	3.5	4.0	4.5	5.0	5.5	6.0	6.5	7.0	7.5	8.0	8.5	9.0	9.5	10.0	10.5	11.0	11.5	12.0	12.5	13.0	13.5	14.0	14.5	15.0
16	100	95	90	86	82	78	74	70	66	63	60	57	54	51	48	45	43	41	38	36	34	32	30	29	27	25	24	22	21	19	18
15	100	95	90	85	81	77	73	69	65	62	59	55	52	50	47	44	42	39	37	35	33	31	29	27	25	24	22	21	19	18	16
14	100	95	90	85	81	76	72	68	64	61	57	54	51	48	45	43	40	38	35	33	31	29	27	25	24	22	20	19	17	16	15
13	100	95	90	85	80	76	71	67	63	60	56	53	50	47	44	41	39	36	34	32	29	27	25	24	22	20	19	17	16	14	13
12	100	94	89	84	79	75	70	66	62	59	55	52	48	45	42	40	37	35	32	30	28	26	24	22	20	18	17	15	14	12	11
11	100	94	89	84	79	74	69	65	61	57	54	50	47	44	41	38	35	33	30	28	26	24	22	20	18	16	15	13	12	10	9
10	100	94	88	83	78	73	69	64	60	56	52	49	45	42	39	36	33	31	28	26	24	22	20	18	16	14	13	11	10	8	7
9	100	94	88	82	77	72	68	63	59	55	51	47	44	40	37	34	32	29	26	24	22	20	18	16	14	12	11	9	7	6	5
8	100	94	88	82	76	71	66	62	57	53	49	46	42	39	35	32	29	27	24	22	19	17	15	13	11	9	8	6	5	4	2
7	100	93	87	81	76	70	65	60	56	52	48	44	40	37	33	30	27	24	22	19	17	15	13	11	9	7	6	4	3	1	
6	100	93	87	81	75	69	64	59	54	50	46	42	38	34	31	28	25	22	19	17	15	12	10	8	6	5	3	1			
5	100	93	86	80	74	68	63	57	53	48	44	40	36	32	29	25	22	19	17	14	12	10	7	5	3						
4	100	93	86	79	73	67	61	56	51	46	42	37	33	30	26	23	20	17	14	11	9	7	4	2							
3	100	92	85	78	72	65	60	54	49	44	39	35	31	27	24	20	17	14	11	8	6	3	1								
2	100	92	84	77	70	64	58	52	47	42	37	33	28	24	21	17	14	11	8	5	2										
1	100	91	83	76	69	62	56	50	44	39	34	30	25	21	17	14	10	7	4	1											

续　表

干湿球温度差值 (Δt)

湿球温度 (℃)	0.0	0.5	1.0	1.5	2.0	2.5	3.0	3.5	4.0	4.5	5.0	5.5	6.0	6.5	7.0	7.5	8.0	8.5	9.0	9.5	10.0	10.5	11.0	11.5	12.0	12.5	13.0	13.5	14.0	14.5	15.0
0	100	91	83	75	67	61	54	48	42	37	31	27	22	18	14	10	7	4	1												
-1	100	91	82	74	66	59	52	46	39	34	29	24	19	15	10	7															
-2	100	90	81	72	64	57	50	43	37	31	25	20	15	11	7	3															
-3	100	90	80	71	62	55	47	40	34	28	22	16	11	7	2																
-4	100	89	79	70	61	52	45	37	30	24	18	13	8	2																	
-5	100	89	78	68	59	50	42	34	27	20	14	8	3																		
-6	100	88	77	66	56	47	39	30	23	16	10	4																			
-7	100	87	76	64	54	44	35	27	19	12	5																				
-8	100	87	74	62	51	41	32	23	14	7																					
-9	100	86	73	60	48	38	28	18	10	2																					
-10	100	85	71	58	45	34	23	13	4																						

注：设干球温度为28℃，湿球温度25℃。相差3℃，查表得湿度为78%

当干、湿球温度计的读数超出专用表的数值时，可用计算方法得出相对湿度。计算公式如下：

$$R = 100A/F$$

式中：R——空气的相对湿度（%）；

F——干球温度计所示温度时的饱和水蒸气张力（kPa）。查《饱和水蒸气张力表》（表2-1-4），

A——空气的绝对湿度（kPa）。查《饱和水蒸气张力表》

$$A = F_1 - a(t - t_1)H$$

式中：F_1——湿球温度计所示温度时的饱和水蒸气张力（kPa）

a——不同风速时温湿度计系数（1/℃），查《不同风速时温湿度计系数表》（表2-1-5）。

t——干球温度计度数（℃）；

t_1——湿球温度计度数（℃）；

H——测定时的大气压力（kPa）。

表 2-1-4　饱和水蒸气张力表

气温（℃）	水蒸气张力（kPa）	气温（℃）	水蒸气张力（kPa）	气温（℃）	水蒸气张力（kPa）
-20	0.1253	+16	1.8177	+80	47.3426
-19	0.1373	+17	1.9372	+85	57.8084
-18	0.1493	+18	2.0634	+90	70.0954
-17	0.1627	+19	2.1967	+95	84.5128
-16	0.1760	+20	2.3645	+100	101.3247
-15	0.1920	+21	2.4865	+105	120.8031
-14	0.2080	+22	2.6434	+110	143.2678
-13	0.2253	+23	2.8088	+115	169.0656
-12	0.2453	+24	2.9833	+120	198.5431
-11	0.2653	+25	3.1672	+125	232.1136
-10	0.2866	+26	3.3609	+130	270.1504
-9	0.3106	+27	3.5649	+140	361.3959

续　表

气温（℃）	水蒸气张力（kPa）	气温（℃）	水蒸气张力（kPa）	气温（℃）	水蒸气张力（kPa）
−8	0.3346	+28	3.7789	+150	476.0529
−7	0.3626	+29	4.0054	+175	892.5908
−6	0.3906	+30	4.2452	+200	1554.6678
−5	0.4213	+31	4.4923		
−4	0.4546	+32	4.7547		
−3	0.4893	+33	5.0301		
−2	0.5269	+34	5.3193		
−1	0.5674	+35	5.6229		
0	0.6105	+36	5.9412		
+1	0.6567	+37	6.2751		
+2	0.7058	+38	6.6250		
+3	0.7579	+39	6.9917		
+4	0.8134	+40	7.3759		
+5	0.8723	+41	7.7780		
+6	0.9470	+42	8.1993		
+7	1.0016	+43	8.6393		
+8	1.0726	+44	9.1006		
+9	1.1478	+45	9.5832		
+10	1.2278	+50	12.3336		
+11	1.3124	+55	15.7373		
+12	1.4023	+60	19.9156		
+13	1.4973	+65	25.0032		
+14	1.5981	+70	31.1574		
+15	1.7049	+75	38.5434		

表 2-1-5　不同风速时温湿度计系数

风速（m/s）	系数值	风速（m/s）	系数值
0.13	0.00130	0.80	0.0080
0.16	0.00120	2.30	0.0070
0.20	0.00110	3.00	0.0069
0.30	0.00100	4.00	0.0067
0.40	0.00090		

（3）风速的测定：空气流动称为气流，表示气流特征的指标是风向和风速。风速指空气流动的速度，一般以每秒钟空气流动若干米来表示，即米/秒（m/s）。一般的生产环境中测定风速常用杯状风速计、翼状风速计和卡他温度计，前二者用来测定较大风速，卡他温度计现已不用。而在高温车间测定风速最好使用热球式电风速计。

热球式电风速计是一种能测低风速的仪器，测定范围 0.05~10.00m/s。它是由热球式测杆探头和测量仪两部分组成，当一定大小的电流通过加热圈后，玻璃球的温度升高。升高的程度和风速有关，风速小时升高的程度大；反之，升高的程度小。升高程度通过热电偶在电表上指示出来，根据电表的读数，查校正曲线即可得出所测的风速（m/s）。

（4）热辐射强度的测定：热辐射强度是指单位时间内单位面积所受到的热辐射能量值，表示方法为 $cal/(cm^2 \cdot min)$ ［卡/（平方厘米·分）］。生产场所中的热辐射可能来自一个方向，也可能来自几个方向。因此，热辐射强度有定向辐射强度和平均辐射强度之分。定向辐射强度用单相热电偶辐射热计测定，后者用黑球温度计测定。

在高温作业现场多采用定向辐射强度测定，单相热电偶辐射热计正面为棋盘形黑白相间的小方块，即热电偶堆部分。它是由串联在一起的 240 对康铜丝热电偶组成，在它们上面有一层铝箔，在铝箔上与热电偶热端相应处还涂上一层烟黑，形成黑白相间的小方块。当热辐射作用于热电偶堆部分时，由于烟黑和铝箔的吸收率不同，就在这 240 对热电偶上产生一个热电动势，这个热电动势与辐射强度成正比。因此用毫伏计测出热电动势后，可求出热辐射强度。仪器上的毫伏计已经过换算和校对，故其读数直接表示热辐射强度。

黑球温度计由一个空心铜球和一支温度计组成。铜球是用约 0.5mm 厚的铜皮制成，球直径 150mm，上部开孔（16mm），用软木塞塞好；温度计（0~150℃水银温度计）通过软木塞插入球心。铜球外表面用煤烟熏成黑色。测定时，将黑球温度计悬挂于测定地点，15分钟待温度计读数稳定后记录结果。并测定同一地点的气温和风速，再按下式计算平均热辐射强度。

$$E_m = 4.9\left[\left(\frac{tg+273}{100}\right)^4 + 2.45\sqrt{v}(tg-ta)\right] \div 600$$

式中：E_m——平均热辐射强度 $[cal/(cm^2 \cdot min)]$；

　　　　Tg——黑球温度（℃）；

　　　　Ta——气温（℃）；

　　　　V——风速（m/s）。

2. **噪声**　测定作业环境噪声常用的仪器为声级计。

（1）检测点选择

1）稳态噪声：若作业场所内，声场分布均匀，工作地点很多，一般选 3~5 个检测点。具体来说，工作点覆盖面积<50cm²，检测点应选在工作点对角线两端点和一个中心点；工作点覆盖面积在 50~100 cm²，除上述三点外，另加一个边点；覆盖面积>100 cm²，选择在工作点两条对角线上的四个端点和一个中心点。

2）非稳态噪声：若作业场所为起伏噪声，根据声压级起伏幅度或变化规律相近的原则来划分声级区，每个区域内，选择 1 个检测点。

（2）测量方法

1）测量噪声的声级计应符合国家标准《电声学 声级计》（GB/T3785-2010）的要求，按《声级计检定规程》（JJG188-2002）要求，进行检定校准，一般使用前应用仪器内部电器校正信号进行校正。

2）声级计接上延伸杆，固定在三脚架上，置于测点，调整传声器高度和角度，使传声器指向被测声源，同时应满足离地 1.5m 高度。测量工人接触的噪声强度时，传声器应置于人耳高度，距耳部 10cm 左右，并将传声器按水平方向放置。若现场不适于放三角架，可手持声级计，但应保持测试者与传声器的间距>0.5m。

3）在进行车间测量时应将计权网络开关置于"A"滤波器位置，如果所测噪声比较稳定，可使用"快"档测量，如果所测噪声稳定性不好，使用"慢"档能够读出比较准确的读数。一般用"慢"档，当数值波动<6dB 时读中间值，数值波动>6dB 时读最大读数减去 3dB，结果记作 dB（A）。

当噪声强度超标时，应对噪声源作频谱分析，用声级计倍频程滤波器直接测量，先测线性档有效值，然后再依次测量中心频率为 315~8000Hz 倍频带声压级。

当噪声为非稳态噪声时，应测等效连续 A 声级。测量等效连续 A 声级采用积分声级计、声级统计分析仪和噪声剂量计，一般选用 5~10 分钟作等效连续 A 声级测量。使用声级计进行测量时，可用一个工作日中不同声级的持续时间，计算等效连续 A 声级。

（3）测量条件：测量应在正常生产情况下进行。作业场所风速超过 3m/s 时，传声器应戴风罩。作业场所相对湿度超过 90% 时应使用特殊防潮传声器。测量时应远离强磁场或电场。

3. **振动**　职业卫生监测的振动分为全身振动和局部振动，最常见和危害性较大的是局部振动。

测量振动的仪器一般由传感器、放大器、指示器或记录器及附属装置（如频率分析、计权网络）组成。测量局部振动的仪器可采用设有计权网络的手动振动专用测量仪，直接读取计权加速度或计权加速度级。常用的测量仪器有 ZDJ-1 型人体振动计、精密声级计。

振动的测量应在生物动力学坐标系三个轴向进行，即手的振动方向以第三掌骨头作为坐标原点或人体以心脏为坐标原点，X 轴垂直于掌面以离开掌心方向为正向或人体的背-胸为正向，Y 轴通过原点并垂直于 X 轴，对人体来说为右侧-左侧为正向，Z 轴由第三掌骨的纵轴方向确定成人体以脚-头轴为正向。

测量时，加速度计应能牢固地固定在工具或工件上，在三个不同轴向上分别测定，并记录其测定结果。通过一系列计算，或直接得出频率计权加速度有效值，进行评价。

4. 非电离辐射　非电离辐射主要指紫外线、可见光、红外线、激光和射频辐射。这里重点谈射频辐射的监测，射频辐射又分为高频电磁场和微波。

（1）高频电磁场的测量，测量仪器为场强仪。

1）环境电磁场的测量：测量时常以辐射源为中心，在不同方位取点的方式进行测量，简称点测。点测时将待测区按 5°~10° 角度画线，呈扇形展开，随此画线，近区场以每隔5~20m 定点测量，远区场以每隔 50~100m 定点调量，或按特殊需要选点测量，测量位置处在平坦的地面环境时测量一般以人的高度，即 1~7m 处为测点。在建筑物内部测量，应以不同居次选择有代表性的若干点分别测定。

测量结果应根据记录各频段的不同数据和不同类型波分别进行计算环境电磁场的辐射量，从而确定安全区域。

2）作业场所电磁波的测量：工频电场的测量，是测量距地面高 1~5m 的电场强度。测量地点应比较平坦且无多余物体，对不能移开的物体应记录其尺寸及其与线路的相对位置，并应补充测量离物体不同距离处的场强。

超高频辐射测定强度时应分别测量操作位的头、胸、腹各部位。对设备泄漏场强测量时，可将仪器天线探头置于距设备 5m 处测量。其所测数据仅供防护时参考。

（2）微波辐射的测量：测量仪器为微波漏能仪（如 RL-761 型、RCO-1A 型、RCQ-I型）。为测量作业人员所受辐射强度，必须在各操作位分别测定，一般应以头和胸部为代表。当操作中某些部位可能受到更强辐射时，应予以监测。当需要探索主要辐射源，了解设备泄漏情况时，可紧靠设备测试。

在测试中，微波设备应处于正常工作状态，仪器探头应避免红外线及阳光的直接照射和其他外界干扰。将探头对着辐射方向，旋转探头至最大值，各测量位置均需重复测试 2~3 次，取其平均值。测试值的取舍：全身辐射头、胸、腹等处的最高值，肢体局部辐射等点的最高值，既有全身又有局部的辐射，则取除肢体外所测得的最高值。

（3）激光辐射的测量

1）测量仪器：根据输出波长和输出水平选择适当的仪器。测量中小功率的激光器用锥形腔热电式功率计，小能量的激光器用光电式的能量计，大功率的激光器采用流水量热式功率计。

2）测量：激光器和激光器系统对眼和皮肤的最大容许照射量的测量应在激光工作人员

工作区进行，激光辐射仪器的接收头应置于光束中，以光束截面中最强的辐射水平为准。测量最大容许照射量的最大圆面积直径为极限孔径。测量眼睛最大容许照射量时，波长为200~400mm 用 1mm 孔径，波长为 400~1400mm 用 7mm 孔径；测量皮肤最大容许照射量时都用 1mm 孔径。

（二）化学因素的监测

作业场所中化学因素对人体的影响，在很大程度上取决于其理化特性和进入途径。拟订监测方案时，首先要查明有害物质的物理性状和接触途径。因作业场所空气中的有害物质主要是经呼吸道进入人体，所以在化学因素的监测中主要介绍生产环境作业场所空气中有害物质的浓度监测。

作业场所空气中的有害物质，一般以气体、蒸气和雾、烟、尘等不同形态存在，有时则以多种形态同时存在于空气中。空气中的有害物质的监测多采取现场采样带回实验室分析的方法。部分有害物质可使用直读式检测仪，实时测量可以迅速知晓作业现场，是否存在可疑的有害物质，立即采取措施。通常，这些仪器的检测灵敏度低于实验室检测，但已经足够识别引起任何急性危害的水平，在预防急性中毒方面非常有效。直读式检测仪是现场监测的发展方向，但目前仍以现场采样后实验室分析的方法为主。

作业场所空气中有害物质的浓度监测需要根据有害物质在空气中存在形态，选用不同的采样方法和采样仪器。必须考虑采样策略（点的选择、时间选择、频度等）和采样技术（采样动力、样品收集），根据监测目的、作业场所空气中污染物分布特点及工人实际接触情况，做相应调整。

1. 采样方式　目前，常用的采样方式有个体采样（personal sampling）和定点区域采样（area sampling）两种。个体采样是将样品采集头置于工人呼吸带内，可以用采样动力或不用采样动力（被动扩散）。通常采样仪直接佩戴在工人身上。如采样仪器由检测人员携带，与工人同行，又称呼吸带跟踪采样（breathing zone sampling）。定点区域采样是将采样仪固定在作业场所某一区域。

（1）个体采样：个体采样，采样系统与工人一起移动，能较好地反映工人实际接触水平，但对采样动力要求较高，需要能长时间工作、且流量要非常稳定的个体采样仪。因采样泵流量有限或被动扩散能力限制，个体采样不适合于采集空气中浓度非常低的化学物。

同一车间若有许多工种，每一工种的操作工都要监测。工人即使在一个班组或工种作业，不同个体间接触水平差异仍然较大，受工人作业习惯、不同作业点停留时间等影响。为了能代表一个班组的工人的接触水平，同一工种若有许多工人，应随机选择部分工人作为采样对象，最好是全部工人。若班组人数少于 8 人，应每人都要采样；如班组人数多于 8 人，则根据下表确定应采样人数（表 2-1-6）。如遵照执行，从数理统计角度考虑可保证能检测出最高水平接触。

表 2-1-6 同一班组（工种）中不同工人数应监测的工人数

班组人数	8	9	10	11~12	13~14	15~17	18~20
应采样人数	7	8	9	10	11	12	13
班组人数	21~24	25~29	30~37	38~49	50	50~	
应采样人数	14	15	16	17	18	22	

（2）定点区域采样：定点区域采样常用于评价作业环境质量。由于采样系统固定，未考虑工人的流动性，定点区域采样难以反映工人的真实接触水平。经验表明，定点区域采样结果与个体采样结果并不一致，两者之间无明显联系。但可以应用工时法，记录工人在每一采样区域的停留时间，可以根据定点区域采样结果，估算工人接触水平。

国家已经制定定点区域采样的规范，应遵照执行。当然可以根据不同目的，调整采样策略。

通常监测点应设在有代表性的工人接触有害物地点，必须包括空气中有毒物质浓度最高、工人接触时间最长的作业点。尽可能靠近工人，又不影响工人的正常操作，在监测点上设置的采集头应在工人工作时的呼吸带，一般情况下距地面 1.5m。

原则上，可根据产品的工艺过程、操作岗位和工序，凡有待测物质逸散的作业点，分别设点。同一车间，不同有害因素须分别设测定点。一个车间内有 1~3 台同类生产设备，设一个监测点，4~10 台设 2 个点，10 台以上至少设 3 个点。仪表控制室和工人休息室内一般设 1 个点。管道化、自动化车间除在吸料、取样和出料口要设监测点外，其他可逸散待测有毒物质的作业点也应设测定点。工人移动作业时，可按经常移动的长度，10m 以下设 1 个测定点，10m 以上设 2 个测定点，或可将采样器架设于移动设备上，跟随工人移动。

定点区域一次采样时间一般为 15~60 分钟。最短采样时间不应小于 5 分钟；一次采样时间不足 5 分钟时，可在 15 分钟内采样 3 次，每次采集所需空气样品体积的三分之一。

在每个监测点上，每个工作班次（8 小时）内，可采样 2 次，每次同时采集 2 个样品。在整个工作班内浓度变化不大的监测点，可在工作开始 1 小时后的任何时间采样 2 次，在浓度变化大的监测点，2 次采样应在浓度较高时进行，其中 1 次在浓度最大时进行。

如要应用工时法，根据定点区域采样结果估算工人接触水平，除了要记录好工人在每一作业点（应都为监测点）停留时间外，还要做好该监测点的浓度检测工作，此时上述的策略不再合适，最好能全班次监测，取得能代表该点有害物浓度的数值。

2. 测定方式　目前常用的有四种测定方式。①全天连续一个样品测量，即采样从工作开始至工作结束，采样管只有一个。最好的采样方式是个体采样；②全天连续多个样品测量，在一天内采集多个样品，每个样品的采样时间不一定相同，但采样时间总和应等于工人一天工作时间；③部分时间连续多个样品测量，采样与全天连续多个样品测量相同，但采样总时间未达到整个工作日时数；④瞬（短）时多个样品测量，每一样品采样时间都在半小时以内。此时，在决定采样次数后，应随机选择采样时间。测定方式的选择，应从实际工作条件、样品分析方法等来考虑。

从理论上讲，样品数量多在统计学分析上是有利的。全天连续多个样品测量是最佳的测量策略，由此所得的接触水平或浓度变化的估计可信限范围窄。结合实际工作情况目前最多采用的是全天两个样品。部分时间连续多个样品测量，主要问题是对未取样的时间怎样处理，严格讲测得的结果仅代表采样时间的接触水平。尽管这样仍可通过统计学方法推断非采样时间的接触水平，但要保证这一推断恰当合理，采样时间应超过工作时间的70%~80%，每天工作8小时，采样至少需6小时。瞬（短）时多个样品测量，在四种测量方式中最差，是测量时间加权平均浓度（TWA）的最低要求。若工人操作点基本固定，一天至少要采8~11个样品；若工人有多个操作点，则每一操作点要采8~11个样品，并记录在此点工作时间；若工人在某一操作点时间很短，未采到8~11个样品，那最长时间的操作点应多采。采样时间应随机选择，不能带有主观性。

3. 作业场所空气样品的采集 依据车间空气中有害物存在形式，可以分为气体、蒸气和颗粒物两类采集方式。空气中颗粒性物质通常用滤膜采集。可以选择不同孔径的滤膜，分别采集不同粒径的颗粒物。在选择滤膜时，需要注意其既可阻挡待测物质，又不能影响其采样流量。

下述的采样方法主要针对气体、蒸气中有害物质的采集，样品采集的方法可分为两种类型：

（1）集气法（直接采样法）：此法适用于采集气体或蒸气状态物质，其测定结果反映采样瞬间或短时间内车间有害物质的浓度。具体方法有主要有以下内容。

1）真空瓶法：将不大于1升的带塞玻璃瓶抽成真空，在采样地点打开活塞，有害气体即刻充满瓶内，然后往瓶里加吸收液，使其较长时间接触，吸收有害物质而后进行测定。此法用于采集一氧化碳、二氧化碳、甲烷等气体，不能用于硫化氢、二氧化硫、氧化氮气体采样。

2）置换法：采取空气样品时队先将采样器如采样瓶、采气管等连接于抽气动力上，然后抽取比采样器体积大6~10倍的空气，以便将里边原有的空气完全置换出来。或者事先将采样器中注满水，到现场采样时放掉，被测空气就会充满采样器，然后直接进行分析测定。

3）采气袋法：利用气袋采样时需在现场收洗3~4次，严密封好进气口带回实验室分析。因二氧化硫、硫化氢、二氧化氮、臭氧、氟化氢等气体有很强的扩散和渗透作用，可透过塑料和橡胶膜，所以需要特制的采气袋。

4）注射器法：以注射器为收集器，采样时在采样点连续抽动数次注射器，然后采满空气，带回实验室进行测定。注射器法主要用于气相色谱法测定的气体，如一氧化碳、苯系物等气体。

集气法的主要误差来源于采样器内壁吸附、渗透、漏气。如果车间空气中有些物质毒性较大，且浓度较低，用目前的分析方法不能满足对采气量的要求，则必须采用浓缩法采样来满足对采气量的要求。

（2）浓缩法（富集法）：富集法是通过各种集气器，从大量空气样品中，将有害物质吸收、吸附阻留下来，使原来低浓度的物质得到浓缩。用此法测得的结果是采样时间内有害物质的平均浓度。根据使用收集器的不同，富集法又可分以下几种：

1）液体吸收法：用吸收液采集气态、蒸气态以及共处气溶胶有害物质的采样方法。常用的吸收液有水、水溶液、有机溶剂。吸收液的选择根据有害物质的理化性质和分析方法而定。

2）固体吸附法：用固体吸附剂采集空气中的有害物质，可分为颗粒吸附剂、纤维状滤料和筛孔滤料三种。

颗粒吸附剂的吸附作用可分为物理性吸附和化学性吸附两种。这种吸附剂可用于气态、蒸气态和气溶胶的采样。常用的颗粒吸附剂有硅胶、活性炭、素陶瓷和高分子多孔微球等。固体吸附剂多为多孔性物质，不仅有大的外表面，而且有更大的内表面。

3）冷冻浓缩法：低沸点物质在常温下不易被采集，采用冷冻剂使收集器的温度降低，在低温下可以收集下来。

4）静电沉降法：此法常用于气溶胶状物质的采样。空气通过 12 000～20 000 伏电压的电场时，气体分子电离产生的离子附着在气溶胶粒子上，使粒子带电，带电粒子在电场的作用下沉降到收集电极上，将收集电极表面沉降的物质洗下，即可进行分析。此法采样效率高、速度快但仪器装置及维护要求高，在易爆炸性气体、蒸气或粉尘存在时不能使用。

5）个体采样器法：将个体采样器佩戴于作业人员身上，测得作业人员一个工作日内的接触总量和平均浓度。有采集气体、蒸气和烟、尘等的各种采样器，可分为有动力和无动力两种类型，不同于上述四种富集法。

在实际应用时，可以根据监测的目的和要求，污染物的理化性质和在空气中存在的状态以及所用分析方法等进行空气样品采集方法的选择。如车间空气中两种形式的有害物质同时存在时，可以用串连方式，或对采集颗粒物的滤膜进行特别处理，增加其吸附、吸收气体或蒸气中有害物功能。

4. 采样过程中的注意事项及采样误差的来源和消除

（1）采样注意事项

1）采样前必须检修好采样仪器，熟悉采样方法、装置的连接及仪器的正确使用和采样装置是否漏气，且能达到预定采气流量时，才能进入现场。

2）采样位置应在下风向，置于作业人员操作的呼吸带高度，采样器进气口迎风向放置。

3）采样材料（吸收液、滤膜、滤纸等）不应在现场灌装或安装，防止现场操作污染。同时还要防止使用工具和采样后的样品的污染。

4）样品采集时采平行样，两个采集器的进气口相距 5～10cm，并随时注意流量计的流量。平行样品的测定偏差不应超过 20%。如超过 20%，可用多次单个采样分析结果的平均值或浓度波动范围来表示。

5）防止采集量超过收集器的承受量，否则被测物不再被吸收、吸附或附着在滤料上的烟、尘粒出现脱落，如 40mm 直径滤膜采粉尘时，增重量不能超过 10mg，防止超载。

6）在气温较高的环境中长时间采样时，为防止吸收液蒸发，污染流量计和泵，应在吸收管后加一硅胶干燥管或净化瓶。对挥发性较大的吸收液，应将采样管放在冷却剂中。采样后，应用洗耳球反复冲洗吸收管内壁，使黏附的被测物质完全溶于吸收液中，并补充吸收液到原来的体积。

7）对剧毒物质的采样，采样人员加强个人防护，必要时应戴防毒面具以保安全。

8）采样过程中，采样人员不能离开现场，必须随时注意观察，调整流量，准确计时。出现生产过程反常或人为假象时，应停止采样。在采样的同时记录气象条件（气温、气湿、气压、风速）。

（2）采样误差及消除

1）采样设备方面：①采气系统漏气：这是造成采样误差的主要原因之一。只有注意玻璃管、橡胶管、塑料管的连接，以及螺纹连接或密封情况，才能使此误差降到最低。②流量计的计量误差：流量计应定期校正。当校正时的温度与现场温度相差 20℃ 以上，压力变化在 7.99kPa 以上应重新进行校正。③采样系统阻力误差：一般是指采样管、滤料阻力不同造成的。采样前，应对采样管、油料形成的阻力进行校正，确定一个校正值，以消除此误差。④抽气动力的误差：该误差是由于电动抽气机机体之间有差异，在长期使用中流速不恒定，使偏差超过容许的限度造成的。设计时可安入一个脉冲计数器（能起到微型总容量计的作用），并通过机械方法或电子方法与泵相连，缩减该误差。

2）其他因素：吸附作用（用溶液吸收采样时，如有害物质要在液相中定向采集，则必须避免过滤溶液）、塑料渗透作用（用塑料袋采气后，应尽快分析）、温度的影响（最好预先测定吸附剂的温度系数）、待测物的理化性质及操作误差影响等。

5. 样品的实验室分析

（1）将现场采样后的样品经签名封存按要求送实验室，实验室将样品进行核对标号、登记及记录。检验者收到样品后核对样品号，对测定报告单予以实验室编号，并录入登记簿，在分析中使用该编号。需及时检验的样品应马上测试；其他样品如未能及时检验的应将样品按要求保存。尽量减少样品的预处理，防止待测物质损失。

（2）分析方法应尽可能采用国际、国家、行业或地方规定的方法或标准。根据有害物质的分类，分析方法也可分为三类，对无机毒物如氨等及高沸点的有机毒物多采用化学方法分析（由分光光度计来完成）。对于金属毒物如铅、锰、钴等，采用原子分光光度计完成分析工作，易挥发的有机毒物多采用气相色谱仪测定分析，不易挥发或高分子化合物分析采用高效液相色谱法。近年来，对金属毒物也采用金属电极溶出仪法。无机物及有机物的联合分析中离子色谱法也得到了广泛的应用。在本节附录中列举了几种常见毒物的国家标准分析方法作为示例。

（3）根据现场采样原始记录和实验室分析结果，计算求得空气中毒物浓度，计算必须经过另一工作人员复核，并要注意有效数字。按下列公式计算空气中被测物质浓度（mg/m^3）：

$$C = \frac{W}{R} \times t$$

C——空气中被测物质的浓度（mg/m³）；

W——被阻留在吸收液或吸附剂中被测物质的总量（μg）；

R——采样空气流量（L/min）；

t——采样时间（min）。

所得结果为采样时间内的平均浓度。

（2）时间加权平均浓度（TWA）的计算：采用定点区域采样，在一个工作日内，每当空气中有害物质浓度变化时进行采样，同时记录在该浓度下作业人员的接触时间，取得一系列不同浓度和相应接触时间，以下式计算时间加权平均浓度：

$$C_{TWA} = \frac{C_a + C_b + C_c + \cdots}{t_a + t_b + t_c + \cdots}$$

式中：C_{TWA}——时间加权平均浓度；

C_a、C_b、$C_c\cdots$——各次测得不同浓度；

t_a、t_b、$t_c\cdots$——与各浓度相应的接触时间。

时间加权平均浓度能更合理地反映作业人员的接触水平。个体采样法所测得结果即为时间加权平均浓度。

6. 实验室分析的质量保证

（1）样品的运输和保存：样品在运输和保存过程中应防止污染、变质和损失，不能放在有待测物或干扰物的容器中，需低温保存和运输的样品应及时放入所需温度的冷藏设备中；滤膜样品应采样面朝里对折两次放入清洁纸袋内，含油样品应放在铝箔袋内，用滤膜盒的放在盒内保存；采样后的注射器、吸收管密封开口直立放置，固体吸收剂管应密封两端，无泵型的采样器则将炭片取出，保存在原塑料袋内；保存样品用的材料不能与待测物发生物理或化学反应，不能释出待测物或干扰物；运输和保存时间不能超过样品的稳定时间。

（2）样品的预处理：尽量减少样品的预处理，必须处理时应尽量减少操作步骤和试剂用量；灰化、消解蒸馏、萃取等处理时，应尽量防止样品挥发、吸附、沉淀和分解等损失，全过程回收率应≥75%或≤105%；滤料洗脱或消化回收率均应在90%以上，消化过程应控制温度和时间，防止消化液溅出和待测物的挥发损失。

（3）分析测定

1）每批样品测定时根据样品检测要求选用标准曲线法、标准加入法或内标法。在样品基体无干扰或干扰可以清除时采用标准曲线法；样品基体有干扰时采用标准加入法，标准曲线必须是通过零点的直线；标准加入法至少加三个浓度的标准液，加标后浓度不能超过标准曲线的线性范围；在测定条件变更时采用内标法，内标物特性与待测物相似，但不干扰测定。

2）实验用刻度吸管、容量瓶等应采用计量局审核标记的量具。

3）测定样品前应对所选用分析方法的标准曲线、检测限、精密度、准确度进行验证，并将操作规范化，熟练操作后再进行样品的测试。

4）标准曲线的线性范围应包括 0.5~2.0 倍被测物质的最高允许浓度。分光光度计法至少应有 5 个浓度，色谱法、原子吸收光谱法 3 个浓度，重复 6 次的测量结果，经回归处理绘制曲线，相关系数要在 0.995 以上。

5）每批样品测定的同时，至少作两个试剂空白，空白值应低于所用分析方法检出限的 1/2。

6）检测限是指监测检验方法对检测样品能合理地进行测定的组分最小浓度或量。方法的检测限以一定的体积（ml 或 μl）样品（气体或液体）中的含量（μg）来表示。检测限的量度：分光光度法以吸光度为 0.02 时的浓度为检测限；气相和液相色谱法以噪声的 3 倍所相当的浓度或量为检测限；原子吸收光谱法为空白或接近空白试样测量标准差的 2 倍信号所相当的量为检测限

7）精密度是指由同一个人在相同条件下，对同一个均匀样品进行多次测定结果的重复性指标，用以表示各次测定值的离散程度。精密度的测试是在检验方法测定范围内的高、中、低 3 个浓度在 3~6 天内同时进行 6 次重复测定。根据不同测定次数（n）的测定值（x），计算其平均值（x）、标准差（s），用变异系数（CV）来表示。变异系数一般应在 10% 以内。

8）准确度是指检测平均值与真实值之间的符合程度，由于试样的真值是不可知的，常用加标回收率或测定 1~2 个标准物质或质控样品进行考核，测定结果应在给定值 $\pm 3s$ 范围内。

9）每个标准和样品至少应测定 2 次，两次的相对误差在允许范围内，结果取平均值。测定样品时，每测定 10 个样品必须测定 1 个质控样或标准样，测定值应在标准范围内。

10）检测记录必须使用统一规格的记录本规范化记录，应记录样品预处理及测定的整个过程以及样品编号、名称、检测项目、日期等。记录的数据不得涂改，只能划改，并盖上划改者的图章，并注明划改原因。

（4）数据计算：必须检查监测过程的全部数据，包括采样数据（吸收液量、采样量）、检测中的量值（配置标准液的量和浓度、取样量和稀释倍数、标准曲线、检测结果等）、计算中的量值（校正系数、换算系数、计算结果等）和报告数据等；检测数据出现可疑值时，除检测过程中由于明显失误造成的可直接舍弃，并记录舍弃原因外，其余可疑值必须经统计检验后才能决定取舍；计算时应按照数据修约规则对数据进行修约，有效数字可比卫生标准数值多保留一位；数据经检查、取舍、修约后按测定方法规定方法规定公式进行计算、换算、校正，空气体积换算成标准状况下的体积。检测报告中未检出值统一由"低于检出限"表示，并注明检验方法的检出限；数据和结果报告应使用法定计量单位。

三、作业环境监测的周期和频度

国家已经规定了对作业环境进行监测的频度。经常性卫生监督监测，最少每年监测 1

次。对不符合卫生标准要求的监测点，每 3 个月要复查 1 次，直至车间空气中浓度符合国家标准的要求。对新建、改建和扩建的工矿企业进行验收或对劳动卫生防护的效果进行卫生学评价时，要连续采样测定 3 次。

四、作业环境监测结果的评价和管理

用人单位应对作业环境中的有害因素按照规定的监测频度和周期进行监测。目前国家规定职业病危害因素的检测、评价由取得省级以上人民政府卫生行政部门资质认证的职业卫生技术服务机构进行，用人单位如无职业病危害因素的检测资质，应委托有资质的机构进行监测。监测数据应定期向职工公开，同时应详细记录入职业卫生档案。

生产环境中有害因素的强度或浓度只能通过抽样监测方法来推断，因此必须要符合统计学上的最低样本要求。对于一组监测数据，可根据其分布特点，用适当的参数描述其集中趋势和离散程度。符合正态分布，用算术均数和标准差表示；符合对数正态分布可用几何均数表示，有时可以用中位数和百分位数表示。

作业环境监测结果与接触限值标准比较可做初步评价，个体采样结果可以与国家规定的时间加权平均浓度比较，定点区域采样结果可以与国家规定的短时间接触容许浓度或最高容许浓度比较。一般计算如下指标：

$$超标率 = \frac{超标点数}{实测点数目} \times 100\%$$

$$超标倍数 = \frac{实测值}{接触限值} - 1$$

超标率一般用于一个车间、工厂、工段同一次监测结果，超标倍数用于某一监测点的某一次监测结果，监测结果的均值同样具有重要意义，某一监测点某一次测定的均数是计算超标倍数和进行岗位危害评价的基础数据；一个工厂、车间、工段同一种有害因素多个监测点同一次监测结果的均值，可用于与另一工厂、车间、工段的比较和本单位以往监测结果比较。

两种以上毒物同时存在时，若缺乏联合作用资料，应分别按各种物质的职业限值进行评价，如其共同作用于同一器官、系统或具有相同的作用，或已知这些物质可产生相加作用时，应按毒物的种数降低相应的倍数。例如，同时存在两种毒物，则最高容许浓度值则应除以 2，同时存在三种毒物则应除以 3，依次类推。生产场所多种毒物的浓度依据下式进行评价：

$$\frac{c_1}{m_1} + \frac{c_2}{m_2} + ... + \frac{c_n}{m_n} \leq 1$$

式中：c_1，$c_2 \cdots c_n$——各个物质的实际浓度；

m_1，$m_2 \cdots m_n$——各个物质的最高允许浓度。

计算结果等于 1 时，为共存物质所允许达到的浓度；大于或者小于 1 时为超过或低于

最高允许浓度。

例1：在生产车间内，苯、甲苯、二甲苯三种毒物共存时，测得苯的浓度为 20mg/m³，甲苯的浓度为 40mg/m³，二甲苯的浓度为 60mg/m³，评价是否超过最高允许浓度？（以上三种物质的最高允许浓度各为 40、100、100 mg/m³）

按上式计算可得：$\dfrac{20}{40}+\dfrac{30}{100}+\dfrac{60}{100}=1.5$

其结果 1.5>1，现有浓度已超过共存物质允许的最高浓度。

例2：在生产车间内，苯、甲苯、二甲苯三种物质共存时，测得苯的浓度为 10 mg/m³，甲苯浓度为 20 mg/m³，二甲苯的浓度为 30 mg/m³，评价是否超过最高允许浓度？

按上式计算可得：$\dfrac{10}{40}+\dfrac{20}{100}+\dfrac{30}{100}<1$

其结果小于 1，可达到卫生标准。

六、有害作业分级评价

有害作业的分级评价是综合了环境接触水平与影响危害产生的主要接触条件，对其实际可能的危害性，依其危害程度进行分级评价，目的是便于监督、管理，及时有效地采取预防措施，保护劳动者健康。

决定有害因素对人体健康影响的主要因素是接触剂量，接触水平与接触时间是决定人体接触剂量的主要因素。评价某一具体作业场所某一有害因素的危害性时，在一定接触水平下，接触时间是最主要的依据。但不同种类职业有害因素性质和对人体作用的特点不同，对不同种类有害因素的评价中，除接触时间外，应适当考虑其他因素。一个作业场所往往安排有各个作业岗位，因此有害作业危害性评价，一般以岗位评价为基础。

实际工作场所有害因素的多样性、变动性及劳动者接触的间断性等复杂情况，切合实际的科学评价某一实际作业场的某一类有害因素对人体危害可能性仍存在一定的挑战，尚需不断研究、改进。

1. 有毒作业评价　生产性毒物是种类繁多且接触广泛的职业有害因素，劳动者在观察、操作和管理时经常或定时地在存在毒物的工作地点进行的生产劳动为有毒作业。多数毒物职业接触方式以呼吸道吸入为主。

有毒作业危害程度分级评价的依据是毒物危害程度级别、毒物的职业接触比值和劳动者的体力劳动强度三个要素的权数。毒物危害程度级别是依据毒物的急性毒性大小、扩散性、蓄积性、致癌性、生殖毒性、致敏性、刺激与腐蚀性等四大类 9 项指标计算危害指数，将其分为四级（《职业接触毒物危害程度分级》，GBZ230-2010）。毒物的职业接触比值是实测的生产环境毒物浓度与相应国家接触限值的比值。在有毒作业分级中将不同毒物危害程度级别和劳动者体力强度均化作相应的权数，与毒物的职业接触比值的权数共同计算分级指数，据指数值的大小范围划分为四个危害级别。

（1）毒物危害程度级别权数 W_D 的取值：

Ⅰ（极度危害）　8

Ⅱ（高度危害）　　4

Ⅲ（中度危害）　　2

Ⅳ（轻度危害）　　1

（2）毒物接触比值（B）的权重 W_B 取值如下：

B≤1　　　　　　　　　　0

B>1　　　　　　　　　　B

（3）劳动者体力强度的权重数（W_L）取值：

Ⅰ（轻）　　　1.0

Ⅱ（中）　　　1.5

Ⅲ（重）　　　2.0

Ⅳ（极重）　　2.5

注：体力劳动强度级别按《工作场所物理因素测量第 10 部分体力劳动强度分级》（GBZ/T189.10-2007）执行。

（4）有毒作业分级基础是计算分级指数 G，按下式计算：

$$G = W_D \times W_B \times W_L$$

式中：G——分级指数；

　　　W_D——化学物的危害程度级别的权重数；

　　　W_B——工作场所空气中化学物职业接触比值的权重数；

　　　W_L——劳动者体力劳动强度的权重数。

有毒作业危害程度分级：根据分级指数 G，有毒作业分为四级。

≤1　　　　　　　　0 级（相对无害作业）

1<G≤6　　　　　　Ⅰ级（轻度危害作业）

6<G≤24　　　　　Ⅱ级（中度危害作业）

>24　　　　　　　　Ⅲ级（重度危害作业）

　　（二）生产性粉尘的作业环境评价　生产环境中可接触到的生产性粉尘有多种，主要通过呼吸道吸入影响机体健康，生产性粉尘可对人体造成多种危害，其中以粉尘中含有的游离二氧化硅引起肺部纤维化最为重要。决定接触生产性粉尘所致健康影响程度的主要因素是粉尘吸入量，影响粉尘吸入量的主要因素是劳动者的呼吸空气量和粉尘浓度。

　　生产性粉尘作业危害程度分级评价（现行《工作场所职业病危害作业分级　第 1 部分：生产性粉尘》GBZ/T229.1-2010）的依据是粉尘中游离二氧化硅含量（W_M）、体力强度（W_L）以及生产性粉尘接触比值（B）的权重（W_B），三项指标综合计算分级指数 G，以指数值范围评定危害等级。

　　（1）粉尘中游离二氧化硅含量权数 W_L 的取值

≤10　　　　　　　　　　1

10.1~50　　　　　　　　2

50.1~80　　　　　　　　4

>80	6

（2）体力强度的权重数（W_L）同前。

（3）生产性粉尘接触比值（B）是实测的 8 小时加权平均浓度与该种粉尘的时间加权平均容许浓度的比值，该比值的权重 W_B 取值如下：

B≤1	0
1<B≤2	1
B>2	B

（4）分级指数 G 的计算：

$$G = W_M \times W_L \times W_B$$

生产性粉尘作业危害的程度分级：

0	0 级
<6	I 级
6~16	II 级
>16	III 级

（三）高温作业评价 我国现行高温作业危害程度分级标准为《工作场所职业病危害作业分级第 3 部分：高温》（GBZ/T229.3-2010）。

目前高温我国采用湿球黑球温度℃（WBGT）来反映。高温作业危害程度分级评价的依据是 WBGT 指数、体力劳动强度和劳动者接触高温作业时间三项指标。WBGT 指数是表示人体接触作业环境热强度的经验指数，采用自然湿球温度℃（t_{nw}）、黑球温度℃（t_g）和干球温度℃（t_a）三个参数计算获得。

$$室内作业：WBGT = 0.7t_{nww} + 0.3t_g$$
$$室外作业：WBGT = 0.7t_{nww} + 0.2t_g + 0.1t_a$$

高温作业危害程度分级，级别越高危害越重（表 2-1-7）。

表 2-1-7 高温作业危害程度分级表

劳动强度	高温作业时间（分）	WBGT 指数（℃）						
		29~30 (28~29)	31~32 (30~31)	33~34 (32~33)	35~36 (34~35)	37~38 (36~37)	39~40 (38~39)	41~ (40~)
I 轻劳动强度	60~120	I	I	II	II	III	III	IV
	121~240	I	II	II	III	III	IV	IV
	241~360	II	II	III	III	IV	IV	IV
	360~	II	III	III	IV	IV	IV	IV

续　表

劳动强度	高温作业时间（分）	WBGT 指数（℃）						
		29~30（28~29）	31~32（30~31）	33~34（32~33）	35~36（34~35）	37~38（36~37）	39~40（38~39）	41~（40~）
Ⅱ中劳动强度	60~120	I	II	II	III	III	IV	IV
	121~240	II	II	III	III	IV	IV	IV
	241~360	II	III	III	IV	IV	IV	IV
	360~	III	III	IV	IV	IV	IV	IV
Ⅲ重劳动强度	60~120	II	II	III	III	III	IV	IV
	121~240	II	III	III	IV	IV	IV	IV
	241~360	III	III	IV	IV	IV	IV	IV
	360~	III	IV	IV	IV	IV	IV	IV
Ⅳ极重劳动强度	60~120	II	III	III	IV	IV	IV	IV
	121~240	III	III	IV	IV	IV	IV	IV
	241~360	III	IV	IV	IV	IV	IV	IV
	360~	IV	IV	IV	IV	IV	IV	IV

（四）噪声作业评价　目前国家最新的噪声作业分级规范是 GBZ/T 229.4-2012，危害程度分级依据是劳动者接触噪声水平和接触时间来分级，稳态和非稳态噪声采用作业工作日 8 小时等效连续 A 声级（$L_{EX,8h}$）或工作周 40 小时等效连续 A 声级（$L_{EX,40h}$）行分级，脉冲声采用脉冲声压级峰值 P（dB）和工作日脉冲发生次数 n 来分级。

1. 稳态和非稳态噪声作业危害程度分四级（表 2-1-8）。

表 2-1-8　噪声作业危害程度分级

级别	等效声级（$L_{EX,8h}$ dB）	危害程度
I	85~<90（含 85）	轻度危害
II	90~<94（含 90）	中度危害
III	95~<100（含 95）	高度危害
IV	≥100	极度危害

2. 脉冲噪声作业危害程度同样分为分四级（表 2-1-9）。

表 2-1-9 脉冲噪声作业分级

分级	声压峰值（dB）			危害程度
	n≤100	100<n≤100	1000<n≤10000	
Ⅰ	140.0≤p<142.5	130.0≤p<132.5	120.0≤p<122.5	轻度危害
Ⅱ	142.5≤p<145	132.5≤p<135.0	122.5≤p<125	中度危害
Ⅲ	145.0≤p<147.5	135.0≤p<137.5	125.0≤p<127.5	重度危害
Ⅳ	p≥147.5	p≥137.5	p≥127.5	极重危害

注：n 为每日脉冲次数，p 为声压峰值

（聂继盛）

第四节 职业卫生生物监测

一、概述

由于生物监测（biological monitoring）在评估外源性化学物对机体影响及预测危险度方面具有独特的优点，近年来越来越受到人们的重视。特别是在职业医学领域中进展迅速，它与职业环境监测相辅相成、互为补充，共同提供评价有毒物质对人体危害的基础资料。环境监测能提供生产环境中有毒物质的污染情况，估计毒物进入体内的接触水平，但不能反映不同劳动强度、接触时间、接触频度和个体差异等其他因素所致的实际体内负荷。因此，仅监测作业场所中有毒物质的浓度，不能全面反映工人的接触水平。生物样品的测定可以直接反映通过各种途径吸收的毒物量，而不受环境中毒物浓度随时间、地点变动的影响。同时顾及了个体差异因素，概括了接触、摄取、代谢转化、与靶组织作用、排泄等许多过程的综合结果，从而可以反映作业人员接触毒物的程度和健康受损的程度，为及时采取预防措施提供依据，也为职业病早期诊断和评价治疗效果提供依据。二者关系密切，互为补充，但不能相互替代。

职业卫生生物监测是指定期（有计划）地检测作业者人体生物材料中化学物质或其代谢产物的含量或由它们所致的无害生物效应水平，以评价人体接触化学物质的程度及可能的健康影响。不能将生物监测单纯地看作生物材料中化学物质及其代谢产物或效应的检测，生物监测强调评价人体接触化学物质的程度及可能的健康影响，为了控制和降低其接触水平，必须定期和有计划地对接触者进行监测。对职业接触所引起的健康影响的评价应强调其早期效应并具预测性，因此，生物效应指标应具有特异性和非损伤性。一旦所测结果超过限值，首先要考虑改善工作环境，减少接触和摄取。生物监测主要是用于群体评价，所以还需要一个可靠的评价接触水平的参比值（生物接触限值），然后根据观察结果的分布情况做出相应的评价。

广义的生物标志是指反映机体与环境因子（物理的、化学的或生物的）交互作用所引起的所有可测定的改变，包括生化的、生理的、行为的、免疫的、细胞的、遗传的等多方面的改变。1987年美国国家生物标志研究委员会将生物标志划分为三类。

1. 接触标志（biomarker of exposure） 反映机体生物材料中外源性化学物或其代谢物或外源性化学物与某靶细胞或靶分子（或其代替物）交互作用产物浓度的指标，包括反映内剂量和生物有效剂量两类标志。

2. 效应标志（biomarker of effect） 反映外来因素作用后，机体中可测定的生化、生理、行为或其他方面改变的指标，可以是生物机体内某一内源性成分、机体功能和结构的改变，或表现为功能障碍或疾病。可进一步分为早期生物学效应、结构和（或）功能改变及疾病三类。

3. 易感性标志（biomarker of susceptibility） 反映机体先天具有或后天获得的对接触外源性化学物产生反应能力的指标。药理学及生物遗传学表明人群对药物和（或）毒物代谢有很大的变异，DNA修复能力、细胞周期的调控和对疾病的免疫在人群中也有变异，这就是人群对有害因素反应易感性差异的生物学基础，易感性生物标志就是在有害因素引起一系列生物效应过程中起修饰作用（放大或缩小）的指标。

一般地说，生物标志是指生物系统接触外源性物质后出现的一种改变，主要是化学物或其代谢产物在生物体内形成的反应物、结合物。那些反映接触水平（内剂量和生物效应剂量）及非损害性生物效应的标志可用作生物监测指标，而反映健康损害（包括临床和亚临床）由于已不具备早期发现改变的意义则少用于生物监测，易感性标志可用于筛检对于某种化学物质易感的个体。简言之，凡是能作生物监测的指标均是生物标志，而生物标志则不都能用作生物监测。此外，生物监测强调为系统、连续和重复的检测活动，目的是评价接触量和健康受损的危险程度，主要用于职业卫生监督。它与环境空气监测相辅相成，互为补充，共同用作评价职业危害因素接触水平的工具。生物标志物包括了内剂量、生物效应剂量、生物效应、疾病和易感性等一系列指标，不仅可评价接触量和健康受损的危害程度，而且还可判断健康状态和接触者的易感性。

生物标志已广泛应用于健康危险度评价、临床辅助诊断、生物监测和职业流行病学调查等方面。在职业流行病学研究中，检测敏感、特异的接触生物标志、效应生物标志以及易感性生物标志，可从评定接触水平是否安全、早发现可能的不良效应以及筛检易感高危人群等方面及时提出警告，有利于采取措施，防止职业因素对健康的不良影响。在职业流行病学的研究过程中，生物标志的发展日益发挥重要的作用。接触标志促进了对机体暴露水平评价的定量化进程，而效应生物标志使我们能够观察到有害因素对机体作用的一系列连续反应。利用易感性生物标志可以识别对有害因素易感者。但目前还存在许多局限性，如许多生物标志只有在实验动物中得到应用，虽然目前有一些生物标志实际应用于人群，但还不多，但无论从敏感性还是特异性来说，有些还有不少问题，而且缺乏统一的标准。因此，今后应加强实验研究与人群流行病学调查的结合，优先发展敏感、方法简便和易于在人群推广的生物标志，促进生物标志在职业流行病学中的实际应用。

二、生物监测程序

首先要在现场调查的基础上制定严密的监测策略。生物监测是一个完整的过程，应对生物监测的全面程序有所认识，才能进行正确的生物监测。

1. 监测项目和指标的选择 选择的原则为根据毒理学特别是中毒机制的研究与毒代动力学规律和监测目的而定。理想的生物监测指标应既有良好的敏感性，又有良好的特异性，还要有很好的剂量-效应关系，同时便于取材；还要有生物参比值（正常值）。若特异性差，但剂量-效应关系好，应考虑两个或两个以上指标的联合使用。

2. 样品的采集和贮存 生物监测材料的采集，应根据各个毒物动力学规律选择最佳时机点，并考虑易采集和易保存等因素。

3. 检测方法 如果所选择的生物标志有标准检测方法就选用标准方法，如无标准方法，可根据国内外有关文献，结合国内和本单位的实际情况，选用能解决实际问题和便于推广的测定方法。检测方法的标准化需考虑方法的准确度、精密度、检测限、特异性和敏感性等。

4. 结果的评价 生物监测主要用于群体评价，根据生物学参比值，描述观察结果的分布情况，做出相应的评价。

三、生物样品的选择

在生物样品的采集及贮存之前，首先必须了解毒物的毒性和代谢的知识，决定选择何种样品、何种监测指标、在何时采样最具代表性及其测定结果对毒物体内负荷和作用的真实反映程度。其次，了解毒物的理化性质，生产或使用的工艺过程，现场空气中与毒物共存的干扰物质，了解生物样品本身及可能对分析物产生干扰的物质等也是非常重要的。而且，在开展职业医学检验之前，应对国内外发表的文献及标准方法进行调研，了解本监测指标的生物接触限值和本底值，以决定所研制方法的灵敏度要求，写出综述并提出评论性意见。在此基础上选定技术路线并论证其理由。只有在职业人群生物样品检验之前做好充分准备才能真正为职业人群的健康监测提供有力证据。

四、生物样品的采集与贮存

（一）采集和贮存的原则 ①采样容器和采样工具的材质要求不干扰测定。②采样操作要防止污染。③采样时间：可参考国内外标准方法和生物接触限值的规定或可靠的研究报告。职业接触者一般难以采集 24 小时尿（住院患者除外），故常采集班后尿。④采样体积：尿样不少于 50ml；静脉血不少于 5ml；末梢血及其他生物样品根据需要。⑤保存时间：要求尽快进行实验检测，贮存时应明确指出能保存的时间。⑥样品运输过程中保证分析物稳定（防止降解、变质），冷藏保存并尽快送达实验室。⑦加入的防腐剂或抗凝剂要求不干扰后来的分析。

（二）采集和贮存的方法 生物样品包括各种体液和组织，如全血、血浆、血清、尿、粪、唾液、毛发和各种组织，最常用的是比较容易得到的尿液、血液（血浆、血清、全血）、毛发及唾液，特殊情况下也可选用乳汁、脊髓液、精液等。

1. 尿液样品

（1）尿样的采集：由于尿液是机体的废弃物，容易得到和收集，收集时无疼痛，受检者容易接受，所以尿液是最常用的生物样品，适用于金属毒物、水溶性物质和代谢产物的测定。为使收集的尿样具有代表性、分析结果能反映实际情况，应该根据测定目的、要求、条件等选择不同的收尿方法。

1）全日尿：某些毒物从体内排出无规律，一昼夜间尿中含量波动较大，常需取24小时尿混合后，取适量进行分析，此称为全日尿或24小时尿。全日尿不会受某些毒物排出无规律的影响，也不受饮水和排汗量的影响，分析结果比较稳定，具有代表性，能够较好地反映机体的毒物负荷。但收集全日尿需要随身携带较大的收尿容器，很不方便，在夏天因保存时间过长还容易腐败。因此，这种收尿方法一般只用于住院检查的患者。收尿时，应先将膀胱中尿排空再计时间，到达24小时后，再留一次尿于容器中。由于留尿时间长，应注意避免漏收、尿液腐败变质、容器吸附和污染等问题。

2）晨尿：晨尿是指清晨起床后立即留取的尿液。晨尿不受当天饮食的影响，尿液较浓，其成分也比较稳定，对多数测定均能反映实际情况，采样简单方便，不影响当天的工作和活动，容易为受检者所接受。实践证明，晨尿与全日尿测定结果并无明显差异。因此，在实际工作中常用晨尿代替全日尿。

3）夜尿：夜尿又称12小时尿或对时尿，是指收集夜间至清晨这一阶段（一般指晚8时至次日清晨8时）的尿液。同样，收尿时也应先将膀胱中尿排空再收集12小时，到达12小时后，再留一次尿于容器中。由于尿量较晨尿多，可以使分析结果趋于稳定，又避免了全日尿需要携带容器的缺点。

4）定时尿：定时尿是指收集上班前、下班后或工作时某一时间的尿液。某些有机毒物在体内代谢转化较快，一旦停止接触，尿液中的浓度明显下降，甚至检查不出来。如甲苯经机体代谢，以马尿酸的形式随尿排出体外，绝大部分在12~16小时排出，24小时几乎全部排完。因此，测定定时尿，可以了解短时间内毒物在机体吸收、停留、代谢的情况。

5）随机尿：随机尿是指收集任意一次尿液送检。这种方法虽然方便了受检者，但由于尿液浓度不一，往往使分析结果的波动性较大。

（2）收集尿样的容器：收集尿液的容器，宜用玻璃瓶或塑料瓶。根据收尿时间的长短，选用大小不同的容器。如光照影响测定结果时，应选用棕色瓶。容器发放之前，一般都应该用稀硝酸浸泡，然后用自来水和蒸馏水冲洗干净，晾干备用。对采样用的容器本底值抽查率不能低于5%，空白值要低于方法的检测限。

（3）尿液的贮存：由于尿液是不稳定的物质，一经排出就开始发生变化，因此，尿样采集后应尽快进行测定。但实际工作中较难做到，为了避免样品中待测物的挥发和在容器中滞留损失，或因尿液腐败而影响测定结果，可适当加入保护剂和防腐剂予以保存。常用的防腐剂有甲苯、二甲苯、氯仿、麝香草酚以及醋酸、浓盐酸等改变尿液的酸碱性，抑制细菌的繁殖。加入的防腐剂是否干扰测定或与被测组分发生化学反应，应由实验验证，以便选取合适的防腐措施。

2. 血液样品

（1）血样的采集：由于血液成分比较恒定，个体差异小，采样时污染机会少以及不受肾功能的影响等，测定血中毒物或代谢物更有意义。但由于取血手续较繁琐，而且会带来疼痛和创伤，不易被受检者所接受，而且血样贮存条件要求较高，因而在实际工作中远不如尿样应用普遍。另外，供测定的血样应能代表毒物在整个血液中的浓度，所以应在血中毒物浓度比较稳定时检测才有意义。血样的采集时间间隔也应随测定目的的不同而异。在进行毒物浓度监测时，由于每种毒物的半衰期不同，因此达到稳态的时间也不同，取样时间也随之不同，血样可用全血或血清。一些毒物及代谢物在全血、血浆、血清和红细胞中分布是不同的，所以取血样时要分别对待。

1）全血：用注射器或取血管采集血样后，立即将其注入有抗凝剂的试管中，轻轻转动试管使血液与抗凝剂充分混匀。

2）血浆的制备：将采取的血液置含有抗凝剂［如肝素、草酸盐、枸橼酸盐、乙二胺四乙酸二钠（EDTA）、氟化钠等］的试管中，混合后，以 2500～3000r/min 离心 5 分钟使血浆与血细胞分离，分取上清液即为血浆。血浆比血清分离快，而且制取的量多，其量约为全血的一半。

3）血清的制备：将采取的血样在室温下至少放置 30～60 分钟，待凝结出血饼后，用细竹棒或玻璃棒轻轻地剥去血饼，然后以 2000～3000r/min 离心分离 5～10 分钟，分取上清液，即为血清。

4）红细胞的制备：将血液缓慢注入干燥试管中（或放在有抗凝剂的试管中），于室温下放置 15～30 分钟。离心后分离出上清液为血清（或血浆），立即转入另一容器中，取出沉淀的红色部分为红细胞。

（2）注意事项

1）防止溶血：如用注射器采血，在转移血液时应把注射器针头取下，再转移血样；注射器、针头、试管等器具应清洁干燥，不剧烈振摇血样，采血后，立即进行分离（放置时间过长也会出现溶血）溶血现象就可以避免。取末梢血时不得用力挤压采血部位，避免因渗出组织液使血液稀释，要尽量让其自然流出，并弃去第一滴血。

2）避免污染：使用不干净的采样器具、皮肤消毒不良、血中加入含杂质的抗凝剂以及使用不适当的容器存放血样，都会造成严重污染。目前国际上要求使用不带颜色的塑料器皿，一般按以下次序选择：聚四氟乙烯、聚乙烯、石英、白金、硅硼玻璃。分析血中金属毒物时，容器应先用洗涤剂洗净，再用稀硝酸浸泡，然后用去离子水反复冲洗，干燥备用。全血血样所用抗凝剂不得干扰被检物分析。

3）血样的贮存：血样在运输过程中应避免振动和温度的改变。采取血样后，应及时分离血浆或血清，最好立即进行分析。如不能立即测定时，应妥善储存。要注意采血后及时分离出血浆或血清再进行储存。若不预先分离，血凝后冰冻保存，则因冰冻有时引起细胞溶解，妨碍血浆或血清的分离或因溶血影响毒物浓度变化。血浆或血清样品不经蒸发、浓缩，必须置硬质玻璃试管中完全密塞后保存。如果血样临时存放过夜，可放在 4℃冰箱保存，否则必须保存在−18℃冷冻箱中。测酶活性的血样，必须尽快分析，放置时间过长会使酶活性降低。

3. 头发的收集和保存　近年来，头发与微量元素之间的关系受到营养学、环境科学及职业医学的广泛关注。头发是机体的一个组成部分，分析头发中微量元素含量，可以反映机体某些毒物的蓄积情况。头发主要是由纤维素性的角质蛋白所组成，代谢活动极低，各种微量元素如铅、汞、砷、硒、铋等在毛囊内与角质蛋白的巯基、氨基结合而进入毛发，如砷、汞、铅、锰、镉、铬等可较长时间蓄积于头发中。因此，在脱离接触后，毒物在尿液、血液中含量已经明显降低，而在头发中含量仍然较高。故测定毒物在头发中的含量就具有一定的价值。目前，发铅、发汞、发砷、发锰等作为人体受环境污染影响的监测和职业中毒诊断的参考指标已引起重视。

头发作为检测样品的主要优点是：采样时，受检者无疼痛无创伤，样品容易贮存和运送，不需要特殊容器；样品不易变质，可长期保存，必要时可重复检验；头发很能反映过去某个时期微量元素吸收和代谢的历史，这是其他生物样品所不能比拟的。在进行职业流行病学调查时，头发是一种合适的分析样品。

由于疾病，污染，头发的长短、发色、使用化妆品等因素的影响，头发的采集、洗涤和分析方法还没有统一和标准化。目前推荐的洗涤头发的方法是：将头发依次在乙醚、丙酮、中性洗涤剂、蒸馏水、丙酮、乙醚中搅拌清洗，每个程序浸泡 10 分钟，最后晾干备用。

应当注意的是，头发生长较慢，每月生长约 1cm，故剪下的头发中所含的毒物，仅仅反映其过去的历史性接触。因此，在头发取样时应记录下头发剪下的长度和保留在头发杆基部的长度，有时需要分段测量，反映实际情况。一般固定取枕部头发为样品，在不影响美观的同时，一般男性常剪取发端，女性剪取发端、耳后或颈部发为分析样品。近年来由于烫发美发所致头发成分的改变，也给头发作为样品带来极大影响和困难。目前，由于分析头发中微量元素的方法尚未标准化。因此，应该强调分析方法的准确度、精密度和灵敏度，并进行必要的空白实验。

4. 唾液样品

（1）唾液的采集：由于某些毒物在唾液中的浓度与血浆浓度密切相关，可利用唾液中的浓度反映血浆中的毒物浓度。由于唾液样品采集时无伤害、无痛苦，取样不受时间、地点的限制，因而样品容易获得。

唾液的采集应尽可能在刺激少的安静状态下进行，采集前应漱口，除去口腔中的食物残渣，唾液自然分泌流入收集管中。采集后离心，分取上清液作为毒物浓度测定的样品。也可采用物理方法（嚼石蜡片等）或化学方法（广泛应用的是柠檬酸或维生素 C 等，有的将约 10mg 柠檬酸结晶放在舌尖上，或者将 10%的柠檬酸溶液喷在舌上，弃去开始时的唾液后再取样）刺激，使在短时间内得到大量的唾液，但这样可能影响唾液中的药物浓度。

（2）唾液的贮存：一般成人每日分泌唾液 1~1.5L。唾液的比重为 1.003~1.008，黏度是水的 1.9 倍；唾液的 pH6.2~7.6，分泌量增加时趋向碱性而接近血液的 pH 值。通常得到的唾液含有黏蛋白。唾液中的黏蛋白决定了唾液的黏度，它是在唾液分泌后受唾液中的酶催化而生成的。为阻止黏蛋白的生成，应将唾液在 4℃以下保存。如果分析时没有影响，则可用碱处理唾液，使黏蛋白溶解降低黏度。唾液在保存过程中，会放出 CO_2，使 pH 值升高，需要测定唾液 pH 值时，应在取样时测定较好。冷冻保存的唾液解冻后应将样品混匀后使用，以免产生误差。需要指出的是只有知道唾液中毒物浓度与血清中毒物的总浓度有一定的比值时，唾液中毒物浓度的监测才有意义。

5. 粪便样品 新鲜粪便收集之后应立即冷冻处理。因粪便内含有大量蛋白质，且微量毒物包含在大量固体食物残渣中，对毒物的分离和测定都带来麻烦。因此，必须采取蛋白变性处理及毒物分离、纯化等措施。

6. 其他样品的收集和保存 机体的脏器、组织、骨骼、脑等，也可以作为生物样品用于分析目的。不过，这对活体是很难实行的（尽管必要时可以通过穿刺或活检采集样品），但对尸体则容易采集。如测定组织和器官中金属元素的正常值，可采集尸体样品进行分析。通常将采集的组织和脏器切成碎块，于 100℃ 条件下烘干，保存于干燥器中。分析时，取一定量的干燥样品经消化处理后即可进行有关物质含量的测定。

目前，以指甲、呼气、汗液、唾液、粪便等为样品，分析毒物含量还不多见。由于采样和分析方法尚存在一些问题，此类样品的分析还有待于进一步研究。

五、生物监测结果的报告

在报告群体的监测结果时，必须同时报告能描述此群体特性的参数。对属于正态分布的数据，应给出平均值、标准差和范围；如为对数正态分布，应给出几何均数、几何标准差和范围或中位数，90% 和 10% 位数和范围；对不属于正态分布（包括几何正态分布）者，可报出中位数、90% 和 10% 位数和范围。

六、生物监测结果的评价

生物样品监测结果的数据来自每个个体生物样品的检测，因此可用于判断个体的接触水平、健康受损程度或易感性；但有不少生物样品监测指标的测定数据在同一个体不同时间取的样品间波动较大，或个体间差异甚大，给个体作出判断会有一定困难。只有当观察的指标特异性相当高并有判断的可靠标准，方可对测定结果作出评价。如个体间差异较大，最好以各个体接触前后指标变动情况考察职业有害因素的影响。另外，通常采用群体的比较，选择接触组与不接触组比较，分析所接触的职业有害因素的作用。

生物监测的结果可用于个体和群体的评价。例如，在对某工段的一批职工做了生物监测后，可将结果与生物接触限值比较，然后作出相应的评价（图 2-1-4）。假如观察值均低于限值，则应视为工作条件是令人满意的（曲线 1）；若全部或是大部分是高于限值，则工作环境需采取预防措施（曲线 2）；当出现第三种情况，其分布呈现二相或多相（曲线 3），也就是大部分是低于限值的，而小部分为异常值。这时可有两种解释：一种是此异常值是由于高污染，作业环境则应加以改善；另一种可能是由于来自不良的卫生习惯或非职业接触，则应根据具体情况采取不同的措施。评价时还应该注意，生物接触限值并不是区分正常与异常的绝对分界线，多数是为预防因长期接触职业有害因素所致的健康损害，因此一般需依据连续多次监测的结果作出评价。

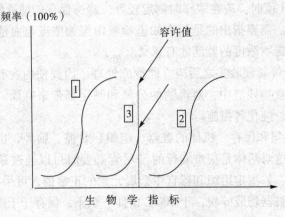

图 2-1-4　生物监测结果的解释

（引自 Lauwerys RR，Hoet P. Industrial Chemical Exposure：Guidelines
for Biological monitoring. 3rd ed. Boca Raton Ann Arbor London，Tokyo：
Lewis Publishers，2001）

七、参比值及生物接触限值

生物样品监测定义中提出了评价人体接触化学物的程度及可能的健康影响，这就意味
需要一个可靠的评价接触水平参比值。生物监测中以生物接触限值为依据，有些国家已列
为正式的卫生标准。就职业医学来说，非职业接触水平，即一个能区分职业人群和非职业
人群的参比值，亦是评价职业接触水平的重要依据。

每个个体作为一个单位，在外环境中接触来自空气、水、土壤和食物中的化学物。应
用生物监测来评估职业性接触时，必须与不接触某毒物的正常健康人群的本底值作比较，
此本底值即正常参比值。本底值可通过专门对某地区不接触职业有害因素的健康人抽样调
查所得结果，经统计分析后一般取均数的95%上限值（职业接触只引起升高的情况），有时
取97.5%的上下限之间的范围（过高和过低均有一定危害的情况）。在建立地区性正常参比
值的同时，应建立自己实验室的正常参比值，这对解释本实验室的调查结果更有参考价值。

随着职业接触剂量的增高，内剂量也随之增高，则生物效应剂量也会增高，达到一定
水平后可出现早期生物效应，剂量进一步增高则导致机体功能和结构的改变及临床上可诊
断的疾病。这是一个渐进的连续的过程，外环境接触量与体内各种剂量及健康效应联系的
程度见图 2-1-5。

生物监测目的在于控制内剂量或生物效应剂量，发现早期生物效应，采取措施阻断此
过程的发展。但不等于内剂量超过本底值即认为对健康有害，机体对超出一定的量还有耐
受能力，这就是制定生物接触限值的生物学基础。生物接触限值一般也不是安全与危险的
分界线，多数情况下还留有一定的安全余地，这与内剂量反应曲线的特性、选择的指标及

外环境

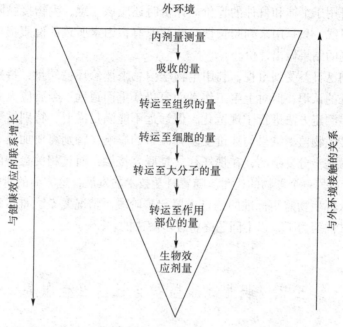

图 2-1-5　体内不同部位的剂量和效应与外环境接触量的关系
（引自 IPCS. Environmental Health Criteria 155. Biomarkers and Risk As-
sessment：Concepts and Principles. Geneva：WHO，1993）

采用的安全系数等有关。超过生物接触限值后的内剂量应是过度接触量，提示应采取措施降低接触；内剂量再增高可达到中毒剂量甚至危险的致死水平。国内职业病临床工作中常提到"三值"，即本底值（正常值）、生物接触限值和中毒诊断值。最好对某一毒物的"三值"同时进行研究得出相应数值，但往往不易做到，这就需要进行有机协调，因为它们之间有着密切联系。

我国目前对可用于生物监测的多种被测物已制定了统一的检验方法，并作为标准方法在国内推荐应用，对接触某些毒物的职工进行生物样品检验及监测工作的指标做了规定，但制定的作为评价的标准或依据的生物接触限值还不多。对哪些工业化学物和农药优先开展生物监测，为达到监测目的如预防急性或慢性职业中毒及筛检出高危个体等，必须根据监测毒物的不同，确定监测的对象和人数、监测的频度等都属于策略问题。生物监测结果的数据来自每个个体生物样品的检测，因此可用于判断个体的接触水平、健康受损程度或易感性，但有不少生物监测指标的设定数据在同一个体不同时间取的样品间波动较大，或个体间差异甚大，给个体做出判断会有一定困难。只有当观察的指标特异性相当高并有判断的可行标准，方可以测定结果对各个体做出评价。个体间差异大的最好以各个体接触前后指标变动情况考察职业有害因素的影响。另外，通常采用群体的比较，选择不接触组与接触组比较，分析所接触的职业有害因素的作用。在对某职业（工种、工段、车间）的一批职工做了生物监测后，可将结果与生物接触限值比较，然后做出相应的评价。由上可知，生物监测的结果可用于个体和群体的评价。评价时还应该注意，生物接触限值并不是正常与异常的绝对分界线，只是用来判断长期接触职业有害因素所致的健康损害，因此一般需依据连续多次监测的结果做出评价。

生物样品监测已日益受到重视，利用生物学信息来评价环境质量，特别是在职业医学方面已有较为系统的认识，但对卫生工作者而言仍任重而道远。今后应大力发展的工作有①多年来已对很多测定方法进行了规范化，但远远不能满足需要，特别需要发展测定靶剂量方面的方法；②生物监测结果的评价受多种因素的影响，特别需要加强有关的医学基础的研究。毒物接触是十分复杂的，在现场往往是联合接触，而且相关毒物的代谢可以影响（相互诱导或抑制）另一个毒物的代谢。随着科学技术的发展，这方面的研究前景无限；③目前在我国职业人群生物监测标准的制订尚属起步阶段。情况复杂，难以统一，但相信在生物监测工作者共同努力下，以上问题终将逐步解决的。

（李　哲）

第五节　职业健康监护与社区卫生服务

职业健康监护（health surveillance）是通过各种检查手段，分析和评价职业性有害因素对接触者健康的影响及其程度，掌握作业工人的健康状况，及时发现健康损害征象，以便采取相应的预防措施，防止有害因素所致疾患的发生和发展。虽然健康监护基本属于第二级预防，但结合生产环境监测和职业流行病学分析，可以研究职业性有害因素所致的疾患在人群中发生、发展规律，接触-效应（反应）关系；评价防护措施的效果，并为制订、修订卫生标准及采取进一步的控制措施提供科学依据，从而达到第一级预防的目的。

传统的健康监护是指医学监护（medical surveillance），它以健康检查为主要手段，包括检出新病例、鉴定疾病和限制接触等。但由于职业病的病因是外在的职业性有害因素；因此，仅发现职业病患者不能达到控制病因和消除职业性疾病的目的。所以，职业性健康监护应该包括作业环境评价和机体两个方面，后者基本内容包括健康检查、健康档案的建立和应用、健康状况分析及劳动能力鉴定。

一、职业健康检查

我国《职业健康监护管理办法》规定：职业健康检查包括上岗前、在岗期间、离岗时和应急的健康检查。一般将健康检查分为上岗前检查（pre-employment examination）和定期检查（periodical examination）两种基本类型，有时根据需要进行职业病普查。在工作岗位转换、从事特殊作业、工伤事故及长期病休假后复工前的健康检查也属上岗前检查。在岗期间的检查一般是定期检查，间隔时间根据不同工种或接触不同职业有害因素而定。

1. 上岗前检查的目的在于发现受检者的职业禁忌证，判断其是否适合从事某项工作；另外，获得就业前健康状况的基础资料，供以后随访观察、对比之用。例如，对拟参加粉尘作业的人员进行就业前检查时，查出某人肺部有结核感染，这就是粉尘作业的禁忌证，绝不能参加粉尘作业；对拟参加苯作业的人员检查血常规记录白细胞数量和分类，可作为以后观察苯对血液系统损害的参比值。

2. 定期检查是按接触职业性有害因素的性质、程度，每隔一定时间，对接触工人健康状况进行常规的或有针对性内容的检查。目的在于早期发现职业性有害因素对机体健康的影响，及时诊断和处理职业病，检出易感人群。定期检查属第二级预防，是健康监护的重要内容。

3. 离岗时的健康检查是为了判断作业人员在离岗时身体是否出现可检出的健康损害，并且作为离岗时的健康状况"基准值"，在离岗后继续观察其身体状况是否出现因在岗期间接触职业有害因素而引起的健康损害，例如"迟发型矽肺"的发生，这种继续观察称为"离岗后的健康检查"。应急的健康检查则是在发生异常职业有害因素高水平暴露，例如化学物泄漏事故、急性放射照射等极端情况下为观察工人健康状况而进行的特殊检查。

4. 职业病普查是在接触职业性有害因素的人群中进行的健康检查，可以是全面普查，也可以在一定范围内进行。有时为节省人力、物力，提高工作效率，通常先选用特异性和敏感性较高的指标进行筛检（screening），例如对职业性铅接触人群，可先行红细胞游离原卟啉或锌卟啉测定，检出可疑患者和计算发生率，进而再作深入的调查。

二、职业健康监护档案

用人单位应为存在劳动关系的劳动者（含临时工）建立职业健康监护档案，应按照上岗前、在岗期间和离岗分别建立存档。根据《中华人民共和国职业病防治法》的规定：职业健康监护档案包括：①劳动者职业史、既往史和职业病危害接触史；②相应工作场所职业病危害因素监测结果；③职业健康检查结果及处理情况；④职业病诊疗等健康资料。还要有家族史（尤应注意遗传性疾病史）、基础健康资料、生活方式、生活水平及日常嗜好等信息。

三、健康状况分析

对职工健康监护的资料，应及时加以整理、分析、评价和反馈。使之成为开展和搞好职业卫生服务工作的科学依据。评价方法可分为个体评价和群体评价。前者主要反映个体接触量及其对健康的影响，后者包括作业环境中有害因素的强度范围、接触水平与机体的效应、发生频率等。在进行分析和评价时，常需计算一些有关反映职业性危害情况的指标，如发病率、患病率等。

1. 发病率（检出率、受检率） 发病率是指一定时期（年、季、月）内，特定人群中发生某种职业病新病例的频率。

$$发病率(\%)=\frac{某个时期内新发现的病例数}{该时期内平均工人数}\times100\%$$

$$检出率(\%)=\frac{检查时新发现的病例数}{受检工人数}\times100\%$$

$$受检率(\%)=\frac{实际受检的工人数}{应受检的工人数}\times100\%$$

发病率既可以反映某有害作业的发病情况，还可以考核已经采取的预防措施的效果；发病率既可以按厂矿计算，也可以按车间、工种或工龄组分别计算，供分析比较之用。计算发病率时，应注意：①发病率是以新发病例来计算，而新发病例的确定有赖于该病的发病时间。对于有些慢性病或发病时间难以确定的疾病如硅沉着病（矽肺），若要明确哪些人是新发病例，有时较困难，此时宜取确诊的时间。②计算发病率（检出率）时，某有害作业工人数（即受检工人数）不包括该时期以前已确诊为此种疾病的人数。③计算慢性病如尘肺的检出率时，被检工人数是指从事该作业一年以上的工人数。④应注意发病率与检出率的区别，受检率达到90%以上时，计算发病率或患病率才有意义；如受检率低于90%，仅内能够得到检出率。

2. 患病率　通过患病率计算可以了解历年来累积的患者数和发病概况及防治措施的实际效果，但不能具体说明某个时期内的发病情况及严重程度。应用患病率进行分析对比时，还要考虑到不同人群中性别、年龄、工龄等因素的差异。

$$患病率(\%)=\frac{检查时发现的新旧病例总数}{从事该作业受检的工人数}\times100\%$$

3. 疾病构成比　这个指标可以说明各种不同疾病或轻重程度不同（轻度、中度、重度）职业病的分布情况。例如：

$$Ⅰ期硅沉着病例数与各期硅沉着病总例数之比(\%)=\frac{Ⅰ期硅沉着病例数}{硅沉着病总例数}\times100\%$$

4. 平均发病工龄　这是指工人在开始从事某种作业（如硅尘作业）起到确诊为该作业有关的职业病（硅沉着病）时所经历的时间。

$$硅沉着病平均发病工龄=\frac{确诊为Ⅰ期硅沉着病时硅尘作业工龄总和}{Ⅰ期硅沉着病例数}$$

5. 平均病程期限　有些职业病（如硅沉着病）需要计算平均病程期限，这个指标可以反映该病进展的速度和防治措施的效果。

$$平均病程期限=\frac{某个时期内某病患者由确诊至死亡的时间(年、月)总和}{该时期内死于该病的例数}$$

$$病死率(\%)=\frac{某个时期内死于某病的例数}{该时期内患该病的例数}\times100\%$$

$$病伤缺勤率(\%)=\frac{某个时期内因病伤缺勤日数}{该时期内应出勤工作日数}\times100\%$$

6. 其他指标　经统计分析，可以发现对工人健康和出勤率影响较大的疾病及其所在的车间与工种。据此，可进一步探索引起的原因，从而采取相应的防护策略。

对于有些作用明确的职业性有害因素所致健康损害，可用较为敏感、特异的指标作动态观察与分析。例如苯作业者，可用白细胞计数；铅作业者，用红细胞游离原卟啉或全血锌原卟啉作为动态观察指标。但对作用尚不清楚的一些职业有害因素，则需用流行病学方法进行调查分析，研究职业接触与临床症状或某些病变的关系及致病条件，为健康监护提供新的敏感且特异性良好的监测指标，并为采取有效的防护措施提供科学依据。

四、职业人群健康监护与社区卫生服务

社区卫生服务是以社区为基础，以社区人群的卫生服务需求为导向，由社区卫生服务机构提供的融医疗、预防、保健、康复、健康教育、计划生育指导为一体的综合性、连续性的卫生服务。社区卫生服务是国际公认的，最优秀的基层卫生服务模式。发展社区卫生服务是实现人人享有卫生保健，包括职业卫生服务的重要保证。

社区卫生服务的内容是健康促进、疾病诊治、卫生防病、妇幼老年保健、慢性病防治和计划生育技术服务指导"六位一体"，主要有建立健康档案，定期健康检查及社区健康诊断与干预；诊治常见病、多发病等20余种项目。社区卫生服务机构应承担更多的公共卫生任务，包括卫生信息管理、健康教育、传染病预防控制、慢性病预防控制、职业病预防控制、精神卫生服务、妇女保健、儿童保健、老年保健、突发公共卫生事件应急处置等社区公共卫生服务任务。

职业人群的健康监护任务传统上是由厂矿企业的卫生机构，或省、市、县区的职业卫生服务机构来进行，这种模式在计划经济时代取得了显著的成绩，有效地保护了职业人群的健康，控制了职业病的发生。但随着我国经济体制的转轨，人们的流动性越来越大，长时间在一个企业工作的人越来越少，他们很难得到上述的健康监护服务。为了有效利用卫生资源，小型企业的职业人群健康监护任务交给了社区卫生服务机构，许多种小型企业的卫生机构也转为社区卫生服务机构。这就决定了社区卫生服务机构必须承担起职业人群的健康监护任务，将初级卫生保健和职业健康监护结合起来，可以更全面、更有效地保护职业人群健康，预防职业病的发生。社区卫生服务机构可以在建立居民健康档案时，同时包括职业状况、接触有害因素名称、接触时间等。在健康检查时关注职业病或工作相关疾病的发生情况，或检出早期损害。对职业病患者进行治疗，并进行健康状况分析。这是众多小型企业和个体就业人员职业健康监护的有效途径，值得关注、推广和进一步提高。

（李　哲）

第六节　职业流行病学调查

职业流行病学（occupational epidemiology）是流行病学基本原理和方法在职业卫生和职业医学中的应用，主要研究职业人群中职业有害因素、职业性疾患和工伤出现的频率、分布及其影响因素的科学。职业流行病学是流行病学的一个分支，其发展既与流行病学的发展密切相关，又与职业卫生和职业医学的进展分不开。运用流行病学方法评价职业因素对

职业人群的健康危害成效显著，如职业流行病学调查相继发现了苯致白血病、石棉致肺癌和间皮瘤、砷致肺癌等，这些发现引起了人们对职业流行病学的重视，也促进了该学科的发展。鉴于职业流行病学的分析和计算方法与普通流行病学差异不大，因此本节重点阐述职业流行病学调查中特异性的部分，一般流行病学基本原理和方法请参阅有关书刊。

一、职业流行病学的特点和在职业卫生领域的应用

职业流行病学调查由于研究对象是职业人群，与一般流行病学研究相比具有如下特点：①研究人群相对稳定，可以通过就业和工资记录收集既往职业史资料，在企业组织随访和调查相对比较容易。不过，随着用工市场的开放，农民工和临时工比例增加，且他们的流动性大，增加了随访的困难。②职业有害因素接触比较明确，可以进行准确测量。职业有害因素是生产过程中产生或者存在的，工作时就会发生接触，因此，职业有害因素的接触一般来说延续时间较长。③健康工人效应，主要指厂矿根据工种的类型和要求对作业人员进行了筛选，一线工人的身体素质比一般人群好，总死亡率比一般人群低。也就是说企业通过就业前体检排除了患严重疾病和有职业禁忌证的人员。健康工人效应是进行职业人群研究时应该注意的问题，健康工人效应随工人年龄增长而逐步下降。④职业人群一般有健康监护信息，包括就业前体检、定期体检、离岗体检等，可能提供长期连贯的健康状况资料。

职业流行病学调查主要是呈现职业有害因素接触与健康损害之间的联系，其应用可以概括为下列几个方面：

1. 发现致病的职业有害因素，识别、鉴定职业有害因素或其作用条件，估测其对人群健康损害的危险度。探索病因是职业流行病学的核心，目前已知的职业性致癌因素，大多数是由流行病学研究证实。

2. 研究职业病、工作有关疾病及工伤在人群中的分布和发生、发展规律，提出相应的预防措施并合理分配预防工作资源。通过调查掌握各种职业有害因素的分布情况和严重程度，针对性地开展控制工作。

3. 阐明职业有害因素的接触水平-反应关系（exposure response relationship），进行健康效应评价，为制定和（或）修订职业卫生标准和职业病诊断标准提供科学依据。接触职业有害因素后，个体出现的健康效应不完全一样，在人群中呈现健康疾病连续带。通过接触水平-反应关系的研究，不仅能够确定引起健康损害的职业有害因素，更重要的是寻找不引起健康损害的最大无作用剂量，后者是制定职业卫生标准的重要依据。

4. 对厂矿职业卫生工作进行评价，鉴定职业卫生工作质量，评价预防措施效果。对比实施预防或控制措施前后作业人群中健康损害发生的频率，可以评价职业卫生工作的效果和提出改进意见。

二、职业流行病学调查的设计

职业流行病学调查的过程可以大致分为选题、确立研究类型、进行研究设计、调查实施、调查的质量控制和资料分析等阶段。为了达到探索职业有害因素及其健康效应分析的

目的,职业流行病学调查实施之前必须有科学合理的设计。

(一)选题 即明确研究的方向和目的。选择的题目必须明确、具体、有针对性,而且切实可行。职业流行病调查的对象是职业人群,因此职业特点相关资料,如既往职业史和不同工作岗位的职业有害因素监测数据是否准确和完善,在选题时就需要进行考虑,以保证调查能顺利开展。

(二)确立研究的类型 职业流行病学调查中经常使用的研究类型包括横断面调查、病例对照研究和队列研究。有时也结合使用,如巢式病例对照研究就是在研究队列内进行的病例对照研究。

1. 横断面调查 通常称职业卫生调查或现况调查。通过在一段时间内调查一个人群如某企业的全部岗位和工人。横断面调查收集的数据一般包括职业有害因素的水平和工人的健康或损伤的情况。例如,监测或者收集某企业职业有害因素接触水平(浓度或强度)数据,同时收集企业工人的健康或损伤信息,然后根据职业有害因素的水平进行分组,比较各组工人健康或损伤信息的分布。横断面调查可以观察到职业有害因素和损伤的现象,但不能说明有害因素接触和损伤之间的因果联系,如在不同时间点连续进行横断面调查可以在一定程度上弥补该缺陷。

2. 病例对照研究 根据现有的资料,从已经发生的损伤、疾患或症状的一组人群(病例组)出发,以一组或者几组没有发生损伤或疾病的人群作对照组,在两组人群中采用同样的方法回顾性追踪损伤发生时间,与某种可疑职业有害因素的接触频度和浓度/强度,最后观察职业有害因素接尘水平在病例组和对照组之间的差异。病例对照研究是从果溯源,是一种耗时短、易执行,且相对节省耗费的方法,使用比数比来衡量职业有害因素的相对危险度。病例对照研究由于研究对象选择的不全面或者以往记录不完善,可能降低可信度。

3. 队列研究 是从接触职业有害因素出发,追踪一个人群如某类企业一定时间段内工作的所有从业人员,观察接触人群中可能出现的损伤或者疾患,该研究方式可以获得比较完整的资料,比较不同接触剂量组人群中健康损害的发生率,获得职业有害因素的接触-反应关系,从因到果说明职业有害因素的健康损伤。队列研究根据观察时间的起点又可分为历史性队列研究、前瞻性队列研究和历史前瞻性队列研究。历史性队列研究从过去某一时间开始一直观察到过去或现在的某一时点;前瞻性队列研究是从现在观察到未来某一时点。历史前瞻性队列研究,又称双向队列研究,从过去某一时点观察到未来某一时点。队列研究需耗费大量人力和物力,且调查时间较长,如职业性肿瘤的调查需要二十年以上的时间,对既往信息的要求较高,因此,执行起来困难较大。

4. 选择研究类型时,既要考虑研究的科学性即论证强度,也要考虑研究花费的时间、经费、人力以及医德问题。从病因学研究看,论证强度最优的是队列研究、其次为病例对照研究,再次为横断面研究。现以"长期站立作业与膝关节退变是否有关"为例,讨论研究类型的选择。

(1)选择横断面研究,因果同时观察,间接回答。方法为 ①选一个工厂的所有工人进行膝关节拍片;②对所选对象进行问卷调查,了解他们每天站立工作的时间;③比较站立时间不同组人群中膝关节退变的现患率,分析站立时间与膝关节退变的关系。研究对象例数的选择要考虑膝关节退变人群患病率。

（2）选择队列研究，是从因到果，直接回答疾病发生原因。方法为 ①选取一组人群进行膝关节拍片（已有关节疾患者排除）；②收集人群的工作信息资料，重点获得站立工作的时间；③根据工作的站立时间信息将人群分组：长时间、中等时间、短时间站立组；④追踪所有对象 5~10 年，再对所有人进行膝关节拍片，比较各组人群中的发病率。

（3）选择病例对照研究，是从果到因，间接回答。方法为①在某医院资料档案中，收集膝关节退变的患者作为病例组；②从同一医院同周内入院的其他患者（非关节疾病）中，随机选择同一性别、同年龄层的患者作为上述病例的对照；③比较两组的工作性质和站立时间，分析病例组是否为站立工作时间长者。

上述研究类型都可以进行此课题的研究，权衡其利弊可以发现：从论证强度看，用前瞻性队列研究最为可靠，但研究周期长，难以保证不失访，而且进行较大人群的拍片费用也较高；病例对照研究比较节省时间和经费，但人员选择可能出现偏倚，如单纯性膝关节退变患者不一定住院治疗；横断面调查虽然论证强度不如队列研究，但所时间和费用均远低于队列研究，因此，从实际出发，选择横断面研究类型更适合本课题。

（三）研究设计　确定题目和研究类型后，应根据所掌握的资料提出合理的假说，再通过拟定具体的专业技术设计方案去解决，并选择可以证实假说的观测指标。进行研究设计时，研究对象的限定和观测指标的选取特别重要。

1. 选择合适的调查对象　调查对象根据研究目的和类型确定，职业流行病学调查对象应能够明确界定职业因素的"接触"和"非接触"，最好能够估算出接触量。调查需要的样本量可根据研究类型参照有关公式进行计算，一般情况下，调查的对象越多，获得的结论越可靠，但随着调查对象增多，工作量加大，所需人力物力也多。

队列研究要选择具有共同经历的一组人群，这组人群可以按是否接触某种职业有害因素分组。如果是回顾性研究，要求具备该人群过去的职业因素接触资料和医疗保健资料；如果是前瞻性研究，则要考虑该人群可追踪性。

病例对照研究中的病例选自人群中某一期间的确诊患者，新发病例优先选择，因为新发病例更接近病因暴露时间，便于收集职业接触等相关资料，而且可以排除治疗和生活习惯改变等因素对病例信息的干扰。死亡病例只适用于死亡率高的疾病如肿瘤。对照有内对照、外对照和自身对照三种。内对照与病例来自同一调查单位，工作环境和生活水平基本一致，仅在研究的职业因素"接触"上有区别；外对照与病例来自不同企业，选择时应注意可比性，并排除其他职业有害因素的干扰；自身对照为调查病例的接触职业因素前后的比较，但接触之前的资料常不易得到。

2. 观测指标的选择　是调查设计中最具体的一个环节，职业流行病学调查结果是通过指标反应和表示的，因此选择合理的指标极为重要。观测指标的选择，是根据课题设想和专业理论知识提出的，可以分为关键指标和补充指标，既不能漏了重要的关键指标，也不可盲目地把各种指标都用上，后者耗费大量人力，还影响了主要指标的调查质量。因此，在能达到研究目的的前提下，指标的选择要精简，还要注意通过设立相关指标来控制调查过程中可能存在的混杂因素。

职业流行病学研究中常用的观测指标可以分为：①反映与生产环境因素和生产工艺过程有关的接触指标，如工作场所粉尘浓度、个体噪声职业接触水平等；②反映影响接触程度的劳动过程和机体状态的指标，如劳动强度、每天工作时数、工龄等；③反映机体状态的指标，又可分为反映身体基本特征的指标和功能性指标，前者如血、尿生化检验，心电图，肝功能，肺功能等，后者如 X 线胸片、听力检查等；④反映健康损害的指标，如职业病诊断和分级；⑤反映治疗效果和康复情况的指标，如治愈时间等。

职业流行病学调查中资料的收集有其特殊性，一般情况下应包括在三类资料中：

1）反映职业危害的资料：主要来源是职业环境的监测结果和职业史记录，如定期的粉尘浓度测定结果。包括①生产环境中有害因素及其剂量或者强度。根据职业有害因素的类型不同，职业接触量的表达方式也不一样。一般情况下，职业接触量常表示为接触浓度和累积接触浓度。引起急性中毒的化学毒物，常用最大接触浓度代表其接触量。一些非急性健康损伤的有害因素如生产性粉尘，其健康危害需要较长期的累积过程，这时，职业接触剂量使累积粉尘接触量就比单次测定的粉尘浓度更有说服力。②职业接触时间。对引起非急性损伤的职业因素特别重要，如果作业点化学性有害物质的浓度相对稳定，有时可以用工作时间（年）代替接触量。③机体负荷资料，也称内暴露量，能比较准确地反映作业者的实际体内接触水平，如苯接触工人测定尿中特异代谢产物如尿酚水平，可比较准备地反映工人的实际接触量。

2）反映职业人群健康效应的资料：通过体格检查（就业前体检、常规体检和离岗体检等）、健康筛检、医疗记录、职业病诊断和赔偿记录、询问调查方法收集。进行职业病研究时，疾病诊断结果应由具备资质的诊断小组出具。

3）反映职业人群基本背景的资料：如人口学资料、地理气象资料、生产工艺和卫生防护设施信息、医疗保健条件资料等。通过询问和查阅企业的相关资料收集。

3. 制订实施方案　职业流行病学调查的实施方案就是对研究设计的落实，也是调查的操作指导，包括技术实施方案和统计学分析方案。

技术实施方案可分为实验研究方案、临床研究方案、环境监测方案、现场调查方案和生物样本采集方案等，具体应用时应根据研究设计的需要有选择制订相应方案。一份完善的实施方案包括详细的调查实施步骤和每个步骤的操作说明。如职工调查方案包括①调查对象的选择条件和选择方法；②资料的收集方法；③详细的调查表格和填写说明，包括调查员的培训；④调查的质量控制。

三、职业流行病学调查的实施与质量控制

职业流行病学调查的实施即严格按照实施方案开展工作，在整个调查过程中质量控制是不可缺少的，是调查顺利进行和获得准确资料的保证。特别是一个大型的职业流行病学调查，涉及调查员培训和大量资料收集与核对，必须有完善的质量控制系统来保证调查的进行。

1. 建立质量控制系统　调查质量控制系统是用来监督和控制调查过程中各方面工作进展和质量的系统，这个系统的工作包括了从研究对象确定、研究样本选择、各类资料收集

以及资料分析准备等全部过程。创建调查控制系统时，要考虑研究的规模，即调查对象的数量和追访时间；其次要考虑研究的复杂性，即调查项目的繁杂程度，如信息的获取途径是否容易，调查涉及的地区、单位和人群范围等；最后，要考虑工作的进程、各层次调查人员的工作能力等。

调查质量控制系统的执行主要包括工作记录、工作报告和监督。工作记录类似工作日志，客观记录调查过程中的事件，如调查对象的情况、资料收集日期、资料收集员姓名、资料的数量和转送情况，以及资料收集中存在的问题和原因等。工作报告是下级调查人员向项目管理人员汇报工作进展的材料，分为定期报告和特殊报告，反映调查工作的执行情况、出现的问题和解决情况等。监督是项目管理人员有计划、有目的地安排的定期检查。首先是督促各层次调查人员认真完成其职能，考查其对调查目的和内容的理解程度，了解其工作效率和准确性；其次要监督调查工作的进度；最后是了解调查工作的质量，可选择几个关键指标进行检查，如调查中出现的遗漏率、缺项率、错误率以及摘抄内容与原始资料的符合率，并且记录发生错误情况的原因。项目管理人员根据监督结果，可及时调整调查的进度和弥补不足。

2. 培训调查人员　调查员是流行病学调查的关键人物，应具备良好的文化素质和工作责任心，并有一定的交流技巧，调查员在参加调查前须接受培训，以保证调查时以一致的方式收集资料。培训内容包括：调查目的、内容和方法的介绍；调查方法的讲授和演示，如何解决调查表格填写过程中出现的各类问题；调查质量控制系统的含义、执行方式和现场调查的监督办法；培训之后可以进行预调查测试，需要时还要进行再次培训。

培训材料要有针对性，具备指导调查员正确执行其任务所需要的一切信息。培训员应有丰富的现场调查经验，要根据调查表的内容逐项给予详细说明，并结合现场可能出现的问题予以解答。如摘录尘肺患者的诊断日期，是用拍片日期还是用集体阅片诊断的日期，要给予一个准确而唯一的答案。

3. 资料收集的质量控制　资料收集的过程，实际上就是一个追踪调查的过程，要安排合理的追踪循序收集资料。资料校正是检查工作中的错误、遗漏和不一致的地方，校正可以在各层次人员中进行，首先是资料收集员对自己收录的资料校正，其次是现场监督员的校正，核实所有记录的确切性和完整性，尽快改正错误，并记下遗漏，以便经过再调查弥补，同时对某些特殊的信息要附加详细说明。

资料的复核就是重新摘录或随访，目的是审查调查员的工作是否正确，一般复核5%～10%就足以查出问题。执行复核的可以是调查员或现场监督员，也可以请第三方进行。通过复查的结果与原调查结果比较来评价所取得资料的可靠性，也可以发现调查员存在的问题，如项目理解的程度。当然，复核的随访资料与前次不一样也可能是被访者造成的，因此，要尽量选择短期内不发生变化的项目进行复核。

4. 资料的预处理　资料的预处理是资料统计分析前的整理过程，资料的预处理包括资料的核收、资料的编码和建立数据库、资料的审核。

现场收集完成后应汇总和登记，然后由专人负责对收集的资料编码和输入计算机，建立职业流行病学调查数据库。在此基础上，使用数据库程序实现资料的审核，包括调查对象的唯一性，资料的齐备性、合理性和逻辑性检查等。预处理中发现的遗漏和错误可先查看原始表格，如果仍然不能解决，要反馈到调查的现场再核实，因此，资料预处理也可说是质量控制体系的质量保证。

四、职业流行病学调查结果的分析与判断

由于各种因素的影响，职业流行病学调查所得结果与真实的情形常会存在差异，也就是研究误差。研究误差可分为随机误差和系统误差。随机误差可以用统计学方法来估计，并通过增大样本量来减少。偏倚是研究误差中的系统误差，偏倚可以发生在研究的设计、实施及分析阶段，也能够在不同的研究阶段进行控制，在设计阶段就要考虑到各种可能因素的潜在影响；在研究的实施阶段，要完整地收集各因素的相关数据，保证数据的真实性；在研究分析阶段，通过分层分析或多因素分析控制混杂因素的作用。在研究中尽可能减少和避免研究误差的产生，确保研究结果的真实性。

职业流行病学调查结果的分析与判断需要具备职业卫生和职业病的基本知识，一般在资料预处理的基础上先进行频数分析，然后根据研究目的和资料本身特性采用专业统计学方法进行分析，对同类资料，应尽可能采用多种分析方法，以得出正确的判断。

职业流行病学调查已普遍应用于职业卫生实践中。近年来，随着分子生物学技术发展，一些生物性标志物（如接触标志物、效应标志物和易感标志物）逐步用于职业流行病学调查中，这些标志物可以较准确地评价个体接触量估算，或者在临床症状出现前观察到早期的健康损伤，生物标志物的应用使得职业流行病学调查可以更好地开展早期健康损伤，以及进行职业环境因素和遗传易感因素的交互作用分析。因此，有必要增加职业流行病学理论学习和应用经验交流，使职业流行病调查方法得到更广泛的应用。

思考题

试选择一种职业流行病调查方法进行"甲醛是否与肺癌有关"的研究，并拟订调查项目和指标。

（陈卫红）

第七节　职业毒理学

职业毒理学（occupational toxicology）主要研究职业环境中各种外源性化学物质对接触人群的有毒有害作用，旨在阐明职业环境中的各种化学物和接触者健康之间的相互关系，从而达到预防职业病和与化学物相关疾病的发生。职业毒理学是毒理学的一个重要分支，是职业卫生和职业医学的重要理论基础。职业毒理学工作者的目标是预防作业环境中有害因素（化学因素、物理因素和生物因素）对工人健康产生有害作用，需要对工人所接触的有害因素做出正确评估。

目前，工作环境中存在的化学物日益增多和新产业不断出现的有毒有害因素，致使职业中毒频次出现新的高峰、新的或未知的种类也不断增多，对化学品认识、卫生标准和管理标准的建立逐渐与国际接轨，因此在职业卫生与职业医学研究中掌握和应用职业毒理学

的知识和技能更显重要。职业毒理学工作者必须熟悉作业环境条件，掌握基础毒理学、流行病学和环境科学的研究基础，能够识别并按照主次列出各种接触的危害性。由于作业环境中常发生混合物接触，职业毒理学工作者还必须识别联合接触的危害。

随着现代生物技术信息的快速扩增和现代分析技术与方法的发展，毒理学的研究领域、评价过程和相关的管理及信息系统正发生着革命性的变化。可以预料，毒理学科学的发展趋势是：从高度综合（集化学、生命科学和基础学科知识一体）到高度分化（形成多个交叉分支学科），从体内试验（整体动物实验）到体外试验（离体器官实验、细胞转化模型建立等），从定性毒理学到定量毒理学，从微观（细胞、分子）、宏观（环境）到人体（群体、个体），从危险度评价到危险度管理。

一、职业毒理学的实际应用

职业毒理学的任务贯穿于职业人群生命的始终，其研究主要目标和任务包括改善作业环境、预防化学物对人体伤害、保护职业人群健康等。职业卫生与职业医学和毒理学的发展相互推动，并且从宏观到微观实行通力协作，在毒作用机制研究中为临床中毒防治提供大量指标与对策，并通过识别、评价和控制达到保护人群健康的目的。

（一）职业危险度评价　在大多数情况下，长时间接触化学物会引起人体生物化学和功能性的改变，由无体征和症状，至亚临床改变，直至出现明显的临床中毒表现。接触某一特定的有害因素所引起的机体改变，对健康的意义必须予以评估。进行这种评估时应考虑到个体之间对危险因素易感性差异的影响。因此对某一工业化学物提出可接受的接触水平，就必须从最敏感的接触人群中确定其危险性，还要确定在这一推荐的可接受的接触水平下，接触者中仍可出现有害效应的人数比例。

为了对危险度做出可信评估，就必须要求有大量的毒理学资料。可用作职业性危险性评估的数据共有 5 种：①体外试验；②动物毒理学试验；③人体观察；④病例报告；⑤流行病学调查研究。

1. 体外试验　多作为非常实用而有效的筛选方法，在初步评价与鉴定职业有害因素的毒性和安全性中有一定的用途。体外实验本身具有简单、快速等优点，而且随着"3R"（减少 reduce、优化 refine、替代 replace）原则被国际社会的广泛认同和普遍实施，体外实验已成为部分动物实验的有效替代，在职业毒理学研究中发挥重要作用。例如，依据化学物的致突变性与致癌性相联系的理论基础，即大多数化学致癌物具有致突变性，而大多数非致癌物无致突变性。因此，基因突变实验可应用于对致癌物的筛选。鼠伤寒沙门菌回复突变试验（Ames 试验）是应用最广泛和最敏感的致突变实验之一。

体外实验，特别是职业有害因素作用的靶细胞，如采用基因转染建立高表达细胞模型、RNA 干扰（RNAi）细胞内靶向基因的表达等现代生物学技术，可阐明或了解职业有害因素的毒作用机制，这对于建立靶向职业有害因素特异性作用位点的预防措施具有重要意义。

2. 动物毒理学研究　动物毒理学研究在鉴定有害效应、提供中毒机制资料、确定剂量-效应和制订标准等方面发挥重要作用。由于动物实验可以在人的接触之前进行，所以在有害因素的鉴定和疾病预防方面，其作用十分重大。但是，动物对接触化学物的反应并非总是与人相同。例如，不同种动物对芳香烃化合物受体兴奋剂（如多氯二苯对二噁英的反应）存在十分明显的差异。在有些情况下，动物物种之间在代谢或作用机制上的差异，使得某些化合物对啮齿动物致癌，而对人则不致癌。例如，长期接触无铅汽油的雄性大鼠，由于其特有的蛋白质（$\alpha_{2\alpha}$-球蛋白）在肾近曲小管细胞内的积聚而导致了肾癌。有一些化学物迄今仍未找到动物实验模型，如人经口摄入过量的无机砷引起的皮肤和内脏的各种癌症，在传统的动物致癌研究中至今仍未复制成功。

剂量反应评定是职业危险度评价的核心。评价的资料可以来自流行病学资料调查，但多数是来自动物实验。实验动物与人体之间存在固有的差别，任何一种化学物的动物实验结果与其对人体的毒作用不一定完全相同，存在种属间的显著差异，而且人体的实际接触途径、毒作用反应过程和职业环境条件等也不可能一致。因此将动物实验的结果外推到人时应十分慎重。如果对某一化学物进行了动物、人体和体外实验的完整研究，并采用了适当的模型、相关的观察终点，实验在控制条件下进行的，由此得出的接触-效应关系的证据，才能说明该化学物与某一种疾病之间存在因果关系。

3. 人体接触临床研究 人体接触临床研究或称人体观察，是非常有效的方法。它可以将动物毒理学研究中的发现在人体上进行验证，可以确定动物实验模型中的生物转化途径能否代表接触毒物的人体内代谢途径。人体观察有助于建立接触的生物学标志物。对于可逆性的疾患来说，这种研究方法可用于治疗方法的研究。

但要特别注意，特异体质者会引起异常过敏。做吸入实验时，如果器械功能失常会导致过量吸入。人体观察曾发生过多起严重的伤害和死亡事故，其原因是变态反应以及模拟的作业场所缺乏标准操作以及对接触的严格监控和监测。

4. 病例报告 作业场所使用新的化学毒物或者毒物的新组合时，可能出现病例或病例的暴发。作业场所的监护系统会对这些病例做出鉴定，或通过工人自己将病情与接触联系起来做出鉴定，从而形成病例报告。

5. 流行病学调查 流行病学研究有助于阐明职业病、接触和个人因素之间的联系。横断面调查是对不同工种、工地或不同接触情况的两组工人，进行疾病患病率或健康状况的比较。队列调查既可前瞻性，也可回顾性地对接触工人与非接触工人进行比较，以发现疾病发生与接触之间的联系。由于不少的职业病有很长的潜伏期或者极少发生，前瞻性队列调查需要很长时间和大量的对象才能取得有意义的发现，回顾性队列调查可以解决潜伏期问题，但是必须收集该段时间内相关的接触资料。

值得一提的是，国际癌症研究机构（IARC）对于职业性化学物的致癌性评价和分类中，人群调查资料是唯一可靠的依据。随着科学技术整体水平的提高，人群流行病学研究将充分利用分子遗传学、分子生物学、生物化学等手段，评价不同人群或个体致癌危险度及其机制，从而使现代毒理学从动物实验研究发展到人群和个体易感性研究的新阶段。例如，葡萄-6-磷酸脱氢酶先天性遗传缺陷个体存在对苯胺类化学物易感、苯中毒的易感性与细胞色素 P450 代谢酶的基因多态性有联系、焦炉工人中携带芳香烃受体（AhR）基因 1661 位点 AA+GA 基因型者 DNA 损伤水平明显高于携带 CC 基因型者，这些对于揭示职业接触者毒性损伤的个体差异具有重要的意义。

（二）制订容许接触水平　毒物和非毒物间并不存在绝对界限，唯一的评价标准是毒性剂量大小的差异。在职业卫生工作中，了解化学物的主要毒理学数据和毒作用特征并制订相应的容许接触剂量（水平），能够有效促进毒物预防管理。显然，无论所做的动物毒理学试验多么广泛，永远不可能得出一个化学物的绝对安全值。但是动物实验可以提供有价值的数据，由此可以估算出可接受的接触水平。这些实验包括局部和整体的急性毒性实验、反复接触的毒性实验、代谢及作用机制研究、短期潜在致突变物和致癌物检测实验、生殖效应和致畸活性的研究、检测致癌作用及其他远期效应的长期研究、相互作用研究、免疫抑制实验、皮肤过敏和肺过敏实验等。

毒理学研究的任何结论，只有了解受试物的成分和物理性状时才有用。应了解杂质或降解产物的性质和含量、无机化合物的种类、吸入物质的特点和物理性状以及溶剂的特点。必须具备灵敏的特异性的方法，用以分析溶液、空气和生物材料中的化学物。对马拉硫磷的毒性评估正说明了这种重要性。马拉硫磷是一种有机磷杀虫剂，通常情况下对人类的毒性相对较低。1976 年马拉硫磷在巴基斯坦造成灭疟蚊人员大规模中毒事件，就是因为该杀虫剂含有的多种杂质（主要是马拉硫磷异构体）能抑制人体组织和血浆中的羧基酯酶。当时对马拉硫磷的毒性评估并未考虑异马拉硫磷的共同接触。

为制订可接受的职业接触水平所需实验的持续时间因受试物毒作用不同而不同。一般认为，对具全身性毒作用的化学物来说，亚急性或短期毒性实验的结果均不足以用来提出职业接触限值（occupational exposure limit，OEL）。亚急性或短期毒性实验通常用于检测化合物是否有免疫毒性和蓄积性。这两种实验可用来为长期接触实验选择剂量，也可为长期毒性实验的选择提供信息。生殖系统也可能成为一些工业化学物（如乙二醇乙醚、苯乙烯、铅、二溴氯丙烷）的靶器官，为此，在对职业性毒物进行常规毒理学实验时，还应该设计生殖效应和致畸性的研究。

为选择最适宜的安全性评估的研究，毒理学工作者应对以下有所了解，并以此作为指导：①化学物的理化性能；②该化学物在加热、pH 值改变以及受到紫外线影响时可能产生的潜在有毒衍生物；③使用时的条件；④接触类型（连续、间歇、偶尔）；⑤接触程度。使用结构与反应类似的其他化学物的现有毒理学信息，同样可提示受试物潜在危险和反应性。

对每种毒物应选用何种实验方法、用何种接触途径，都应该做出科学评估，还要考虑靶器官、作用机制、代谢、有害作用的性质以及工人接触该毒物的方式。形态学、生理学和生物学等的参数通常是在接触期间按规定的间隔或者在结束时进行评估。

职业毒理学试验和临床研究的一个重要的目的是提出安全的接触水平。很明显，随着工业化学物毒性资料的不断积累，也必须对职业接触限值定期进行评估，还应该明白，接触限值本身并不能使每一个人都得到保护，也不能取代对工人的严密的医学监护，有不少研究机构在对化学物质的毒理学资料进行定期回顾，以便提出或更新容许接触限值。

（三）接触监测

1. 评估接触的环境监测　环境状态的优劣对化学物发生中毒有很大作用。如高温作业环境可使苯、甲苯、二甲苯等有机溶剂挥发加快，使空气中化学物浓度增高，增加了人体吸入中毒的可能性。汞在常温下就能蒸发成气体，并随着气温升高而明显加速。在高温季节接触汞的工人，其症状（失眠、情绪不稳）和体征（眼睑和手指震颤、出汗增加等）比常温时接触同样浓度汞蒸气的工人要高出 2~3 倍。在炼焦等作业中，存在着高温与 CO 的联合作用，调查表明夏季工人血中 HbCO 含量（7.89%±0.48%）明显高于冬季（3.75%±0.91%），这些都说明高气温可增强化学物对机体的毒作用。在高湿作业环境中，氯化氢和氟化氢等水溶性较高的气体，对人体刺激性和毒性明显增加。如果作业环境中没有良好的通风，容易发生一些比重较空气重的气体如 H_2S 等的中毒。农药喷洒作业，除了农药经皮肤吸收中毒外，还常与喷洒作业者行进方向与当时大气的风向有关，在上风向后退操作可减少农药喷洒中毒的危险性。

由此可见，作业环境中的气温、气湿和气流对是否发生化学物中毒有着十分明显的作用。职业毒理学除了研究这些气象条件的变化对发生中毒的影响外，更应重视化学物在作业环境中的空间和时间的浓度分布和波动对职业接触者健康的影响。

接触监测可用于侵入途径的定量分析，如对工人的呼吸带空气采样监测，或者将吸附材料固定在工人皮肤上或衣服上进行皮肤污染计量监测，后面将要讨论的生物监测则无法提供侵入途径的接触数据。

要使采样和分析准确可靠，就要对以下各项做出专门的规定，如采样方法、采样时间、样品处理和贮存规程、分析方法和计量技术、检测的范围、准确性和精密度、偏差和检出限、质量控制等事项及已知的各种干扰因素等。实验室内和实验室间的变异应作正式记录，这也十分重要。标准方法一旦确定后，就必须遵循每一个操作细节以保证结果的一致性。

2. 评估接触的生物监测　生物监测是通过内剂量来评估对健康的危险性。内剂量，即有害物质实际被机体组织吸收的剂量，它根据化学物或者分析的生物学参数而定。生物学参数可以反映采样前不久机体所吸收的化学物的量，比如一个班次间肺泡空气中或血液中某一溶剂的浓度；它也可以反映前一天的接触量，比如接触终止 16 小时后采集的血或尿样中代谢物的测定。对于生物学半衰期长的毒物来说，可以反映数周内的累积接触量。

有些因素可以影响摄入。个人的卫生习惯各不相同，这种个体差异对化学物经肺、皮肤和胃肠道的吸收率造成某种程度的差别。使用颗粒大小的选择性空气采样方法来分别测定可吸入性呼吸性颗粒的成分，有助于提高接触评估的可靠性，但是各种生物学因素如通气等参数都可以产生影响。例如，劳动负荷增强时经呼吸道吸入空气中的毒物就明显增加。由于生物监测能够做出总体的接触评估（不论其侵入途径），因此也就可以用于测试个体防护用品如呼吸器、手套或防护霜等的总体效果。对于生物监测还应考虑非职业性接触这一事实（个人嗜好、居住环境中的接触、饮食习惯、吸烟），这些都会在生物学水平上得到反映。

接触的生物学参数与有害健康效应的关系比环境监测更加直接。因此，与周围空气监测相比，接触的生物学参数提供的危险性评估更加可靠：生物监测可用于一切接触途径的摄入量。众多的工业毒物可经皮肤、胃肠道和肺吸收入机体。例如，某些溶剂（如二甲基甲酰胺）以及各种杀虫剂都能使人经皮吸收。因此，用检测空气中浓度的方法来监测接触就会对实际的接触估计过低。

有些化学物在某些体液内（如血、尿）的生物学半衰期很长，则对采样时间应严格要求；而有些化学物的采样时间却很重要，因为在接触之后这些化学物或其代谢产物会迅速从机体排出，在这种情况下，采样时间常安排在接触期间、班末或在次日班前。如果生物监测的内容包括尿液采样分析，则通常采取一次尿样的做法，因为常规采集工人 24 小时尿样不现实。将分析结果以每克肌酐所含的量表示，是校正尿液稀释度对检验结果影响的规范化做法，世界卫生组织规定可接受的尿液标本肌酐限值为 0.3~3.0g/L（或比重为 1.010~1.030）。

（四）工人健康监护 职业毒理学工作者的首要任务就是降低和防止职业病的发生。对工人健康进行监护有极重要的意义，可以及时发现过量接触，避免发生机体的重大障碍和健康损害。

由于效应的早期生物学标志物不易识别，而且个体对化学物的反应又存在差异，调查的结果往往需要在工人接触组与类似的非接触的工人组，即对照组之间进行统计学比较。对照组必须在年龄、种族、性别、社会经济状况和吸烟习惯等变量与接触组工人匹配，必须强调选择对照组的重要性。要同时接受同样的标准化的临床、生物学或生理学的评估。与一般人群进行比较是无效的，因为受雇的工人都是经过仔细挑选的，体质要强些，即健康工人效应。鉴于评估职业危害的流行病学调查工作往往要持续好几年，因此必须首先确保所有的调查方法如问卷、各种检测仪器和分析技术的有效性和标准化，然后方可开始工作。

二、动物实验和流行病学调查相关联

与其他的毒理学相比，职业毒理学更加需要动物实验和流行病学调查的密切配合，下面的例子可以说明二者的互补性。

例如，氯乙烯的致癌性是首先在大鼠中表现出来的（Viola 等，1971 年）。几年以后，流行病学研究结果证实了它对人类同样的致癌危险（Creech 和 Johnson，1974 年；Monson 等，1974 年）。这一发现激起了人们对氯乙烯在动物中的代谢及其体外致突变性的研究。而对氯乙烯代谢产物做出的鉴定得出了如下的结论：微粒体的氧化作用生成了环氧化物，它有近似致癌物的作用［美国毒物和疾病登记署（Agency For Toxic Substances And Disease Registry，ATSDR）1997 年］，这一发现又激发了对结构相关的卤化乙烯类，例如溴乙烯、1,1-二氯乙烯、1,2-二氯乙烯、三氯乙烯和全氯乙烯作进一步的生物转化研究（Bonse 等，1975 年；Uehleke 等，1977 年；Dekarll 等，1987 年）。现在已经认识到氯乙烯会产生 DNA 加合物，使 DNA 分子上的腺嘌呤和胞嘧啶形成一个附加的环（Birner 等，1993 年；NTP，2000 年）。

用于生产合成橡胶制品的 1,3-丁二烯是已知的人的致癌物。大鼠和小鼠实验均出现癌症，尤其小鼠特别敏感（NTP，2000 年）。随后发现，1,3-丁二烯在人体中的代谢途径与大鼠和小鼠一致，形成致突变和致癌的环氧化物，这一发现带动了队列和病例-队列调查，确定了 1,3-丁二烯为人的致癌物（NTP，2000 年）。

上述例子表明，对职业性毒物在动物体内的代谢过程进行研究，有助于了解活性中间体的特征，并有可能发现各种意料之外的危险性和生物监测的方法。同样，对工人的临床观察也会促进毒物代谢和毒作用机制的动物实验研究，从而揭示生物学失调对于健康的重要意义。

职业毒理学工作者不能将动物实验和流行病学调查割裂开来。为了鉴定、阐明和确定危险的轻重缓急，发展干预措施和工人健康监护的技术，合并使用动物实验和流行病学调查十分必要。

三、已有的成就和对未来的展望

铅中毒过去在一些国家中曾极为普遍，而近代无论在工业发达国家或发展中国家都已很少见，特别是严重铅中毒更为罕见。常见工业毒物如汞、砷、苯等金属，类金属和有机化合物等的职业中毒也较少发生。这些成就都与对毒理学的深入研究和联合预防医学等其他学科在实际工作中密切配合、共同奋斗有关。

过去半个世纪中，职业毒理学领域内成果累累，经济效益和社会效益显著。除以上述之外，对有机磷、氰化物、氟乙酸钠、肼及其衍生物等毒物进行了整体、器官、细胞、细胞器，以及分子水平的机制研究，提供了中毒诊断依据并找到各种有效解毒药。通过对某些毒物的生化毒理和生物转化的研究，提出生物标志（biological marker）概念和生物监测手段作为预防中毒的有效措施。

毒理学研究涉及受试化学物及其代谢产物的定性和定量问题，需要应用分析化学的方法。色谱-质谱联用的方法已得到应用。毒理病理学方法包括酶组织化学及免疫组织化学，可用于揭示病变的性质和定位，近年来，也用于基因包括癌基因和抑癌基因、DNA 修复基因等的表达。经典的病理学检查往往是定性或半定量的，现今结合图像分析，可将图像的改变转化为数据，做到定量研究。计算机体层摄影（CT）、磁共振成像（MRI）和超声检查可提供形态和功能改变的信息。实质脏器功能主要应用血液和尿生化指标改变，多功能生化检测仪在一次进样后可同时检测百余种指标。血液和尿液酶谱分析已广泛应用。分子毒理学已经形成，例如生物芯片包括基因芯片、蛋白质芯片的应用，将取代一些耗时的 DNA 印迹法（Southern blot）、蛋白质印迹法（Western blot）、RNA 印迹法（Northern blot）和点印迹法（dot blot）。

职业毒理学随科学发展，尤其是随着生物学和医学的发展而发展。职业毒理学发展的历史证明，引进新的概念、新的理论、新的方法和技术，就有可能开创一个新的领域，获得一批领先的科研成果。

思考题

1. 可用于职业性危险性评估的数据包括哪几方面？
2. 试述职业毒理学中工人接触监测的内容。
3. 通过国内外的研究进展讨论动物实验和流行病学调查之间的关联。

（张　强　汤乃军）

第八节 职业性有害因素的危险度评定

职业性有害因素的危险度评定（risk assessment）是综合职业有害因素的毒理学研究、作业环境监测、劳动者生物监测、健康监护和职业流行病学调查资料等，对生产环境中存在的有害因素的潜在作用进行定性和定量的评价和认定，确定有害因素的可能健康损害程度，并采取措施使职业因素造成的健康损害降低到可承受水平的过程。具体地讲，就是通过综合分析，确定生产过程中影响工人健康的各种有害因素的特征，估算和推断出该危险因素的有害作用在何种条件和剂量（或强度）下可能对接触者造成的损害程度，估测在不同接触条件下造成接触者健康损害的概率和程度，从而提出职业有害因素可接受的安全接触剂量，以最大限度地减少有害因素的不良效应，并预测职业有害因素的长期效应，为制订相应的预防对策提供依据。职业有害因素的危险度评定过程是一个动态过程，随着临床诊断技术的发展，一些过去被认为是相对无害的物质如今可能发现具有健康损害。因此，进行危险度评定需要及时更新技术和检测手段。

危险度评定是职业性有害因素评价中的一项重要内容，其在职业卫生工作中作用表现在①估测职业性有害因素可能引起健康损害的类型和特征；②估计健康损害发生的概率；③估算和推断职业有害因素在多大剂量（或浓度、强度）和何种条件下可能造成损害；④提出可接受剂量（强度）的建议，指导职业有害因素的管理和控制；⑤有针对性地提出工作场所的职业有害因素预防重点。

危险度评定过程主要包括资料的收集和分析、危险度的评价和认定，以及危险度管理三大部分。

一、危险度评定的基础资料

职业性有害因素的危险度评定所需要的基础资料可归纳为以下三方面：①有害因素的自身特性资料，如化学物的结构、理化性质、物理因素各参数值等；②毒理学资料，包括动物实验结果和体外试验如细胞试验的结果；③人群流行病学研究资料，包括接触水平资料和健康效应，如医学监护和健康损害资料。

毒理学资料是危险度评估的重要基础，首先收集有害因素如化学物质的化学、物理特性及化学物的化学结构资料，化学物的组成和结构是形成其毒性和毒效应因素的基础。例如，我们从化学物组成中已经了解到某种粉尘中含有大量的结晶游离二氧化硅时，既可确定其主要健康损害是导致肺部的持续炎性反应和纤维化，并具有致癌性。其次，收集有害因素的毒理学实验资料，比较准确地获得化学物毒性的定性和定量如半数致死量和半衰期等，毒理学实验资料包括整体动物试验、体外组织细胞试验和体外人体组织细胞试验资料。

系统的、可靠的有害因素接触导致健康损害的职业流行病学资料是危害认定中不可缺少的，职业流行病资料能反映职业人群接触有害因素后引起的职业性损害的种类、强度、影响范围等特征，它不仅用于确立危害定性评定中必须的因果关系，而且也是评估接触剂量-反应关系，进行定量分析时主要的依据。

接触水平资料有两类，一类是外暴露资料，指作业环境中职业性有害因素的水平，如企业满负荷运转时，在工作岗位直接测定获得的有害因素的浓度（强度），利用既往工作岗位监测资料中的生产环境中有害因素的浓度（或强度），结合劳动者的实际接触时间可以估算机体的接触量；一类是内暴露资料，主要通过生物监测获得劳动者体内有害物质和（或）其代谢产物的含量或生物效应水平，直接反映机体吸收量。接触水平资料是进行接触剂量的估算依据。

医学健康监护资料是反映作业工人健康状况的基础资料，通过不同时期的健康状况分析，连续的健康监护资料可确定不同接触水平下机体的反应，包括健康损害发生的时间和程度。一个企业的健康监护出现职业病患者，还提示该患者工作岗位及类似工作岗位的职业性有害因素水平可能比较严重。为进行危险度评估开展的健康检查可以更全面分析职业性有害因素对机体的损伤，随着生物技术的发展，早期、定量和灵敏的亚临床指标，以及能反映早期健康损害的生物标志物的应用，能为危险度评估提供更准确的信息。

二、危险度评价和认定

职业性有害因素的危险度评价程序可以细化为四个步骤：危害性的认定、接触评定、接触剂量-反应关系评价和危险度特征分析。

（一）危害性的识别与认定　危害性的识别和认定是进行危险度评定的第一阶段，也是关键性阶段，因为危险就是危害导致疾病、伤害甚至死亡的可能性。职业有害因素按来源可分为生产工艺过程、劳动过程和生产环境中产生的有害因素，其危害是引起伤害的潜在能力。作业环境中某些有害因素的危害性很容易识别，如刺激性物质，当与人体皮肤接触或通过呼吸会立刻使人产生刺激反应；另一些则不太容易识别，如接触有些化学物质后没有特别感觉，如金属物质（铅、汞、铬、锰等）的接触，可能在接触若干年后才出现伤害。实际生产过程中往往存在多种职业有害因素，要确保识别出所有可能存在的有害因素和可能暴露的人员。掌握化学物质毒性和健康效应数据库以及相关科技文献知识、丰富的现场工作经验有助于识别作业场所的潜在有害因素。一般从下述两个方面进行判断。

1. 作业场所特征　首先要了解作业场所的类型（建筑规模或者是否露天作业，如生产车间、建筑工地、办公楼、医院或农场），确定作业场所的区域和作业场所职工人数，以及作业活动范围的大小，而后了解整个生产情况，如生产过程所用原材料、添加材料、初级产品、半成品、成品、反应物和副产品等。所有原料或添加物都要确定其化学成分、有关的信息或安全数据。

生产过程的各个工序是密闭，还是敞开型，有无通风装置和通风效果，自然通风的气流走向，维修或发生故障时的处理方式，废物和废气的排放。应该把设备布局、操作方式、排放源和各种物质等根据其危害健康的程度和估计的排放量系统地进行分类，以进一步具体分析潜在的危害。

2. 作业者接触模式　化学物质和生物因素进入人体的主要途径有呼吸道、皮肤吸收和极少的消化道吸收。人体接触的剂量取决于有害物质接触频率、接触强度和接触持续时间。因此，必须全面了解劳动作业过程，调查现场的实际情况。作业者在生产过程中接触有害物质的方式。重点放在包含潜在危害大的有害因素的劳动作业，即使接触时间很短。同时考虑间歇性操作工（如维修工和清洗工等）和流动工（如看守运输带），作业者是否佩戴个体防护用具，以及劳动作业方式（夜班和轮班）、操作技术和工作时间的长短。

危害性认定的主要任务是确定职业性有害因素是否对接触人群产生健康损害，如果能产生健康损害，起作用条件如何？接触和职业性损害之间是否存在因果联系？并对产生的职业性损害进行分类，估计危害程度，确定对该职业有害因素进行危险度评定的必要性和可能性。开展危害性认定要掌握足够的流行病学、毒理学、临床观察和环境监测资料。

化学物质的最新资料可从卫生与安全期刊、毒性和健康效应数据库以及相关科技文献中查到。如《物质安全资料说明书》（material safety data sheet，MSDS）提供物质中有害成分构成比以及美国化学文摘服务社（Chemical Abstracts Service，CAS）的化学品标识符、CAS编号和阈限值（TLV），此类资料需要及时更新。一些国际研究机构建立的有害化学物质数据库也提供常见化学物质的理化特性、毒性、职业接触限值的资料，且每年进行更新，可查找最新化学物质的系统资料，如美国国家职业安全健康研究所（NIOSH）危险化学物指南和德国社保局职业安全卫生研究所的有害物质信息系统库。

物理因素则要了解其参数的卫生学意义。若记载的资料不够，需要增补动物体内和体外试验，但认定时要考虑动物实验结果外推到人的不确定性。职业流行病学调查资料，可直接反映职业人群接触有害因素的接触剂量与健康效应关系，是危害性认定中最有价值的依据。

（二）接触评定　接触（exposure）指作业者暴露于某种或某几种职业因素的过程，在此过程中作业者与职业因素之间发生相互作用，可能引起机体损害。接触评定（exposure assessment）是通过询问调查、环境监测、生物监测等方法对作业者暴露的职业因素，主要是有害因素进行定性和定量评价。接触评定是相对效应评定而言，目的是估测某职业人群或者个体接触职业有害因素的情况和程度（剂量），在此基础上结合健康损害的效应指标测定能提出职业性有害因素作用的接触-反应关系，为职业性有害因素的危险度评定和推荐最大无作用水平提供可靠的接触数据。因此，接触评定是危险性评价中很重要的部分。职业有害因素接触评定一般包括三方面的内容：①接触人群的特征分析，包括接触人数、人员的性别和年龄分布等；②接触的途径和方式，包括确定有害因素进入机体的途径和接触的时间分布等；③职业有害因素接触水平估测，可以采用作业场所有害因素的浓度（或强度）、个体接触量和实际进入机体的量。前两项通过作业环境监测和个体采样监测和工作时间可以估算，但不能反映实际进入人体的量，通过生物监测测定机体内吸收的量能较准确地反映过去和（或）现在的接触水平，评价时还应排除研究对象通过食物、饮水等生活方式发生的非职业接触量。

接触评定首先要确定有害因素在环境介质中的浓度或强度，化学物质要确定接触途径，然后估算出每种接触途径的接触量，得出总的接触量。对于接触量的估算既要有一般人群，也要包括特殊人群特别是高危人群。当人群的接触情况不相同，比如一个工艺过程中使用多种物质或存在不同的工种，这时要按照接触有害因素的程度分成若干组，根据有害因素的种类、接触途径、有害因素导致的健康效应分别进行评估。以接触空气中化学物质为例，最常用的评估方法有短时接触水平评估和累积接触水平评估。

1. 短时接触水平评估 反映较短时间内作业者的接触量或吸收量,以接触有机溶剂三氯乙烯(TCE)工人为例,对某车间 50 名用三氯乙烯除去油污操作工进行观察,选其中有代表性的 38 名,分别测定作业点空气中三氯乙烯浓度和测定尿中代谢产物三氯乙酸(TCA)量,进行三氯乙烯的接触水平评估,结果可以分为高浓度组(TCE:810~1350 mg/m³,尿中 TCA:311 ± 119mg);中浓度组(TCE:270~810 mg/m³,尿中 TCA:141 ± 53mg);和低浓度组(TCE:<270 mg/m³,尿中 TCA:50 ± 24mg)。三氯乙烯的健康损害指标选择肝功能指标:血清白蛋白(降低)和球蛋白(增高)。结果发现三氯乙烯接触和肝功能改变存在明显剂量-反应关系,低浓度组肝功能在正常范围,中、高组有轻、重改变,据此确定三氯乙烯对人肝脏毒性的无明显作用接触水平为<270 mg/m³。

2. 累积接触水平评估 评价一定时间内总计接触量,仍以使用三氯乙烯的工人为例,按每日工作 8 小时(h),根据资料吸入空气量约为 10m³,则高浓度组(8 人)全天累积三氯乙烯接触量为:(810~1350)mg/m³×10m³ = 8.1~13.5g;中浓度组(14 人)全天累积接触为:2.7~8.1g;低浓度组(16 人)全天累积接触量<2.7g。结合健康损害的测定结果可以初步推断三氯乙烯对肝脏无明显毒性的日累积接触量应<2.7g。

上述计算只适于粗略估计个人累积接触量,因为没有考虑除呼吸道吸入外通过皮肤吸收或者进入消化道的空气,所以进行总接触量评估时,除环境空气检测外,最好增加生物监测法评估。

应用检测结果资料时,要注意检测的准确性,一方面取决于测量系统的变异系数和测量次数;另一方面就是分析接触对人体健康的影响(近期影响、长远影响和对后代的影响)。只有当测量结果可以与毒理学、流行病学、临床研究结果吻合并做出正确分析时,评估过程才算最终完成。

将作业环境有害因素监测结果与职业卫生标准如工作场所有害因素职业接触限值比较,并参考有关文献资料,可以直接对作业环境中有害因素进行评价,分析计算测定点合格率、达标率和超标倍数等。这是一种简化的接触评价方法,但此法没有考虑许多其他限制条件和因素(如个人敏感性、身体状况)对有害因素接触的影响,而且在实际工作中,工人往往同时接触一种以上的有害因素,就涉及有害因素之间的相互作用问题,可能产生比单因素接触简单相加更强的健康损害,这时需要通过健康监护或职业流行病学调查进行深入分析和评价。

有时环境监测资料表明有害因素并未超过职业卫生标准,但健康监护检查或职业流行病学调查发现作业者已经出现健康损害,这可能由于监测或调查中发生误差所致,应认真复查或增加其他检测方法来验证,也可能是职业卫生标准不够完善,应进一步扩大研究人群,为修订职业卫生积累资料。

(三)接触剂量-反应关系评定(exposure dose-response assessment) 接触剂量-反应关系在职业卫生中常简称为接触-反应关系(exposure-response),是危险度评定的核心,目的是通过分析职业流行病学调查资料和动物定量研究资料,阐明不同接触水平与人群中产生有害效应强度和频率之间的关系,确定危险度的基准值。这里反应是指接触定量职业有害因素后产生的特定效应（effect）者在整个人群所占的百分率。

职业人群流行病学调查特别是有代表性的大人群队列研究资料是进行职业接触-反应关系评价的最可靠信息来源。评定时，首先对研究对象进行职业危害的准确接触评定，根据资料样本量和接触量的分布情况对接触人群进行分组，再统计各组人群中健康损害效应的发生数和频率，获得直观的随接触剂量上升时人群健康效应情况，应用合适的统计分析和数学模型可以获得更精确的连续接触-反应曲线。

无法获得人群研究资料时，常用动物试验资料替代。动物试验存在一定缺陷，如危险度评价最为关心的低剂量接触人群，这一接触水平往往要低于动物试验观察的范围。因此，实验结果需要从高剂量向低剂量外推及从动物毒性资料向人的危险性外推，可能造成接触-反应关系评定的不准性。

以化学性毒物的接触-反应关系评价为例，根据化学毒物作用类型不同，接触-反应关系评定可分为有阈化学物的接触-反应关系评定和无阈化学物的接触-反应关系评定。评定有阈化学物的接触-反应关系的步骤是：①选择适宜的临界效应指标；②从以往职业流行病学调查或动物实验资料获得观察到有害效应的最低剂量（lowest observed adverse effect level，LOAEL）和未观察到有害效应的剂量水平（no observed adverse effect level，NOAEL），后者是实验或观察到的，在一定接触条件下，对机体未引起任何可检查出的有害因素的最高剂量水平；③动物实验，选对所研究化学物代谢转化与人相近的动物进行实验；④确定种属间该有害因素所致损害效应的不确定因素，即选择不确定系数（uncertainty factor，UF），在从动物向人的外推过程中，因涉及种间和种内差异，需要用 UF 加以修正；⑤明确接触的剂量-反应关系，用公式（1）计算参考剂量（reference dose，RfD），参考剂量指人群在终生接触该剂量水平化学物质的条件下，预期发生有害健康效应的危险度可低至不能检出的程度。参考剂量常以 mg/（kg·d）表示，相当于可接受的每日摄入量。

$$RfD = NOAEL \text{ 或 } LOAEL/UF \qquad (1)$$

具有遗传毒性的致癌物及致突变物，理论上不存在生物阈限值，目前已发展了多种有关致癌物的剂量-反应关系评定的数学外推模型，主要有两类：一类是概率分布模型或称统计学模型，另一类是机械模型。用数学外推模型进行评定时，首先对在观察接触剂量范围内的资料拟合合适的数学模型表达剂量-反应关系，然后将这种关系外推到观察范围之外。外推时应特别小心，因为人群接触剂量常在实验观察剂量外（低于最小观察剂量），其剂量-反应关系可能与范围之内的趋势完全不同，图 2-1-6 显示依据观察值获得的剂量-反应关系曲线在观察范围外的趋势存在的很大差异。也有学者认为致癌物可以使用 NOAEL/不确定系数（安全系数）的方法，因为该方法简单明了，而且易于理解和接受。

（四）危险度特征分析　危险度特征分析是危险度评定的最后阶段，通过对前三个阶段的评定结果进行综合分析和判断，阐明接触人群中产生健康损害作用的性质，并预测该损害作用在接触人群中的发生率，即该人群由于接触某种职业有害因素可能导致某种健康后果的危险度。进行资料综合时考虑资料与数据的性质、可靠程度、研究中所存在的不确定因素，权衡推导和估计中的各种假设和判断；分析时注意各阶段结果的一致性和联系，如

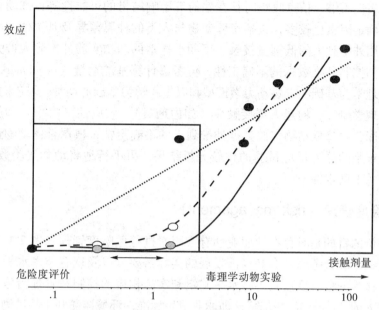

图 2-1-6 从动物实验的高剂量组外推至低剂量的可能反应趋势

图中实心黑点为动物实验结果，小方框内为观察范围外的推断趋势

实验动物资料和职业流行病学调查资料的关联程度，推导的最大无作用剂量是否一致；最后还要指出各阶段的不确定因素，区分主次，说明它们对最终评价结果的定量影响。用于危险度评定的几类基础资料的可靠度和充足性关系到危险度特征分析结果的可靠性和可信度，一项完整的高质量的危险度特征分析，资料必须齐全，特别是职业流行病调查和毒理学动物实验研究资料必须完整可靠。

危险度评价的最后还要决定推测出的危险度是否可以接受，如果是可接受的，认为接触者相对无危险。如果是不可接受的，则应进一步判断其危险度水平，确定危险度等级，并据此决定相应危险度的防护控制措施优先级，以便采取有效的防控措施。危险度等级为半定量指标，可通过危险度、接触量和健康损害发生率的综合计算确定。

（五）危险度评定中的不确定因素 限于现有的认识水平和科学技术手段，危险度评价过程中还存在着很多不确定因素，如某些资料的不足、其准确度和精密度都还不尽如人意，往往难以对某些职业性有害因素可能对人类造成的健康损害及其危险度给出确切的结论。不确定因素在危险度评定各阶段的表现为：

1. 危害识别和认定过程中的不确定因素主要反映在是否识别了工作场所存在的全部有害因素，以及多种职业有害因素的交互作用判定。

2. 接触评定过程的不确定因素主要体现在接触量估算的准确性，如长期接触时如何计算机体对有害因素的代谢排除情况和修复能力，内剂量能较准确反映机体的吸收剂量，但个体之间差异较大。这时，选择两种以上的接触量评价指标有助于增加接触评定的准确性。

3. 接触剂量-反应评定过程中的不确定因素主要反映在①职业流行病学资料不完善，如调查人群代表性不够、信息收集时存在偏倚等影响结果的可靠性等；②动物实验资料外推到人时，不确定因素比较多，包括实验动物与人类的种属差异及其个体差异、从动物实验的高剂量作用外推到人的低剂量接触、短期小样本的动物实验外推到人群大样本的长期接触。为降低和控制外推数据的不确定性，可考虑计算基准剂量（benchmark dose，BMD）值，采用以生理学为基础的毒物动力学模型和以生物学为基础的剂量-反应来加以校正；通过加强人体毒理学研究，构建人群接触性（如内剂量）、效应性（疾病）和易感性生物标志物信息数据库，可降低动物实验数据外推到人的不确定性；根据整体动物试验、体外试验和人体组织细胞的体外反应试验的比较分析结果，再平行地将动物实验数据外推到人，也可降低外推的不确定性。

三、危险度管理（risk management）

危险度评价的目的是对存在的职业性有害因素进行危险度管理（图 2-1-7），后者是根据危险度评定结果综合考虑社会和经济发展的实际需要，以及现有技术水平，提出可接受水平，对不可接受的危险度按其等级水平确定和实施相应的控制和管理措施。这些措施包括制订和执行人的"安全接触限值"，即职业卫生标准；环境监测和生物监测、健康监护和高危人群筛检；有害因素的工程控制技术措施；制订限制或禁止接触等管理决策和法规。目的是预防和控制可能对作业者健康的危害，并尽可能将这类危险降低到可接受水平。

从危险度评定到危险度管理，是将科学研究结果转化成管理决策的过程。要坚持科学

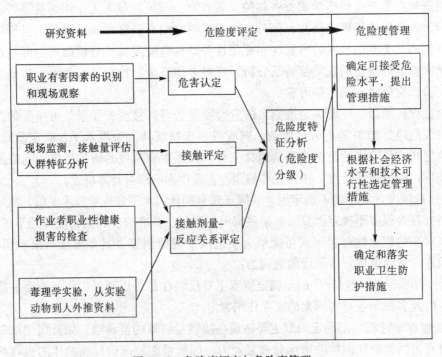

图 2-1-7　危险度评定与危险度管理

原则，尽量避免对职业人群的健康危险，又要考虑社会经济、技术水平及职业卫生的可行性。因此，决策过程要十分慎重和严谨。实际工作中没有绝对的"安全"岗位，所以决定作业者的可接受危险度是关键问题，即能够接受何种程度的健康损害效应发生，如果不是全部作业者，那么容许多高比例的作业者发生这种损害效应。在确定可接受水平时，通常应先遵循国家政策和法规，如职业卫生标准中的工作场所有害因素接触限值，有害因素接触限值的保护水平也是根据在该水平下持续作业若干年，某种有害效应不超过某一比率而言，如美国劳工部职业安全卫生管理局（OSHA）提出矽肺接触限值的要求是终身（45 年）接触矽尘的作业者矽肺发生率不超过千分之一。再如化学致癌物多采用"实际上安全剂量"的概念，指按统计学 99% 可信度，接触某化学致癌物的癌症发病率小于百万分之一。这一危险度水平甚至低于某些生活习惯引起的健康危害，如吸烟所致健康危险，有资料显示，吸烟者一年内死于吸烟有关疾病的概率约为 4%。

当没有现行标准或标准中没有包括所有的潜在接触时，就先由职业卫生管理人员确定可接受的危险度。危险度管理的各项决策和措施必须列入到一个实行计划中，这需要多学科、多部门的协调合作。尽管危险度管理主要是实践性工作，对其效果也应做出科学的评价。

危险度管理在不同层次上重点不同。国家层面上的重点体现在法律法规和职业卫生标准的制订，行业层面上有行业标准和管理规范，企业层面上的危险度管理依据国家相应法律和标准开展，重点在于危险控制措施的落实和管理。

企业危险度管理所需的信息和知识包括①根据危险度评定结果，对车间中存在的有害因素及其程度进行确认和分类；②有害因素的职业卫生标准；③现有职业有害因素控制技术和可行性分析；④经济因素，控制措施的成本-效益分析，即控制措施花费与通过控制带来的经济效益的对比。管理决策包括①确定要控制的有害因素目标；②选择合理的控制步骤和技术；③根据职业性有害因素的危险状况以及社会经济与公共卫生之间的制约关系，决定治理的优先次序，这一点在发展中国家尤为重要。

制定决策以后的落实工作包括①落实财力和人力资源；②设计专用控制系统，既适合保护工人健康和环境，又尽可能地保护自然资源；③实施技术和管理控制措施，如更换或取代有害化学物，工程技术控制措施，合适的个体防护用品和缩短工作时间，应急处理程序的准备；④设置防止危害的预防措施与控制方案，并包括安排作业者职业卫生教育和培训，完善健康监护制度，合适的职业有害因素管理和日常监测策略。

危险度管理还是一个动态过程，随时间、管理措施、作业活动和工艺过程改变而改变，例如采取防护措施后，某工作场所内硅尘的浓度低于工作场所空气中的粉尘容许浓度，危险度评定为可接受水平，当粉尘控制措施出现故障而失效后，作业者的实际接触水平升高，使该场所的危险水平高于可接受水平。危险度的管理也应考虑这种变化，建立危险度跟踪评价和反馈体系，通过持续改进达到最终控制职业有害因素的目的。

思考题

简述职业有害因素的危险度评定内容和主要方法。

（陈卫红）

第九节 建设项目职业病危害评价
（预评价、控制效果评价、现状评价）

一、概述

随着生产手段的不断更新和科学技术的飞速发展，社会生产方式更趋于经济、高效、文明。在生产劳动过程中为劳动者提供优良的生产环境和劳动条件，有效保护劳动者的健康及其相关利益，是社会文明的重要标志，已成为我国的一项重要政策，并成为工程建设和生产单位管理的基本原则之一。职业病危害评价是企业职业危害控制的重要环节，是社会职业病危害控制的基础条件，是国家职业病危害控制和职业卫生管理的重要内容。

2011年12月31日颁布并实施的《中华人民共和国职业病防治法》修订版第二章前期预防部分，明确规定了建设项目的职业病危害评价如下：

第十七条 新建、扩建、改建建设项目和技术改造、技术引进项目（以下统称建设项目）可能产生职业病危害的，建设单位在可行性论证阶段应当向安全生产监督管理部门提交职业病危害预评价报告。安全生产监督管理部门应当自收到职业病危害预评价报告之日起三十日内，作出审核决定并书面通知建设单位。未提交预评价报告或者预评价报告未经安全生产监督管理部门审核同意的，有关部门不得批准该建设项目。

职业病危害预评价报告应当对建设项目可能产生的职业病危害因素及其对工作场所和劳动者健康的影响作出评价，确定危害类别和职业病防护措施。

建设项目职业病危害分类管理办法由国务院安全生产监督管理部门制定。

第十八条 建设项目的职业病防护设施所需费用应当纳入建设项目工程预算，并与主体工程同时设计，同时施工，同时投入生产和使用。

职业病危害严重的建设项目的防护设施设计，应当经安全生产监督管理部门审查，符合国家职业卫生标准和卫生要求的，方可施工。

建设项目在竣工验收前，建设单位应当进行职业病危害控制效果评价。建设项目竣工验收时，其职业病防护设施经安全生产监督管理部门验收合格后，方可投入正式生产和使用。

第十九条 职业病危害预评价、职业病危害控制效果评价由依法设立的取得国务院安全生产监督管理部门或者设区的市级以上地方人民政府安全生产监督管理部门按照职责分工给予资质认可的职业卫生技术服务机构进行。职业卫生技术服务机构所作评价应当客观、真实。

职业病防治法第三章劳动过程中的防护与管理部分中明确规定了生产项目的职业病危害现状评价的相关内容如下：

第二十七条 用人单位应当实施由专人负责的职业病危害因素日常监测，并确保监测系统处于正常运行状态。

用人单位应当按照国务院安全生产监督管理部门的规定，定期对工作场所进行职业病危害因素检测、评价。检测、评价结果存入用人单位职业卫生档案，定期向所在地安全生产监督管理部门报告并向劳动者公布。

职业病危害因素检测、评价由依法设立的取得国务院安全生产监督管理部门或者设区的市级以上地方人民政府安全生产监督管理部门按照职责分工给予资质认可的职业卫生技术服务机构进行。职业卫生技术服务机构所作检测、评价应当客观、真实。

发现工作场所职业病危害因素不符合国家职业卫生标准和卫生要求时，用人单位应当立即采取相应治理措施，仍然达不到国家职业卫生标准和卫生要求的，必须停止存在职业病危害因素的作业；职业病危害因素经治理后，符合国家职业卫生标准和卫生要求的，方可重新作业。

第二十八条　职业卫生技术服务机构依法从事职业病危害因素检测、评价工作，接受安全生产监督管理部门的监督检查。安全生产监督管理部门应当依法履行监督职责。

国家通过立法确定了建设项目职业病危害评价及后期正式投产后的生产项目的职业病危害评价及职业卫生管理规定。各级安全生产监督管理部门、卫生行政部门、劳动保障行政部门是实施职业病防治监督工作的职能部门，项目的职业病危害评价是相关部门监督管理工作的主要内容之一。对待评项目的职业病危害评价是预防、控制、消除职业病危害因素和职业病危害的根本途径和措施，是对"预防为主"卫生方针的充分体现。

职业病危害评价工作是职业卫生管理的重要内容，充分认识职业病危害评价工作的意义，认真学习、研究、提高职业病危害评价的知识和技能，积极实施和做好职业病危害评价，对优化生产环境，改善劳动条件，保护劳动者健康，保障安全、高效生产，促进经济发展，推动社会文明具有重要的意义；实施建设项目和生产项目的职业病危害评价也是社会发展的客观要求，是保证职业卫生管理进一步科学化、规范化的重要举措，将极大提高项目、企业、社会职业病危害防治和职业卫生管理的质量和水平。

二、职业病危害评价的基本概念

1. 建设项目（construction project）　是指由国家、地方、企事业单位等投资建设的新建、扩建、改建项目，以及技术改造项目和技术引进项目。

2. 生产项目（production project）　已建成并完成试生产后正式投产的企业、项目或单位。通常生产项目是已完成建设项目职业病危害预评价、控制效果评价后转入正常生产运行的项目。

3. 职业病危害（occupational hazard）　对从事职业活动的劳动者可能导致职业病及其他健康影响的各种危害。

4. 职业病危害因素（occupational hazard factors）　即职业性有害因素，是对职业活动中影响劳动者健康的、存在于生产工艺过程以及劳动过程和生产环境中的各种危害因素的统称。

5. 职业病危害作业（operation exposed to occupational hazard）　劳动者在劳动过程中可能接触到职业病危害因素的作业。

6. 职业病防护设施（facility for control occupational hazard）　消除或者降低工作场所的

职业病危害因素的浓度或者强度，预防和减少职业病危害因素对劳动者健康的损害或者影响，保护劳动者健康的设备、设施、装置、构（建）筑物等的总称。

7. 建设项目职业病危害预评价（pre-assessment of occupational hazard） 项目建设主体，委托取得省级以上人民政府职业病防治监督管理部门资质的职业病危害评价机构，对其可能产生职业病危害的建设项目，在可行性论证阶段依照国家职业病危害防治方面的法律、法规、标准、规范等的要求，对拟建项目可能产生的职业病危害因素及其有害性与接触水平进行识别、分析、比对调查，并对这些职业病危害因素可能造成的对工作场所和职业人群健康的危害程度进行预测，对拟采取的职业病防护措施的预期效果进行评价，对存在的职业卫生问题提出切实、有效、可行的防护对策，在此基础上做出科学、客观的预评价结论的活动。

建设项目职业病危害预评价的具体对象是拟建项目可行性研究报告，评价依据是国家职业病防治的法律、法规、标准、规范；评价时机是建设项目的可行性论证阶段；评价范围为拟建项目可行性研究报告中提出的建设内容；评价目的是审核可行性研究报告中是否包括职业病防治相关的内容以及相关内容是否全面、系统、具体及其可行性，并提出补充措施和建议。

可见，建设项目职业病危害预评价是职业病危害控制的首要环节，将为后期的职业病危害防治的监督提供基础条件。

8. 建设项目职业病危害控制效果评价（effect-assessment of occupational hazard） 指项目建设主体，委托取得省级以上人民政府职业病防治监督管理部门资质的职业病危害评价机构，在建设项目完成后、竣工验收前，依据国家职业病防治方面的法律、法规、标准、规范等的要求，对建设项目实际产生的职业病危害因素进行分析、确定、规范检测，并对相关职业病危害因素所造成的对工作场所和职业人群健康的危害及程度、职业病防护措施的控制效果以及卫生辅助设施、应急救援设施和职业病防治管理的措施和效果进行评价，并做出客观、真实的评价结论。为相关部门对建设项目的审核和验收提供依据。

建设项目职业病危害控制效果评价的对象为产生和存在职业病危害的建设项目；评价时机为建设项目完工后、竣工验收前；评价依据是有关职业病防治的法律法规、标准、职业病防护设施设计以及建设项目试运行阶段的职业卫生实际状况等；评价的范围是建设项目已实施的工程内容；评价目的是明确建设项目的职业病危害程度以及职业病防护设施的效果等，并为政府监管部门对建设项目职业病防护设施竣工验收以及建设单位职业病防治的日常管理提供科学依据。

9. 职业病危害现状评价（status quo assessment of occupational hazard） 生产单位委托具有职业病危害评价资质的机构，对其工作场所（生产项目）职业病危害因素及其接触水平、职业病防护设施及其他职业病防护措施与效果、职业病危害因素对劳动者的健康影响情况等进行的综合评价。

生产项目职业病危害现状评价的对象为存在职业病危害的用人单位；评价时机为用人单位正常生产期间、按照一定时间间隔的时点，将按照规定定期进行；评价依据是有关职业病防治的法律法规、标准以及用人单位从事生产经营活动过程中的职业防治实际现状等；

评价范围是用人单位生产经营活动所涉及的内容、场所以及过程等；评价目的是明确用人单位生产经营活动过程中的职业病危害程度以及职业病防护设施和职业卫生管理措施的效果等，并为政府监管部门职业病防治监管以及用人单位职业病防治的日常管理提供科学依据。

可见，职业病危害预评价与职业病危害控制效果评价的目的相似、主体相同、依据相近，但各自的时间不同、评价的具体对象不同、作用不同。二者均属于预防性监督管理的内容，而职业病危害现状评价则属于日常监督管理的内容。三者的衔接是职业病危害评价的系统工作。

10. 职业卫生调查（occupational health investigation）　对评价对象的职业卫生管理以及生产过程、劳动过程及工作环境的卫生学调查。

11. 应急救援设施（first-aid facility）　在工作场所设置的报警装置、辐射剂量测量设备、个人剂量监测设备、现场急救用品、洗眼器、喷淋装置等冲洗设备和强制通风设备，以及应急救援使用的通讯、运输设备等。

12. 辅助用室（auxiliary room）　指评价对象依据其卫生特征状况所设置的工作场所办公室、卫生用室（浴室、存衣室、盥洗室、洗衣房）、生活用室（休息室、食堂、厕所）、妇女卫生室、医务室等。

三、职业病危害评价的目的、意义和原则

（一）职业病危害评价的目的　职业病危害评价的目的是贯彻落实"预防为主"的方针和国家、地方职业病防治的法律、法规、标准、规范，提出职业病危害防治的要求，提高用人单位职业病防治和职业卫生管理水平，在项目建设之前、建设之中、建成投产之后，主动积极地采取有效措施，减少和减低职业病危害因素的种类和水平，预防、控制和消除职业病的发生，优化作业环境，改善劳动条件，保护职业人群健康及相关权益，提高用人单位的经济效益和社会效益，促进文明生产和经济发展。

（二）职业病危害评价的意义

1. 运用法律手段加强职业卫生管理，提高社会职业病危害管理的意识和水平的重要途径。

2. 积极、有效地贯彻"预防为主"卫生工作方针，预防、控制、减少职业病危害的关键措施和手段。

3. 强化建设单位和生产单位的职业病防治意识，积极预防、控制、消除建设项目和生产项目产生的职业病危害因素及职业病危害的最佳方法。

4. 建设项目和生产项目职业病防治和职业卫生管理的重要基础。

5. 提高各类用人单位的经济效益和社会效益，促进社会的文明与进步的良好途径。

6. 科学化、规范化实施职业卫生监督管理的科学依据。

（三）职业病危害评价的原则　建设项目和生产项目的职业病危害评价工作是依据国家职业卫生及相关的法律、法规、标准、规范，以科学、严谨、规范的态度和方法对项目进行全面系统地职业病危害评价，是减低、控制和消除职业病危害因素和职业病发生的重要

方面。所以在工作过程中要贯彻落实预防为主、防治结合的方针；遵循严肃性、严谨性、公正性、科学性、规范性和可行性的原则。

1. 严肃性 职业病危害评价以国家法律为依据，是《中华人民共和国职业病防治法》中确立的职业病危害控制的主要法律制度，具有相关的法律地位和作用。建设项目投资单位、评价机构和监督管理部门及人员必须充分认识和重视法律的严肃性，认真学习、理解、掌握和执行国家、地方、行业有关职业病防治的法律、法规、标准、规范，认真细致地搞好职业病危害评价工作，对建设项目和生产项目在论证、决策、设计、建设、生产运行中的职业卫生管理提出符合国家法律法规等要求的评价结论和建议。

2. 严谨性 职业病危害评价涉及法律、技术、管理等内容，跨越从可行性论证、正式投产前及企业投产后的整个时段，所以影响因素多而复杂。为尽力避免可能的干扰或影响，保证项目职业病危害评价的客观性和准确性，必须严格遵守国家职业病危害评价的相关要求和规定，科学规范、严肃认真、全面系统地进行并完成评价工作，保证职业病危害评价工作的严谨性。

3. 公正性 职业病危害评价结论将成为待评项目决策、设计、建设、运行、管理的依据，也是国家监督管理部门实施建设项目职业病危害分类管理及运行期间职业卫生监督的依据。所以要求职业病危害评价工作要充分考虑到国家利益、所有者利益、劳动者利益，有效保障职业人群的健康和安全，避免各种干扰，保证评价工作的客观性和公正性。

4. 科学性 职业病危害评价从技术到管理、从依据到范围、从内容到方法等都包含了明显的科学性要求，评价机构要充分考虑待评项目的特点，科学、合理地组织评价人员、设备和方法，制订评价方案，保证评价工作的科学性。

5. 规范性 职业病危害评价对评价的机构、人员、方法、过程等方面都有严格的要求，建设单位和评价单位在评价的委托、受理、实施等过程中，必须严格按照评价工作的规范要求进行。

6. 可行性 职业病危害评价要充分保证评价的可行性。评价工作必须针对待评项目的实际情况和特点，选择适宜的评价单位和方法，分析、评价该项目的职业病危害及相关的技术措施和管理措施，提出合理可行的对策。

四、职业病危害评价的依据和方法

（一）职业病危害评价的依据 在对建设项目或生产项目进行职业病危害评价时，必须依据：现行有效的国家法律、法规、规章；国家、地方及行业的规章、标准、规范；建设项目的论证、设计、审批、施工、单项验收和委托合同、实际生产过程中职业病危害的实际等资料。

（二）职业病危害评价的方法 接受评价的建设项目可以是新建、改建、扩建项目，也可以是技术改造或技术引进项目，统称为建设项目。也可以是已投入生产运行的生产项目。待评项目中有的项目较大，是由相对独立的、相互联系的若干子部分或单元构成的总体，其各个构成部分的建构筑物不同、技术和工艺不同、设施设备不同、使用的物料不同等，所以存在的职业病危害因素及其危害程度也不同；有的建设项目相对较小，只是一个局部装置或单元，建设规模有限，相关的职业病危害因素也有限。不论建设项目的大小，在进行职业病危害评价时都必须明确评价单元。对大的系统性、整体性项目就需按照项目的特征，将整个项目划分成较小的、相对独立的部分，如评价单元，并对各个划分后的评价单元进行分别识别、分析和评价，然后再将各个分别评价的部分综合成为对整个项目的系统评价。

可见，不论待评项目的大小，职业病危害评价首先是对评价单元进行评价，继而整合成系统、全面的整体评价。

1. 评价单元的划分原则和方法　评价单元的划分可以按照独立的建构筑物、生产工艺、工艺装置、职业病危害因素特征如类别、分布空间等进行，也可以在上述划分的基础上再将已划分成的单元进一步划分为若干次级单元或子单元。不论评价单元的大小、繁简，必须按照生产工艺或装置的相对独立特征进行划分，或按照职业病危害因素的类别进行划分。在对项目进行职业病危害评价时评价单元划分的原则和方法如下：

（1）基本功能分区划分：对大的系统项目首先划分为生产区、厂前区或行政管理区、辅助生活区等。

（2）按照生产工艺特征进行评价单元划分：①按照建构筑物的相对独立性划分，生产区的独立建构筑物往往构成相对独立的生产单元，即可依此进行评价单元划分。机械类项目可划分为动力车间、热处理车间、成型车间、机加工车间、水处理车间、焊接车间、装配车间等；②按照生产工艺功能划分，按生产工艺的功能特点可将厂前区或行政管理区之外的生产及辅助生产区域划分为原料、辅料储存区，主要生产区，辅助生产区，产成品及包装储存区，生产废物处置或存储区，危险品库，厂区道路运输等部分；③按工艺条件划分，按照产品生产过程所需要的工艺条件如物料装卸、加料，不同产品的生产所需要的生产条件（压力、温度、湿度等），正常生产，清洗维修等工艺过程进行评价单元划分。这种划分多用于一套装置生产不同产品的化工类企业的评价。

（3）按照职业病危害因素类别进行评价单元划分：通常可将待评项目中具有共同职业病危害因素的系统、场所、装置划分在一个评价单元内，如可以将存在生产性毒物、生产性粉尘、物理因素（噪声、高温、电离辐射、非电离辐射）、生物因素等的作业场所或空间分别划分为不同的评价单元。

2. 评价方法　进行职业病危害评价有多种方法，各种方法的基本原理、目标和适用对象、具体内容、应用条件等不尽相同，在实际评价工作中要根据具体的待评价项目选择和使用不同的评价方法。常用的评价方法在《建设项目职业病危害评价规范》等文件中均有介绍，如检查表法、类比法、定量分级法等。通常是将其中的方法结合使用，可以多向观察、综合分析、互为补充、相互验证，以更好地进行定性、定量评价。

选择评价方法时要在系统了解待评价项目的具体情况、特点、评价类型和目的，综合分析比较后根据实际情况选择适宜的评价方法。选择评价方法要注意①待评项目特点：进行项目职业病危害评价时首先要详细了解项目的特点，如类型，规模，整体复杂程度，工艺水平，涉及职业病危害因素的种类、水平等，根据具体情况选择评价方法，制订评价方案。待评项目是新建的大型综合性项目，还是小的比较单一的项目或扩建的生产线或局部，或是已建成投产的生产项目。项目的类型不同涉及的规模和职业病危害状况都会有很大区别。对于不同的项目涉及的职业病危害的种类、范围、过程、水平都不相同，评价时所需的方法、人力、物力、时间、设备等也会有许多差异。所以全面、系统、详实地了解和掌握待评项目的特点是选择评价方法和搞好评价工作的基础和基本条件。②项目评价的评价类型：项目职业病危害评价分为建设项目职业病危害预评价、建设项目职业病危害控制效果评价、生产项目职业病危害现状评价三种。三者的评价对象不同、内容不同、目的不同，需要的方法也不同，所以要根据待评项目职业病危害评价的类型，选择适宜的评价方法。

职业病危害评价常用的评价方法包括：

（1）类比法：类比法在预评价中多用，是选择已有的、与待评项目相同或相似的已投产项目，并对该项目进行系统地职业卫生调查，了解和掌握现有的职业性危害因素，对作业环境进行职业性危害因素检测，掌握类比项目在现有的技术措施和管理措施条件下职业病危害的状况，借此类推待评价项目可能存在的职业病危害因素的种类、环节、水平，以及拟采取的相关措施可能达到的效果，对拟建项目做出综合评价的评价方法。

类比法评价时，选择类比项目一定要注意类比项目的可比性，如项目类型、规模、工艺特征（工艺来源和工艺水平）、主要生产工艺流程及设施和设备、生产过程和物料等。

（2）检查表法：检查表法是依据国家的法律、法规、规范、标准以及有关的技术规范、操作规程等，在对待评项目进行系统、全面、详尽地研究和分析后，将待评价项目的相关评价内容按照特征分列成不同的检查单元，各检查单元包括检查部位、检查项目、检查内容、检查方法、检查要求、检查结果等，然后由符合要求的评价人员逐项进行检查，对照待评项目的职业卫生相关内容与国家有关法律、法规、标准、规范的符合程度，对该项目存在的问题、缺陷提出合理可行的意见或建议，并做出系统评价的方法。

检查表法的优点是清晰明了、简单易懂、便于掌握、使用方便，更便于缺乏相关知识和经验的评价人员使用，能够弥补不足；可以根据检查目的、检查对象的需要，对不同的检查单元设置不同的检查表，因此具有较强的针对性；在全面、系统分析的基础上编制的检查表能够有效保证评价工作全面、完整地实施；更便于标准化管理，使整个评价工作更趋于标准、规范和完善。检查表法的不足之处在于要针对不同的评价单元和需要，编制大量的检查表，编制检查表工作量大而且检查表的质量受到编制者能力和经验的限制。

编制检查表主要依据国家、地方、行业的法律、法规、标准、规范，国内外相关的经验、教训、案例、事件，以及相关分析方法的结果等。

（3）定量分级法：定量分级法是对类比项目或待评项目的作业场所职业病危害因素的水平进行检测，按照职业病危害因素的种类及其危害性大小、生产场所的存在水平、劳动者接触的时间长短、劳动者的通气量等因素分类计算危害指数，并进一步确定该项目作业人员针对不同类型职业病危害因素的危害程度分级结果的评价方法。

（4）经验法：经验法是评价人员根据实际工作经验和掌握的相关专业知识，对照职业病防治有关法律、法规、标准等，借助经验和判断能力直观地对待评价项目中可能存在的职业病危害因素进行识别、分析、评价的方法。

（5）风险评估法：风险评估法是通过对职业危害的风险评估，确定待评价项目发生职业病危害事故的可能性和危害程度、承受水平，并按照承受水平采取防护措施，使风险降低到可承受水平的评价方法。

（6）综合分析法：综合分析法是采取职业流行病学调查、类比分析、经验推断、专家权重、定量分级等多种方法相结合的原则，对待评价项目从多侧面、多层次、多途径、多方位进行综合分析和评价的方法。

五、职业病危害评价的主要内容和指标

（一）选址　选址是建设项目职业病危害预评价的特征内容。当选址明确界定并评价后，原项目未行变更地址，则其余评价可不涉及选址内容。

1. 待评项目选址要依据国家现行有效的城乡规划、土地利用、环境保护、卫生等的法规和标准，以及该项目的生产过程和工艺特征、有害因素的潜在危害状况，结合项目对地质、水文、气象等自然条件的要求，在保证职业人群和生活人群健康需要的条件下进行综合分析和选择。

2. 建设项目选址要避开自然疫源地；要避免建设项目产生的职业病危害因素和三废排放对周围生活、生产人群的影响；要避免同区域内不同类型或不同卫生特征企业间的相互影响；选址既要满足建设项目自身生产和职业病危害防治的需要，也要满足保护周围环境和人群的需要。

3. 在工业企业和居住区之间，必须设置足够宽度的卫生防护距离。

4. 严禁将属于第一类和第二类开放型放射性核素放射性工业企业设在市区内。

（二）总体布局　建设项目总体布局包括平面布置和竖向（立面）布置，是建设项目职业病危害评价的主要内容之一。

1. 平面布置　对建设项目的平面布局进行评价时主要考虑如下内容：

（1）建筑群体的总平面图要包括建设项目的总平面布置的所有建构筑物的现状，拟建建构筑物位置、道路、卫生防护、绿化等内容，并要满足职业病防治及职业卫生管理的要求。

（2）要考虑建设项目的区域划分，如生产区、生活区，宿舍区、生活饮用水源、工业废水和生活污水排放点、废渣堆放场和废水处理场，以及各类卫生防护、辅助用室等工程用地，应根据工业企业的性质、规模、生产流程、交通运输、环境保护等要求，结合场地自然条件，经技术经济比较后合理布局。

（3）厂前区和生活区如办公室、厨房、食堂、托儿所、俱乐部、宿舍及体育场所等，要布置在当地最小频率风向的下风侧；生产区内布置生产车间和辅助用房。产生有害物质的建设项目，在生产区内除值班室、更衣室、盥洗室外，不得设置非生产用房。辅助生产区应布置在生产区内靠近厂前区的一端。

（4）生产区应选在大气污染物本底浓度低和扩散条件好的地段，布置在当地夏季最小频率风向的上风侧；散发有害物和产生有害因素的车间，应位于相邻车间全年最小频率风向的上风侧。应将污染危害严重的设施远离非污染设施，产生高噪声的车间与低噪声的车间分开，热加工车间与冷加工车间分开，产生粉尘的车间与产生毒物的车间分开，并在产生职业危害的车间与其他车间及生活区之间设置一定的卫生防护绿化带。

（5）对产生剧毒物质、高温以及强放射性的装置、车间，要考虑相应事故防范和应急、救援设施和设备的配套并留有应急通道。

（6）高温车间的纵轴应与当地夏季主导风向相垂直。当受条件限制时，其角度不得小于45°。

高温热源尽可能布置在车间外当地夏季最小频率风向的上风侧，如需布置在车间内时，高温热源和工业窑炉应布置在天窗下方或靠近车间下风侧的外墙侧窗附近。

车间内发热设备相对于操作岗位应设计安置在夏季最小风向频率上风侧、车间天窗下方的部位。

（7）厂房建筑方位应保证室内有良好的自然通风和采光。相邻两建筑物的间距一般不得小于相邻两个建筑物中较高建筑物的高度。高温、热加工、有特殊要求和人员较多的建筑物应避免西晒。

（8）自然通风为主的厂房，车间天窗设计应满足卫生要求，如阻力系数小、通风量大、便于开启、适应季度调节；天窗排气口的面积应略大于进风窗口及进风门的面积之和；热加工厂房应设置天窗挡风板；厂房侧窗下缘距地面不应高于1.2m。

2. 竖向（立面）布置　①对需要散发大量热量的厂房要采用单层建筑。②多层建筑厂房要将放散热和有害气体的生产过程布置在建筑物的上层。如果必须布置在下层时，必须采取有效的工程技术措施，避免对上层厂房的污染。③禁止将含挥发性气体或蒸汽的废水排放管道设置在仪表控制室、休息室等的地面下。如无法避免，则必须严格密闭，防止有害物质逸散到室内。④应将噪声和振动较大的生产设备安装在单层厂房内。如必须在多层厂房安装时，应将上述设备安装在多层厂房的底层。对大振幅、高功率的生产设备要设置隔离措施。

（三）生产工艺及设备布局　在总平面布置的基础上，为了最大限度地控制职业病危害因素的产生、存在及其对职业人群健康的影响，生产工艺和设备布局也是控制职业病危害的重要措施。工艺和设备布局要考虑以下方面：

1. 采用无害或低害物料或工艺，减少或消除劳动者接触职业病危害因素的环节。

2. 采用机械化、自动化操作，避免作业人员直接接触产生职业病危害因素的生产过程或设备。

3. 生产许可的条件下，隔离有害作业区域，避免对无害区域或相互之间的污染和干扰。如将粉尘、毒物的发生源布置在工作地点机械送风或自然通风的下侧；多层厂房内应将毒物逸散点布置在上层；采取必要的工程技术措施防止尘、毒对周围环境的影响。

4. 将生产性热源布置在车间外当地夏季最小风频的上风向。条件限制必须在室内布置生产性热源时，应尽量布置在天窗下面、夏季主导风向下风侧，并采取必要的隔热降温措施。

5. 对厂房内的设备、管道要采取有效密封措施，防止物料的跑、冒、滴、漏。

6. 控制噪声和振动的发生源，低层布置、低位布置、集中布置、隔离布置发生源，采取减振降噪措施。

（四）建筑卫生学要求　建设项目的设计和建设必须要满足《工业企业设计卫生标准》等对建筑卫生学的有关要求。主要包括以下方面：

1. 建筑物的容积应保证劳动者有足够的新鲜空气量。

2. 建筑物结构如墙体、墙面、屋面、地面构造应使产生粉尘、毒物的车间结构表面不易积尘沾毒，且易于清除；热发散车间应利于通风散热；高湿车间应设置防湿排水设施，防止顶棚滴水和地面积水。

3. 建筑物内的采光、照明如照度、均匀度、视觉舒适度、避免眩光等要达到现行《建筑采光设计标准》、《建筑照明设计标准》的要求。

4. 对建筑物的通风、冬季采暖、空调等的卫生学要求。

5. 产生噪声和振动的车间墙体厚度、门窗的设置等要满足相关要求。

（五）辅助用室　对建设项目应根据其生产特点、实际需要和方便使用的原则设置辅助用室，如工作场所办公室、生产卫生室（更衣室、浴室、洗衣房等）、生活室（食堂、休息室、厕所、妇女卫生室）等。

辅助用室设置要达到《工业企业设计卫生标准》的要求，如要避开生产性有害因素的影响，要保证设施设备的数量足够、方便使用、易于清理，食堂、浴室要符合相应的卫生标准要求。

（六）职业病危害因素及其危害程度的识别与评价　根据项目工程分析、现场调查情况，识别和确定待评项目各评价单元存在的职业病危害因素的种类，描述各种职业病危害因素的理化特性、毒性、对人体危害、相关急救措施、工作场所最高容许浓度，接触人数、接触方式、接触时间，并结合职业病危害因素检测结果，计算和评价劳动者作业危害等级。在上述基础上，对建设项目和生产项目的职业病危害类型做出结论。

（七）职业病防护设施和个人防护用品　在进行职业病危害评价时还要分析和评价待评项目相关的职业病防护设施和个人防护用品的相关内容。

1. 工程技术设施　职业病防护的工程技术设施主要包括除尘设施、排毒净化设施、通风换气设施、事故应急设施、噪声控制设施、防暑降温设施、防寒设施、防湿设施、振动控制设施、非电离辐射防护设施、电离辐射防护设施等。

2. 个人防护用品　在工程技术设施无法满足职业病防护的需要时，建设项目要考虑对相关作业岗位的操作人员配备个人防护用品。常用的个人防护用品主要有防护眼镜、防护面罩、防护帽或头盔、呼吸道防护器、防护服、防护手套等。待评项目要根据自己的需要选用适宜的个人防护用品，并有相关的管理制度。

（八）职业健康监护及其处置措施　对待评项目的职业健康监护情况如岗前体检、岗中体检、离岗体检、应急体检的计划和实施、可疑病患的后期处理、健康档案及职业健康管理情况，进行分析和评价后，作出客观结论并结合实际情况提出相关建议。

（九）应急救援措施　按照职业病防治法要求，用人单位应当对可能发生急性职业损伤的有毒有害作业场所设置报警装置，配置现场急救用品，设置冲洗设备、应急撤离通道和泄险区等，并对应急救设施设备进行规范的检查、检测、维修，保证其性能和效果。

在涉及产生剧毒物质、高温、强放射性装置的车间，要设置配套的事故防范和应急救援的设施、设备，并留出应急通道。

涉及应急救援的单位要制订应急救援预案，并进行定期训练，保证应急救援工作的有效实施。

（十）职业卫生管理 待评项目要设置职业卫生管理机构或组织，配备符合要求的职业卫生专业人员和设备等资源，建立和提高项目的职业卫生规范管理水平。

1. 建立和健全职业卫生管理的制度、规范、操作规程和实施细则。

2. 建立职业卫生管理的年度工作计划、实施方案并规范实施。

3. 建立、健全职业卫生档案和职业健康监护档案，规范实施生产现场的职业病危害因素检测和健康监护；对职业病危害因素检测结果及健康检查结果进行规范告知。

4. 建立、健全职业病危害事故应急救援预案，配备相关设施设备，进行规范演练，保证有效应急。

5. 在相关位置设置危害告知和警示标识，定期对相关工作人员进行培训。

6. 协助政府管理部门做好本单位的职业危害管理，有效保障职业人群健康。

六、职业病危害评价的程序

建设项目职业病危害预评价和控制效果评价属于职业卫生预防性监督管理的内容，生产项目的职业病危害现状评价属于日常监督管理的内容，各评价的具体对象不同、目的不同、内容不同、实施时间不同。

（一）建设项目职业病危害预评价程序 根据《建设项目职业病危害预评价导则》要求，建设项目职业病危害预评价的过程主要分为准备、实施、报告编制三个阶段，内容包括接受委托、调研和收集资料、编制和审核预评价方案和大纲；进行工程分析、实施预评价、提出预评价结论；编制预评价报告、对预评价报告进行评审并修改完善。评价程序的具体内容如下：

1. 准备阶段 包括接受委托，初步调研并收集资料，选择类比项目、编制和审核预评价大纲。即对建设单位提出的预评价委托进行论证，决定是否接受对该建设项目的预评价，进行合同评审。对接受委托的预评价项目进行类比现场调研并收集相关资料，如项目的批准文件，项目的技术资料和项目评价相关的国家、地方、行业的法律、法规、标准、规范。根据建设项目特征，编制预评价方案。预评价方案的主要内容包括预评价的目的、依据、范围、方法以及预评价工作的组织、计划、进度安排。同时编制预评价大纲，并对预评价方案和大纲进行审核。

准备阶段搜集资料的翔实、准确、系统、完整是影响整个预评价工作的重点之一。预评价需要收集的资料包括：①项目的批准文件、建议书、可行性研究报告；②项目的技术资料，其中包括建设项目概况，总平面布置和立面布置情况，主要生产工艺过程，生产设备及其布局，工艺和设备的机械化、自动化、密闭化程度；生产过程中使用的主要原料和辅料，产生过程中产生的中间产品，成品的种类、名称、化学构成及各种物料和产品用量和产量；拟采取的职业病危害防护措施情况，劳动组织和管理，有关的设计图——建设项目地理位置图、总平面布置图、生产工艺和设备布局图等，有关职业卫生现场（类比项目）的调查和检测资料，有关劳动者（类比项目）职业健康检查资料等；③国家、地方、行业有关职业卫生方面的法律、法规、标准、规范。

编制建设项目职业病危害预评价方案主要要考虑：①建设项目的概况；②预评价的目的、依据、类别、标准等；③预评价的范围、方法、内容；④项目分析（包括类比项目），主要包括工程分析、确定评价单元、职业病危害因素识别和分析的内容、方法和要求等；⑤类比项目调查和检测；⑥预评价工作的组织、管理、人员、经费、时间进度、等安排；⑦预评价报告编制大纲；⑧预评价的质量控制。

编制建设项目职业病危害预评价方案是实施预评价的前提和条件，预评价方案可以保证预评价需要的资源，并成为监督和管理预评价工作顺利实施的依据。

2. 实施阶段　本阶段内容包括对项目进行工程分析，对类比项目进行职业卫生调查和检测，对职业病危害因素进行定性、定量分析和评价。

（1）工程分析的主要内容包括如下方面：

1）建设项目概况，其中包括建设项目的拟建地点、项目性质、规模、设计生产能力、劳动定员、总投资额以及职业病危害防护设施投资额。

2）拟建项目总平面布置、生产工艺、技术路线。

3）拟建项目生产过程将使用的原料、辅料，产生的中间产品、终产品的化学名称、用量或产量。

4）拟建项目的主要生产工艺水平及流程、生产设备及布局，生产设备机械化、自动化水平和密闭程度。

5）生产过程中主要生产工艺、生产设备可能产生的职业病危害因素的种类、名称、存在的形式和形态、发生或存在部位等。

6）对拟建项目将采取的职业病危害防护的技术措施和管理措施，包括项目的选址、总平面布置、生产工艺和设备布局、建筑学卫生要求（如建构筑物的形式，墙体、墙面、地面，采光、照明、采暖、通风、空调等）、卫生工程技术措施（如防尘、防毒、防噪声、防振、防暑、防寒、防湿、防辐射、防生物危害等）、个人防护措施、职业卫生管理措施以及生产和生活性辅助用室等。

（2）当建设项目可行性研究报告等技术资料不能满足评价需求时，应当进一步收集有关资料，并进行类比调查。收集的资料包括类比项目运行期间的职业病危害监测、健康监护、职业病危害评价等资料。类比调查的基本内容包括如下方面：

1）选址：类比项目自投入使用以来、其选址与国家现行卫生法律、法规的协调情况。

2）总平面布置：类比项目工作区、生活区、居住区、废弃物处理、辅助用地的分布，尤其是存在职业性危害因素的场所布置、运行、相互之间的影响情况。

3）职业病危害现状：类比项目职业性危害因素种类、性质，近年来工作场所化学因素、物理因素、生物因素平均水平（浓度或强度）及其特点。

4）职业病危害工程技术措施、个人防护措施、卫生辅助用室：类比项目防毒、防尘、防高温、防寒、防湿、防噪声、防振动、防电离和非电离辐射等防护设施配置情况和运行效果；个人防护用品如护耳用品、防护口罩、防护服、防护面罩、急救箱等的配置和使用情况；休息室、卫生间、洗眼器、喷淋装置等卫生设施的配置、使用情况。

5）职业病发病情况：类比项目职业人群的职业健康监护和职业病发生的情况，急性职业中毒事故的案例（包括原因、过程、抢救、整改措施）。

6）其他内容：类比项目的职业卫生管理机构或组织、人员设置情况；类比项目的职业病防护设备建设和运行经费投入情况等。

（3）在上述工作的基础上，对拟建项目进行职业病危害预评价，即对职业病危害因素可能造成的对工作场所、劳动者健康的危害程度进行定性和定量分析和预测，对建设项目拟采取的职业病防护措施及其预期效果进行评价，对拟建项目尚存在的职业病危害及防护方面的问题提出建议和对策。职业病危害预评价的基本内容包括：

1）职业病危害因素识别预评价。

2）职业病防护设施分析与评价。

3）个人使用的职业病防护用品分析与评价。

4）应急救援设施分析与评价。

5）总体布局分析与评价。

6）生产工艺及设备布局分析与评价。

7）建筑卫生学要求评价。

8）辅助用室分析与评价。

9）职业卫生管理分析与评价。

10）职业卫生专项投资分析与评价。

3. 报告编制阶段　本阶段工作内容主要是编写建设项目职业病危害预评价报告。这是在类比调查、工程分析、预测评价基础上，对拟建项目的职业病危害情况做出评价结论。评价结论要力求客观、真实、明确，提出的建议和措施要切实、具体、可行。将上述评价内容按照规范格式编写成建设项目职业病危害预评价报告。

报告编写必须严格按照《建设项目职业病危害评价规范》中的规定进行，满足预评价报告在形式、内容、技术等方面的要求。封面上写明某建设项目职业病危害预评价报告书、评价机构全称、预评价报告的完成时间；封二为评价单位的职业病危害评价资质证书影印件；封三为项目名称、预评价机构名称、法人代表、项目负责人、报告编写人、审核人及相关签字；封四为报告的章节目录，按照评价目的、依据、内容、方法，建设项目的概况，工程分析，职业病危害因素识别和分析，职业病防护措施分析与评价，评价结论及建议的顺序进行编排；其后的正文部分的编写内容和顺序与目录相符；最后为附件部分，包括项目委托书、附表、附图、有关文件等。

在完成阶段对编制完成的预评价报告还应该组织相关专家进行审核，并提出进一步修改的意见和建议。报告编制单位要在此基础上进行修改，使预评价报告更为完善。最终完成的建设项目职业病危害预评价报告将由编制单位提供给委托单位，并由委托单位（建设单位）呈交安监局申请批复。至此，职业病危害预评价工作全部结束。

建设项目职业病危害预评价程序如图 2-1-8 所示。

（二）建设项目职业病危害控制效果评价程序　建设项目职业病危害控制效果评价的程序与预评价相似，也可分为准备阶段、实施阶段、报告编制阶段。内容包括接受委托、调研和收集资料、编制和审核控制效果评价提纲；进行工程分析、实施控制效果评价、提出

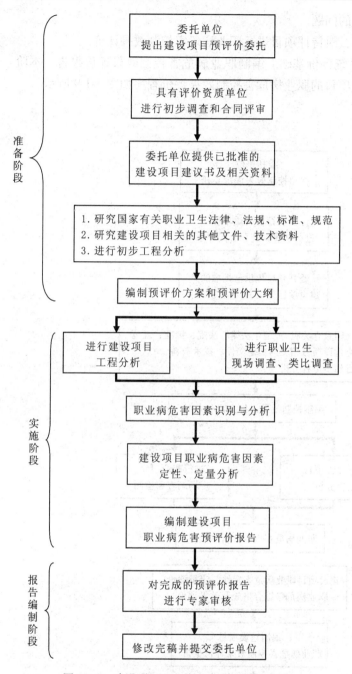

图 2-1-8　建设项目职业病危害预评价程序图

准备阶段
- 委托单位提出建设项目预评价委托
- 具有评价资质单位进行初步调查和合同评审
- 委托单位提供已批准的建设项目建议书及相关资料
- 1. 研究国家有关职业卫生法律、法规、标准、规范 2. 研究建设项目相关的其他文件、技术资料 3. 进行初步工程分析
- 编制预评价方案和预评价大纲

实施阶段
- 进行建设项目工程分析
- 进行职业卫生现场调查、类比调查
- 职业病危害因素识别与分析
- 建设项目职业病危害因素定性、定量分析
- 编制建设项目职业病危害预评价报告

报告编制阶段
- 对完成的预评价报告进行专家审核
- 修改完稿并提交委托单位

评价结论；编制评价报告、对评价报告进行评审并修改完善。在此只对不同于预评价的相关内容进行重点说明。

1. 准备阶段　控制效果评价是在建设项目建成后对项目实际运行情况进行的评价，在准备阶段除了和预评价相似的工作外，重点要考虑：①在收集预评价相关资料外，要重点收集施工资料和单项验收资料；②对原设计更改和变动资料；③试生产开始时间及生产负荷情况；④试生产过程中发现的各种问题及其处理资料；⑤预评价建议及设计专篇落实情况；⑥其他的相关资料。

2. 实施阶段　控制效果评价在实施阶段除了与预评价相似的内容之外，重点要注意：①建设项目的实际情况，如生产工艺、生产能力、劳动定员、职业病防护设施、职业卫生管理措施、应急救援措施和方案；②生产过程中实际使用的原料、辅料，产生的中间产品、终产品的化学名称、用量或产量；③生产工艺流程、生产设备及布局，生产设备机械化、自动化水平和密闭程度；实际产生的职业性危害因素的种类、名称、存在的形式和形态、发生或存在部位，以及规范检测获得的对职业病危害因素的实际检测结果；④详细调查总平面布置、生产工艺和设备布局、建筑学卫生（如建构筑物的形式、采光、照明、采暖、通风、空调、墙体、墙面、地面等）、卫生工程技术措施（如防尘、防毒、防噪声、防振、防暑、防寒、防湿、防辐射、防生物危害等）、个人防护措施、职业卫生管理措施，以及生产和生活辅助用室的实际情况、效果，尤其要注意其中存在的问题。

在调查、检测、分析的基础上，对待评项目进行职业病危害控制效果评价。

3. 报告编制阶段　主要是在系统评价基础上编制职业病危害控制效果评价报告。本阶段的基本内容与预评价相似。建设项目的职业病危害控制效果评价程序如图 2-1-9 所示。

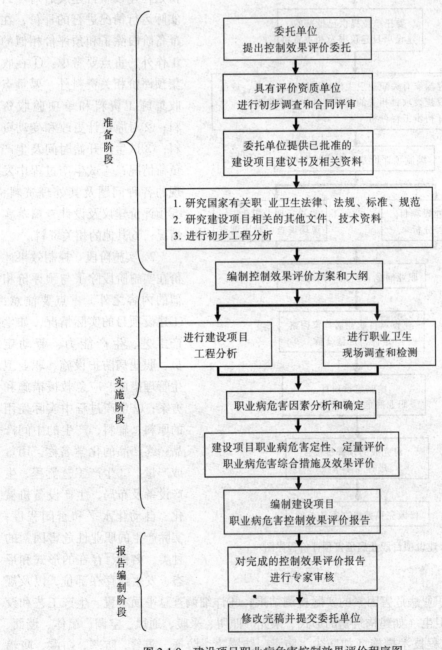

图 2-1-9　建设项目职业病危害控制效果评价程序图

七、职业病危害评价报告书基本格式

职业病危害评价报告书是建设项目或生产项目职业病危害评价的最终产品，可分为建设项目职业病危害预评价报告书、建设项目职业病危害控制效果评价报告书、生产项目职业病危害现状评价报告书。在职业病危害评价导则等文件中，对建设项目和生产项目的职业病危害评价报告的格式、内容等均有明确说明，完整、规范的职业病危害评价报告书必须满足相关要求。三种类型的职业病危害评价报告书格式基本相同。

（一）职业病危害评价报告书的基本格式和内容

1. 预评价报告格式

（1）封面：在建设项目职业病危害预评价报告的封面上要有建设项目名称、职业病危害预评价报告书、评价机构全称、完成评价报告的时间。报告编制单位和项目建设单位必须在封面上加盖公章。

（2）封二：评价单位开展建设项目职业病危害评价资质证书影印件。

（3）封三：声明，评价机构对评级报告合法性、客观性、公正性的声明。

（4）封四：建设项目名称，评价机构名称、法人代表，报告编写人和审核人的姓名、技术职务、资质证书号和签字。如有合作评价单位，则应根据合同条件将合作评价单位及人员一同列入。

（5）封五：目录，通常为三级目录。目录中包括概述（评价目的、评价范围、评价内容、评价方法、评价目标、评价依据、评价程序等）、建设项目概况（项目概况、地理位置、厂址自然条件、交通运输、人口分布、周围生产生活设施等）、工程分析（主工艺系统及流程、辅助系统、物料和运输、平面规划和设备布置、定员编制、拟采取的职业病防护措施等）、职业病危害因素识别与分析（职业病危害因素的种类与特征、产生的环节和原因、危害性分析、类比调查等）、职业病危害因素防护措施分析与评价（选址和平面布置、建筑卫生学要求、工程技术措施、个人防护措施、职业卫生管理措施、卫生辅助设施、应急救援措施等）、结论和建议等部分。

（6）报告正文：按照目录内容依次编写和编排。纸型规格 A4 纸，字体为国标仿宋体，标准 4 号，28 行/页，30 字/行。页眉：××××建设项目职业病危害预评价报告书、报告书编号。字体为国标宋体，标准小 5 号。页脚：评价机构名称，页码（第×页共××页），字体为国标宋体，标准小 5 号。

（7）附件：根据报告篇幅大小，可将有关内容列为附件部分，如项目委托书、建设项目立项文件、地理位置图及其他附图、附表、毒性资料等。

2. 预评价报告内容

（1）概述：建设项目职业病危害预评价的目的、依据、方法、范围、内容、程序、质量控制等。

（2）建设项目概况：主要为建设项目的名称、性质、规模、投资方、投资额、拟建地址、项目构成、厂址位置、自然条件、社会条件等。如果是改建、扩建、技术改造、技术引进项目，则应补充阐明建设单位职业卫生管理基本情况以及工程技术利旧情况。

（3）工程分析：对建设项目的工艺流程、车间和设备布局、物料和运输、定员编制、拟采取的职业病防护措施等的综合分析。

（4）职业病危害因素识别和分析：建设项目可能产生的职业病危害因素的种类与特征、产生的环节和原因、对作业场所和职业人群的危害性、与类比调查的比较分析等。

（5）对拟采取的职业病危害防护措施的分析与评价：包括对选址、总体布局、生产工艺及设备布局、建筑卫生学、辅助用室、工程技术措施、个人防护措施、职业卫生管理措施、应急救援措施、职业卫生专项投资等分析和评价。

（6）结论和建议：做出建设项目职业病危害预评价结论性意见，确定建设项目的职业病危害类别，明确拟建项目在采取了可行性研究报告和评价报告所提防护措施的前提下，是否满足国家和地方对职业病防治方面法律、法规、标准的要求，并提出进一步提高、完善的建议。

（二）建设项目职业病危害控制效果评价报告书的格式和内容

1. 控制效果评价报告格式　建设项目职业病危害控制效果评价工作最终以建设项目的职业病危害控制效果评价报告为体现，控制效果评价报告的格式主要包括如下方面：

（1）封面：要明确写明建设项目的名称、职业病危害控制效果评价报告、评价机构的全称、完成评价报告的日期等，并加盖公章。

（2）封二：评价单位的建设项目职业病危害控制效果评价资质影印件。

（3）封三：评价单位对评价过程及评价报告合法性、客观性、公正性的说明。

（4）封四：项目名称，评价机构名称、法人代表、项目负责人，报告编写人和审核人的姓名、技术职称，资质证书编号和签名。

（5）封五：控制效果评价报告书的目录，包括章、节及以下的三级内容，可按照评价的目的、依据、范围、内容、方法，建设项目概况，工程分析，职业病危害因素的检测、分析与确定，职业病危害防护措施及控制效果分析与评价，评价结论和建议等编排。篇幅较大时还可以将整个报告分为上下篇。

（6）正文：按照目录顺序编写各部分评价内容。纸型规格 A4 纸，字体为国标仿宋体，标准 4 号，28 行/页，30 字/行。页眉：××××建设项目职业病危害预评价报告书、报告书编号。字体为国标宋体，标准小 5 号。页脚：评价机构名称，页码（第×页 共××页），字体为国标宋体，标准小 5 号。

（7）附件：项目评价包括委托书、建设项目的批准证书、相关布局图和表格、职业病危害因素的相关资料、职业病危害因素检测资料等。

2. 控制效果评价报告内容　建设项目职业病危害控制效果评价报告是建设项目职业病危害控制效果评价工作的结果，也是重要的技术文件，其主要内容包括①评价概述；②建设项目概况；③试运行或试生产情况：试运行的时间、投料量和生产负荷水平、运行状态、出现的问题及处理结果，尤其是有关职业病危害的详细资料；④职业病危害因素的确定、检测和危害程度分析：建设项目实际存在的职业病危害因素的种类和水平、产生的环节和原因、对作业场所和职业人群的危害性、现场职业病危害因素的检测及结果；⑤对职业病危害防护措施实施效果的分析与评价；⑥评价结论和建议，重点是职业病危害因素的存在水平是否符合卫生标准，对职业人群的危害性大小，防护措施的实施效果，发现的问题及具体建议，给出是否推荐验收的结论。

其中①、②、⑤、⑥部分的详细内容可参见职业病危害预评价报告内容中的相关部分。

（三）生产项目职业病危害现状评价报告书的格式和内容　按照《职业病危害评价通则》的要求，参考建设项目职业病危害控制效果评价报告书的内容简化执行。

建设项目职业病危害评价实例

×××建设项目职业病危害预评价报告

1　概述

1.1　评价目的（略）

1.2　评价依据

主要包括国家、地方、行业的法律、法规、标准、规范以及与建设项目相关的文件和技术资料。（略）

1.3　评价范围

评价范围为×××显示器组装生产线建设项目的生产车间、生产工艺和设备及其相应的配套公用工程和辅助设施存在的职业病危害及防护措施。

1.4　评价内容和方法

1.4.1　评价内容

对建设项目生产过程中可能产生的化学因素、物理因素等职业病危害因素及其对作业场所、劳动者健康的影响进行识别、分析和评价。主要包括下述方面：①职业病危害因素的名称、性质、主要产生环节、存在水平；②职业病危害因素所致人体的主要健康危害及其职业病危害程度；③平面布置、生产工艺及设备布局、车间建筑卫生学要求、拟采取的卫生工程技术防护措施的预期效果、个人防护措施、应急救援设施、辅助卫生用室、职业卫生管理措施等。

1.4.2　评价方法

采用系统分析法、类比法和检查表法相结合的评价方法。对于缺少工作场所职业病危害因素浓度（强度）等类比资料的职业病危害因素的评价，依据国家、行业、地方等有关职业卫生标准、规范，并结合职业卫生防护设施配置情况，预测作业场所职业病危害因素的水平是否符合国家有关卫生标准。

1.5　评价程序

在《建设项目职业病危害评价规范》中均有详细说明。（略）

2　建设项目概况

2.1　建设单位简介和项目背景

包括建设项目的名称、类型、建设单位、地址、投资规模、建设规模等基本的信息资料。（略）

2.2　厂址地理位置

建设项目的地理位置包括厂址所处地理位置的具体说明，行政区划，所属省、市、区（镇），东西南北毗邻关系，与中心城市、交通要道等的位置关系，与周围重要的生产区、

生活区的关系，由大向小依次叙述，并附位置关系图。（略）

如果建设项目是原厂区内的一个小的局部单元（分厂、车间等），则需要明确说明该建设单元在厂区内的具体位置，以及与其周围建构筑物、设施、道路等的关系，并附厂区内位置图。

2.3 厂址自然条件和社会条件

包括地质、地震、水文、气象特征等自然条件，以及相关社会条件等。（略）

2.4 厂房平面布置

建设项目位于厂区内二期工场一楼的原预留生产车间内。主车间为位于预留地中央、呈南北平行分布的主装配间和装配间延伸区。主装配间内的西北角为受入检验室，东北角为包装室。主装配间外南侧自西向东分别为员工入口玄关和配膳前室及吸烟室、换鞋区和鞋箱区、淋浴室、男女厕所和男女更衣室和休息室、来客玄关和风淋室及更衣室、材料搬入口。装配间延伸区的西面为配件储存室，东面为产品储存室，南侧自西向东依次为材料入口、仓库办公室、装置入口、消防下部水槽、纯水装置室、储存室、配电室。其中为本扩建工程新增的有主装配间、装配间延伸区、受入检验室、包装室、配件储存室、产品储存室以及鞋箱区、更衣室、休息室等。

附厂房平面布置图予以直观说明。（略）

2.5 辅助系统

包括生产用水、供电及电讯、供气等。（略）

2.6 物料运输和储存

建设项目生产所需的主要物料均由卡车运输至厂内，再由物料存储处运送至加工、组装车间。车间内设有配件储存室和产品储存室。配件储存室内储存有各类制品材料、消耗材料等。

2.7 辅助卫生设施和应急救援系统

生产区内设两间休息室、男女更衣室、三间无尘更衣室、卫生间、浴室、职工食堂、医务室。根据本扩建工程规模、员工人数等因素，企业拟对更衣室、厕所等生活卫生用室进行了相应的调整。

医疗卫生、应急救援依靠当地医疗机构解决。职业卫生和职业病防治工作依靠当地疾病预防控制中心。

3 工程分析

3.1 主要产品和生产能力

建设项目将新建一条组装生产线，主要产品为显示器模块。建成后可使生产量由现在的×××万台/月增加至×××万台/月。

3.2 主要生产原料、辅料及三废

3.2.1 主要生产原料及消耗

主要生产原料和消耗量可用附表说明。（略）

3.2.2 辅料及消耗

建设项目所使用的主要辅料及消耗情况可用附表说明。（略）

3.2.3　废水、废气和废渣

详细说明建设项目废水、废气、废渣的产生过程及产生量，说明各自的储存地点、储存方式、净化处理情况及排放或运输方式和要求。（略）

3.3　生产工艺流程分析

详细说明建设项目的生产工艺流程，可附以图表说明。主要说明与生产工艺相联系的职业病危害因素的产生环节、存在职业病危害因素的种类、与职业病危害因素有关的物料种类、名称、化学成分、含量，有毒有害物料的年用量、最大储存量等。（略）

3.4　主要生产设备和布局

用文字和图表详细说明建设项目涉及的生产设备及其在厂区或车间内的布局。（略）

3.5　拟采取的职业病防护技术措施及应急救援设施

3.5.1　拟采取的职业病防护技术措施

详细说明建设项目采取的防毒和防尘措施、防噪声措施、防高温及烫伤措施、防紫外线措施、防电离辐射措施等。（略）

3.5.2　应急救援设施

详细说明建设项目拟采取的应急救援措施。（略）

3.6　拟配置的个人防护用品

详细说明建设项目拟配置的个人防护用品及其管理制度。（略）

3.7　拟采取的职业病防治管理措施

详细说明建设项目拟采取的职业病防治的管理措施，包括管理机构、管理人员、管理制度、管理程序、管理指标和考核等。（略）

4　职业病危害因素识别与评价

4.1　职业病危害因素种类及特性

4.1.1　化学因素和粉尘

根据该项目提供的原料、辅料中的化学物质名录、操作工人的接触情况以及目前所能查得的有关化学物质的毒性资料，对该项目存在的有毒化学品进行识别及评价。说明化学因素和粉尘的类型、名称和特性。（略）

4.1.2　物理因素

建设项目在生产过程中存在的物理因素主要为噪声、高温、紫外线等，应分别说明各自特性和特点。

4.2　职业病危害因素可能产生的环节和原因

各评价单元产生的主要职业病危害因素、产生环节和原因见表 2-1-10。

表 2-1-10　职业病危害因素可能产生的环节和原因

序号	危害因素名称	可能产生的环节	产生的原因
1	乙醇	切断、端子接续、树脂套贴附、LCD 贴附、补强、检验等工序中工人对显示面板进行手工擦拭	操作

续 表

序号	危害因素名称	可能产生的环节	产生的原因
2	丙酮	端子接续、树脂套贴附、LCD 贴附、补强、检验等工序中工人对显示面板进行手工擦拭	操作
3	SiO_2 粉尘	切断工序中玻璃基板的切断和分裂过程	防护不当，操作
4	噪声	玻璃切断机和折断机等产生的机械噪声以及设备排气所产生的流体动力学噪声	设备正常运行
5	高温（烫伤）	洗净机（40℃）、FOG 压着机（300℃）、加温加压炉（50℃）等运行	设备运行（高温）；违反操作规程（烫伤）
6	紫外线	紫外线照射机运行	违反操作规程

4.3 各评价单元生产岗位存在的职业病危害因素分析

根据建设项目的特点、生产工艺过程等，各评价单元的生产岗位存在的职业病危害因素见表 2-1-11。

表 2-1-11 各评价单元产生职业病危害因素、接触人数等情况表

评价单元		职业病危害因素名称	接触人数	日接触时间	接触条件					
					手工	自动	密闭	敞开	连续	间断
切断	切断	SiO_2 粉尘、乙醇、噪声		一班 8 小时	√			√	√	
	分裂				√			√	√	
倒角	倒角（湿式操作）	噪声		一班 8 小时	√			√	√	
	检查				√			√	√	
	重装					√	√		√	
洗净		高温		一班 8 小时	√	√		√	√	
端子接续	装料			一班 8 小时	√	√		√	√	
	保护膜贴附	乙醇、丙酮			√			√	√	
	ACF 膜贴附	乙醇、丙酮			√			√	√	
	FOG 定位				√	√		√	√	
	FOG 压着	高温			√	√		√	√	
	ACF 膜贴附				√			√	√	
	FOG 定位				√	√		√	√	
	FOG 压着	高温			√	√		√	√	
	硅氧树脂涂敷	乙醇、丙酮			√	√		√	√	
	检查	乙醇、丙酮			√			√	√	

续　表

评价单元		职业病危害因素名称	接触人数	日接触时间	接触条件					
					手工	自动	密闭	敞开	连续	间断
树脂套贴附	PSA 贴附	乙醇、丙酮		一班 8 小时	√	√		√	√	
	真空组装				√	√		√	√	
	加热加压	高温			√	√		√	√	
LCD 贴附	PSA 贴附	乙醇、丙酮		一班 8 小时	√	√		√	√	
	真空组装				√	√		√	√	
	加热加压	高温				√		√	√	
补强	端面封止	乙醇、丙酮		一班 8 小时	√			√	√	
	UV 照射	紫外线			√			√	√	
检查	成品检查			一班 8 小时	√			√	√	
	产品型号标签贴附				√			√	√	

4.4　职业病危害因素的危害性分析

详细表述和分析建设项目中存在的职业病危害因素的危害性。本部分内容可从相关文件和资料中查得。要对建设项目所有的职业病危害因素进行分类说明，阐明其危害性、急救措施、卫生标准等。内容多少依评价项目具体情况而不同。（略）

4.5　职业病危害类比调查结果

详细说明所选择的类比项目一般情况，如名称、类型、性质、投资规模、建设规模、生产工艺及相关设备、产品类型、所用物料等；详细说明类比项目产生职业病危害因素的环节和种类、存在水平、危害等；还应详细分析类比项目所采取的职业病危害防护措施，如化学性有害因素、物理性有害因素、生物性有害因素及劳动过程中的有害因素等的防护措施，类比项目的医疗卫生与职工健康检查情况、职业卫生管理状况，以及类比项目综合措施条件下职业病危害因素的实际水平及封闭式车间内微小气候、通风等的检测结果等。重点是阐明类比项目的相似性和可比性，以及实际类比的主要内容。（略）

4.6　建设项目职业病危害程度分析

4.6.1　该建设项目投产后，可能产生乙醇、丙酮、SiO_2 粉尘、噪声、高温和紫外辐射等职业病危害因素。根据《建设项目职业病危害风险分类管理目录（2012 年版）》规定，该建设项目属于职业病危害较重的建设项目。

4.6.2　根据企业类比项目所采取的机械化程度、所执行的严格的操作规程以及合理的个人防护用品等措施，且目前尚未发生过安全事故及职业病，因此，建设项目要重视安全生产和职业卫生工程措施并将其落实到位，并在该项目建成投产后加强生产管理，各项职业病危害防护措施运行正常的前提下，作业场所职业病危害因素的浓度（强度）能控制在较低水平，所产生的职业病危害也能控制在最低限度。

5 职业病危害因素防护措施评价

根据《工业企业设计卫生标准》（GBZ1-2010）和《中华人民共和国职业病防治法》（修订版）等的要求编制检查表，对建设项目拟采取的职业病危害防护措施对照国家有关设计标准和法律、法规进行评价。其内容包括建设项目选址、总平面布置、生产工艺及设备布局、建筑卫生学要求、拟采取的卫生工程技术措施、个人防护措施、辅助卫生设施、应急救援措施、职业卫生管理措施、职业卫生经费概算等方面。

5.1 选址、总平面布置以及生产工艺和设备布局评价

选址基本符合《工业企业设计卫生标准》的有关规定；总平面布置基本考虑了合理的功能分区，但按照《工业企业设计卫生标准》要求，以及结合该企业各生产区密闭特点，各工序均位于同一建筑物内的实际情况，应考虑将食堂设置在厂前区。

5.2 建筑卫生学评价

采光照明：建设项目生产区主要采用照明提供照度条件。生产厂房内部分作业面照度要求高，应采用混合照明；走廊、更衣室等处可采用一般照明；在生产厂房和走廊还应设置备用照明和疏散照明，并要在出口处设置疏散指示灯。根据厂房的洁净需要，应选用不易积尘和易擦拭的洁净灯具。要求生产区操作台面上的照度达到500Lx，并保障照度均匀、无眩光，营造良好的视觉效果。

新风量及微小气候：建设项目为密闭车间，拟采取中央空调并用集中空气处理装置对空气进行过滤、冷却、加热、加湿等处理。根据《工业企业设计卫生标准》要求，建设项目应能满足密闭式车间操作人员所需的人均新风量（30~50m³/h）。由于各生产线以及办公区均位于同一建筑物内，对存在有毒物质的车间应保持适当的室内负压、设置独立通风系统，以免污染其他生产线及办公区。同时，根据密闭车间室内环境要求，还应注意室内空气质量，尤其是空气中微生物污染的问题。

厂房要求：厂房内使用和储存一定量的丙酮和乙醇，均属于易燃液体，存在一定的火灾危险度，因此，严格控制建筑物的耐火等级十分必要。根据规定将洁净厂房耐火等级定为二级及二级以上，使建筑构配件耐火性能与甲、乙类生产相适应，以减少成灾的可能性。同时还应设置应急通道。

5.3 拟采取的卫生工程技术防护措施评价

建设项目拟采取的防尘、防毒、降噪、降温等措施，基本符合《工业企业设计卫生标准》的要求。对于玻璃基板的切断和分裂工序，应增加隔离封闭措施并配套局部排风，以减少粉尘浓度；对于丙酮、乙醇擦洗工件的操作也应增加局部排风，通过净化达标后经风管排入大气中；洗净操作应保持密闭、隔热，以降低局部温度和室内湿度；紫外线机照射硬化树脂操作，应加强隔离防护或为工人配备紫外线防护眼镜。对于有易燃易爆物质（乙醇、丙酮）的场所要安装报警器及事故通风装置。

5.4 个人防护措施评价

建设项目为工人配备的个人防护用品，基本符合国家相关规定。如在玻璃切断、分裂操作岗位拟为工人配备防尘口罩；接触丙酮、乙醇的岗位拟配备活性炭口罩；拟为接触紫外线的工人配备紫外线防护眼镜等。

5.5 卫生辅助设施评价

该建设项目按照《工业企业设计卫生标准》（GBZ1-2010）的标准，将车间的卫生特征等级设计为 3 级。企业应在原有基础上，合理调整更衣室、厕所、浴室及食堂等生产生活辅助用室，以改善工人的劳动条件。根据企业内女工较多的特点，应增设妇女卫生室。

5.6 应急救援措施评价

企业有针对丙酮大量泄漏的应急处理预案。但仍需要加以改进，如医务室应配备化学毒物紧急救援组织能力和医疗技能，并有相应的急救药物和器材；企业应进行每年至少一次的应急救援演练等。

5.7 职业卫生管理措施评价

建设项目具有兼职的职业安全卫生管理人员 1 名，但职业卫生管理制度不够完善。

6 建议补充的对策措施

6.1 设备布局

项目在设备布局上要严格按照《工业企业设计卫生标准》的要求，应按照工艺流程分布，合理分区，避免交叉污染和有害因素的联合作用。

6.2 建筑物卫生学要求

采光照明：照明系统的设计和建设应按《建筑照明设计标准》（GB50034-2004）的要求，设置正常和应急照明两个独立供电线路；在具有火灾爆炸、毒物危害和人身危害的作业区，以及供配电站、供水泵房等公用设施，应设置应急照明系统；洁净厂房应安装易擦拭洁净灯具；保证操作台面的照度、均匀度、无眩光等要求，既满足生产需要也应营造良好的视觉效果。

通风空调：使用、储存易燃易爆物质（乙醇、丙酮）的场所应加设事故通风装置；存在有毒物质的车间应保持适当的室内负压，并设置独立通风系统；对相邻工作场所的进气和排气装置合理布置，避免污浊气流的交互影响。

厂房要求：厂房内应设置应急通道；墙面与顶棚需采用较高光反射系数的材料以减少视觉疲劳，改善室内的光照环境。

6.3 职业卫生防护措施

在基板切断和分裂工序采取封闭作业并加设局部排风装置，为工人配备防尘口罩；接触丙酮、乙醇的操作岗位要设置局部通风或者为接触工人配备活性炭等有效口罩；应保持洗净操作的密闭、隔热，以降低局部温度和室内湿度；紫外线照射硬化树脂操作岗位，应加强隔离防护或为工人配备紫外线防护眼镜、手套；对存在易燃易爆物质的场所应安装报警器及事故通风装置。

厂区内除了设置安全标志外，还应该按照《工作场所职业病危害警示标识》（GBZ158-2003）中的规定，在产生职业病危害因素的工作场所的醒目位置设置职业病危害因素警示标识，标明可能产生职业中毒危害的种类、后果、预防以及应急救治措施等内容。

6.4 辅助卫生设施

根据《工业企业设计卫生标准》的规定，建设项目生产车间的卫生特征分级属 3 级，因此，企业应在原有基础上，合理调整更衣室、厕所、浴室及食堂等生产生活用室，以改善工人的劳动条件。根据企业内女工较多的特点，应增设妇女卫生室。

6.5 应急救援措施

建设项目有针对丙酮大量泄漏的应急处理预案。但仍需要加以改进。具体包括：

落实应急救援组织，救援指挥部成员和救援人员应按照专业分工，每年初要根据人员变化进行组织调整，确保救援组织的落实；做好物资器材准备如指挥通讯、报警、洗消、消防、抢修等器材及交通工具，并指定专人保管、定期检查保养，使其处于良好状态；各重点目标设救援器材柜，专人保管以备急用。其中，厂区医务室应具备化学毒物紧急救援组织能力和医疗技能，并配备相应的急救药物和器材。

定期组织救援训练和学习，各救援队按专业分工每年训练一次，提高指挥水平和救援能力。

对全厂职工进行经常性的化学中毒急救常识培训。并建立完善各项制度如值班制度、检查制度、总结评比制度等。

6.6 职业卫生管理

企业目前的职业卫生管理需要进一步改善，主要搞好如下工作：

确立企业经营理念和职业卫生工作方针：企业应确立以人为本、安全第一、预防为主的思想，在保护环境、保护职工健康的前提下开展生产、发展经济。

确立职业卫生管理模式：企业可根据自身情况，考虑引进国际先进的管理模式，参照《小企业职业安全健康管理体系实施指南》（安监管技装字［2003］141号）的思想和方法，建立相应的职业卫生管理体系。

建立职业卫生规章制度：企业应根据法律、法规的要求，建立适应企业现状的规章制度、操作规程等。

6.7 职业卫生投资

该建设项目应设立职业病防治专项经费投入，如主要生产环节职业安全卫生专项防范设施概算，监测、报警装备和设施费用，事故应急措施费用，职工健康监护费用，以及职工个人防护、职业卫生培训费用等。

7 预评价结论及建议

归纳评价内容，确定职业病危害类别，给出评价结论，提出存在的问题及改进建议。（略）

（肖　卫）

第十节　职业病与工伤致残鉴定

一、概述

劳动条件中存在各种职业性有害因素，这些因素在一定条件下可对劳动者产生不良影响，严重者可导致各种职业性病损（occupational disorders），甚至导致伤残，危及劳动者生命。

安全生产是我国的基本国策之一，新中国成立以来，陆续制订颁布了一系列劳动保护和技术安全的法律法规、规程和标准。特别是近年来陆续颁布了《中华人民共和国职业病防治法》《中华人民共和国安全生产法》《职业病诊断与鉴定管理办法》《医用 X 射线诊断放射防护要求》等，对提高企业安全生产管理水平，预防工伤事故和控制职业危害都发挥了重要作用。但是由于我国部分用人单位仍存在着基础设施薄弱、技术欠先进、工艺装备不良、企业管理不善、管理制度不够健全以及部分劳动者素质有限、安全生产意识不强等诸多因素，目前我国的职业病和工伤事故形势仍较严峻（图 2-1-10～2-1-12）。造成的经济损失巨大。2012 年全国职业病报告显示，截至 2011 年底，全国累计报告尘肺病 702 942例，国家卫生计生委 2013 年 9 月 16 日发布的资料显示，根据 30 个省、自治区、直辖市（不包括西藏）和新疆生产建设兵团职业病报告，2012 年全国共报告职业病新发病例 27420 例，其中尘肺病 24 206 例，占当年职业病报告总例数的 88.28%，急性职业中毒 601例，慢性职业中毒 1040 例，其他职业病 1573 例。从行业分布看，煤炭、铁道、有色金属和建材行业的职业病病例数较多，分别为 13 399 例、2706 例、2686 例和 1163 例，共占报告总数的 72.77%。安全生产整体情况令人担忧。

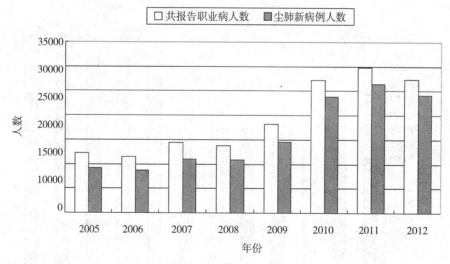

图 2-1-10   2005～2012 年全国共报告职业病和尘肺新病例人数

因此，必须加强职业卫生监管工作，提高安全生产水平，认真贯彻执行预防为主、防治结合的方针，减少工伤与职业病的发生，以保护劳动者的健康和生命安全。此外，必须依法落实职工工伤保险制度，用法律手段来保障职工在劳动过程中发生工伤和职业病时，可及时获得医疗救治、经济补偿和职业康复。

职业病和工伤患者的劳动能力状况如何、是否致残以及怎样评价等涉及对患者功能能

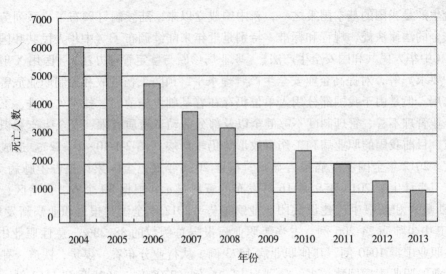

图 2-1-11　2004~2013 年全国煤矿业年死亡人数

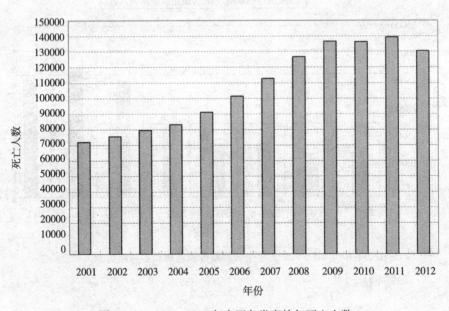

图 2-1-12　2001~2012 年全国各类事故年死亡人数

力大小的认识与评估。功能能力（functional capacity）是指完成有目的、有意义、有用的、有始有终、有可测量结果任务的能力。如果职业病和工伤造成劳动者健康的损伤达到一定程度就会导致其某些功能受限，而功能受限程度则应通过功能能力评价来确定。如果伤者功能限制很严重并且与其欲完成的任务有关，就会导致与该伤者有关功能的失能。

伤残评价是指评价者通过对患者完成任务能力的观察、测量和解释说明，从而对患者的能力进行监测和报告的一种系统方法。功能评价是用已建立的行为评价量表对所观察的结果和伤者自我感觉进行评价，以专家观察或患者自述情况而划分的等级。而能力评价是通过使用选定的测定仪器和模拟行为来测量，对患者进行的客观评价，它是衡量一个人能否安全、有效地完成某项工作任务能力的系统方法。能力评价也是确定患者能否重返从前的工作岗位，或重新选择适合工作的依据。

在我国，劳动能力鉴定是指劳动能力鉴定机构对劳动者在职业活动中因公负伤或患职业病后，根据国家工伤保险法规规定，在评定伤残等级时通过医学检查对劳动功能障碍程度（伤残程度）和生活自理障碍程度做出的判定结论。

职工工伤保险是我国社会保险制度的重要组成部分。具体实施时必须以对职业性伤残患者所进行的劳动能力鉴定为基础，并对伤残者做出适当的工作安排、妥善的安置或合理的经济补偿等。因此，对职业性伤残患者的劳动能力鉴定是一项严肃且政策性很强工作，鉴定结果是企业落实职工工伤与职业病致残保险的法律依据。职工工伤保险目的是为了保障劳动者在工作中遭受事故伤害和患职业病后能及时获得医疗救治、经济补偿和康复的法律权益。

二、功能能力评价的类型

根据评价目的不同，按复杂程度、所需时间等，不同国家对功能能力的分类也不尽相同。国外将功能能力评价分为五种。

1. 损伤康复评价　如果患者的损伤很严重而需要治疗时，为了设立康复目标，有必要对与损伤有关的功能状态进行测定。这种评价是测定损伤对功能的一般影响。例如，对肌肉骨骼损伤的患者需要测定活动范围、肌力和工作能力。这种评价还可以为能力评价提供客观指标，以便对其治疗过程进行评价。

2. 伤残等级评价　如果损伤对功能的影响严重到足以引起伤残者工作能力受限，此时对伤者工作所涉及的主要功能能力的丧失所进行的测定，可用于伤残的评价。患者损伤的有关信息可通过医学检查获得，而有关重要功能能力的信息则是通过功能能力评价获得。

3. 工作适应性评价　将劳动者的能力与其工作中所必需的功能相匹配是较复杂的一类功能能力评价。某特定工作体力需求的有关信息可通过工作分析而获得，而与劳动者损伤有关的信息则可通过医学检查而获得。通过将这两套信息相比较就可了解工人的岗位能力。这种功能能力评价不同于伤残等级的功能能力评价，因为每一个被评价对象与其工作组合的匹配决定了评价内容的唯一性。

4. 职业适应性评价　将患者的功能能力与某一职业对劳动者岗位能力的需求相匹配是独立的一类功能能力评价。某职业的体力需求有关的信息可通过查阅职业手册获得。通常用一些概括性的术语来描述职业的体力需求水平。与劳动者损伤有关的信息可通过医学检查（包括对功能能力和自我感觉的评价）来获得。

5. 工作能力评价　将患者的功能能力与竞争性的职业岗位能力需求的匹配是最具综合性的一种功能能力评价。

1996 年前我国无统一的劳动能力鉴定标准。但对尘肺患者应进行劳动能力鉴定从 20 世纪 60 年代开始就已提出，1963 年 7 月原卫生部修订公布了《矽尘作业工人医疗预防措施实施办法》，其中就对如何进行劳动能力鉴定等问题提出了基本原则和要求，但限于当时的条件，未能提出采用哪些具体肺功能指标和标准。1981 年 8 月原卫生部再次发出"关于患一期矽肺病代偿功能属于乙、丙两类职工的待遇问题的通知"，进一步提出了尘肺患者代偿功能分级的要求。1982 年 12 月根据原卫生部（82）卫鉴标字 18 号文件和（83）卫防劳字 210 号文件关于修订"尘肺患者劳动能力鉴定和安置"的精神，由中国预防医学科学院劳动卫生与职业病研究所牵头成立了修订协作组，根据"鉴定和安置"中存在的问题，做了大量仔细的研究，取得了宝贵资料，为修订工作提供了科学依据。至于工伤，我国在很长时间内也只有地区性的伤残医学鉴定标准。虽然如此，实施劳动能力鉴定的方法和目的各地区基本一致，将鉴定分为①工作适应性评价（fitness for duty evaluation）：根据健康状况鉴定的结果，对被鉴定者劳动安排提出建议，使其获得符合其健康情况的工作安置。因此，医师需要根据近期对被鉴定者的医学检查结果，就其是否能恢复原工作的劳动能力做出评估。若有从事原工作的能力，则应对其未来健康损失的危险性做出预测；若存在一定的危险性，应考虑是否改换工作；若改换工作，还应预测工人的健康状况能否适应所更换的工作；最后医师对其是否调离原工作和有无职业禁忌证提出建议。②因工致残程度评价（job-related disability evaluation 或 disability compensation evaluation）：是根据医学检查的结果，对被鉴定者劳动能力的损失或致残程度做出鉴定，使其获得合理的伤残赔偿待遇。

三、职业病与工伤致残程度的鉴定

许多国家为配合被雇佣者的工伤与职业病的保险与赔偿法律实施，都制订了符合本国社会保险政策的致残程度鉴定标准。美国社会安全法规中致残医学鉴定标准包括肌肉、骨骼、特殊器官、呼吸、心血管、消化、泌尿生殖等 11 个系统的病、伤和肿瘤致残的分类，但缺乏具体伤残程度细化方案；日本将工伤致残后劳动能力丧失程度分为 14 个伤残等级，然而该分级标准主要是针对外伤后果的评定，未包括职业病；英国社会保障法规中用伤残程度百分比列出 55 种伤残。WHO 专家组 1980 年对疾病后果提出的国际分类法则是根据疾病、事故导致损伤（impairment），进而失能（disability），最后发生残疾（handicap）的规律，对损伤（器官功能紊乱）、失能（整体功能紊乱）和残疾（失去适应周围环境的能力）范围与程度分别加以分类编码，条款有 1476 项。

我国过去只有一些根据生物、社会、心理综合变量，最后按劳动能力和生活自理能力的损失程度制订的地区性伤残医学鉴定标准，为了适合劳动部门实施工伤补偿，这些标准将伤残分级为劳动能力"完全丧失"、"大部分丧失"和"部分丧失"。但在具体执行政策中，由于企业职工的工种繁多、差异很大，伤残的种类错综复杂，脱离具体对象往往难以准确地进行劳动能力的损失评定，同时经常出现不易定性及定量困难等情况。

1996 年我国首次颁布了全国统一的《职工工伤与职业病致残程度鉴定》（assessment

and gradation of disability caused by work-related injuries and occupational diseases）GB/T16180-1996。2006 年，国家发布新的《劳动能力鉴定 职工工伤与职业病致残等级》（GB/T 16180-2006）代替 GB/T 16180-1996。该标准共将伤残分成 10 级，符合标准一至四级的为全部丧失劳动能力，五、六级为大部分丧失劳动能力，七至十级为部分丧失劳动能力，伤残条目也由 470 条调整为 572 条。此标准还规定了职工工伤致残劳动能力鉴定原则和具体分级标准，适用于职工在职业活动中因工负伤和因职业病致残程度的鉴定。由于工伤和职业病可累及机体多个系统和器官，因此具体伤残程度鉴定，需根据器官损伤、功能障碍、医疗依赖及护理依赖这四方面进行综合评判。

四、职工工伤与职业病致残程度鉴定

（一）鉴定标准的具体内容 对于职业病患者的评残，应注意与职业病的分级诊断取得一致性。职业病伤残评定，应该依据国家颁布的职业病名单，对各种职业病所导致的肺、心脏、肝脏、血液或肾脏等损害，在治疗停工留薪期满时，进行致残程度评定。如职业性肺疾患（主要包括尘肺、铍病、职业性哮喘等）在评定残情分级时，除尘肺在分级表中有明确注明外，其他肺部疾病可分别参照相应的国家诊断标准，以呼吸功能损害程度进行定级。

伤残鉴定应依据工伤致残者在评定伤残等级技术鉴定时的器官损伤（或缺损）、功能障碍及其对医疗与护理的依赖程度，并适当考虑伤残对社会心理及其生活质量造成的不良影响，综合判定伤残程度级别。

1. 器官损伤（缺损） 器官缺损往往是工伤的直接后果，而职业病有器官损伤，但多不伴有器官缺损。

2. 功能障碍 工伤后功能障碍的程度多与器官缺损的部位及严重程度有关，而职业病所致的器官功能障碍则与疾病的严重程度有关。对功能障碍的判定，应以评定伤残等级技术鉴定时的医疗检查结果为依据，对评残对象逐个评定。

3. 医疗依赖 指工伤致残者在评定伤残等级技术鉴定后仍不能脱离治疗者。医疗依赖的判定分为特殊医疗依赖和一般医疗依赖。特殊医疗依赖是指工伤致残后必须终身接受特殊药物、特殊医疗设备或装置进行治疗者；一般医疗依赖是指工伤致残后仍需接受长期或终身药物治疗者。

4. 护理依赖 指工伤致残者因生活不能自理（包括进食、翻身、排尿便、穿衣洗漱和自我行动五项）需依赖他人护理者，并将依赖的程度分为完全护理依赖、大部分护理依赖和部分护理依赖三级。

5. 心理障碍 一些特殊残情，器官缺损或功能障碍虽不构成医疗依赖，但却导致心理障碍或显著降低了伤残者的生活质量，在评定残情时，也应适当考虑这些不良后果。

（二）分级原则 根据器官缺失、功能障碍、医疗依赖和护理依赖的程度进行分级（表 2-1-12）。

表 2-1-12　职工工伤与职业病致残程度鉴定分级

级别	器官缺失	功能障碍	医疗依赖	护理依赖
一级	器官缺失、其他器官不能代偿	功能完全丧失	存在特殊医疗依赖	完全或大部分护理依赖
二级	器官严重缺损或畸形	有严重功能障碍或并发症	存在特殊医疗依赖	大部分护理依赖
三级	器官严重缺损或畸形	有严重功能障碍或并发症	存在特殊医疗依赖	部分护理依赖
四级	器官严重缺损或畸形	有严重功能障碍或并发症	存在特殊医疗依赖	部分护理依赖或无护理依赖
五级	器官大部缺损或明显畸形	有较重功能障碍或并发症	存在一般医疗依赖	无护理依赖
六级	器官大部缺损或明显畸形	有中等功能障碍或并发症	存在一般医疗依赖	无护理依赖
七级	器官大部缺损或畸形	有轻度功能障碍或并发症	存在一般医疗依赖	无护理依赖
八级	器官部分缺损，形态异常	轻度功能障碍	存在一般医疗依赖	无护理依赖
九级	器官部分缺损，形态异常	轻度功能障碍	无医疗依赖或者存在一般医疗依赖	无护理依赖
十级	器官部分缺损，形态异常	无功能障碍	无医疗依赖或者存在一般医疗依赖	无护理依赖

根据器官损伤、功能障碍、医疗依赖及护理依赖 4 个方面，将工伤、职业病伤残等级分为五个门类、十个级别共 572 个条目。

五个门类：①神经内科、神经外科、精神科门类；②骨科、整形外科、烧伤科门类；③眼科、耳鼻喉科、口腔科门类；④普外科、胸外科、泌尿生殖科门类；⑤职业病内科门类。

劳动功能障碍根据条目划分原则以及工伤致残程度，综合考虑各门类间的平衡，分为十个伤残等级，最重的为一级，最轻的为十级。生活自理障碍分为三个等级：生活完全不能自理、生活大部分不能自理和生活部分不能自理。

（三）工伤与职业病的认定　国务院于 2003 年 4 月 27 日颁布了《工伤保险条例》（《条例》），确定了我国工伤事故保险责任处理的基本原则和具体方法。2010 年 12 月 8 日国务院第 136 次常务会议通过《国务院关于修改〈工伤保险条例〉的决定》并于 2011 年 1 月 1 日起施行。2003 年 9 月 18 日劳动和社会保障部第 5 次部务会议通过了《工伤认定办法》（中华人民共和国劳动和社会保障部令第 17 号），2011 年，人力资源和社会保障部第 56 次部务会议通过并公布新修订的《工伤认定办法》《办法》，自 2011 年 1 月 1 日起施行，劳动和社会保障部 2003 年 9 月 23 日颁布的《工伤认定办法》同时废止。

　　《条例》是确定工伤认定的基本法律依据，因此，进行工伤保险、处理工伤事故赔偿责任纠纷时最首要的就是进行工伤认定。《条例》对工伤认定做出了详细的规定，使工伤的认定有章可循、有法可依。

　　根据《办法》的规定，将工伤认定工作分为：应认定为工伤的、视同工伤的和不得认定工伤或视同工伤的三种情况。

　　1. 工伤认定的根据　应当按照《条例》第14~16条的规定进行。工伤、视同工伤者，构成了工伤事故责任的基础事实；不认定为工伤的，不属于工伤事故。

　　按照《条例》第14条规定，职工有下列情形之一的，应当认定为工伤：①在工作时间和工作场所内，因工作原因受到事故伤害的；②工作时间前后在工作场所内，从事与工作有关的预备性或者收尾性工作受到事故伤害的；③在工作时间和工作场所内，因履行工作职责受到暴力等意外伤害的；④患职业病的；⑤因工外出期间，由于工作原因受到伤害或者发生事故下落不明的；⑥在上下班途中，受到非本人主要责任的交通事故或者城市轨道交通、客运轮渡、火车事故伤害的；⑦法律、行政法规规定应当认定为工伤的其他情形。

　　按照《条例》第15条规定，有下列情形之一的视同工伤：①在工作时间和工作岗位，突发疾病死亡或者在48小时之内经抢救无效死亡的；②在抢险救灾中维护国家利益、公共利益活动中受到伤害的；③职工原在军队服役，因战、因公负伤致残，已取得革命伤残军人证，到用人单位后旧伤复发的。

　　按照《条例》第16条规定，职工符合条例第14、15条的规定，但有下列情形之一的，不得认定为工伤或者视同工伤：①故意犯罪的；②醉酒或者吸毒的；③自残或者自杀的。

　　职业病的诊断应根据《职业病防治法》第四章"职业病诊断与职业病病人保障"的规定，职业病诊断应在承担职业病诊断的医疗卫生机构，组织三名以上取得职业病诊断资格的执业医师集体诊断，其诊断证明书应当由参与诊断的医师共同签署，并经承担职业病诊断的医疗卫生机构审核盖章。

　　2. 工伤认定机构　工伤认定的法定机构是社会保险行政部门。统筹地区的社会保险行政部门分为省级和设区的市级2级。通常由设区的市级社会保险行政部门具体负责工伤认定，如果属于《条例》第17条第一款规定应当由省级社会保险行政部门进行工伤认定的事项，根据属地原则由用人单位所在地的设区的市级社会保险行政部门办理。

　　3. 工伤认定申请和工伤认定材料　工伤认定申请人分为：①用人单位；②工伤职工或者其近亲属、工会组织。用人单位申请的，所在单位应当自事故伤害发生之日或者被诊断、鉴定为职业病之日起30日内，向统筹地区社会保险行政部门提出工伤认定申请。遇有特殊情况，经报社会保险行政部门同意，申请时限可以适当延长。如果用人单位未按照前述规定提出工伤认定申请的，工伤职工或者其近亲属、工会组织在事故伤害发生之日或者被诊断、鉴定为职业病之日起1年内，可以直接向用人单位所在地统筹地区社会保险行政部门提出工伤认定申请。

　　提出工伤认定申请应当提交下列材料：一是工伤认定申请表；二是与用人单位存在劳动关系（包括事实劳动关系）的证明材料；三是医疗诊断证明或者职业病诊断证明书（或者职业病诊断鉴定书）。其中工伤认定申请表应当包括事故发生的时间、地点、原因以及职工伤害程度等基本情况。工伤认定申请人提供材料不完整的，社会保险行政部门应当一次性书面告知工伤认定申请人需要补充的全部材料。申请人按照书面告知要求补充材料后，社会保险行政部门应当受理。

4. 调查核实、举证责任和认定　在接受工伤认定申请之后，社会保险行政部门可以根据审核需要，对事故伤害进行调查核实，用人单位、职工、工会组织、医疗机构以及有关部门应当予以协助。职业病诊断和职业病鉴定，依照职业病防治法的有关规定执行。对依法取得职业病诊断证明书或者职业病诊断鉴定书的，社会保险行政部门不再进行调查核实。如果受伤害职工或者其近亲属认为是工伤，而用人单位不认为是工伤的，由用人单位承担举证责任。社会保险行政部门应当自受理工伤认定申请之日起 60 日内做出工伤认定的决定，并书面通知申请工伤认定的职工或者其近亲属和该职工所在单位。

（四）鉴定步骤　劳动能力鉴定由用人单位、工伤职工或者其近亲属向设区的市级劳动能力鉴定委员会提出申请，并提供工伤认定和职工工伤医疗等有关资料。

劳动能力鉴定委员会分为 2 级：省、自治区、直辖市劳动能力鉴定委员会和设区的市级劳动能力鉴定委员会。设区的市级劳动能力鉴定委员会的鉴定结论是第一级的鉴定结论，省级劳动能力鉴定委员会的鉴定结论是最终的鉴定结论。

省、自治区、直辖市劳动能力鉴定委员会和设区的市级劳动能力鉴定委员会分别由省、自治区、直辖市和设区的市级社会保险行政部门、卫生行政部门、工会组织、经办机构代表以及用人单位代表组成。

劳动能力鉴定委员会需建立医疗卫生专家库，将具有医疗卫生高级专业技术职务任职资格、掌握劳动能力鉴定相关知识和具有良好职业品德的专家列入专家库中，作为劳动能力鉴定专家组的备选人选。

设区的市级劳动能力鉴定委员会收到劳动能力鉴定申请后，应当从医疗卫生专家库中随机抽取 3 名或者 5 名相关专家组成专家组，由专家组提出鉴定意见。设区的市级劳动能力鉴定委员会根据专家组的鉴定意见，作出工伤职工劳动能力鉴定结论。必要时，可以委托具备资格的医疗机构协助诊断。鉴定委员会的鉴定结论应当在法定期限内做出，即设区的市级劳动能力鉴定委员会应当自收到劳动能力鉴定申请之日起 60 日内作出劳动能力鉴定结论。必要时，作出劳动能力鉴定结论的期限可以再延长 30 日。劳动能力鉴定结论应当及时送达申请鉴定的单位和个人。

申请鉴定的单位或者个人对设区的市级劳动能力鉴定委员会作出的鉴定结论不服的，可以在收到该鉴定结论之日起 15 日内向省、自治区、直辖市劳动能力鉴定委员会提出再次鉴定申请。省、自治区、直辖市劳动能力鉴定委员会作出的劳动能力鉴定结论为最终结论。

由于工伤和职业病所致伤残的种类繁多且错综复杂，必须依靠专科医师进行具体的医疗检查和残情评定。若被鉴定人同时具有多项伤残（如骨折、烧伤或患有尘肺）时，可由专科医师完成单项伤残等级的鉴定，然后交当地劳动能力鉴定委员会进行综合评定。

（五）晋级原则　对于同一器官或系统多处损伤，或一个以上器官同时受到损伤者，应先进行单项伤残程度鉴定。如几项伤残等级不同，以重者定级；如果两项及以上等级相同，最多晋升一级。

案例分析

案例一

某生产服务管理局建筑工程公司第 7 施工队承包的碱厂除钙塔厂房拆除工程，于某年 10 月转包给个体工商户业主张某组织领导的工人新村青年合作服务站，并签订了承包合同。同年 11 月 17 日，由服务站经营活动全权代理人、被告张某之夫徐某组织并指挥施工，并亲自带领雇佣的临时工张某某等拆除混凝土大梁。在拆除第 1~4 根大梁时，起吊后梁身出现裂缝；起吊第 5 根时，梁身中间折裂（塌腰）。徐某对此并未引起重视。当拆除第 6 根时，梁身从中折断，站在大梁上的徐某和原告张某某之子小张（均未系安全带）滑落坠地。小张受伤，急送碱厂医院检查，为左下踝关节内侧血肿压痛，活动障碍。经医院治疗后开具证明：左踝关节挫伤，休息两天。11 月 21 日，小张因伤口感染化脓住进某医院，治疗无效于 12 月 7 日死亡。

案例二

某男工，45 岁，隧道开挖工 10 年。四年前开始感上坡有困难，后来用平常人的速度走平路也感困难，近五个月呼吸困难程度加剧，偶有咳嗽。查体时发现该工人中度呼吸困难、口唇明显发绀、杵状指、呼吸音低。拍摄 X 线胸片，并确诊为二期硅沉着病（矽肺）。现不能参加劳动，要求对他进行工伤致残和劳动能力鉴定。

案例三

某建筑男工，46 岁，在工地施工时不小心从高空坠落，腰 2~腰 3 爆裂性骨折，造成双下肢截瘫。查体发现胸 9~胸 10 平面以下触觉减退，双下肢肌肉萎缩，肌力 1~2 级，不能行走。要求对他进行工伤致残程度及护理依赖程度鉴定。

案例四

某医务工作者在早上上班的途中，由于天阴下雨，骑车滑倒导致右肢股骨颈骨折。要求单位对其进行工伤致残和劳动能力鉴定。

思考题

1. 以上四案例的患者要想进行劳动能力鉴定，首先应向何部门申请？
2. 案例一、四是否属于工伤，如何认定？
3. 受理劳动能力鉴定的部门如何组织专家来实施评定工作？
4. 职工工伤和职业病致残程度的鉴定分为多少门、多少级？
5. 职业性呼吸系统疾病鉴定结果的有效期为多少？

（朱启星）

第十一节　工作场所健康促进

一、健康促进的概念

健康促进（health promotion）是一个过程，旨在使人们能够更好地掌握和增进自己的健康。它不仅仅只关注个人的行为，而强调广泛的社会和环境干预（http：// www. who. int/ healthpromotion/en/）。随着社会经济发展，人们更深入地了解健康的概念及如何促进健康，形成以下共识。

1. 健康之前提（prerequisites for health） 健康的基础条件和资源在于：和平、住所、教育、食物、收入、一个稳定的生态系统、可持续的资源、社会正义和公平。促进健康需要具备这些基本条件。

2. 需要倡导（advocate） 健康是社会、经济和个人发展的主要资源，同时也是生活质量的重要方面。政治、经济、社会、文化、环境、行为和生物方面所有这些因素均可促进健康或是危害它。健康促进旨在使得这些因素有利于健康。

3. 使成为可能（enable） 健康促进关注在健康方面实现公平。健康促进的行动旨在降低目前健康方面的差别，保障同等机会和资源使得人们能发挥其整个健康潜力。这包括稳定的支撑性环境之基础、获得信息、生活技巧和选择健康的机会。人们必须能够控制决定其健康的因素，否则不能发挥健康潜力。妇女和男子应有同样机会控制其健康决定性因素。

4. 调解（mediate） 仅靠卫生部门，并不能保证健康的前提条件和前景。健康促进需要各方协调的行动：政府、卫生部门、其他社会和经济部门、非政府和志愿者组织、地方当局、工业界以及媒体。人们可以作为个体、家庭及社区来参与。专业和社会团体以及卫生专业人员负有主要责任，来调解社会在追求健康方面不同的利益。健康促进的策略和计划应该适合不同国家和地区的需求、可能性，并考虑不同的社会、文化和经济体制。

健康既是一种人人应该享有的基本权利也是合理的社会投资。政府需要投入资源，以提高其民众健康水平。例如，英国政府每年拿出大量资金（国民经济 GDP 7.5% 的份额）来购买医院和医疗，由国家为民众提供健康服务（national health service），2012/13 年的花费为 1053 亿英镑（http://www.nhsconfed.org/）。德国实行另一种体制——健康保险（krankenversicherung）。一般健康保险由雇主和个人各出 1/2 的资金。工伤保险则完全由雇主承担，保险费全用于事故的预防、赔偿和康复，2012 年支出 90 亿欧元（http://www.dguv.de/de/index.jsp）。

二、健康促进与健康教育的关系

健康教育（health education）指有目的、有计划、有组织、有系统的社会健康教育活动，促使人们自愿地采用有利于健康的行为，消除或降低危险因素，降低发病率和死亡率，提高生活质量，并对教育效果做出评价。健康教育也是连接卫生知识与个人行为改变的桥梁。健康教育的目的是通过卫生保健知识和技能的传播，重点在于激发和帮助人群建立正确的健康意识，增强自我卫生保健能力和参与社会卫生保健活动的自觉性，最终达到有益于健康的行为生活方式，并消除和降低影响健康的危险因素，以实现知识-信念-行为的改变。

健康促进是从健康教育的理论上发展和完善起来的。在概念上，健康促进比健康教育更加宽泛和完整，健康教育主要是通过教育的手段改进人们的知识和信念，从而促成行为的改变。而健康促进则是采取包括创造有益的政策、社会环境、社区行动、个人知识与能力等综合措施来实现增进健康的目标，充分体现措施的综合性和多学科性。在理论框架上，健康教育是以知识-信念-行为为基础，而健康促进则是建立在"生态-群体-健康"的框架之上。

根据 Tannahill 提出的健康促进模型（图 2-1-13），健康促进是综合使用健康教育、健康保护和预防性措施来实现增加健康的有利因素，防止健康的不利因素。

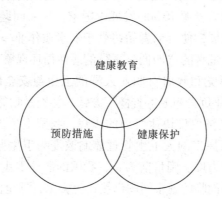

图 2-1-13　健康促进模型（Downie 等，1990）

健康教育是健康促进的一个重要组成部分，在健康促进中起主导作用。健康教育在促进人们行为改变中具有不可替代的作用，同时它对激发领导者拓展改进健康的政治意愿、促进大众的积极参与以及寻求社会的全面支持，促成健康促进氛围形成都起着极其重要的作用。

三、工作场所的健康促进

工作场所健康促进（workplace health promotion）指从企业管理的各项策略、支持性环境、职工群体参与、健康教育以及卫生服务等方面，采取综合性干预措施，以期改善作业条件、改变职工不健康生活方式、控制健康危险因素、降低病伤及缺勤率，从而达到促进职工健康、提高职业生命质量和推动经济可持续发展的目的。欧盟职业安全卫生署（Occupational Safety and Health Administration in the European Union，EU-OSHA）认为，工作场所健康促进系雇主、雇员和社会共同努力来增进人们在工作中的健康和福利（https://osha.europa.eu/）。

自 20 世纪 80 年代以来，工作场所健康促进这一概念被人们所接受并日益受到全世界的关注，目前已成为职业卫生与职业医学的延伸与发展。

职业人群（occupational population）是健康促进的重点群体。目前，由于某些生产方式的特殊性，再加之某些客观原因如区域性的经济、技术的发展不平衡和相对滞后，使得生产工艺过程和劳动过程中存在着危害劳动者健康的因素，如果职业人群长期暴露在有害因素环境中，可使职业病与工作有关疾病的危险度大大增加，严重者极有可能导致职业病。因此，职业人群面临的健康问题要比一般人群更为突出，特别是在经济、技术发展相对滞后的区域，职业人群的健康问题令人担忧，针对这些情况，通常可采用"投入低、受益高"的职业健康促进模式，展开职业卫生服务，往往可以取得较好效果。

目前，职业人群占世界人口的50%～60%。我国工业企业职工人数约为2亿，这是特色社会主义制度下富有生命力和创造力的宝贵的劳动力资源，因此，这一人群自身的综合素质以及心理、生理健康素质、生活和行为方式等，都将直接影响着经济的发展与社会的进步。实际上，职业卫生与职业安全问题在人类进入21世纪的今天仍然是全球性的战略问题，特别是在占全世界劳动力资源70%的发展中国家，这一问题尤为突出，直接制约着这些区域的经济建设与社会发展，使劳动者始终处于低素质作业→低产值→低收入→低生活质量→低健康水平→高职业危害的"四低一高"的恶性循环现象。

新中国成立以来，各级党和政府对职业人群的卫生与安全问题十分重视，积极推行"政府领导、行业管理、企业负责和卫生监督"方针，特别是党的十一届三中全会以来，伴随着改革开放不断深入，经济建设快速发展的步伐，我国卫生工作也步入了快车道，省、市级卫生防疫部门体制已从原来的大卫生管理体制改变为卫生监督、疾病控制两个机构，各司其职，加大了卫生工作力度。到目前为止，我国的职业卫生与职业安全工作取得了显著的成绩。但是，职业人群面临的健康问题仍然较为突出，据全国29个省、自治区、直辖市（西藏、台湾除外）资料统计，1991—1995年共报道各类职业病新病例87 786人，其中肺尘埃沉着病占68%，慢性职业中毒12.4%，急性职业中毒8.8%，其他职业病10.8%。因此，职业卫生与职业安全以及职业人群健康促进方面仍有许多工作要做，同时，这方面的立法工作还需不断加强，不断完善。

四、工作场所健康促进的目标与策略

健康促进从日常生活的角度上关注的是全体人群的健康，而不是关注处于特定疾病威胁的人群。工作场所是人们日常生活的重要场所，劳动者将他们一生中的大部分时间和精力放在工作上，因此工作场所健康促进自然成为健康促进的一个重要领域。工作场所健康促进的目标是创造卫生、安全、舒适、高效的作业环境，有益于促进劳动者的身心健康，开发与保护人力资源，促使社会经济的可持续发展，并使工作场所健康促进日臻完善。

WHO和ILO在职业卫生（occupational health）与职业安全（occupational safety）方面提出了5项原则，包括①健康保护与预防原则：保护职工健康不受作业环境中有害因素的损害；②工作适应原则：作业与作业环境适合职工的职业能力；③健康促进原则：优化职工的心理行为、生活及作业方式与社会适应状况；④治疗与康复原则：减轻工伤、职业病与工作有关疾病所致不良后果；⑤初级卫生保健原则：就近为职工提供治疗与预防的一般卫生保障服务。这些原则充分体现了对职业人群健康保护和健康促进的全面服务内容，WHO提出的"人人享有职业卫生"的全球战略也体现了上述原则。

实施工作场所健康促进通常需要遵从以下策略：

1. 组织与政策　工作场所健康促进可以在不同的层面上开展，比如国家层面、地区层面、企业层面。在企业层面开展健康促进相对而言更容易实施，也是使用比较多的工作场所健康促进形式。无论哪一个层面，都需要有一个组织负责运作和推进，同时也要有相应的政策支持，这些都是健康促进能够顺利实施和持续开展的保证。以企业层面为例，可以建立包括高层管理者在内的专门委员会，以负责计划、协调、组织实施和监督评估，同时还要建立开发相应的人人健康政策，并将其纳入企业的长期发展战略中。

2. 扩大参与 健康促进目标的实现有赖于群体中个体成员的广泛参与。健康知识的提高、采取健康的生活和行为方式、自觉遵守工作场所的健康与安全管理制度等，都需要从每一个劳动者身上体现。劳动者的参与率反映了健康促进项目的覆盖面，与健康促进项目能否取得预期结果密切相关。

工作场所健康促进是一项综合性的活动，绝不是企业卫生部门或者安全管理部门单独可以完成的事，需要多个部门参与与密切合作才能保证其顺利进行。企业的健康促进项目应该在专门委员会的领导和协调下，将管理部门、工会、卫生、技安、人事及有关团体纳入，将健康促进工作作为部门职责的组成部分。

3. 充分赋权 赋权有两方面的含义，一是"知情权"，即劳动者能够获得真实的信息和知识，使他们知道哪些因素会危害自己的健康，自己应该采取什么行动来控制这些因素；第二"参与权"，劳动者要有机会参与企业健康政策、管理措施、计划的制订、实施、评价等各项活动中。充分赋权的积极意义表现在：有助于提高劳动者参与的自觉性和主动性，让他们感受到健康促进不是强加给他们的额外事情；有助于使采取的健康促进计划和活动更加切合改善劳动者健康的实际需要，增加健康促进计划的可行性；有助于提高健康促进各项活动与服务的公平性，充分体现"人人享有健康"的原则。

4. 整体性和综合性 由于健康促进的系统性和多学科性特征，决定了其实施过程中必须采取整体性和综合性策略。按照现代健康观念，健康的决定因素不仅包括人们的行为和生活方式，还包括了社会环境与生态因素。要增进群体的健康水平，除了改变人们的行为方式以外，还需要采取措施改造有害健康的物质环境，营造良好的社会环境和协调的生态环境。企业层面的健康促进计划，如果仅仅在企业范围内采取措施是难以收到较好效果的，往往还需要努力改善社会支持环境，将社区的健康促进与工作场所的健康促进结合起来，将工作场所健康促进纳入地区健康促进的整体规划中。

五、工作场所健康促进的内容

工作场所健康促进与面向社会群体的健康促进最主要的不同之处在于目标人群不同，工作场所健康促进面对的是职业人群，尽管职业群体是社会群体的重要组成部分，但职业群体在社会特征上有其特殊性，特别是他们除了面临与普通人群相似的公众健康问题以外，如肥胖、吸烟等，同时还面临职业有害因素的威胁。因此在规划职业群健康促进计划时，应该充分考虑的他们的特殊性。

全面的工作场所健康促进内容，包括职业危害与安全、行为与生活方式、政策与服务、健康管理四个方面，表2-1-13列出了不同类型的一些具体内容。

表 2-1-13　工作场所健康促进的内容

类别	内容
职业危害与安全	生产环境中的有害因素（包括化学性、物理性、生物性因素）
	职业紧张（生理紧张、心理紧张）
行为与生活方式	职业安全
	工作场所控烟
	预防酒精及药物滥用
	运动与健身
	合理营养
	体重控制
政策与服务	职业卫生法规、卫生标准、管理制度
	健康政策
	卫生服务利用
健康管理	健康危险因素评价
	健康体检
	自我保健
	心理健康咨询
	心血管系统疾病、糖尿病、获得性免疫缺陷综合征（艾滋病）等

　　工作场所健康促进主要采取健康教育为主要手段，同时结合组织建设、政策开发、环境营造、社区动员、促进参与、能力建设等综合措施。健康促进的具体内容应该建立在形势分析的基础上，即充分评估目标群体面临的健康风险与威胁，根据资源和人力情况，确定优先领域和内容，实事求是地制订健康促进计划。在采用整合性与综合性策略时，应该尽量避免没有重点，全面开花，以及突破资源限制贪多求全的计划和项目。

　　根据国外工作场所健康促进的实践，结合我国具体情况，对现阶段工作场所健康促进的一些重要内容说明如下：

　　1. 职业卫生与职业安全　劳动者直接接触的生产环境和劳动过程在很大程度上存在有害因素，这些有害因素在一定条件下可导致职业性病损或职业病。如果控制病因或作用条件，强化工矿企业管理者和作业者的防护意识，可以收到预防职业性病损或职业病的效果，因此，工作场所健康促进也应贯彻"预防为主"的原则，重视职业人群的参与和"知情权"（right to know）。

　　职业健康促进的两大要素的内涵是"参与"和"授权"，而赋予"知情权"则是其重要体现。在现代工业中某些发达国家已经实施了20多年，实践证明，职业人群积极参与危害控制，是实行自我保护的必要手段，也是一些职能部门实施科学管理的前提。例如当今在工业化国家普遍使用的"物料安全性清单"（material safety data sheet，MSDS）规定化学品制造商必须提供其产品的系统资料，并在外包装上做明显标志，以便使用者一目了然。

内容包括：

（1）生产商有关情况及联系方法。

（2）产品有害组分（除外商机密或已确认该组分无害）均应列出组分名称、含量以及职业接触限值等。

（3）物理性资料，包括沸点、蒸气压、外观以及气味。

（4）易燃易爆危害资料，如闪点、燃点、灭火剂要求、意外火警及爆炸危害或者特殊的灭火方法等。

（5）健康危害资料，如职业人群过度接触所致健康损害及其意外事故急救方法。

（6）化学反应资料，如在生产时化学反应的条件、副产物或衍生物及其防制方法。

（7）外溢泄漏处理方法，如应采取何种方法处理污染场所及污染物等。

（8）特殊防护，如个人防护用品以及有效的通风技术措施等。

（9）其他特殊注意事项，如使用及贮存方法，其他必要的注意事项等。

2. 职业场所烟草控制　我国是世界上最大的烟草生产和消费国，有超过 3.2 亿的吸烟者，根据 2002 年全国行为危险因素监测结果，我国的现在吸烟率为 31.4%，男性和女性现在吸烟率分别为 57.4% 和 2.6%。

一些调查资料显示，我国职业人群的吸烟率相当高，吸烟对职业人群造成的危害不容忽视。因为职业性与非职业性有害因素同时对职业人群健康的影响，可以表现为相加作用、协同作用或相乘作用。例如吸烟是心脑血管疾病、呼吸道疾病和呼吸道肿瘤的危险因素，在职业人群中，吸烟不仅使意外事故和因病伤缺勤率增高，而且还与某些职业性有害因素有协同作用。目前已经证实吸烟可增加接触铬、镍、石棉、铀作业者诱发肺癌的 RR，而且综合吸烟与职业接触（石棉、多环芳烃、双氯甲醚或氯乙烯中任何一种接触史）者，不论每天吸烟支数，肺癌的 RR 均双倍于"单纯吸烟非职业接触者"，提示两因素的"倍增协同作用"（multiplicative effect）。过去，在职业性肺癌的研究中，往往只强调化学物的致癌作用而对吸烟的协同作用重视不够，现在应做观念上的转变。此外，还应重视工作场所被动吸烟对非吸烟者构成的威胁。因此，在实施工作场所健康促进时，应重视戒烟教育，同时使非吸烟者的健康权益得到保护。

3. 控制饮酒量　职业人群的过量饮酒常常可以导致工伤或意外事故。据 WHO 报告资料，在某些工业化国家，50% 的车祸、55% 的谋杀、28% 的婚姻暴力、40% 的自杀、18% 的烧伤及 23% 的意外伤害事故都与酗酒有关。我国交通部门报告酒后驾车交通事故率比平时高 5~6 倍，职业接触者经常过量饮酒与某些工业毒物如卤代烃类有协同作用，已证实可加剧该类毒物对肝脏的损伤乃至诱发中毒性肝病、肝硬化、肝癌。因此，无论是从职业安全还是职业卫生角度出发，在工作场所的健康促进中进行节制或控制饮酒量的教育是至关重要的。

4. 合理膳食营养　科学合理的膳食营养对机体健康、提高劳动生产率是十分重要的。同时，控制肥胖、减轻机体负荷，可使血压及血脂水平降低，从而可降低心脑血管疾病、糖尿病等的发病率，使职业人群保持旺盛的活力，出勤率及劳动生产率得以提高，即创造支持性环境。但是，我们国家属于发展中国家，整体人群特别是职业人群的膳食结构低蛋白、低热量状况尚需得到改善，根据目前国情通过努力使其达到 WHO 推荐的"面食米饭 40%、水果蔬菜 30%、鱼肉蛋白 20%、糖油盐 10%"，"金字塔型"膳食结构要求。

众所周知，膳食中摄入的高盐是诸如高血压、心脑血管疾病以及肥胖症等的危险因素。因此，在实施健康促进教育过程中，还应当大力提倡低盐饮食。WHO 建议每人每天的食盐摄入量应控制在 5g 左右。对长期在高温环境下作业的工人，应适当提供含盐饮料或在膳食中补充适量钠盐。

5. 职业紧张控制　心理健康影响因素通常可来自家庭、社会和工作环境，它既是一般卫生又是职业卫生问题。随着经济体制的变革，职业竞争的日趋激烈，职业性不良心理因素——职业紧张总是日益突出，已构成全球性的问题。据估计，目前全世界约有 15 亿人处于心理不健康状态，而受到重视的仅占 1%，这是造成缺勤或劳动力素质低下的重要因素之一。因此，对职业人群而言，如何紧张控制亦是职业健康促进的重要内容。

六、工作场所健康促进规划的实施与评价

（一）健康促进基本调查　工作场所健康促进的基本出发点就是针对所存在的影响健康的行为危险因素（包括环境中的危险因素），通过各种途径的健康教育和其他干预措施，矫正不健康行为，使其建立良好的生活习惯和劳动方式，以促进自身和他人的健康。因此，行为矫正是职业健康促进的一个重要目标。

实施职业健康促进的首要任务，就是要对职业者的行为和所处的职业环境状况进行"诊断"，对其存在的主要健康问题及需求进行评估，掌握第一手材料并进行"解剖"，以便确定在职业人群中开展健康教育的目标，设计健康促进方案、实施监测和效果评价的途径，构成一项完整的"系统工程"（图 2-1-14）。

（二）健康促进项目实施　实施职业健康促进通常需要诸多部门协作，属于多方参与、共同协作的综合性项目。

1990 年 WHO 关于在发展中国家实施健康促进规划中提出了三条基本原则：政府政策倡导，社会环境支持，授权公众参与。三条基本原则构成了健康促进的核心。

关于职业健康促进具体项目的实施，我国在这方面做了一些工作，如 1992—1995 年在 WHO 西太平洋区办事处的倡导和原卫生部共同支持的"上海工厂健康促进示范项目规划"就其工作内容进行了广泛的合作。示范项目具体内涵包括政策导向、环境支持、规划实施、过程监测、效果评价以及增强职业人群健康意识、提高参与素质等方面，旨在取得经验，逐步推广应用。目前，我国化学工业系统也已经在对职业人群进行健康监护的基础上，以健康教育为切入点，实施健康促进项目。

（三）监测评价　工作场所健康促进通常以"项目"方式实施，过程一般为 2～3 年，总体工作可分阶段监测、评价并及时总结、反馈，不断修正、完善。监测评价可分为过程评价、近期或中期效果评价以及远期或结局评价三个阶段。

1. 过程评价　主要是分析项目实施活动的可行性和有效性，及时了解项目进展情况并作必要修正和调整。

2. 近期与中期评价　近期效果着重评价影响行为的"三大因素"是否有所改变。中期

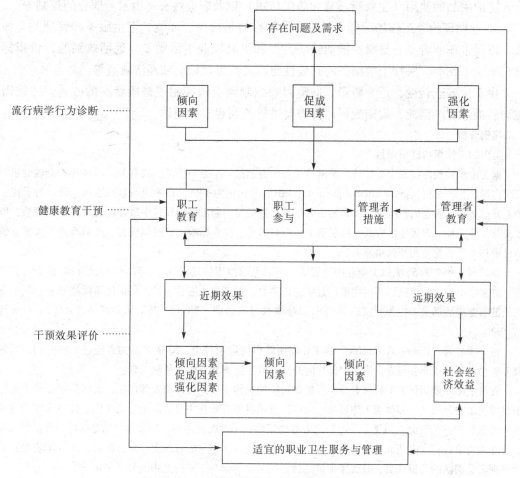

图 2-1-14　健康促进"系统工程"模式

效果评价可以跨越一步，直接评价行为危险因素是否有所降低，常见病、多发病是否呈现控制趋势以及作业环境是否有所改善等。近期与中期效果评价其具体项目实施应包括以下内容。

（1）主要危险因素改变：通过对相关内容如知识、态度、信念、实践（knowledge，attitude，belief，practice）知晓率问卷调查（KABP调查）。了解人们的卫生知识水平、态度、信念及行为情况，如吸烟、饮酒、自我保健意识、合理营养、个人卫生习惯、职业卫生防护以及体育锻炼等方面的改变。

（2）疾病控制：主要包括肠道传染病发病率、重点控制疾病率和"重点病"所致缺勤率。

（3）健全卫生服务：主要包括医疗卫生服务方向和模式的转变如高血压控制、健康监护和环境卫生等。

（4）职业卫生：主要包括生产设备的技术改造和生产过程的技术改造（革新）、某些个人防护用品的使用（主要指耳塞和防尘口罩）以及职业性有害因素与职业病控制等。

3. 远期评价　工作场所健康促进的最终目的是行为、环境、卫生服务和管理的全面改善，以促进职业者身心健康。推动经济发展和提高职业生活质量。远期效果的评价指标是发病率、工伤率、医疗卫生服务的有效性与可及性以及社会和经济效益等。

由于从观念转变、行为矫正、危险因素控制到疾病控制或健康状况的改善，往往需要相当长的过程。因此，远期效果评价需要进行长期观察、随访。

案例分析

美国的工作场所健康项目

据美国疾病预防控制中心估计，美国早死者中有超过一半是与生活方式有关。1994 年，全国健康服务费用占国民生产总值（gross national product，GNP）的比例为 14%，并表现明显的逐年上升。为了控制这种上升的势头，雇主们积极推行疾病预防和健康促进项目。健康促进项目中最普遍的是高血压筛检，以后依次是营养干预、健康生活方式、控制烟草、控制体重、癌症筛检、健康俱乐部、产前检查。大多数健康项目中加入了药物滥用预防措施。

1987 年，65% 的 50 人以上企业中开展了一项以上的健康促进活动，而现在的大公司都设立有健康中心，许多中小型公司也提供不同类型的健康促进项目。更多雇主愿意为职工提供健康促进服务，其中最常见的健康促进活动是工作场所控烟（80%）、健康教育与培训（78%）、健康风险评估（76%）、特殊计划（71%）。

在一项名为"Procter & Gamble"的工作场所健康促进项目中，8334 名参加者经过 3 年时间，其健康服务支出显著低于非参与者，表现出低住院开支、低住院率和更少的住院天数。

针对个体的健康促进项目只有在具有健康环境的机构中才能更好地发挥作用，机构健康促进主要致力于建设健康的公司文化和改善工作环境。健康促进项目的有效性主要取决于公司文化支持一个综合性的健康和（或）生产力计划。以下是一些行之有效的策略：①健康促进项目与公司的战略保持一致；②领导者支持和参与项目；③团队成员在推进健康项目时有热情；④重要的管理者愿意为项目合理分配资源；⑤商业管理者是团队的关键成员；⑥健康促进的目标职员高度参与、支持健康的公司文化。

有关研究和实践表明，职工健康的改善和职业生命质量的提高，会明显的提高生产力和节约开支。在美国亚利桑那州梅瑟城开展的回顾性研究结果显示，参加了此项工作场所健康促进项目的职工，健康服务的支出明显降低，在健康促进上每花 1 美元，可以节约 3.6 美元的医疗服务开支。5 个大公司健康促进投资回报在 2.05~6.16 美元。

思考题

1. 工作场所健康促进目的、目标。
2. 论述健康教育在工作场所健康促进中的作用。

（杨　磊）

第二章　职业性有害因素的监督与控制

第一节　职业卫生法规与监督

一、概述

各国职业卫生法律体系以及监督管理模式与各国的历史、社会体制有关，因此，各国职业卫生监管模式差异很大。德国在 19 世纪即着手建立社会保障系统，对职工的疾病、养老和工伤事故启动保险尝试，并于 1894 年 7 月 6 日出台世界上第一部事故保险法（包括工伤和职业病）。相比之下，美国联邦政府管理职业卫生起步较晚，1970 年以前美国尚没有一部全国性职业卫生法律法规，某些州虽有地方性法规，但在保护劳动者权益程度上各州间差别很大。1970 年美国国会颁布职业安全与卫生法，要求为全国工人提供安全和健康的工作条件。

随着全球经济一体化，职业卫生法律法规与监督管理已成为国际化问题。自 20 世纪 70 年代起，发达国家的工业开始向发展中国家转移。世界银行 1981 年报告称亚洲（日本除外）、拉丁美洲和东欧为新兴市场（emerging market），发达国家投资占当地发展资金的 2/3。工业化给这些国家的经济和社会带来发展机遇，但也造成了环境状况恶化、劳动者健康受损等负面效应。许多发展中国家甚至没有颁布劳动保护法律法规，即使有，也缺乏监督管理，劳动者的健康权得不到保障。2013 年国际劳工组织（International Labor Organization，ILO）报道，在全球范围内，目前职业病仍然是造成工伤死亡事故的主要因素，它给全球劳工界带来了巨大痛苦和损失。据联合国统计资料显示，每年有 2 340 000 人死于职业病和工伤事故，其中仅有 320 000 人是由于意外工伤事故造成的，其余 2 020 000 人均是因各类工作相关疾病造成的。而全世界每年发生的职业病病例几乎都集中在发展中国家。

为了在全球范围保障劳动者的健康，某些国际组织和学术团体制订了一系列职业安全与卫生法规，例如，ILO 把政府、雇主和工会联络到一起，为争取社会正义，为更好的工作和生活条件而联合行动。ILO 的主要工作之一是制订劳动和社会事务方面的国际标准。这些标准以公约和建议的形式公布，其中 70% 涉及职业安全与卫生。它支持各国制订职业安全和卫生政策，建立专门的机构和服务设施、组织培训，并鼓励第三方参与。ILO 设有国际职业安全与卫生信息中心（International Occupational Safety and Health Information Center，CIS）。CIS 提供职业安全与卫生领域的各种文献资料。ILO 近年提出工人有权"体面工作"（decent work）的号召。WHO 是联合国建立的健康专门机构。WHO 的目标是使人民达到最高水平的健康，即健康不仅是没有疾病或虚弱，而是身体、精神及社会适应上的完好状态。WHO 于 1996 年提出"人人享有职业卫生"的全球策略，大力宣传和促进职业卫生工作。WHO 职业卫生办公室支持各国制订计划，保护和促进工人的健康。该办公室还负责评阅卫生标准，尤其是工业卫生指南，协调职业卫生研究和流行病学调查。WHO 全球化中心支持发达国家与发展中国家交流职业卫生的经验。国际标准化组织（ISO）是由世界上 140 多个国家的标准组织形成的联盟。ISO 本身是非政府组织，包括两千多个技术团体。它的任务在于促进世界范围的标准化及有关活动，以便增进贸易和服务的国际交流以及文化、科学、技术和经济的合作。近年来，ISO 提出了产品质量（ISO9000）和环境管理体系（ISO14000）两项标准。ISO9000 将安全性看作产品的一种质量，要求把伤害（对人）或损坏的风险控制在可接受水平。ISO14000 要求企业必须遵守政府的环境卫生法律法规。这些规定并非职业安全与卫生的国际标准，但它与生产贸易挂钩，可望促进企业甚至政府重视职业安全卫生和环境保护。

国际组织还致力于制订推荐性的、自愿实行的其他政策与规定。最重要工作是努力制订一项权威的、国际性的赔偿保险机制，保障各国劳动者因工伤和职业病而享有的基本赔偿权益不受侵害。

我国职业卫生法制建设启动于中华人民共和国成立之后，中央政府对职工的健康非常重视，在新中国成立时颁布的《中国人民政治协商会议共同纲领》中第 32 条明确规定"实行工厂检查制度，以改进工矿的安全和卫生设备"。1950 年 5 月 31 日，国家颁布了《工厂卫生暂行条例草案（试行）》，第三十二条规定："工作时散放有害健康的蒸气、气体与灰尘之机器，应经常检查及修理，以保持密闭状态"。这些规定，在当时发挥了效应，并通过不同形式的劳动卫生组织机构得到保证和实施。1956 年国务院颁发了《关于防止厂矿企业中矽尘危害的决定》，这是国家专为消除厂矿中矽尘危害，保护职工的安全和健康做出的决定。1957 年还首次公布了 14 种法定职业病名单。

我国改革开放以来，法规制度不断健全。原卫生部 1983 年发布了《职业病报告办法》并在 1988 年制定了新的《职业病报告办法》于 1989 年 1 月 1 日起执行，原报告办法废止。1984 年颁布了《职业病诊断管理办法》，并分别于 2002 年和 2013 年修订并公布了新的《职业病诊断与鉴定管理办法》，新的《职业病诊断与鉴定管理办法》于 2013 年 1 月 9 日经原卫生部部务会审议通过，自 2013 年 4 月 10 日起施行。国务院 1984 年还专门下发了《关于加强防尘防毒工作的决定》，在决定中要求："对那些工艺落后，尘毒危害严重，经济效益低又无力改造的企业，应当下决心关、停、并、转。"在 1987 年又颁布了《中华人民共和国尘肺病防治条例》，对防尘、监督与监测、职业性健康管理以及违法处罚等都做出了明确的规定。《中华人民共和国尘肺病防治条例》是建国之后国家在职业卫生方面颁布的第一部卫生法规，标志着职业卫生管理和职业病防治开始走向法制化的轨道。1995 年颁布的《劳动法》对劳动卫生与职业病防治也提出了一些原则性的要求和规定。为保护广大劳动者的健康，也为适应全球经济一体化，我国颁布了《中华人民共和国职业病防治法》，并于 2002 年 5 月 1 日起实施。《中华人民共和国职业病防治法》是 21 世纪我国颁布的第一部卫生单行法律，但是随着社会的发展，原先颁布的法律部分条款已不能适应社会事业发展需要，例如用人单位和劳动者之间的劳动关系有时难以认定、监管体制不够顺畅、患者进行职业病鉴定时，有关职业史等资料有时难以取得等问题。为此，中央机构编制委员会办公室（编办）在 2010 年印发了《关于职业卫生监督部门职责分工的通知》（中央编办发〔2010〕104 号），规定了国务院有关部门在职业卫生监督方面的职责分工，2011 年 12 月 31 日第十一届全国人民代表大会常务委员会第二十四次会议通过了《中华人民共和国职业病防治法》修正案，自公布之日起施行。此外，为了加强安全生产监督管理，防止和减少生产安全事故，保障人民群众生命和财产安全，促进经济发展，国家还制定了《中华人民共和国安全生产法》，并于 2002 年 11 月 1 日实施。

二、我国职业病防治法

我国职业病防治法以保护广大劳动者健康权益为宗旨，确立了我国职业病防治工作坚持预防为主、防治结合的原则；建立用人单位负责、行政机关监管、行业自律、职工参与和社会监督的职业病防治工作机制；实行分类管理、综合治理。该法律规定了我国在预防、控制和消除职业病危害、防治职业病中的各种法律制度。我国职业病防治法规定，用人单位是承担职业病防治义务的主体，劳动者是职业病防治的权益受保护的主体，政府是执法主体，而技术机构则要提供相应的职业卫生服务。劳动者有权向用人单位主张健康受保护权利，用人单位必须依法履行保护劳动者健康的义务。这种权利与义务的对等关系构建了职业病防治法的法律关系基础。

《中华人民共和国职业病防治法》共七章 90 条，分总则、前期预防、劳动过程中的防护与管理、职业病诊断与职业病病人保障、监督检查、法律责任和附则。

总则　明确了立法宗旨、范围、职业病防治工作的方针、劳动者依法享有的职业卫生保护的权利、用人单位对本单位产生的职业病危害承担的责任、国家实行职业卫生监督制度等。工会组织依法对职业病防治工作进行监督，维护劳动者的合法权益。用人单位对本单位产生的职业病危害承担责任，用人单位的主要负责人对本单位的职业病防治工作全面负责。国家实行职业卫生监督制度，县级以上地方人民政府安全生产监督管理部门、卫生行政部门、劳动保障行政部门依据各自职责，负责本行政区域内职业病防治的监督管理工作。

第二章　以前期预防为题，共 7 条，阐述了用人单位应当依照法律、法规要求，严格遵守国家职业卫生标准，落实职业病预防措施，从源头上控制和消除职业病危害。法律规定用人单位应当提供符合职业卫生要求的工作场所，应当及时、如实地向安全生产监督管理部门申报可产生职业病危害的项目。新建、扩建、改建项目和技术改造、技术引进项目（统称建设项目），可能产生职业病危害时，建设单位在可行性论证阶段应当向安全生产监督管理部门提交职业病危害预评价报告。建设项目的职业病防护设施必须与主体工程同时设计，同时施工，同时投入生产和使用，所需费用应当纳入建设项目工程预算。职业病危害严重的建设项目的防护设施设计，应当经安全生产监督管理部门审查，符合国家职业卫生标准和卫生要求的，方可施工。建设项目竣工验收时，其职业病防护设施经安全生产监督管理部门验收合格后，方可投入正式生产和使用。职业病危害预评价、职业病危害控制效果评价由依法设立的取得国务院安全生产监督管理部门或者设区的市级以上地方人民政府安全生产监督管理部门按照职责分工给予资质认可的职业卫生技术服务机构承担。国家对从事放射性、高毒、高危粉尘等作业实行特殊管理。

第三章 明确了用人单位应当采取的职业病防治管理措施，用人单位必须采用有效的防护设施，并为劳动者提供个人防护用品；应当采用新技术、新工艺、新材料，逐步替代那些危害严重的；应当设置公告栏，公布职业病防治的规章制度、操作规程、职业病危害事故应急救援措施和职业病危害因素检测结果等。本章还规定，对可能发生急性职业损伤的有毒、有害工作场所，用人单位应当设置报警装置，配置现场急救用品、冲洗设备、应急撤离通道和必要的泄险区；对职业病危害因素要进行日常监测；可能产生职业病危害的化学品、放射性同位素和含有放射性物质的材料的警示标识和中文警示说明；控制职业病危害作业转移；用人单位对劳动者有职业病危害的告知义务；开展劳动者的职业卫生培训；为劳动者建立职业健康监护档案；急性职业病危害事故的应急救援和控制措施等，并对劳动者享有的职业卫生保护权利等都作出了明确的法律规定。

第四章 对职业病诊断与职业病病人保障等问题做出了明确的规定。职业病诊断应当由经省、自治区、直辖市人民政府卫生行政部门批准的医疗卫生机构承担。劳动者可以在单位所在地、本人户籍所在地或者经常居住地的承担职业病诊断的医疗卫生机构进行职业病诊断。承担职业病诊断的医疗卫生机构在进行职业病诊断时，应当组织三名以上取得职业病诊断资格的执业医师集体诊断。用人单位和医疗卫生机构发现职业病或疑似职业病病人时，要及时向有关部门报告。对职业病诊断有异议的，可以向作出诊断的医疗卫生机构所在地的地方人民政府卫生行政部门申请鉴定。职业病诊断鉴定委员会由专家组成，各省、自治区、直辖市人民政府卫生行政部门设立相关的专家库。职业病诊断鉴定费用由用人单位承担。职业病诊断鉴定委员会组成人员应当遵守职业道德，客观、公正地进行诊断鉴定，并承担相应的责任。职业病诊断鉴定委员会组成人员不得私下接触当事人，不得收受当事人的财物或者其他好处，与当事人有利害关系的，应当回避。职业病病人依法享受国家规定的职业病待遇，如及时的治疗、康复和定期检查；不适宜继续从事原工作的职业病病人，应当调离原岗位，并妥善安置；从事接触职业病危害作业的劳动者，应享受适当岗位津贴等。职业病病人的诊疗、康复费用，伤残以及丧失劳动能力的职业病病人的社会保障，除应按照国家有关工伤社会保险的规定执行外，当事人还可依照有关民事法律，有权向用人单位提出赔偿要求。职业病病人变动工作单位，其依法享有的待遇不变。用人单位已经不存在或者无法确认劳动关系的职业病病人，可以向地方人民政府民政部门申请医疗救助和生活等方面的救助。

第五章 监督检查规定"县级以上人民政府职业卫生监督管理部门依照职业病防治法律、法规、国家职业卫生标准和卫生要求，依据职责划分，对职业病防治工作进行监督检查"。安全生产监督管理部门履行监督检查职责时，有权采取下列措施：①进入被检查单位和职业病危害现场，了解情况，调查取证；②查阅或者复制与违反职业病防治法律、法规的行为有关的资料和采集样品；③责令违反职业病防治法律、法规的单位和个人停止违法行为。发生职业病危害事故或者有证据证明危害状态可能导致职业病危害事故发生时，安全生产监督管理部门可以采取临时控制措施，在职业病危害事故或者危害状态得到有效控制后，应当及时解除控制措施。采取的临时控制措施包括①责令暂停导致职业病危害事故的作业；②封存造成职业病危害事故或者可能导致职业病危害事故发生的材料和设备；③组织控制职业病危害事故现场。职业卫生监督执法人员依法执行职务时，应当出示监督执法证件，被检查单位应当接受检查并予以支持配合，不得拒绝和阻碍。

第六章 在法律责任中，规定了违反《职业病防治法》的行为应追究的法律责任，共17 条。法律责任包括①行政责任：职业卫生监督部门依法可以给予涉事的用人单位、职业卫生技术服务机构、职业健康检查机构、职业病诊断机构及其主管者或直接责任人警告、责令限期改正；罚款、没收违法所得；提请有关政府责令其停建或关闭，责令停止产生职业病危害作业；取消职业卫生技术服务或职业健康检查、职业病诊断资格；没收非法收受的财物等；②刑事责任：用人单位违反《职业病防治法》规定，造成重大职业病危害事故或者其他严重后果，构成犯罪的，对直接负责的主管人员和其他直接责任人员，依法追究刑事责任；③民事责任：职业病病人有权向用人单位提出赔偿要求。

我国职业病防治法所列条款，根据其目的不同可分为 2 大类：预防职业病的规范性条款和违反职业病防治法的处罚性条款。规范性条款强调预防为先导，预防应先于处罚的原则。法律体系体现了预防第一的原则。例如，法律第二章前期预防共 7 条，该章规定，用人单位应当依照法律、法规要求，严格遵守国家职业卫生标准，落实职业病预防措施，从源头上控制和消除职业病危害，产生职业病危害的用人单位的设立除应当符合法律、行政法规规定的设立条件外，其工作场所还应当符合职业卫生要求，设置职业卫生管理机构和制度以及"三同时"等。在劳动者健康权保障方面规定，用人单位应当安排职业病病人进行治疗、康复和定期健康检查；职业病病人除依法享有工伤保险外，依照有关民事法律，还有获得赔偿的权利，即有权向用人单位提出赔偿要求。

三、职业病防治法配套法规

为了使我国《职业病防治法》得到有效地贯彻执行，在 2002 年 5 月 1 日正式颁布《职业病防治法》后，国务院及原卫生部相继颁布了一系列的职业病防治法的配套法规，其中包括《国家职业卫生标准管理办法》、《职业病危害项目申报管理办法》、《建设项目职业病危害分类管理办法》、《职业健康监护管理办法》、《职业病诊断与鉴定管理办法》、《职业病危害事故调查处理办法》、《职业卫生技术服务机构管理办法》及 157 项国家职业卫生标准。另外，国务院 1987 年颁布的《中华人民共和国尘肺病防治条例》、1988 年颁布的《女职工劳动保护规定》以及后续颁布的《使用有毒物品作业场所劳动保护条例》等在没有新的法规出台之前，仍然具有法律效力。在 2011 年 12 月 31 日《职业病防治法》修正案通过后，国家安全生产监督管理总局已修订部分配套法规，例如安全生产监督管理部门制订颁布了《工作场所职业卫生监督管理规定》、《职业病危害项目申报办法》、《用人单位职业健康监护监督管理办法》、《职业卫生技术服务机构监督管理暂行办法》和《建设项目职业卫生"三同时"监督管理暂行办法》等配套法律文件。

（一）职业病危害项目申报管理办法 《职业病危害项目申报管理办法》（《办法》经2012 年 3 月 6 日国家安全生产监督管理总局局长办公会议审议通过，2012 年 4 月 27 日以国家安全生产监督管理总局第 48 号令公布。该《办法》共 17 条，自 2012 年 6 月 1 日起施行。国家安全生产监督管理总局 2009 年 9 月 8 日公布的《作业场所职业危害申报管理办法》废止。该《办法》以新修订的《职业病防治法》为依据，对职业病危害项目申报的内容、方式、程序以及变更申报、监督检查等做了明确规定，新《办法》有利于更加简便地反映用人单位职业病危害状况，及时摸清底数，同时也可减轻用人单位负担。

根据《申报办法》规定，职业病危害项目申报工作实行属地分级管理。中央企业、省属企业及其所属用人单位的职业病危害项目，向其所在地设区的市级人民政府安全生产监督管理部门申报；其他用人单位的职业病危害项目，向其所在地县级人民政府安全生产监督管理部门申报。用人单位（煤矿除外）工作场所存在职业病目录所列职业病的危害因素的，应当及时、如实向所在地安全生产监督管理部门申报危害项目，并接受安全生产监督管理部门的监督管理。用人单位申报职业病危害项目时，应当提交《职业病危害项目申报表》和下列文件、资料：①用人单位的基本情况；②工作场所职业病危害因素种类、分布情况以及接触人数；③法律、法规和规章规定的其他文件、资料。

用人单位应当首先通过"职业病危害项目申报系统"进行电子数据申报，同时将《职业病危害项目申报表》加盖公章并由本单位主要负责人签字后，按照本办法相关规定，连同有关文件、资料一并上报所在地设区的市级、县级安全生产监督管理部门。受理申报的安全生产监督管理部门应当自收到申报文件、资料之日起 5 个工作日内，出具《职业病危害项目申报回执》。对于新建、改建、扩建、技术改造或者技术引进建设项目的，应自建设项目竣工验收之日起 30 日内进行申报。因技术、工艺、设备或者材料等发生变化导致原申报的职业病危害因素及其相关内容发生重大变化的，应自发生变化之日起 15 日内进行申报。用人单位工作场所、名称、法定代表人或者主要负责人发生变化的，应自发生变化之日起 15 日内进行申报。经过职业病危害因素检测、评价，发现原申报内容发生变化的，应自收到有关检测、评价结果之日起 15 日内进行申报。用人单位终止生产经营活动的，应当自生产经营活动终止之日起 15 日内向原申报机关报告并办理注销手续。

受理申报的安全生产监督管理部门应当建立职业病危害项目管理档案，应当依法对用人单位职业病危害项目申报情况进行抽查，并对职业病危害项目实施监督检查。

（二）建设项目职业卫生"三同时"监督管理暂行办法《建设项目职业卫生"三同时"监督管理暂行办法》（《三同时监管办法》）2012 年 4 月 27 日以国家安全生产监督管理总局第 51 号令公布。《三同时监管办法》分总则、职业病危害预评价、职业病防护设施设计、职业病危害控制效果评价与防护设施竣工验收、法律责任和附则共 6 章 39 条，自 2012 年 6 月 1 日起施行。《三同时监管办法》围绕可能产生职业病危害的新建、改建、扩建和技术改造、技术引进建设项目（建设项目）职业病防护设施建设及其监督管理，明确提出了建设项目职业病危害预评价、职业病防护设施设计、职业病危害控制效果评价和职业病防护设施竣工等要求。其范围包括所有存在或产生《职业病危害因素分类目录》所列职业病危害因素的建设项目。《办法》还规定建设单位是建设项目职业病防护设施建设的责任主体。建设项目职业病防护设施必须与主体工程同时设计、同时施工、同时投入生产和使用（职业卫生"三同时"）。职业病防护设施所需费用应当纳入建设项目工程预算。

《三同时监管办法》对建设项目实施分级管理。国家安全监管总局对全国建设项目职业卫生"三同时"实施监督管理，并在国务院规定的职责范围内承担国务院及其有关主管部门审批、核准或者备案的建设项目职业卫生"三同时"的监督管理。县级以上地方各级安全生产监管部门对本行政区域内的建设项目职业卫生"三同时"实施监督管理，具体办法由省级安全生产监管部门制订，并报国家安全生产监管总局备案。

《三同时监管办法》对建设项目实施分类管理，类别不同，要求不同。建设项目按可能发生的职业病危害分为一般、较重和严重三类。职业病危害一般的建设项目，其职业病危害预评价报告应当向安全生产监管部门备案，职业病防护设施由建设单位自行组织竣工验收，并将验收情况报安全生产监管部门备案；职业病危害较重的建设项目，其职业病危害预评价报告应当报安全生产监管部门审核；职业病防护设施竣工后，由安全生产监管部门组织验收；职业病危害严重的建设项目，其职业病危害预评价报告应当报安全生产监管部门审核，职业病防护设施设计应当报安全生产监管部门审查，职业病防护设施竣工后，由安全生产监管部门组织验收。此项工作采用目录管理的办法，凡列在目录中的项目都必须完成职业卫生"三同时"工作。

《三同时监管办法》要求对可能产生职业病危害的建设项目，建设单位应当在建设项目可行性论证阶段委托具有相应资质的职业卫生技术服务机构进行职业病危害预评价，编制预评价报告。为进一步落实建设单位主体责任，规定职业病危害预评价报告编制完成后，建设单位应当组织有关职业卫生专家和本单位相关人员，对职业病危害预评价报告进行评审。经评审后的职业病危害预评价报告由建设单位或其上级主管部门根据要求向安全生产监管部门提交审核或者备案申请，安全生产监管部门按照程序进行审核或者备案。存在职业病危害的建设项目，建设单位应当委托具有相应资质的设计单位编制职业病防护设施设计专篇。对于可能出现严重职业病危害的建设项目，经评审后的职业病防护设施设计专篇由建设单位或其上级主管部门根据要求向安全生产监管部门提交审查申请，安全生产监管部门按照程序进行审查。

《三同时监管办法》规定建设单位应当按照职业病防护设施设计专篇要求落实职业病防护设施的建设，在建设期间，建设单位应当对其进行经常性的检查，对发现的问题及时进行整改。建设项目完工后试运行期间，建设单位应当对职业病防护设施运行的情况和工作场所的职业病危害因素进行监测，并在试运行期间委托具有相应资质的职业卫生技术服务机构进行职业病危害控制效果评价。职业病危害控制效果评价报告编制完成后，建设单位应当组织有关职业卫生专家和本单位相关人员，对职业病危害控制效果评价报告进行评审，对职业病防护设施进行自行验收。建设单位要对职业病危害控制效果评价报告的真实性、合法性负责，并保证职业病防护设施具备验收条件。然后再由建设单位或其上级主管部门根据要求向安全生产监管部门提交验收或者备案申请，安全生产监管部门按照程序进行验收或者备案。

（三）建设项目职业病危害风险分类管理　为加强建设项目职业卫生"三同时"的监督管理工作，国家安全生产监督管理总局根据《中华人民共和国职业病防治法》第十七条及《建设项目职业卫生"三同时"监督管理暂行办法》（国家安全监管总局令第 51 号）第六条的规定，以安监总安健〔2012〕73号，公布了《建设项目职业病危害风险分类管理目录》（2012年版），于2012年5月31日生效。《建设项目职业病危害风险分类管理目录》是指导安全生产监督管理部门实行建设项目职业卫生"三同时"分类监督管理的依据，各级安全生产监督管理部门可按照《建设项目职业卫生"三同时"监督管理暂行办法》和《建设项目职业病危害风险分类管理目录》对建设项目职业卫生"三同时"工作实施监督管理，并指导建设单位和职业卫生技术服务机构开展建设项目职业病危害评价工作。《建设项目职业病危害风险分类管理目录》是在综合考虑《职业病危害因素分类目录》所列各类职业病危害因素及其可能产生的职业病和建设项目可能产生职业病危害的风险程度的基础上，按照《国民经济行业分类》（GB/T 4754-2011），对可能存在职业病危害的主要行业进行分类，并将职业病危害风险分成严重、较重和一般3类。在实际运用中，如果建设项目拟采用的原材料、主要生产工艺和产品等可能产生的职业病危害的风险程度，与其在《建设项目职业病危害风险分类管理目录》中所列行业职业病危害的风险程度有明显区别的，建设单位和职业卫生技术服务机构可以通过职业病危害预评价作出综合判断，根据评价结果确定该建设项目职业病危害的风险类别。

（四）用人单位职业健康监护监督管理办法　该《办法》经2012年3月6日国家安全生产监督管理总局局长办公会议审议通过，2012年4月27日国家安全生产监督管理总局令第49号公布。《办法》分总则、用人单位的职责、监督管理、法律责任和附则5章32条，自2012年6月1日起施行。《办法》对用人单位从事接触职业病危害作业的劳动者（劳动者）上岗前、在岗期间、离岗时以及应急职业健康检查和职业健康监护档案管理作出了详细的规定，并对违反相关规定的法律责任做出了明确的规定。职业健康监护的主要内容包括劳动者上岗前、在岗期间、离岗时以及健康监护档案管理等4个方面。《办法》在此基础上，依据《职业健康监护技术规范》（GBZ188）的规定，增加了应急职业健康检查的内容。职业健康检查是为了及时发现劳动者的职业禁忌和职业性健康损害，根据劳动者的职业接触史，对劳动者进行有针对性的定期或不定期的健康体检称为职业健康检查。职业健康检查是落实用人单位义务、实现劳动者权利的重要保障，是落实职业病诊断鉴定制度的前提，也是社会保障制度的基础，它有利于保障劳动者的健康权益，减少健康损害和经济损失，减轻社会负担。

1. 职业健康检查　职业健康检查包括上岗前、在岗期间、离岗时和发生职业病危害事故时的应急健康检查。①上岗健康检查。用人单位应当对以下劳动者进行上岗前的职业健康检查：拟从事接触职业病危害作业的新录用劳动者，包括转岗到该作业岗位的劳动者；拟从事有特殊健康要求作业的劳动者。同时，用人单位不得安排未经上岗前职业健康检查的劳动者从事接触职业病危害的作业，不得安排有职业禁忌的劳动者从事其所禁忌的作业。此外，用人单位不得安排未成年人从事接触职业病危害的作业，不得安排孕期、哺乳期的女职工从事对本人和胎儿、婴儿有危害的作业。②在岗健康检查。用人单位应当根据劳动者所接触的职业病危害因素，按照《职业健康监护技术规范》（GBZ188）等国家职业卫生标准的规定和要求，定期安排劳动者进行在岗期间的职业健康检查。需要复查的，应当安排复查。在出现特殊情形时，用人单位还应立即组织有关劳动者进行应急职业健康检查：

接触职业病危害因素的劳动者在作业过程中出现与所接触职业病危害因素相关的不适症状的；劳动者受到急性职业中毒危害或者出现职业中毒症状的。③离岗健康检查。用人单位应当在从事职业病危害作业或岗位的劳动者离岗前30日内组织劳动者进行离岗时的职业健康检查。劳动者离岗前90日内的在岗期间职业健康检查可以视为离岗时的职业健康检查。未进行离岗职业健康检查的劳动者，用人单位不得解除或者终止与其订立的劳动合同。④用人单位发生变更情形下的健康检查。用人单位发生分立、合并、解散、破产等情形时，应当对劳动者进行职业健康检查，并依照国家有关规定妥善安置职业病病人。⑤出现下列情况之一的，用人单位应当立即组织有关劳动者进行应急职业健康检查：接触职业病危害因素的劳动者在作业过程中出现与所接触职业病危害因素相关的不适症状的；劳动者受到急性职业中毒危害或者出现职业中毒症状的。

2. **职业健康监护档案管理** 劳动者职业健康监护档案是劳动者健康变化与职业病危害因素关系的客观记录，是职业病诊断鉴定的重要依据之一，也是法院审理健康权益案件的物证。因此职业健康监护档案的内容应当满足连续、动态观察劳动者健康状况、诊断职业病以及职业卫生执法的需要，内容应当完整简要。职业健康监护档案包括下列内容：①劳动者姓名、性别、年龄、籍贯、婚姻、文化程度、嗜好等情况；②劳动者职业史、既往病史和职业病危害接触史；③历次职业健康检查结果及处理情况；④职业病诊疗资料；⑤需要存入职业健康监护档案的其他有关资料。安全生产行政执法人员、劳动者或者其近亲属、劳动者委托的代理人有权查阅、复印劳动者的职业健康监护档案。劳动者离开用人单位时，有权索取本人职业健康监护档案复印件，用人单位应当如实、无偿提供，并在所提供的复印件上签章。

（五）**职业病诊断与鉴定管理办法** 该办法于2013年1月9日经原卫生部部务会审议通过，自2013年4月10日起施行。2002年3月28日原卫生部公布的《职业病诊断与鉴定管理办法》同时废止。本办法共有七章，六十三条，其主要内容包括总则、诊断机构、诊断、鉴定、监督管理、法律责任和附则。

1. **职业病诊断机构** 本管理办法规定省、自治区、直辖市人民政府卫生行政部门（省级卫生行政部门）应当结合本行政区域职业病防治工作制订职业病诊断机构设置规划，报省级人民政府批准后实施。从事职业病诊断的医疗卫生机构，应当具备以下条件：①持有《医疗机构执业许可证》；②具有相应的诊疗科目及与开展职业病诊断相适应的职业病诊断医师等相关医疗卫生技术人员；③具有与开展职业病诊断相适应的仪器、设备；④具有健全的职业病诊断质量管理制度。

医疗卫生机构欲从事职业病诊断，应当向省级卫生行政部门提出申请，获得批准后才能开展职业病诊断工作，并履行职业病诊断机构的职责。

职业病诊断机构中从事职业病诊断的医师必须具备一定的条件，并取得省级卫生行政部门颁发的职业病诊断资格证书，才有资格进行职业病诊断。应具备的条件有①具有医师执业证书；②具有中级以上卫生专业技术职务任职资格；③熟悉职业病防治法律规范和职业病诊断标准；④从事职业病诊断、鉴定相关工作三年以上；⑤按规定参加职业病诊断医师相应专业的培训，并考核合格。

职业病诊断机构依法独立行使诊断权，并对其做出的诊断结论承担责任。劳动者可以选择用人单位所在地、本人户籍所在地或者经常居住地的职业病诊断机构进行诊断。

职业病诊断机构应当按照《职业病防治法》和本管理办法的有关规定以及国家职业病诊断标准，依据劳动者的职业史、职业病危害接触史和工作场所职业病危害因素情况、临床表现以及辅助检查结果等，进行综合分析，作出诊断结论。

职业病诊断机构在进行职业病诊断时，应当组织三名以上单数并取得职业病诊断资格的执业医师进行集体诊断。职业病诊断医师应当独立分析、判断、提出诊断意见，任何单位和个人无权干预。职业病诊断机构在进行职业病诊断时，诊断医师对诊断结论有意见分歧的，应当根据半数以上诊断医师的一致意见形成诊断结论，对不同意见应当如实记录。参加诊断的职业病诊断医师不得弃权。

职业病诊断机构做出职业病诊断后，应当向当事人出具职业病诊断证明书。职业病诊断证明书应当包括以下内容：①劳动者、用人单位基本信息。②诊断结论。确诊为职业病的，应当载明职业病的名称、程度（期别）、处理意见。③诊断时间。该证明书应当由参加诊断的医师共同签署，并经职业病诊断机构审核盖章。证明书应当一式三份，劳动者、用人单位各执一份，诊断机构存档一份。

2. 职业病鉴定　当事人对职业病诊断机构作出的职业病诊断有异议的，在接到职业病诊断证明书之日起 30 日内，可以向作出诊断的医疗卫生机构所在地设区的市级卫生行政部门申请鉴定。设区的市级职业病诊断鉴定委员会负责职业病诊断争议的首次鉴定。当事人对设区的市级职业病诊断鉴定委员会的鉴定结论不服的，在接到职业病鉴定书之日起 15 日内，可以向原鉴定机构所在地省级卫生行政部门申请再鉴定。职业病鉴定实行两级鉴定制，省级职业病诊断鉴定委员会的鉴定为最终鉴定。

省级卫生行政部门应当设立职业病诊断鉴定专家库。专家库由具备下列条件专业技术人员组成：①具有良好的业务素质和职业道德；②具有相关专业的高级技术职务任职资格；③熟悉职业病防治法律规范和职业病诊断标准；④身体健康，能够胜任职业病诊断鉴定工作。

参加职业病鉴定的专家，由申请鉴定的当事人在职业病诊断鉴定办事机构的主持下，从专家库中以随机抽取的方式确定。当事人也可以委托职业病诊断鉴定办事机构抽取专家。专家组人数为 5 人以上单数，其中相关专业职业病诊断医师应当为本次专家人数的半数以上。疑难病例应当增加专家组人数，充分听取意见。专家组设组长一名，由专家组成员推举产生。在特殊情况下，经当事人同意，职业病鉴定办事机构根据鉴定工作的需要，可以聘请本省、自治区、直辖市以外的相关专业专家作为专家组成员，并有表决权。

当事人申请职业病鉴定时，应当提供必要的材料。职业病诊断鉴定委员会专家在有下列情况之一时，必须回避：①是职业病鉴定当事人或者当事人近亲属的；②已参加当事人职业病诊断或者首次鉴定的；③与职业病诊断鉴定有利害关系的；④与职业病鉴定当事人有其他关系，可能影响公正鉴定的。

职业病鉴定办事机构应当在受理鉴定申请之日起 60 日内组织鉴定、形成鉴定结论，并在鉴定结论形成后 15 日内出具职业病鉴定书。专家组应当认真审阅有关资料，依照有关规定和职业病诊断标准，经充分合议后，运用科学原理和专业知识，独立进行鉴定。在事实清楚的基础上，进行综合分析，做出鉴定结论，并制作鉴定书。鉴定结论应当经专家组三分之二以上成员通过。鉴定过程应当如实记载各种意见。职业病鉴定书应当于鉴定结论作出之日起 20 日内由职业病鉴定办事机构送达当事人。职业病诊断、鉴定的费用由用人单位承担。

（六）生产安全事故报告和调查处理条例　该条例经 2007 年 3 月 28 日国务院第 172 次常务会议通过，自 2007 年 6 月 1 日起施行，全文共六章四十六条，主要分成总则、事故报告、事故调查、事故处理、法律责任和附则六部分。2011 年 8 月 29 日国家安全生产监督管理总局局长办公会议审议通过《国家安全监管总局关于修改〈生产安全事故报告和调查处理条例罚款处罚暂行规定〉部分条款的决定》，自 2011 年 11 月 1 日起施行。此外，2013 年国家安全监管总局制定了《关于生产安全事故调查处理中有关问题的规定》（安监总政法〔2013〕115 号）。

1. 事故分级　根据生产安全事故（事故）造成的人员伤亡或者直接经济损失，事故一般分为以下等级：①特别重大事故，是指造成 30 人以上死亡，或者 100 人以上重伤（包括急性工业中毒，下同），或者 1 亿元以上直接经济损失的事故；②重大事故，是指造成 10 人以上 30 人以下死亡，或者 50 人以上 100 人以下重伤，或者 5000 万元以上 1 亿元以下直接经济损失的事故；③较大事故，是指造成 3 人以上 10 人以下死亡，或者 10 人以上 50 人以下重伤，或者 1000 万元以上 5000 万元以下直接经济损失的事故；④一般事故，是指造成 3 人以下死亡，或者 10 人以下重伤，或者 1000 万元以下直接经济损失的事故。

2. 事故报告　事故报告应当及时、准确、完整，任何单位和个人对事故不得迟报、漏报、谎报或者瞒报。事故发生后，事故现场有关人员应当立即向本单位负责人报告；单位负责人接到报告后，应当于 1 小时内向事故发生地县级以上人民政府安全生产监督管理部门和负有安全生产监督管理职责的有关部门报告。安全生产监督管理部门和负有安全生产监督管理职责的有关部门接到事故报告后，应当依照下列规定上报事故情况，并通知公安机关、劳动保障行政部门、工会和人民检察院：①特别重大事故、重大事故逐级上报至国务院安全生产监督管理部门和负有安全生产监督管理职责的有关部门；②较大事故逐级上报至省、自治区、直辖市人民政府安全生产监督管理部门和负有安全生产监督管理职责的有关部门；③一般事故上报至设区的市级人民政府安全生产监督管理部门和负有安全生产监督管理职责的有关部门。国务院安全生产监督管理部门和负有安全生产监督管理职责的有关部门以及省级人民政府接到发生特别重大事故、重大事故的报告后，应当立即报告国务院。必要时，安全生产监督管理部门和负有安全生产监督管理职责的有关部门可以越级上报事故情况。安全生产监督管理部门和负有安全生产监督管理职责的有关部门逐级上报事故情况，每级上报的时间不得超过 2 小时。

报告的内容应当包括①事故发生单位概况；②事故发生的时间、地点以及事故现场情况；③事故的简要经过；④事故已经造成或者可能造成的伤亡人数（包括下落不明的人数）和初步估计的直接经济损失；⑤已经采取的措施以及其他应该报告的情况。自事故发生之日起 30 日内，事故造成的伤亡人数发生变化的，应当及时补报。道路交通事故、火灾事故自发生之日起 7 日内，事故造成的伤亡人数发生变化的，应当及时补报。

3. 事故调查　县级以上人民政府依照本条例的规定，严格履行职责，及时、准确地完成事故调查处理工作。工会依法参加事故调查处理，有权向有关部门提出处理意见。特别重大事故由国务院或者国务院授权有关部门组织事故调查组进行调查。重大事故、较大事故、一般事故分别由事故发生地省级人民政府、设区的市级人民政府、县级人民政府负责调查。省级人民政府、设区的市级人民政府、县级人民政府可以直接组织事故调查组进行调查，也可以授权或者委托有关部门组织事故调查组进行调查。事故调查组成员应具有事故调查所需要的知识和专长，并与所调查的事故没有直接利害关系。调查组组长由负责事故调查的人民政府指定。调查组应当自事故发生之日起 60 日内提交事故调查报告，特殊情况下可延长，但最长延长期不得超过 60 日。

事故调查报告的主要内容有①事故发生单位概况；②事故发生经过和事故救援情况；③事故造成的人员伤亡和直接经济损失；④事故发生的原因和事故性质；⑤事故责任的认定以及对事故责任者的处理建议；⑥事故防范和整改措施。

4. 事故处理　事故调查处理应当坚持实事求是、尊重科学的原则，及时、准确地查清事故经过、事故原因和事故损失，查明事故性质，认定事故责任，总结事故教训，提出整改措施，并对事故责任者依法追究责任。对于重大事故、较大事故、一般事故，负责事故调查的人民政府应当自收到事故调查报告之日起 15 日内做出批复；特别重大事故，30 日内做出批复，特殊情况下，批复时间可以适当延长，但延长的时间最长不超过 30 日。负有事故责任的人员涉嫌犯罪的，应依法追究刑事责任。安全生产监督管理部门和负有安全生产监督管理职责的有关部门应当对事故发生单位落实防范和整改措施的情况进行监督检查，同时相关措施的落实情况应当接受工会和职工的监督。

（七）职业卫生技术服务机构监督管理暂行办法　该办法经 2012 年 3 月 6 日国家安全生产监督管理总局局长办公会议审议通过，2012 年 4 月 27 日国家安全生产监督管理总局令第 50 号公布。全文分总则、资质认可、技术服务、监督管理、法律责任和附则 6 章 53 条，自 2012 年 7 月 1 日起施行。

1. 职业卫生技术服务机构　本办法所称职业卫生技术服务机构，是指为建设项目提供职业病危害预评价、职业病危害控制效果评价，为用人单位提供职业病危害因素检测、职业病危害现状评价、职业病防护设备设施与防护用品的效果评价等技术服务的机构。国家对职业卫生技术服务机构实行资质认可制度。职业卫生技术服务机构应当依照本办法取得职业卫生技术服务机构资质；未取得职业卫生技术服务机构资质的，不得从事职业卫生检测、评价等技术服务。职业卫生技术服务机构的资质从高到低分为甲级、乙级、丙级三个等级。取得资质的职业卫生技术服务机构，应当在批准的业务范围和规定的区域范围内开展技术服务工作，并接受技术服务所在地安全生产监督管理部门的监督管理。

2. 资质认定　国家安全生产监督管理总局、省级安全生产监督管理部门和市级安全生产监督管理部门应当分别设立国家级、省级和市级职业卫生专家库，由专家库专家承担相应的职业卫生技术服务机构资质认可的技术评审工作。

申请从事职业卫生技术服务的机构应当具备以下条件：①具有法人资格；②符合资质

条件的注册资金和固定资产；③符合资质条件的工作场所面积；④有健全的内部规章制度和质量管理体系；⑤符合相应资质条件的经培训合格的专职技术人员；⑥有专职技术负责人和质量控制负责人，专职技术负责人具有与所申报业务相适应的专业技术职称和工作经验；⑦具有与所申请资质、业务范围相适应的检测、评价能力。正式申请机构资质审定时，应提交规定的资料。

国家安全生产监督管理总局、省级安全生产监督管理部门、市级安全生产监督管理部门从专家库中随机抽取相关专业的 3~7 名专家组成专家组，对申请人提供的文件、资料进行技术评审。

3. 资质管理　职业卫生技术服务机构甲级、乙级、丙级资质证书有效期均为 3 年。资质证书有效期满需要延展的，职业卫生技术服务机构应当于期满前 3 个月向原发证机关提出申请，经复审合格后予以办理延展手续；不合格的，不予办理延展手续，并向申请人书面说明理由。职业卫生技术服务机构变更名称、法定代表人、注册地址的，应当自变更之日起 30 日内向原发证机关申请办理资质证书变更手续。职业卫生技术服务机构分立、合并的，应当申请办理资质证书变更手续或者重新申请职业卫生技术服务机构资质认可。

四、职业卫生监督

职业卫生监督是指职业卫生监督管理部门依据国家有关法律、法规、国家职业卫生标准和卫生要求，运用行政管理手段和卫生技术方法，对企（事）业单位的职业卫生和职业病防治工作、对职业卫生技术服务机构的职业卫生技术服务行为进行的监督检查。新中国成立以来，我国职业卫生执法主体发生了三次重大调整。第一阶段是自新中国成立到 1998 年，执法主体是劳动行政部门；第二阶段是 1998 年政府改革，职业卫生执法主体由劳动部门转换为卫生部门；第三阶段是国家 2003 年下发了《关于国家安全生产监督管理局（国家煤矿安全监察局）主要职责内设机构和人员编制调整意见的通知》（中央编办〔2003〕发 15 号），将作业场所职业健康执法检查主体由原卫生部转为国家安全生产监督管理总局。2010 年下发的《关于职业卫生监管部门职责分工的通知》（中央编办发〔2010〕104 号）确立了国家安全生产监督管理总局在职业病预防环节全面监管的主体地位。职业卫生监督是国家行政监督的一部分，是保证职业卫生与职业病法规贯彻实施的重要手段。我国职业卫生监督尤其在计划经济年代曾经起了很大作用，在经济体制转轨和法制不断加强的形势下，这项工作应进一步完善。在现代社会共治体系中，监督带有强制性，但在监督的同时，也应给予技术指导，尤其对于那些小微型企业更应如此。职业卫生监督按其过程可分为预防性职业卫生监督和经常性职业卫生监督，按监督管理的内容分为前期预防监督、劳动过程中的防护与管理的监督、职业病危害事故监督、职业病诊断与职业病病人保障监督等。

1. 职业卫生监督主体和相对人　卫生监督主体指在卫生监督法律关系中享有卫生监督权力，能以自己的名义独立从事卫生监督活动，并对由此产生的行为后果承担法律责任的机构。《中华人民共和国职业病防治法》明确规定县级以上地方人民政府安全生产监督管理部门、卫生行政部门、劳动保障行政部门依据各自职责，负责本行政区域内职业病防治的监督管理工作。我国职业卫生监督采用多主体联合监管、分工负责的体制。职业卫生监督相对人包括①有职业病危害因素的用人单位，主要监督其贯彻实施相应法律法规、履行保护劳动者健康义务的情况；②职业卫生技术服务机构，主要监督检查其资格、服务质量和服务行为等情况。

2. 职业卫生监督部门职责　中央编办在 2010 年印发了《关于职业卫生监督部门职责分工的通知》（中央编办发〔2010〕104 号），明确规定了国务院有关部门在职业卫生监督方面的职责分工。

国家安全生产监督管理总局职责：①起草职业卫生监管有关法规，制定用人单位职业卫生监管相关规章；组织拟订国家职业卫生标准中的用人单位职业病危害因素工程控制、职业防护设施、个体职业防护等相关标准。②负责用人单位职业卫生监督检查工作，依法监督用人单位贯彻执行国家有关职业病防治法律法规和标准情况；组织查处职业危害事故和违法违规行为。③负责新建、改建、扩建工程项目和技术改造、技术引进项目的职业卫生"三同时"审查及监督检查；负责监督管理用人单位职业危害项目申报工作。④负责依法管理职业卫生安全许可证的颁发工作；负责职业卫生检测、评价技术服务机构的资质认定和监督管理工作；组织指导并监督检查有关职业卫生培训工作。⑤负责监督检查和督促用人单位依法建立职业危害因素检测、评价、劳动者职业健康监护、相关职业卫生检查等管理制度；监督检查和督促用人单位提供劳动者健康损害与职业史、职业危害接触关系等相关证明材料。⑥负责汇总、分析职业危害因素检测、评价、劳动者职业健康监护等信息，向相关部门和机构提供职业卫生监督检查情况等。

卫生部门职责：①负责会同安全生产监管总局、人力资源社会保障部等有关部门拟订职业病防治法律法规、职业病防治规划，组织制定发布国家职业卫生标准。②负责监督管理职业病诊断与鉴定工作。③组织开展重点职业病监测和专项调查，开展职业健康风险评估，研究提出职业病防治对策。④负责化学品毒性鉴定、个人剂量监测、放射防护器材和含放射性产品检测等技术服务机构的资质认定和监督管理；审批承担职业健康检查、职业病诊断的医疗卫生机构并进行监督管理，规范职业病的检查和救治；会同相关部门加强职业病防治机构建设。⑤负责医疗机构放射性危害控制的监督管理。⑥负责职业病报告的管理和发布，组织开展职业病防治科学研究。⑦组织开展职业病防治法律法规和防治知识的宣传教育，开展职业人群健康促进工作。

人力资源社会保障部职责：①负责劳动合同实施情况监管工作，督促用人单位依法签定劳动合同。②依据职业病诊断结果，做好职业病病人的社会保障工作。

全国总工会依法参与职业危害事故调查处理，反映劳动者职业健康方面的诉求，提出意见和建议，维护劳动者合法权益。

思考题
1. 承担职业病诊断的医疗卫生机构，应当具备哪些条件？
2. 产生职业病危害的用人单位的设立除应当符合法律、行政法规规定的设立条件外，其工作场所还应当符合哪些职业卫生要求？

（朱启星）

第二节 职业卫生标准

职业卫生标准是以保护劳动者健康为目的，对劳动条件各种卫生要求所做出的技术规定，可视作技术的尺度。它可被政府采用，成为实施职业卫生法规的技术规范，卫生监督和管理的法定依据。新中国建立前，我国的职业卫生标准领域还是一片空白。1956 年由原国家建设委员会、卫生部批准发布的《工业企业设计暂行卫生标准（标准-101-56）》是我国第一部与职业卫生有关的国家标准，其中规定了 85 种有害物质的最高容许浓度。这个标准经多次修订后成为《工业企业设计卫生标准》（TJ36-79）。

1981 年，我国成立了包括劳动卫生标准技术委员会在内的全国性卫生标准组织，卫生标准化工作取得长足的发展。随着我国社会和经济的发展，加入世界贸易组织（WTO），职业卫生标准必须符合国际惯例和要求。因此，我国于 2002 年将《工业企业设计卫生标准》（TJ36-79）修订为两个标准：《工业企业设计卫生标准》（GBZ 1-2002）和《工作场所有害因素职业接触限值》（GBZ 2-2002）。工业企业设计卫生标准规定了对工业企业控制职业危害的一般卫生要求，主要包括物理性因素的限值。工作场所有害因素职业接触限值则规定了化学物的接触限值。此外，新标准有一些重要的变动，采用时间加权平均容许浓度作为主体性的限值单位。生产性粉尘的标准除总尘外，还规定了呼吸性粉尘的限值。

2007 年，《工作场所有害因素职业接触限值》做了更新，将标准分为化学因素和物理因素两个部分：《工作场所有害因素职业接触限值 第 1 部分：化学有害因素》（GBZ 2.1-2007）和《工作场所有害因素职业接触限值 第 2 部分 物理因素》（GBZ 2.2-2007）。本节着重就工作场所有害因素接触限值、生物接触限值、化学致癌物接触限值和职业卫生标准的应用方面进行阐述。

一、工作场所有害因素职业接触限值

（一）概念与名称 职业接触限值是为保护作业人员健康而规定的工作场所有害因素的接触限量值，它属于卫生标准的一个主要组成部分。不同国家、机构或团体所采用的职业接触限值其名称与含义不尽相同。美国的卫生标准来自多个部门，可分为民间和政府两个方面。建立于 1938 年的美国政府职业卫生工作者协会（American Conference of Governmental Industrial Hygienists, ACGIH）虽冠以政府二字，但并非政府机构，而是民间专业协会。ACGIH 制订的卫生限值称作阈限值（threshold limit value, TLV），它是学术性的，不是美国联邦政府的卫生标准，没有法律约束力。美国劳工部职业安全卫生管理局（Occupational Safety and Health Administration, OSHA）则是代表联邦政府劳工部管理职业安全卫生的官方机构。美国职业安全卫生研究所（National Institute for Occupational Safety and Health, NIOSH）是美国卫生部所属机构，受职业安全卫生法的委托负责制订、修订工作场所有害因素的推荐性接触限值（recommended exposure limits, RELs），提出预防措施，然后出版并转交给 OSHA。除 NIOSH 的外，OSHA 还引用 ACGIH 的资料来颁布所谓的容许接触限值（Permissible exposure limits, PELs），使其具有法律效力。这些接触限值的名称体现了不同

的含义：TLV 和 RELs 是学术性的、推荐性的，PELs 才是政府的具有法律效力的卫生标准。德国非政府的科学研究联合会（Deutsche Forschungsgemeinschaft，DFG）下设有害化学品委员会，它制订的最高工作场所浓度（MAK）也是学术性、推荐性的限值。德国劳动部和社会秩序部的危险品委员会参考 MAK 及其他资料制订的工作场所限值（Arbeitsplatzgrenzwert），是代表政府和有法律效力的。此外，这些职业接触限值是一个总称，它包括不同的具体限值和含义，例如以时间加权平均浓度、短时间接触水平和上限值表示的卫生限值。

1. 最高容许浓度（maximum allowable concentration，MAC）　我国职业卫生标准多年来采用最高容许浓度这个概念，它是指工作地点化学物质一个工作日内任何时间均不得超过的浓度。除我国外，前苏联也采用最高容许浓度。由于采样时间短（一般为 15 分钟），它实际上属于环境的瞬间浓度。我国新标准仍沿用它，但限于少数急性毒性高或危害大的化学物。

2. 阈限值（TLV）　ACGIH 制订的接触限值，包括化学和物理性有害因素，以下主要从有害化学物质来解释它的三种具体限值：①时间加权平均阈限值（threshold limit value-time weighted average，TLV-TWA）：指 8 小时工作班以及 40 小时工作周的时间加权平均容许浓度，长期反复接触该浓度（有害物质），几乎所有工人不会发生有害的健康效应。②短时间接触阈限值（threshold limit value-short term exposure limit，TLV-STEL）：是在一个工作日的任何时间均不得超过的短时间接触限值（以 15 分钟 TWA 表示）。工人可以接触该水平的有害因素，但每天接触不得超过 4 次，前后两次接触之间至少要间隔 60 分钟，且不得超过当日的 8 小时时间加权平均阈限值。③上限值（threshold limit value-ceiling，TLV-C）：是指瞬时也不得超过的浓度（可以 <15 分钟采样测定值表示）。

ACGIH 的这三种阈限值有其内在的联系。一般而言，以 TWA 浓度来检测空气中的有害物质是否符合卫生限值是得当的，它是主体性的限值。然而，TWA 对那些生物学作用快的物质并不适合，此时应以上限值加以控制，例如 TLV-C，有些刺激或窒息性气体规定了上限值。STEL 水平的接触应不至于引起刺激作用、慢性或不可逆损伤或麻醉作用。只对少数化学物质（可产生急性效应或短时间高浓度接触具有急性效应的化学物，一般为气态或气溶胶）才规定 STEL，规定有 STEL 的化学物既要遵守 STEL 也要遵守 8 小时 TWA 限值。可见，STEL 不是一个独立的接触限值，而是 8 小时 TWA 限值的补充。另一方面，既然 TWA 是平均浓度，应允许环境瞬间浓度在 TWA 限值上下波动，只要平均不超过 TWA 容许浓度。当然，人们最关心的是允许上移多少。因此，ACGIH 还推荐了上移限值（excursion limit）：在遵守 8 小时 TWA 限值的前提下，上移限值在总共 30 分钟限定接触时间内不应超过该化学物 TWA 限值的 3 倍，在任何情况下不允许超过 5 倍。德国和加拿大的卫生标准也规定有类似的限值。

3. 容许接触限值　是 OSHA 引用 NIOSH 及 ACGIH 的资料颁布的职业接触限值，具有法律效力。它的具体数值与 NIOSH 及 ACGIH 的相类似。

4. 最高工作场所浓度（德文为 Maximale Arbeitsplatz-Konzentration，MAK）　德国科学研究联合会（DFG）制订的职业接触限值，虽译为最高容许浓度，但实质上是 8 小时 TWA 容许浓度。

5. 技术参考浓度（德文为 Technische Richtkonzentration，TRK） 该限值为致癌物质根据目前技术条件所能达到的最低浓度，遵守 TRK 只能减少并不能排除该物质对健康的危害。这是德国对致癌物所采取的一种控制措施，要求车间空气致癌物浓度在 TRK 以下，并不断改善防护措施，尽可能降低到远远低于 TRK。

6. 容许浓度 日本产业卫生学会推荐的有害物质接触限值，是按时间加权平均浓度规定的。

7. 保证健康的职业接触限值（health-based occupational exposure 1imit） 这是 WHO 专题工作组提出的一种职业接触限值。制订这种接触限值时，仅以毒性资料与工人健康状况资料为依据，而不考虑社会经济条件或工程技术措施等因素。不同国家可根据各自的国情加以修正，作为本国的实施性限值。

我国标准采用了职业接触限值（occupational exposure limit，OEL）这样一个总称。在这个总称之下，化学因素的职业接触限值可分为时间加权平均容许浓度、最高容许浓度和短时间接触容许浓度三类。最高容许浓度的含义如前所述。时间加权平均容许浓度（permissible concentration-time weighted average，PC-TWA）指以时间为权数规定的 8 小时工作日的平均容许接触水平。短时间接触容许浓度（permissible concentration-short term exposure limit，PC-STEL）指一个工作日内，任何一次接触不得超过的短时间容许接触水平（15 分钟 TWA）。它没有像 ACGIH 那样对接触次数、时间间隔做详细规定。物理因素有其特点，具体限值见各自的标准。

此外，我国标准还有一些有害因素/作业的分级标准，例如粉尘作业、接触化学毒物、高温作业等。很明确，它们不是卫生标准，而是用于有害因素分级治理，属于管理工作。

（二）制订依据 我国职业接触限值一般是以下列资料为依据制订的：①有害物质的物理和化学特性资料；②动物实验和人体毒理学资料；③现场职业卫生学调查资料；④流行病学调查资料。制订有害物质的接触限值，应在充分复习文献资料的基础上进行。一般先从毒理实验着手。首先应获得毒物毒性的基本资料，如进入途径，半数致死浓度（LC_{50}）或剂量（LD_{50}），急性吸入阈浓度，毒作用特点与靶器官，蓄积毒性与体内代谢，有无致畸、致突变、致癌作用，有无致敏和迟发毒作用等。进而通过吸入染毒实验确定慢性毒作用的阈浓度，然后求出急性毒作用带、慢性毒作用带，选择一定的安全系数，提出接触限值的初步建议。按一般规律，毒物的毒作用决定于剂量，如果使剂量不断降低，总能找到一个不能检出或不发生有害作用的阈剂量，即不发生所观察有害效应的水平（no observed-adverse effect level，NOAEL）或只发生最低所观察有害效应的水平（lowest observed- adverse effect level，LOAEL）。一般认为，NOAEL 是危险度评估的通用始发点（common point of departure），基于最敏感效应所得出的 NOAEL 常用于制订 OELs 基准值。考虑到实验结果存在种属间和种属内差异，以及其他方面的不确定性，传统方法是将 OELs 除以不确定系数（uncertainty factors，UFs）。因此，所推导出的 OELs 常低于 NOAEL。近年来，立法毒理学界学者认为，NOAEL 不是一个精确推算阈浓度的方法，而推出一种新的计算 RfD 的方法——基准剂量法（benchmark dose，BMD）。

在建议标准的试行过程中，应进行现场卫生学调查和接触者健康状况的动态观察，根据所得结果，对建议值的安全性和可行性加以验证，最后提出更加安全、合理和切实可行的数值。由于工业的发展，新的有害物质不断出现；往往没有现场资料和职业健康资料可供利用。此时可根据有害物质的理化特性，进行必要的毒性和动物实验研究，以确定其初步的毒作用，据此提出接触限值的建议，先行试用，待现场职业卫生和流行病学资料充实后再进行修订。对于已经生产和使用较久的化学物质，则应主要根据已有的毒理学和流行病学调查资料制订接触限值。一般认为，现场职业卫生和流行病学调查资料比动物实验资料更为重要，它是制订接触限值的主要依据。

制订生产性粉尘的接触限值，要以粉尘的理化特性、动物实验、粉尘作业卫生学调查和工人健康检查资料为依据。分析粉尘的理化特性可预计其有害作用性质；从尘肺发病角度，粉尘中的游离二氧化硅含量意义更大，已颁布的无机粉尘的最高容许浓度多考虑到游离二氧化硅含量问题。其他化学成分如毒物、放射性物质等对尘肺发病也有影响，应予以考虑。动物实验也是研制粉尘接触限值的重要途径，在缺乏或没有现场卫生学和健康检查资料情况下，甚至成为主要的途径。复制尘肺动物模型的方法已被广泛采用，如通过气管给大鼠肺脏一次注入 50mg 粉尘，经一年观察肺纤维化的发生情况，并与已制订接触限值的那些粉尘（如石英粉尘）的病理变化相比较，可为提出该种粉尘的接触限值提供重要依据。除反映致纤维化的病理和 X 线指标外，也可根据粉尘的致病作用特点选择其他指标（如肺功能）。研究粉尘浓度与疾病发病的关系，是制订粉尘接触限值的基本方法，在有条件的情况下应尽量采用。既往多利用历年粉尘浓度、一期尘肺发病率和平均发病工龄资料绘制出接触水平-反应关系曲线，从中找出将尘肺发病控制在一定水平的粉尘浓度，再结合该种粉尘的生物学作用特点，提出接触限值的建议。依据现场资料研究粉尘容许浓度的方法，国内常用的有毫克年回归分析法、寿命表法、呼吸性粉尘值法等。

研究空气中有害物质接触限值，其核心就是从质和量两个方面深入研究该有害物质与机体之间的相互关系，最终目的是确定一个合理而安全的界限。换言之，就是在充分掌握有害物质作用性质的基础上，阐明其作用量与机体反应性质、程度和受损害个体在特定群体中所占比例之间的关系，即接触-反应关系（exposure-response relationship）。因此，在进行现场职业卫生调查与流行病学调查时，必须紧紧抓住接触-反应关系这一环节，才能使得到的资料为制订接触限值提供有力的依据。

（三）有害效应与保护水平　接触-反应关系资料是制订接触限值的重要依据。而制订接触限值时首先面临的则是选定以何种指标的改变作为有害效应，这直接关系到一个卫生标准的保护水平。

什么是有害效应，不宜用一般理解中的是否有害或有害程度来判定。这里所指的有害效应，是指研制职业接触限值时不得出现或控制其出现比率的机体反应或毒作用效应，而且常常根据有害作用的特点和出现的时序等来考虑。根据我国研制接触限值的实践经验，下列情况应看作是有害效应：呼吸道刺激效应；初期急性、慢性职业中毒或职业病；接触化学物所致早期临床征象；实验室检查有实质性意义的改变；因果关系较明确的职业性多发病；经排除混杂因素有显著意义的自觉症状持续性增高等。

工作场所有害因素接触限值，像其他卫生标准一样，对健康保护的安全程度是相对的。标准化对象不同的卫生标准，对接触者提供的保护水平也不相同。这种保护水平集中反映在有害物质接触限值的定义之中。

在前苏联，车间空气中有害物质的接触限值称为最高容许浓度，其定义是："工人在整个就业期间每天 8 小时接触工作地点空气中有害物质的浓度不会引起任何疾病，也不出现用现代检查方法可能查出的异常变化。"

美国 ACGIH 在其阈限值规定的前言中指出：绝大多数工人每天反复接触该浓度不至引起有害效应（adverse effect），然而由于个体易感性不同，在该浓度下可引起少数工人不适，或使既往疾病恶化，甚至发生职业病。

德国 MAK 是指长期反复接触该浓度不影响健康，也不引起不适。

在我国，职业接触限值是指劳动者在职业活动过程中长期反复接触对机体不引起急性或慢性有害健康影响的容许接触水平。

所有卫生标准，其目标均在于限制对健康可能带来的危害。每项卫生标准均对接触者提供一定的保护水平。从另一个角度看，每项标准又都体现着某种可接受的危险度。有害物质接触限值的保护水平，是指在空气中有害物质的浓度不超出该限值的环境条件下，持续作业若干年，某种有害效应在接触人群中不至超过某一发生比率而言。简言之，职业接触限值的保护水平，是指保持在该接触限值的条件下，接触该有害物质的职业人群的健康保护所能达到的程度。保护水平的内涵应包括三方面内容：什么样的健康效应及其容许出现的百分率、接触该有害因素的持续时间、被保护者在该职业人群中的比例。每项接触限值的保护水平如何，只有在制订依据资料中找到答案。在制订职业接触限值时保护水平掌握在什么分寸，也直接影响到标准的可行性。

制订有害物质接触限值时还会遇到高危人群问题。所谓高危人群是指一小部分人在接触有毒物质或致癌物质时，由于一种或几种生物因素的影响，而使其对毒作用的反应较一般人群出现得早且严重，这样的易感人群称为高危人群。正常人群和高危人群对有害物质的敏感性存在明显差别。目前了解较多的是遗传因素，如体内葡萄糖-6-磷酸脱氢酶缺乏对一氧化碳、臭氧和辐射更为易感。然而，由于高危人群占总人口的比例极小（可忽略不计），且如何估计高危人群的危险度目前尚无足够依据，现有的职业接触限值均是以正常接触人群的反应为依据提出的。美国 ACGIH 推荐的 TLV 的保护对象也是排除了易感者外的绝大多数人。但是，这样做并不意味可放松了对这部分易感者的保护，而是力求在就业前和定期健康检查中及时发现他们，使其不接触所敏感的职业有害因素。

（四）制订原则　衡量一项卫生标准，不但要从制订标准的科学性上考虑，还要同时考虑标准的可行性。科学性上的考虑主要指医学上的可接受性；接触限值要对接触者的健康提供最大保障。在此前提之下，还要考虑执行此限值对社会和经济发展的影响。我国制订职业接触限值的原则是"在保障健康的前提下，做到经济合理，技术可行"，即安全性与可行性相结合。经济合理和技术可行均属于可行性问题。技术上的可行性（technological feasibility）指现有的技术发展水平能否达到；经济上的可行性（economic feasibility）则意味着执行该标准的工业企业在经济上是否负担得起。国外制订卫生标准多采取所谓"两步走"

的政策，卫生标准组织仅从保护健康的依据来制订标准，然后把制订好的标准或限值交给政府，由政府考虑经济和技术的可行性，决定是否采纳和赋予法律效力。在这个过程中，政府一般会修订纯粹以健康为依据的限值，而提出社会可接受水平（acceptable level）。

制订车间空气中有害物质接触限值，无论是动物实验还是流行病学调查研究均要围绕有害物质的接触水平（剂量、浓度）与反应关系这一核心问题。在具体工作中，首先要做好文献复习工作，广泛收集与制订接触限值有关的国内外资料，特别是不同国家的接触限值及其制订依据。如美国 ACGIH 编辑出版的阈限值及制订依据资料，德国 DFG 制订 MAK 的毒理和劳动医学依据系一套丛书，前苏联尘毒卫生标准制订依据资料。北欧专家组的基准文件（criteria document）和瑞典职业卫生标准科学基础文件（scientific basis for swedish standard）。此外还有世界卫生组织的环境卫生基准（WHO environmental health criteria）资料，也涉及职业卫生标准的有关内容。在毒理学研究方面，应尽量避免重复国外已有研究报道的实验。应切实掌握我国实际情况，包括有关的生产、使用情况，接触该有害物质的人数、危害情况，病例报道、尸检资料及现场调查报告等。在全面整理现有资料的基础上，有针对性地补充必要的现场调查或实验研究工作，经综合分析，提出适合我国实际情况的接触限值。在我国从现场获得制订、验证、修订标准的依据资料，具有很多有利条件，应予特别重视。

二、生物接触限值

为监测作业者接触有毒物质的程度，通常是开展环境监测，测定作业地点空气中有毒物质的浓度。此法简便易行，是至今仍广泛采用的监测手段。然而，有毒物质的浓度在时间和空间上的分布常有变动，作业者的接触状况、个人防护也复杂多样，用环境监测有时很难反映工人的实际接触水平。生物监测是检测人体生物材料中有毒物质或其代谢、效应产物的量，与环境监测相比，有其独具的优越性。它可反映毒物在体内的总量或蓄积水平，尤其是对同时经皮肤吸收的毒物提供了一种理想的监测途径。所检测的毒物、毒物代谢产物或效应产物的量，可用于估测对人体健康的危害。生物监测的局限性是：可开展生物监测的空气中有毒物质的种数目前还不多；有些有毒物质的代谢产物或出现的效应无特异性；监测结果的个体差异和随时间的变动较大；有些生物监测指标不易采样等。

生物接触限值（biological exposure limit，BEL）是对接触者生物材料中有毒物质或其代谢、效应产物等规定的最高容许量。它是衡量有毒物质接触程度或健康效应的一个尺度，属卫生标准范畴。目前世界上只有为数不多的国家公布了生物接触限值，以美国 ACGIH 和德国 DFG 公布的数量最多，前者称为生物接触指数（biologic exposure indices，BEI），后者称工业物质生物耐受限值（德文为 Biologische Arbeitsstoff Toleranzwerte，BAT）。按照 ACGIH 的解释，BEI 代表工人经呼吸道吸入处在阈限值浓度的毒物，其体内可监测到的内剂量水平。它并不表示有害与无害接触的界限。由于个体差异性，某人的测定值可超过 BEI 而不危及健康。如果个体的测定值在不同时期持续超过 BEI，或一群人的多数测定值超过 BEI，应检查为什么超标，并设法降低环境中的接触水平。德国 BAT 指接触者体内某化学物或其代谢产物的最高容许量，或偏离正常指标的最大容许值。根据现有认识，该容许值一般可保证工人长期反复接触，健康不受损害。BAT 是根据职业医学和毒理学那些保护健康的原则，既考虑化学物的健康效应又考虑了适宜的安全界限而制订的健康个体的上限值，制订 BAT 的目的在于保护健康。显然，BEI 强调它是内剂量水平，反映接触情况；BAT 则强调健康效应，它是健康个体的上限值。这是当今制订生物接触限值两家不同的观点，应该引起我们的注意。

研制生物接触限值与研制车间空气中有害物质接触限值一样，除了要考虑科学性外，也要兼顾可行性。由于生物监测结果易受环境状况、地质地理特征、劳动负荷、生活条件与习惯、健康状况等因素的影响，检测指标的波动和个体间的变异较大，用于评价个体的健康状况显然是不合适的。从保护水平看，生物接触限值也是为了保护绝大多数工人的健康不受损害，不能保证每个个体不出现有损健康的反应。

生产环境中可能接触到的有毒物质并非都能制订生物接触限值，而需具备下述条件：有毒物质本身或其代谢产物可出现在生物材料中；可使某些机体组成成分在种类和数量上发生变动；能使生物学上有重要意义的酶的活性发生变动；能使容易定量测定的某些生理功能发生变动。我国在生物监测方面已取得不少成就和经验，已颁布了一些生物接触限值。

三、化学致癌物职业接触"限值"

我国职业卫生标准现在对致癌物做分类标记。在《职业病范围和职业病患者处理办法的规定》中，已将 8 种职业肿瘤列入职业病名单。虽然目前对致癌物有无阈值问题尚有争议，但从卫生法规上对致癌物加强管理，努力探求可实际应用的控制办法，不失为一种可取的折衷方案。这种卫生标准的内涵应更为广泛，除接触限值本身外，还应包括工程技术措施、个体防护、环境监测、健康监护、建档工作及其他卫生要求。某致癌物质是否属于禁止生产、禁止使用或限制使用等问题，在卫生标准中也应有所体现。

国外致癌物的接触限值，大体可分为两类，一类是以其致癌性特征为依据，以控制职业肿瘤发生为目标而制订的接触限值；另一类是为控制接触量等目的而在防护措施等方面规定的一系列要求。对化学致癌物接触限值的处理办法，又可归纳为以下 4 种：①致癌物与非致癌物同样制订接触限值，不加标记，也不另做说明；②在化学物接触限值表中对致癌物不作明确规定，但另行颁布卫生法规；③将致癌性化学物分类列出名单，在接触限值表中对它们分别作出标记，其中有些规定了接触限值，有些则不规定接触限值；④在接触限值表的附录中分类列出致癌物名单，原则上对致癌物不制订接触限值，但另附致癌性化学物的技术参考浓度（TRK）表。

四、职业卫生标准的应用

制订并实施职业卫生标准，是改善作业环境，促进工人健康的重要保证。因此，标准一经批准发布，各级生产、建设、科研、设计管理部门和企业事业单位，都必须严格贯彻执行，任何单位不得擅自更改或降低标准。

职业接触限值是衡量工作场所卫生状况的技术尺度，是判断的一个基本依据。但它不是安全与有害的绝对界限。某化学物质是否损害了健康，必须以医学检查结果为准，并结合实际接触情况来判定。因此，即使符合卫生标准，也还有必要对接触人员进行健康检查。此外，它只是一种限量标准，应当尽量降低空气中有害物质的浓度，而不应以达到卫生标准为满足。它又有别于立即危及生命或健康的浓度（immediately dangerous to life or health, IDLH），认为空气中毒物浓度超过接触限值就应发出警报，采取紧急措施，疏散工作人员也是不现实的。职业接触是否超过卫生限值也不能作为职业病诊断的依据，对于可经皮肤进入的毒物，即使空气中毒物的浓度低于接触限值，亦难以保障工人健康，尚需注意皮肤防护。空气中同时存在数种毒物时，要依据它们之间联合作用的特点，采用不同的评价方法。

案例分析

某城市郊区的个体鞋厂估计已经达到 2000 多家。制鞋必需的工业胶水中，大都含有正己烷、二氯乙烷、二甲苯等化学原料。这些鞋厂多为个体经营的小工厂，还有手工作坊，工作场所狭窄、设备简陋，且不具备通风、排毒的设施，且无劳动保护用品。王某，38 岁，某鞋厂粘胶工。某日，她在工作时出现头晕、恶心、呕吐症状，送市职业病医院救治。

问题：

1. 根据上述案例，从执行职业卫生接触限值这个角度，你认为应该如何开展职业卫生和劳动保护的工作，制订一个计划？

2. 假如某鞋厂工作场所空气中的正己烷浓度经检测出现以下几种情况，应该采取哪些措施？①超过接触限值 3.5 倍；②10 个样本中，有 4 个超过限值，其余则未超标；③均符合接触限值。

3. 假如某鞋厂工作场所空气中正己烷等化学物浓度未超过标准，它是否是没有职业危害的企业，是否可以不再实施健康监护和国家的卫生监督，为什么？

（杨　磊）

第三节　职业卫生工程控制技术

一、职业卫生工程概述

（一）概念与内容　目前对工作环境中职业危害的控制方法可分为以下 3 类：

1. 管理方面的控制方法　制订职业卫生法规、职业卫生标准，加强监督执法管理。通过减少作业者在污染区的工作时间、安排良好的工作实习及员工培训等方式，包括对危害性认知以及针对特定工种进行的有助于减少暴露的工作实践，最大限度地减少作业者的暴露。

2. 工程学控制方法　通过初期的工程学设计规范或通过使用代替、隔离、通风、屏蔽的方法来排除或减少危害。

3. 个体防护用品　在工程学措施难以达到满意效果时，劳动者配戴个体防护用品可以保护自身不受环境中有害因素的影响。个体防护设施可与工程学控制措施及其他控制方法联合应用。

职业卫生工程是应用工程技术和有关学科的理论及实践来解决劳动者在生产中所面临的损害人体健康的问题，创造良好作业环境，保障劳动者身体健康，提高工作效率的一门综合学科。

职业卫生工程的主要内容包括：车间内含毒、含尘气体和废气的处理技术；建筑物通风、采暖和空气调节工程；生产性噪声与振动控制；辐射防护；工作场所的采光和照明及其他职业卫生有关内容。

（二）职业卫生工程设计的原则 工业企业建设项目的设计应贯彻《中华人民共和国职业病防治法》，坚持"预防为主，防治结合"的卫生工作方针，落实职业病危害"前期预防"控制制度，保证工业企业建设项目的设计符合卫生要求。

职业病防护设施是指消除或者降低工作场所的职业病危害因素的浓度或强度，预防和减少职业病危害因素对劳动者健康的损害或者影响，保护劳动者健康的设备、设施、装置、构（建）筑物的总称。为了控制职业病危害，《中华人民共和国职业病防治法》在"前期预防"一章，规定了建设项目职业卫生"三同时"原则：建设项目的职业病防护设施所需费用应当纳入建设项目工程预算，并与主体工程同时设计，同时施工，同时投入生产和使用。职业病危害严重的建设项目的防护设施设计，应当经安全生产监督管理部门审查，符合国家职业卫生标准和卫生要求的，方可施工。建设项目在竣工验收前，建设单位应当进行职业病危害控制效果评价。建设项目竣工验收时，其职业病防护设施经安全生产监督管理部门验收合格后，方可投入正式生产和使用。

根据建设项目专篇编制导则（AQ/T 4233-2013），职业病防护设施设计需要遵循以下基本原则：

1. 贯彻落实预防为主，防治结合的工作方针。落实职业病危害"前期预防"控制制度，保证职业病防护设施的设计符合卫生要求。

2. 原则上应覆盖建设项目产生或可能产生的全部职业病危害因素。

3. 职业病防护设施的设计应优先采用有利于保护劳动者健康的新技术、新工艺、新材料、新设备，限制使用或者淘汰职业病危害严重的工艺、技术、材料。

4. 应使工作场所职业病危害因素浓度或强度符合《工作场所有害因素职业接触限值 第1部分：化学有害因素》（GBZ2.1）和《工作场所有害因素职业接触限值 第2部分：物理有害因素》（GBZ2.2）的要求，防止职业病危害因素对劳动者的健康损害。

5. 承担职业病防护设施设计的人员应了解职业卫生相关法律、法规、标准以及职业病防治知识，掌握建设项目可能存在的职业病危害因素种类、危害分布、毒物作用特点和有关的预防控制技术。

6. 职业病防护设施设计应当具有针对性、可行性、有效性、先进性和经济性。

（三）职业卫生工程技术措施的优先顺序 《工业企业设计卫生标准》（GBZ1-2010）要求：工业企业建设项目卫生设计应遵循职业病危害的预防控制对策。职业病危害的预防控制对策包括对职业病危害发生源、传播途径、接触者三个方面的控制。发生源的控制原则及优先措施是：替代、改变工艺、密闭、隔离、湿式作业、局部通风及维护管理；传播途径的控制对策及优先措施是：清理、全面通风、密闭、自动化远距离操作、监测及维护管理；接触者的控制原则及优先措施是：培训教育、劳动组织管理、个体医学监护、配备个人防护用品以及维护管理等。

职业卫生工程选择技术措施时，应遵循一定的优先顺序。

1. 以无毒代替有毒，低毒代替高毒，优先采用无危害或危害性较小的工艺和物料。

2. 改良生产工艺与作业方法，减少有害物的泄漏和扩散。

3. 尽量采用生产过程密闭化、机械化、自动化的生产装置。

4. 采用自动监测、报警装置和联锁保护、安全排放等装置，实现自动控制、遥控或隔离操作，尽可能避免操作人员在生产过程中直接接触产生有害因素的设备和物料。

5. 根据生产工艺和粉尘、毒物特性，采取防尘、防毒通风措施控制其扩散，使工作场所有害物质浓度达到《工作场所有害因素职业接触限值》要求。

6. 采取个体防护措施。

二、工作场所通风与防尘防毒

（一）概述

1. 工作场所通风的主要任务　在人类的生产劳动和各种产品的生产过程中，都会不同程度地产生如粉尘、有害气体以及不良气象条件等生产性有害因素。如果对这些有害因素不采取控制措施，就会使工作环境和周围大气环境空气质量变坏，劳动者若长期暴露在这样的作业环境中，会对他们的健康造成危害，甚至罹患职业病。工作场所的通风包括工业工作环境通风和非工业工作环境通风两类。

（1）工业工作场所通风（ventilation of industrial workplaces）的主要任务是利用现有技术手段，合理组织气流，控制或消除生产过程中产生的粉尘、有害气体和不良气象条件，创造舒适的生产环境，达到保护劳动者健康的目的。

（2）非工业工作环境通风的主要任务是利用采暖通风与空调（heating, ventilating and air conditioning, HVAC）为非工业工作场所提供足量的空气，加热、冷却、加湿、除湿和清洁的空气，保持室内空气达到温度、湿度和洁净度标准的要求，防止有害气体以及一些致病微生物对工作场所空气以及对室外大气的污染，创造安全、舒适和健康的环境。

2. 卫生学要求　通风在工作场所防尘防毒方面起到了重要作用，也是职业病防治的关键所在。按照《工业企业设计卫生标准》（GBZ1-2010）中工作场所的基本卫生学要求，有关防尘、防毒方面须达到以下要求：

（1）优先采用先进的生产工艺、技术和无毒（害）或低毒（害）的原材料，消除或减少尘、毒职业性有害因素；对于工艺、技术和原材料达不到要求的，需设计相应的防尘、防毒通风控制措施，使劳动者活动的工作场所有害物质浓度符合国家卫生标准的要求；如预期劳动者接触浓度不符合要求的，应根据实际接触情况，设计有效的个人防护措施。

（2）产生或可能存在毒物或酸碱等强腐蚀性物质的工作场所应设冲洗设施；高毒物质工作场所墙壁、顶棚和地面等内部结构和表面应采用耐腐蚀、不吸收、不吸附毒物的材料，必要时加设保护层；车间地面应平整防滑，易于冲洗清扫；可能产生积液的地面应做防渗透处理，并采用坡向排水系统，其废水纳入工业废水处理系统。

（3）贮存酸、碱及高危液体物质贮罐区周围应设置泄险沟（堰）。

（4）工作场所粉尘、毒物的发生源应布置在工作地点的自然通风或进风口的下风侧；发散不同有毒物质的生产过程所涉及的设施布置在同一建筑物内时，使用或产生高毒物质的工作场所应与其他工作场所隔离。

（5）防尘和防毒设施应依据车间自然通风风向、扬尘和逸散毒物的性质、作业点的位置和数量及作业方式等进行设计。经常有人来往的通道（地道、通廊），应有自然通风或机械通风，并不宜敷设有毒液体或有毒气体的管道。

（6）应结合生产工艺和毒物特性，在有可能发生急性职业中毒的工作场所，根据自动报警装置技术发展水平设计自动报警或检测装置。

（7）可能存在或产生有毒物质的工作场所应根据有毒物质的理化特性和危害特点配备现场急救用品，设置冲洗喷淋设备、应急撤离通道、必要的泄险区以及风向标（人）。

3. 通风方法的分类　通风可按通风系统的工作动力、工作环境实施的换气原则分类：

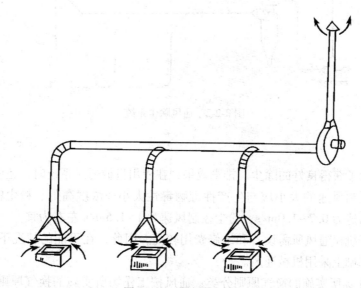

图 2-2-1　机械排风系统

（1）按通风系统的工作动力分类：可分为自然通风和机械通风 2 种类型。①自然通风（natural ventilation）：自然通风是依靠室外风力造成的风压与室内外空气的温差而使空气流动所形成的一种通风方式。这种通风完全依靠自然形成的动力来实现工作场所内外空气的交换，特别是当工作场所有害气体、粉尘浓度相对较低或者温、湿度较高时，可以得到既经济又有效的通风效果；②机械通风（mechanical ventilation）：机械通风是依靠通风机产生的压力，通过通风管网使进入工作场所内的新鲜空气和从工作场所排出的污染混浊空气沿风道主、支网管流动，可根据不同要求提供机械动力，能对空气进行加热、冷却、加湿和净化处理，并将相应设备用风道网管连接，组成一个完整的机械通风系统。

　　利用机械通风可将室外新鲜空气按工作场所工艺布置特点分送到各个特定地点，并可按需分配空气量，对排出工作场所的废气可进行粉尘或有害气体的净化、回收，减少对大气环境的污染。

　　机械通风系统种类较多，主要分为全面机械通风和局部机械通风两大类。常用的机械通风系统均包括通风机、进（或排）通风管、排气罩和净化设备。如图 2-2-1 所示是一种简单的排风系统，作用特点是如果需要可同时有效地从多个产生毒物的工作场所将有害气体排出户外。图 2-2-2 所示的是一种用于排除生产性粉尘的机械通风系统即通风除尘系统。它的基本原理是将含尘空气从尘源发生处吸走，通过风管送入除尘降尘设备进行净化处理，然后将符合排放标准的净化空气排入大气，可以达到治理污染的目的。

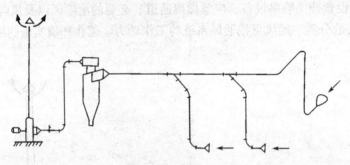

图 2-2-2　通风除尘系统

　　实际上，为了获得良好的除尘、排毒效果，在使用机械通风系统时，还应控制通（排）风机的风速。控制风速的大小应与生产性毒物毒性大小、浓度高低、粉尘粒径大小有关，一般毒物控制风速为 0.7~1.0m/s，粉尘控制风速为 1~1.5m/s 左右为宜。

　　另外，由于机械通风所需设备和维修费用较高，因此，在可能的情况下往往在尽量利用自然通风的基础上采用机械通风。

　　（2）按工作场所实施的换气原则分类：通风按工作场所实施的换气原则又可分为全面通风、局部通风和混合通风。

　　1）全面通风（general ventilation）：全面通风是指在一个工作场所内全面地进行通风换气，以使整个工作场所内的空气环境符合卫生标准。全面通风适用于生产过程中有害物质的扩散不能控制在一定范围内的作业。全面通风又分为全面自然通风和全面机械通风。实际工作中，往往在作业环境的一个工作场所需要设置全面送风、排风系统。

　　2）局部通风（local ventilation）：局部通风是指在作业环境某些局部地区建立良好空气环境或在有害因素扩散前将其从发生源排出的通风系统。局部通风按其作用方式又分为局部送风和局部排风 2 种类型（图 2-2-3，图 2-2-4）。在作业环境中，局部通风的效果要比全面通风好，通风设备所需资金亦比全面通风少。

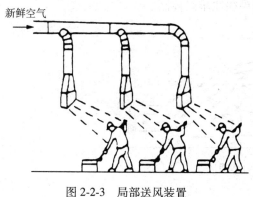

图 2-2-3　局部送风装置

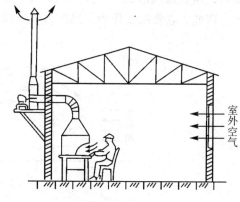

图 2-2-4　局部排风装置

3）局部送风（local dilution ventilation）：局部送风适用于金属冶炼、轧钢、铸造、热处理等高温作业工作场所。如果工作场所需要降温时，可选用图 2-3 所示的局部送风装置给工作场所送入新鲜空气，送入的新鲜空气往往低于工作场所的温度，可降低工作场所气温。这种装置亦称空气沐浴，诸如喷雾风扇、冷风机组等亦可作为局部送风设施。

4）局部排风（local exhaust ventilation）：局部排风亦称局部抽风。其作用是从源头上将生产性有害因素排出或控制在一定范围，使生产环境空气符合卫生标准。目前我国工业企业工作场所防尘、防毒和降温等均广泛地采用局部排风装置。在局部排风装置中，最常用的是局部抽气罩。它的作用是将产生有毒气体或粉尘等生产设备部分或全部密闭，并连接排风系统利用机械动力将有害因素排出。实际上，为了得到较好的通风效果，在同一工作场所，局部送风系统和局部排风系统通常需同时设置。

（二）全面通风　全面通风系统可向工作区供应或从工作区排出大量空气，可用于控制温度、湿度或者将某种空气污染物的浓度稀释到有害水平以下。该系统运用的是通过打开的门或窗、房顶通风口及烟囱形成的自然对流，构成全面自然通风系统；或应用安装在屋顶、墙壁或窗户上机械性风扇或鼓风机产生的空气流动，共同构成全面机械通风系统。

全面通风除了用于控制舒适度外，还应当只在符合下列标准的条件下使用：当少量的空气污染物以相对均匀的速率释放到工作环境中时；当工人与污染源之间的距离足够远，从而可以产生充分的空气流动，将污染物稀释到安全水平时；当只使用低毒性的污染物时；在废气排到社区环境之前，不必收集或过滤污染物时；当工作环境空气中稀释后的污染物，不可能对设备产生腐蚀或其他损害作用时。

全面通风按通风系统的工作动力分类：可分为全面自然通风和全面机械通风。

1. 全面自然通风（general natural ventilation）　全面自然通风方式中，风压（air dynamic pressure）可为通风提供动力。基本原理是当有外界风吹向工作场所时，可在迎风面形成正压、在背风面形成负压而产生了内外风压差，此时室外空气从迎风面通风口进入工作场所，而从背风面将混浊污染空气从工作场所内压出，使得工作场所内外空气达到全面交换，这种通风形式通常又称风压作用下的自然通风（图 2-2-5）。由于自然界风力变化较大，因此，在实际工作中，风压自然通风的效果往往难以控制。

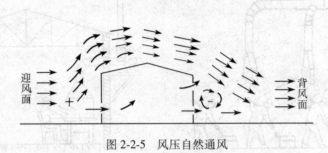

图 2-2-5 风压自然通风

此外，热压（heat pressure）是自然通风的另一种动力。其原理是当工作场所内气温高于户外时，工作场所内空气密度比外界空气密度小，此时形成一个内外热压差。因此，在热压差的作用下，密度大的户外冷空气由工作场所下部的门窗向内流入，而工作场所内密度小的热空气则从上部天窗排出，形成较为全面的自然通风现象，称为热压自然通风（heat pressure natural ventilation，图 2-2-6）。通常产生热压的大小除了与工作场所内外温差大小有关外，还取决于工作场所下部门窗等进气口与上部天窗等排气口的高差（距离）。一般情况下，如果温差、高差越大，产生的热压就越大，如果工作场所有足够多的进、排气口，这种自然通风的效果也就越好。

自然通风广泛应用于冶炼、轧钢、铸造、锻压、机械制造、金属热处理等工作场所。实际上，在自然通风方式中风压和热压往往是同时发生作用的。一般来说，风压作用的变化较大而热压作用的变化较小。因此，为了达到良好的通风效果，在厂房的设计、布置乃至评价上应当考虑风压、热压的共同影响。

2. 全面机械通风（general mechanical ventilation） 全面机械通风是指由于某些生产工

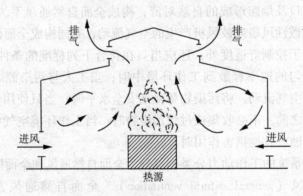

图 2-2-6 热压自然通风

艺过程如仪表制造、电子元件、纺纱等作业要求工作场所空气清洁，温、湿度恒定的情况下而采用的全面机械通风系统。采用全面机械通风时，往往要求不断向工作场所供给新鲜清洁空气或符合生产工艺要求的空气，同时可以有效地清除工作场所中的有害因素，使其不至于扩散到相邻工作场所，保持良好的作业环境（图 2-2-7、图 2-2-8）。常用于有害物质产生较为分散的工作场所。基本原理是利用设置在工作场所上部的排风口，将扩散到工作环境的有害因素经排气筒向高空排散。使用全面通风时，工作场所呈负压状态，此时外界新鲜空气可从门窗缝隙补充，亦可从不产生毒物的相邻工作场所补入。这种通风是靠机械动力来完成的，通风效果较好。

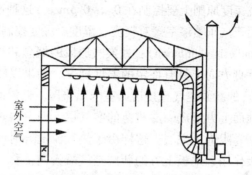

图 2-2-7　全面机械排风系统

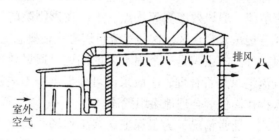

图 2-2-8　全面机械送风系统

全面机械通风按对有害物控制机制的不同还可分为稀释通风、单向流通风和均匀流通风等。

（1）稀释通风（dilution ventilation）：该方法是对整个工作场所进行通风换气，用新鲜空气将整个工作场所的有害物浓度稀释到最高允许浓度以下。如果由于职业的需要，工作场所要求送经过冷却、干燥或者加热处理的空气而又不希望外界空气直接介入时，可采用图 2-8 所示的机械送风系统将所需空气经过特殊处理后送入工作场所，冲淡有害物质，此时的工作场所内呈正压状态，使含有有害物质的空气由门窗缝隙渗至户外。

在一些限定、封闭的工作场所，如大型容器和地下管道场所，偶尔会要求作业者进入执行检修、清洁、维护或其他任务，因为存在缺氧、有毒污染物窒息、固体物质吞没等危险，所以在这些场所工作时不但要有批准进入手续、事先确定和控制潜在有害物、进行空气有害警告、配备救援设备和提供人员以及培训，而且要有稀释通风。

该方法所需的全面通风量大，控制效果差。

（2）单向流通风（unilateralism airflow ventilation）：通过有组织沿单一方向呈平行流线并且横断面上风速一致的气流运动，控制有害物的扩散和转移，保证操作人员的呼吸区内有害物质浓度达到卫生标准的要求的通风称单向流通风。该方法具有通风量小、控制效果好等优点。

（3）均匀流通风（uniformity airflow ventilation）：采用速度和方向完全一致的宽大气流的均匀流的通风称为均匀流通风。它的工作原理是用送风气流形成的均匀流将室内污染空气全部压出和置换。气流速度原则上要控制在 0.2~0.5m/s。这种通风方法能有效排出室内污染空气。目前主要应用于汽车喷漆室等对气流、温度、湿度控制要求高的场合。

（4）置换通风（metathesis ventilation）：置换式通风的概念和均匀流通风基本相同。在有余热的房间，由于在垂直方向上具有稳定的温度梯度，如果以较低的风速（0.2~0.5m/s）将温差较小（2~4℃）的新鲜空气直接送入室内工作区。低温的新风在重力作用下先下沉，随后慢慢扩散，在地面上方形成一层薄薄的空气层。而室内热源产生的热气流，由于浮力作用而上升，并不断卷吸周围空气。这样由于热气流上升时的卷吸作用、后续新风的推动作用和排风口的抽吸作用，地板上方的新鲜空气缓慢向上移动，形成类似向上的均匀流的流动，将工作区的污浊空气以后续的新风所取代，形成上部混合区和下部单向流动的清洁区，这种通风方式称为热置换通风。热置换通风的效果与送风条件有关。与传统的稀释通风方式相比，具有节能、通风效率高等优点。中国在影剧院的气流组织中，曾采用座椅送风口，把空调送风直接送入观众区，这种气流组织方式在概念上和置换通风是一致的。

采用全面机械通风，气流的组织是一个很重要的问题。通风效果的好坏，在很大程度上取决于工作场所内气流组织是否合理，一般来讲可根据生产工艺及其布置、产生有害因素位置和特点以及工人操作岗位等合理地组织气流。

关于气流的组织方式，通常情况下为了保证送入工作场所的空气少受污染应当尽快使其到达操作岗位，以便使作业者呼吸到较比新鲜清洁的空气，以提高全面机械通风质量。一般要求在送风的同时考虑到排风，这样才能有利于新鲜清洁空气尽快进入，污染混浊空气得以排出，取得良好的通风效果。

在采用全面机械通风时，应充分利用送风口将新鲜空气直接吹向工作地点，还应考虑设置在有害物浓度相对较低的区域，而排风口应设置在有害物产生源附近或有害物浓度最高区，以便最大限度地将有害物质从工作场所排出。通常在工作场所内布置送风口时，还应从送风参数、送风口位置以及送风形式等来设定控制风速。冬季不要给人以吹风感，夏季应保证合适风速，保证将作业者机体汗液的蒸发，促进热量的排出。在选择补充空气的摄入点时必须注意，要保证不会将来自排气道、应急排气口或来自建筑外产生有害污染物作业的有毒、有害气体和尘粒带回，工作区。

对于产生粉尘的工作场所，通风时原则上要求从工作地点的上方送入新鲜空气，避免因送风而引起粉尘的二次飞扬。

为了使送入工作场所的新鲜空气分配均匀，全面通风时多采用缝式、孔板式或装有导流板的固定式或旋转式送风装置，目的是减少滞留区，避免有害物在死角处的积聚，加强通风效果。

由于用于排除、过滤及稀释空气的设备及使用都很昂贵，因此工程师试图循环使用排出气以节省花费。对再循环空气应进行充分监测，预防有害污染物的聚积。但是在某些场所应禁止排出空气的再循环，如吸烟室。

工作场所送风口和排风口的设置位置多采用下送上排、上送下排或上送上排3种形式，可根据工作场所工艺过程的要求及产生的有害因素不同等情况选择适宜的通风形式。

在全面通风过程中，还涉及换气量及换气次数的问题。

（1）换气量（ventilation volume）：当已知工作场所内某种有害气体散发速率 Z（mg/h），一定量空气 L（m^3/h）以全面通风方式通过工作场所，工作场所内有害物浓度被稀释，使空气中有害气体浓度由 Y_0 提高到 Y_X 但不得超过国家卫生标准规定的数值，此时以上各量的关系式为：

$$Z = L(1_X - Y_0)$$

所需通风量：

$$L = Z/(Y_X - Y_0) \quad (m^3/h)$$

式中：Z——工作场所内放散的有害气体速率（mg/h）；

Y_X——工作场所内空气中有害气体浓度，即国家作业场所空气中有害物质容许浓度规定的 MAC（mg/m^3）；

Y_0——送入工作场所内空气所含有害气体浓度，mg/m^3。

如果直接采用外界新鲜空气送入工作场所内，则 $Y \approx 0$。当大气中含有有害气体或蒸气时，送入工作场所空气中的有害气体或蒸气含量不应超过国家作业场所空气中有害物质容许浓度规定的 MAC 的30%。

根据国家作业场所空气中有害物质容许浓度的规定，当数种有机溶剂如苯及其同系类、醇类、醋酸酯类等的蒸气或数种刺激性气体如 Cl_2、NH_3、NO_X、HF、$COCl_2$ 同时存在于工作场所空气中时，此时全面通风换气量应按各种气体分别稀释至 MAC 所需要的空气量的总和计算，除了以上有害物质的气体及蒸气外，若其他有害物质同时存在于工作场所空气中时，通风量按需要空气量最大的有害物质计算。

（2）换气次数：在实际工作中，如果缺乏确切资料而无法计算工作场所内存在的有害物的量时，全面通风所需换气量可按同类工作场所的换气次数用经验方法确定。

换气次数是指换气量 L（m^3/h）与通风工作场所容积 V（m^3）的比值：

$$n = L/V（次/h）$$

各类工作场所的换气次数 n 可以从专门规范或设计手册中查找到，通风换气量为：

$$L = nV(\text{m}^3/\text{h})$$

全面通风或稀释性通风的主要缺点是处于污染源附近的工人暴露很难控制，因为在污染源附近的空气稀释不充分。因此，有严重的局部空气污染源存在时，不应当使用全面通风（尤其有毒性大的粉尘和烟雾时）；而局部排气通风是用于控制有毒污染物暴露的最通常合适且比较有效的方法，局部排气通风也比较经济。

（三）局部通风（local ventilation）　通常，局部通风应当包括局部排风与局部送风2类。

1. 局部排风（local exhaust ventilation，LEV）　局部排气通风被认为是经典的控制方法。为了防止有害气体、粉尘在工作场所内散布（扩散），主要采取局部排风系统。

（1）局部排风的卫生学意义：局部排风是将职业工作中产生的污染物进入工作区环境之前，将其在发生源处收集、控制起来，不使其扩散到工作地点，并将污染物经净化处理后排出。一个理想的局部排风系统既能满足劳动保护的要求，又能满足环境保护的要求。

（2）局部排风的主要优、缺点：局部排风主要优点包括：①排除污染物而非仅仅稀释其浓度；②在同一运行条件下，使用的气流要少于稀释系统。局部排风的主要缺点包括：①有些空气污物，由于不可控因素或顶罩处不能收集完全污染物，仍会存留在作业场所；②气流的多少将影响某些加热或制冷车间，因为加热设备和空调的造价会增加生产成本。

（3）局部排风系统组成：一个典型的局部排风系统主要由排风罩（吸尘罩）、通风管道、通风机、净化设备等组成，有的还有一个或更多烟囱风帽（图2-2-9）。

1）排风罩（hoods）：任何方向的气流均通过该设备来消除其中的污染物，是局部排风系统中的关键部件。通过机械抽风，控制粉尘和有害气体发生源，不使有害物外逸扩散。

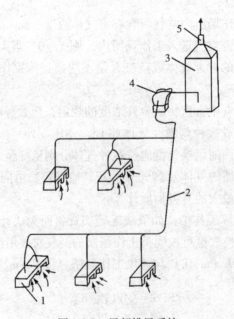

图2-2-9　局部排风系统

有些排风罩设置在其他设备旁边，有些则安装在污染源的下游。有的排风罩特别设计了长而狭窄的沟槽，可使气流沿表面开放的沟槽、焊接工作台或实验室顶盖进行分流。

按照工作原理的不同，排风罩可以分为以下几种基本形式：

密闭罩（enclosed hood）是将粉尘和有害物源全部或大部分围挡起来的排风罩。其特点是排风量小，控制有害物质的效果好，不受环境气流影响，但影响操作，主要用于有害物危害较大，控制要求高的场合。用于除尘系统的密闭罩也称防尘密闭罩。

柜式排风罩（cabinet exhaust hood）是有一面敞开的工作面，其他面均密闭。敞开面上保持一定的吸风速度，以保证柜内有害物质不逸出。主要用于化学实验室操作台等污染的通风。

外部吸气罩（capture velocity）利用罩口外部吸气回流的运动将粉尘和有害物吸入罩内的排风罩。对于生产操作影响小，安装维护方便，但排风量大，控制有害物质效果相对较差。主要用于因工艺或操作条件的限制，不能将污染源密闭的场合。分上吸式、侧吸式、下吸式和槽边排风罩等。

接受式排风罩（receiving hood）可将排风罩罩口迎着含尘或有害物气流的来流方向，使其直接进入罩内。由于有害物混合气流的定向运动，罩口排风量只要能将有害物排走即可控制有害物的扩散。主要用于热工艺过程、砂轮磨削等有害物具有定向运动的污染源的通风。

⑤吹吸罩（push-pull hood）是由吹风和排风两部分组成，在相同条件下，排风量比外部排风罩的少，抗外界干扰气流能力强，控制效果好，不影响工艺操作，但增加了射流系统。主要用于因生产条件限制，外部吸气罩离有害物源较远，仅靠吸风控制有害物质较困难的场合。

排风罩的设计需遵循以下原则：①排风罩应尽可能包围或靠近有害物发生源，使有害物局限于较小的空间，尽可能减小其吸气范围，便于捕集和控制；②排风罩的吸气气流方向尽可能与污染气流方向一致；③已被污染的吸入气流不允许通过人的呼吸区。设计时要充分考虑操作人员的位置和活动范围；④排风罩应力求结构简单、造价低，便于制作安装和拆卸维修；⑤要与工艺密切配合，使局部排风罩的配置与生产工艺协调一致，力求不影响工艺操作；⑥要尽可能避免或减弱干扰气流（如穿堂风、送风气流对吸气流的影响）；⑦排风罩罩口要有一定的控制风速；⑧对有腐蚀性的酸碱性气体，排风罩应耐腐蚀。

排风罩的结构虽不是十分复杂，但由于各种因素的相互制约，要同时满足上述要求并非容易。设计人员应充分了解生产工艺、操作特点及现场实际。

2）通风管道（ventiduct）：通风管道系连接通风机、空气净化设备及送、排风口输送空气的管道，又称风道（air flue）。用于输送含有尘、毒有害气体。可根据生产性粉尘和有害气体的理化特性并考虑经济技术等因素，选择不同类别的通风管道。一般导管材料有电镀钢、铝、不锈钢、塑料以及金属包裹的纤维弹性材料。不锈钢和特殊塑料用于防腐，而金属外包纤维弹性材料建议不要用于 LEV 系统来运载微粒，因为它有聚集固着物和易弯曲的倾向，另外还难清洗。合适的管径需要通过权衡基本成本和操作成本来选择。

与通风管道有关的概念主要包括有效截面、风量和风速。

有效截面是指风道（或风道的连接部件）中与空气流动方向垂直截面，称为有效截面（effective section），简称风道截面。

风量（air quantity）是指单位时间内流经某一风道截面的空气量。风量是通风系统中的重要组成部分。

风速（wind speed）是指空气在风道中流动的速度。通常在风道截面上各点的风速并不相符，一般情况下，在均值风道截面中心处风速最大，而越靠近风道壁，风速越小，在风道截面上各点风速的算术平均值称为平均风速（mean wind velocity）。

风量与有效截面、风速间的关系：

$$L = 3600 F v$$

式中：L——风量（m^3/h）；

F——风道有效截面积（m^2）；

v——平均风速（m/s）。

空气在通风管道内流动时会遇到摩擦阻力和局部阻力。前者由于空气本身的黏滞性与风道内壁相摩擦而产生的，这种阻力往往与管道的直径大小、管道的长短、形状、内壁粗糙度、空气密度以及气流速度等因素有关。如果通风管道直径越小，管道越长，内壁越粗糙，气流速度越大，气温越高，产生的摩擦阻力就越大。后者是由于空气气流方向和流速的改变所产生涡流引起的，这种阻力多出现在弯道、闸门和风道出入口等处，亦受流速和气温的影响。

因为通风管道是用来输送工作场所尘粒或有害气体的，管道要有好的密封状态，要能达到一定的设计要求如风速、直径、长短（距离）、管壁光滑度、减少弯道等，保障管道的畅通。

3）通风机（ventilator）：系含尘空气或有害气体从吸尘罩流经风道、除尘净化设备排入大气所需的机械，它由电动机启动。

通风机是通风系统中不可缺少的一种输送空气的动力机械，它推动空气沿着一定方向运动，来满足工作场所防尘、排毒及降温等的需要。常用的通风机可分为轴流式和离心式2种类型，二者具有不同的特性，用途各不相同。

轴流式通风机（axial-flow fan）由叶轮和圆形机壳组成，与离心式通风机相比具有效率高、风量大、风压小（一般在400Pa左右）等特点。

离心式通风机（paddle fan）由叶轮、螺旋形机壳、轴承机座组成，与轴流式通风机相比它能产生比较高的风压。轴流式通风机按其产生风压的大小又分为低压（<1000Pa），适用于工作场所输送空气和排出有害气体；中压（1000~2000Pa），适用于输送含尘气流；高压（>2000Pa），适用于冶炼等的加热炉鼓风。

一般说来，离心式通风机适用于阻力较大的通风系统，轴流式通风机适用于全面排风。

通常情况下，通风机的工作性能用风量、风压、效率、轴功率和转速等来表示。因此，在选用时应综合考虑这些性能参数。

4）空气净化设备（air cleaning facility）：除尘设备是从含尘气流中把粉尘分离出来并

进行收集或回收，净化设备是把有害气体经吸收、吸附等处理后变为无害或综合利用，最终将符合国家排放标准的尾气排入大气。

①除尘器（dirt catcher）：在实际工作中，如果直接将工作场所产生的含尘气体排入大气环境，一方面造成环境的污染以及对人群健康和植物的危害，另一方面也不利于排放物的回收或再利用。因此，用除尘器将含尘气体净化到符合卫生标准的程度再排放，也可达到回收目的。除尘器就是利用各种物理方式从含尘气体中分离出粉尘，然后加以收集（回收）的机械除尘设备。一般可根据工作场所粉尘的种类、特性、浓度、对粉尘回收的要求以及所要求的工作场所空气净化程度等因素选择适宜的除尘设备。

除尘器的种类很多，根据除尘器的除尘机制不同可分为重力、惯性、离心、过滤、洗涤、静电等6大类；根据气体净化程度的不同可分为粗净化、中净化、细净化和超净化4类；根据除尘器的除尘效率和阻力可分为高效、中效、粗效和高阻、中阻、低阻等几类。

按除尘性质可分为干式除尘器与湿式除尘器2大类。

干式除尘器（dry collector）：常用的干式除尘器包括沉降室、旋风除尘器（离心式除尘器）、袋式除尘以及静电除尘器等形式。干式除尘器收集到的粉尘便于回收管理，且除尘设施便于清洁（清洗）。

湿式除尘器（wet scrubber）：常用的湿式除尘器包括水浴除尘器（冲击式水浴除尘器）、水膜旋风除尘器、文氏管除尘器等形式。湿式除尘器收集下来的污水、污泥在处理时较为复杂，且易发生排水管道堵塞、除尘器效率下降及维护管理不便等现象。一般来说，湿式除尘器通常要比常用的沉降室、旋风除尘器等干式除尘器效率高，如水浴除尘器清除较大颗粒的尘粒效率可达90%以上，水膜除尘器亦可达到90%以上。

目前常用的除尘器分类为机械式除尘器、湿式除尘器、过滤式除尘器和静电除尘器。

机械式除尘器（mechanical collector）：通常指利用重力、惯性力和离心力等力的作用使粉尘与气流分离的装置，包括粉尘沉降室、惯性除尘器和旋风除尘器。

湿式除尘器：主要是通过含尘气流与液滴或液膜的接触，在液体与粗大衬里的相互碰撞、滞留，细微尘粒的扩散、相互凝聚等净化机制的共同作用下，使尘粒从气流中分离出来净化气流的设备。该类除尘器结构简单，投资低，占地面积小，除尘效率高，能同时进行有害气体的净化，但不能干法回收物料，泥浆处理比较困难，要专门设置废水处理系统。湿式除尘器有水浴式、冲激式、卧式旋风水膜、文氏管等很多种类。

过滤式除尘器（mechanical collector）：是通过多孔过滤材料的作用从气固两相流中捕集粉尘，并使气体得以净化的设备。一般用来控制速度多变的气流和捕获颗粒。按照过滤材料和工作对象的不同，可分为袋式除尘器、颗粒层除尘器、空气过滤器等3种类型。过滤式除尘器属高效过滤设备，应用十分广泛。

静电除尘器（electrostatic precipitator）：是通过一个强大的电场，产生离子，黏着微粒，将气体中的粉尘分离的一种除尘设备。其使含尘气体通过高压电场，电离后形成电荷，并在电场力的作用下使尘粒沉积在集尘极上，将尘粒分离出来。静电除尘过程的分离力（静电力）主要作用在离子上，而不是作用在整个气流上，因而决定了其主要特点是耗能小、气流阻力小、压力损失小、处理烟气量大、捕集效率高、可以在高温或腐蚀性气体下操作的特点，常用于气流容量很大，小微粒需高效收集的除尘。

②净化设备（purifying equipment）：通常，对工作场所在工艺过程当中产生的某些有毒有害气体要进行收集净化，使其排放浓度符合国家规定标准，保护作业工人和居民区人群健康，保护大气环境，对净化设备的选择应取决于生产环境中有害气体的性质、浓度、净化设备的特性和净化要求等因素。

一般情况下，工作场所有毒有害气体的净化处理方法包括吸收法和吸附法。

吸收法：是一个颗粒由固相扩散至液相的过程，通常采用对有毒气体具有亲和力的液体作为吸收剂，使有毒组分溶解于液体中而达到净化目的。按吸收法设计的净化装置称为气体吸收器。吸收法除了用液体做吸收剂外，亦可用某些固体做吸收剂。目前已在工业生产中使用。

吸附法：是气雾状污物黏附在一种多孔渗水的固体材料表面的过程，利用多孔性的固体吸附剂，使有毒气体被吸附在固体表面上而达到净化目的。因为不存在化学反应，所以该过程是可逆的。常用的吸附物有活性炭、硅胶和分子筛。

一般来讲，符合有害气体净化要求的吸附剂均具有多孔的结构，具有巨大的内表面，而其外表面只占总表面积的极小部分。最常用的硅胶及活性炭就具有这些特性，1000g 硅胶上有 50 万平方米的内表面，而 1000g 活性炭上有效吸附表面积达 100 万平方米。因此，硅胶和活性炭都具有很好的吸附性能。根据吸附法设计的净化装置称为气体吸附器。

常用的吸附器可分为固定床、流动床、沸腾床等，目前工业通风中多采用固定床吸附器。固定床吸附器有立式、卧式和环形 3 种形式。若在外形大小相同的条件下，环形吸附器的接触面积要大于其他 2 种吸附器。

催化转化法：催化剂不但可以用来改革工艺路线，使生产过程少生产或不生产污染物，还可以把污染物转化为无害物甚至是有用的副产品，或将污染物转化为更易去除的物质。前一种催化转化法直接完成了对污染物的净化；而后一种催化转化法尚需吸收、吸附等其他操作工序才能达到最终的净化要求。催化转化法净化气态污染物已成为一项重要净化治理技术。现已成功地应用于脱硫、脱硝、恶臭物质及汽车尾气的净化。催化转化法常用的有固定床和流动床气-固相催化反应器两大类，颗粒状固定床应用最为广泛。

燃烧法：就是用燃烧的方法来销毁有害气体、蒸气和烟尘，使之变成无害的物质。常用于易燃的污物处理。燃烧法的经济性在于是否能最大限度地回收利用所生成的热量。一般，有害气体中的可燃成分越高、温度越高，则经济性越好。

除此外，一个好的净化效果其净化器吸收剂或吸附剂的选择是至关重要的。实际上应根据有害气体的性质等有针对性地进行选择吸收、吸附效率高、经济型的吸收剂。再者，对实施净化过程中产生的废弃物要便于回收处理，综合利用。

5）烟囱（chimney）：烟囱是净化系统的排气装置。由于净化后的烟气中常仍含有一定的污染物，这些污染物在大气中扩散、稀释，并最终沉降到地面。为了保证污染物的地面浓度不超过大气环境质量标准，烟囱必须达到一定的高度，使排出的有害气体在高空被稀释扩散，可以避免厂区、工作场所在不利的气象条件下造成的二次污染，同时亦可保护居民区大气环境。

2. 局部送风（local relief）局部送风的卫生学意义 局部送风常常作为高温工作场所工人操作地点吹风之用，以改善工作地点微小气候，亦可作为生产环境隔离操作室的送风，通常很少使用局部送风控制有害物发生源，也不宜依靠局部送风作为工作场所的排风补偿。

常用的局部送风设施包括普通风扇、喷雾风扇和局部送风系统。

局部通风系统是一项控制作业者暴露于空气污物的技术。了解该系统组成和气流压力产生原理对安全操作及卫生学工作者较好使用局部通风系统方面大有裨益。

（四）工业通风系统的测定与评价

1. 概述

（1）目的：通过对某一职业环境通风防尘（防毒）系统的现场调查测评，初步了解工业通风系统的组成及应用，掌握风压、风速和风量的测定方法，结合职业有害因素测评资料客观评价通风系统是否符合职业卫生要求，为制定卫生标准及卫生法规提供科学参数。

（2）内容：通风系统的测定与评价内容包括职业环境中的气象条件测定，职业者工作地点空气中生产性粉尘及有害物质浓度的变化规律；通风设施的设计、安装和使用是否合理；通风设施的运行、维护以及能否达到预期的防尘、防毒、降温、防寒等效果；是否创造了一个作业者满意的安全、舒适、高效的工作环境。

此外，还应掌握通风系统内风速及风量的测定，学会正确使用测压仪器，同时也要掌握合理选择测量断面、测定位置和测定点，减少气流扰动对测量结果的影响，获得通风管道中气体真实压力值，达到正确评价的目的。

2. 测定与评价步骤 通风系统的测定与评价步骤主要包括测定位置和测定点的选择、风道内压力的测定。

（1）测定位置的确定：①测定位置的选定，即测量断面的选择，现场条件许可时，应选择在气流平稳的直管段上，远离气流不平稳的弯头、三通等异形部件，距离越远测量结果越准确；②沿气流流动方向确定测定位置，如测量断面设在弯头、三通部件的前方时，离弯头、三通距离应大于管道直径的 2 倍；当测量断面设在异形部件后方时，距异形部件的距离应为管道直径的 4~5 倍。测试现场难以满足选点要求时，应根据上述原则尽量选取适宜的测量断面，但最小距离不应小于管道直径的 1.5 倍，为了减少误差可适当增加测定点；③动压测定时，如有任何一个测点出现零值或负值，表明气流不稳定，该断面不宜作为测定点。如果气流方向偏出风管中心线 15°以上（毕托管端部正对气流方向，慢慢移动毕托管到动压值最大时，其与风管外壁垂线的夹角即为气流方向与风管中心线的偏离角），该断面也不宜作测量断面；④选择测量断面还应考虑测定操作的方便和安全。

（2）测试孔和测定点确定：由于断面速度分布的不均匀性，断面压力的分布也不均匀。因此，确定测定点时，在同一断面上应多测量几个点，求出其平均值。

可按圆形风道和矩形风道 2 种情况确定：

1）圆形风道：在同一断面设置 2 个彼此垂直的测孔，并将管道断面分成一定数量的等面积同心圆，同心圆的环数按表 2-2-1 确定。

表 2-2-1　圆形风管的分环数

风管直径（mm）	≤300	300~500	500~800	850~1100	>1150
划分环数	2	3	4	5	6

图 2-2-10 是划分为 3 个同心环的风管的测点布置图，其他同心环的测点可参照布置。圆形风道同心环上各测点距风道内壁距离参见表 2-2-2。

表 2-2-2　圆形风道测点与管壁距离系数（以管径 d 为基数）

测点序号	同 心 环 数				
	2	3	4	5	6
1	0.933	0.956	0.968	0.975	0.98
2	0.75	0.853	0.895	0.92	0.93
3	0.25	0.704	0.806	0.85	0.88
4	0.067	0.296	0.68	0.77	0.82
5		0.147	0.32	0.66	0.75
6		0.044	0.194	0.34	0.65
7			0.105	0.226	0.36
8			0.032	0.147	0.25
9				0.081	0.177
10				0.025	0.118
11					0.67
12					0.021

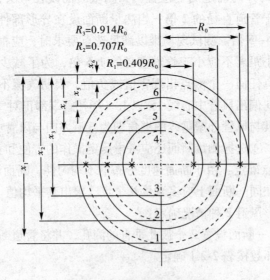

图 2-2-10　圆形通风点布置图

　　测点越多则测量精度越高，但测定工作量增大。因此，在保证满足精度的前提下，应合理安排测点数。

　　2）矩形风道：可将风道断面划分为若干等面积的小矩形，测点布置在每个小矩形的中心，小矩形每边长度为 200mm 左右（图 2-2-11）。

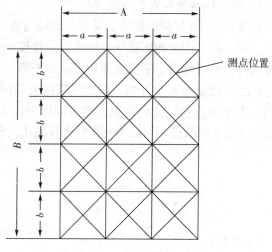

图 2-2-11　矩形通风点布置

　　（3）风道内压力的测定方法

　　1）测定风道内压力的要求：一般在气流比较平稳的直管段中测量风道中气体的压力。测试中需测定气体的静压、动压和全压。测定气体全压的孔口应迎着风道中气流的方向，测定静压的孔口应垂直于气流的方向（图 2-2-12）。

　　如图 2-2-12 所示，用 U 形压力计测定全压和静压时，另一端应与大气相通（用倾斜微压计在正压管段测压时，管的一端应与大气相通，在负压管段测压时，容器开口端应与大

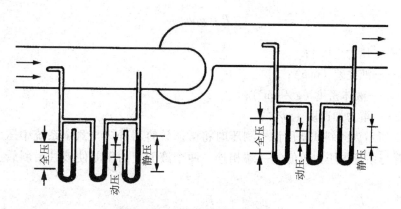

图 2-2-12　风道中气体压力的测量

气相通）。因此，实际上读出压力计上的压力是风道内气体压力与大气压力之间的压差（气体相对压力）。大气压力一般用大气压力表（巴罗表）测定。由于动压与静压的代数和等于全压，所以可只测其中 2 个值，另一值通过计算求得。

2）测定仪器：气体静压、动压和全压的测量通常是用插入风道中的测压管将压力信号引出，在与之相连的压力计上读出，常用的仪器有皮托管和压力计。

①皮托管（pitot tube）：分为标准皮托管与 S 型皮托管。

标准皮托管：是一个弯成 90° 的双层同心圆管，其开口端同内管相通，用来测全压；在靠近管头的外管壁上开有一圈小孔，用来测定静压。标准皮托管校正系数近似等于 1，测孔很小。当风道内粉尘浓度大时，易被堵塞，不适宜使用标准皮托管。

S 型皮托管：测量端有方向相反的两个开口，面向气流的开口测得值为全压，背向气流开口测得值相当于静压。由于测头对气流的影响，测得的压力与实际值有较大误差，特别是静压，因此，S 型皮托管在使用前必须用标准皮托管进行校正，S 型皮托管的动压校正系数等于：

$$K_{PS} = \sqrt{\frac{P_{dN}}{P_{ds}}} \qquad (2-1)$$

式中：K_{PS}——动压校正系数；

P_{dN}、P_{ds}——标准皮托管和 S 型皮托管测得的动压值。

管道内实际的动压由下式求得：

$$P_d = K_{ps}^2 \cdot P_{ds}(\mathrm{Pa})$$

S 型皮托管校正系数一般在 0.82~0.85，取决于制造精度。S 型皮托管没有 90° 的弯角，故可在厚壁风道中使用。且开口较大，不易被尘粒堵塞，因此广泛应用于污染源监测。

②U 形压力计（U-shaped pressure gauge）由 U 形玻璃管制成，内装测压液体。常用的测压液为水、乙醇或汞，视被测压力范围选用。U 形压力计不适于测量微小压力。压力 P 按下式计算：

$$P = g\rho h$$

式中，P——压力（Pa）；

h——液柱差（mm）；

ρ——液体密度（g / cm^3）；

g——重力加速度（m/s^2）。

图 2-2-13 所示为倾斜式微压计，测压时将微压计容器开口与测定系统中压力较高的一端相连，斜管与系统中压力较低的一端相连，两个液面上的压差使液柱沿斜管上升，压力 P 按下式计算：

$$P = L\left(\sin\alpha \cdot \frac{F_1}{F_2}\right)\rho_g \qquad K = \left(\sin\alpha \cdot \frac{F_1}{F_2}\right)\rho_g$$

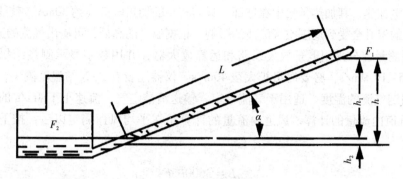

图 2-2-13 倾斜微压计

$$P = LK$$

式中，P——压力（Pa）；

L——斜管内液柱长度（mm）；

α——斜管与水平面夹角（°）；

F_1——斜管截面积（mm²）；

F_2——容器截面积（mm²）；

ρ_g——测压液体密度（kg/m³），常用的乙醇密度为 0.81 kg/m³。

3）测定方法：测试前，将仪器调整到水平位，检查液柱有无气泡，并将液面调至零点，然后根据测定内容将测压管用橡皮管与压力计连接。

测压时，皮托管的管嘴应对准气流流动方向，其偏差不应大于 5°，并重复测定 3 次，取平均值。

（4）管道内风速的测定：通风系统测定管道内风速方法常用的有间接式和直读式 2 类。

1）间接式：先测得管内某点动压 P_d，再用下式计算出该点的流速 v。

$$v = \sqrt{\frac{2P_d}{\rho}}$$

式中，ρ——管道内空气的密度（kg/m³）；

Pd——测点的动压（Pa）。

平均流速 v_p（m/s）是断面上各测定点流速的平均值。即

$$v_p = \sqrt{\frac{2}{\rho}} \left[\frac{\sqrt{P_{d1}} + \sqrt{P_{d2}} + \cdots + \sqrt{P_{dn}}}{n} \right]$$

式中，n——测点总数（个）。

此法由于精度高，虽然较繁琐，但仍广泛被应用于通风系统的测试中。

2）直读式：常用的直读式测速仪是热球式电风速仪，其传感器的中心为镍铬丝弹簧圈，

内有一对镍铬-康铜热电偶，用以测量球体的温升程度，其外用低熔点的玻璃将其包成球状测头。测头用电加热，其加热量集中在球部，只需较小的加热电流（约30mA）就能达到要求的温升。测头的温升会受到周围空气流速的影响，根据温升的高低，可测出气流的速度。

仪器的测量部分采用电子放大线路和运算放大器，并用数字显示测量结果。通常测量范围为0.05~19.9m/s，必要时可扩大至40m/s。仪器还设有P-N结温度测头，可在测量风速的同时测定气流的温度。适用于气流稳定、输送清洁空气、流速小于4m/s的场合。

（5）风道内流量的计算　风道内流量的计算是在平均风速测定以后，按下式计算风量L（m^3/h）。

$$L = 3600v_pF$$

式中，F——管道断面面积（m^3）。

通常，气体在管道内的流速、流量受大气压力及气流温度的影响。当管道内输送非常温气体时，应同时给出气流温度和大气压力。

（6）局部排风罩口风速、风量的测定

1）风速的测定：测定仪器为标定有效期内的热球式热电风速仪。

测定方法：①矩形排风罩：按罩口断面的大小分成若干个面积相等的小方格，在每个小块的中心处测量其气流速度。断面面积>0.3m^2的罩口，可分成9~12个面积相等的小方格测量，要求每个方格的面积<0.06m^2（图2-2-14a）；断面面积≤0.3m^2的罩口，可分6个小方格（图2-2-14b）；②条缝形排风罩：其高度方向至少应有2个测点，沿条缝纵轴方向依其长度分别取若干个测点，测点间距应≤200mm（图2-2-14c）；③圆形排风罩：则至少应取5个测点，测点间距应≤200mm（图2-2-14d）。

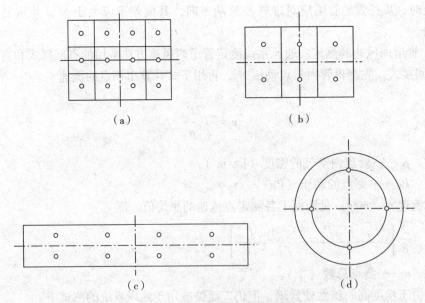

(a)　　　　　　　　　(b)

(c)　　　　　　　　　(d)

图2-2-14　不同形式集气罩口测点布置

排气罩罩口平均风速按下式计算：

$$v_P = \frac{v_1 + v_2 + v_3 + \cdots + v_n}{n}$$

式中，v_p——罩口平均风速（m/s）；

v_1、v_2、$v_3 \cdots v_n$——各测点风速（m/s）；

n：测点总数（个）。

2）风量的测定

① 动压法：测出图 2-2-15 所示断面 1-1 上各测点的动压 P_d，按下式计算出断面上各测点流速的平均值v_p，则排气罩的排风量为：

$$L = v_p F \times 3600$$

式中，L——排气罩的排风量；

F——管道断面积（m²）；

v_p——测定断面上的平均风速（m/s）。

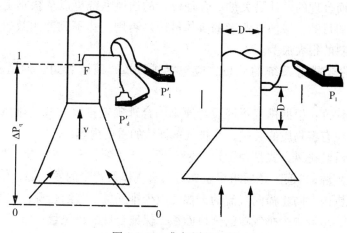

图 2-2-15 集气罩的风量

② 静压法：现场测定时，常见各管件之间的距离很短，不易找到比较稳定的测定断面，用动压法测定流量有一定困难，则通过测定静压来求得集气罩的风量。

各种集气罩的流量系数 μ 可用试验方法求得，公式：

$$\mu = \sqrt{\frac{P'_d}{|P'_j|}}$$

式中：P'_d——1-1 断面的动压（Pa）；

P'_j——1-1 断面的静压（Pa）。

μ 值也可从有关资料中查得。由于实际排风量与资料给出的排风量不可能完全相同，

故按资料查得的 μ 值计算排风量会有一定的误差。

在有多个排风点的排风系统中，可先测出排风罩的 μ 值，然后按上式计算出各排气罩要求的静压，并通过调整静压来控制各排气罩的排风量，这样可以大大减小工作量，上述原理也适用于送风系统风量的调节。如均匀送风管上要保持各孔口的送风量相等，只需调整出口处的静压，便可使其保持相等。

（7）局部通风除尘排毒系统效果评价

1）局部通风除尘、排毒系统最基本的要求：应满足以下 3 部分卫生学要求：①消除或控制作业岗位空气中各种有害气体、蒸气及粉尘，将其控制在卫生标准之下；②由通风系统排出的有害物质，应进行净化、回收处理，要求达到国家排放标准；③通风系统不应产生新的职业性有害因素（如寒冷、强烈的气流、噪声及振动等），还应注意通风设备防护性能应稳定可靠，不应妨碍工人的操作，便于管理和维修。以上 3 个方面也是评价其效果的主要依据。

局部通风除尘、排毒系统是否能根据通风系统的设计原则合理地设计系统各组成部分，对通风系统的效果将产生直接的影响。因此，通风系统的合理设计、合理设置、合理使用是至关重要的，而合理的设计是关键。合理设计的通风系统可以从根本上减少或消除职业危害，达到治本的目的，保护作业者的身体健康。否则，达不到使用效果，而且还会造成资金、能源、材料的很大浪费。

2）对通风除尘排毒系统的评价，应包括排风罩、通风管道、通道机和净机装置的评价。

①排风罩的评价：根据排气罩的设计原则，合理确定排风方式、排风量和压力损失是有效控制生产岗位有害物质的关键，是排气罩评价的重要内容。

排气罩评价看其排风方式是否做到"密、近、通、顺、便"5 个字。"密"要求尽可能密封有害物质发生源；"近"是要求尽量靠近有害气体及粉尘的发生源，使有害物质的扩散限制在最小的范围内，防止横向气流的干扰，减少排气量，节约能源；"通"是在能控制有害物质的前提下，尽量减少排气罩的开口面积，保证合理的排风量；"顺"是排气罩与尘毒散发相适应，不允许有害物质再经过作业者的呼吸区；"便"是排气罩的结构方便作业者的操作和设备维修。

排风量的检测：经实测判断排风量是否达到了应有的设计要求。还应根据生产工艺过程、排风方式和排出的有害气体及粉尘的种类不同，确定合理的排风量要求，以便有效地控制粉尘及有害气体。排风量可按前述的方法测定。

确定控制风速和控制点的位置是否合理：依据控制点（粉尘的控制点为粉尘飞扬的最远点，有害气体的控制点为工作面边缘点）及控制风速确定的通风量是否能满足控制点控制风速的要求，能否达到控制作业过程中产生的有害气体及粉尘最佳效果。

压力损失的测定：排风罩的压力损失表示为压损系数与直管中的动压之乘积。检测压力损失是否符合设计要求，尽量减少压力损失，以提高效能。

对排气罩的评价还应与作业环境有害物的浓度相结合，并以作业环境有害物质浓度是否符合国家卫生标准作为评价排气罩效果的重要指标。

②通风管道的评价：通风管道的设计是否符合设计要求，并具有针对性；布置、走向等是否合理。对于除尘管道，要侧重考虑防止粉尘的堵塞及管道的磨损，因此除尘管道要有足够的携带风速及强度，尽可能避免水平管道，尽可能缩短通风管道减少的局部阻力；排毒管道的设计应侧重考虑材料的防腐及耐高温等性能，并要求管道接头处具有良好的密封性能。

测定管道的风速、风量，看是否达到设计要求，能否满足排风量及携带有害气体及粉尘在管道中运行、排出的需要。多个排风点的通风系统是否达到阻力的平衡，各支管通风量是否达到设计要求。阻力的不平衡将导致设计通风量的不平衡，直接影响各排风点的控制效果。

③通风机的评价：是否依据通风系统设计的风速、风量、系统阻力而选择适配的风机及配套电机。一般应当通过计算求得的通风系统的设计风速、风量及系统阻力，选择具有适当风量、风压的通风机，并根据风机的功率、传动方式来确定相配套的电机。

通风机的评价主要是实测通风机运行的风量、风压是否达到了设计要求。如果没有达到设计要求，应考虑风机的选型、安装、供电等是否存在问题。同时还应考虑通风机正常运行时，噪声和振动是否采取了切实有效的防护措施，并使其达到国家卫生标准的要求。

④净化装置的评价：随着可持续性战略及生态环境建设的实施，人类赖以生存的生态环境的保护受到人们的高度重视，已成为当今全球性战略之一。中国政府历来重视生态环境的保护。

使用净化装置的目的是使有害物质的排放量（排放浓度）符合国家排放标准，保护环境。

对通风除尘排毒系统的净化装置的评价主要看其选择是否考虑了有害物质的理化特性、处理风量、排放及回收要求。检测净化效率、排放量或排放浓度是否达到了设计要求，是否符合国家排放标准。应权衡各方面的因素，做到综合考虑，合理选型，提高净化效率。

总之，通风系统各组成部分是互为联系、互相影响的，风机的风量、风压是否足够决定了管道内风量的大小，直接决定了排风罩排风量的大小。所以，对通风系统的评价也应是全面、系统、综合的。最终评价重点是评价作业环境有害气体及粉尘的浓度是否达到了国家卫生标准及排放标准的要求。

三、防暑、防寒控制措施

（一）防暑（sunstroke prevention） 为了保证正常生产和保护工人的身体健康，夏季高温车间的防暑降温问题是十分重要的。防暑降温应包括卫生技术措施、劳动组织措施和卫生保健措施在内的综合措施。在卫生技术措施方面，第一是要求从改进工艺过程和合理安排热源着手，并尽量使生产过程机械化和自动化；第二是加强隔热措施；第三是采用通风降温的措施；第四是使用个人防护用品。

隔热的方法很多，通常分为热绝缘和隔热屏2类。热绝缘是为了防止烫伤操作人员以及改善操作环境，应采用导热系数低、密度小、价格低廉、施工方便、便于维护的隔热材料，根据平壁或管道的表面温度来计算隔热层厚度。隔热屏主要用于遮挡辐射能，另外还能拦阻火花、飞溅的熔融金属、炉渣等对工人的危害。

通风中对高温作业环境最常用的降温措施是自然通风。自然通风是一种既经济又有效的通风方式，凡是生产工艺过程对生产环境的气温、气湿和风速尚无严格要求的高温作业，首先应充分利用自然通风。理想的自然能风能形成较大的换气量，以满足要求，但是不足之处是送风空气未经处理，气流组织亦受一定限制。如果当自然通风不能满足降温的需求或由于生产工艺过程要求工作场所内保持一定温度时，通常采用机械通风。

机械通风是指在高温工作场所内安装了送、排风设施的全面机械通风系统。它是将所送空气喷雾加湿或用低温水洗冷却后到达工作地点。全面机械通风系统比较复杂，费用也较高。通常最常用的、比较经济的机械通风方式是在高温工作地点安装单体式风机或冷风机组（中央空调）直接向作业人员送风。如果生产工艺过程允许，合理地使用喷雾风扇送风亦是一种经济有效的局部降温措施。

根据《工业企业设计卫生标准》（GBZ 1-2010）的规定，防暑降温通风的基本卫生要求主要包括：

1. 高温、强热辐射作业，应根据工艺、供水和室内微小气候等条件采用有效的隔热措施，如水幕、隔热水箱或隔热屏等。工作人员经常停留或靠近的高温地面或高温壁板，其表面平均温度不应>40℃，瞬间最高温度也不宜>60℃。

2. 当高温作业时间较长，工作地点的热环境参数达不到卫生要求时，应采取降温措施。

（1）采用局部送风降温措施时，气流达到工作地点的风速控制设计应符合以下要求：①带有水雾的气流风速为3~5m/s，雾滴直径应<100μm；②不带水雾的气流风速，劳动强度Ⅰ级的应控制在2~3m/s，Ⅱ级的控制在3~5m/s，Ⅲ级的控制在4~6m/s。

（2）设置系统式局部送风时，工作地点的温度和平均风速应符合表2-2-3的规定。

表2-2-3　工作地点的温度和平均风速

热辐射强度 （W/m²）	冬季		夏季	
	温度（℃）	风速（m/s）	温度（℃）	风速（m/s）
350~700	20~25	1~2	26~31	1.5~3
701~1400	20~25	1~3	26~30	2~4
1401~2100	18~22	2~3	25~29	3~5
2101~2800	18~22	3~4	24~28	4~6

注：轻度强度作业时，温度宜采用表中较高值，风速宜采用较低值；重强度作业时，温度宜采用较低值，风速宜采用较高值；中度强度作业时其数据可按插入法确定。对于夏热冬冷（或冬暖）地区，表中夏季工作地点的温度，可提高2℃。当局部送风系统的空气需要冷却或加热处理时，其室外计算参数，夏季应采用通风室外计算温度及相对湿度；冬季应采用采暖室外计算温度。

（3）工艺上以湿度为主要要求的空气调节车间，除工艺有特殊要求或已有规定者外，不同湿度条件下的空气温度应符合表2-2-4的规定。

表 2-2-4 空气调节厂房内不同湿度下的温度要求（上限值）

相对湿度（%）	<55	<65	<75	<85	≥85
温度（℃）	30	29	28	27	26

（4）高温作业车间应设有工间休息室。休息室应远离热源，采取通风、降温、隔热等措施，使温度≤30℃；设有空气调节的休息室室内气温应保持在24~28℃。对于可以脱离高温作业点的，可设观察（休息）室。

（5）特殊高温作业，如高温车间桥式起重机驾驶室、车间内的监控室、操作室、炼焦车间拦焦车驾驶室等应有良好的隔热措施，热辐射强度应<700W/m²，室内气温不应>28℃。

（6）当作业地点日最高气温≥35℃时，应采取局部降温和综合防暑措施，并应减少高温作业时间。

（二）防寒（winter protection） 根据《工业企业设计卫生标准》（GBZ 1-2010）的规定，工作场所防寒基本卫生学要求主要包括以下内容：

1. 凡近十年每年最冷月平均气温≤8℃的月数≥3个月的地区应设集中采暖设施，<2个月的地区应设局部采暖设施。当工作地点不固定，需要持续低温作业时，应在工作场所附近设置取暖室。

2. 冬季寒冷环境工作地点采暖温度应符合表2-2-5要求。

表 2-2-5 冬季工作地点的采暖温度（干球温度）

体力劳动强度级别	采暖温度（℃）
Ⅰ	≥18
Ⅱ	≥16
Ⅲ	≥14
Ⅳ	≥12

注：体力劳动强度分级见GBZ2.2，其中Ⅰ级代表轻劳动，Ⅱ级代表中等劳动，Ⅲ级代表重劳动，Ⅳ级代表极重劳动。当作业地点劳动者人均占用较大面积（50~100m²）、劳动强度Ⅰ级时，其冬季工作地点采暖温度可低至10℃，Ⅱ级时可低至7℃，Ⅲ级时可低至5℃。当室内散热量<23W/m³时，风速不宜>0.3m/s；当室内散热量≥23W/m³时，风速不宜>0.5m/s

3. 采暖地区的生产辅助用室冬季室温宜符合表2-2-6中的规定。

表 2-2-6 生产辅助用室的冬季温度

辅助用室名称	气温（℃）
办公室、休息室、就餐场所	≥18
浴室、更衣室、妇女卫生室	≥25
厕所、盥洗室	≥14

注：工业企业辅助建筑，风速不宜>0.3m/s。

4. 工业建筑采暖的设置、采暖方式的选择应按照 GB 50019-2011，根据建筑物规模、所在地区气象条件、能源状况、能源及环保政策等要求，采用技术可行、经济合理的原则确定。

5. 冬季采暖室外计算温度≤-20℃的地区，为防止车间大门长时间或频繁开放而受冷空气的侵袭，应根据具体情况设置门斗、外室或热空气幕。

6. 设计热风采暖时，应防止强烈气流直接对人产生不良影响，送风的最高温度不得超过 70℃，送风宜避免直接面向人，室内气流一般应为 0.1~0.3m/s。

四、工业噪声控制

噪声控制是采用工程技术措施控制噪声源的声输出，控制噪声的传播和接收，以得到人们所要求的声学环境。

噪声污染是一种物理性污染，特点是局部性和没有后效的。噪声在环境中只是造成空气物理性质的暂时变化，噪声源的声输出停止之后，污染立即消失，不留下任何残余物质。噪声的防治主要是控制声源和声的传播途径，以及对接收者进行保护。

解决噪声污染问题的一般程序是首先进行现场噪声调查，测量现场的噪声级和噪声频谱，然后根据有关的环境标准确定现场容许的噪声级，并根据现场实测的数值和容许的噪声级之差确定降噪量，进而制订技术上可行、经济上合理的控制方案。

（一）噪声控制技术 所有的噪声问题基本可以分为 3 部分：声源、传播途径和接收者。因此，一般噪声控制技术都是分为 3 部分来考虑。首先是降低声源本的噪声，如果做不到，或都能做到却又不经济，则考虑从传播途径来降低。如上述方案仍然达到要求或不经济则可考虑接收者的个人防护。

1. 声源控制 降低声源本身的噪声是治本的方法，包括降低激发力、减小系统各环节对激发力的响应以及改变操作程序或改造工艺过程等。但就我国目前的技术水平来看，大多数设备的噪声强度超过了使人们满意的标准，使得从声源处控制噪声难以实现，往往还需要在传播途径上采取噪声控制措施。目前影响作业者健康、严重污染环境的主要噪声源是风机、空压机电机、柴油机、织机、冲床、圆锯机、球磨机、高压放空排气以及凿岩机。控制噪声源有 3 条途径：

（1）改进结构，提高其中部件的加工精度和装配质量，采用合理的操作方法等，以降低声源的噪声发射功率。采用各种噪声控制方法，可以收到不同的降噪效果。如将机械传动部分的普通齿轮改为有弹性轴套的齿轮，可降低噪声15~20dB；把铆接改成焊接，把锻打改成摩擦压力加工等，一般可减低噪声30~40dB。

（2）利用声的吸收、反射、干涉等特性，采用吸声、隔声、减振、隔振等技术，以及安装消声器等，控制声源的噪声辐射。

（3）"反噪声"技术：用一组传感器将声源的噪声信号输入计算机，经过分析通过专有设备将"反噪声"信号发射出来，抵消噪声。这已成功用在排气道、空调、柴油机、飞机、汽车等，是一项十分有前途的新技术。

2. 噪声传播途径控制　这是噪声控制中的普遍技术，常用技术有吸音、隔声、使用消声器及隔振等，应用吸声和消声技术，可以获得较好效果。在噪声传播途径控制中，采取何种措施好，要在调查测量的基础上，根据具体声源和传播途径，有针对性地选择，同时注意这些措施的可行性和经济性。

（1）吸声降噪：吸声降噪是一种在传播途径上控制噪声强度的方法。物体的吸声作用是普遍存在的，吸声的效果不仅与吸声材料有关，还与所选的吸声结构有关。采用吸声材料装饰在车间的内表面，如墙壁或屋顶，或在工作场所内悬挂吸声体，吸收辐射和反射的声能，使噪声强度减低。具有较好吸声效果的材料有玻璃棉、矿渣棉、棉絮或其他纤维材料。在某些特殊情况下，为了获得较好的吸声效果，需要使用吸声尖劈。这种技术主要用于室内空间。

随着材料工业发展，越来越多的各类声学材料出现在市场。在建材行业，已有一批较先进和已形成规模化生产能力的企业，特别是纤维性吸声材料及护面材料、轻质隔声材料和隔声结构等。噪声控制工程师可以更有余地选用标准化、系列化的声学材料，包括吸声材料、隔声材料、阻尼材料及其复合材料。下列声学材料的发展趋势应予以注意。

①"环保"型和"安全"型声学材料：应注意使用"环保"型和"安全"型声学材料，包括无毒无害、阻燃防火等。世界各国在"环保"型和"安全"型声学材料领域的研究工作非常活跃。微穿孔板吸声结构和消声器在国内外地成功应用是一个典型的实例。

②复合型声学材料：汽车、火车、飞机等交通运输工具，各类工程机械，家用电器设备的噪声发射已列入重要产品质量评价指标，由于考虑重量和空间的限制，大量不同类型复合声学材料被采用。已成功应用在这些噪声源控制中的复合声学材料有阻尼-吸声复合材料、阻尼-吸声-隔声复合材料等。

③多功能声学材料：将多种功能于一体的声学材料，除吸声、隔声、阻尼等声学能外，还具有其他功能，如电磁屏蔽、射线屏蔽、防火阻燃以及其他防护功能。这类多功能声学材料在特种车辆、建筑施工等设备和场所得到应用，并受到欢迎。

（2）消声降噪：消声器是一种既能使气流通过又能有效地降低噪声的设备。是降低动力性噪声的主要措施，通常可用消声器降低各种空气动力设备的进出口或沿管道传递的噪声。常用于风道和排气管，例如在内燃机、通风机、鼓风机、压缩机、燃气轮机、柴油机进、排气噪声、空调的进气噪声与管路噪声、压气机进气噪声以及风机进、排气噪声以及各种高压、高气流排放的噪声控制中最常用的降噪措施就是采用消声器。不同消声器的降噪原理不同。常用的消声技术有阻性消声、抗性消声、损耗型消声、扩散消声、阻抗复合式消声等。阻性消声器、抗性消声器，消声效果较好。还有其他消声器，如引射掺冷消声器、干涉消声器、电子消声器和喷雾消声器。抗式消声器分为扩张式消声器与共振腔消声器。

（3）隔声降噪：把产生噪声的机器设备封闭在一个小的空间，使它与周围环境隔开，以减少噪声对环境的影响，这种做法叫做隔声。隔声屏障和隔声罩是主要的 2 种设计，其他隔声结构还有：隔声室、隔声墙、隔声幕、隔声门等。动力装置的各种设备均可采用隔声措施，如柴油机、燃气轮机、风机、压缩机等采用隔声罩或箱装体进行隔声。

隔声罩的壳体是由钢板、吸声材料、阻尼板及面板组成。隔声罩除了隔声以外，还可有消防系统、空气冷却系统及负压系统等。在隔声结构中采用约束阻尼材料可以改善隔声罩、通风管道的隔声性能。

为了防止通过固体传播的噪声，在建筑施工中将机器或振动体的基础与地板、墙联接处设隔振或减振装置，也可以起到降低噪声的效果。

（4）管路系统噪声控制技术：管路系统为动力装置传输各种介质，并且还要满足动力装置采用振动噪声控制手段后变形补偿的要求，安装橡胶软管、单球或双球挠性接管、波纹管以及支承等。过大的管路系统噪声会引起管路的破裂、介质泄漏，影响动力装置的安全运行。因此，管路系统噪声的控制是提高安全性和舒适性的重要措施之一，并在动力、石化、船舶等行业具有广泛的应用前景。

管路系统结构噪声特性是由其固有特性和动态特性组成，因此针对特性的不同而采用不同的研究分析方法，从而形成管路系统结构噪声控制的方法，管路系统噪声控制技术是柴油机等动力装置噪声控制的一个重要方面。

通过管路系统有效的计算与试验方法，可以准确地分析管路系统振动特性。在装置管路系统的设计阶段，确定直管、弯管的分布，弹性接管的选用，支撑的布置，运用结构噪声计算技术进行特性预估，对设计进行修改。在装置管系的实验阶段，运用结构噪声试验技术，分析和评估管路系统结构噪声特性与量级。

（5）振动与噪声有源控制技术：有源控制技术是基于声波或机械波的干涉原理，在检测到声波或振动信号以后，经过实时分析，由发声器或作动器产生反相位的声波或振动，从而起到减振降噪作用。有源控制技术在 20 世纪 70 年代就有人提出，以后随着实时数字信号处理技术的发展，特别是近年来自适应信号处理技术和微处理器的迅速发展，有源振和动噪声控制的技术（active noise and vibration control，ANVC）逐渐进入应用阶段，如有源护耳器、管道有源消声器、有源减振器、汽车车厢噪声有源控制等等。在国标 ISO11690 "声学-低噪声工作场所设计导则"中的噪声控制措施首次将有源控制技术的应用列入提示性附录 ANVC 技术与传统的振动噪声控制技术相比有以下优点：①体积小，重量轻；②主动性好，可以根据被控制声场的性质设计控制系统，使控制具有针对性和目标性；③低频效果好；④有选择性地降低某段特征信号；⑤可以减少被控制设备的结构和运行。

3. 接触者保护措施　在声源和传播途径上采取控制措施有困难或无法进行时，接受噪声的个人可以采取个人防护。简单的方法是佩戴耳塞、耳罩、防声头盔等。最常用的是耳塞，一般由橡胶或软塑料等材料制成，根据外耳道形状设计大小不等的各种型号，隔声效果可达 20~35dB。耳罩、帽盔等隔声效果优于耳塞，可达 30~40dB，但佩戴时不够方便，成本也较高，普遍采用存在一定的困难。在某些特殊环境，需要将耳塞和耳罩合用，以保护劳动者的听力。

（二）控制措施的选择　合理的控制噪声的措施是根据噪声控制费用、噪声容许标准、劳动生产效率等有关因素进行综合分析确定的。在一个车间，如果噪声源是一台或少数几台机器，而车间里工人较多，一般可采用隔声罩、降噪效果为 10~30bB；如果车间里工人少，经济有效的方法是用护耳器，降噪效果为 20~40bB；如果车间里噪声源多而分散，作业者多，一般可采取吸声降噪措施，降噪效果为 3~15 dB；如果作业者不多，可用护耳器，或者设置供作业者操作用的隔声间。机器振动产生噪声辐射，一般采取减振或隔振措施，降噪效果为 5~25 dB。如机械运转使厂房的地面或墙壁振动而产生噪声辐射，可采用隔振机座或阻尼措施。

（三）制订工业企业卫生标准　尽管噪声可以对人体产生不良影响，但在生产中要想完全消除噪声，既不经济也不可能。因此，制订合理的卫生标准，将噪声强度限制在一定范围之内，是防止噪声危害的重要措施之一。

根据《工业企业设计卫生标准 GBZ1-2010》的规定，工作场所防噪声的基本卫生学要求主要包括以下内容：

1. 工业企业噪声控制应按 GBJ87 设计，对生产工艺、操作维修、降噪效果进行综合分析，采用行之有效的新技术、新材料、新工艺、新方法。对于生产过程和设备产生的噪声，应首先从声源上进行控制，使噪声作业劳动者接触噪声声级符合 GBZ2.2 的要求。采用工程控制技术措施仍达不到 GBZ2.2 要求的，应根据实际情况合理设计劳动作息时间，并采取适宜的个人防护措施。

中国现阶段执行的《工作场所有害因素职业接触限值第 2 部分：物理因素》（GBZ 2.2-2007）规定，噪声职业接触限值为每周工作 5 天，每天工作 8 小时，稳态噪声限值为 85 dB（A），非稳态噪声等效声级的限值为 85 dB（A）；每周工作日不足 5 天，需计算 40 小时等级声级，限值为 85 dB（A）。

2. 产生噪声的车间与非噪声作业车间、高噪声车间与低噪声车间应分开布置。

3. 工业企业设计中的设备选择，宜选用噪声较低的设备。

4. 在满足工艺流程要求的前提下，宜将高噪声设备相对集中，并采取相应的隔声、吸声、消声、减振等控制措施。

5. 为减少噪声的传播，宜设置隔声室。隔声室的天棚、墙体、门窗均应符合隔声、吸声的要求。

6. 产生噪声的车间，应在控制噪声发生源的基础上，对厂房的建筑设计采取减轻噪声影响的措施，注意增加隔声、吸声措施。

7. 非噪声工作地点的噪声声级的设计要求应按规定要求设计，噪声车间观察（值班）室、非噪声车间办公室、会议室以及主控室、精密加工室的噪声省级限值分别为 75 dB（A）、60 dB（A）和 70dB（A），工效限值为 ≤55 dB（A）。

五、振动控制技术

振动和噪声有相似的作用过程,即振源产生振动通过弹性介质可以传播到区域或个人。因此,控制振动应从生源振动、传播途径控制和保护接受者三方面入手。

(一)控制振动源 改革工艺过程,采取技术措施,进行减振、隔振,以至消除振动源的振动,这是预防振动职业危害的根本措施。例如,采用液压、焊接、粘接等新工艺代替风动工具铆接工艺;采用水力清砂、水爆清砂、化学清砂等工艺代替风铲清砂;设计自动或半自动的操纵装置,减少手部和肢体直接接触振动;工具的金属部件改用塑料或橡胶,以减弱因撞击而产生的振动;采用减振材料降低交通工具、作业平台的振动。振动控制的主要技术:

1. 机械振动控制技术 随着动力装置功率增加,转速升高,结构轻型,高速轻型强载柴油机,动力装置的振动噪声问题越来越引起人们的重视。在动力装置设计时不仅考虑防止产生结构共振,还要考虑如何降低设备引起的振动通过基座及管系传递的能量,从而控制由船体振动产生的辐射噪声。对这部分振动的传递通常采用被动隔振技术。这里主要介绍双层隔振技术、浮筏隔振技术和阻尼减振技术。

(1)双层隔振技术:双层隔振是指单台动力设备弹性安装在中间筏体上,中间筏体弹性地安装在基座上。从减振效果上讲,中间筏体质量越大越好,受到设备重量的限制,中间筏体质量不宜过大。一般来说,中间筏体与机组质量比取 0.5~0.8。20 世纪 80 年代以来,多采用聚合物混凝土与钢结构组成中间筏体,聚合物混凝土的阻尼损耗因子 η 比钢高几十倍,隔振效果可达 40~50dB,在模拟机基座采用聚合物混凝土处理后,可以提高隔振效果约 9dB。

(2)浮筏隔振技术:浮筏是一种同时隔离 2 台以上的机械设备的隔振装置。由于设备与筏架可以互为质量,对被隔的某台设备来说,筏架与其他设备可以一起作为中间质量,有利于振动的衰减;多台设备振动传递到筏架上,振动能量在筏架中相互传递,在某些频段振动能量会相互抵消一些,使传递到基座的振动能量得到明显降低;筏架与设备的质量比可以较低,为 0.25~0.35;浮筏装置组合、布置灵活多样。避开共振是筏架设计的首要原则,已出现应用于设备隔振的大型浮筏。

(3)阻尼减振技术:黏弹性阻尼减振技术已成为振动噪声控制的有效措施之一,利用阻尼材料变形时把动能转变为热能的原理以抑制和减弱结构共振响应,降低结构噪声,提高结构的疲劳寿命。阻尼处理根据材料是否受拉伸和剪切变形分为 2 种:自由阻尼处理和约束阻尼处理。在相同重量情况下,约束阻尼处理比自由阻尼处理效果更好。结构阻尼处理时,应根据材料的诺模图选用温域宽、较宽频率范围内损耗因子高、阻燃、无毒、附着力好、施工方便的阻尼材料;根据模态分析得到的结构优势模态和费效比确定阻尼处理的部位与面积;根据减振指标要求,选择单层或多层约束阻尼处理。基座底板结构响应比处理前可下降 6~9.9dB。

在高层建筑、交通等行业,有的设备振动过大会引起房间、车厢噪声超标。如大楼底层因空调泵组设备振动过大而引起办公室噪声超标,经采用浮筏隔振、管路隔振等措施治理，可使办公室内空气噪声降低 12dB（A）。

2. 轴系振动控制技术　随着我国经济的发展，引进了各种类型的柴油机、燃气轮机、联轴器、齿轮箱、液力偶合器及螺旋桨，使得推进轴系日趋复杂。传统的能量估算法等已不能完全满足这一发展的需要。因此轴系振动控制技术（包括扭转振动、回旋振动、纵向振动及其偶合振动等）也在不断发展之中。

（1）扭转振动控制技术：扭转振动是动力装置轴系的特性之一，对轴系扭转振动控制的目的是为了保护轴系中所用部件不会因强烈的扭振负荷而遭受破坏。因而在轴系设计阶段就进行计算，以便有可能对轴系的任何部件进行修改。在进行扭振分析时，应考虑到所有的运行工况，既要避免因强烈的扭振负荷导致部件的破坏，又要避免不必要的增大尺寸。控制轴系扭转振动有调频、减振、和隔离振动等方法：

（2）回旋振动控制技术：轴系回旋振动控制的主要方法：在轴系设计中通常可通过调频避开临界转速。以船舶为例，调整轴承刚度和轴承之间的距离是简单而行之有效的方法。也可以改变螺旋桨轴悬臂长度，有可能的话，可以改变轴系的直径、改变螺旋桨的桨叶数，甚至改变螺旋桨的材料等。

（3）纵向振动控制技术：轴系纵向振动控制的方法主要有调频和增加阻尼。改变推力轴承纵向刚度，可以改变轴系的纵向振动频率，防止纵振共振转速落入常用转速范围内；加装扭振减振器，控制扭转振动来避免因扭转振动而引起强烈的纵向振动；加装纵向振动减振器则可直接衰减纵向振动，达到控制曲轴自由端纵向振幅的目的。

（二）限制作业时间和振动强度　通过研制和实施振动作业的卫生标准，限制接触振动的强度和时间，最大限度地保障作业者的健康，是预防措施的重要方面。例如，日本林业署曾规定链锯伐工作业，在 8 小时工作日内累计使用链锯不超 2 小时，每次使用应在 10 分钟内，每周不超过 40 小时。接触振动强度和时间的限制标准，均体现在相应的全身振动和局部振动的暴露限值中。

国际标准化组织（ILO）发布的全身振动评价标准（ISO2631）主要是根据人体对 1～80Hz 的全身振动响应的实验数据制定的。ISO2631 以全身振动对人体的影响，以保护工人健康安全、作业能力以及作业条件的舒适为准则，制定了垂直和水平全身振动的加速度的 3 个界限——承受极限（exposure limit）、疲劳-减效界限（fatigue-decreased proficiency houndary）和引起不适的界限（reduced comfort boundary）。标准中的曲线图是不同频率、不同接振时间的疲劳-减效界限，主要是根据飞行员和司机的实践经验和以其研究获得的实验数据制定的。承受极限是引起健康受试者疼痛的加速度水平的 1/2，是疲劳-减效界限的 2 倍（高 6dB）。引起不适的界限值是疲劳-减效界限的 1/3.5（低 10dB）。

4 小时等能量频率计权加速度有效值（four hour energy equivalent frequency weighted acceleration，rms）是对振动进行卫生学评价的重要指标，以 ahw（4）表示。因为振动的频率不同，接触时间不同，对人体的影响不同，这就需要对实际测定值进行修正和计算，均以 ahw（4）为指标，以便进行比较和评价。

根据《工业企业设计卫生标准》（GBZ1-2010）的规定，工作场所防振动的基本卫生学要求主要包括以下内容：

1. 采用新技术、新工艺、新方法避免振动对健康的影响，应首先控制振动源，使手传振动接振强度符合 GBZ2.2 的要求（作业场所手传振动职业接触限值以 4 小时等能量频率计权振动加速度 $[\alpha_{hw(4)}]$ 不得超过 $5m/s^2$），全身振动强度不超过表 2-2-7 规定的卫生限值。采用工程控制技术措施仍达不到要求的，应根据实际情况合理设计劳动作息时间，并采取适宜的个人防护措施。

表 2-2-7　全身振动强度卫生限值

工作日接触时间（h）	卫生限值（m/s^2）
4.0~8.0（含 8.0）	0.62
2.5~4（含 4）	1.10
1.0~2.5（含 2.5）	1.40
0.5~1.0（含 1.0）	2.40
≤0.5	3.60

2. 工业企业设计中振动设备的选择，宜选用振动较小的设备。

3. 产生振动的车间，应在控制振动发生源的基础上，对厂房的建筑设计采取减轻振动影响的措施。对产生强烈振动的车间应采取相应的减振措施，对振幅、功率大的设备应设计减振基础。

4. 受振动（1~80Hz）影响的辅助用室（如办公室、会议室、计算机房、电话室、精密仪器室等），其垂直或水平振动强度不应超过表 2-2-8 中规定的设计要求。

表 2-2-8　辅助用室垂直或水平振动强度卫生限值

接触时间（h）	卫生限值（m/s^2）	工效限值（m/s^2）
4.0~8.0（含 8.0）	0.31	0.098
2.5~4.0（含 4.0）	0.53	0.17
1.0~2.5（含 2.5）	0.71	0.23
0.5~1.0（含 1.0）	1.12	0.37
≤0.5	1.80	0.57

（三）改善作业环境，加强个人防护　作业环境的防寒，保温有重要意义，特别是寒冷季节的室外作业，要有必要的防寒和保暖设施。振动性工具的手柄温度如能保持 40℃，对预防振动性白指的发生和发作有较好效果。控制作业环境中的噪声、毒物和高气湿等，对防止振动职业危害也有一定作用。

配备、合理使用个人防护用品，如工作服，特别是防振手套、减振座椅等，也能减轻振动危害。

（四）加强健康监护和卫生监督　按规定进行就业前和定期健康体检，实施三级预防，早期发现，及时处理患病个体，加强健康管理和宣传教育，提高劳动者健康意识。随着动力装置的多样化、复杂化，以及振动噪声指标的要求不断提高，对振动、噪声控制技术的发展提出了更高的需求。随着计算机、材料等技术的发展，又为振动、噪声控制技术的发展提供了实现的基础。不仅是传统的控制技术需要进一步发展，而且新型控制技术正方兴未艾，如有源控制、浮筏隔振等控制手段正不断推陈出新。

六、电磁辐射的防护

电磁辐射包括非电离辐射与电离辐射，根据《工业企业设计卫生标准 GBZ1-2010》的规定，工作场所防非电离辐射与电离辐射的基本卫生学要求主要包括以下内容：

（1）产生工频电磁场的设备安装地址（位置）的选择应与居住区、学校、医院、幼儿园等保持一定的距离，使上述区域电场强度最高容许接触水平控制在 4kV/m。

（2）对有可能危及电力设施安全的建筑物、构筑物进行设计时，应遵循国家有关法律、法规要求。

（3）在选择极低频电磁场发射源和电力设备时，应综合考虑安全性、可靠性以及经济社会效益；新建电力设施时，应在不影响健康、社会效益以及技术经济可行的前提下，采取合理、有效的措施以降低极低频电磁场辐射的接触水平。

（4）对于在生产过程中有可能产生非电离辐射的设备，应制订非电离辐射防护规划，采取有效的屏蔽、接地、吸收等工程技术措施及自动化或半自动化远距离操作，如预期不能屏蔽的应设计反射性隔离或吸收性隔离措施，使劳动者非电离辐射作业的接触水平符合 GBZ2.2 的要求。

（5）设计劳动定员时应考虑电磁辐射环境对装有心脏起搏器患者等特殊人群的健康影响。

（6）电离辐射防护应按 GB18871 及相关国家标准执行。

（一）电离辐射的防护　（Protection against ionizing radiation）

1. 电离辐射的防护标准　国家质量监督检验检疫总局 2002 年第 11 号（总第 47 号）国家标准批准发布公告，公布了我国新一代辐射防护基本标准《电离辐射防护与辐射源安全基本标准》（GB18871-2002），于 2002 年 10 月 8 日批准，自 2003 年 4 月 1 日起实施。该标准全部技术内容均为强制性的，同时取代《放射卫生防护基本标准》（GB4792-1984）和《辐射防护规定》（GB8703-1988）。《电离辐射防护与辐射源安全基本标准》GB18871- 2002 从我国实际出发，等效采用了国际原子能机构（International Atomic Energy Agency，IAEA）、世界卫生组织（WHO）等 6 个国际组织 1996 年联合发布的国际基本安全标准（IBSS），是中国进行电离辐射防护工作的重要依据。

（1）职业照射剂量限值：应对任何工作人员的职业照射水平进行控制，使之不超过下述限值：①由审管部门决定的连续 5 年的年平均有效剂量（但不可作任何追溯性平均），20mSv；②任何一年中的有效剂量，50 mSv；③眼晶体的年当量剂量，150 mSv；④四肢（手和足）或皮肤的年当量剂量，500 mSv。

特殊情况下，任何临时改变对剂量限制应符合《电离辐射防护与辐射源安全基本标准》GB18871-2002 中规定的要求对剂量限值进行如下临时变更：①依照审管部门的规定，可将由审管部门决定的连续 5 年的年平均有效剂量平均期破例延长到 10 个连续年。并且，在此期间内，任何工作人员所接受的年平均有效剂量不应超过 20mSv，任何单一年份不应超过 50mSv。此外，当任何一个工作人员自此延长平均期开始以来所接受的剂量累计达到 100mSv 时，应对这种情况进行审查。②剂量限制的临时变更应遵循审管部门的规定，但任何一年内不得超过 50mSv，临时变更的期限不得超过 5 年。

（2）事故和应急照射：除为抢救生命或避免严重损伤、为避免大的集体剂量、为防止演变成灾难性情况等情况而采取行动以外，从事干预的工作人员所受到的照射不得超过标准附录中所规定的职业照射的最大单一年份剂量限值 50mSv。在这些情况下从事干预时，除了抢救生命的行动外，必须尽一切合理的努力，将工作人员所受到的剂量保持在最大单一年份剂量限值的 2 倍以下；对于抢救生命的行动应做出各种努力，将工作人员的受照剂量保持在最大单一年份剂量限值的 10 倍以下，以防止确定性健康效应的发生。此外，当采取行动的工作人员的受照剂量可能达到或超过最大单一年份剂量限值的 10 倍时，只有在行动给他人带来的利益明显大于工作人员本人所承受的危险时，才采取该行动。

（3）表面放射性污染的控制：工作人员体表、内衣、工作服，以及工作场所的设备和地面等表面放射性污染的控制应遵循附录所规定的限制要求。

2. 放射防护基本方法

（1）辐射源的防护：从防护的角度讲，通常又将放射性物质分为 2 种类型：一类是包在外壳中，在正常情况下不向周围环境扩散放射性物质的，称为"封闭源"。另一类是在使用、操作过程中可能向周围环境扩散放射性物质的，称为"开放源"。

对封闭源的防护，主要是应用外照射的防护原则和基本措施，如减少接触放射源时间、增大与放射源的距离和设置屏蔽等。

操作开放源时，放射性核素有可能扩散到周围环境中，造成体表、空气、地面、水源和各种物体的放射性污染，并可经呼吸道、消化道和皮肤进入体内。因此，对开放源主要是内照射防护问题，但也要同时考虑外照射的防护，例如严格防止放射性物质扩散、及时消除放射性污染等。

（2）个人防护

1）熟悉操作程序和安全操作规程，工作前应认真做好各项准备：如开瓶前应熟悉所用放射性核素的出厂日期及放射性强度等。采用新技术和操作方法时，应先做模型试验，以熟练技术操作。应在铺有吸水纸的搪瓷盘中进行放射性物质的操作。放射性液体应用带橡皮球的移液管抽取。工作结束时应及时清理用具，清除放射性污物，工作人员应进行污染监测。

2）正确使用个人防护用品：个人防护用品有工作服、鞋、帽、手套、口罩等。特殊防护用品如围裙、薄膜工作服，防护镜、气盔、面盾、气衣等。工作服宜采用白色棉织品制作。

3）个人卫生措施：从事放射性工作的人员，在离开工作场所时应仔细进行污染测量并洗手或沐浴。在放射性工作场所内严禁饮食、喝水、抽烟和存放食物等。

3. 放射性"三废"的治理工作

（1）放置衰变法：对短半衰期（<15 天）的放置性废弃物，如 ^{24} 钠、^{32} 磷、^{131} 碘、^{140} 钡等，可采用此法。放置时间大于 10 个半衰期后，可按一般废弃物处理或埋入地下。放射性废弃物在放置时，应收集在专用的污物桶或密封容器中，并应进行适当的屏蔽，存放场所应做到防止空气污染和经常进行辐射监测。

（2）浓缩贮存法：是将含放射性的废物经过浓缩集中，减少体积之后自行存放或送指定的放射性废物专用贮存库存放。在收集、运输、贮存等过程中，应注意密封加固，避免运输过程中沿途污染。对固体的放射性废弃物可采用压缩和焚烧方法来减少体积；对液体的废弃物可用蒸发、沉淀、离子交换等方法浓缩；对气体废弃物可通过净化处理后再排入大气。

（3）稀释排放法：凡放射性废弃物的放射性浓度在国家规定的浓度以下的，可按一般三废处理。此法只适用于一些毒性小、用量少的放射性核素。

对放射性气体溶胶的稀释排放，按照符合排放标准的废气排放要求，通过一定高度的烟囱直接排入大气中。为保证附近居民在任何时候所受的辐射剂量率均不超过相应的限制剂量当量率，因此要求一定高度的排放烟囱，并应制订相应高度烟囱下的排放量。为切实有效地保护环境，应该严格控制排入环境中的放射性废物总量。因此，应尽量避免采用稀释排放的处理方法。

（二）非电离辐射的防护（protection against nonionizing radiation）　非电离辐射包括射频辐射（微波、高频电磁场）、紫外线、可见光和红外线。

1. 射频辐射（radio-frequency radiation）的防护

（1）屏蔽：生产工艺过程有可能产生微波或高频电磁场的设备应采取有效的防止电磁辐射能的泄漏措施。高频电磁场的辐射源有高频振荡管、振荡回路、高频馈线、高频感应线圈、工作电容器等；微波设备常规运行时，主要是机壳缝隙、传输接头等处的波能泄漏。对这些辐射源应有良好的屏蔽措施，加强经常性检修，及时密封泄漏。屏蔽材料一般应选用导电性和透磁性良好的材料，如铜、铝等。可将屏蔽材料做成板式或网眼式屏蔽设备。中短波网眼可大些，微波网眼要小。可做成屏蔽网、屏蔽罩、屏蔽室等。屏蔽体与辐射源之间应保持一定距离，四周结构应保持尖端突出，要有良好的接地装置。微波加热设备的被处理的材料进出口，常有波能泄出，在不妨碍工人操作的条件下，设置波能抑制器或安装功能吸收器等。

（2）远距离操作和自动化：由于电磁场辐射源所产生的场能与距离的平方成反比，故应在不影响操作的前提下尽量远离辐射源。作业点应设置在辐射强度最小的部位，尽量避免在辐射流的正前方工作，规划安全操作区。当不可能对辐射源进行屏蔽时，可在隔离屏蔽室内操作或用机械手、自动控制操作等。

（3）合理布局：安装高频机和微波设备尽可能远离非专业作业者的作业点和休息场所，高频机之间应有一定的距离，并有良好的接地装置。

（4）职业卫生标准：职业卫生标准《工作场所有害因素职业接触限值第 2 部分：物理

因素》（GBZ 2.2-2007）规定，工作地点微波（300M~300GHz）电磁辐射强度不应超过表 2-2-9 规定的限值。

表 2-2-9　工作场所微波职业接触限值

类型		日剂量（$\mu W \cdot h/cm^2$）	8h 平均功率密度（$\mu W/cm^2$）	非 8h 平均功率密度（$\mu W/cm^2$）	短时间接触功率密度（mW/cm^2）
全身辐射	连续微波	400	50	400/t	5
	脉冲微波	200	25	200/t	5
肢体局部辐射	连续微波或脉冲微波	4000	500	4000/t	5

高频电磁辐射（频率 100KHz~300MHz）工作场所辐射强度卫生限值不应超过表 2-2-10 的规定。

表 2-2-10　工作场所高频电磁场职业接触限值

频率（MHz）	电场强度（V/m）	磁场强度（A/m）
0.1~3.0（含 3.0）	50	5
3.0~30	25	−

超高频辐射，又称超短波，指频率为 30KH₂~300MHz 或波长为 1~10m 的电磁辐射。一个工作日内超高频辐射职业接触限值规定如表 2-2-11。

表 2-2-11　工作场所超高频辐射职业接触限值

接触时间	连续波		脉冲波	
	功率密度（mW/cm^2）	电场强度（V/m）	功率密度（mW/cm^2）	电场强度（V/m）
8 小时	0.05	14	0.025	10
4 小时	0.1	19	0.05	14

工频电场（频率为 50Hz 的极低频电场）8 小时工作场所电场强度不应超过 5kV/m。

2. 红外线（infrared ray）防护措施

（1）实现生产过程中的机械自动化，作业者远离红外线源作业，是预防红外线辐射对机体危害的治本措施。

（2）密闭或隔热：能够密闭的红外线源，应采用隔绝设备；不能密闭的，可采取隔热措施。隔热措施按对光辐射的作用可分成反射性和吸收性二类。反射性的隔热措施，如铝箔、玻璃或钢板制成的屏蔽，其厚度不很重要，主要应有最大的光反射率。吸热性的隔热措施，如水藻、石棉板和玻璃棉板等。

（3）个人防护：可穿戴红外线防护服和防护镜，如反射性铝制遮盖物和铝箔制衣服常用于减少红外线暴露和降低熔炼工、热金属操作工的热负荷。严禁裸眼观看强光源。操作者应戴能有效过滤红外线的防护镜，这种防护镜应能同时滤除紫外线。接触红外线的人员，应定期检查眼部。

3. 紫外线防护措施　紫外线（ultraviolet ray）波长为100~400nm的电磁辐射。凡接触紫外辐射的作业，应强调建立安全生产制度，正确使用防护用具是预防电光性眼炎的重要措施。

（1）劳动条件：电焊等产生紫外线的作业场所，如周围有其他操作人员，应设防护屏障。如有数台电焊机同时操作，应设置隔离屏障，以防相互影响；电焊工操作时应使用可移动的防护屏障围住作业区，以免其他工种作业者受到紫外线照射；工作场所墙壁可涂成锌白色或铬黄色，以减少紫外线反射；采用自动或半自动焊接以增大与辐射源的距离等。

（2）个人防护：在紫外线辐射的环境下操作，应着长袖衣裤，戴宽沿帽，避免穿着反光性强的白色外衣。电焊工及其辅助工必须佩戴专门的面罩、防护眼镜以及适宜的防护服和手套，严禁裸眼观看电焊，现场参观者也应戴防护眼镜。就业前健康检查发现着色性干皮病、血紫质病和光过敏症以及白化病等患者，因对紫外线异常敏感，禁止从事紫外线作业。对工人进行定期健康检查，发现紫外线辐射引起的疾病，应及时治疗或调离该作业。

（3）职业卫生标准：《工作场所有害因素职业接触限值》（GBZ 2.2-2007）规定了工作场所紫外辐射的时间加权平均接触限值。

中波紫外线（UVB），每日接触不得超过 $0.26\mu W/cm^2$（或 $3.7mJ/cm^2$）；短波紫外线（UVC），每日接触不得超过 $0.13\mu W/cm^2$（或 $1.8mJ/cm^2$）；电焊弧光，每日接触不得超过 $0.24\mu W/cm^2$（或 $3.5mJ/cm^2$）。

4. 激光防护措施　激光（laser）波长为200nm~1mm的相干光辐射。对激光的防护应包括激光器、工作环境及个体防护3个方面。

（1）激光器的安全措施：在有光束漏射可能的部位设置防光封闭罩；必须安装激光开启与光束止动的连锁装置、光栏孔盖的开闭阀门、遥控触发式或延缓发射开关、光学观察窗口的滤光设施及激光发射的指示信号（灯光或声响）等装置，并有专人检查维修制度。

（2）工作环境：激光工作室围护结构应用有效吸光材料制成，色调宜暗。作业场所和实验室应设有良好的照明条件。房间内的墙壁、天花板、地板、工作台应具有深色不反光的较粗糙表面，以减少对激光的反射和散射，在整个激光光路上应设置不透明的防光罩。为防止加工物质的有毒有害气体的逸出，室内应有良好的排风设施。

（3）个体防护：严禁裸眼直视激光束，防止靶点光斑反射光伤眼。使用安全防护目镜前，须经专业人员鉴定、确认，定期测试防护效果。穿防燃工作服，为减少反射光，工作服颜色宜略深为佳。

（4）职业卫生标准：定期测定工作点曝光强度，严格遵守中国《工作场所有害因素职业接触限值》（GBZ 2.2-2007）激光辐射卫生标准中规定的眼直视和皮肤照射激光的最大容许照射量（表 2-2-12、表 2-2-13）。

表 2-2-12　眼直视激光束的职业接触限值

光谱范围	波长（nm）	照射时间（s）	照射量（J/cm²）	辐照度（W/cm²）
紫外线	200~308	$10^{-9}~3\times10^4$	3×10^{-3}	
	309~314	$10^{-9}~3\times10^4$	6.3×10^{-2}	
	315~400	$10^{-9}~10$	$0.56t^{1/4}$	
	315~400	$10~10^3$	1.0	
	315~400	$10^3~3\times10^4$		1×10^{-3}
可见光	400~700	$10^{-9}~1.2\times10^{-5}$	5×10^{-7}	
	400~700	$1.2\times10^{-5}~10$	$2.5t^{3/4}\times10^{-3}$	
	400~700	$10~10^4$	$1.4C_B\times10^{-2}$	
	400~700	$10^4~3\times10^4$		$1.4C_B\times10^{-6}$
红外线	700~1050	$10^{-9}~1.2\times10^{-5}$	$5C_A\times10^{-7}$	
	700~1050	$1.2\times10^{-5}~10^3$	$2.5C_A t^{3/4}\times10^{-3}$	
	1050~1400	$10^{-9}~3\times10^{-5}$	5×10^{-6}	
	1050~1400	$3\times10^{-5}~10^3$	$12.5t^{3/4}\times10^{-3}$	
	700~1400	$10^4~3\times10^4$		$4.44C_A\times10^{-4}$
远红外线	1400~10⁶	$10^{-9}~10^{-7}$	0.01	
	1400~10⁶	$10^{-7}~10$	$0.56t^{1/4}$	
	1400~10⁶	>10		0.1

注：t 为照射时间。

表 2-2-13　激光照射皮肤的职业接触限值

光谱范围	波长（nm）	照射时间（s）	照射量（J/cm²）	辐照度（W/cm²）
紫外线	200~400	$10^{-9}~3\times10^4$		同表2-12
可见光与红外线	400~1400	$10^{-9}~3\times10^{-7}$	$2C_A\times10^{-2}$	
		$10^{-7}~10$	$1.1C_A t^{1/4}$	
		$10~3\times10^4$		$0.2C_A$
远红外线	1400~10⁶	$10^{-9}~3\times10^4$		同表2-12

注：t 为照射时间。

　　C_A 和 C_B 分别为红外和可见光波段的校正因子。波长（λ）与校正因子的关系为：波长 400~700nm，$C_A=1$；波长 700~1050nm，$C_A=100.002^{(\lambda-700)}$；波长 1050~1400nm，$C_A=5$；

波长 $400 \sim 550nm$，$C_B = 1$；波长 $550 \sim 700nm$，$C_B = 10^{0.015(\lambda-550)}$。

六、采光与照明

（一）概述 作业场所的采光（lighting）与照明（illumination）是从事生产劳动必要的卫生学条件之一。设置合理的、符合卫生学要求的采光与照明，不仅能保证作业者有一个良好的视觉工作条件，防止视觉疲劳和职业性眼病的发生，有利于安全生产，而且能使作业者情绪高涨，促进劳动生产率的提高。

工业采光是以天然光线为光源，解决工业建筑的室内光照问题。利用天然光可节约能源。在同样光照条件下，天然光源较人工光源明亮柔和，光谱中还含有杀菌保健作用的紫外线，有益于人体健康。但天然光受季节、时间、气候等限制，在时间和空间上不能保证有足够的均匀性，不能满足每个工作面所需要的照度，有时还因直射阳光的刺激而引起眩目。

照明系指在无天然光（如夜班，矿井、隧道、地下室）或天然光不足情况下，为从事生产活动或保证作业安全而采用人工光源的一种形式。照明可根据作业需要进行调节。

作业场所的采光与照明在理论上涉及一些物理学的基本知识与概念，包括以下内容。

1. 绿色照明（green lights） 绿色照明是节约能源，保护环境，有益于提高人们生产、工作、学习效率和生活质量，保护身心健康的照明。

2. 视觉作业（visual task） 在工作和活动中对呈现在背景前的细部和目标的观察过程。

3. 光通量（luminous flux） 根据辐射对标准光度观察者的作业导出光亮度。是表示光源发光能力的基本量，符号为 Φ，单位流明（lume，lm）。1 1m 是发光强度为 1cd（坎德拉）的均匀光源在 sr（球面度）立体角内发出的光通量。

4. 照度（illuminance） 当一个物体表面受到照射时，其单位面积上的光通量称为照度，符号为 E，单位勒克斯（lx）。

5. 照度均匀度（uniformity ratio of illuminance） 指在给定的工作面上最低照度与平均照度之比。

6. 室外天然光临界照度（critical illuminance of exterior daylight） 全部利用天然光进行采光时的室外最低照度。符号为 $E1$。

7. 发光强度（luminous intensity） 单位立体角内的光通量称为发光强度或光度。是反映光通量在空间的分布（空间强度）。符号为 I，单位坎德拉（candela，cd）。

8. 亮度（luminance） 单位投影面积上射向眼睛的发光强度称亮度，也称光亮度。符号为 L，单位坎德拉平方米（cd/m^2）。

9. 亮度对比（luminance contrast） 视野中目标和背景的亮度差与背景亮度的对比。符号为 C。

10. 眩光（glare） 由于亮度分布不适当，或由于亮度的变化幅度太大，或由于空间和时间上存在极端的亮度对比，引起不舒适或降低观察物体的能力，或同时产生这两种现象的视觉条件称为眩光。

11. 采光系数（daylight factor） 在室内给定平面上的一点，由直接或间接地接收来自假定和已知天空亮度分布的天空漫射光而产生的照度与同一时刻该天空半球在室外无遮挡水平面上产生的天空漫射光照度之比。符号为 C。

12. 采光系数最低值（minimum value of daylight factor） 侧面采光时，房间典型剖面和假定工作面交线上采光系数最低一点的数值。符号为 $C{min}$。

13. 采光系数平均值（average value of daylight factor） 顶部采光时，房间典型剖面和假定工作面交线上采光系数的平均值。

14. 采光均匀度（uniformity of daylighting） 指在假定工作面上采光系数照度的最低值与平均值之比。

15. 识别对象（recognized object） 识别的物体或细部（如需要识别的点、线、伤痕、污点等）。

16. 反参考平面假定工作面（reference surface） 测量或规定照度的平面（工业建筑取距地面 1m 民用建筑取距地面 0.8m）。

17. 射比（reflectance） 在入射辐射光谱的组成，偏振状态和几何分布给定状态下，反射的辐射通量或光通量与入射的辐射通量或光通量之比。符号为 ρ。

18. 光源的发光效能（luminous efficacy of source） 光源发出的光通量除以光源的功率所得之商，简称光源的光效。单位流明每瓦特（lm/W）。

19. 灯具遮光角（shielding angle of luminaire） 灯丝（或发光体）最边缘点和灯具出口的连线与水平线之间的夹角。

（二）采光

1. 采光形式

1）顶部采光：是指在工作场所房顶部开窗的采光形式。常用矩形天窗、平天窗和锯齿型天窗（图 2-2-16）。顶部采光时，照度从工作场所中央至边缘逐渐降低。

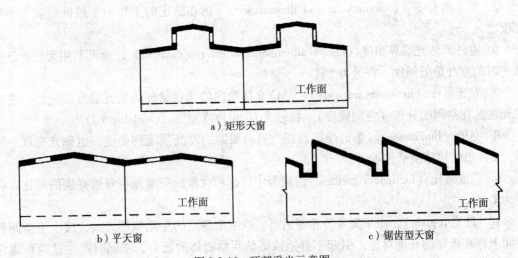

a）矩形天窗

b）平天窗

c）锯齿型天窗

图 2-2-16 顶部采光示意图

2）侧面采光：是指在工作场所一侧或两侧开窗的采光形式（图 2-2-17）。侧面采光时，照度随工作场所进深而衰减，因此，侧面采光仅能保证一定的进深照度，实际上往往又因工作面多集中在工作场所中央而使区域照度不足，故厂房的进深一般不宜超过窗高（从窗上沿到地面高度）的 2 倍。

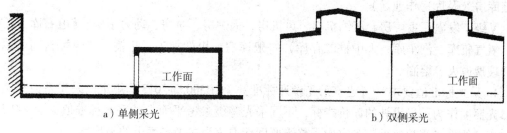

a）单侧采光　　　　　　　　　　　　　　　　b）双侧采光

图 2-2-17　侧面采光示意图

3）混合采光：是指工作场所同时利用侧窗和天窗的采光形式。这种采光可增加厂房中央区域和距侧窗较远区域的照度，且光照较均匀。

2. 采光系数　工业采光应首先满足作业室有适宜的天然光照度。照度是指一个物体表面受到照射时，其单位面积上的光通量，单位是勒克斯（lx）。由于室外照度经常变化，可影响室内照度的稳定，故对采光量不能用照度绝对值表示，而用照度相对值即采光系数（原称自然照度系数）表示。其计算公式为：

$$C = \frac{En}{Ew} \times 100\%$$

式中：C——采光系数；

　　　En——室内某一点的照度（lx）；

　　　Ew——同一时刻开阔天空散射光的水平照度。

3. 采光等级　工作场所使用功能要求越高，说明视觉作业需要识别对象的尺寸就越小。由天然光视觉试验得出，随着识别对象尺寸的减小，能看清识别对象所需要的照度增大，即工作越精细，需要的照度越高。根据不同工作对视觉精确度要求不同，分为 5 个采光等级，其中Ⅰ级对采光要求最高。例如，办公建筑设计室、绘图室为Ⅱ级；教育建筑教室、实验室、阶梯教室、教师办公室为Ⅲ级；住宅建筑厨房采光等级为Ⅳ级；住宅建筑卫生间、过道、餐厅、楼梯间采光等级为Ⅴ级。

《建筑采光设计标准》（GB50033-2013）规定工业建筑采光等级分类如下：

Ⅰ级：特精密机电产品加工、装配、检验、工艺品雕刻、刺绣、绘画。

Ⅱ级：精密机电产品加工、装配、检验、通信、网络、视听设备、电子元器件、电子零部件加工、抛光、复材加工、纺织品精纺、织造、印染、服装裁剪、缝纫及检验、精密理化实验室、计量室、测量室、主控制室、印刷品的排版、印刷、药品制剂。

Ⅲ级：机电产品加工、装配、检修、机库、一般控制室、木工、电镀、油漆、铸工、理化实验室、造纸、石化产品后处理、冶金产品冷轧、热轧、拉丝、粗炼。

Ⅳ级：焊接、扳金、冲压剪切、锻工、热处理、食品、烟酒加工和包装、饮料、日用化工产品、炼铁、炼钢、金属冶炼、水泥加工与包装、配、变电所、橡胶加工、皮革加工、精细库房（及库房作业区）。

Ⅴ级：发电厂主厂房、压缩机房、风机房、锅炉房、泵房、动力站房、（电石库、乙炔库、氧气瓶库、汽车库、大中件贮存库）一般库房、煤的加工、运输、选煤配料间、原料间、玻璃退火、熔制。

4. 采光标准值要求　《建筑采光设计标准》（GB50033-2013）规定以采光系数和室内天然光照度作为采光设计的评价指标，不同采光等级参考平面上的采光标准值见表 2-2-14，标准规定的采光系数标准值和室内天然光照度标准值为参考平面上的平均值。

表 2-2-14　各采光等级参考平面上的采光标准值

采光等级	侧面采光		顶部采光	
	采光系数标准值（%）	室内天然光照度标准值（lx）	采光系数标准值（%）	室内天然光照度标准值（lx）
Ⅰ	5	750	5	750
Ⅱ	4	600	3	450
Ⅲ	3	450	2	300
Ⅳ	2	300	1	150
Ⅴ	1	150	0.5	75

注：1. 工业建筑参考平面取距地面 1m，民用建筑取距地面 0.75m，公用场所取地面；2. 表中所列采光系数标准值适用于我国Ⅲ类光气候区，采光系数标准值是按室外设计照度值 15 000lx 制定的；3. 采光标准的上限值不宜高于上一采光等级的级差，采光系数值不宜高于 7%。

5. 采光质量要求　《建筑采光设计标准》（GB50033-2013）对采光质量也有一定的要求，主要包括采光均匀度、眩光、反射比等指标。

（1）顶部采光时，Ⅰ～Ⅳ级采光等级的采光均匀度不宜小于 0.7。为保证采光均匀度的要求，相邻两天窗中线间的距离不宜大于工作面至天窗下沿高度的 1.5 倍。

（2）采光设计时，应采取下列减小窗眩光的措施：作业区应减少或避免直射阳光；工作人员的视觉背景不宜为窗口；可采用室内外遮挡设施；窗结构的内表面或窗周围的内墙面，宜采用浅色饰面。

（3）办公、图书馆、学校等建筑的房间，其室内各表面的反射比宜符合规定。各表面的反射比要求分别为顶棚 0.60~0.90，墙面 0.30~0.80，地面 010~0.50，桌面、工作台面、设备表面 0.20~0.60。

（4）采光设计，应注意光的方向性，应避免对工作产生遮挡和不利的阴影。

（5）在采光质量要求较高的场所，窗的不舒适眩光指数需符合规定。

（6）需补充人工照明的场所，照明光源宜选择接近天然光色温的光源。

（7）需识别颜色的场所，宜采用不改变天然光光色的采光材料。

（8）博物馆建筑的天然采光设计，对光有特殊要求的场所，宜消除紫外辐射、限制天然光照度值和减少曝光时间。陈列室不应有直射阳光进入。

（9）当选用导光管采光系统进行采光设计时，采光系统应有合理的光分布。

（三）照明

1. 照明方式　按照明系统可分4种照明方式：

（1）一般照明（general lighting）：又称全面照明（full lighting），指不考虑特殊局部需要、在整个作业场所安置若干照明器，使各工作面普遍达到所规定视觉条件的照明方式。使用于对光线投射方向没有特殊要求，工作点不固定且较密集的作业场所，且受作业技术条件限制不适合装设局部照明或不必要采用混合照明时，宜采用一般照明。优点是作业点的视觉条件较好，视野亮度基本相同。缺点是耗电量大。当某一工作区需要高于一般照明照度时，可采用分区一般照明（localized lighting）。

（2）局部照明（local lighting）：指在某工作面安置照明器，使其达到规定视觉条件的照明方式。优点是耗电量少且可获得高的照度。缺点是直接眩光和使周围视野变暗对作业者造成不利影响。在一个工作场所内不应只装设局部照明。

（3）混合照明（mixed lighting）：由一般照明和局部照明共同组成的照明方式。适用于照明要求高、有一定的投光方向以及固定工作点分布密度不大的作业场所，且单独装设一般照明不合理的场所，宜采用混合照明。其优点是集一般照明和局部照明的优点为一体，成为一种较为经济的照明方案。一般照明与局部照明的比例以 1 : 5 为好，对于较小的作业场所一般照明的比例可以适当提高。

（4）重点照明（accent lighting）：指定向照射空间的某一特殊物体或区域，以引起注意的照明方式。它通常被用于强调空间的特定部件或陈设，例如建筑要素、构架、衣橱、收藏品、装饰品及艺术品等。

照明方式的确定应符合下列规定：①工作场所应设置一般照明；②当同一场所内的不同区域有不同照度要求时，应采用分区一般照明；③对于作业面照度要求较高，只采用一般照明不合理的场所，宜采用混合照明；④在一个工作场所内不应只采用局部照明；⑤当需要提高特定区域或目标的照度时，宜采用重点照明。

2. 照明种类　照明种类按用途可分为正常照明、应急照明、值班照明、警卫照明和障碍照明。其中应急照明包括备用照明、安全照明和疏散照明。

（1）正常照明（normal lighting）：指在正常情况下使用的室内外照明。工作场所均应设置正常照明。

（2）应急照明（emergency lighting）：是在正常照明系统因电源发生故障，不再提供正常照明的情况下，供人员疏散、保障安全或继续工作的照明。应急照明不同于普通照明，它包括备用照明、疏散照明、安全照明3种。①备用照明（stand-by lighting）：在正常照明电源发生故障和事故时，为确保活动和工作能继续正常进行而设的应急照明部分。②疏散照明（escape lighting）：当正常照明因故障熄灭后，正常电源发生故障时，对需要确保人员安全疏散的出口和通道，应装设疏散照明。③安全照明（safety lighting）：当正常照明因故障熄灭后，对需要确保处于危险中人员安全的场所，应装设安全照明。

（3）值班照明（on-duty lighting）：非工作时间，为值班所设置的照明。宜利用正常照明中能单独控制的一部分或利用应急照明的一部分或全部；大面积场所宜设置值班照明。

（4）警卫照明（security lighting）：用于警戒而安装的照明。有警戒任务的场所，应根据警戒范围的要求设置警卫照明。

（5）障碍照明（obstacle lighting）：在可能危及航行安全的建筑物或构筑物上安装的标志灯。障碍照明的装设，应严格执行所在地区航空或交通部门的有关规定，应根据航行要求设置障碍照明。

照明种类的确定，应符合下列规定：①室内工作及相关辅助场所，均应设置正常照明。②当下列场所正常照明电源失效时，应设置应急照明；需确保正常工作或活动继续进行的场所，应设置备用照明；需确保处于潜在危险之中的人员安全的场所，应设置安全照明；需确保人员安全疏散的出口和通道，应设置疏散照明。③需在夜间非工作时间值守或巡视的场所应设置值班照明。④需警戒的场所，应根据警戒范围的要求设置警卫照明。⑤在危及航行安全的建筑物、构筑物上，应根据相关部门的规定设置障碍照明。

3. 光源　当选择光源时，应满足显色性、启动时间等要求，并应根据光源、灯具及镇流器等的效率或效能、寿命等在进行综合技术经济分析比较后确定。应急照明应选用能快速点亮的光源。照明设计应根据识别颜色要求和场所特点，选用相应显色指数的光源。

照明设计应按下列条件选择光源：

（1）灯具安装高度较低的房间宜采用细管直管形三基色荧光灯。

（2）商店营业厅的一般照明宜采用细管直管形三基色荧光灯、小功率陶瓷金属卤化物灯；重点照明宜采用小功率陶瓷金属卤化物灯、发光二极管灯。

（3）灯具安装高度较高的场所，应按使用要求，采用金属卤化物灯、高压钠灯或高频大功率细管直管荧光灯。

（4）旅馆建筑的客房宜采用发光二极管灯或紧凑型荧光灯。

（5）照明设计不应采用普通照明白炽灯，对电磁干扰有严格要求，且其他光源无法满足的特殊场所除外。

4. 照明灯具　选择的照明灯具、镇流器应通过国家强制性产品认证。在满足眩光限制和配光要求条件下，应选用效率或效能高的灯具。根据照明场所的环境条件，分别选用下列灯具：

（1）特别潮湿场所，应采用相应防护措施的灯具。

（2）有腐蚀性气体或蒸气场所，应采用相应防腐蚀要求的灯具。

（3）高温场所，宜采用散热性能好、耐高温的灯具。

（4）多尘埃的场所，应采用防护等级不低于 IP5X 的灯具。

（5）在室外的场所，应采用防护等级不低于 IP54 的灯具。

（6）装有锻锤、大型桥式吊车等震动、摆动较大场所应有防震和防脱落措施。

（7）易受机械损伤、光源自行脱落可能造成人员伤害或财物损失场所应有防护措施。

（8）有爆炸或火灾危险场所应符合国家现行有关标准的规定。

（9）有洁净度要求的场所，应采用不易积尘、易于擦拭的洁净灯具，并应满足洁净场所的相关要求。

（10）需防止紫外线照射的场所，应采用隔紫外线灯具或无紫外线光源。

5. 照明的数量和质量　《建筑照明设计标准》（GB50034-2013）规定了照明的数量和质量，包括照度、照度均匀度、眩光限制、光源颜色、反射比等相关内容。

不同场所对照度标准值要求不同，《建筑照明设计标准》（GB50034-2013）分别对居住建筑、公共建筑、工业建筑（包含机电工业、电子工业、纺织化纤工业、制药工业等15个代表性行业）、公共和工业建筑通用房间或场所的照明标准值进行了规定。该标准对制药工业、橡胶工业、电力工业等工业建筑场所照明标准值的规定如表2-2-15。

表 2-2-15　制药工业、橡胶工业、电力工业等建筑场所一般照明标准值

房间或场所	参考平面及其高度	照度标准值（lx）	UGR	Ra	备注
制药工业					
制药生产、配制、清洗灭菌、超滤、制粒、压片、混匀、烘干、灌装、轧盖等	0.75m 水平面	300	22	80	–
制药生产流转通道	地面	200	–	80	–
更衣室	地面	200	–	80	–
技术夹层	地面	100	–	40	–
橡胶工业					
炼胶车间	0.75m 水平面	300	–	80	–
压延压出工段	0.75m 水平面	300	–	80	–
成型截断工段	0.75m 水平面	300	22	80	–
硫化工段	0.75m 水平面	300	–	80	–
电力工业					
火电厂锅炉房	地面	100	–	60	–
发电机房	地面	200	–	60	–
主控室	0.75m 水平面	500	19	60	–
皮革工业					
原皮、水浴	0.75m 水平面	200	–	60	–
转载、整理、成品	0.75m 水平面	200	22	60	可另加局部照明
干燥	地面	100	–	20	–

续 表

房间或场所		参考平面及其高度	照度标准值（lx）	UGR	Ra	备注
木业和家具制造						
一般机器加工		0.75m 水平面	200	22	60	应防频闪
精细机器加工		0.75m 水平面	500	19	80	应防频闪
锯木区		0.75m 水平面	300	25	60	应防频闪
模型区	一般	0.75m 水平面	300	22	60	-
	精细	0.75m 水平面	750	22	60	-
胶合、组装		0.75m 水平面	300	25	60	-
磨光、异形细木工		0.75m 水平面	750	22	60	-

注：需增加局部照明的作业面，增加的局部照明度值宜按该场所一般照明照度值的 1.0~3.0 倍选取

6. 照明节能 "绿色照明设计" 是 20 世纪 90 年代初国际上对采用节约能源、保护环境照明系统的形象性说法，是 "可持续发展" 的照明设计。我国实施绿色照明的宗旨，是要在我国发展和推广高效照明器具，节约照明用电，建立优质高效、经济舒适、安全可靠、有益环境和改善人们生活质量，提高工作效率，保护人民身心健康的照明环境，以满足国民经济各部门和人民群众日益增长的对照明质量、照明环境的更高要求和减少环境污染的需要。绿色照明工程提出的宗旨不只是个经济效益问题，更主要是着眼于资源的利用和环境保护的大课题。由此，应合理选择推广应用高效光源，充分运用现代科技手段提高照明工程设计水平和方法，提高照明器材效率，同时科学地维护管理。

《建筑照明设计标准》（GB50034-2013）对照明节能进行了规定，要求应在满足规定的照度和照明质量要求的前提下，应采用一般照明的照明功率密度值作为评价指标进行照明节能评价，照明设计的房间或场所的照明功率密度应满足标准规定。

照明节能措施包括：

（1）选用的照明光源、镇流器的能效应符合相关能效标准的节能评价值。

（2）照明场所应以用户为单位计量和考核照明用电量。

（3）一般场所不应选用卤钨灯，对商场、博物馆显色要求高的重点照明可采用卤钨灯。

（4）一般照明不应采用荧光高压荧光灯。

（5）一般照明在满足照度均匀度条件下，宜选择单灯功率较大、光效较高的光源。

（6）当公共建筑或工业建筑选用单灯功率≤25W 的气体放电灯时，除自镇流荧光灯外，其镇流器宜选用谐波含量低的产品。

（7）下列场所宜选用配用感应式自动控制的发光二极管灯：旅馆、居住建筑及其他公共建筑的走廊、楼梯间、厕所等场所；地下车库的行车道、停车位；无人长时间逗留，只进行检查、巡视和短时操作等的工作的场所。

思考题

1. 通风的分类及主要任务是什么?
2. 试述全面通风、局部通风、防暑防寒的意义和基本要求。
3. 试述通风系统的测定与评价的步骤与内容以及局部通风系统效果评价。
4. 试述工作场所采光与照明的基本概念。
5. 采光系数及其应用。
6. 试述照明的基本形式、光源的选择。
7. 试述采光照明的卫生标准的主要内容。

（王　威　吴逸明）

第四节　个人防护用品

一、概述

个人防护用品（individual　protective　equipment，PPE）是作业者在劳动过程中为防止或减轻职业危害和事故伤害而在劳动过程中穿戴和配备的各种必备护具的总称，亦称为个人劳动防护用品、个人防护装备或个体护具。职业卫生与职业医学认为，当劳动条件尚不能从根本上得到改善、职业性有害因素危害程度高或集体防护措施起不到防护作用的情况下，使用个人防护用品就成为劳动保护的主要措施，亦属于预防职业性有害因素综合措施中的一级预防范畴。个人防护用品在作业劳动过程中，是必不可少的劳动性装备。

防护用品的一般要求：劳动防护用品的作用，是使用一定的屏蔽体、过滤体、系带或浮体，采取阻隔、封闭、吸收、分散、悬浮等手段，保护人员机体的局部或全部免受外来的侵害。因此，防护用品必须严格保证质量，做到安全可靠，并要穿戴舒适方便，经济耐用，不影响工作效率。

个人防护用品的设计和制作应严格遵守四项原则：①个人防护用品应便于操作、穿戴舒适，不影响工作效率；②个人防护用品必须符合国家或地方规定的技术（产品）标准，选用优质的原材料制作，保证质量，经济耐用；③个人防护用品本身不应对佩戴者产生任何损害作用，包括远期损害效应。④在满足防护功能的前提下，尽量使其外观优美大方。

二、分类

《企业个体防护装备标准目录》收集了截至 2000 年底的个体防护装备专业产品标准和相关检验标准共 291 项，并按人体防护部位划分为头、呼吸器官、眼（面）、听觉器官、手、足、驱干部位防护用品，以及护肤用品、防坠落用品、水上救生用品和其他共 11大类。

个人防护用品的种类很多，目前常用的分类方法有 4 种：

1. 按用途分类　有安全防护用品和职业卫生专用防护用品 2 大类。

安全防护用品是为了防止工伤事故的，有防坠落用品（安全带、安全网等），防冲击用品（安全帽、安全防砸马甲、防冲击护目镜等），防电用品、防机械外伤用品（防刺、绞、割、碾、磨损及脏污等的服装、手套、鞋等），防酸、防碱和防油用品，防水用品，涉水作业用品，高空作业用品等。

职业卫生专用防护用品是用来预防职业病的，有防尘用品（防尘、防微粒口罩等）、防毒用品（防毒面具、防毒衣等）、防高温用品、防寒用品、防噪声用品、防放射用品、防辐射用品等

2. 按人的生理部位分类　有头部的防护、面部的防护、眼睛的防护、呼吸道的防护等。

3. 按使用的原材料分类　有丝绸、呢绒、棉纱、棉布、橡胶、皮革和五金等制品。

4. 从职业卫生角度考虑　一般将个人防护用品按所防护人体器官或部位可分为9大类：①头部防护类：如安全帽、矿工帽、防寒帽等；②呼吸器官防护类：如防毒口罩、防尘口罩、滤毒护具等；③防护服类：如防机械外伤服、防静电服、防酸碱服、阻燃服、防尘服、防寒服等；④听觉器官防护类：如耳塞、耳罩、头盔等；⑤眼、面防护类：如防冲击护眼具（防护眼镜）、焊接护目镜及面罩、炉窑护目镜及面罩等；⑥手防护类：如绝缘手套、防酸碱手套、防寒手套；⑦足防护类：绝缘鞋、防酸碱鞋、防寒鞋、防油鞋、皮安全鞋（防砸鞋）等；⑧防坠落类：如安全带、安全绳；⑨护肤用品类：如护肤膏、防护霜。

近年来，随着科学技术的发展，已研制出一些具有高科技含量的多功能或复合防护用品。

三、不同种类个人防护用品的性能

（一）防护头盔（安全帽）　防护帽（protective helmet）又称安全帽（safety cap），是为防止工作现场意外重物坠落击伤、生产中不慎撞伤头部或防止有害物质污染以及寒冷对作业者产生损害的职业安全防护用品。《安全帽》（GB2811-2007）标准是强制执行的标准，标准中要求：垂直间距和佩戴高度是安全帽的2个最重要尺寸要求。这2项要求任何一项不合格都会直接影响到安全帽的整体安全性。垂直间距是指安全帽在佩戴时，头顶最高点与帽壳内表之间的轴向距离（不包括顶筋的空间）。尺寸要求≤50mm。佩戴高度是指安全帽在佩戴时安全帽帽箍底边至头顶最高点的轴向距离。尺寸要求是80~90mm。标准还要求在保证安全性能的前提下，安全帽的重量越轻越好（可以减少作业人员长时间佩戴引起的颈部疲劳）。安全帽的重量不应超过430g，防寒帽不超过600g。标准并对安全帽的颜色、耐冲击穿透、耐低温、耐燃烧、绝缘性等技术性能有专门规定。

据用途防护帽通常可分为单纯式和组合式2类。

1. 单纯式　如一般建筑施工人员、矿工井下佩戴的帽盔，主要用来防护生产现场重物意外坠落砸伤头部。此外，用于机械制造、化学工业等防污染的以棉布或合成纤维等材料制成的带舌帽亦为单纯式。

2. 组合式　包括电焊工安全防护帽、矿用安全防尘帽和防尘防噪声组合安全帽。

（1）电焊工安全防护帽：是将防护帽和电焊工用面罩连为一体，作业时具有很好地保护头部和眼睛的作用。

（2）矿用安全防尘帽：是由滤尘帽盔、口鼻罩及其附件组成。防尘帽盔包括外盔、内帽和帽衬，外盔和内帽间距为 4～14mm 的夹层空间，其中安置有半球状高效过渡层，将夹层空间分为过滤外腔和过滤内腔。帽盔前端设进气孔，连通外腔，内腔设出气孔，于帽盔两侧与橡胶导管连接，再通往口鼻罩。口鼻罩按一般人面型设计，接面严密，并设有呼气阀。防尘帽的基本作用原理是吸气时，含尘空气通过外盔上的进气孔进入过滤外腔，透过高效过滤层净化后进入过滤内腔，净化后的空气再经出气孔橡胶导气管、口鼻罩进入呼吸道，呼出气由呼气阀排出。

（3）防尘防噪声组合安全帽：是在安全防尘帽上加上防噪声耳罩而制成的集安全、防噪声与防尘为一体的防护帽，可用于生产现场粉尘、噪声共存时的职业防护。

此外，防护帽（盔）尚有用于防止各种有害气体（蒸气、气溶胶）危害的防毒口罩或防毒面具（头盔）。这种防护用品有直接式与导管式 2 种，前者的基本结构是滤毒器直接与面罩相连，后者是滤毒器通过导管与面罩相连。一般来讲，防毒口罩或防毒面具（头盔）的滤毒性能较好。

防尘头盔在使用过程中应注意：①使用前应检查安全帽的外观是否有碰伤裂痕、磨损，帽衬结构是否正常，如存在影响其性能应及时报废，以免影响防护作用。②不得随意损伤、拆卸安全帽或添加附件、碰撞安全帽和调节帽衬的尺寸和将其当板凳坐，以免影响其强度和安全防护性能。③佩戴者在使用时一定要系紧下颚带，将安全帽戴正、戴牢，不能晃动。④安全帽不能在有酸、碱或化学试剂污染的环境以及高温、日晒或潮湿的场所中存放，以防止其老化变质。⑤经受过一次冲击或做过试验的安全帽应报废，不能再次使用。⑥应注意在有效期内使用安全帽，植物枝条编织的安全帽有效期为 2 年，塑料安全帽的有效期限为 2 年半，玻璃钢（包括维纶钢）和胶质安全帽的有效期限为 3 年半，超过有效期的安全帽应报废。

（二）呼吸器官防护类　呼吸防护用品（respiratory protection equipments）是指为了防止生产过程中的粉尘、毒物、有害气体和缺氧空气进入呼吸器官时对人体造成伤害而制作的职业安全防护用品。包括防尘、防毒、供氧口罩和（或）面具 3 种。按呼吸防护器的作用原理，可将其分为过滤式（净化式）和隔离式（供气式）2 大类。

1. 过滤式呼吸防护用品（filter type respiratory protection equipments）　是以佩戴者自身呼吸为动力，将生产环境空气中有毒物质、生物体和放射性尘埃等有害物质予以过滤净化防护用品。是防御危害呼吸器官和眼、面部的自吸净气式呼吸护具。适用于空气中有害物质浓度不很高，且空气中含 O_2 量不低于 18% 的作业场所。有机械过滤式和化学过滤式 2 种。

（1）机械过滤式（防尘口罩）：主要为防御各种生产性粉尘、烟、雾等质点较大的固体有害物质而佩戴的防尘口罩。其过滤净化全靠多孔性滤料的机械性阻挡作用。其可分为简式和复式 2 种：前者是直接将滤料做成口鼻罩，结构较简单，防护效果也差；后者是将吸气与呼气分为 2 个通路，分别设有 2 个阀门控制。阀门气密性好，能有效地防止含尘空气进入。一般情况下，机械过滤式防尘口罩的防护效果取决于滤料。性能好的滤料能滤掉细尘，而且有较好的通气性。

（2）化学过滤式：主要用于防御生产环境空气中各种有害气体而佩戴的防毒口罩或防毒面具。防毒口罩有口罩和半面罩，既可以除去大颗粒尘粒和气溶胶，同时对有毒有害气体和蒸气也有一定除去作用。可用于接触的有害物质对机体皮肤或黏膜无刺激作用的环境。

过滤式防毒面具结构由薄橡胶制的面罩、短胶管、药罐等组成，有的在面罩上直接连接 1 或 2 个药盒，面罩或药罐内用于净化有害物质的滤料根据防护对象的不同而迥异。可分为直接式和导入式防毒面具，其作用与防毒口罩不同的是接触对皮肤、黏膜、眼有刺激和吸收作用或浓度较高的有毒有害气体和蒸气时更安全、更可靠。

实际上，无论面罩或口罩，其吸入和呼出道路应是分开的，同时要求面罩或口罩与面部之间的空隙不应过大，以免影响吸气成分。防护效果好的防毒面罩（口罩）应达到以下卫生要求：①滤毒性能好，滤料的种类按毒物的性质、浓度及防护时间而定（表 2-2-16），目前我国所产的防护滤毒罐型号用不同颜色标记，并有适用范围及滤料的使用期；②面罩和呼气阀的气密性好；③呼吸阻力小；④不妨碍视野，重量轻。

表 2-2-16 常用防毒滤料及其防护对象

防护对象	滤料名称
有机化合物蒸气	活性炭
酸雾	钠碳
氨	硫酸铜
一氧化碳	霍布卡
汞	含碘活性炭

2. 隔离式呼吸防护用品（isolated type respiratory equipment） 作业者经由隔离式呼吸防护器吸入的是另行供给的空气（或氧气），并非是经净化的现场空气。按其供气方式又分为自带式与外界输入式 2 类。

（1）自带式：由面罩、短导气管、调节阀和气罐组成。气罐可固定于作业者前胸或后背，其呼吸通路应与外界隔绝。

自带式呼吸防护器其供气形式有 3 种：①氧气呼吸器（oxygen breathing apparatus）：气罐内盛压缩 O_2（或空气）供吸入，呼出的 CO_2 则由呼吸通路中放置的滤料（钠碳等）除去，再循环吸入；②空气呼吸器（compressal air breathing apparatus）：又称消防呼吸器，气罐内盛压缩空气供吸入，其分为正压式和负压式 2 种，现在主要用前者；③产氧呼吸器（oxygen mask）：气罐中盛过氧化物（过氧化钠、过氧化钾）与小量铜盐作触媒，借呼出气中的水蒸气和 CO_2 发生化学反应，产生氧气吸入。

上述 3 种自带呼吸防护器通常可维持 30~60 分钟，最长可达 360 分钟。其主要用途为发生意外事故时紧急救护或在密不通风且有害物质浓度极高而又缺 O_2 的工作环境佩戴。另外，由于过氧化物为强氧化剂，在使用过程中应防止供气罐自身损漏而引发的事故，特别是在易燃、易爆物质现场时更应注意。目前我国产氧供气呼吸防护器都装有应急补给装置，若在紧急情况下一旦发现 O_2 供应量不足时，用手指猛按应急装置按钮，可放出 O_2 供 2~3 分钟内呼吸之用，以便于佩戴者立即脱离现场。

（2）输入式：其供气方式非自身携带而是通过管道等由别处输送而至。常用的可分为 2 种：①蛇管面具：系由面罩和长蛇管组成，蛇管固置于腰带上的供气调节阀上。蛇管末端连接一油水尘屑分离器，其后再接输气的空气压缩机或鼓风机。如果在寒冷的冬季，还应在油水尘屑分离器前设置空气预热器以加热输入的空气。通常手摇鼓风机者不宜超过 50m，用机械空气压缩机时在 100~200m 为宜。②送气口罩和头盔：送气口罩由一吸入与呼出通道分开的口罩，连接小段蛇管，管尾接于皮带上的供气阀而组成。送气头盔系用能罩住头部并延伸至肩部的特制头罩，以小橡胶管一端伸入盔内供气，另一端亦固定于作业者皮腰带上的供气阀。使用时通过动力将供气通过小橡胶管输入送气口罩与送气头盔。

送气口罩适用范围为操作现场活动范围不大，作业环境空气中有害物质浓度极高且不便于使用净化式呼吸防护器的场所。送气头盔通常适用于喷砂、矿山开采等粉尘浓度较高的作业。送风头盔在其输入空气管路中也没有油水尘屑分离器，同样在寒冷的冬季应设置空气预热器。

（三）防护服类 防护服（protective clothing）系指用于防止或减轻热辐射、微波辐射、X 射线以及化学物污染人体而为作业者配备的职业安全防护用品。防护服包括帽、衣、裤、围裙、套袖、手套、套裤、鞋（靴）、罩等。分为一般防护服和特殊防护服。特殊防护服包括防毒服、防尘服、防机械外伤服、防静电服、带电作业服、防酸碱服、阻燃耐高温服、防水服、水上救生服、潜水服、放射性防护服、防微波服、防寒服及高温工作服等。

1. 热防护服（heat resistant clothing） 理想的防热服应具有隔热、阻燃、牢固等性能及透气性好、穿着舒适、便于穿脱等特点。根据防热服制作材料和用途，可分为非调节和空气调节 2 种形式。

（1）非调节防热服：常用的防热服包括阻燃防热服、铝箔防热服和白帆布防热服、新型热防护服 4 种。

1）阻燃防护服（flame retardant protective clothing）：系用经阻燃剂特殊处理后的棉布制成，不仅保持了天然棉布的舒适、易洗等特点，而且不会聚集静电，在直接接受火焰及炽热物件后，能使衣物炭化形成隔离层并减缓火焰蔓延的个人防护用品。不仅有隔热作用，而且不致由于衣料燃烧或暗燃而产生继发性灾害。可适用于有明火、散发火花或在熔融金属附近操作（如炼钢、炼铁的炉前作业）以及存在易燃物质并有发火危险的场所作业时穿着。

2）铝箔防热服（heat protective aluminium suit）：系在合成纤维表层喷涂铝金属膜的铝箔织物制成，具有良好的反射热辐射的性能从而起到防热辐射作用。目前已广泛用于金属冶炼等炉前高温强辐射热的生产环境。使用铝箔防热服的时候，应当注意保持其光亮表面的清洁，以达到反辐射热的最佳效果。不足的是这种防热服透气性差，弥补的办法是可在防热服内再穿一件由细小竹段或芦苇等材料编制的帘子背心，以利通风透气和增强汗液的蒸发。

3）白帆布防热服（white protection hot suit）：系直接用白帆布制作，质地较厚，具有经济耐用等优点，但防热辐射作用远比不上前 2 种。

4）新型热防护服（new type of thermal protective clothing）：由新型高技术耐热纤维如 Nomex、PBI、Kermel、P84、预氧化 Pan 纤维等的发展，以及经防火后整理的棉和混纺纤维制成。如新型的消防防护服外层通常是 Nomex、Kevlar 或 Kevlar／PBI 混纺机织材料，面密度 254.6g/m^2 的斜纹布，提供主要的防火保护和耐磨性能，外层下有聚四氟乙烯涂层的防水层，防止水进入和在服装内部产生热蒸气，防止产生热压；防水层下面是一层衬里，以增加静止空气含量，提高热绝缘性，通常采用的材料是 Nomex 针刺毡或高蓬松材料。此外，石棉防热服虽然有较好的隔热性能，但由于穿着太重，且石棉纤维污染对健康可能产生影响，目前已被逐步淘汰。

（2）空气调节防热服（air conditioning thermal protective suit）：可分为通风服和制冷服 2 种。

1）通风服（ventilation suit）：系用空气压缩机将冷却空气压入防热服内，吸收热量后从服装空隙或排气阀排出。通风服需要很长的管道，只适用于固定的作业环境。还有一种装有微型风扇的通风服，直接向服装间层送风，增加其透气性而起到隔热作用。

2）制冷服（cooling suit）：又分为液体制冷服、干冰降温服及冷冻服等，它们的作用原理基本相同，不同之处是防热服内分别装有低温无毒盐溶液、干冰、冰块的袋子或容器。实际上，较为实用的制冷服是一种装有若干冰袋的冷冻服，在一般情况下，这种冷冻服装有 5kg 左右的冰块可连续工作 3 小时左右，用后冷冻服可在制冷环境中重新结冰备用。

2. 化学防护服（chemical protecting suit） 一般有两类。

一类是防化学污染物的防护服，系指用不渗透或渗透率小的聚合物（高聚物）涂布于合成纤维或天然纤维织物上而制成的防止化学物经皮肤进入人体的安全防护服。普通或涂层的高密度聚乙烯合成的粘型织物是现在最常用的化学防护服面料，它是由多层防护涂层材料制成，一层是低密度聚乙烯，中间是共聚物偏二氯乙烯和一层醋酸乙烯脂粘合在高密度聚乙烯合成纸上。

另一类是防酸碱服，常以丙纶、涤纶或氯纶等织物制作，炼油作业常以氟单体接枝的合成纤维织物制作。从事易燃、易爆物作业的人员原则上不宜穿着合成纤维织物制作的防护服，若一旦发生事故高温使合成纤维熔融黏附于皮肤造成更为严重的灼伤，故可选用天然纤维织物如白帆布等。

根据防护程度的不同分成 A~D 级：A 级提供最高的防护，整体密封，内含呼吸装备以防化学气体和蒸气；B 级类似于 A 级，用于防有毒的化学品的喷溅，但不是全密封的；C 级提供化学品喷溅防护，可能不用呼吸器；D 级只提供较少的防护。

3. 辐射防护服（radiation protection suits） 一般分两类：微波屏蔽服和射线防护服。

（1）微波屏蔽服（microwave shielding clothing）：常用的包括金属丝布和镀金属布 2 类微波屏蔽服。

1）金属丝布微波屏蔽服：系用柞蚕丝铜丝（直径 0.05mm）拼捻而制成，具有反射屏蔽作用。

2）镀金属布微波屏蔽服：系以化学镀铜（镍）导电布为屏蔽层，衣服外层为有一定介电绝缘性能的涤棉布，内层为真丝薄绸衬里。这种屏蔽服具有镀层不易脱落、比较柔软舒适、穿着重量轻、便于劳动等特点，是目前较新、效果较好的一种防微波屏蔽服装。

（2）射线防护服（ray protective clothing）：射线的防护需要特殊的共聚物涂层，如用在核工厂、高压电线或电子设备以及 X 射线的环境中常用的聚乙烯涂层高密度聚乙烯合成纸（Tyvek）。防氚防护服是在涤纶材料的两面涂以 CEP/EVA/PVDC/EVA 共聚物。日本采用聚乙烯涂层硼纤维来生产射线防护服，也可以在纤维中加入铅芯提高防护水平，用于 X 射线环境防护。

4. 防尘服（dustproof clothing）　防尘服系指用较致密的纤维织物制成的防止生产性粉尘进入的劳动保护服。这种防护服用于铅尘土、喷涂或类似微细有害物质的工作领域的防护服，这类服装通常是由棉布、麻布或帆布制成，也有采用机织涤棉混纺、棉或涂层材料制成。要求防尘服要具有良好的透气性和防尘效果，其式样目前可有连身式和分身式 2 种，穿着时袖口、裤口均须扎紧，纽扣采用双层扣，即扣外再设置盖布加扣，以期达到最佳防尘效果。

5. 过冷防护服　过冷防护服要求产品有较高的绝缘性、较小的体积、良好的舒适性和运动灵敏性。静止空气是热的不良导体，此外最好的绝缘介质也可以用绒毛和鹅毛以及其他家禽羽毛等，或通过自然动物的仿真设计增加各种填充纤维或高蓬松度物质中的静止绝缘空气含量。南极考察者使用的多层合成服装，内层是茎沁水整理的聚酯绒毛内衣，中间层是刷状的高蓬松聚酯绒毛隔热层，外层是防水防风透气聚四氟乙烯（polytetrafluoroethylene，PTFE）涂层整理的芳纶针织物。

6. 医用防护服（medical protective clothing）　又称为微生物/细菌防护服。主要用于抵抗有生命威胁的微生物、细菌、病毒传播的防护用品。复合共聚物涂层的机织物和非织造织物防护材料经抗菌后整理即可用作医务人员、急救人员和警务人员等防护服面料。现在有 Biowear 材料可用于血液病菌的防护；Bactekiller 是将杀菌剂加在喷丝液中，杀菌剂主要是硅酸盐，当外界潮湿时就会发挥作用。据报道国内纯涤织物采用抗菌防臭整理剂 JAM-YⅠ进行整理，棉织物采用抗菌剂 XL-2000 整理具有明显的抗菌、消炎、防臭、防霉、止痒、收敛作用，经检测对金黄色葡萄球菌、铜绿假单胞菌、大肠杆菌、白色念珠菌的初始抑菌率大于 95%，洗涤 50 次后抑菌率仍大于 90%。

7. 防弹、防机械伤害的防护服　是一类身体装甲类的防护服，主要用来防弹、防割、防锯、防尖锐边缘物体伤害。在软装甲领域，可以采用多层芳纶用于防弹和防刺的防护。使用 Spectra 超高强聚乙烯纤维生产的聚酯复合材料板，质量比 Kvelar 轻 1/3，其 23 层复合材料可以提供和 30 层 Kvelar 复合材料同样的防护水平。防割可采用对位芳纶制成的防护手套、挡板、护袖、防锯针刺毡等。用对位芳纶或粗尼龙纱和纤维合成的针刺毡，或针刺毡与机织材料的复合体，可与电锯齿纠缠而使其停止，防止对身体产生重大伤害。

（四）听觉器官防护类　主要用于作业场所的防噪声，有耳塞、耳罩和帽盔 3 种。

1. 耳塞（ear plug）　耳塞系指用塑料或橡胶制作能插入外耳道内或置于外耳道口的一种栓塞，具有很好的密塞外耳道的作用。耳塞的式样很多，按制作材料和结构可分为圆锥形塑料耳塞、蘑菇形橡胶耳塞、可塑性变形塑料耳塞、硅橡胶成型耳塞以及棉纱耳塞等。

职业卫生与职业医学对防噪声耳塞有下列要求：①隔声性能好，佩戴舒适；②便于佩戴，容易放进和取出，使用时不容易滑脱失落；③耳塞产品制作应符合相应的国家标准。

2. 耳罩（ear muffle）　防噪声耳罩通常用塑料制作，呈矩形杯碗状，内有泡沫或海绵垫层，覆盖于双耳，两杯碗间连以富有弹性的头环弓架适度紧夹于头部，可调节。佩戴者无明显压痛，较舒适。对耳罩的制作要求同样应具备隔音性能好，而且耳罩壳体的低限共振率愈低，防声效果愈好，耳罩的头环弹性应适中，并具有一定夹紧力，吸声材料应以羊毛毡、多孔泡沫塑料为宜。

3. 帽盔（helmet）　此种帽盔可以覆盖大部分头部，用以防止强烈噪声经空气或骨传导到达内耳。帽盔有软式和硬式2种。前者质轻，导热系数小，声衰减量一般在24dB，不足的是自身通风不良，不适宜夏季或有高温存在的作业场所佩戴；硬式为一塑料制壳，声衰减通常可在30~50dB。

生产环境中对防噪声用具的选择应首先考虑作业环境中噪声的强度和性质，以及根据各种防噪声用品衰减噪声的性能。各种防噪声用具都有其适应范围，佩戴所需的防护用品时，应认真阅读使用说明书，选择符合标准的产品，以期达到最佳防护效果。

（五）眼面部防护类　眼面部防护用品包括眼镜（镜片和镜架）、眼罩（分密闭型和非密闭型）和面罩（罩壳和镜片）3类。其是防御电磁辐射（紫外线、红外线、微波等）、烟雾、化学物质、金属火花和飞屑、尘粒等伤害眼睛或面部和颈部的防护用品，如焊接用眼防护具、炉窑用眼防护具、防冲击眼护具、微波防护镜、激光防护镜、X射线防护镜、尘毒防护镜等。

1. 防护眼镜、眼罩（protective glasses and eye patch）　防护眼镜一般可用于各种焊接、切割、微波、激光以及金属冶炼的炉前工等人员防御有害辐射线的危害。眼镜的框架通常使用较柔韧的塑料或橡胶制成，要求框宽大，足以覆盖使用者自身所戴的眼镜。眼护具可按外形结构进行分类（表2-2-17）。

表 2-2-17　眼护具按外形结构分类

名称	眼镜		眼罩	
代号	A-1	A-2	B-1	B-2
	普通型	带侧光板型	开放型	封闭型
样型				

1）防护镜片据其作用原理又可分为反射性防护镜片、吸收性防护镜片和复合性防护镜片3类：①反射性防护镜片：系指在玻璃镜片上涂布光亮的铬、镍、银等金属薄膜。在一般情况下，可反射的辐射线范围较宽，包括红外线、紫外线、微波等，反射率可达95%，

适用于多种非电离辐射作业。另外还有一种涂布二氧化亚锡薄膜的防微波镜片，这种薄膜具有良好的导电性和高度的附着力，反射微波效果较好。②吸收性防护镜片：系根据选择吸收光线的原理制成，这种镜片多半带有色泽。例如接触红外辐射应佩戴绿色镜片，接触紫外辐射佩戴深绿色镜片。还有一种加入氧化亚铁的镜片能较全面地吸收辐射线。此外，防激光的镜片较为特殊，其基体多用高分子合成材料制作，每副镜片上注明所防激光的光密度值和波长，针对不同波长的激光采用不同的镜片，且镜片具有不同的颜色，不得错用。同时要求这种镜片在使用一定时间后，必须交有关检测机构校验，以保证防护效果。③复合性防护镜片：将一种或多种染料加到基体中，再在其上蒸镀多层介质反射膜。由于这种防护镜片将吸收性防护镜和反射性防护镜的优点结合在一起，在一定程度上改善了防护效果。

2）防护眼镜依据用途可分为：①炉窑防护眼镜：炉窑眼镜主要防护是红外类可见光这一波段，镜架还增加耐高温性能。②防冲击眼护具：主要用以防止异物对眼部的冲击伤害。以往常用的一般眼镜（普通镜架配白托镜片）防护性能差，易碎不安全，现已制定了国家标准，并规定镜片必须用高强度镜片，如 CR-39 光学塑料或强化玻璃片。防冲击眼护具的各项指标应符合《个人用眼护具技术要求》（GB14866-2006）。③微波防护眼镜：微波对眼部的危害日益严重，已引起人们注视。该类护品是在镜片上用高温喷涂导电金属膜，起屏蔽作用。④激光防护镜：用以防激光对眼的伤害。由于激光器种类多，有连续波和脉冲波，有可见光和非可见光，功率大小不一，因此防护镜也应与之配套，以适应不同情况下的防护。

2. 防护面罩（face shield） 面罩按结构分类（表2-2-18）。

表 2-2-18　面罩按结构分类

名称	手持式	头戴式		安全帽与面罩连接式		头盔式
代号	HM-1	HM-2		HM-3		HM-4
		HM-2-A	HM-2-B	HM-3-A	HM-3-B	
样型	全面罩	全面罩	半面罩	全面罩	半面罩	

防护面罩按功能分类，包括防固体屑末和化学溶剂面罩、热面罩、电焊工专用面罩3类。

（1）防固体屑末和化学溶剂面罩：最初用轻质透明塑料制作，目前改用聚碳酸酯塑料且结构设计亦比以前合理。面罩两侧和下端分别向两耳和下颌下端及颈部延伸，以使面罩全面覆盖面部，增强防护效果。

（2）热面罩：主要用反射性强、耐温性良好的材料如铝箔制成。以反射炉窑热体辐射，配以护目镜是用于观察，如炉内火焰温度，因此要求镜片在白炽灯下，能显示红色灯丝。除上述与铝箔防热服相配套的铝箔面罩外，目前尚有镀铬或镍的单层或双层金属网制成，以双层反射热和隔热效果较好。金属网面罩对微波辐射亦有防护作用。

（3）电焊工专用面罩：系指用制作电焊工防护眼镜的带有编号的深绿色玻璃周边配以厚硬纸纤维制成的面罩，防护效果较好并具有一定的电绝缘性。

（六）防护手套　用于保护手和臂。种类繁多，主要有带电作业用绝缘手套、耐酸碱手套、焊工手套、耐油手套、防 X 射线手套、防振手套、耐火阻燃手套、防热辐射手套、防切割手套、防寒手套、防静电手套和防微波手套等类型，且对不同有害物质防护效果迥异，可根据所接触的有害物质种类和作业情况选择适宜的防护手套。我国目前防护手套产品的国家标准为《手部防护通用技术条件及测试方法》（GB12624-2009）。

（1）耐酸碱手套（acid alkali resistant gloves）：一般应具有耐酸碱腐蚀、防酸碱渗透、耐老化作用并具有一定强力性能，用于手接触酸碱液的防护，应符合 AQ6102—2007《耐酸（碱）手套》中规定指标。常用的有①橡胶耐酸碱手套：用耐本碱橡胶模压硫化成型，分透明和不透明 2 种；②乳胶耐酸碱手套：用天然胶乳添加酸稳定剂浸模固化成型；③塑料耐酸碱手套：用聚乙烯浸模成型，分纯塑料和针织布胎浸塑 2 种。

（2）电焊工手套（welder's gloves）：多采用猪（牛）绒面革制成，配以防火布长袖，用以防止弧光贴身和飞溅金属溶渣对手的伤害。

（3）防寒手套（cold weather gloves）：有棉、皮毛、电热等几类。外形分为连指、分指、长筒长短筒等几种。

（七）防护鞋（靴）　防护鞋（靴）（protective shoes）用于防止劳动过程中有害物质和能量操作劳动者足部的鞋（靴），是保护足部、小腿部免受各种因素伤害的防护用品。目前我国防护鞋的产品有耐高温鞋、绝缘鞋、防静电鞋、导电鞋、耐酸碱鞋、耐油鞋、工矿防水鞋、防刺穿鞋、防寒鞋、防油鞋、防砸鞋等品种。目前，防护鞋产品的国家标准为《个体防护装备　防护鞋》（GB21147-2007）。

1. 防静电鞋和导电鞋　防静电鞋和导电鞋用于防止人体带静电而可能引起事故的场所。其中，导电鞋只能用于电击危险性不大的场所，为保证消除人体静电的效果，鞋的底部不得粘有绝缘性杂质，且不宜穿高绝缘的袜子。

2. 绝缘鞋（靴）　用于电气作业人员的保护，防止在一定电压范围内的触电事故。绝缘鞋只能作为辅助安全防护用品，机械性能要求良好。

3. 防砸鞋　主要功能是防坠落物砸伤脚部，鞋的前包头有抗冲击材料。

4. 防酸碱鞋（靴）　用于地面有酸碱及其他腐蚀液或有酸碱液飞溅的作业场所，防酸碱鞋（靴）的底和皮应有良好的耐酸碱性能和抗渗透性能。

5. 防刺穿鞋 用于足底保护，防止被各种尖硬物件刺伤。

6. 炼钢鞋 主要功能是防烧防烫、刺割，应能抗一定静压力和耐一定温度、不易燃。

7. 防油鞋（靴） 用于地面积油或溅油的场所。

8. 防寒鞋（靴） 用于低温作业人员的足部保护，以免受冻伤，分无热源式和带热源式两类，前者如棉鞋、皮毛鞋（靴）等，后者如热力鞋（靴），通常以燃料（如油、碳）电热为热源。

9. 防水鞋（靴） 用于地面积水或溅水的作业场所，品种有工矿防水靴、盐滩靴子、水产靴、插秧靴等。这类靴要求耐磨、防滑、防刺穿等，水产、盐滩靴子的胶料还应耐盐浸蚀。

10. 雷电防护鞋 利用纳米改性橡胶做成的雷电防护皮鞋，运用防雷界公认的"雷电总是通过电阻最小的通道入地"及被保护物"电阻越大，雷击概率就越小；电阻越小，雷击概率越大"的原理设计而成。经过在鞋底与鞋里之间施加标准雷电冲击电压，在干燥条件下≥2万V，在浸泡于10mm的盐水中≥1.7万V均未发现击穿现象。2只鞋承受住了3.4万~4万V雷电冲击电压的冲击。人体穿上这种雷电防护鞋，能大大减少由于电流流入大地后形成的跨步电压的伤害。

（八）防坠落护具类 防坠落护具（protectors against fall）是保护高处作业人员，防止坠落事故的发生的用品。这类护具分为安全带和安全网2类。目前安全网和安全带产品的国家标准为《安全网》（GB5725-2009）、《安全带》（GB6095-2009）。

安全带是高处作业人员用以防止坠落的护具。由带、绳、金属配件3部分组成。安全带产品分为围杆作业安全带、悬挂安全带和攀登安全带3类。围杆作业安全带适用于电工、电讯工等杆上作业；悬挂作业安全带类适用于建筑、造船、安装等作业；攀登安全带类适用攀登高塔等高处作业。材料要求一定强度，并应具有重量轻、耐磨、耐候性、耐腐蚀、吸湿率低的特点。

安全网是用于防止人、物坠落，或用于避免、减轻坠落物打击的网具，由具有足够强度和良好耐候性的纤维织带编结成，是一种用途较广的防坠落伤害的用品。安全网一般由网体、边绳、系绳、试验绳等组成，网体的网目为菱形和方形。安全网产品分为平网、立网2类。我国安全网的材料，要求有良好的强度和耐老化性，一般采用锦纶和维纶，其他纤维材料未经试验不宜采用。

（九）护肤用品类 护肤用品是用于劳动者裸露皮肤的保护。通常在劳动者戴手套感到妨碍操作的情况下采用。这类产品分为护肤膏和保洁剂，前者在整个劳动过程中使用，后者在皮肤受到污染后使用。

1. 护肤膏 一般在整个劳动过程中使用，涂用时间长，上岗时涂抹，下班后清洗，可起一定隔离作用，使皮肤得到保护。护肤膏分水溶性和脂溶性两类，前者防油溶性毒物，后者防水溶性毒物。通常护肤膏膜不适用于有较强摩擦力的作业。护肤膏的基本要求：不损皮肤，不引起皮肤的过敏性；能充分防止生产中各种物质对皮肤的危害；能轻抹在皮肤上，能保持在皮肤上且容易洗掉；与人体组织和加工的物质原料不起作用在使用时不裂化和变质；配制原料来源广泛且经济。常见的护肤膏有：

（1）一般性皮肤防护膏：用纤维素、干酪素、松香等溶于乙醇、水等制成，涂抹后可在皮肤表面形成耐油、耐水、耐刺激的薄膜。适用于电镀、油漆、印染、带刺激性粉尘等场所作业时。

（2）遮光防护膏：涂抹后有避光作用，主要用于预防沥青、焦油等光敏性物质对皮肤的刺激作用。适用于焦油、沥青、电焊及雪中作业时。

（3）滋润性防护膏：含油脂多，适用于长期接触水分、碱性溶液及有机溶剂后，皮肤出现脱脂的情况时。

（4）亲水性防护膏：含油脂多，涂于皮肤表面，能起到耐油作用，适用于接触矿物油、有机酸等作业时。

（5）疏水性防护膏：含油脂多，涂于皮肤表面，可以堵塞毛孔，起到防止水溶性物质如低浓度酸、碱、盐类水溶液的滴溅伤害。

2. 皮肤保洁剂　　保洁剂主要用于洗除皮肤表面的各种污染，特别是毒、尘接触作业人员，需要及时清理除去附着皮肤和工作服上的毒物时。保洁剂的基本要求：应易溶于水、能清除皮肤表面的污物而不损伤皮肤，不含粗糙物及刺激性物质。

四、个人防护用品使用注意事项

1. 立法和规章制度　　在实际工作中，对职业性有害物质的防护如同控制一样，需要依靠职业卫生立法和执法，加以监督管理，创造安全、卫生、高效的生产环境。目前，由于企业管理者及劳动者本身对个人防护重要性的认识不足，特别是企业管理者从理念上认为购置个人防护用品会加大生产成本而不愿意投入；劳动者亦存在佩戴个人防护用品感觉不习惯而不愿意接受等，使得个人防护用品应用存在许多问题，影响了其效果。因此，应从立法和规章制度上进行规范个人防护用品的使用。我国针对个人防护用品的制造和使用也制定了一些国家标准，这些标准大多属于技术规范，对强制执行尚缺乏法律效力。一些发达国家已建立了强制性使用个人防护用品的法规，内容包括对企业主的高额罚金、严重者吊销经营许可证以及对劳动者的处罚乃至解除工作合同等。加入 WHO 后进一步对外开放的要求，与国际接轨，按照国民待遇的原则，依法加强对个人防护用品的监督和管理。因此，对个人防护用品的使用而言，制定强有力的法律法规已势在必行。

2. 防护用品的正确选择　　防护用品可按 2000 年颁布的《劳动防护用品配备标准（试行）》（国经贸安全［2000］189 号）和《劳动防护用品选用规则》（GB 11651-2008）的要求进行选择。选择正确的防护用品要针对防护要求来进行，绝不可选错或将就使用，特别是不可以用过滤式呼吸防护器替代隔离式呼吸防护器，以防发生意外事故。

3. 人员教育培训　　首先应对使用个人防护用品的用人单位管理者进行培训，使其掌握个人防护用品的管理法规、制度及相关技术和要求，让他们真正认识使用个人防护用品的重要性，提高遵纪守法的自觉性，牢固建立使用意识；其次应对使用者加强教育，使他们充分了解使用的目的和意义，加强自我防护意识。这种培训教育应该是经常性的，除了定期举办有组织性的培训班、学习班外，平时还应充分利用散发宣传册（单）、工作场所板报、标语口号甚至广播电视等媒体广泛宣传。此外，对于结构和使用方法较为复杂的个人防护用品，如呼吸防护器，要反复训练，使其掌握使用方法，能熟练应用，并做到持证上岗。对于在紧急救灾时使用的呼吸防护器等防护设备，要定期严格检查，并妥善地存放在可能发生事故的邻近固定地点，便于使用。

4. 正确使用与维护　正确使用与维护个人防护用品不但可延长其使用寿命而且更重要的是能确保防护用品的效果。要求劳动者如果需要应按各种防护用品的使用要求规范使用。对于呼吸防护器、防噪声用品等要求在整个接触时间内必须认真充分佩戴，防护效果是以有效防护系数（effective protective factor，EPF）来衡量，如果在接触时间内 99% 以上时间佩戴，有效防护程度可达 100%（EPF = 100），接触时间不佩戴时间增多，有效防护系数递减。

对于使用防护用品的工作场所或工段应有专人负责管理，其职责为发放、收集和维护各种防护用品，同时要有专人监督检查。对防护耳罩、口罩及面具等在使用后应以肥皂清水进行清洗、药液消毒后干燥备用。过滤式呼吸防护器的滤料应按时更换，其药罐不用时应将通路封闭，防污染工作服用后立即进行清洗等，并形成制度，这是保障个人防护用品能真正发挥作用的关键所在。

思考题
1. 个人防护用品的种类。
2. 试述个人防护用品使用注意事项。

（王　威　吴逸明）

第三章 职业伤害和职业安全

伤害（injury）是全球性公共卫生问题，由于伤害的偶然性和突发性，曾被认为不可预防而长期忽视，但近年逐渐受到重视。2000 年 WHO 据死亡率贡献和经济负担将疾病分为三大类，传染性疾病、非传染性慢性疾病和伤害。

伤害是各种蓄意和非蓄意因素造成机体损伤、影响正常活动、需要医治和护理的事件。伤害实际上是各种能量，如机械能、热能、化学能、电能及放射能等传递或干扰超过人体的耐受性，导致人体组织器官发生突发损伤，影响健康功能甚至死亡，也包括窒息引起的缺氧。广义的伤害还包括各种刺激引起的精神创伤。

相对于伤害，安全是对导致生理、心理或物质危害得到控制，使公民财产、生命和健康得到保障的状态。安全是人类与其所处环境相互作用的结果，该环境包括物理构件，社会、文化、技术、政治和经济氛围，以及团队组织等因素；安全是一种相对概念，并不意味完全避免伤害，但必须达到社会公认可接受的安全水平。

国际疾病分类系统和中国疾病分类系统的"损伤和中毒外部原因分类"中包括①运输伤害；②跌倒；③无生命机械力伤害；④有生命机械力伤害；⑤淹溺；⑥窒息；⑦电流、辐射和气温、气压伤害；⑧火灾；⑧接触热和烫物质；⑩接触有毒动、植物；⑪自然力量伤害；⑫中毒；⑬过劳、旅行和贫困；⑭自我伤害；⑮加害；⑯意图不确定事件；⑰依法处置和作战行动；⑱医疗和手术并发症；⑲外因性后遗症导致的疾病和死亡；⑳其他与分类于他处的疾病和死亡有关的补充因素等。

伤害按发生的意图分为非蓄意伤害和蓄意伤害。前者是指非蓄意制造的事件或因素所引起的损伤或伤害，如跌落、自然灾害、机动车伤害等；后者则是指人为的、蓄意的暴力性伤害，如自杀、他杀等。也可按伤害发生场所分为道路交通伤害、职业伤害、家庭伤害、公共场所伤害等。

伤害的预防控制策略与传染性疾病、非传染性慢性疾病的预防策略既有联系，又有特点。伤害的三级预防：一级预防的目的是消除能量传递或暴露的机会，从源头上防止伤害事件发生，例如实施交通安全法规防止汽车碰撞，在池塘、游泳池周围设置栅栏预防落水和淹溺，制定有毒物质的安全使用量等都是减少或消除伤害暴露的一级预防措施；二级预防的目的是当某潜在因素暴露而可能导致伤害发生时，防止造成损伤或降低损伤的严重程度，例如安全帽、安全头盔、安全带、救生衣和防弹衣都是二级预防；三级预防目的是伤害已经发生如何降低伤害带来的后果，主要措施包括紧急救援和院前救护、创伤治疗、职业康复治疗、物理治疗和社会福利工作等。Haddon W. J 从伤害发生的阶段、宿主（人）、媒介物和环境分析研究伤害，提出伤害预防模型（Haddon matrix），并总结出 Haddon 伤害预防控制十项对策。也有学者强调伤害的"六 E 干预"措施，这些措施都在职业伤害的预防和控制中得到应用。

第一节　职业伤害概述

一、职业安全的意义和任务

职业伤害（occupational injuries）又称工作伤害（工伤），指在生产劳动过程中，由于外部因素直接作用引起机体组织的突发性损伤，如因职业性事故（occupational accidents）导致的伤亡及其急性化学物中毒。职业伤害轻者引起缺勤，重者可导致残疾和死亡，且涉及的大都是18~64岁的青壮年劳动力。职业伤害是劳动人群中重要的安全和健康问题，也是在发达国家和发展中国家都存在的重要公共卫生问题之一。

职业安全（occupational safety），也称劳动安全，是研究预防和控制职业伤害事故的一门专业，是指在生产过程中，为避免人身或设备事故，创建安全、健康的生产和操作环境而采取的各项措施及相应的活动，最终促进经济发展，提高职业生命质量。

2009年国际劳工组织（international labor organization，ILO）报告，全世界就业总人口约为30亿人，每年因生产事故和职业病造成的死亡人数约230万人，每天超过6 000人死于职业事故和职业病，其中，事故死亡人数约占总作业场所死亡总数的19%，职业病死亡占81%。由职业事故和职业危害引发的财产损失、赔偿、工作日损失、生产中断、培训和再培训、医疗费用等损失约占全球国内生产总值的4%。

2009年10月，欧盟统计署公布了2007年欧盟27个成员国的总体职业安全健康状况，2007年有3.2%的工人（约700万人）发生了职业事故；8.6%的工人（约2000万人）存在职业健康问题，主要为职业性肌肉筋骨劳损和与工作有关的压力、焦虑抑郁症；41%的工人（约8100万人）接触到可能严重影响躯体健康的危害因素；28%的工人（约5600万人）接触到可能严重影响心理健康的危害因素。

国家安全生产监督管理总局的统计数据表明，我国2005—2009年共发生各类职业事故265万余起，死亡51万余人，平均每年发生各类事故近53万起。2009年新发各类职业病18 128例，其中肺尘埃沉着病病新增14 495例，死亡748例，并呈现低龄化和群发态势；每年因安全生产事故所造成的经济损失占国内生产总值（GDP）的2%~2.5%。

我国因职业伤害死亡和伤残所致经济损失和社会影响，已日益受到迫切关注。在全社会共同努力下，因职业伤害引起死亡人数和伤残所致经济损失逐年改善。全国各类职业事故死亡人数2008年降到10万人以下、2009年降到9万人以下；2010年全国发生各类事故363 383起，死亡79 552人，同比减少15 865起、3 648人，分别下降4.2%和4.4%，亿元GDP生产安全事故死亡率由0.248降到0.201。

我国职业安全的指导方针是："生产必须安全，安全促进生产"，即企业法人在"管生产"的同时，必须"管安全"，生产和安全两者是统一的，不能有所偏废。新中国成立以来，在这一方针指导下，制订并颁布了一系列劳动保护和技术安全的法规、规程和标准，特别是近年相继颁布了《职业病防治法》和《安全生产法》。这些法律、法规，保障"职业安全与卫生"任务的顺利执行：包括①消除生产中不安全因素，消灭或减少职业伤害事故，保障职工安全；②控制职业危害，预防职业性病损，保护和促进职工健康；③按《劳动法》，规定合理的工作时间和休息时间，保证劳逸结合；④按有关规定，实行女职工和未成年工的特殊保护等。

二、职业伤害的范围、认定及报告

我国 2004 年 1 月 1 日起施行的《工伤保险条例》对职业伤害的范围及其认定作了明确规定。《工伤保险条例》和《国务院关于修改〈工伤保险条例〉的决定》第十四条规定职工有下列情形之一的，应当认定为工伤：①在工作时间和工作场所内，因工作原因受到事故伤害的。②工作时间前后在工作场所内，从事与工作有关的预备性或者收尾性工作受到事故伤害的。③在工作时间和工作场所内，因履行工作职责受到暴力等意外伤害的。④患职业病的。⑤因工外出期间，由于工作原因受到伤害或者发生事故下落不明的。⑥在上下班途中，受到非本人主要责任的交通事故或者城市轨道交通、客运轮渡、火车事故伤害的。⑦法律、行政法规规定应当认定为工伤的其他情形。

第十五条规定职工有下列情形之一的，视同工伤：①在工作时间和工作岗位，突发疾病死亡或者在 48 小时之内经抢救无效死亡的。②在抢险救灾等维护国家利益、公共利益活动中受到伤害的。③职工原在军队服役，因战、因公负伤致残，已取得革命伤残军人证，到用人单位后旧伤复发的。

职工有前款第 1、2 项情形的，按照本条例的有关规定享受工伤保险待遇；职工有前款第 3 项情形的，按照本条例的有关规定享受除一次性伤残补助金以外的工伤保险待遇。

第十六条规定职工符合《工伤保险条例》第十四、十五条的规定，但是有下列情形之一的，不得认定为工伤或者视同工伤：①故意犯罪的；②醉酒或者吸毒的；③自残或者自杀的。

关于工伤的认定，《工伤保险条例》第十七条规定：

（1）职工发生事故伤害或者按照职业病防治法规定被诊断、鉴定为职业病，所在单位应当自事故伤害发生之日或者被诊断、鉴定为职业病之日起 30 日内，向统筹地区社会保险行政部门提出工伤认定申请。遇有特殊情况，经报社会保险行政部门同意，申请时限可以适当延长。

（2）用人单位未按前款规定提出工伤认定申请的，工伤职工或者其近亲属、工会组织在事故伤害发生之日或者被诊断、鉴定为职业病之日起 1 年内，可以直接向用人单位所在地统筹地区社会保险行政部门提出工伤认定申请。

（3）按照本条第一款规定应当由省级社会保险行政部门进行工伤认定的事项，根据属地原则由用人单位所在地的设区的市级社会保险行政部门办理。

（4）用人单位未在本条第一款规定的时限内提交工伤认定申请，在此期间发生符合本条例规定的工伤待遇等有关费用由该用人单位负担。

我国的职业伤害由各级安全生产监督管理部门逐级上报，目前只要求上报死亡和重伤的，单纯轻伤事故只报告到企业负责人和企业安全技术部门。

三、常见职业伤害事故类型及其危险因素

（一）物体打击　常见物体打击可见于①高空作业时，工具零件、砖瓦、木块等从高处掉落伤人；②起重吊装、拆装时，物件掉落伤人；③设备带"病"运行，部件飞出伤人；④设备转运时，违章操作，如用铁棒捅卡物料，铁棒弹出伤人；⑤压力容器爆炸飞出物伤人；⑥爆破作业时，乱石伤人等。

（二）机械伤害　系指强大机械动能所致人体伤害，常因被搅、碾、挤、压或被弹出物体重击，致受害者重伤甚至死亡。常见伤人机械设备有皮带机、球磨机、行车、卷扬机、气锤、车床、混砂机、压模机、破碎机、搅拌机、轮碾机等。造成机械伤害的主要原因有①检修、检查机械时忽视安全操作规程，如进入设备（如球磨机）检修作业，未切断电源、未挂"不准开闸"警示牌、未设专人监护等；②缺乏安全装置，如有的机械传送带、齿轮机、接近地面的联轴节、皮带轮、飞轮等易伤害人体的操作岗位未加防护装置；③电源开关布局不合理，遇紧急情况不便立即关闭机械；④违反设备操作规程等。

（三）高处坠落　指从离地面 2m 以上作业点坠落所致伤害，主要类型和事故原因有①蹬踏物突然断裂或滑脱；②高处作业移动位置时踏空、失衡；③站位不当，被移动物体碰撞而坠落；④安全设施不健全，如缺乏护栏；⑤作业人员缺乏高处作业安全知识等。

（四）车辆伤害　指生产用机动车辆，包括不同类型的汽车、电瓶车、拖拉机、有轨车，施工设备（如挖掘机、推土车、电铲等）所致伤害。上述生产车辆造成伤害的常见原因有①行驶中引起的碾压、撞车或倾覆等造成的人身伤害；②行驶中上下车、扒车、非作业者搭车等所致人身伤害；③装卸、就位、铲叉等过程引发人身伤害；④运行中碰撞建筑物、构筑物、堆积物引起建筑物倒塌、物体散落等所致人身伤害。

（五）电击伤害　指人体接触到具有不同电位的两点时，由于电位差的作用，在人体内形成电流所致损伤。严重电击伤致死主要原因为心室颤动或窒息，局部伤害包括电弧烧伤等。常见触电事故原因有①电气线路、设备检修安装不符合安全要求或检修制度不严密；②非电工擅自处理电气故障；③移动长、高金属物体触及高压线；④高位作业（如行车、高塔、架梯等），误碰带电物体；⑤操作漏电工具、设备；⑥违反带电作业安全操作规程（如未穿绝缘鞋等）。

（六）操作事故所致伤害

1. 压力容器　操作压力容器泛指工业生产中用于完成化学反应、传热、分离和贮运等工艺过程，并承受一定压力的容器。我国有关条例把压力容器定义为"压力为一个表压以上的各种压力容器"，包括反应容器、各类气瓶、液化气体槽车等。爆炸是指极其迅速的物理性或化学性能量释放过程，前者为容器内高压气体迅速膨胀并以高速释放内在能量；后者则为化学反应高速释放的能量，其危害程度较物理性的更为严重。压力容器操作所致伤害，通常有下列几类：

（1）碎片伤害：高速喷出气体的反作用力，可将壳体向破裂的相反方向推出，有的则裂成碎片向四周散射，其伤害作用类似"炮弹"。

（2）冲击波伤害：容器破裂时的能量，除小部分消耗于将容器进一步撕裂和将碎片抛

出外，大部分转变成冲击波，摧毁建筑物和设备，导致周围人员伤亡。

（3）有毒介质伤害：盛装有毒液化气体的容器爆裂时，液态毒物很快蒸发成气体，酿成大面积染毒区，危害极大。一般在常温下破裂的容器，大多数液化气体生成的蒸汽体积为液体的 200~300 倍。例如，液氨为 240 倍，液氯为 150 倍，这类有毒气体可在大范围内危及人畜生命和导致生态破坏。例如，一吨液氯破裂时可酿成 $8.6×10^4 m^3$ 的致死范围和 $5.5×10^6 m^3$ 中毒范围。

（4）可燃介质的燃烧和二次爆炸危害：盛装可燃气体或液化气体的容器破裂时，逸出的可燃气体与空气混合，如遇到触发能量（明火、静电等），可在容器外发生燃烧、爆炸，酿成火灾事故。例如，液态烃汽化后混合气体的二次爆炸和燃烧区域，可为原有球罐体积的数万倍。

压力容器破损所酿成的毒气泄漏事故，多发生于运输过程，故应注意：①运输、装卸和押运人员应熟悉安全操作规程；②气瓶应配固定式瓶帽，以避免瓶阀受损；③短距离移动气瓶，应手握瓶肩，转动瓶底，不可拖拽、滚动或用脚蹬踹；④应轻装轻卸，严禁抛、滑、滚、撞；⑤汽车运输气瓶，一般应立放，卧放时气瓶有阀端应朝向一侧，堆放高度应低于车厢高度；⑥运输过程应保持瓶体温度<40℃，炎热地区应夜间运输；⑦严禁与易燃品、油脂、腐蚀性物质混运；⑧驾驶路途应绕开居民密集区、交通要道和闹市，并悬挂明显"危险品"标志。

2. 瓦斯（沼气）爆炸　"瓦斯"常指采煤过程从煤层、岩层、采矿区，以及生产过程所产生的各种气体。其中，以沼气（甲烷）所占比例最大（80%~90%），此外还有氢、硫化氢、乙烯、乙烷和一氧化碳等。沼气的爆炸下限为 5%，上限为 16%，沼气浓度在此范围内，遇火即发生爆炸。瓦斯爆炸后产生的高温（可高达 1850~2650℃）、高压（空气压力可达爆炸前的 9 倍）和引发的冒顶、坍塌，以及一氧化碳中毒是致命性伤亡的主要危害。

防止沼气爆炸的三道防线是①防止沼气积聚，即加强通风、定时检测和及时处理局部沼气积存；②防止沼气引燃，即杜绝火源、加强电气设备管理和维护，并采用防爆型电器；③限制沼气爆炸范围，即采用并联式和主扇门安装防爆和反风装置通风，防止爆炸后气体过快扩散。

3. 其他爆炸事故　在生产过程，还可因可燃气体、蒸气及可燃性粉尘扩散，与空气混合成一定比例，遇火源引发爆炸事故。常见的可燃液体有乙醇溶液、甲苯、汽油、乙醚、苯等；可燃粉尘有煤尘、铝尘、面粉尘、亚麻尘、棉尘等。可燃物料引起爆炸的常见原因有①生产管理不善，如敞开装卸易燃液体物料，使用易挥发溶剂擦洗设备、地面等；②设备维修不善，可燃物料跑、冒、滴、漏严重；③工艺操作失误，如温度、压力、投料比例、速度及顺序失控；④违反操作规程，如使用助燃的空气输送可燃液体；⑤作业场所可燃粉尘浓度过高，达到爆炸极限。

（夏昭林）

第二节 常见职业伤害事故类型及其危险因素

事故（Accident）是一个受外界影响的，造成人身伤害的突发事件。这个定义适合于人身伤害事故。国际上一般认为事故也包括职业病（赔偿性职业病）。有些国家，事故除在工作地点发生的之外，还包括上下班途中所发生的事故。

一、事故的种类

事故的分类方法多种多样，各国分类不尽相同。一般而言，首先是概括性的，按性质划分的事故类型，然后，按事故的原因做进一步分类。

下列是按不同目的进行的一些分类：

1. 按受伤程度分类　日常工作中为便于报告、登记和管理，分为工伤死亡（工亡）、重伤和轻伤。①轻伤是指造成职工肢体伤残，或者某些器官功能性或器质性轻度损伤，表现为劳动能力轻度或暂时丧失的伤害，一般指受伤职工歇工在一个工作日以上，计算损失工作日低于105天的失能伤害；②重伤是指造成职工肢体残缺或视觉、听觉等器官受到严重损伤，一般能引起人体长期存在功能障碍，或损失工作日等于和超过105天，劳动能力有重大损失的失能伤害；③死亡是指事故发生后当即死亡（含急性中毒死亡）或负伤后30天内死亡（排除医疗事故致死）。

2. 按致伤因素分类　①机械性损伤：如锐器造成的切割伤和刺伤、钝器造成的挫伤、建筑物倒坍造成的挤压伤、高处坠落引起的骨折等；②物理性损伤：如烫伤、烧伤、冻伤、电损伤、电离辐射损伤等；③化学性损伤：如强酸、强碱、磷和氢氟酸等造成的灼伤。

3. 按受伤部位　分为颅脑伤、面部伤、胸部伤、腹部伤和肢体伤等。

4. 按皮肤或黏膜表面有无伤口　分为闭合性和开放性损伤两大类。

5. 按受伤组织或器官多寡　分为单个伤和多发伤。多发伤系指两个系统或脏器以上的损伤。

美国标准研究所（American national standards institute，ANSI）按致伤原因分类并进行管理，见表2-3-1。

表 2-3-1　美国按致伤原因的职业伤害分类

序号	事故类别	序号	事故类别
01	物体打击伤	06	车辆事故
02	移动部件挤压伤	07	电击伤
03	高处坠落	08	碰撞伤
04	平地摔倒	09	灼伤/冻伤
05	用力过度（也可列入工效学内）	10	磨擦伤

续　表

序号	事故类别	序号	事故类别
11	辐射	13	公共交通事故
12	化学腐蚀伤、中毒	14	其他伤

一般说来，工业企业的职业伤害死亡事故以物体打击、高处坠落、车辆伤害、机械伤害、起重伤害、触电、坍塌、爆炸和火灾等类别为主要构成，兼有毒物中毒等；农业劳动过程中伤害以农业机械伤害、触电、车辆（拖拉机）伤害、农药中毒等类别为主要构成。英国健康与安全部（Health and Safety Executive，HSE）调查发现，一半以上的致命事故见于以下3种：高处坠落、与移动机械碰撞，受车辆撞击。

我国《企业职工伤亡事故分类》标准（GB 6441-1986），首先将事故分为18个大的种类（表2-3-2），然后根据受伤部位、受伤性质、起因物、致害物、伤害方式、不安全状态、不安全行为别做了更细致的分类。德国把工作场所发生的事故分成8种（表2-3-3）。再按事故发生的原因分为违反安全的状况、违反安全的行为、不可抗拒这样3大类，每一大类又分为多个小类。世界劳工组织（ILO）对事故的分类见表2-3-4。

表2-3-2　我国职业性伤害事故类别（GB/T 6441-1986）

序号	事故类别名称	序号	事故类别名称
01	物体打击	011	冒顶片帮
02	车辆伤害	012	透水
03	机械伤害	013	放炮
04	起重伤害	014	火药爆炸
05	触电	015	瓦斯爆炸
06	淹溺	016	锅炉爆炸
07	灼烫	017	容器爆炸
08	火灾	018	其他爆炸

表2-3-3　德国关于事故的分类

种类	说　明
撞向物体	不应该搁置该处的物体，或者由于障碍，劳动者看不见该物体
被物体所撞或击中	移动中的物体，例如运输机械，机器部件，破裂的、掉下来的或在周围飞行的物体
被夹住或挤住	两个移动或咬合物体的钳、剪、挤的位点，例如齿轮
擦伤或切伤	可在运动或静止状态，例如手拽绳子时勒伤，在拿毛糙、尖锐的物体时擦伤

续 表

种类	说 明
摔下来、绊住、滑到、失去平衡	由于一些物体如尖锐或燃烧的物体，运行中的物体而受伤，或跌落到地面、落入水中、落向深处等
烧伤、腐蚀、中毒	接触危险的生产原材料或存在危险物如煤气、蒸气、液体和粉尘等
因物理性有害因素而患病	噪声所致听力损伤，放射线、高气压、热辐射等所致损伤
扭伤、脱臼、内伤	在搬举重物过度用力、摸住电线或热的物体、中暑等

表 2-3-4　国际劳工组织（ILO）对事故的分类

种类	说 明
装卸事故	人力搬运引起的事故较多，见于技术不当、负载太重、无防护
跌落	地面不平、光滑及鞋不合适，梯子不稳，照明不足
碰撞物体	工作地点过于拥挤、有障碍
倒落物品	重物从高处掉落，堆放材料倒落
手工工具	由于工具故障、不合适或使用不当
运行中的机械	衣服、头发、首饰等绞进机器，手和上肢被机器压伤等
电器事故	机器的电器为有效接地或维护不善
燃烧或爆炸	易燃蒸气或粉尘的大爆炸常由小事故引起，如电焊和切割
工程交通事故	地面或道路问题、超载、驾驶不熟练等
机械设备失灵	卷扬机、起重机和提升机械失灵，高压容器爆炸等

二、事故的原因

按照原因或危险因素，事故又可归咎于三个方面：①违反安全的状况；②违反安全的行为；③不可抗拒的原因。企业中，事故常常是由于违反安全的状况或行为所致。若追究违反安全状况或行为的原因，可能在于违反安全的、不称职的组织机构。在调查事故时，必须搞清楚原因，只有识别到危险，才能避免或消除它。

1. 违反安全的状况　技术上的缺陷往往导致事故，例如电线太细、露出来的钉子、缺少保护装置或坏损的护栏，如不及时处理、纠正，则可能引发事故。此外，有问题的组织机构也可能导致违反安全的状况，这多涉及人员投入和管理上的失误，还包括教育引导不够和遵守安全规章的监督不力。在企业，违反安全的状况可见于：

（1）保护装置和安全措施的缺陷：缺乏保护装置如护栏、扶手、盖子、通风设备或保护装置有毛病。缺乏个人防护器材如安全帽、眼镜、手套、工作鞋、护腿、防护服、呼吸防护器材、耳塞等或防护器材有毛病。

（2）生产设备的缺陷：有问题的生产设备如粗糙、滑溜、边角锐利和耗损的机器部件。

生产设备在建造上有缺陷，不合适。例如膝空间太小，操纵杆相互间过宽、过散，视野不好使人处于不良姿势，机器部件色彩不对头等。

（3）生产设施的缺陷：生产设备或计划有问题，机器设备布局妨碍人，不安全的照明，室内气候恶劣，工作场所和通道上杂乱无章，危险地放置等。

（4）人员投入的缺陷：投入人员不当，培训指导不够，工人受到过高的要求。

（5）监督管理的缺陷：缺乏职权和责任明确的制度，监督人员不称职。

2. 违反安全的行为　人的失误这种说法对于职业安全毫无意义。如果把它归咎于事故的起因，人们只能产生一种印象：这是命运，可以原谅。由此不能避免和预防事故。多数事故似乎是由于不安全操作，"人引起了事故"，调查时倾向于责怪受害者，而忽视管理体制缺陷（例如缺乏培训、不适当的操作程序、设备不齐全、管理人员失误等）这一事故的基本和客观原因。我国对事故原因的调查往往也有这种倾向，过于强调人的失误和追究人的责任。在《企业职工伤亡事故调查分析规则》（GB 6442-1986），则强调了"调查目的是防止类似事故重复发生，这是事故调查的宗旨"。须知人的失误，不安全操作只是现象，深层的原因往往在于违反安全的状况，在于客观的技术原因。违反安全的行为可反映在以下方面：

（1）不安全地使用生产设备：为求产量生产速度过快，去掉安全装置，使用不当或有问题的工具，危险地装卸等。

（2）违反安全的行动：任意和未经授权的行动，违章逗留在危险地带，姿势或位置不当，使用有问题的保护装置，违反交通规则开车，工作中扰乱他人，不遵守休息制度。

（3）疏忽：不报告不克服已认识的危险，不提示危险地点，安全设施没提供或不足，没用必要的工具而用手劳动，不干净、整齐，没穿防护服或使用保护装置。

违反安全的状况可由技术或组织措施加以克服，而违反安全的行为则要靠教育、心理和劳动组织的措施。

3. 不可抗拒的原因　特点是意外地出现了违反安全的状况，人们不可能预测和估计。因此也就不能加以防护。这种不可避免的事故一般认为只占2%，然而有一种倾向，把可避免的事故归咎于不可避免之列。例如：某人站在磁力起重机下，电意外地停了，这场事故不能说是不可抗拒的原因。如果此人仍活着，他一定听说过：在重物下方站着等于死亡。

（杨　磊）

第三节　职业伤害流行病学

职业伤害流行病学通过描述职业伤害的发生强度及分布特征，分析其流行规律、发生原因和危险因素，提出伤害的干预对策和防范措施，并对防治效果进行评价。职业伤害具有行业和职业分布及人群分布等特征，职业伤害的发生常与多种因素有关。

一、职业伤害分布特征

1. 行业和职业分布　不同行业和职业的职业伤害事故率有所不同。研究表明，近年来美国职业伤害死亡数最多的职业是精细生产、手工艺、修理，其次为交通和农民、林业工人、渔民；职业伤害死亡率最高的是交通，其次是农民、林业工人、渔民和设备清洗工。引起我国职业伤害死亡最多的职业危害因素为坠落、起重伤害、触电、物体打击、坍塌、机械和企业内车辆伤害等；建筑行业常见的有坠落、起重伤害、坍塌、触电和物体打击等，制造业常见的有触电、起重伤害、机械伤害和坠落；最常见的多人死亡事故原因是坠落、化学中毒、金属工件和起重伤害等，涉及的设备主要是工作面、在建建筑物、起重设备和车辆伤害等。

2. **人群分布** 许多研究都发现男性比女性易发生事故，一般认为他们受到的危险程度不一样。年龄小、工龄短者常常职业伤害发生率高，这与他们缺乏工作和事故经验有关。但年老工人的职业伤害发生率又上升，可能与生理上的衰老现象——应激能力和动作协调性减退有关。

3. **伤害类型** 不同行业和工种，伤害的情况不同，伤害类型和伤害部位也有所不同。多数研究对伤害的类型、部位、性质、时间等进行了描述。研究较多的有扭伤、骨折、烧伤、电伤、机械伤害等。职业伤害可累及全身各个部位，常见的有手、脚、四肢、头、腰、眼等。

二、职业伤害发生的危险因素

职业伤害的发生是由多因素造成的，如工人、工作场所、设备、心理、社会环境等，这些因素相互交织，相互影响，贯穿于整个生产过程中，构成了一个多因素系统。因此，职业伤害事故的发生不是单一因素引起的，这些原因有的是直接原因，有些是间接原因。引起职业伤害的因素可以分为人、工作内容和环境因素等因素。

1. **人的因素** 人的因素包括的统计变量有人口统计学指标、工作身份、经验、健康状况、心理因素、认知态度、不安全行为、个人防护用品的使用等。通常研究较多的危险因素有性别、年龄、工种、职业、文化程度、睡眠、疲劳、残疾、体重（肥胖）、饮酒等。

近年对职业伤害的人为因素，特别是各种因素导致的人为失误予以重视。探讨各种可减少失误的干预措施。

2. **机器设备** 生产设备质量差、有缺陷或维护不善。防护设施缺乏或不全，生产设备上缺乏安全防护装置，如机器的轮轴、齿轮、皮带、切刀等转动部分缺乏安全防护罩。机器设备设计未遵循人-机工效学原则。

3. **环境因素** 包括物理环境和社会环境。前者主要有厂房大小、地面状况、采光、气温、通风、噪声等，后者主要有上下级关系、同事关系、社会关系、家庭关系和社会对其职业的认可等。

4. **劳动组织不合理与生产管理不善** 工作的组织和实施也起重要作用。工作负荷大，时间紧，轮班和作息时间，调换工种等；领导对安全工作不重视，对工人技术指导及安全操作教育、培训不够；生产设备及安全防护装置无专人管理和维修制度；操作规程和制度不健全；个人防护用品缺乏或不适用。

三、职业伤害流行病学研究的基本方法

伤害流行病学已成为流行病学的一个分支学科。职业流行病学的原则与方法，同样适用于职业性伤亡事故的调查研究。职业伤害流行病学的研究可分为描述性研究、分析性研究和干预性研究。

1. 描述性研究　大多数职业伤害流行病学研究是描述性研究（descriptive study），其中最多的是利用现有的职业伤害资料进行整理和统计分析。全国的或行业的职业伤害资料可以揭示全国或某行业工作有关的伤害和死亡的种类、发生率和分布特征等，尤其是死亡资料提供的信息比较完整可靠，通过描述和比较职业伤害事故的发生率和死亡率的分布特征，识别高危人群和行业，为进一步研究职业伤害的原因和危险因素提供线索。

此外，也有采用横断面调查的方法。用电话、函件或面访等方式获取某一段时间某一人群的职业伤害分布情况，如国外有人采用电话访问的形式进行调查，得到一定时间内的有关伤亡情况。这种方法的优点在于获得的个人信息比现成资料更全面，并且可根据研究者的目的和需要来设计调查内容。

2. 分析性研究　分析性研究（analytic study）的常见形式有病例-对照研究、回顾性队列研究和前瞻性队列研究。病例对照是流行病研究的经典设计之一，常用于研究相对固定的暴露因素，不强调弄清事故发生瞬间的暴露情况，但是存在较大的回忆偏倚、错分偏倚、对照与病例的可比性不强等缺点。

分析性研究可以根据描述性研究所提供的线索，进一步确定危险因素。由于分析性研究采用对照的方法，相对于描述性研究而言对判定职业伤害的危险因素更具有说服力。

Maclure 等设计了一种用于评价短暂暴露对急性发病事件影响的方法——病例-交叉设计（case-crossover design）。该方法与病例对照研究密切相关，但以患者自身作为对照。通过询问患者发生伤害前一短暂时间内的暴露情况，同时与该患者未发病前同一短暂时间内的暴露情况相对比，可以确定引起伤害的危险因素。因为该方法以患者自身为对照，所以避免了病例与对照某些特征上的不一致（如年龄、性别、智力、遗传、社会经济因素等），而且该研究还可以减少样本量。尽管该设计仍存在报告偏倚，但可以避免时间上相对稳定的混杂因素（如性别、年龄等）的影响。与传统的病例对照设计相比，更适合于研究瞬时因素的病因学作用。这是因为在病例交叉设计中，被研究对象本人可以作为病例和对照的来源（在这里，病例不再是单纯意义上患所研究疾病的个体，对照也不再是未患所研究疾病的个体），从而消除了个人之间的混杂因素，较好地克服了对照组选择偏倚。病例交叉设计要求所研究的结果是突然发生的，且所研究的因素存在的时间是短暂的。Sorock 等应用此方法对职业性手外伤的有关危险因素进行了研究，结果表明：使用不安全设备或工具、操作方法失误、操作时分散注意力、工作任务进度紧等是手外伤发生的危险因素，而工作时戴手套则可以降低手外伤的发生率。

此外，还有学者将各种设计方法联合起来形成了杂交设计（hybrid designs），例如巢式病例对照设计（nested case-control design）、病例队列设计等，如可以在回顾性队列研究中进行巢式病例对照研究（nested case-control studies）或在前瞻性队列研究中进行巢式病例交

叉研究。有学者应用巢式病例交叉研究，对巴西某钢铁公司的致死性职业伤害进行了研究，结果表明，工作环境中高温、噪声、粉尘和烟尘、有毒气体和蒸气、轮班、手工作业等是致死职业伤害的危险因素。

病例队列设计最大的优点是验证病因假设的能力较回顾性研究强，但是相对前瞻性队列研究其有花费人力、物力较少等优点，主要用于研究一定时间内相对固定的可疑危险因素，如某些人口统计学指标包括工种、工作经验、残疾、健康状况、体重、生理生化指标；工作内容包括轮班制、作息时间、工作任务频度和数量、工作负荷；环境因素包括采光、照明、温湿度、气温、粉尘、厂房大小、地面状况等。

3. 干预性研究　职业伤害事故的干预性研究（intervention study）主要用于事故预防措施的效果评价，也可以用来验证病因假设。职业伤害干预研究可以分为工程学干预研究、行政管理干预研究、个人干预研究和综合性干预研究。

（1）工程学干预研究：主要针对物理环境，对象主要是与急性创伤性伤害和工作相关肌肉骨骼障碍相联系的工作环境（包括仪器、设备等），主要对策是改良不良的设备和作业环境。

（2）行政管理干预研究：集中于工作管理程序和政策，主要是由针对工作实践和政策的组织性策略组成。这种干预措施包括工人的参与管理，提高后勤服务，纠正劳动负荷，控制计件工资比率，以及制定相关法律和规定等。

（3）个人干预研究：主要是对工人的上岗选择、教育和培训及个人防护措施的应用等。如工人的上岗选择，有性别、年龄、文化程度、健康状况、心理因素和工作经验等；教育和培训，包括健康教育、安全教育、上岗前培训、个人行为培训等；个人防护措施的应用，如评价安全带和安全眼镜等个人防护措施的应用等。

（4）综合性干预研究：指前三种干预的不同结合。因为职业伤害是多因素的，故其干预研究也多为综合性干预，如工程干预还需要有效的培训措施和对象的行为改变与其相配合，才能有更好的效果。

四、职业伤害流行病调查的处理原则

职业伤害事故是人们在生产活动过程中发生的，具有因果性、偶然性、突发性、再现性等特征，某些意外职业伤害事故本质上属随机现象。WHO把事故定义为预想不到的偶然事件的后果，并强调职业事故的多因素性质。

流行病学研究始于完整可靠的原始资料，事故的登记报告是基础。关于事故严重到何种程度才上报，目前还缺乏统一的要求和制度。职业性事故流行病学研究中应注意的问题主要有以下几个方面。

1. 职业性事故报告系统和报告信息　职业性事故流行病学研究的目的是预防事故的发生，因此职业伤害事故报告系统应满足下列要求：①表现出不同类型的事故和伤害的重要性；②对生产过程中存在的致伤害危险性提出警告；③存在的职业性伤害对工人健康和社会造成的危害；④有利于识别职业伤害事故的高危人群，并对潜在的灾难事故提出预告。

2. 特殊的事故报告　在调查过程中除一般的职业伤害事故外，还有以下几种特殊事故。

（1）死亡事故：死亡报告可以获得全面深入的调查研究资料，此资料的完整性和信息的全面性；对于死亡事故的流行病学调查是非常有价值的。对于死亡事故应收集如下资料：①人口统计资料；②职业分类资料；③伤亡原因与部位等。

（2）危险事件：通常指会引起重大伤亡事故的事件。积累此类信息资料，经过分析，可以得到许多危险事件导致职业伤害事故有价值的预兆性信息。

（3）预兆事故：事故的危险识别中，时间是最重要的因素，最好在事故发生之前识别出危险。收集全面可靠的预兆事故资料要讲究方法，可采用现场观察、与工人交谈及工人自我报告等方法，在轻微事故、预兆事故以及在危险识别的基础上预测出个体及群体更为严重的危险性。

3. 职业性事故流行病学研究资料的收集和分析

（1）职业性事故流行病学研究的内容和步骤：①根据事故调查的目的制定调查计划；②收集有关事故的详细资料，包括事故涉及人员、设备和环境条件、管理制度，以及事故经过和后果定性、定量资料；③取证、检验、验证和分析有关资料；④对事故作深入比较分析，并进行流行病学评价，从事实中引出的结论、事故报告及事故的通报，有利于决策者及措施执行者接受经验教训；⑤提出整改建议，并充分考虑其针对性和可行性。根据事故调查情况，制订实施的责任，监督落实情况，评价实施效果。为了获得更深入更全面的信息资料，提倡抽样研究。采用合乎统计学要求的抽样研究，可利用较少例数进行深入、全面的流行病学分析，从而可能获得更接近实际情况的正确结论。

（2）可比性资料的重要性：为研究事故的分布，应在各企业之间，按不同职业、工种、岗位的分布，比较事故发生率。职业伤害的职业划分应按统一的要求。

（3）保证资料的准确性与有效性：职业伤害事故原始资料的可靠性受多方面因素的影响，在调查过程中应努力克服造成职业伤害事故原始资料不真实、缺乏可比性的诸多因素。

五、职业安全事故的调查内容与步骤

（一）调查目的、内容与步骤　事故调查属"事后型"预防对策，遵循以下模式：事故或灾难发生-调查和分析原因-提出整改对策-实施对策-评价实施效果-修正对策。

1. 调查目的　主要包括①弄清事故的性质、类型、程度，并收集人员伤亡及经济损失资料，以估计后果；②寻找酿成事故的直接、间接原因及其相互关系，以阐明事故的"必然性"、"偶然性"或"潜在促发性"；③分析有关"危险因素"，预测类似事故再现的可能性，为杜绝类似事故的防范措施，提供理论和实践依据；④查明事故的责任者。

2. 调查内容与步骤　依次为①根据调查目的的编制调查计划；②收集有关事故资料，包括事故涉及人员、有关设备和环境条件、管理制度，以及事故经过和后果定性、定量资料；③取证、检测、验证和分析有关资料；④作出判断和结论，写出事故报告；⑤提出整改建议，并充分考虑其针对性、首选性和可行性；⑥规定实施的责任，监督落实情况，评价实施效果。

（二）伤害程度指标　常用伤害程度指标有：

1. **千人死亡率** 表示某时期平均每千名职工中因工伤死亡的人数。

$$千人死亡率 = \frac{死亡人数}{平均职工人数} \times 10^3$$

2. **千人重伤率** 表示某时期平均每千名职工中因工伤事故造成的重伤人数。

$$千人重伤率 = \frac{重伤人数}{平均职工人数} \times 10^3$$

3. **百万吨死亡率** 表示每生产 100 万吨产品死亡的职工人数。

$$百万吨死亡率 = \frac{死亡人数}{实际产量(吨)} \times 10^6$$

4. **百万工时伤害率** 表示某时期内每百万工时事故造成的伤害人数（重、轻伤和死亡人数），亦称伤害频率。

$$百万工时伤害率 = \frac{伤害人数}{实际总工时} \times 10^6$$

5. **伤害严重率** 表示某时期内每百万工时事故造成的损失工作日数。

$$伤害严重率 = \frac{总损失工作日数}{实际总工时} \times 10^6$$

6. **伤害平均严重率** 表示某时期内每人次伤害的平均损失工作日数。

$$伤害平均严重率 = \frac{总损失工作日}{伤害人数}$$

（三）**伤亡事故报告程序** 我国居民病伤死亡登记系统中尚没有明确列为职业伤害的记录项。

职业伤亡事故发生后，负伤者或最先发现者必须立即报告有关负责人，有关负责人应当根据情况逐级上报，或直接向厂长或经理报告。厂长或经理接到重伤、死亡、重大或特大死亡事故的报告后，必须立即将事故概况用电话、传真或其他快速办法报告当地企业主管部门、安全生产监管部门、人力资源和社会保障部门和工会。同时，当地安全生产监管部门须在 24 小时内填报《企业职工死亡事故报表》，直报安全生产监督管理部门或本省人力资源和社会保障部门。其中重大和特大伤亡事故的调查报告须报国家安全生产监督管理总局、人力资源和社会保障部和全国总工会。

（夏昭林）

第四节　职业安全管理与事故预防对策

尽管职业伤害的原因多种多样，但目前的研究已阐明了职业伤害的基本原因和机制。根据现有知识，针对职业伤害发生人数多和发生率高的重点行业，采取综合干预措施已取得了较好的效果。

职业安全事故的发生具有突然性，是在特定条件下人-机-环境相互作用的结果。职业安全事故与自然灾害不同，原则上都是可以预防的，人们应树立"零事故"意识，立足于防患于未然。应鼓励企业建立职业安全健康管理体系，健全企业职业安全健康管理的自我约束机制，做到标本兼治，综合治理，把职业安全健康工作引入法制化、规范化轨道。职业安全健康管理体系包括制定方针、组织动员、计划与实施、评价和改进措施五大要素。

职业安全事故发生的原因，可分为直接原因与间接原因。事故发生时的人（如操作行为、心理状态等）、物（如设备、原料等）和环境（如气象条件、作业空间安排等）的状态常是直接原因；而间接原因则与技术、教育和管理状况密切相关。安全科学中也把引起安全事故的直接原因与间接原因按"人、机、环境"分，这"人-机-环境"构成了安全管理的3个基本要素。带有"缺陷"的"人-机-环境"系统，是构成事故发生的潜在必然因素，系统开始动作后，当某两种"缺陷"一旦发生意外的偶合，则会带来灾难性的后果。

通常把职业安全事故的预防对策，归纳为"六E干预"措施。

1. 教育措施（educational intervention）　目的在于通过教育和普及安全知识来影响人们的行为。在某些脏、苦、累、险的行业中大量使用文化素质低、流动性大、专业技能低下的员工，由于缺乏安全操作技能的培训和自我保护意识，其不安全行为是造成事故发生的主要原因。因此，提高人的安全意识和控制人的不安全行为是减少工伤事故的主要途径。人的安全行为主要来源于安全意识，安全意识主要基于个人所具有的安全知识、理念和价值观，即安全文化素质。要提高安全文化素质，须从操作人员的知识、技能、意识、观念、态度、品行、认知、伦理、修养等方面开展职业安全健康教育的培训和培养，塑造企业安全化氛围。

安全教育的主体是职工，特别是新工人。根据我国有关规定：应对从业人员进行上岗前的职业安全健康培训和在岗期间的定期职业安全健康培训，普及职业安全健康知识，督促劳动者遵守相关法律、法规、规章和操作规程；对特殊工种工人，如电气、起重、锅炉、受压容器、焊接、车辆驾驶、爆破、瓦斯检查等，必须进行专门的安全操作技术训练，经考试合格后、才能上岗；用人单位必须建立安全活动日和班前班后的安全检查制度，对职工进行经常性安全教育；在采用新生产方法、添设新技术设备、制造新产品或调换工种时，必须对工人进行新操作和新岗位的上岗培训和安全教育。

2. 经济措施（economic intervention）　目的是用经济手段鼓励或处罚影响人们的行为，如工伤保险的差别费率制和浮动费率制。差别费率制是对工伤风险大、容易发生工伤事故的企业多征收保险金，对风险小、工伤事故少的少征收，以保障该企业工伤保险基金的收付平衡，同时适当促进和鼓励企业重视改进劳动安全保护措施，预防工伤事故发生，从而降低工伤赔付成本。

3. 强制措施（enforcement intervention） 目的是用法律、法规和标准来影响人们的行为。安全法规是国家法律规范的重要组成部分，其主要任务是调整人与人、人与自然的关系，保障职工在生产过程中的安全和健康，提高企业经济效益，促进生产发展。

我国政府历来重视安全立法工作。新中国成立以来，我国在劳动保护立法方面做了大量的工作，并取得巨大成就。如1956年国务院就颁布了劳动保护的"三大规程"，即《工厂安全规程》《建筑安装工程技术规程》和《工人职员伤亡事故报告规程》，以法规形式，向厂矿企业提出有关劳动保护的系统和明确的法规规范。随后，又制订颁布了一系列规定、办法、标准、通知等已多达300余种。改革开放后相继颁布《中华人民共和国劳动法》《中华人民共和国职业病防治法》《中华人民共和国安全生产法》，对职业健康危害因素的防控提出系统具体的要求。这些法规颁布和实施使我国职业安全健康管理逐步制度化、法制化。

4. 工程措施（engineering intervention） 目的在于通过工程干预措施影响媒介及物理环境对发生工伤事故的作用。在机械设备设计时，应充分预见和评估机械设备对人、环境可能产生的影响，运用人-机工效学原理优化设计人机结合界面，以易于接受和适应的形式使人-机融为一体，减少人-机失误，使人和机械设备的相互作用达到最佳配合。技术上运用高新电子技术产品，提高机械设备的自动化水平，实施自动化、程序化操作。机械设备的操作自动化、程序化，可减少机械设备工作过程中人的直接介入，消除错误操作引起的事故；保持有效和规范的作业行为，也是明显减少事故发生率的途径，如对机械设备要有日常安全管理、定期安全检测制度。新设备产品在使用过程中，存在的安全缺陷问题不易发现，因此，在使用新设备过程中要对其安全状况进行监控，以便及早发现安全缺陷问题。

对于那些无法通过机械设备设计而达到自动化、程序化的环境，如必须暴露在外的传动带、齿轮、砂轮、电锯、飞轮等危险部分，应在周边安装防护装置；起重设备、锻压设备等应安装有信号装置或警告系统等。通过这些附属的技术装置使"人-机-环境"处于良好的运行状态，使潜在的危害降到最小程度。

5. 环境措施（environmental intervention） 包括工作场所的空间安排和整洁、适宜的温度、湿度等气象条件、充足的照明、无噪声和无有毒有害物质存在等。

6. 紧急救护措施（emergency care and first aid） 也称"第一时间的紧急救护"，指在工伤事故发生时，尽早进行现场和院前紧急救护，是减少死亡和伤残的关键。如在工伤事故现场维持工伤者的生命征（如呼吸、心搏、血压等）对减少死亡极为重要。

（夏昭林）

第四章 职业卫生突发性事件危机处理

第一节 职业卫生突发事件的发生及其特征

公共卫生突发事件，是指突然发生，造成或者可能造成社会公众健康严重损害、恐慌甚至社会动荡的重大传染病疫情、群体性不明原因疾病、重大食物和职业中毒以及其他严重影响公众健康的事件。依据事件发生的性质，可以将公共卫生突发事件分为生物性、化学性、物理性和灾害性等；依据专业可分为暴发疫情、接种不良反应、食物中毒、重大污染与泄漏、群体急性化学性中毒、大型生产事故、放射事故、生物恐怖以及灾后防病等；又可以分为环境卫生突发事件、职业卫生突发事件、食品卫生突发事件、生物学（病原学）突发事件等。职业卫生突发事件是指在特定条件下由于职业有害因素在短时间内高强度（浓度）地作用于职业人群，而导致的群体性健康损害甚至死亡事件。常见的有设备泄漏和爆炸导致的群体急性化学性中毒，大型生产事故、核电厂泄漏、煤矿瓦斯中毒、瓦斯爆炸、煤尘爆炸等造成的人员中毒、灼伤、辐射损伤、爆震伤和死亡。职业卫生突发事件可在较短时间内造成大量人员职业性损伤、中毒甚至死亡，结果严重，可被认为是最严重的群发性职业损伤，应尽量避免发生。原国家卫生部《职业病危害事故调查处理办法》事故的分类中所规定的重大事故（发生急性职业病 10 人以上 50 人以下或者死亡 5 人以下的，或者发生职业性炭疽 5 人以下的）和特大事故（发生急性职业病 50 人以上或者死亡 5 人以上，或者发生职业性炭疽 5 人以上的）应被认为是职业卫生突发事件。职业卫生突发事件按原因的性质，又可以分为化学性职业卫生突发事件、物理性职业卫生突发事件、放射性职业卫生突发事件。当然，如果职业卫生突发事件特别严重，或者上述几种同时存在，造成非常大量的人员损伤或死亡，我们也可称为灾害性职业卫生突发事件，当然这里的"灾害"不是指"自然灾害"，而是指"职业灾害"或"人为灾害"。到 2014 年 8 月 3 日，全球登记化学物总数为 8 924 万种。我国农药产量已位居世界第一，使用量也居第一，部分化工产品产量已居世界前列，同时每年还进口大量的化学品。在这些生产和进口的化学品中，存在大量危险化学品。由于管理滞后，出现了管理上的真空地带，使用中存在严重不规范行为，泄漏事件、中毒事件屡屡发生。因此，在我国预防职业卫生突发事件的重要性更为突出。

一、职业卫生突发事件的特征

既然是突发事件，职业卫生突发事件的表现可能千差万别，但一般具备如下特征。

1. 职业卫生突发事件的发生一般是偶然和无序的，突然发生，甚至事先没有预兆，难以预测。事件的性质、原因、动因在事件发生之前和之初可能是模糊的。但是，在事件的调查中，总是发现职业有害因素是事件的主要原因，而未按安全生产操作规程、管理不善、设备陈旧、防护措施差等是辅助原因，又称为动因。

2. 职业卫生突发事件往往结果严重，波及范围广，受害人员多，病情严重或死亡率高，给处理和救治带来很多困难。例如 1984 年印度博帕尔事件，农药厂泄漏出来的异氰酸甲酯毒气在 4 小时内扩散到 $40km^2$ 的范围，波及 11 个居民区，受害者达 52 万人。2003 年重庆开县天然气特大井喷事故造成 9.3 万余人受灾，6.5 万余人被迫疏散转移，累计门诊治疗 27 011 人（次），住院治疗 2 142 人（次），243 位无辜人员遇难，直接经济损失达 8 200 余万元。

3. 根据导致突发事件的职业有害因素的性质和特点，职业卫生突发事件的危害具有不同的时效性，包括即时性、延迟性和潜在再现性。三种性质的危害既可以独立产生，也可以同时存在。一般化学性职业卫生突发事件发生时三种时效的危害都有，物理性职业卫生突发事件主要表现为即时性危害，但放射性职业卫生突发事件却表现为延迟性危害，灾害性职业卫生突发事件不但三种时效的危害都有，而且更表现出危害后滞性的特点。例如，煤矿瓦斯爆炸造成人员伤亡、窒息，氯气大量泄漏导致现场大量工人发生化学性肺水肿是在事件发生时立即出现的，体现即时性。在短时间内接受大剂量核辐射，其影响会延续数十年甚至上百年。前苏联切尔诺贝利核电站核泄漏当时只有 50 余人在爆炸中死亡，而在其后的 20 年内有 9 000 余人死于核辐射引起的疾病，还有人估计数字应在 10 万人。这就是典型的延时性，2001 年美国 9·11 事件的救援者中至今有 2 500 余名患癌症，被认为是救援当时吸入大量有害化学性气体和建筑材料中的石棉纤维有关，也表现典型的延时性。同样，在较短时间内高浓度吸入化学物一段时间（一两周）后，相当数量工人发生中毒症状，也是所谓延时性。20 世纪 90 年代广东省发生多起 1,2-二氯乙烷中毒事件就是这种特性的典型。任何职业卫生突发事件，只要发生原因未消除，都有可能再次发生，即潜在再现性。

4. 职业卫生突发事件的原因一般是明确的，职业性有害因素是主因，各种促发因素或触发因素是辅因。只要将职业性有害因素和动因消除或严格控制在一定范围内，职业卫生突发事件就可以避免，所以说职业卫生突发事件是可预防的。

5. 突发事件如果范围较小，局限在企业内部，仅累及作业人群，就是职业卫生突发事件。但如果波及范围大，波及人群广，涉及一般人群，就成为环境卫生突发事件；除了前述印度博帕尔事件外，国内最惨痛的例子就是发生在 2003 年的重庆开县 "12·13" 天然气井特大井喷事故。非作业人员由于没有特定的防护知识和防护用品，在突发事件发生时更容易受到伤害。过去的安全生产重点强调的是企业职工的安全问题，但是长期忽视的一个问题是企业不安全生产引起的公共安全问题。企业的安全生产，实际上是与公共安全密切相关的。企业的安全生产是一个职业安全的问题，但是职业安全已经越来越和公共安全联系在一起，在居民密集区更是如此。

6. 除了职业安全卫生管理、监督监测和卫生部门外，职业卫生突发事件的应急处理往往需要政府和社会上多部门和行业的通力合作，如生产部门、交通部门、公安部门、环保部门等。因此，重大的职业卫生突发事件的应急处理必须由政府统一指挥、统一调配，才能科学合理并及时妥善处置。

二、职业卫生突发事件的流行病学分布

1. 年龄分布　从事工业生产者多为青壮年男性，通常情况下青壮年男性成为此类事件的高危人群。一般情况下，儿童、老人、孕妇等一般不直接从事有职业危害因素的工业生产，但他们对毒物的耐受性较差，自我保护知识和能力均差，也缺乏逃离能力，因此一旦遭遇如生产性化学毒物泄漏、爆炸等突发事件时，更易发生中毒且程度较重。重庆开县12·13天然气井特大井喷事故和印度博帕尔事件为典型事例罹难者多为老人和妇孺。

2. 性别分布　由于直接从事工业生产者多为男性，故男性发生职业中毒病例更多。有学者对某省2005—2009年急性职业中毒情况进行了分析，发现5年内全省共发生急性职业中毒139起，中毒人数221人，其中男女比例为2.3∶1。无论是中毒还是死亡比例，男性均大幅超过女性。

3. 职业分布　不同行业职业卫生突发事件的类型和发生频率不同。化工和轻工行业急性职业中毒所占构成比最高，煤炭行业瓦斯中毒、瓦斯爆炸、透水、煤尘爆炸、冒顶是重要的职业安全卫生问题，冶金企业存在着瓦斯中毒、高温、烫伤等问题，重型机械行业最主要的问题是职业性伤害。

4. 企业分布　发生生产性化学毒物突发事件的企业中，乡镇企业、个体民营企业所占比例最高，可能与过分追求高利润及其企业领导对安全生产重要性的认识、作业工人素质等有关。有些企业所用设备已为淘汰的陈旧设备，"土法上马"，更易引起生产性化学毒物中毒突发事件。但大型企业由于生产规模大、作业工人多，一旦发生突发事件，事件的规模往往要大得多，受累人群更大，后果更为严重。

5. 时间分布　职业卫生突发事件的发生一般无明显的时间分布。生产性化学毒物急性中毒一般以夏秋季节多发，造成夏季急性职业原因主要是气温高，湿度大，职工穿防护服、口罩的保护意识不强，毒物容易从呼吸道、皮肤大量进入人体，造成急性中毒；但也有发生在冬季，常由于气候寒冷，车间门窗紧闭通风不良造成。造成大量人员伤害的事故性时间长多发于接近年末，企业急于完成或超额完成生产任务，加班加点，忽视安全生产，设备连续运转且缺乏保养所致。

第二节　职业卫生突发事件的应急处理

一、职业卫生突发事件调查处理的基本原则

1. 迅速采取保护人群免受侵害的措施，抢救和治疗患者及受侵害者，包括撤离现场、封存可疑危险物品，佩戴防护用具，进行化学和药物性保护等。现场处理人员的防护服可分为三种级别。A级：可对周围环境中的气体与液体提供最完善保护。它是一套完全封闭的、防化学品的服装，手套及靴子，以及一套隔绝式呼吸防护装置。B级：在有毒气体对皮肤危害不严重时，仅用于呼吸防护。与A级不同，它包括一套不封闭的、防溅洒的、抗化学品的服装，可以对液体提供如A级一样的保护，但不是密封的。C级：它包括一种防

溅洒的服装，配有面部完全被覆盖过滤式防护装置。D 级：仅限于衣裤相连的工作服或其他工作服、靴子及手套。

2. 控制职业卫生突发事件进一步蔓延，阻止危害进一步延伸。根据事件性质，迅速划出不同的控制分区和隔离带，明确设立红线、黄线、绿线隔离区，即污染区、半污染区、清洁区，提出人群撤离和隔离控制标准。在污染区和半污染区要穿戴隔离服，隔离防护关键不在多，而在每个隔离区内，都要有相应的一层隔离防护服装，保证隔离防护到位。穿隔离服时要按要求穿戴，里外层顺序不乱，脱隔离服时也要按要求顺序脱，外面朝里，慢脱轻放。

3. 迅速查清职业卫生突发事件原因、动因和危害。

（1）职业卫生突发事件大部分是由于化学性或物理性因素引起的，所以要及时查明事件性质是化学性、还是物理性原因；事件后果是化学性危害，还是物理性危害，或二者兼有。

（2）查明事件发生来源是化学性还是物理性的污染源或危害源。

（3）查明事件扩展途径。如果事件是化学源性的，化学物质是如何进入人体的，是通过空气、皮肤，还是通过食物、饮水。进入体内的剂量有多大。如果事件是物理性的，对人体作用的方式是什么？作用的剂量是多少？

（4）判定危害程度，估计持续时间。分出受累人群和高危人群，进行留验、医学观察和监测。

（5）消除原因，控制动因。提出消除事件原因、动因和切断传播环节的措施，并组织实施。

（6）预防同类事件再次发生。提出同类职业卫生突发事件预防控制策略，包括制度预防、设施预防、原材料替代预防、预测预防、化学预防、安全和健康教育等。

二、职业卫生突发事件调查处理步骤

（一）初步调查，提出问题

1. 迅速进入现场，尽快确定突发事件的性质和类别，确定调查处理的方向。

2. 开展调查和检查，迅速掌握受累人群和发病、伤害人数。

3. 果断采取措施，保证受累人群脱离伤害区，并设立警戒防护，控制伤害。

4. 迅速采取针对性措施，对症、对因治疗患者，并有效隔离危害源。

5. 了解卫生防病资源损失情况。

（二）调查采样，确定原因

1. 开展现场职业卫生学调查和流行病学调查，查找事件原因和危险因素。

2. 根据流行病学危险因素调查线索，进行现场检测，并采集环境样品和患者生物样本。

3. 及时进行理化、生物或其他类型有害因素的实验室检验分析和分离鉴定。

（三）控制处理

1. 根据职业卫生突发事件的性质，设立不同功能的卫生防护分区，包括保护区、隔离区、污染区、缓冲区、净化区等。

2. 对不同区域实施不同的现场处理，包括清除能产生污染伤害的垃圾物品、污染源，中和有毒有害物质，屏蔽物理创伤源。

3. 开展健康教育工作，改善个人防护知识，提高群众自身保护能力。

综上所述，职业卫生突发事件的应急处理和调查可以概括为图 2-4-1。

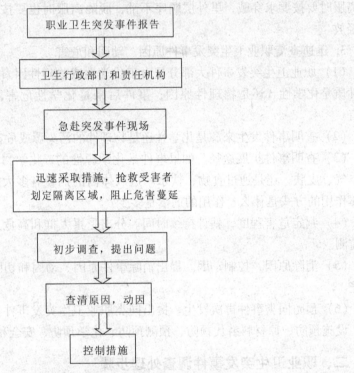

图 2-4-1　职业卫生突发事件的应急处理和调查

第三节　职业卫生突发事件的危机管理

"危机"原意表示严重危险的关头，引申为由意外事件引起的危险和紧急状态。危机是一种能够带来高度不稳定性和高度威胁性的、特殊的、不可预测的、非常规突发事件。危机对国家安全、人民生命财产形成严重威胁，在不确定性极高的情况下，必须对其做出迅速、关键性的决策。具体讲，危机是国际、国家全局或者国家局部地区出现严重天灾、大规模混乱、公共卫生突发事件、武装冲突、战争等。工作生产秩序，甚至社会秩序遭受严重破坏，人民生命财产和国家安全遭受直接威胁。很明显，职业卫生突发事件作为公共卫生突发事件的一类，具备危机的特征。

一、危机的特点、分类和生命周期

（一）危机的特点　危机的成因不同，发展过程中由于各种因素的影响，可以表现为各种类型和形式，但有以下特点：

1. 高度不确定性　事件发生是非预期的，发生的时间、范围和强度不可完全预测。

2. 事件演变迅速　往往在做出迅速有效的反应前对工作生产秩序、社会秩序及人民的生命财产已造成损害。

3. 有强烈的危害性　解决越不及时、越不果断，危害就越深，损失就越大，造成的社会影响也就越恶劣，后果也就越严重。

4. 处于一个急速变化的环境中，往往信息不全，渠道不畅，小道消息盛行，社会影响差。

5. 一般有层次性　这里有两层含义，一是指危机严重程度不同，二是指危机可分为不同发展阶段。

（二）危机的分类　危机有多种表现形式，通常根据基本动因和形式进行分类。从基本动因上可以将危机分为两大类：一类是自然或事故性的，为自然灾害和人为因素引起的突发事件，前者如火灾、地震、台风、干旱和火山爆发等，后者如放射物质泄漏、职业中毒事故等职业卫生或环境卫生突发事件；另一类是政治或社会性的，引发社会冲突，不在本书讨论之列。

从危机表现形式方面可以将危机分为以下 4 类：

1. 点式危机　危机事件出现是暂时的、独立的、造成的影响比较有限，往往是局部危机，也可能是大危机到来的先兆。

2. 线性危机　由点式危机衍生的影响造成的，沿着事物发展方向先后出现的一系列危机的连锁表现，如没有及时阻断事物发展势头会造成大的灾难。线性危机根本原因在于事物之间的紧密联系。

3. 周期性危机　按规律（如时间周期、社会生产力周期等）出现的危机。这类危机在积累了一定的经验后就能把握其发生规律，避免和减少危害的发生。

4. 综合性危机　指在一个社会组织中，突然出现了兼有以上几种危机汇成的大危机，这种危机蔓延发展迅速，造成的危害巨大，是一种最严重的危机状况。

（三）危机的发展周期　有关危机的发展周期，目前存在数种模型，包括三阶段模型、四阶段模型和五阶段模型。运用较广的为四阶段模型：第一阶段是征兆期（prodroma1），有线索显示有潜在的危机可能发生；第二阶段是发作期（breakout），具有伤害性的事件发生并引发危机；第三阶段是延续期（chronic），危机的影响持续，同时也是努力清除危机的过程；第四阶段是控制期（resolution），有一些迹象清晰地显示出危机不再具有威胁性和破坏性，危机事件已经完全解决。以上对危机阶段划分的模型为我们提供了相对完整、清晰的危机分析框架。利用上述危机理论可以判断职业卫生危机的发展阶段，分析不同阶段的危机特征，提出不同阶段的处理危机策略。应该根据不同阶段的特征采取相应的危机管理策略和措施，准确地估计危机形势，尽可能把危机事态控制在某一特定的阶段，以免进一步恶化。

二、危机管理的特点及管理方法

1. 危机管理的概念 "危机管理"（crisis management）这一术语最早正式出现于1986年。危机管理是通过危机预警、危机防范、危机处理，以实现避免、减少危机所产生的危害和损失。危机管理的内涵表明危机管理有其独特的规律、程序和方法。危机管理的实质关系到非程序化决策问题。危机之所以成为危机是由于反应时间有限，必须马上做出决策，信息不可靠或不完备，应对危机所需的人力和物力可能超过实际储备等原因。因此，有必要了解危机管理的基本概念、理论和方法，以及避免、驾驭、化解危机的技能，进而通过有效的危机预警、防范和处理，减少危机的冲击和损失。危机管理者在处理危机过程中应该思考的3个关键问题是：①如何争取更多的时间；②如何获得更多的信息；③如何降低资源（人力资源、生产资源、生活资源、医疗服务资源等）损失和消耗。

2. 危机管理的特点 危机事件演变迅速，无论是产生的原因、事态发展的结果，还是事件变化的影响因素都具有高度的不确定性，危机管理者往往面对各种信息不完全、信息不准确或是信息报告和反馈不及时等情况。因此，在整个危机事件的发生过程中都充满了风险性、震撼性、爆炸性的特征。危机管理包括对危机事前、事中、事后所有方面的管理。传统的危机管理着重强调对危机反应的管理，而不重视危机的前因后果。任何类型的危机管理，无论是偶然事故、紧急事故和灾难事故管理，还是事故后复原或事态继续管理，都是危机管理。大多数危机管理的思想是，通过寻找危机根源、本质及表现形式，并分析它们所造成的冲击，有效地降低风险和缓冲损害，以更好地处理并化解危机。简而言之，有效的危机管理需做到：转移或缩减危机的来源、范围和影响；提高危机初始管理的地位；改进危机冲击的反应管理；完善修复管理，以迅速有效地减轻危机造成的损害。

3. 危机管理的过程划分 危机管理一般分为三阶段：危机预警和危机管理准备阶段，管理危机阶段，以及危机管理后阶段。危机预防是一种超前管理，目标是在危机形成之前遏制、消除其暴发诱因，将其控制在萌芽状态。危机预防不仅需要制度保障，也需要发挥检测和预警机制的正常功能，预先消除致使危机发生、发展的可能性和现实性诱因。在危机管理过程中，信息发挥着十分重要的作用。及时收集、传递和共享信息，能够缓解危机，降低危机的损害。危机管理准备包括战略准备和战术准备，战术准备处于核心位置。危机管理准备的着重点应是制定各种应急计划，计划核心在于预先模拟危机的类型，制定相应预案，预先决定做什么、如何做和谁来做。战略准备确定危机管理的目标、应对危机的策略、有组织行为的基本政策，解决和干预危机的规则、解决问题的程序和方法等；战术准备则包括探讨危机事件发生的各种可能性和应对危机的各种可能性回应方案，并从中选择合适的方案；根据各种方案，做出相应的物质准备，并组织相关预演。

危机一旦暴发，根据分级预警体系，决策者应迅速判断事件性质和危害程度，做出战略决策，适时启动相应范围的危机管理体系，并立即建立危机处理领导组织，制订非常法案，赋予特定部门处置特殊问题的法律依据，确保危机管理的及时有效；建立充分的信息渠道，准确掌握事态动向，确保做出准确而切实的战略决策；根据战略、战术决策，完善危机管理应急机制，派遣危机处理人员，派送危机处理设备和物资，果断处理危机事态；建立常规性的信息通报制度，将危机的真实情况尽快地、主动地、尽可能准确地公布给公众，危机善后应具体体现在危机管理的每一个阶段，其核心目标是恢复和重建生产、生活和社会秩序，总结经验教训，完善危机管理体制。

第四节 防范职业卫生突发事件的一般方法与策略

一、警示

首先要采取正确的警示措施，包括发警报、警示牌和宣传材料等。要提高公众对职业卫生突发事件的应对意识，加强对公众的教育。强化宣教有正面和负面两种形式，前者通过权威人物的正面训导分析形势，后者通过展示突发事件所带来的痛苦，通过语言、文字、图片、录像等描述事件的情景，展示人财物的损失和事件受害者感受的痛苦。宣传教育既不能太少也不能太多，有淡化倾向时再次进行，正面与负面交替进行。教育的策略，着重提高各级管理者的防范意识，要开展应用性和普及性岗位培训，通过专刊、专报、影视资料等信息反馈途径，加大警示教育与媒体宣传、监督的力度。

二、成立相关的应对机构

职业卫生突发事件管理既属政府的公共服务行为，又属卫生监督机构和职业卫生服务机构的服务和监督行为。横向涉及其他公共管理机构部门，纵向涉及上下级政府间、上下级卫生监督和职业卫生服务机构的协同。必须有发挥协调作用的专门核心决策机构。职业卫生突发事件管理机构应担负的职责：信息收集；编制战略规划并纳入公共管理机构、卫生监督和职业卫生服务机构的日程；判断职业卫生突发事件的可能性并评估其危害和风险；采取防范措施；监督和管理突发事件处理日程的实施；进行突发事件管理的教育和训练；突发事件发生时协调各级公共管理机构和各部门的行动。建立突发事件决策机构和决策制定协调核心机制，强化决策智囊机构，提高地方政府和安全卫生管理部门的决策能力。智囊机构或专家库由具有专门知识的专家，尤其是职业卫生专家、安全专家、临床医师按照一定目标和方式组成，专门研究预防和处理职业卫生突发事件，给决策机构提供决策依据、事件处理和危机管理办法。

三、健全有效的应对机制

1. 健全法律机制 涉及一系列法律问题如事件报告、处理控制、社会组织和公众责任、社会资源征用、国家立法等。

2. 日常防范机制 包括工作岗位设置，人员选择，主副团队、资金、人力、物资的储备，畅通信息网络，虚拟办公，异地沟通，宣传教育等。

3. 群防机制 突发事件+脆弱环节＝灾害，潜在危险+脆弱性能力＝灾害风险。强调参与主体的多元性，最大可能吸纳企业各个部门和层次的员工甚至各种社会力量，调动各种社会资源共同应对，使企业组织和公众的作用得到充分重视。

4. 预警机制　指在某个特定条件下对将要发生的事件或已发生重大事件给出提示信息。管理者要采取相应措施，进行相关处理。预警系统包括职业卫生突发事件的监测、预测、预报和预控。对可能引起突发事件的各种因素和事件表象（例如有害化学物浓度增高、机械或管道少量泄漏、核电厂车间内核辐射强度增强等）进行监测，收集有关信息，及时掌握突发事件变化的第一手材料。预测预报指对信息的鉴别分类和分析，对未来可能发生的突发事件的类型及危害程度做出估计，必要时发出警报。预控指针对引发突发事件的可能因素采取应对措施并制定各种预案，以有效避免突发事件的发生或减少损失。

5. 信息机制　信息是影响突发事件管理成败的关键因素，要在法律范围内加强信息沟通和发布，使信息真实、畅通、及时，不仅及时汇报给上级，以利于管理部门决策；还要及时向职工和群众发布信息，起到安定人心、凝聚人心、消除谣言、团结职工和各方面力量应对和处理突发事件。

6. 建立心理干预机制　心理恐慌的危害往往比灾难本身更大，不利于规避风险，轻则引起社会波动，重则导致社会骚乱。应进行心理疏导，缓解心理压力。不能采取高压政策，恐慌心理是压不住的，越压越恐慌。要请专业社会工作者和心理治疗人员介入。

四、制定相应的预案

在有可能发生职业卫生突发事件的企业，平时就应制定好应急预案。制定预案的意义在于，减少决策时间和决策压力。制定时必须对可能出现的各种情况有所考虑，对深层次问题有所认识，比较和把握各种情况下的主要矛盾。减轻心理紧张感。有了预案，一旦发生突发事件就不会感到惊讶和无能力处理。合理配置反应恢复所需资源，减少对资源的破坏，使资源在需要时尽快投入使用。使对突发事件的反应和恢复行为更加科学合理。有助于分清主要与次要问题，明确分工，使所需资源能够最佳配置和以最佳方式获得。

制定管理预案可减少突发事件管理中的不合理行为和缺乏全局观念的行为。应急预案的内容：

1. 确定问题及等级。

2. 确定目标、任务　包括总目标、细分目标及其领域、关键目标及领域、可供选择的多种目标方案、选择与确定目标，规定要达到的效果。

3. 方案执行规划　制定实现目标的一系列行动及纪律和法令以确保目标的实施。行动包括明确参与目标（任务分配）、职责、性质与范围，明确执行计划的具体方法或方法体系。

4. 建立应急预算　明确该等级事件处理工作内容及人员分配与调动，事件处理特别是现场可动用物资装备，每一项行动所需时间及完成目标所需时间总量，重建所需资金。应建立在深入分析和谨慎评估未来一个时期可能的突发性支出的基础上。应急预算属滚动预算，每年应编制滚动修改，是偏重于可能突发事件状态下的特殊安排。

职业卫生突发事件的危机管理还是一个新的领域，开展得研究也很少，我们的认识也很有限。现简要将其归纳为图 2-4-2。

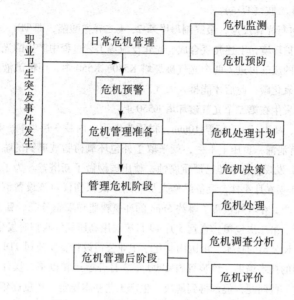

图 2-4-2　职业卫生突发事件危机管理

案例分析

G 化学工业公司 TDI 厂发生一起因光气泄漏而造成的多人急性职业中毒事故。当天下午 3 点，公司职工医院已收院治疗或留院观察 110 人，其中 2 人已死亡。经医院全力抢救，到次日下午 3 时，确认 83 人中毒轻微，可以出院，其余 27 人按"光气吸入中毒分类标准"划分为重度中毒 4 人、中度中毒 9 人、轻度中毒 14 人。

对事故原因的全面调查和分析确认，这次中毒事故是一起技术责任事故。

一、事故简况

5 月中旬以来，TDI 生产线的 400 单位光化反应系统生产不正常，代号为 F400 的光气过滤器内，石墨碳棒上经常附着一些杂质而使过滤效率下降。为清理这些杂质，按工艺规定必须用 2.8MPa 的氮气对其进行瞬间吹灭。5 月 18 日下午又发现 F400 过滤器阻塞，于是 22：45 停车，0 时刚过就开始吹扫，谁知高压氮气一吹，代号为 K550 的光气破坏塔底部发生爆裂，液体光气泄漏，并迅速汽化（沸点 8.3℃）。因气体光气比重（3.41）大于空气，便随风沿地面西北方向飘去，造成距 K550 塔约 130m 处正在班车站候车的工人急性中毒，也使距 50m 处的 TDI 厂大门值班室、TDI 装置办公室、150m 处的职工食堂和 200m 处的消防队值班室的值班人员遭受毒害。据计算，这次泄漏的光气量约有 487kg，泄漏时间约 10 分钟。环保局于 19 日上午 9 时许现场监测的数据为，1 公里范围内光气密度 2.5~4.8mg/m³；中午出现 5~6 级风后，浓度降至 0.5~1.2 mg/m³。

二、事故调查

TDI 的化学名称是甲苯-2,4-二异氰酸酯，分子式为 $CH_3C_6H_3（NCO）_2$，主要用于有机合成、制造泡沫塑料，也在涂料、橡胶工业有重要用途。它的生产工艺十分复杂，主要步骤为：

1. 进行盐酸电解以获得的氯气（Cl_2），进行焦炭水煤气反应以获得的一氧化碳（CO），再合成光气（$COCl_2$）。

2. 通过甲苯硝化获得 2，4-二硝基甲苯（DNT），通过盐酸电解、水煤气反应获得氢气（H_2），再进行氢化反应以制得甲苯-2，4-二胺（TDA）。

3. 利用光气与 TDA 进行光化反应，最终制得甲苯-2，4-二异氰酸酯，即 TDI。

为保障安全生产和保护环境，上述光气合成、光化反应等工艺过程中产生的光气尾气先经光气回收塔用甲苯吸收，未吸收干净的废气再进入两个光气破坏塔 K540、K550 中，用稀碱液进行破坏，使其转化为无毒性的氯化钠、水和二氧化碳，此后才能排入大气。

这次毒气泄漏事故就发生在第二个光气破坏塔 K550 上。

K550 塔设备直径 2m、高 16.7m、壁厚 10mm，材质为碳钢，内装 3 层填料，1990 年投入使用。1991年 10 月，发现进口管处有泄漏，负压上不去，就采取了外包环氧树脂玻璃钢的临时措施，继续使用。至1992 年 7 月 25 日大修时，发现底部塔釜已严重腐蚀，就用碳钢做了新塔釜。为了防腐，还在塔釜内壁上涂刷了环氧树脂。到 1993 年 6 月 4 日，设备维修人员用超声波探伤仪对该设备测厚时，发现塔釜又遭腐蚀，壁厚变薄。为维持生产，在塔外包覆了厚约 5mm 的环氧树脂玻璃钢外壳。到 1994 年 1 月，发现玻璃钢包覆层有渗漏，又进行了第二次包覆，直到 5 月 19 日凌晨用高压氮气吹扫时发生爆裂。

TDI 装置是引进某国 K 公司的技术，由国内某化学工业公司设计，G 公司 TDI 厂有关技术人员和骨干工人都接受过引进技术国的技术培训。该装置自 1990 年 3 月开始运转以来，操作人员均持证上岗，并按工艺规程操作。虽然出过一些问题，但都得到解决，生产工艺基本稳定，产量逐年提高。

5 月 19 日 0 时，TDI 装置四勤班长刘某带领 15 名工人（现场 3 人）执行吹扫作业（有任务单），首先开光气分离塔 K410、K416 泄压，接着开高压氮气阀用 2.8MPa 氮气吹扫光气过滤器 F400，没有发现超压和误操作情况，有关工艺参数也都符合规定。但这时有人说："闻到有光气味！"刘班长到现场也闻到光气味，立即跑向控制室拉警报，在半路上听到了爆裂声，他拉响警报，并指挥人员疏散。

三、事故分析

K550 的底部从填料支撑架以下爆裂，碳钢塔底光气出口处和对面已有部分金属被腐蚀消失，宽约200mm，弧长约 2.5m，留下部分为犬齿形豁口。塌底外部包覆的环氧树脂玻璃钢环带被撕裂成几块，调查时从玻璃钢破片上取两件试样，断面积为 46.6mm×5mm 和 56.5mm×5.95mm，在材料实验机上测试的断裂拉力分别为 60kN 和 140kN，由此计算的最低爆裂拉力为 0.129MPa。

经详细调查和科学分析，调查组认定了事故原因。

1. 对引进技术消化吸收不够，设计存在隐患。

（1）设计时只考虑了 K550 塔在正常生产时维持-0.0204MPa 负压，没有认识到生产不正常时它会承受瞬间正压的情况，因而没把该设备当作压力容器对待。实际上在用 2.8MPa 氮气对 F400 光气过滤器内石墨碳棒杂质进行吹扫时，高压氮气和残留光气经 B401 而进入 K550，虽然该塔体较大，并在负压下操作，具有一定的缓冲和降压作用，但是由于压力传递的突发性和光气的迅速蒸发，必然造成 K550 塔进口处的瞬间正压。从事故听到的爆裂声和玻璃钢外壳爆开的状态，也证明了当时设备处于正压状态。根据事故后对玻璃钢试样在材料实验机上做的压力实验数据，说明当时的爆裂压力>0.129MPa。

（2）设计时只考虑了 K550 塔在正常生产时塔内处于碱性环境，而对该设备在不正常条件下和局部地方可能出现的酸性腐蚀这一点认识不足，没有采取防腐措施。实际上，K550 塔从整体上看是碱性环境，而从光气进口处等局部来看则是酸性环境，特别是在执行吹扫工艺时有大量光气进入 K550 塔，在入口处附近光气与水反应生成盐酸和二氧化碳。

盐酸对碳钢有强烈腐蚀性。从爆裂的底部塔釜残片来看，光气入口处和入口对面的器壁已大面积蚀穿。事故前，这一部分设备的密封和强度仅依靠后来包覆上去的环氧树脂外壳来承担，因而当 2.8 MPa 的氮气冲击时，就不可避免地发生了爆裂。由此而见，设计时没有考虑设备防腐问题，为事故埋下了隐患。

（3）据了解，某国 K 公司的 TDI 装置虽然有氮气吹扫工艺，但因碳棒阻塞次数很少，吹扫次数也很少，因而没有发生过 K550 塔腐蚀问题。G 公司的光气过滤器 F440 内石墨碳棒经常阻塞，主要原因是用于光气合成的原料氯气（Cl_2）纯度不够高。

2. 工厂在设备管理上存在漏洞，发现隐患不及时，采取措施不得当、不可靠。

在设备管理上，一是未能严格执行设备预检预修制度，设备出现隐患未能及时发现；二是对 K550 塔的防腐问题未能认真对待，采取环氧树脂防腐的措施不得当、不可靠。事实已经证明环氧树脂玻璃钢外壳不仅防腐效果不好，而且包覆以后阻碍了塔釜腐蚀严重性的及时发现；三是工厂领导轻安全生产，以设备带病运转来维持生产。设备检修人员于 1994 年 1 月发现玻璃钢包覆层渗漏，本应及时更换，但工厂领导为了多生产一些产品，采取再次包覆环氧树脂的危险办法，使设备进一步带病运转，最终导致事故的发生。

3. 对职工的安全教育不力，以导致部分职工在光气泄漏的情况下不会自我防护。

一名职工听到光气泄漏报警后，未按要求躲开毒气散落区改道下班，而是骑着自行车强行通过污染区，导致死亡；还有一名职工明知自己吸入光气，未去医院治疗，还饮酒，导致严重的肺水肿。以上两例说明，工厂对工人的安全教育做得远远不够，职工的自我防护意识差，增大了事故伤亡，是一个深刻的教训。

4. 工厂在引进国外生产技术的同时，没有引进足够的安全检测仪器和设备，以致生产现场及其周围缺乏自动检测毒气的声色报警装置。这次是靠人的嗅觉确定报警的，是不科学的、愚笨的办法。

5. 该事件是在特定条件下由于职业有害因素在短时间内高强度（浓度）地作用于职业人群，而导致的群体性健康损害甚至死亡事件，所以是较为典型的职业卫生突发事件。光气作为该事件中的职业有害因素是主因，设计时的考虑不周和管理上的不完善是辅因或动因，触发了光气的泄漏。

（牛　侨）